现代医院护理管理学

主　编　叶文琴　徐筱萍　徐丽华

副主编　刘　莹　汤爱玲　王筱慧　周　嫣　江　会　樊　帆

编　者（以姓氏笔画为序）

马秀君（上海市浦东新区祝桥社区卫生服务中心护理部）
王筱慧（第二军医大学附属长海医院质管科）
毛燕君（第二军医大学附属长海医院护理部）
韦小梅（第二军医大学附属长海医院护理部）
叶文琴（第二军医大学附属长海医院护理部）
刘玮琳（中国人民解放军第二一一医院护理部）
刘　莹（第二军医大学附属长海医院护理部）
李　丽（上海交通大学附属第九人民医院口腔颅颌面科）
王金萍（第二军医大学附属长海医院血管外科）
江　会（同济大学附属东方医院护理部）
汤爱玲（第二军医大学附属长海医院护理部）
陆小英（第二军医大学附属长海医院护理部）
张伟英（第二军医大学附属长海医院护理部）
周　嫣（同济大学附属东方医院护理部）
胡文琳（第二军医大学附属长海医院心血管外科）
徐筱萍（复旦大学附属中山医院护理部）
徐丽华（世界健康基金会上海办公室）
曹　洁（第二军医大学附属长海医院泌尿外科）
章舒琦（成都军区峨眉疗养院护理部）
樊　帆（中山大学孙逸仙纪念医院泌尿外科）

人民卫生出版社

图书在版编目(CIP)数据

现代医院护理管理学 / 叶文琴，徐筱萍，徐丽华主编.
—北京：人民卫生出版社，2017
ISBN 978-7-117-25125-9

Ⅰ. ①现… Ⅱ. ①叶… ②徐… ③徐… Ⅲ. ①护理学 - 管理学 Ⅳ. ①R47

中国版本图书馆 CIP 数据核字(2017)第 259347 号

现代医院护理管理学

主　　编：叶文琴　徐筱萍　徐丽华
出版发行：人民卫生出版社（中继线 010-59780011）
地　　址：北京市朝阳区潘家园南里 19 号
邮　　编：100021
E - mail：pmph @ pmph.com
购书热线：010-59787592　010-59787584　010-65264830
印　　刷：三河市博文印刷有限公司
经　　销：新华书店
开　　本：787 × 1092　1/16　　印张：31　　插页：2
字　　数：754 千字
版　　次：2017 年 12 月第 1 版　2017 年 12 月第 1 版第 1 次印刷
标准书号：ISBN 978-7-117-25125-9/R · 25126
定　　价：78.00 元
打击盗版举报电话：010-59787491　E-mail：WQ @ pmph.com
（凡属印装质量问题请与本社市场营销中心联系退换）

主编简介

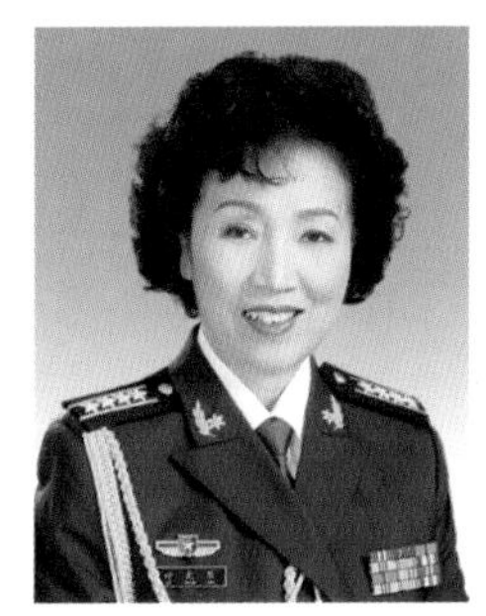

叶文琴，主任护师，教授。1996 年毕业于复旦大学医学院卫生事业管理专业，获硕士学位。任上海长海医院护理部原主任，第二军医大学博士研究生导师，上海市护理学会副理事长。《上海护理》常务编委。以第一作者或通讯作者在核心期刊发表论文 150 余篇，其中发表 SCI 论文 8 篇，主编专著 6 部，主要研究成果 10 项。指导硕士、博士研究生 40 余人。

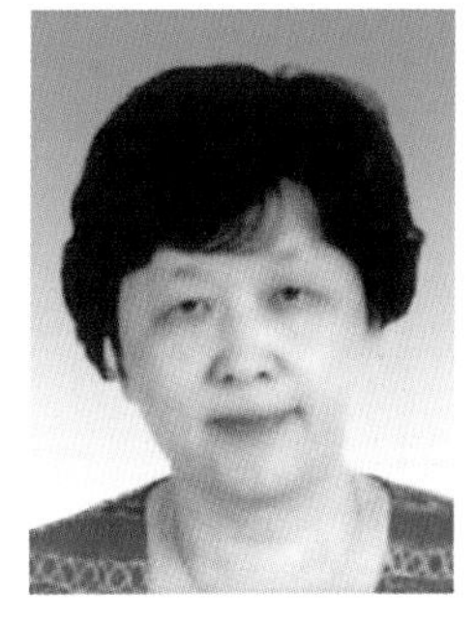

徐筱萍，主任护师。1985 年毕业于复旦大学医学院（原上海医科大学）护理系。复旦大学附属中山医院原护理部主任，现任中华护理学会常务理事、上海市护理学会理事长、上海市护理质控中心专家指导委员会主任委员、上海市科协委员、全国护理标准委员会委员。《上海护理》杂志副主编。主编、副主编专著 3 部，主持市级以上课题 3 项，获得市级以上成果奖 2 项，在核心期刊发表论文 30 余篇。

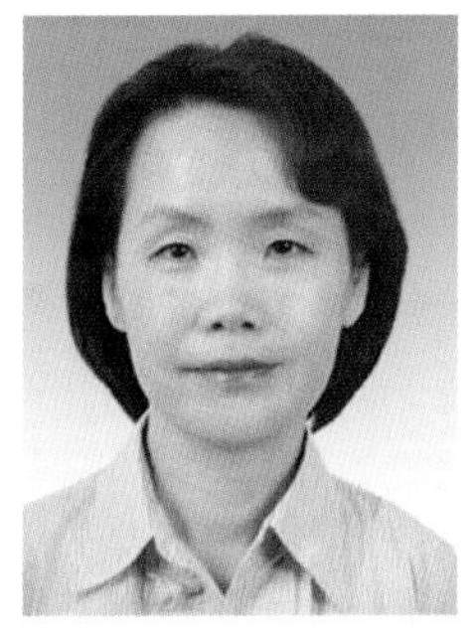

徐丽华，教授。1992 年毕业于美国得州大学休斯敦健康科学中心大学护理专业，获硕士学位。现任世界健康基金会上海办公室项目总监及区域高级技术顾问，上海交通大学护理学院顾问，上海杉达学院国际医学技术学院名誉院长。2008—2012 年期间担任教育部护理教学指导委员会委员，人民卫生出版社护理本科教材评审委员会委员，《上海护理杂志》《中国护理管理杂志》《上海交通大学学报》及《解放军护理杂志编委》。

前言

医院护理管理学是卫生事业管理专业的组成部分之一，对医院医疗、教学及科研工作都起着十分重要的作用。如何实施科学、有效的护理管理，提高护理系统的运行效益，是护理管理需要研究的课题。近年来，随着医学模式的转变、卫生经济体制的改革和人民群众对医疗服务需求的变化，使护理工作范围不断扩大，对医院护理组织管理的要求日益增高。各级医疗机构通过引入国外先进护理管理理论及护理管理运行制度、总结实践经验、开展教学及研究工作，使我国护理管理理论和实践得到了不断发展，各种分门别类的论著也屡有问世，但是将医院护理管理作为一个完整的体系，分层次、分类别进行系统阐述的专著尚显欠缺，各种护理管理学著作偏重于对管理理论的探讨，缺乏对医院护理管理者在临床护理、护理教学、护理科研实践过程中，有效的、有针对性的指导。因此，为了适应新时期医院护理管理发展的迫切需要，编撰一部学术观念新，包括管理学基本理论及实践方法，涉及临床护理管理各个领域，科学性、实用性强的医院护理管理学专著就显得十分必要。

本书共10章，涵盖了护理人力资源管理、护理人才管理、护理质量管理、护理绩效管理、护理经济管理、护理教育管理、护理科研管理、护理信息管理等。在详细阐述先进的护理管理方法和理念的基础上，总结我国部分医院护理管理的开创性工作经验，引入大量真实的研究案例，并对其进行深入解析，体现了理论与实践相结合的原则。本书由主编全面策划、审订纲目并组织编写，在对各章进行交叉审稿后由编委会把关，保证了本书的严谨性。在参与编写的人员中，有从事临床护理管理多年、经验丰富的管理干部，有对护理管理理论研究颇有造诣的专家教授，也有思想活跃的中青年学者，保证了本书内容的前沿性。

本书作为护理管理领域的教学研究参考书，对广大临床护理管理工作者具有较高的参考价值。本书汲取了国内外许多专家、学者的研究成果，由于篇幅有限，引用的著作、论文、资料等恕未一一列出，请有关作者谅解，并致以深切的谢意！由于编者能力和水平有限，难免有疏漏和错误之处，恳请读者批评和指正，更希望有志于本专业的同道相互切磋，加强交流，为促进医院护理管理学的发展而努力。

叶文琴　徐筱萍　徐丽华

2017年7月

目录

第一章　总　论

第一节　管理概述

一、管理者的职能

要理解管理者的工作，首先要明确管理者的定义。管理者（Managers）通过别人来完成工作。他们作决策、分配资源、指导别人的行为以达到工作目标。管理者必须在组织中完成他们的工作。组织是一种有意协调的社会单元，由两个以上的人组成，在一个相对连续的基础上运作，以达到共同的目标或一系列目标。根据这个定义，把在医院组织中组织、指导、监督护士的活动，并对达到目标负有责任的人称为护理管理者。20世纪早期，法国工业家亨利·法约尔（Henri Fayol）提出，所有的管理者都发挥五种职能，即计划、组织、指挥、协调和控制。这里我们把这些职能简化为四种：计划、组织、领导、控制。

（一）计划（Plan）

在组织中，即使你不知道要去哪里，任何道路都会把你带到目的地。因为组织的存在就是要达成一定的目标，所以必须有人来设定这些目标，选择能够达成目标的手段。管理者就是这样的人。管理者通过计划来定义组织目标，建立达到这些目标的总体战略，使计划具有全面的层次性，以便整合和协调不同的活动。

在护理管理中，计划职能对护理活动具有直接的指导作用，如针对病人的健康状况做周密细致的评估，预测病人可能出现的健康问题而提出应对的措施；制定恰当的护士排班计划，可以使各层次护理人员得到合理利用、人尽其才，调动工作人员的积极性，又可以为病人提供优质的护理服务。

（二）组织（Organize）

管理者也负责组织结构的设计，我们把这种功能叫做组织。它包括确定要完成的任务、谁来承担这些任务、如何把任务归类、谁向谁报告、在哪一级作决策。

对护理工作而言，组织的职能是：制定护理目标，目标可依单位的大小由单纯的提供病人健康照顾到多重目标的照顾、教学及科研；根据工作目标列出护理人员提供病人自就诊至出院所有的护理活动；集合类似的活动成立部门，如设立内科组、中心ICU等；明确每一个护理人员的责任；授予各级护理人员的权力等。

（三）领导（Lead）

每个组织都包含人。因此，指导和协调这些人就成为管理工作，这就是管理者的领导功能。当管理者激励下属、指导别人的活动、选择做有效的沟通渠道，或解决成员之间的冲突时，他们就行使了领导工作。

护理管理者具有良好的领导作风和方法是非常重要的。因为，管理者必须能激励护理人员的士气、增加工作满意度、提高护理质量；在出现护理问题时，能仔细分析，采取最理想的方法来解决。

（四）控制（Control）

管理者所从事的工作的最后一项职能是控制。当管理者目标设定，形成计划，结构安排妥当，雇用、训练、激励了员工以后，仍然存在着发生混乱的可能性。为了保证事情按预期的方向发展，管理者必须对组织的绩效进行监控，必须把实际的绩效与事先设定的目标进行比较，如果有重大偏离，管理者的工作就是使组织回到正确的轨道上。这种监控、比较和对可能犯的错误进行纠正就是所谓的控制职能。

作为管理者，在护理管理过程中的各种管理活动，都是以实现护理组织的最终目标及保证护理组织的各项活动不偏离目标而展开的。从这个意义上说，护理管理的过程实际就是护理控制的过程。且管理工作的有效性主要通过护理质量反映出来，而护理质量保证过程的每一步骤都与控制有关，因此护理管理者必须掌握有效的控制技能。

二、管理者的角色

20 世纪 60 年代后期，美国麻省理工学院（MIT）的一位研究生亨利 · 明茨伯格（Henry Mintzberg）对 5 位高层经理进行了一项精心研究，以确定这些管理者在他们的工作中做些什么事情。

以他对这些经理的观察为基础，明茨伯格得出结论：管理者扮演者 10 种不同而又互相关联的角色或者表现出与工作有关的 10 中不同的行为。如表 1-1 所示，这 10 中角色可以分为三大类：人际角色、信息传递的角色和决策的角色。

表 1-1 管理者的 10 种角色

角色	描述	示例
人际角色		
1. 头面人物	象征性的首脑，必须履行法律性或社交性的例行义务	庆祝会；需要表明地位的场合
2. 领导者	负责激励和指导下属	所有包含下属参与的管理活动
3. 联络者	与外部能够提供好处和信息的人保持接触和联系网络	参与公司外部委员会的工作
信息传递角色		
4. 监控者	接受大量的信息，作为组织内外信息的神经中枢	处理各种信件与接触，其主要目的在于收集信息
5. 传播者	把从外部人员或下属那里获得的信息传递给组织的其他人员	为了信息交流的目的，把信件传递给组织；设计向下属传递信息的言语接触，如总结会

续表

角色	描述	示例
6. 发言人	向外界发布有关组织的计划、政策、行动和结果的信息，作为组织所在行业方面的专家	董事会议；处理向外界发布信息的活动
决策角色		
7. 创业者	从组织和环境中寻找机会发动能够带来变革的计划	制定战略，对创意和改进方案进行的评估会议
8. 混乱处理者	当组织面临重大的、意外的混乱时，负责采取正确的行动	针对混乱和危机制定战略
9. 资源分配者	作出或批准组织中的重大决策，负责分配人力、物力、财力资源	制定日程，寻求权威，从事预算，为下属的工作做计划
10. 谈判者	在主要的谈判中代表组织	合同谈判

三、管理的技能

（一）技术技能

技术技能（Technical Skills）包括应用专门知识或技能的能力。当我们选拔护理人员时，一般会关注她们的技术技能。她们必须通过广泛的正规教育，掌握护理领域的专门知识和技能。当然，专业技术人员对技术技能没有垄断，这些技能也不是只有通过学校学习或正式的培训才能获得，许多人的技术技能是在工作中形成的。

（二）人际技能

人际技能（Human Skills）是指无论是独自一个人还是在群体中与人共事、理解别人、激励别人的能力。许多人在技术上是出色的，但在人际技能方面却有些欠缺。例如，他们可能不善于倾听，不善于理解别人的需要，或者在处理冲突时有一定的困难。由于管理者通过别人来做事，所以，他们必须具有良好的人际技能，才能实现有效的沟通、激励和授权。

（三）概念技能

管理者必须具备心智能力去分析和诊断复杂的情况，这属于概念技能（Conceptual Skills）。例如，决策需要管理者看准问题，找出可以解决问题的替代方案，并评价这些方案、选择一项最好的方案。管理者可能在技术和人际技能方面都很出色，但若不能理性地加工和解释信息，他照样会失败。

（四）有效的与成功的管理活动

弗雷德·路桑斯（Fred Luthans）和他的同事从另外一个不同的角度考察管理者做什么。他们提出这样一个问题：在组织中晋升最快的那些管理者和工作最出色的管理者所从事的活动和强调的重点是一样的吗？路桑斯和他的同时研究了450多名管理人员，他们发现，这些管理者都卷入了四类管理活动：①传统的管理：决策、计划和控制；②沟通活动：交换日常信息并处理书面资料；③人力资源管理：激励、训练、管理冲突、安置、培训；④网络活动：社交、政治活动、与外部交往。

在所研究的管理者中，平均而言，管理者将32%的时间花在传统管理活动中，29%用在沟通上，20% 用在人力资源管理活动上，19% 用在社交网络上。但是不同的管理者花费在这四种活动上的时间和精力相差甚远。成功的管理者（根据在组织内部晋升速度来衡量）与有效的管理者（根据他们绩效的数量和质量及其对下属的满意程度和承诺程度来界定）所关注的工作重点大相径庭。前者将 48% 的时间花在社会交往中，28% 用在沟通上，13% 用在传统的管理上，11% 用在人力资源管理上；而后者将 44% 的时间花在沟通上，26% 用在人力资源管理上，19% 用在传统的管理上，11% 用在社会交往上。可见社交网络对成功管理者的贡献最大，人力资源管理的贡献最小。对于有效的管理者而言，沟通的贡献最大而社交的贡献最小。这一结论对于晋升是以绩效为基础的历史假设提出了挑战，它生动地向我们展示了这样一个事实：社会和政治技能对于管理者谋求组织内部的晋升起着重要作用。

贯穿于工作的功能观、角色观、技能观和活动观的一条主线是：每种观点都认识到人的管理的重要性。正像戴维 · 考克在成为普林斯顿评论公司的经理后所发现的，无论用什么名称，如“领导功能”、“人际角色”、“人际技能”或“人力资源管理和社交活动”等等，管理者在工作中要想有效而且成功，就必须开发自己的人际交往技能。

第二节 管理理论

一、管理思想的演进

管理界学者和实践工作者对管理的不同贡献形成了不同的管理方法，形成了一种“管理理论丛林”效应。表 1-2 归纳了管理学者和实践工作者的主要贡献。

表 1-2 管理思想的出现

管理理论	主要贡献者的姓名和理论出现时间	对管理的主要贡献
科学管理理论	弗雷德里克 · 泰勒：《车间管理》（Shop Management）（1903），《科学管理原理》（Principles of Scientific Management）（1911），《在美国国会听证会的证词》（Testimony before the Special House Committee）（1912）	泰勒是公认的“科学管理之父”。主要观点是：采用科学方法，通过提高生产效率和增加工人工资来提高生产率。他的原理强调应用科学，形成群体的协调和合作，实现产出的最大化和培养工人
	亨利 · L · 甘特（Henry L.Gant）（1901）	甘特强调科学选用工人以及劳动者和管理者之间的“和谐合作”。发明了“甘特图”，强调培训的重要性
	弗兰克 · 吉尔布雷斯和莉莲 · 吉尔布雷斯夫妇（Frank and Lillian Gilbreth）（1900）	弗兰克是从事时间研究和动作研究的著名先驱者。莉莲是一位工业心理学家，集中研究工作中人的因素和对员工个性与需求的理解
现代经营管理理论	亨利 · 法约尔：《工业管理与一般管理》（1916）	法约尔被誉为“现代经营管理之父”，将工业活动划分为技术、商业、财务、安全、会计和管理六个方面，强调对管理者进行教育的必要。系统地阐述了管理的 14 条原则，如职权和职责、统一指挥、等级系列和团队精神等

续表

管理理论	主要贡献者的姓名和理论出现时间	对管理的主要贡献
行为科学理论	雨果 · 孟斯特伯格(1912)	孟斯特伯格将心理学应用于产业和管理
	沃尔特 · 迪尔 · 斯科特(1901,1911)	斯科特将心理学应用于广告、市场营销和人员管理
	马克斯 · 韦伯(1946、1947 译本)	韦伯提出了行为管理理论
	维尔弗雷多 · 帕累托(1896—1917 年的著作)	帕累托被誉为在组织和管理方面的"社会系统方法之父"
	埃尔顿 · 梅奥和鲁斯利斯伯格(1933)	他们做了著名的西方电气公司霍桑工厂研究,研究工作小组的社会态度和相互关系对绩效的影响
系统理论	切斯特 · 巴纳德《管理者职责》(1938)	巴纳德指出管理人员的任务是在一个正式组织中维护好一个合作系统。提出了一种关于管理的全面的社会系统方法
现代管理思想	彼得 · F · 德鲁克(1974)	德鲁克撰写了大量有关一般性管理专题的论著
	W · 爱德华 · 戴明(第二次世界大战后)	戴明在日本引入了质量控制
	劳伦斯 · 彼得(1969)	彼得观察到人们最终会被提升到其不能胜任的职位和级别上
	威廉 · 大内	大内论述了在美国环境中可应用某些日本的管理方法
	托马斯 · 彼得斯和罗伯特 · 沃特曼(1982)	他们确定了最佳公司的特征

资料来源:Some information in this table is based on Claude S. George, Jr., The History of Management Thought(Englewood Cliffs, NJ: Prentice Hall, 1972)

二、管理理论

(一)古典管理理论

1. 泰勒的科学管理理论 弗雷德里克 · 泰勒(Frederick Taylor)出生于一个中产阶级家庭。1875 年,泰勒因故辍学,进入一个小机械厂当学徒,见习制模工和机工;1878 年,他在费城进入米德维尔钢铁公司当机工并在夜校学习,获得工程学学位后被提升为总工程师。他发明了金属切削工具,一生中的大部分时间都在做顾问工程师。他通过科学的技巧,如时间与动作的研究、重复观察同一工作、配合薪资奖励系统及规划、控制等策略来找出完成工作的最佳方法。泰勒强调科学管理不仅是降低成本、增加生产效率的方法,而且也是管理者与员工双方思想上的革命。他认为传统的管理者只注意如何使本身获得最大的利益,而员工的兴趣只在如何获取高薪。但是,科学的管理则是在使管理者和员工双方都能集中精力,研究如何增加生产及盈余而共享利益,使得双方由敌对的态度而趋于互相信赖,共同为发展事业而努力。泰勒致力于科学管理的研究,被誉为"科学管理之父"。

泰勒在科学管理理论上的主要贡献是:①有关工作定额方面的时间与动作研究;②有关工人能力与工作相适应的人员的合理使用研究;③有关提高工作效率的工具标准化研究;④有关劳资方面的工资制度的研究;⑤有关组织方面的计划与执行部门、职能部门的研究。

泰勒虽然运用时间研究以及根据科学的方法对工人进行甄别、训练及培养,使得工作成果增加,但是他的管理过程过分强调工作场所及方法而忽略了组织的整体。同时,也由于他高估薪资对工人的重要性,而忽略了组织中社会满足的重要。因此引起劳工组织激烈的反对。因为他们认为科学管理的方法使工人有如机器般工作,奖金又迫使工人必须保持高水准的绩效,而生产力增加的成果对业主的利益大于雇工。不过,不论其缺点如何,不可否认科学管理是管理工作科学化、系统化的开端,是管理理论发展史上的重要里程碑。

科学管理理论在护理管理中的应用:①以科学的研究方法对各项护理业务改进的探讨。②各阶层的护理管理者有其特定的职责,各班护理人员也有固定的角色与功能。护士长负责护理单元业务的统筹、规划、控制等事宜。③进行护理人员的甄别、分配、训练和再教育。④部分护理工作标准化。⑤护理管理人员的管理、领导能力训练。⑥建立奖励制度和绩效考核。

2. 法约尔的管理过程理论　与科学管理理论并肩盛行的另一管理理论是管理过程理论(The Process School Management)。它不同于科学管理学派的标准化、制度化,而是探讨如何使管理过程合理有效等问题。

亨利・法约尔(Henri Fayol)出生于发过的一个小资产者家庭。19 岁毕业于国立矿业学校,并获得矿业工程师资格。曾在煤矿和钢铁公司担任管理者达 30 年之久,并采用科学的管理方法使濒临破产的公司达到在法国不可动摇的地位。他曾根据工作经验撰写了《一般与工业管理》(General and Industrial Administration)一书,并于 1916 年出版。书中指出管理过程可分为规划(Planning)、组织(Organization)、指挥(Command)、协调(Coordination)及控制(Control)等 5 项功能,并提出 14 项管理原则。表 1-3 列出了法约尔的 14 条管理原则及其定义。

表 1-3　法约尔的 14 条管理原则

原则	定义
1. 劳动分工原则	把工作分成特定的任务,并分配责任到具体的个人
2. 权利与责任原则	权利与责任对等
3. 纪律原则	明确期望并惩罚违法行为
4. 统一领导原则	一名员工只能指派给一名主管
5. 统一指挥原则	员工的努力应集中于实现组织的目标
6. 个人利益服从于组织利益原则	组织利益必须占主导地位
7. 报酬原则	对支持实现组织目标的努力的系统给予奖励
8. 集中原则	确定上级和下级角色的相对重要性
9. 等级制度原则	保持沟通在命令链内进行
10. 秩序原则	保证工作和资源的秩序,以支持组织目标的实现

续表

原则	定义
11. 公平原则	公平的纪律和命令，确保员工的责任感
12. 人员稳定原则	提高员工的忠诚度和稳定性
13. 首创精神	鼓励员工自己采取行动，以支持组织目标的实现
14. 团队精神	促进员工和管理层之间利益的统一

法约尔对管理过程的职能划分，为近代管理科学的研究提供了理论的框架，也为现代的管理科学理论体系的形成奠定了牢固的基础。其一般性管理理论的提出，扩展了管理理论的领域，为社会各种组织的管理活动提供了科学依据。

管理过程理论在护理管理中的应用：①强调护理管理者必须负起本单位内各项工作的规划、组织、领导、协调与控制等事宜。②有正式的护理管理组织，每一阶层有其职责，每一员工有一主管，每人的权利与责任对等，并将工作进行分工，护理部主任是最高的护理主管，各单位都向护理部的目标共同努力。③护理部及各单位都设有奖惩办法，强调奖罚分明，并设有留任措施，以减少护理人员的流动。④护理工作是团队的工作，所以强调团队的合作。⑤有一套固定的员工薪资办法，使员工的酬劳公平化。⑥通过制定护理技术手册，使护理技术一致化，并成为正式的工作说明单。

3. 韦伯的行政组织理论　麦克斯·韦伯（Max Weber）是德国著名的社会学家。他对法学、经济学、政治学、历史学和宗教学都有广泛的兴趣。他在古典管理理论上的最大贡献是在他的代表作《社会理论与经济组织》（Theory of Social and Economic Organization）一书中提出的“理想的行政组织模式”理论。他认为行政组织是“对人群进行控制的最理性的手段”，并应当建立一个理想的行政组织模式，且该模式具有以下特点：①明确的组织分工，即每一职位都应有明确规定的权利和义务；②自上而下的等级体系，即职权应按照等级原则建立指挥系统；③合理任用人员，即任用人员完全要通过职务的要求，经过考核和教育训练来实行；④建立职业性的管理人员制度，即管理人员应有固定的薪金和明文规定的升迁制度，并作为一种职业人员去对待；⑤建立严格的、不受各种因素影响的规则和纪律；⑥建立理性的行动准则，即人与人之间的关系只有职位的区别，不应受个人情感的影响。人与人之间应具有一种不偏不倚的态度。

韦伯认为，只有这样高度结构化的、正式的、非人格化的“理想行政组织”体系，才是对人们进行强制性管理的最合理的手段；才是达到目标、提高劳动效率的最有效的形式，并且在精确性、稳定性、纪律性和可靠性方面优于其他形式的组织体系。

行政组织理论在护理管理中的应用：①护理部的组织结构应采用层级结构的形式，阶层体系很清楚，每一个职位有其职权，其层级有护理部主任、总护士长、护士长、副护士长、小组长等；②奖惩处理有明文规定的程序；③晋升时除了考虑个人学历、经历，也应参考过去的工作表现和奖惩记录。

（二）行为科学理论

1. 福莱特的管理理论　玛丽·福莱特（Mary Follett）是美国的管理学家。她出生于美国波士顿，曾在赛那院和哈佛大学就读。她兴趣广泛，涉猎的知识面广，先学哲学、政治学，后来又热衷于职业指导，成人教育和社会心理学等。1924 年，她被人事管理局邀请在纽约给一批企业经理做报告，阐述她的政治与哲学在企业中的应用。通过这次的活动，她对企业管理哲学问题进行了探讨和研究，并提出了有价值的观点。这些观点主要集中在她的《新国家》《创造性的经验》等著作中。其内容可归纳为四点：①通过利益的结合区减少冲突；②变服从个人权利为遵循形势规律；③通过协作和控制去达到目标；④领导应以领导和拥护者的相互影响为基础。

她认为：社会组织内部冲突是必然存在的，解决冲突的办法应包括压服、妥协和利益结合，利益结合是较为有效的方法。她生活在"科学管理"时期，不仅赞同泰勒的某些观点，而且她的管理哲学观点又与后来行为科学理论的一些观点相接近。为此，她的理论被誉为科学管理理论与行为科学理论之间的桥梁。

2. 孟斯特伯格的工业心理学理论　孟斯特伯格（H-Munsterberg）是德国人，1885 年在莱比锡大学获心理学博士学位，1897 年在美国哈佛大学任教，并主持实验心理所工作。他在管理方面的最大贡献是首先把心理学知识与测验方法应用于工商管理的实践之中。他被誉为"工业心理学之父"。他批评过去的管理者只注重人的体力与技能，却忽视了人的智力与心理状态，这实质上是一个严重的错误。他认为人员选用的同时就应该考虑到"职业要求"和"个人心智"，并采用测验方法加以确定。他在《心理学与工业效率》（Psychology and Industrial Efficiency）一书中，明确指出实践心理学应系统地应用在人员的选用上，其范围从基本操作的工人至高级管理人员，其内容应包括从最简单的感官活动直至最复杂的心理活动，其目的是要发现：①如何使每个人的心理特征适合于他的工作；②什么样的心理状态下能使每个人达到最高效率；③什么方式的刺激才能诱导人们去达到最满意的产量和最高的效率。

这些观点被认为是把心理活动的研究应用到科学管理活动的历史性的开端，它为行为科学理论的形成奠定了基础。

3. 梅奥的人际关系理论　尽管泰勒的科学管理在 20 世纪初对提高劳动生产率起到了很大的作用，但是它却忽视了人的因素，使工人们逐渐感到不是他们在使用机器，而是机器在使用他们自己。为此，工人不满情绪日益高涨。工厂不得不寻找新的方法来平息工人的不满。著名的"霍桑实验"（Hawthorne Studies）就是此时产生的，梅奥等人在此试验的基础上创建了人际关系学说。

埃尔顿・梅奥（Elton Mayo）是澳洲人，后移居美国，先后在宾州大学及哈佛大学任教。他对社会学、心理学、逻辑学、哲学及医学等专业都有研究，这种背景有力地推动了他的研究工作。1933 年，梅奥在他所著的《工业文明中的人类问题》一书中，首次提出了"人际关系的思想"，主要内容可归纳为以下四个方面。

（1）以前的管理把人视为"经济人"，认为金钱是刺激积极性的唯一动力，而"霍桑试验"证明人是"社会人"，是受社会和心理因素影响的。

（2）以前的管理认为生产效率主要受工作方法和条件的限制，而"霍桑试验"证明生产的效率主要取决于工人的积极性，取决于职工的家庭和社会生活及组织内部人与人之间的关系。

（3）以前的管理只注重管理组织机构、职能划分及规章制度的建立，而"霍桑试验"发现除了正式的团体和组织外，职工中还存在着各种非正式的小团体，并且这种无形的组织有它的感情影响力，能左右其成员的行为活动。

(4)以前的管理只强调管理的强制作用，而“霍桑试验”发现新型有效的领导，应该是提高职工的满足感、善于倾听和沟通工人的意见，使人们的情感和需求发生转变。

4. 马斯洛的人类需要层次理论 亚伯拉罕·马斯洛(Abraham Maslow)提出人有五种需要，是依次要求、依次满足、递级上升的五个层次。这五种需要是：①生理的需要；②安全的需要；③社会交往(爱和所属)的需要；④自尊和受人尊重的需要；⑤自我实现的需要。当需要未被满足时，就可以成为激励的起点。

马斯洛的人类需要层次论为研究人类行为的产生与发展规律奠定了基础，在国内外管理中得到了广泛的应用。

5. 路因的人类行为领域理论 库尔特·路因(Kurt Lewin)是个社会心理学家，他发明了人类行为领域理论(Field Theory and Human Behavior)。路因主张一个员工的行为受到员工的性格、工作群的结构以及工作场所的工作气氛三者互动的影响，其主要观点如下：

(1)群体是一种非正式组织，是处于相对平衡状态的一种“力场”。群体行为就是各种相互影响的力的结合，这些力也修正个人行为。

(2)群体形成有从属的目标。

(3)群体的内聚力，即群体对每一成员的吸引程度，它可用每个成员对群体的忠诚、责任感、对外来攻击的防御、友谊和志趣相投等态度来说明。

(4)群体有本身的规范。

(5)群体的结构。在非正式群体中，包括正式成员、非正式成员、领导成员和孤立者，其中领导成员重视保持群体的团结及组织结构。

(6)群体领导方式有三种，即专制的、民主的、自由放任的，各有不同的效果。

(7)群体的领导者要创造条件促使参与者做出贡献。

(8)群体中有团结、消除紧张、同意、提建议、确定方向、征求同意、不同意、造成紧张、对立等行为。

(9)基本团体趋向于小规模，以便成员间经常相互交往。

此外，路因对群体内聚力的测定、影响团体内聚力的因素、内聚力与群体士气和生产率的关系等，都进行了有成效的试验研究。

6. 麦克葛罗格的X理论和Y理论 道格拉斯·麦克葛罗格(Douglas McGregor)是人际关系学派(Human Relations School of Management)的代表人物。他在1960年所著的《企业的人性面》(Human Side of Enterprise)一书中，将管理哲学分为两大类：①属于传统哲学的X理论(Theory X)；②属于现代管理哲学的Y理论(Theory Y)。

X理论对人性的假设如下：①人的天性是不喜欢工作、好逸恶劳的；②多数的人都无大志、逃避责任、需要别人的督促和指导，而且对财务的兴趣大于个人工作的成绩；③因为人们不喜欢工作，所以必须施以压力胁迫、制裁，才能使员工努力达成目标。

麦克葛罗格对X理论的各项论点都不赞同，而主张另一个不同的人性假设——Y理论，认为它更能精确地反映人性及鼓励员工发挥潜力。

Y理论的主要假设如下：①人的天性喜欢活动，也爱好工作；②人是有志气的，会自我控制和自我引导朝向目标而努力；③一般人在合适的情况下皆会寻求和接受责任；④人皆有潜力，能够广泛地运用想象力和创造力去解决组织问题。

行为科学理论在护理管理中的应用：①护理人员留任措施中，不再只强调薪资、夜班费等经济相关问题，同时也关心护理人员的进修、成就感、尊重等方面的满足。②主张采用参与式的管理方式，重视"以人为本的管理"，护理人员除了参与单位的决策，同时也可对全院的发展提出建议。③各医院都在努力进行双向沟通渠道的建立，例如有些医院采用小本子，有些护理部主任采用开放办公室时间的方式，或是意见箱，或开全院性护理人员生活检查会等。④护理活动的程序标准由各病房自行制定。⑤在职教育，分为全院性和各单位自行举行两种，以符合各单位护理人员的需要。⑥重视激励和奖励，使护理人员自动自发，乐意为组织的目标而努力。⑦重视人力资源的开发与应用，护理师护士工会积极建立护理人力库。

（三）现代管理理论

20世纪40年代，第二次世界大战以后，各国经济逐渐复苏，工业生产迅速增长，科学技术空前进步，出现了许多新问题、新情况和新要求，大量现代管理理论应运而生，呈现出一种管理理论分散化的趋向。有人将这段时期的理论称为"管理思想丛林"。各种管理理论虽然各自独立但可以互相渗透、互相融合，从而形成几个主要的学派。

1. 管理科学学派（数理学派）　"管理科学"在狭义上是指制定数学和统计模型，并通过电子计算机应用于管理，使管理工作中的大量的数字筹算、统计、决策、检索及大型复杂的控制等问题简单化，降低不确定性，不仅节省人力、物力，而且提高了精确度。管理科学学派的产生是与运筹学的研究和应用分不开的。第二次世界大战期间，由于军事的需要产生了运筹学，以综合分析作战是各国的情况，为指挥官提供决策依据，从而制定出最佳的战略战术。此后，一些工业组织和管理咨询公司开始将运筹学的方法应用到非军事性质的管理问题上。20世纪60、70年代，出现了以美国为中心的数学热，进一步推动了管理科学的发展。许多管理科学的理论家将管理视为数学程序、概念、符号和模型的演算，如时间系列分析、因果模式分析、线性项目分析、盈亏平衡分析、组织模拟等，所以管理科学学派又称数理学派。

管理科学学派具有这样的特征：①以决策为主要着眼点，通过数学分析求得最优决策；②以经济效果标准作为评价的依据；③依靠数学模型和电子计算机作为处理和解决问题的方法和手段。

2. 系统管理学派　系统理论始于1937年伯特朗菲设想。伯特朗菲（Bertalanffy）通过研究生物学提出了机体系统理论，此后又在1951年提出了一般系统理论。60年代系统观点开始得到管理学界的承认，并应用到管理领域，产生了系统管理学派。其代表人物有美国的R·约翰逊、F·卡斯特和J·罗森茨威克等人。他们提倡将管理的对象视为系统，从系统的整体性出发进行管理活动。系统管理学派的主要观点如下。

（1）管理系统是一个由人、财、物、信息等要素构成的有机整体。各要素之间相互影响、相互作用，领导人员的责任在于保持各要素间的动态平衡和相对稳定。

（2）管理系统是一个开放式系统，与外界环境有着密切的联系。管理人员在制定计划时应考虑市场、技术、政策等各种外部的变动因素。

（3）管理系统是一个输入、输出系统。输入的是人力、物资、信息和时间等要素，输出的是产品、服务和赢利。

系统理论为护理管理人员提供了一种独到的见解，打开了新的思想领域。系统理论指出应研究整体与部分之间以及各部分之间的关系，强调将部分纳入整体的重要性，使管理人员不再只注重部门领域而忽略整体总目标，同时也注意到自己这个组织在更大的系统中的地位和作用。系统理论在护理上的应用很广泛，护理组织系统内的人员组成、层次结构、职务权责的分界以及各种护理活动，如使用护理计划、病人分类、人力规划、排班、护理品质改进等都是系统理论的应用。

第三节 护理管理概述

一、护理管理的相关概念

（一）护理管理的概念

护理管理是护理管理者通过计划、组织、控制和领导，运用人力、物力和财力等资源，提供病人照顾、安全和舒适等工作的一种过程，是以提高护理质量和工作效率为主要目的的活动过程。世界卫生组织（WHO）对护理管理的定义是：护理管理是为了提高人们的健康水平，系统地利用护士的潜在能力和有关其他人员、设备、环境和社会活动的过程。

护理管理学是管理科学在护理管理工作中的具体应用，是在结合护理工作的特点上所形成的医院护理管理的一门科学，其基本规律与方法具有护理活动的特性。

（二）护理管理者的概念

护理管理者是从事护理管理活动的人或人群的总称，具体是指那些为实现组织目标而负责对护理资源进行计划、组织、领导和控制的护理人员。护理管理者的基本要求包括：①具有临床和管理经验，能全面地履行管理者角色所固有的责任。②掌握护理管理实践领域的知识和技能，主要包括：组织中护理人员的行为基础、管理知识体系和管理程序、护理实践标准、临床护理工作职能、护理工作相关的法律法规、护理常规和伦理、健康和公共卫生政策、护理服务的有关问题、护理服务和人员的评价及结果测评、人力资源管理、财务管理等。

二、护理管理的内容

（一）按护理管理的性质区分

按护理管理的性质可分为5项主要内容：①护理计划管理。包括规划的原则，对医院护理工作内外环境的客观分析和评估，确定某个时期内医院护理工作要达到的目标，为实现这个目标需要在管理上提出的政策、措施和方法等内容。②护理组织管理。包括医院护理管理体系和组织结构的确定和功能的划分，对护士长角色模式的要求及评估，对各级护理人员的职责要求和工作绩效考核等内容。③护理人事管理。包括甄选、配备、调配、聘任护理人员，做好对护理人员的排班，展开对护理人员的在职教育、继续教育，做好对护理人员的激励，调动护理人员的积极性以及对护理人员的考核、晋升、工作调动、奖惩等内容。④护理领导。包括运用领导本身的职权和影响力来带领护理人员达到医院目标，处理护理工作中的冲突，尤其重视对护士长领导风格和方法的提高和磨炼。⑤护理控制。主要是对护理质量的控制和保证，包括护理服务质量标准的制定和标准化管理，对护理人员业务绩效的考评，以及为了做好护理控制要求护理管理人员应有的法律责任和道德行为等。

（二）按护理管理的职能区分

按护理管理的职能可分为8个大类：①护理业务技术管理。这是护理管理的基本内容，包括护理技术管理、基础护理管理、专科护理管理和护理程序等。②护理质量管理。包括护理质量标准化，护理质量保证体系，护理质量评价等。③护理组织管理。包括护理组织体制，护理人员的配备、分工、调动和晋升等。④护理制度管理。这是护理管理法治化的重要体现，包括制度的制定、实施、检查、考核、修订，执行制度的各项保证措施、约束机制和相应政策规定等。⑤护理教育管理。包括临床护理教学、实习生实习、接受护士进修和组织本院护理人员的在职教育培训等规划方案的实施等。⑥护理科研管理。包括护理科研规划的制定、科研政策、推进医院护理科研工作的各项措施等。⑦护理预防管理。包括开展社区护理服务、家庭护理服务、护理健康教育等各项预防性工作。⑧护士长的管理。做好对护士长的管理工作是完成上述护理工作的重要保证，因此现在国内外护理学教程都已明确把这项工作作为护理管理的重要内容。

上述两种护理管理的内容区分方法并无固定不变的形式，在实际的理论归纳和实践运用中往往是交叉的。但是无论如何区分，业务技术管理、组织管理、制度管理和质量管理始终是医院护理管理的核心内容。

三、护理管理的特点

（一）护理管理要适应护理学科的特点

1.要适应护理功能的发展　护理学科既以配合临床诊断、治疗为目的，又以具体的技术操作、面对面的技术服务直接影响病人的转归。随着医学的发展和护理模式的转变，护理功能除了与医生协作进行诊断、治疗外还独立地进行护理诊断，解决病人现存的、潜在的健康问题的反应，提供可靠的保健服务，以满足病人生理、心理和社会的需求，维持病人最舒适的心理和生理状态，帮助病人恢复独立。因此，护理管理要适应护理功能的发展要求，始终围绕“服务”两字，坚持“以病人为中心”的根本宗旨，把提高护理人员的专业技术水平、促进护士角色的延伸作为根本内容，把提高护理质量、为病人提供多方面优质、高效服务作为根本要求。

2.要适应护理专业素质的要求　护理工作的特性决定护理人员必须具有的特殊专业素质。美国护理学教授曾提出护士必须具备以下的素质：①良好的生理和心理健康；②高度的警觉性；③熟练的业务技能；④绝对的可靠性；⑤令人鼓舞的自信心；⑥过人的机智；⑦优雅的风度；⑧对病人的体贴；⑨工作的合作；⑩令人愉快的态度；⑪良好的文化背景；⑫满足于所任工作；⑬高度的责任感。只有具备这些素质的护理人员才能够在工作中自觉地尊重和关心病人，为病人提供各种服务和信息，满足病人的需求；时时、事事、处处都能做到“严”字当头、一丝不苟，严格执行医嘱、遵守各项护理操作规程；自觉地担负起病人的健康导师作用，帮助病人维持健康、促进健康和恢复健康。因此，护理管理要适应、支持和有利于护理人员与病人及其家属的交流合作，有利于与医院其他各类人员的交流合作；要帮助护理人员培养对病人和蔼可亲和注意言谈举止的职业修养，保持仪表端庄、沉着、关怀和热情的自然容貌。要求护理人员努力做到以细致的观察和同情心来发现、解决病人的各种生理及心理问题，增加病人的安全感和信赖感；以一丝不苟的负责精神坚守岗位，杜绝事故发生。总之，护理管理要把规范和提高护理人员的专业素质的重要性、迫切性作为有别于其他行业管理的重要特征，在人力资源的选拔、培养、营造护理人文氛围等方面始终把护理专业素质放在首位。

3. 要适应护理工作的职业特点　护理工作的连续性和整体性很强，要求护理人员一天24h不间断地照顾病人；护理工作面广，从门诊到住院的每个环节几乎都有护理人员的参与；护理技术操作较多，劳动强度较大；护士接触病人最密切，精神负担比较重；整个医院的管理，尤其是病房的制度化、规范化、常规化主要依靠护理人员来完成和保证。因此，护理管理必须适应这种特点，把教育、帮助和鼓励护理人员热爱护理事业作为重要内容，使护理人员热爱本职工作、自觉献身于护理事业。同时，还要制订严格的规章制度、合理安排护理人力，以确保护理人员在任何场合，无论工作忙闲，无论周围有无他人监督，无论白班、夜班，无论病人关系亲疏，也无论病人态度如何，对病人都始终如一、尽心尽责，严防差错事故发生。同时，护理管理要在严格要求和规范护理人员行为的前提下，也应帮助其解决各种具体困难，保证她们安心有效地工作。

（二）护理管理的科学性和艺术性

护理管理是一门科学，也是一门艺术。现代护理学是自然科学和社会科学交叉综合的产物，是既要知识、又要技术的专业，尤其在现代医学模式的要求下，对护理学的发展突出更新、更高、更广的要求。管理的本质就是提高工作效率和效益的过程，管理也是生产力，科学技术要转化成第一生产力，必须要依靠科学的管理。因此，护理管理必须体现这些特点，要求在护理管理过程中，坚持改革创新，运用科学的知识与方法管理工作的各方面。科学的管理不是只靠某个人的个性或经验，而是要求管理者具备一定的管理知识，具有条理化工作的习惯和善于观察及发现问题的能力。这样管理才能来源于管理理论学习，并通过各种实验与实践而得以证实。例如，护士长对工作流程的安排、操作规范的制定、人员以及物品、设备的管理等都要符合科学性原则。

管理作为艺术，是指管理工作中难以测量或不可捉摸的部分。科学只能处理那些可以衡量、能够预测的部分，如果超越这个限度，则属于艺术的范畴。艺术是对某种情况的感知，对一些感到存在的问题时的内在反应，这些问题往往不是实体性的，不能用理论分析或逻辑估计。例如，人员的工作积极性或者士气的高低可以评价领导的管理艺术。管理的艺术虽然常与一位管理者的性格、作风有关，但其中某些部分是可以随着经验的积累与学习他人而逐渐培养的。例如，护士长每天都要遇到一些意想不到的问题，她应当逐渐掌握哪些问题必须予以反映，哪些要当机立断，而有些问题可以不予理睬，以及如何处理效果较好，这些都要靠领导艺术。更成熟的领导者甚至可能在问题未完全暴露时，已预先感到此问题的严重性，并能做出对性质的估计以及采取何种应付措施。

（三）护理管理的综合性和实践性

以现代化的护理设施、便捷的就诊流程、精湛的护理技术、优质的服务水准、合理的医疗费用、舒适的就医环境满足广大患者的需求，全面实现医院护理现代化，是护理管理者奋斗的宏伟目标。因此，护理管理者要应用多科学的知识和理论来提高护理质量、减少护理成本、合理利用人力资源、推动信息化建设等，实现对护理工作的综合管理。同时，护理管理还应考虑可行性，在制定管理措施或吸取国内外先进管理经验时，必须结合医院的具体情况，创建与实际相适应的管理。护理管理的可行性标准可通过社会效益和经济效益来衡量。

四、护理管理的原则

管理具有普遍性，其知识、理论、概念、原理等可以运用到各行各业，护理管理的一般原则就是美国护理管理专家史望斯博格（Swansburg，R.C.）将管理要素与功能结合护理工作特点所提出的，主要包括以下几个基本原则。

（一）护理管理就是计划

计划是所有管理活动的基石，各级别护理管理者运用计划事前拟定操作性方案，将问题解决、决策及改革的危险性降到最低，充分利用护理管理资源，提高患者满意度、家属满意度以及护理人员满意度。

（二）护理管理就是有效利用时间

因为护理管理的人力、物力和财力资源都是有限的，所以护理管理者实施成功的护理管理最重要的因素之一，是要懂得如何有效利用时间。在最短的时间内做最高效的事，按照拟定的时间计划表，在期限内完成，以期高效地达到组织目标。

（三）护理管理就是决策

不论是中高层护理管理者，还是基层护理管理者，在护理管理活动中都需要做决策。护理管理者要以组织目标为管理活动的方向，结合对护理管理资源的分析，作出合适的决策，决策过程与护理管理者的授权有一定关系。

（四）护理管理就是组织

一个有效率的组织可以给组织成员带来安全感，明确自己的努力方向，明确自己在组织中所担任的责任，了解同伴之间应该如何相互协作，从而达到组织目标。护理管理者有责任让组织成员深知组织目标、了解个人的护理角色和功能、了解与其他医务工作者的协作关系，提高护理工作效率和质量。

（五）护理管理是护理部门、医疗组织和整个社会的功能活化工具

护理管理的最终目标是要顺利完成护理工作，期待病人达到最佳的健康状态。而护理工作的圆满完成，有赖于护理管理者对人力、物力以及财力的合理管理。有效的护理管理能够使病人得到满意的健康照顾，巩固医疗组织目标，达到社会期许。

（六）护理管理是社会目标的设定和达成

当今社会存在各种比较突出的社会健康问题。比如，社会老龄化所产生的老人群体健康照顾的需要，各种自然灾害所产生的受灾群众健康照顾的需要，贫穷地区、污染严重地区群众健康照顾的需要等。这些都需要护理管理者的参与和支持，帮助社会群体脱离危及健康的因素。

五、护理管理的发展历程

（一）国外护理管理思想的形成与发展

1859—1900年是护理专业的诞生时期，以南丁格尔《护理札记》的发表为标志。她首先提出医院管理需要采用系统化方式，创立护理管理制度，注重护士操作训练等。其精神至今是护理的明灯，她精通统计及流行病学，曾说过："统计是不变的历史，历史却随统计而动摇"。南丁格尔认为护理与医疗照顾是同等重要的，并为军队医院开发成本计算系统，开启了护理管理之门。1872—1873年，美国开创最早的护理课程，以医院为基础，设立于波士顿

及费城二地。1890 年 35 家医院设置护理科，学生共计 1552 名，1900 年增加至 11164 名学生。1908 年，33% 的护理课程由医院或社区学院主导，19% 为医院主导，48% 为中学或社区学院主导。

护理教育于 1909 年提升至大学学制，由美国明尼苏达大学及哥伦比亚大学开展。第一所护理博士班于 1924 年由哥伦比亚大学开办，在 1926—1934 年间也成立委员会对各护理学院进行评比。在 1920—1930 年代，有很多护理教育研究的重点都在护理管理的教育，其中划时代的代表是洛克菲勒基金会的金牌研究报告，它是由临床护理工作者及护理教育工作者组成的委员会，调查护理行业中的杰出者，包含国际上的护理教育专家、有临床经验的护理管理人员、私人机构护士、公共卫生护士及护理学生，此报告结果建议重建护理教育，并将护理管理教育提升至大学教育。1934 年芝加哥大学率先设立医院管理班，只有 12 名学生，紧接着西北大学也设立了此课程。这两所大学的护理管理教育的重要贡献是促使临床护理管理教育正式纳入正统教育体系，大学护理管理教育课程于 1940 年由一般课程正式进入护理管理的专业课程。这是护理管理发展的萌芽阶段。

护理管理思想的茁壮期主要受到芝加哥大学政治科学博士 Herman Finer 的影响，在他的带领下，一群主任、教育家及行政主管进行了为期半年的研讨会，其主要成果是提出并发展了护理管理课程的重点内容，包括护理理念、护理的健康新趋势、管理理论、人际关系、护理服务评价、领导及探究、重组护理管理课程等，此次研讨会于目前来说都是护理管理的根基。1951—1959 年，Kellogg 基金会资助 13 所大学，发展多方向的硕士课程，为医院培养护理管理人才。

1977 年美国医院协会（American Hospital Association，AHA）及护理管理者组成的社会团体发表报告，对护理管理进行了重新定义。此报告指出，5326 家国家级医院的护理管理者，有 72% 没有受过管理专业的培训，护理管理人才的需求再次受到重视。在 1980 年代早期，有 3 项研究对护理管理教育的发展有重大的影响，第一是由医学机构完成的《护理及护理教育》，提出公共政策及私人法案；第二是国际护理委员会发表的报告，提出美国护理学术界的工作重点是要发展医院护理业务水平；第三是 AHA 认为具有吸引力的医院应该具备的特点是：组织结构采用分权制度，护理人员招募、配置和排班都选择分权制度，发展临床阶梯制度，增加晋升途径和新任护士的见习课程，使用弹性排班方法，改变工作时数及减少轮班。由于以上 3 项研究，1983 年后攻读护理管理的人数显著增加，这也是护理管理的成长期。

（二）我国护理管理思想的形成与发展

随着护理工作的重要性不断得到认识，医院护理管理也在医院管理中发挥越来越重要的作用，管理水平也有了较大的提高。尽管由于经济、科技发展的不平衡，导致世界各国的护理管理水平有高有低，但从总的发展趋势来看，医院护理管理正在向着方便、迅速、标准化、系统化、现代化的科学管理方向发展。

我国的医院护理管理始于鸦片战争前后，首见于外国教会在中国各地设立的教会医院中。早期的护理管理是从制度管理开始的。管理人员将一些杂乱的事务或业务工作渐渐归纳成条文，并在实践中不断地修改、补充，使护士在工作时有章可循。

20 世纪 30 年代后，随着医院的发展及护理教育的兴起，医院护理组织日趋健全，一些条件好的医院开始形成“护理主任—护士长—护士”的管理层次。随后，一些综合性医院成立护理部，护理部都设有护理主任、护理秘书及助理员，护理主任对护士长是业务领导关系，护士长受科主任及护理主任的双重领导，但护理部对全院护理人员的使用、晋升、管理无权决定。

随着护理组织的健全，逐渐形成了比较全面、系统的管理制度。如 1952 年医院推行《保护性医疗制度》，提出要抓病区环境管理；1953 年国家卫生部（现称国家卫生和计划生育委员会，以下简称卫计委）发布的《综合医院工作职责》，对各类护理人员的职责作了明确规定；1954 年黎秀芳和张开秀提出了护理工作的“三级护理制”、“三查七对制”；此外，还完善了查房制度、换药制度、服药制度、消毒制度、换药室规定、病房管理制度、医疗护理文书制度等等。这些管理制度成为护理管理的重要依据，检查和督促规章制度的贯彻执行是护理管理者工作的重要内容。1962 年，中国人民解放军总后勤部卫生部出版了《医疗护理技术操作常规》，1963 年出版了《医院护理技术管理》，为护理技术管理提供了有力的依据和方法，促使护理管理由以往单纯依赖制度的管理过渡到制度管理与技术管理有机结合的管理。1979 年以后，我国护理工作得到较快发展，护理管理也步入科学管理的崭新时期。各医院进一步充实和完善了以病区科学管理为主的全套管理制度，结合护理新技术、新业务的发展，在护理技术管理上增添了新内容。

21 世纪初是我国加快全面建设小康社会的关键时期。为了更好地适应人民群众日益增长的健康需求和社会经济发展、医学技术进步的形势，促进护理事业全面、协调、可持续发展，提高护理质量和专业技术水平，维护人民群众健康，卫计委制定了《中国护理事业发展规划纲要（2005—2010 年）》。“十一五”时期，是护理事业发展取得显著成效的时期。全面完成了主要目标和任务，公布了《护士条例》，依法加强护士队伍建设，全面提升临床护理服务能力，加快专科护理骨干培养，不断提高护理科学管理水平。特别是随着医药卫生体制改革的不断深化，护理事业发展取得突破性进展。护士队伍数量大幅度增加，截至“十一五”末，公立医院中，三级医院医护比达到 1：1.36，二级医院达到 1：1.13，医院医护比例倒置问题逐步扭转。在公立医院改革中，各级各类医院以实施“优质护理服务示范工程”活动为抓手，推行以改革护理服务模式、落实责任制整体护理为核心的优质护理服务，深化“以病人为中心”的服务理念，临床护理服务质量显著提高。

“十二五”时期，卫生事业在国民经济和社会发展中的地位和作用将进一步提高，护理事业发展恰逢难得的历史机遇。随着人民群众生活水平不断提高，基本医疗保障制度逐步完善，以及人民群众对生命质量、健康水平和医疗保健的更高关注，护士队伍建设需要进一步加强，临床服务能力需要进一步提高，护理服务领域需要进一步拓展，护理服务体系需要进一步完善，从而适应卫生事业的发展和人民群众的健康服务需求。为促进护理事业的健康发展，维护人民群众身体健康与生命安全，结合当前我国护理事业发展现状，卫计委制定了《中国护理事业发展规划纲要（2011—2015 年）》。坚持以改善护理服务，提高护理质量，丰富护理内涵，拓展服务领域为重点，以加强护士队伍建设和改革护理服务模式为突破口，以推进医院实施优质护理服务和推进老年、慢性病、临终关怀等长期医疗护理服务为抓手，不断提升护理服务能力和专业水平，推动护理事业全面、协调、可持续发展。在党和政府的高度重视下，我国护理事业将会取得更为显著的进步。

第四节 我国护理管理面临的挑战

一、社会环境变迁的挑战

(一)市场经济的冲击

社会主义市场经济使医疗卫生事业面向市场机制,引入经营、竞争和经济价值观,达到优胜劣汰,促进自身建设,满足人民群众日益增长的高层次医疗卫生需求。但同时,经济利益的驱使,已使一些人思想和价值观发生改变,淡化了全心全意为人民服务的理念和道德修养。随着社会的不断发展,环境污染、生态失衡、工业化等都要求医学进一步发挥控制人口增长和提高人口素质等社会功能,因此医学的社会功能愈显重要。医学逐步从"治愈"转向"预防保健"、"关怀照顾",在这种转向过程中,护理的作用更为重要,加强全民健康教育,矫正不当的生活方式与习惯,最大限度地提高人们的自我保护意识,将成为护理人员义不容辞的历史重任,而护理人员对社会学、心理学、人际沟通、伦理学、健康教育等方面的知识不足,以致平时工作中力不从心。

(二)人口结构变化与人们日益增长的健康需求

人口老龄化、家庭结构小型化、人口流动化等现象对当今我国的护理管理有了更高的要求。病人及家属对护理服务的质量要求越来越高,不仅要求有医可循,还要求有好医生和好护士。护理模式由生物医学模式向生物—心理—社会医学模式转变;护理服务的对象由单纯的病人向健康人群转移;对服务的种类要求也越来越多,人性化服务、个性化服务、特殊化服务层出不穷;服务范围也日益扩大,疾病前、疾病中和疾病后都需要护理,甚至包含人的整个生命期;服务场所也由传统的医疗机构向社会、社区、家庭等扩展。护理工作渗透在预防、治疗、保健、康复等各方面。现代护理的内涵和外延比护理学科建立之初都有了明显扩展和延伸。人们对医疗护理的需求已从技术服务扩展到社会服务,从医院内服务扩展到社会服务,从生理服务扩展到心理服务。从护理从业人员的角度看,为了适应不断变化的护理需求,护理人员本身要改变服务理念,提升自身业务水平和整体素质。他们的工作量和工作压力逐渐增大,对于护理管理者来说也是很大的挑战。

(三)紧张的医患矛盾

医患关系是医院赖以生存和发展的基础。但近几年,随着我国经济发展、医疗体系的建立和完善,医疗事业不断发展的同时,医患矛盾也变得尤为突出。由于政府对医疗卫生的支出有限,医院在治病救人的同时,也要考虑自身的经济利益。医学科学的复杂性,医疗发展水平的局限性,医患知识的不对称性,患者收入低水平与高额医药费的差距性等一系列现实原因,都是导致医患矛盾的原因。在护理方面,短缺的人力资源、护理人员专业素质欠佳、服务水平不够等都是造成患者不满意的原因。作为护理管理者,除了想办法提高护理服务质量、提高患者满意度的同时,还要考虑提高护理人员专业素质,加强护理人员正确处理医患矛盾能力的培养,从制度上真正落实"以病人为中心"的优质护理服务。

二、护理学科发展的挑战

(一)护理学科体系的不断构建和完善

护理学科是维护人类身心健康的一门应用型学科。近些年,其学科理论不断发展,知识体系、核心概念、护理理念、服务内涵和外延及工作定位等在实践中不断地丰富和变化。特别是近几年,护理学科更是进入一个快速发展时期,在2011年,护理学被定为国家一级学科。但与护理学科发展较为系统、成熟的国家及地区相比,我国在护理学科的发展定位、执业范围、服务对象、服务领域、服务内涵等方面尚存在模糊之处,缺乏清晰的学科专业定位和战略发展方向。

在教育层次方面,我国护理管理者与国外标准还存在一定差距。发达国家的护理管理者均具有较高的护理教育层次,并在护理专业基础上,进一步接受管理课程的教育,获得管理学硕士甚至博士学位。同时,在各种不同的职位上,均有相应的最低管理学位标准。我国护理管理者的教育层次偏低,尤其是在不发达地区,护士长以上的专业管理者本科以上学历较少,且大多数没有经过管理课程的正规培训。这是阻碍我们护理管理水平提高的一大因素,近年来引起了卫生管理部门的重视,并逐渐增设了管理课程教育及学位教育,使部分城市大型医院的护理部主任达到了硕士以上学历。

(二)护理管理模式发展的挑战

护理模式是指人们对人、健康、环境、护理临床及康复等护理问题的思维方式和处理方法。护理模式是塑造护理目标、方法和价值的形式,其前提是基于对人的客观认识,进而去探讨与之相关的健康、环境、护理及康复等几个基本要素。护理模式的客观基础是护理实践,护理模式随着医学模式的发展而发展,是医学护理实践的产物。

我国的护理工作相对于国外比较落后,在新中国成立后才开始实行"以疾病为中心"的功能制护理,到80年代初期,引进和借鉴了国外护理新概念,由传统的功能制护理转向责任制护理。1980年6月南京医学院举办了第1期高护班,聘请美国波士顿大学护理研究院李式鸾教授进行讲学,在南京军区总医院、南京医学院附院、南京市鼓楼医院3个教学医院的部分病区,开展小型责任制护理试点,取得了初步经验和成绩。于是其他各省市也纷纷学习取经,并在各地试点推广。由于各地经济和卫生事业发展不平衡,所以责任制护理的实施推广也存在较大的差异。它受人力、物力等诸多因素的限制,尽管实施十多年,但结果仍然不尽如人意。

随着医学模式的转变,"以疾病为中心"的功能制护理、责任制护理模式存在的缺陷愈来愈突出,已经不能适应新世纪保健服务的需求。为探索适合我国护理工作特点的护理模式,尽快与国际护理学科发展相接轨,90年代中期,美国乔治梅森大学护理学教授袁剑云博士多次来中国讲学,并根据中国国情设计出"系统化整体护理"工作模式。系统化整体护理主要强调人性化服务,是国际护理界经历近20年的摸索、实践、不断发展完善而形成一套先进的护理业务和管理方法,于1994年率先引进我国,先后在北京、杭州、济南、哈尔滨等城市设立模式病房进行试点,取得良好效果。

进入21世纪后,医疗改革成为备受瞩目的话题。2010年1月,卫计委办公厅印发《2010年"优质护理服务示范工程"活动方案》的通知,要求"以病人为中心",强化基础护理,全面落实护理责任制,深化护理专业内涵,整体提升护理服务水平。在思想观念和医疗行为上，处处为病人着想，一切活动都要把病人放在首位；紧紧围绕病人的需求，提高服务质量，控制服务成本，制定方便措施，简化工作流程，为病人提供“优质、高效、低耗、满意、放心”的医疗服务，做到“患者满意、社会满意、政府满意”。2011 年初，卫计委召开的 2011 年全国医疗管理工作会议上，明确提出 2011 年全国所有三级医院都要推行优质护理服务。至此，“优质护理服务”在全国范围内掀起了新一轮护理“革命”。2012 年“十二五”规划的全面启动，公立医院改革由“局部试点”转向“全面推进”，优质护理服务也已在全国公立医院范围内得到了良好的推进，取得了良好的反馈。

但是，医学的发展要求护理模式发生相应的改变，以适应其发展的需要。各种护理工作模式都有其自身特点，护理人员不仅要学习国外的经验，更要联系实际，不断探索，以求寻找出一种适合我国国情的护理工作模式。综观当今护理学发展的趋势，我国护理事业与发达国家相比，还存在一定差距。在落实新医学模式的过程中，还需要优秀的护理管理者进行更深入的探讨，对护理管理也是一项挑战。

（三）护理科研的发展需求

护理科研，就是用科学的方法反复地探索、回答和解决护理领域的问题，直接或间接地指导护理实践的过程。随着护理学科的发展和护理人员学历层次的不断提高，我国护理科研工作近年来有了明显的进步，但是由于护理科研起步晚，高等护理教育机制不完善，缺乏高素质的护理科研人员及相应的护理科研管理体系等问题，使得护理科研发展相对缓慢。学科建设是科学研究的基础和推动力，科学研究是学科建设的前提和拉动力，而科研项目则是护理学科建设的载体。因此，管理者应该把握时机，培养临床护理人员科研意识，开展多种形式的继续教育。结合医院实际情况，针对不同层次护理人员及护理人员对不同科研知识的需求，实施分层培训，对护理人员存在共性问题集中培训，对个性问题进行具体辅导。护理管理者要从思想观念上把护理科研管理纳入护理管理的日程，完善管理制度，并建立完善的护理科研管理组织。此外，在护理教育方面，护理管理者还要结合当前护理学科发展现状，激发学生们对护理科研的兴趣，使其关注科研，积极参与科研活动，有效地提高护理科研能力及综合素质。所以，护理科研发展的需求对护理管理者来说也是不可小视的挑战。

三、我国护理管理的发展趋势

（一）护理人力资源管理的发展趋势

21 世纪，人类进入了知识经济时代，人力资源成为社会组织在激烈竞争中生存、发展、充满生机和活力的特殊资源。护理人力资源是发展护理事业所需资源的重要组成部分，是护理资源中最重要且最具活力的部分，其状况直接影响到护理质量的提高和护理事业的发展。护理服务需求的变化和经济全球化对护理人力资源管理的发展产生了很大的推动作用。

1. 建立和完善护理法律法规，稳定护士队伍　护理规章制度对于维护医院正常工作秩序、保证医疗护理工作正常进行、提高护理质量、防止护理差错事故发生和改善服务态度都起到了重要的作用，是实现管理制度化、操作常规化、工作规范化和设置规格化的基础。新形势下，护理人员必须增强法制观念，学法、遵法、用法，自觉掌握和运用各项法规，健全护理管理制度、操作标准和岗位职责制，提高护理服务水平，提高护理质量，适应社会发展的需求。卫计委要求进一步贯彻落实《护士条例》，维护护士合法权益，增强护士依法执业的法律意识，强化卫生行政部门和医疗卫生机构法定职责的有效落实，完善医疗卫生机构护士执业相关规范、护士配备基本标准，建立并实施护士培训和定期考核制度。进一步加大依法监督力度，保障护士合法权利，规范护理执业行为，为稳定和发展护士队伍提供保障。

2. 加快护理教育改革和发展，优化护士队伍　根据现代人力资源管理理论，护理人才队伍建设必须考虑卫生服务需求发生的变化及其对人力资源需求的影响，认真做好护理人力资源规划，抓紧护理人才队伍的建设；完善护理教育方式，坚持以岗位需求为导向，促进理论与实践相结合，大力培养临床实用型人才，注重护理实践能力的提高；突出护理专业特点，在课程设置中加大心理学、人文和社会科学知识的比重，增强人文关怀意识；科学确定护理教育的规模，尝试订单式培养模式，推进学校教学与医疗卫生机构之间的有效衔接。未来几年，我国将进一步加快护理教育的改革与发展，缩减中专层次的护士比例，增加大专及以上学历层次护士的比例，培养具有较高护理水平的高学历人才，密切医疗卫生机构与护理教育机构的联系与合作，适应护理专业实践发展的需要，这对于提高护理队伍整体水平具有良好的示范和牵引作用。

3. 充实基层护理服务力量，拓展护士队伍　随着社会的不断发展，人民生活水平与思想认识的不断提高，人民群众已不仅仅满足于疾病的治疗与控制，更注重疾病的预防、卫生保健。社区护理服务是一个针对社区内每一个人、每一个家庭、每一个群体而开展的卫生服务系统，护理内容主要包括健康人群的健康指导、疾病预防、健康教育、营养指导，患病人群的健康指导、用药指导、并发症预防以及督促定期复查，儿童与老年人的护理与心理咨询等。医院护理是现代护理的主要内容，但发展社区卫生服务，建立合理、方便群众的卫生服务网络，已是卫生事业发展的大趋势。然而，目前我国社区护理水平较低，没有完善的社区管理系统，社区护理管理经费不足，对社区护理人员疏于管理，社区护理服务宣传不到位，对社区护理人员的管理教育以及考核制度不完善。近两年，我国政府对社区护理服务的重视程度有所增加，因此下一步护理管理者需要做的工作是建立社区护理管理机构，培养一支掌握良好的社区护理知识和技能的社区护士队伍，不断地探索并完善组织形式、管理办法，增加城市社区卫生服务机构和农村乡镇卫生院的护理力量，保障基层护士待遇，扩大社区护理范围，深化社区护理的内涵。

（二）护理服务模式的发展趋势

随着医学科学的不断发展，人们的健康意识也在逐渐地提高，护理工作的内涵已经不仅仅局限在疾病的护理这一狭隘的层面上，其中涵盖了对患者的心理健康、生活以及康复保健等多个方面的内容。所以，一个能适应当下的护理模式对于护理行业，乃至整个医疗行业的发展有着至关重要的作用。

1. 巩固优质护理服务成效　为了加强医院临床护理工作，夯实基础护理，为群众提供安全、优质、满意的护理服务，卫计委出台了《2010 年“优质护理服务示范工程”活动方案》，在全国范围内开展优质护理服务示范工程活动，并且取得了很好的成效。于 2011 年、2012 年又相继出台《推广优质护理服务工作方案》，要求进一步推广。这使得临床护理工作模式、流程及内涵均发生了巨大变化。优质护理活动通过实施责任制整体护理，突出了“以病人为中心”的指导思想，把以人为本、一切为了患者的理念渗透到工作的每一个环节，以患者的利益为重，站在患者的角度考虑问题，患者需要什么，护士就提供什么服务。责任护士能够全面知晓自己分管患者的病情，掌握诊疗计划和护理要点，并能够根据患者特点，提供有针对性的健康教育、康复指导和心理护理等服务，护士主动服务的意识明显增强，并且处处体现以人为本，充分说明了优质护理服务的服务内涵和外延能够适应临床护理发展需要，对我国临床护理发展有很强的推进作用。

2. 建立长期护理服务体系　长期护理是指在一段时期内持续地为患有慢性病、处于伤残状态或者存在认知障碍而失去自理能力的个体所提供的服务，可以为病人提供多种渠道的院外护理及指导，使院内的护理工作得以延伸。长期护理能够改善病人的健康结果，减少病人对急诊的使用次数，降低其急性住院后的再入院率，从而降低病人的卫生服务成本，具有一定的经济效益及社会效益。随着人口老龄化趋势成为全球性问题，疾病治疗过程的日趋漫长，关于病人出院后护理服务的延伸问题越来越受到重视。一些经济合作与发展组织（OECD）国家已经将建立稳定、持续发展的长期护理保障体系作为一项重要的政治目标，并各自探索出基于国情的政府介入长期护理的实践模式，这为我国作出合理公共政策选择提供了一定借鉴。“十二五”期间我国将逐步建立和完善“以机构为支撑、居家为基础、社区为依托”的长期护理服务体系，提高对长期卧床患者、晚期姑息治疗患者、老年慢性病患者等人群的服务能力，提供长期护理、康复、健康教育、临终关怀等服务。我国长期护理工作的开展依赖于有效的人员培训，在形成规范性、延续性护理制度下进行团队合作，实施完善的护理计划，建立合理的网络平台。此外，还依赖于国家财政的支持及医保制度的革新。总之，我国的长期护理正处在起步阶段，需不断借鉴他人经验，不断学习及探索。如何将延续性护理作为护理工作的一部分，进一步制度化、规范化，仍是今后护理工作研究的方向。

（三）护理岗位管理的发展趋势

1. 深化人事制度改革，建立合理分配机制　医院工资分配制度改革要按照按劳分配和生产要素参与分配、按岗定酬、按任务定酬、按业绩定酬的原则，建立起重实绩、重贡献，向优秀人才和关键岗位倾斜、自主灵活的分配激励机制。在现代医院高度集约化的劳务活动中，按照每个工作人员在不同类型的岗位实际付出的工作量、而不是以收入为标准进行评价和衡量，才能公正、客观地反映每个员工的工作绩效，才能体现不同岗位的知识要素、技术要素、责任要素、管理要素等分配因素，才能促进医院各项业务活动的团结协作，充分发挥医院和科室的整体效益。科学合理地评价和测量医院、科室以及工作人员的工作量，并以此为依据建立起有效的工资及奖金分配管理办法，形成大力提倡奖勤罚懒、创优争先的分配激励机制，是当前医院人事制度改革和经济管理中有待深入研究解决的重要课题，这同样是护理管理中深层次的管理难点。

2. 建立专科护理岗位培训制度　专科护理的发展是由于社会经济的迅速发展，广大人民群众对健康的需求和要求越来越高，对护理的要求也越来越高，使得护理工作的职责范围与功能已远远超过了传统领域。为使护理工作能够与诊疗技术水平同步提高，并充分发挥护理人员的专业技术水平和能力，发展护理的专科化已成为许多国家临床护理实践发展的策略和方向。另一方面，专科护理的发展也是医学专科发展的一个必然要求，医疗专业化程度越来越高，学科分类越来越细，对专科护理的要求也越来越高，希望他们掌握专科方面的知识要求也就越来越高。这在客观上要求护理专科要不断发展，才能跟上临床专科发展的要求。我国专科护理发展较晚，1996 年引入护理专家概念，20 世纪末护理权威人士开始呼吁应加快护理的专业化进程，提高专科护理水平，发展专科护理。随着社会经济发展，国家也日益重视发展专科护理，卫计委要求在“十二五”时期，在完善医院护理岗位设置的基础上，确定临床专科护理岗位，坚持“以用为本”，以岗位需求为导向，建立和完善专科护理岗位培训制度。我国专科护理的发展要借鉴主要发达国家和地区的经验，结合当前实际，将专科护理事业纳入到整个国家医疗卫生改革事业中去，建立起专科护理发展的支撑体系。只有这样，我国专科护理才能适应中国老龄化社会、医学模式改变以及满足人民群众日益增长的护理需求，实现最终发展。

（叶文琴　李　丽）

第二章　护理人力资源管理

第一节　护理人力资源管理概述

护理人力资源管理是人力资源的微观管理，是卫生服务组织为实现组织目标，提高服务水平，利用护理学与相关学科知识，对组织中的护理人员进行规划、培训、开发、利用等活动。护理人力资源的管理直接关系到护理生产力、护理质量、护理服务道德、护理成本消耗，甚至影响护理人员的流动。在现阶段我国进行的医疗体制改革进程中，人才战略和低成本战略日益成为医院生存和发展的主要战略。随着当前"以人为本"护理理念的逐渐普及，优化现有护理人力资源成为医院等医疗机构急需解决的问题。

一、护理人力资源管理的相关概念

（一）护理人力资源

护理人力资源（Nursing Human Resource）是一个人力的数量、素质、人才结构、职称结构以及护理临床、教学、科研等功能发挥和利用的综合管理概念。它包括护理人员、技术以及护理道德、精神等，是卫生人力资源的重要组成元素，也是医院质量管理的一个重要组成部分，是保证护理质量的基础，护理人员是构成医院核心竞争力的关键因素之一。护理人力资源的对象主要指具有从事护理工作智力能力和体力能力的人员，也就是指具有护理专业中专及以上学历，通过全国护士执业考试（或获免试资格）并取得护士从业资格证书，在医疗机构直接为病人提供护理服务的护理人员。

护理人力资源是医院人力资源的重要组成部分，是指医院里具有专业学历、技术职称或某一方面专长的从事护理专业相关工作人员的总称，护理人力资源的分有以下两种。

1. 按人员分类

（1）护理专业技术人员：①主任护师；②副主任护师；③主管护师；④护师；⑤护士；⑥助产士。

（2）护理员：①护理专业毕业，无专业技术职务，可以从事基础护理工作的人员。②无专业技术职务，经过短期专业培训，可以从事基础生活护理工作的人员。

2. 按人才分类

（1）知识型人才：有较高的综合素质和广博的知识。

（2）创新型人才：善于接受信息，思维敏捷，注重经验的积累并勇于挑战自我。具有良好的评判性思维，能在平时工作中发现问题，并且能够推动护理学科的发展。

(3)技能型人才：实践动手能力强，具有某种特殊技能，如介入护士、外周静脉植入的中心静脉导管(PICC)护士等。

(二)护理人力资源管理

1. 护理人力资源管理的概念　指护理组织对护士的有效管理和使用的思想和行为，就是发现、投入力量“开采”和“利用”护理人力，它包括就业与录用、人力配置、激励、教育培训方面的内容。其内涵就是通过一定的手段，调动人的积极性，发挥人的创造力，把人力资源由潜能转变为财富。

2. 护理人力资源管理的目的　根据医院的结构、目标、护理模式，给予每个护理单元、每个班次提供足够的、高质量的护理人员。

3. 护理人力资源管理的目标　让平凡的人在具体护理岗位上做出不平凡的事来。让组织中每个护理人员的长处都能得到发挥并取得最好的护理工作绩效，从而最大限度提高组织效率。具体讲，护理人力资源管理在护理管理中的主要目标包括以下几个方面。

(1)通过对护理人员的个体行为的统一规范，促进实现组织目标。

(2)有效利用护理人员的工作技能使医院护理服务质量有所提高。

(3)运用科学方法解决护理人事问题，为医院提供训练有素的护理人员。

(4)营造良好工作氛围，注重满足护理人员的多层次需求，提高护理人员的工作满意度。

(5)提供护理人员职业发展空间，创造成长条件，让护理人员在组织中得到个人职业生涯的最大发展。

(6)适应社会发展和内外环境的变化，不断完善组织护理人力资源管理模式，提高管理效率。

归纳起来，护理人力资源管理需要做好三方面的工作：①人与岗位的匹配，做到事得其才，才尽其用。②人与人的科学匹配，使组织中护理人员结构优势互补，提高群体工作效率。③人的需求与工作报酬的匹配，使组织薪酬发挥有效激励作用，达到酬适人需，人尽其力的最佳工作状态。

二、护理人力资源管理的原理与应用

护理人力资源管理的基本原理，包括同素异构原理、人岗匹配原理、互补优化原理、动态适应原理、激励强化原理、公平竞争原理、信息激励原理、文化激励/凝聚原理、反馈控制原理、能级层序原理、弹性冗余原理。护理人员作为医院这个大家庭的一个大群体，在医院管理中占据了很重要的角色。护理人力资源管理得当与否直接关系到医院人力资源管理的质量。在应用这些原理时要紧密结合当前护理工作实际，探讨人力资源管理的基本原理在护理管理中的应用对策，以提高现有护理人力资源利用率。

(一)同素异构原理

1. 同素异构原理　在人力资源开发过程中，组织构成是一个非常重要的内容。在一个组织中，即使组成的人力资源因素是一样的，但采用不同的组织结构，其组织效力的发挥会大不相同。因为传统的金字塔结构具有传递信息慢，缺乏灵活性，难以适应外界快速变化的需要等不足，所以需要进行变革。当前变革的趋势：压缩层次，拓宽跨度。组织结构由金字塔向扁平化、网络化发展，以增强组织的适应性和灵活性，有效发挥组织人力资源的积极性、创造性和主动性。

同素异构原理是指在组织元素一定的情况下，不同的组织结构能够发挥不同的组织效力，具备不同的组织功能。在人才管理工作中，由于编制长期稳定，并且坚持定岗定编制度，在一定程度上，不能积极适应新形势和新任务的变化要求，对发挥人才的最大效能造成了一些阻碍，片面上造成了人才资源浪费。在人才管理中运用同素异构原理，就是要适当增减不能发挥其正常效应的编制，合理调整不能正常运转的结构，科学使用不能发挥最大效能的人才，使人才从编制的框架中解放出来，从结构的僵化中摆脱出来，从功能的束缚中释放出来。

在群体成员的组合上，同样数量和素质的一群人，由于组织网络及功能的差异，形成不同的权责结构和协作关系，可以产生不同的协同效应，在生产和管理过程中，同样数量和素质的劳动力，因组合方式不同会产生不同的劳动效率。从系统原理角度分析，组织结构的作用是使人力资源形成一个有机整体，可以有效发挥整体大于部分之和的效应，如果一个组织系统具有合理的组织结构，则可以有效发挥组织系统的放大功能，激发人力资源的内在潜力。

2. 同素异构原理的应用　在护理群体成员的组合上，同样数量和素质的一群护理人员，由于组织网络及其功能的差异，形成不同的权责结构和协作关系，可以产生不同的协同效应，在生产和管理过程中，同样数量和素质的劳动力，因组合方式不同会产生不同的劳动效率。

根据同素异构原理的基本内容和特点，该原理具体应用于护理人才配置中，而护理人才配置的核心问题就是保持人才配置的合理性。关于护理人力资源管理的人力资源合理配置具体体现在以下几个方面。

（1）合理配置护理人员的数量：当前我国护理人力资源配置不足的状况非常严峻，护理人力资源配置不足直接影响护理质量，还给护理人员自身带来负面影响。因此为了有效解决这一问题，要根据医院的实际情况制定科学合理的人员数量配置标准，需结合各个科室及各个医院的具体情况修订配置标准以及完善护理法等，科学计算出各科室及各医院所需的护理人力总量，不断完善护理人力资源的微观及宏观配置。

（2）合理配置护理人员的专业结构：根据医院各科的专业特点，进行合理的专业结构调整，根据病区的特点和实际需要进行结构调整，一方面要缓解人才急需的矛盾，另一方面又要避免人力浪费。

（3）合理配置护理人员的学历层次、职称结构：目前，我国临床护理人员职称结构普遍偏低，副主任护师、主管护师、护师、护士的比例远远不能满足医疗护理事业发展的需要和患者对护理服务的需求。学历层次、职称结构配置的合理性尽量达到各医院、各科室合理的学历结构组合，这样才能使不同的护理人员协同合作，发挥最大的结构效益。

（二）人岗匹配原理

1. 人岗匹配原理　即能位原理，指人力资源管理人员应根据员工的才能，把员工安排到相应的岗位上，从而保证岗位的需求和员工的能力相匹配。根据人的才能、素质和特长，把人安排到相应的职位上，尽量保证工作岗位的要求与人的实际能力相对应，尽量做到人尽其才，才尽其用，具有不同能力的人应处于组织相应的职位上，给予不同的权利和责任，实现能位对应，稳定的组织结构应该呈正三角形。

该原理认为，机构、人都有能量问题，能量大可能干事的本领大。能量既然有大有小，便可以分级，分级就是建立一定的秩序、一定的规范和一定的标准。具体来说，“能”指实际工作中员工的能力，“位”指实际的工作岗位。通常来说，只有人尽其才，物尽其用，才能提高工作效果和效率。“能位”适合度是人员的真实能力与其所在职位的适合程度。“能位”适合度越高，说明能位匹配越适当，这样不仅能带来工作的高效率，而且对促进员工能力的提高和发展方面也很有好处。

能位匹配原理在现代管理学中的作用日益重要，其被广泛地应用于现代行政管理、现代企业管理、医院管理等诸多领域，其实现形式也日益多样化。能位匹配原理的绝对应用和实现是不可能的，我们必须了解，岗位能级是随客观情况不断变化的，人的才能也是在不断变化的。在能位匹配原理的实现过程中，我们必须动态地实行能位对应，必须保证人们在各个能级中不断地自由运动，通过各个能级的实践，施展、锻炼和检验每个人的才能，使他们各得其位。

2. 人岗匹配原理的应用　根据每个护理人员的才能、素质和特长，安排到相应的护理工作岗位上，尽量保证护理工作岗位的要求与护理人员的实际能力相对应，尽量做到人尽其才，才尽其用，具有不同能力的护理人员应处于组织相应的职位上，给予不同的权利和责任，实现能位对应。

（1）知岗：“人岗匹配”的起点应该是知岗，即分析并明确各个科室的特点、对护理人员的技能、心理、体力等素质的具体要求等。

（2）知人：明确了岗位的具体要求后，就要选择合适的护士，在选择过程中，需要把握以下四个环节：①参考个体的性格特点，实施“人岗匹配”，需以传承好传统为基础，加强人才选配的科学性，包括运用心理测评等手段，更深入准确地掌握个体的性格特点，力求使每个护士都能在较适宜其性格倾向的岗位上“人尽其才”。②依据个体的人际能力，将其配至较适宜岗位，既可使之在其岗位扬长避短，也对其职业心理素质优化具积极影响。③评定个体的应激水平，管理部门在为特殊岗位配备较强专业人才时，应把较高应激水平纳入必要条件，以确保重要岗位专业骨干人才的相对稳定及后续发展。④开发个体的适应潜力，个体主动适应（可塑性、灵活性）是较好匹配的决定因素。况且，各种岗位的人才配备，也只有考虑综合因素所实施的“人岗匹配”，才能较充分调动个体在“人岗匹配”的过程中主动适应岗位的能动作用，确保人才作用的较好发挥。

（3）匹配：知人善任是实现“人岗匹配”的重要一步，也是能不能发现并最大限度地利用护士的优点，把合适的人放在合适的位置，尽量避免人才浪费的最关键的一步。“没有平庸的人，只有平庸的管理”，每个人都有自己的特点和特长，知人善任，让每个人都去做他们适合的事情，这样才能充分发挥他们的工作潜能，实现人才的有效利用。

（三）互补优化原理

1. 互补优化原理　也叫互补增值原理，是指充分发挥每个员工的特长，采用协调优化的方法，扬长避短，从而形成整体优势，达到组织目标。作为个体的人不可能十全十美，而是各有所长，而作为群体，则可以通过相互取长补短组合成最佳的结构，更好地发挥团队力量，实现个人不能达到的目标。

充分发挥每个员工的特长，采用协调优化的方法，扬长避短，从而形成整体优势，达到组织目标。在实施互补优化原理时，应特别注意协调和优化。所谓协调就是要保证群体结构与工作目标协调，与组织总任务协调，与组织内外部条件协调，与一定时期的工作重点协调。所谓优化，就是经过比较分析选择最优结合的方案，以最少的成本获得最大的效益。互补的内容主要包括以下几个方面。

（1）知识互补：一个群体中如个体在知识的领域、深度和广度上实现互补，则整个组织的知识结构就较合理和全面。

（2）能力互补：一个群体中如个体在能力的类型、大小方面实现互补，则群体的能力就较全面、合理，易于形成优势。

（3）年龄互补：一个群体根据其目标和要求需要一个合理的人员年龄结构，这样既可在体力、智力、经验和心理上互补，又可顺利地实现人力资源的新陈代谢。此即常说的“老马识途、中流砥柱、年轻有为”，也就是常说的老、中、青结合是较理想的模式。

（4）性格互补：一个群体中如果成员性格太相似则容易产生冲突和矛盾。如果各成员性格差异较大则在一个群体上往往容易形成良好的人际关系和胜任处理各类问题的良好的性格结构。

（5）性别互补：一个群体中如果男女比例搭配恰当则易于实现组织的目标，这不仅有利于取长补短，弥补男女能力的差异，也有利于形成稳定的心理环境。

（6）地缘互补：由于历史、文化和地理原因，同一地方的人群会形成大致相似的心理和性格特征。如果不同区域的人员在一个群体中配合工作则易于发挥“远系杂交优势”，提高群体整体工作效率。

（7）学缘互补：即一个群体中的人员如果来自不同学校、不同专业，由于师承关系不同，则可以发挥各自优势，吸收他人长处，发挥群体整体效能，避免出现“近亲繁殖”。

（8）关系互补：一个群体中各成员都有自己的特别的社会关系，如果在一个群体中各人的社会关系重合不多，具有较强的互补性，那么从整体上看，就易于形成整体的社会关系优势。

2. 互补优化原理的应用　互补优化原理就是采用协调优化的方法，扬长避短，从而形成护理团队整体优势，达到护理团队的组织目标。应特别注意协调和优化。所谓协调就是要保证护理人员的整个群体结构与工作目标协调，与组织总任务协调，与组织内外部条件协调，与一定时期的护理工作重点协调。所谓优化，就是经过比较分析选择最优结合的护理工作方案，以最少的成本获得最大的效益。该原理在护理人力资源管理中的应用如下。

（1）建立完善的临床护理支持系统：目前，我国的护理人员承担着大量的非护理、非技术性工作，往往将国外的注册护士、助理护士、护理员三者的任务都集中在护士身上，面对工作量的增加、服务范围的扩大、护理对象的变化，护士人力资源不足，整体护理难以开展，质量难以保证。为此，要建立完善的临床护理支持系统，包括环境卫生清洁系统、物质供应保障系统、患者运送支持系统，这些系统的良好运转不仅使临床护理管理者从繁重的事物性工作中解脱出来，而且还可以将更多的时间还给护士，使护理人员用更多的时间护理病人，让病人得到更多的收益。

（2）配置最佳的能力结构和职称结构，发挥互补优势：科学合理地利用人力资源是提高工作效率的关键，安排工作岗位时必须充分考虑护理人员的智能结构、年龄结构、整体素质。在护士安排上做到新老结合、相互协作，适当考虑人员素质和技术水平高低的合理分布，最大限度调动护士的积极性，达到投入与产出的科学比例，使管理更有实效，极大地提高护理群体质量，促成护理人员关系的协调一致，发挥互补优势，增强群体的活动效率。

（3）实行弹性排班制及护理人力资源的局部调整制度：护士长每日根据病房危重病人分布情况及护理工作量安排护理人员，取消以往固定排班制，以病人最需要护理的时间为护士的工作时间。在工作高峰期，适当增加人员；在工作量减少时，将多余的人力资源用于其他护理工作。在护理工作过程中，在不同的护理岗位上往往存在忙闲不均的现象，可根据各科室护理工作时间，在大科范围内进行调配。如内科系统缺少护士，尽量在内科范围内进行调配，外科尽量在外科范围内进行调配，以保证护理工作的安全性和有效性。

（四）动态适应原理

1. 动态适应原理简介　指在人员配备过程中，人与事、人与岗位的适应性是相对的，不适应是绝对的，从不适应到适应是一个动态的过程。因此，人员配备和调整不应是一次性活动，而是一项经常性的工作。

（1）绝对与相对：无论是企业经营与发展趋向还是职位（岗位）人员作业态势都处在不断变化的动态过程中，不适应是绝对的，适应是相对的。从不适应到适应是在运动中实现的，随着企业与人的发展，适应又会变为不适应；只有不断调节人与事的关系才能达到重新适应，也就是从静态设计到动态调节，达至阶段性的相对平衡状态，这正是动态适应配置的体现。

（2）匹配岗位的调节：如何把握在企业中，人与事的不适应到适应的过程，应着力的方面为：营造从个体岗位的自我调整意向和获得上级的帮助下去实现，明确其暂时的适应最终会被新的不适应所暂代；只有不断调整人与事的关系和才能找到适合内外环境和企业发展相匹配的职位。从个体岗位的过程管理上升到组织管理层次时，更应重视个体与工作岗位的当前状态；无论是主观还是客观的因素引起或是实际岗位需要，都要求管理者及时地了解人与岗位的适应程度；从而在资源允许的基础上，争取适时合理的调整。

2. 动态适应原理的应用　在动态中使护理人员的才能与其岗位相适应，以达到充分开发利用护理人力资源的潜能，提高组织效能的目标。在护理人力资源管理中，护士与事、护士与岗位的适应是相对的，不适应是绝对的，从不适应到适应是在运动中实现的，是一个动态的适应过程。动态适应原理在护理人力资源管理中的应用主要有以下两方面。

（1）医院决策者的观念转变：由于以往固有的管理模式，人力资源管理的观念在相当多的管理者头脑中还比较模糊，并且缺乏相应的管理知识。在医院经营管理中，护理人力资源具备的地位、作用以及人力资源战略等需要重新定位，并要求医院决策者掌握新的管理理念。思想是行动的先导，有什么样的管理理念，就有什么样的管理行为。我们需要与时俱进，树立与时代相适应的管理价值观、护理观、质量观、效益观。

（2）不断提高护士的知识结构，适应新型人才的需要：随着人们健康保健需求的日益扩大，护士的职责不仅仅是护理措施的提供者，还应是健康教育的执行者和心理问题的疏导者。提高护士素质，以适应新型人才需要。除了掌握专业知识外，还应学习人文、社会、心理、伦理及生命科学、预防医学、精神学科知识。中国加入世界卫生组织后，护理人员应适应入世后新型人才的要求，首先应掌握计算机、外语等知识，以便多渠道、快节奏地获取信息，掌握先进的技术理论。其次，要具备应用知识的能力，现代护理人员要学会在现有的条件下或努力创造条件展示自己的能力和才华，将所学的知识充分应用到工作中去。

（五）激励强化原理

1. 激励强化原理简介　又称效率优先原理，是指通过奖励和惩罚，使员工明辨是非，对员工的劳动行为实现有效激励。激励就是创设满足员工各种需要的条件，激发员工的动机，使之产生实现组织期望目标的特定行为的过程。

“2∶8 黄金定律”起源于 1897 年，意大利经济学家帕累托在从事经济学研究时，偶然注意到 19 世纪英国人的财富和收益间存在普遍的规律，即 20% 的投入和努力，通常可以得到 80% 的产出和酬劳。为此，他研究得出著名的 80/20 法则。80/20 法则又称帕累托原理，其核心内容即为：管理少数成员十分重要。少数的关键，往往是决定整个组织成败的主要因素。20% 的业务骨干能创造 80% 的企业价值，20% 的缺陷则会造成 80% 的质量问题。80/20 法则早期主要用于商业管理，后逐渐在各个行业推广。“2∶8 黄金定律”在人力资源管理中的应用极为广泛，而且主要应用于激励强化原理中，激励员工努力工作，发挥员工的最大潜能，以最少的投入和管理获得最大的产出和管理效果。

2. 激励强化原理的应用　激励就是创造满足护士各种需求的条件，激发护士的积极性，人的潜能是巨大的，按照“2∶8 黄金定律”，只要发挥个人潜力的 20%~30% 即可保住现有岗位，但通过恰当的激励，这些人的技能发挥出 80%~90%，从而显著提高劳动生产率。所以在护理人力资源管理中要善于应用激励强化原理，使得护士在自己的岗位中能发挥最大的潜能，提高护理工作的质量和效率。

关于激励强化原理在护理人力资源管理中应用的研究较多，相比其他原理在护理人力资源管理中的研究要多很多，但是研究都还处于较基础的阶段，该原理的应用研究也比较表浅。总结当下关于该原理的应用研究，总结起来主要是应用于以下三个方面。

（1）奖惩分明，充分调动护士积极性：在护理工作中实施奖励激励并奖惩分明，制定奖励标准，通过奖励激励对做出成绩的护士给予一种肯定、报酬和赞赏，有利于满足人的需求，调动人的积极性，增强人的意志力，强化人的角色意识及开发创造力。主要内容包括业务质量、服务态度、科研论文、出勤率等几方面的内容，定期评审，对他们取得的成绩及时给予肯定性评价与奖励，并且给予精神上的鼓励和物质上的奖励。对失误者提出批评、帮助、教育、惩罚，并帮助改正缺点和错误。惩罚是手段，不是目的，最终要达到教育的目的，帮助改正缺点和错误。但惩罚时标准要一致，使人人都处在同一制度的约束之中。当奖惩制度分明时，护士就会积极向正面努力，而主动避开负面的事情，这样就可以改善护士团队的行动氛围，在团队内形成良性循环。应注意正视护理人员的物质需求，马斯洛的需要层次论指出人有不同层次的需要。曾铁英等针对 597 名护士的激励需求调查显示：在 7 类激励需求中，护理人员对环境、物质利益和报酬的需要排在第一，说明走上工作岗位的护理人员更多的追求经济的独立和显示需求。正面奖励传递的是管理层的善意行为动机，激励员工付出较多努力，负面惩罚传递的则是管理层的敌意行为动机，反而导致员工付出较低努力。因此制定激励制度时应该优先采用基准较低、效率较高的正面奖励制度，能够降低激励成本，提高激励效率。

（2）运用柔性策略进行情感激励：对护士人文关怀，进行情感激励，柔性策略相对于常规、死板、不灵活的公关策略而言，是指迂回曲折、看重细节、讲究技巧的公关策略。在工作上和生活上要对护士进行细致入微的人文关怀，帮助他们解决困难。好的公关效果不在于公关活动场面的盛大、仪式的庄重和奖励的丰厚，而在于护理管理对护士细致入微的关怀。

护士长的一个善意的微笑，一句真挚的赞美语都会使护士心生暖意，产生巨大的激励效应。柔性策略之所以会带来意想不到的公关效果，关键在于它突破了传统公关活动的形式主义做法。如果领导者不真心为护士服务，不想护士之所想，公关活动就会流于形式，显得呆板，从而难以达到预期目的。对护士实行人文关怀，会带来意想不到的效果，一个善于用心去关怀护士的领导者能产生一批兢兢业业、乐于奉献的护士，并使护理工作取得良好的效果。

（3）应用培训激励：护士的学历层次偏低，培训的激励作用就显得更为突出。国外研究表明受过高等护理教育的护士工作满意度明显低于其他护士。余风英等人研究也显示年轻护士对提高待遇和学历更为关注，这可能与其高学历及对职业的高期望值有关。因此，护理管理者要正确认识护理人员在职业上的高期望值，让优秀的护士外出脱产学习，获取文凭，对担任有教学任务的护士参加师资培训，让护士外出参观学习，让撰写护理论文达到一定数量的护士外出参加学术会议等，都会对护士产生较大的激励作用。

（4）公平合理运用激励手段：每个人都有自己不同的需求，调查显示护理人员对各类激励需求评分因其年龄、婚姻状况、工作年限和排班情况的不同而具有差异。因此护理管理者要对护士的需求进行细致分析和划分，从而找到激励的切入点。在对护士进行激励过程中，最重要的是注重实绩，工作实绩是护士工作能力、工作态度及实际工作质量和数量的综合体现。在管理活动中，因时因地因人的按照人的需求，综合运用各种激励手段，就可以达到良好的激励效果。

（六）公平竞争原理

1. 公平竞争原理　指竞争者各方以同样的起点、用同样的规则，公正地进行考核、录用和奖惩的竞争方式。在人力资源工作中引进竞争机制，可以较好地解决奖勤罚懒、用人所长、优化组合等问题。要想使竞争机制产生积极的效果，应具备三个前提：竞争必须是公平的、竞争必须是适度的、竞争必须以组织目标为准。

公平就要既有公道又有善意。公道就是严格按协定、规定办事，一视同仁，不偏不倚。善意就是领导者对所有人都采取与人为善、鼓励和帮助的态度。也就是说，“见人有善，如己有善；见人有过，如己有过”；没有竞争或竞争不足，会使得群体死气沉沉，缺乏活力；但过度竞争又会使群体内人际关系紧张，破坏群体内的协作，甚至产生内耗，损害组织的凝聚力；竞争必须以组织目标为重，同时使个人目标与组织目标相结合，个人目标包含在组织目标之中。

2. 公平竞争原理的应用　公平竞争原理就是对竞争各方从同样的起点、用同样的规则，公正地进行考核、录用和奖惩。该原理在护理人力资源管理中的应用主要有以下几方面。

（1）确立岗位要求：首先对护理的各个岗位进行分析，确定每一个岗位对护理人员的具体要求，包括技术种类、范围和熟悉程度，学习、工作与生活经验，身体健康状况，工作的责任、权利和义务等方面的情况，并形成书面材料—工作岗位职责说明书。编制工作岗位职责说明书，既可以作为招聘护理工作人员的依据，也可作为工作人员进行评价的标准及培训、调配、晋升等的依据。

（2）引入竞争机制：实行竞争上岗，进一步完善护理专业技术职称评定，职级进一步明确，护士按职称、岗位上岗才能激发竞争活力，激发人的进取心，激起人的奋斗精神。对全院护理人员实行全员聘用，竞争上岗，本着公开、公平、公正、民主的竞争原则，择优选聘护理部主任、护士长。护士长根据各项指标情况，聘用科内各级护理人员。

(3)工作绩效评估：护理工作实行量化考核，按照制定的护理工作岗位职责和工作任务安排，对护理人员的业务能力、工作表现及工作态度等进行评价，并给予量化处理。考核结果作为护理人员晋升、奖惩、薪酬、发展等的有效依据。

(七)信息激励原理

1. 信息激励原理　信息是一种重要的资源，它是人才成长的营养液，是人们智力的培养液，是人们智力培养和提高的有效载体，也是激励员工的有效手段。在信息爆炸和互联网时代，面对大量信息，能否迅速地捕捉、掌握和运用大量的信息决定了人们能否在竞争中持有有效的武器，能否跟上瞬息万变的时代形势。

在人力资源管理中应该重视对成员的培训工作，不仅使他们掌握大量的信息，而且使他们掌握应用信息的能力，始终保持人力资源的质量优势，通过对核心信息的掌握和有限的传播达到提高管理效率的目的。

2. 信息激励原理的应用　关于信息激励原理在护理人力资源管理中应用的研究很少，可获得的文献主要的应是要抓好继续教育工作。继续教育是一种适应时代和科学技术飞速发展需要的教育形式，是开发人才资源的有效途径，也是新时期加强护理队伍建设的必然要求。应逐步建立制度化、网络化、多层次、多渠道的护士在职继续教育体系，根据不同层次人员继续教育需求，制订不同专科、不同层次人员继续教育培训内容、考核目标、考核标准、考核重点及考核办法，充分利用电化教育手段，通过开办网上教育，利用视、听、图等多媒体效果为临床护理人员提供信息、理论服务及全真模拟技术培训服务，使护理人才整体水平不断提高，更好地为病人提供以人为本的整体护理。同时，也促进了护理人员的个人发展，满足了其自我价值实现的需求，使其产生归属感，进而激发其工作积极性和创造性，提高组织的绩效，有利于促进组织的发展。

(八)文化激励/凝聚原理

1. 文化激励/凝聚原理　文化激励原理又称文化凝聚原理，是指组织文化是一种建立组织成员信仰之上的共同的价值观。组织文化对于组织的人力资源具有重要的凝聚功能和约束功能。现代人力资源开发与组织文化建设息息相关，现在许多大型组织管理都已经发展到一种文化管理的阶段。因此人力资源开发要重视文化的作用和功能，通过塑造高尚的组织文化，树立良好的组织形象等，吸引人力资源，开发人力资源，建立组织与个人、个人与个人之间的忠诚关系，提高组织效率。

2. 文化激励/凝聚原理的应用　提高护理人员的积极性，增强组织的凝聚力，加大组织的吸引力，从而吸引人才、留住人才，组织才会有竞争力。这是护理人力资源管理的重要功能之一，组织的凝聚力不仅与物质条件有关，而且与精神、文化条件有关。组织目标、职业道德、组织形象、社会风气等均可成为激发护理人员的精神文化因素。

确立护理文化建设范畴，护理文化建设从物质层、制度层、精神层三个层面进行。物质层是将抽象的护理理念以外在的形式表现出来，创建浓厚的文化氛围；制度层是统一护士的服务理念、仪表、修饰行为和服务规范标准；精神层是护理人员共同信守的基本信念、价值标准、职业道德及精神面貌，是形成物质层和制度层的基础和原则。

(九)能级层序原理

1. 能级层序原理　指管理的组织结构与组织成员的能级结构必须相互适应和协调，这样才能提高管理效率，实现组织目标。能级原理中的“能级”，是指组织成员在一定条件下，能对实现组织目标起作用的各种能力之和的差别。

在管理活动中，能级表示管理机构的不同环节和不同层次。管理机构中不同的层次、不同的环节上的管理人员所处的地位是有差别的。不同管理级别和层次的管理者对组织目标的完成所起的作用是不相同的，但这些由各管理人员及其相应管理职能形成的各个管理环节和管理层次，对整个管理系统来说都是不可缺少的，都是完成组织目标所必需的管理组织结构要素。

在管理实际中，这种差别是必然存在的，这就要求管理活动必须根据这些差别设置不同的管理层次，确定不同的工作职责、标准和任务，设置不同的管理权力和报酬，使不同的人能在与自己能力相称的不同岗位上发挥自己的才能和作用，这就是管理能级原理的基本含义。

2. 能级层序原理的应用　在进行护理人力资源管理活动时，按能级使用人和安排人，人有各种不同的才能，各种管理岗位有不同的能级。充分考评护士个体综合才能的基础上依照各人的学历、经验、技术能力进行分层使用和管理。设立不同的岗位及与之相应的待遇，经过培训及她们自身的努力，达到层级标准就可以晋级，同等层次设置管理岗及技术岗，更能依据个体特长灵活安排，也可以轮流承担。

层级管理模式，保证管理不脱节，技术层层把关，确保护理技术操作安全，提升护理及教学安全管理质量，也能在一定程度上减轻护士长的工作压力。

三、护理人力资源管理内容和特点

（一）护理人力资源管理内容

护理人力资源管理包括护理人力资源的获取、整合、调配、奖酬和开发等内容。如果细分的话，那么护理人力资源管理的内容主要有护理工作分析、护理人力资源规划、护理人力资源配置、护理人员招聘、护理人员的培训与开发、护理人员绩效考核、护理人员的薪酬管理、护理人员职业生涯的规划和劳动关系管理九个方面。

1. 护理工作分析　工作分析被称为成功企业人力资源管理的基石，是人力资源管理部门和各级管理人员应该了解和掌握的基本功。对于护理人力资源管理也具有重要的现实意义。护理工作分析具体内容主要包括护理工作描述和护理人员任职资格。

（1）护理工作描述：主要包括四个方面的内容：①护理工作基本信息：包括工作名称、编号、所属部门、职务等级、制定日期等。②护理工作活动和护理工作程序：包括工作摘要、工作范围、职责范围、工作设备及工具、工作流程、人际交往、管理状态等。③护理工作环境：工作场所、工作环境的危险、职业病、工作时间、工作环境的舒适程度等。④护理岗位对人员的任职资格要求：年龄要求、学历要求、工作经验要求、性格要求等。

（2）护理人员任职资格：主要包括三方面的内容：①护理人员基本素质：最低学历要求、专长领域、工作经验、接受的培训教育、特殊才能等。②护理人员生理素质：体能要求、健康状况、感觉器官的灵敏性等。③护理人员综合素质：包括语言表达能力、合作能力、进取心、职业道德素质、人际交往能力、团队合作能力、性格、气质、兴趣等。

国外有关专家提出了一个工作分析公式，即“6W1H”。从七个方面对工作进行分析，即谁来完成这项工作（Who）；这项工作具体做什么事情（What）；工作时间的安排（When）；

工作地点在哪里(Where);他为什么工作——工作的意义是什么(Why);他在为谁工作(for Who);他是如何工作的(How)。在护理工作分析中,也可以按照这七个方面进行分析。

对于护理职位的工作内容及性质等因素出现变化,或从未做过工作分析的护理管理团队,进行工作分析十分必要,其可以帮助护理管理者理清思路,找到护理人力资源管理的切入点,并可以在以下几个方面发挥重要作用:①人员招聘:可以为应聘者提供真实、可靠的信息;为选择应聘者提供客观的依据。②绩效考评:为考评标准的建立和考评的实施提供依据。③薪酬管理:明确护理工作的价值,为工资发放提供可参考的标准。④管理关系:明确了上下级隶属关系,明晰了护理工作流程。⑤护士发展:使护士了解工作发展方向,便于制订自己的职业发展计划。

2. 护理人力资源规划　众所周知,人力资源是提供优质医疗服务的关键。国际上,为了提高工作效率,很多医院护理管理者都会制定相关的规划,以管理他们手中的重要人力资源。具体工作中涉及团队管理、制定岗位职责等管理工作。2006年世界卫生组织(WHO)关于“通力合作,增进健康”的报告中提到,团队管理被认为是一个创造良好工作环境的关键因素,管理者负责制定明确的岗位职责,建立行为准则并监督,确保沟通通畅,促进员工终身学习。护理管理者在医院占据重要位置,还应注意管理中人力资源规划的重要性。

护理人力资源规划是指医院护理体系为实现未来一段时间内医院总体发展目标,对人力资源需求做出科学的计算和预测,制定出指导和调节人力资源发展的计划,以期护理未来发展中能有效地实现人力在数量和质量、长期和短期上的供需平衡。其内容主要包括护理人力资源总体规划和护理人力资源业务规划两方面。在进行护理人力资源规划时要遵循系统性原则、整体性原则、动态性原则和适宜性原则。运用的需求预测技术主要有现状规划法、Delphi、趋势预测法和回归预测法,并且分为护理人力资源现状分析阶段、护理人力资源规划预测阶段和护理人力资源规划行动方案的实施阶段、护理人力资源规划的评估与反馈四个步骤进行。

护理人力资源规划现状分析是通过对医院内外现有护理人力资源的认真分析,测算出医院在现在及未来某一时期可能提供的各种人力资源的实际情况,以作为制定人力资源规划的首要材料。在分析阶段,要收集和调查有关方面的各种信息:内部环境信息、外部环境信息和现有护理人力资源的信息。在预测阶段,只有准确地预测出供给与需求,才能采取有效的措施直到平衡。平衡预测包括人力资源需求预测、人力资源供给预测和确定人员净需求。在实施阶段,要根据护理人力资源供给与需求两者之间的比较结果,制定人力资源的总体规划和各项业务规划,通过制定计划,使科室、部门对人力资源的需要得到满足。评估与反馈是护理人力资源规划的最后一个阶段,是对人力资源计划的执行过程进行审核、监督,并根据实施结果对规划进行评价分析后,反馈给人力资源部以及有关人员,以及时修正和完善整个行动方案,为以后的规划提供借鉴和帮助。

3. 护理人力资源配置　指对护理人员进行恰当有效的选择,以充实组织机构中规定的各项职务,完成各项护理任务。人员编制是否合理,比例是否恰当,直接影响到护理工作效率、护理质量、护理服务水平和护理成本消耗,甚至影响护理人员的流动及流失率。因此,护理管理者要在有限的内部经费限制下,合理配置护理人员,最大限度地满足病人的需要。

4. 护理人员招聘　招聘是吸引足够数量的个人并鼓励其申请到组织工作的过程。招聘可分为招募、选拔、评估、录用四个阶段。护理人员招聘的关键是把好选拔关,要求有必备的知识与技能外，还应该进行价值观测试、个性测试和职业兴趣测试。了解应聘者的价值取向，可作为选拔录用的依据；个性是一个人能否施展才华，有效完成工作的基础，护理工作更需要心理健康、情绪稳定、积极性高的从业者；职业兴趣测试从艺术取向、习俗取向、研究取向、现实取向、社交取向等方面测定人的职业兴趣，一个人欲从事的工作与其兴趣不相符合，就无法保证其尽职尽责、全力以赴地去完成本职工作。

5. 护理人员的培训与开发　指组织为了实现其目标和满足个人发展需要，使护理人员通过学习获得有利于完成任务的知识、技能、观点、动机、态度、行为，提高护理人员岗位工作绩效和个人素质所进行的有计划、有系统的战略性人力资本投资活动过程。医院是一个特殊的组织体系，有自己的文化和管理风格，有特定的工作技能要求和协作方式。医院在确定护理部门的目标、组织和管理形式、职能、岗位以及相关政策后，必须通过吸收、维持、拥有高素质的护理人力资源来促进护理工作的发展。

6. 护理人员绩效考核　护理人力资源管理中重要环节，它能给护理人力资源管理的各个方面提供反馈信息，是工资管理、晋升、人员使用和培训的主要依据，也是调动护理人员工作积极性的重要手段。绩效考核是按照一定的标准，采用科学的方法，检查和评定员工对职务所规定的职责履行程度，以确定其工作成绩的一种有效管理方法，也就是主管或相关人员对员工的工作做系统的考核。

7. 护理人员的薪酬管理　指护理管理者对组织内的员工报酬支付标准、发放水平、要素结果等进行确定、分配和调整的过程。有效的薪酬管理可以实现合理的薪酬分配，并将物质报酬的管理过程与员工激励过程紧密结合，起到吸引人才、激励人才的作用，真正体现出人才的自身价值，有利于促进组织人力资源管理效益最大化。

8. 护理人员职业生涯的规划　护理人员职业生涯规划与管理是21世纪护理人力资源管理领域中的重要内容，护理人员职业生涯规划是指组织与护理人员共同构建职业发展通路，通过工作历程，使护理人员与组织的职业岗位需求相匹配、协调和融合，以达到满足组织及成员各自需求、彼此受益的目标。随着以人为本的医院管理模式的广泛实施，加强护理人员职业生涯规划与管理已成为医院人力资源管理的重要组成部分。

9. 劳动关系管理　劳动关系是护理人力资源管理的一项重要任务，随着医院人事制度改革和深入，医院对劳动关系的认识也在发生改变，而劳动关系是生产关系的重要因素之一。劳动关系是否融洽，直接关系到人力资源潜力的发挥。在调适劳动关系选择中，一方面要遵循国家法律、法规和地方政府的有关政策规定等，另一方面要做好劳动关系的建立和维护工作，以利于挖掘聘用人员的潜力，合理运用护理人力资源。

（二）护理人力资源管理的特点

护理人力资源是所有护理资源中最重要的资源，具有以下四个特点。

1. 护理人力资源培养周期长　护理人力资源是护理资源中最宝贵的资源，也是医院人力资源中很重要的资源，需要很长时间的培养。医学教育事业是影响深远的事业，是对生命负责的事业。今天护理事业的发展，得益于过去几十年教育培养的成果。护理人力资源不能像其他资源那样听任市场信息来调节。要满足日益提高和不断变化的护理保健的需要，必须高瞻远瞩，用长远的、发展的眼光来考虑和培养护理人力资源。

2. 护理人力资源是有情感有思维的资源　人是有情感和思维活跃的，护理人力的投入和产出不像其他资源那样容易计算，护理人力资源中的每一个成员都蕴藏着极大的潜力。

护理人力资源的合理分配也不像其他资源那样容易实现；激励护理人力资源的因素是众多的复杂的，不同类型的护理人力，其激励因素也各不相同。因此，护理人力资源的使用、管理要比其他资源困难得多，必须采取多种措施，最大限度地发挥每个成员和每个群体的积极性和创造性，用最小的投入，得到最大的效益。

3. 护理人力资源的组合是复杂的和不断变化的　护理人力资源中存在技术专业和活动的差异性，要完成一项护理工作有赖于各成员的分工，有赖于不同部门、人员的复杂的组织结构，有赖于一个能协调任务、职能、互相合作的护理人员来完成的。护理人力资源中不同学历、不同专业技术、不同职能的成员的比例应该是多少；不同机构中的不同护理人力资源应如何组合，才能发挥最好的效益，这些问题要比其他资源的配置难得多。而且，随着医学的发展，工作环境、工作条件的变化，政策的变化，他们之间的比例和组合也要随着改变。

4. 护理人力资源的管理是个复杂的过程　护理人力资源的管理包括护理人员的培养、分配、考核、晋升、继续教育、职业发展和奖惩等。其中，某一环节出了问题都会影响护理人力资源的开发，而且这些环节单靠护理部门是不能解决的，需要全社会的重视和支持。

四、护理人力资源管理发展趋势

（一）护理人力资源管理现状

护理工作作为医疗卫生工作的重要组成部分，与人民群众的健康利益和生命安全密切相关，在保障病人生命安全、促进康复和减轻痛苦方面担负着重要责任，直接关系到医疗安全和医疗服务质量，关系到人民群众对医疗卫生服务的满意程度。卫计委在《中国护理事业发展规划纲要 2011—2015 年》中明确提出：加强护士队伍建设，全面提升护理服务能力和专业技术水平。重点解决增加护士队伍总量，优化护士队伍结构，改革护理服务模式，加强护理内涵建设。加强护理工作的规范化管理，推动护理管理体制机制和制度创新，稳定临床护士队伍，充分调动护士积极性，促进护士职业生涯发展。

截至“十一五”末，我国注册护士总数达到 205 万，每千人口护士数从 2005 年的 1.06 提高到 2010 年的 1.52。医院的医护比由 2005 年的 1∶0.97 提高到 2010 年的 1∶1.16。公立医院中，三级医院医护比达到 1∶1.36，二级医院达到 1∶1.13。

卫计委在《中国护理事业发展规划纲要 2011—2015 年》中提出到 2015 年，全国注册护士总数达到 286 万，每千人口注册护士数为 2.07，全国执业（助理）医师与注册护士比达到 1∶1~1∶1.2。在医院护士配备方面，到 2015 年全国 100% 的三级医院、二级医院的护士配置应当达到国家规定的护士配备标准，其中，三级综合医院、部分三级专科医院（肿瘤医院、儿童医院、妇产医院、心血管病专科医院）全院护士总数与实际开放床位比不低于 0.8∶1，病区护士总数与实际开放床位比不低于 0.6∶1；二级综合医院、部分二级专科医院（肿瘤、儿童、妇产、心血管病专科医院）全院护士总数与实际开放床位比不低于 0.6∶1，病区护士总数与实际开放床位比不低于 0.4∶1；其他类别、等级的医院应当根据功能任务、服务量和服务效率等要素，科学配置护士，保障临床护理质量。到 2015 年在基层从事工作的护士达到 30 万人，其中，社区卫生服务机构的医护比达到 1∶1~1∶1.5。

而目前国外医院床护比：美国为 1∶1.6，法国为 1∶1.2，日本为 1∶0.9~1.2。可见我国护理人力配置参考标准与国外同行标准相比存在较大差异。在有关调查中，2010 年我国医护比平均为 1∶1.16，与世界其他国家和地区相比相差悬殊，亚洲平均医护比为 1∶2.019，我国香港地区、英国、泰国、德国以及日本等国的医护比都超过 1∶4，芬兰、挪威、加拿大等国家的医护比甚至超过了 1∶6。

护理人力资源严重缺乏，这是一个全球性的问题，据美国劳工部的统计数据显示，2005 年美国护士短缺人数 12.6 万，到 2010 年短缺人数则达到 27.5 万人。我国目前护士短缺现状更为严重，《2012 年我国卫生和计划生育事业发展统计公报》显示截至 2012 年底，在近 667.9 万医务人员中护士仅有 249.7 万，我国每千人口护士密度为 1.85，居世界排名倒数第三，排在许多经济欠发达国家之后。

随着医学技术的迅猛发展，医院专科化趋势日益明显，临床新业务、新技术的不断开展，使医院业务量增长比例与护理人员增长比例失调。现代护理工作范围的不断扩大和护士角色的延伸也大大增加了护理工作量，从而导致病房护理人员数量相对不足。综合全国情况，有很多医院的护士数量达不到国家的相关规定。护理人员的短缺、护理工作量的加大，使得现阶段医院护理人员普遍超负荷工作。在这种情况下，护士群体无法适应工作中多角色的频繁变换，身心俱疲，严重影响了护理工作的安全进行。同时，长期的超负荷工作也严重影响着护理人员的健康，进而影响到护士群体的工作积极性和护理队伍的稳定性，导致护士缺编的恶性循环。专业科室护理工作量差异较大，人员配备比例却一样，造成忙闲不均，护理人力浪费和过剩并存。

（二）护理人力资源管理策略

1. 合理配置护理人力资源　美国教师联盟在《2006 年国际护士节护士的合理配置对拯救生命至关重要信息和行动指南》中声明，护士的合理配置是指在任何时间都可以提供数量适当、技术水平合理的护士以满足病人的需要，并且保持无风险的工作环境。合理配置和开发利用护理人力资源是保持护理事业可持续发展的重要因素。故应对护理人力资源配置进行科学研究，为政府部门提供决策依据，制定合理的政策法规。各级护理管理者需要进一步转变观念，深入临床一线调研，科学规范地简化优化护理环节和流程，改变传统排班方式，调整工作时段，合理安置人员结构和资质搭配，充分发挥高年资护士的专业技术和沟通技巧，减少单班的繁忙和隐患，缓解年轻护士的心理压力，消除护士的身心疲惫和职业倦怠。同时筹建护理人力资源应急援助机构，应对因护士各类假期或突发公共事件而加剧护理人力匮乏和超负荷劳动的弊端，确保护患双方利益不受侵害。

2. 加强护士的教育和培训　贯彻“以护士为本”的管理理念，在管理中遵循“尊重护士，依靠护士，发展护士和为了护士”的原则，对护士实行“使用与培养相结合”的管理。应继续完善继续护理教育和培训，设立专门的继续教育和培训领导小组，有组织、有领导、有计划、有步骤地实施。偏远地区的基层单位可根据自己的情况，聘请专家讲学或通过互联网进行远程教育等，鼓励护士积极参加各种继续教育学习，最大限度地促进护士自身的发展，这是保证护理质量的需要，也是人性化管理的需要。

将专业教育与能力素质培养有机结合，倡导并助推适宜于个性化的多维发展目标的实现。随着多元化服务需求的日益增强，医院要求护理人员在努力掌握、提高专业知识技能的同时，还要求多渠道、快节奏学习和涉猎相关知识技能，促进个体全面素质能力的提升，与时俱进地做适应形势发展需要的现代护理的新型人才。

3. 建立护理绩效考核制度　建立一套科学合理、客观的绩效考核指标，通过绩效考核有效的克服平均主义，使护理人员明确自己的职责，调动护士工作的积极性，认识自

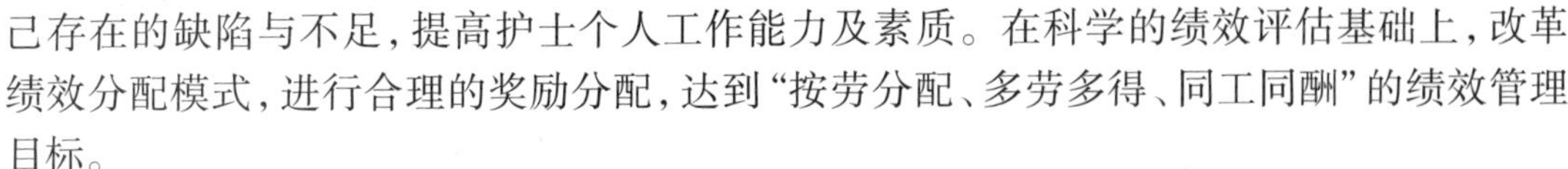

己存在的缺陷与不足，提高护士个人工作能力及素质。在科学的绩效评估基础上，改革绩效分配模式，进行合理的奖励分配，达到“按劳分配、多劳多得、同工同酬”的绩效管理目标。

4. 更新人力资源管理理念　从我国现阶段医院管理来看，做好护理人力资源管理就要确定以“护士”为中心的人力资源管理理念。更新观念，树立新型的用人理念。处于社会政治、经济与文化等都在发生迅猛变革时期的今天，医院应充分认识到人力资源是第一资源，是最重要、最宝贵和最具核心竞争力的资源，思想上树立以人为本理念，管理上致力于宽松、充满活力的环境与氛围的营造和创建。因此，医院最大限度地强调人的工作动力和调动人的工作积极性，从人本理念出发，尊重人、爱护人，在实践中不断地探索既适应医院特点又符合岗位要求，同时还有别于传统的新型的护理管理模式的建立。科学地运用人力资源人本、弹性、动态原理，促进管理者和被管理者双向成才的管理终极的实现。注重管理知识对实践的指导，充分调动每个护理人员的积极性，使护理管理有效地惯性运行，护理群体动力发挥到最大。

5. 引入新的管理机制　完善相关法规，做到日常管理有法可依，有法必依。在日常管理中，首先应遵守国务院 2008 年 5 月 12 日起开始施行的《护士条例》，然后采取适当的措施，从自身实际情况出发，制定相应的规章，弥补全国性法规在具体地方实施时的不足，使日常护理行为有法可依，有章可循，减小护士工作的随意性，将安全隐患降到最小。其次应适当引入现代管理机制，如考评制度，奖惩制度等。充分调动护士的积极性和潜能，同时通过管理者自身的努力和出色的工作业绩，让医院领导看到护理人力资源管理给医院服务质量带来的提高和变化，以取得领导的支持，为护理工作争取更多的自主权，使护理人力资源管理发挥更大的作用和效益。

第二节　护理人力资源配置

一、护理人力资源配置的基本概念

(一)人力资源配置

1. 人力资源配置　指在某一具体的组织或团队中为了组织或团队目标的高效优质实现，而对内部人力资源的统筹和优化。

2. 人力资源配置应达到以下三个最优目标

(1)充分就业：从经济学的一般原理出发，充分就业应当是人力资源供给能够基本上被需求所吸收，既有劳动能力又有就业要求的经济活动人口都能够基本上获得社会劳动岗位。

(2)良性结构：进行人力资源配置，调节各地区、各部门和各行业的劳动力，并将追加的人力资源投入到不同的方向，以便形成一种良性的人力资源使用结构，即就业结构。

(3)提高效率：人力资源的使用，从总体上说，可以分为有效劳动和无效劳动两大类。有效劳动指人力资源投入取得了经济效益，产出大大高于投入；无效劳动根据投入与产出的关系可分为零效劳动和负效劳动两类，前者是指产出等于投入，没有取得效益；后者是指产出小于投入，其效益为负数，即为资源浪费。从一般情况来说，在经济运行中总会存在资源利用不充分的问题。

（二）护理人力资源配置

1. 护理人力资源配置（Nursing Human Resource Allocation）　指对组织中的护理人员构成直接影响的管理决策及实践活动，就其职能来说，是通过采取措施，对组织的任何事宜进行合理安排，以达到调动护理人员积极性，使个人潜能发挥到最大，降低人力成本、提高组织效率、实现组织目标的工作过程，为了提高工作效率、实现人力资源的最优化而实行的对护士进行科学、合理的配置。护理人力资源作为卫生资源中的重要组成部分，进行合理的、有效的配置管理，是医院获得竞争力的主要保障之一。护理人员合理配置对提高整个卫生人力系统的利用效率起着重要作用。

2. 护理人力资源配置立法与规定　美国加利福尼亚州是第一个通过立法规定护理人员最低配置标准的地方。该法案提出，为保障患者安全，医院必须聘用足够的注册护士，不得用低于注册护士资格的人员替代护士工作，不同病区应保障最起码的护士患者配置标准。我国《护士条例》规定了护士配备数量低于中华人民共和国国务院卫生主管部门规定的护理配备标准，将对负有责任的主管人员和其他直接责任人员依法给予处分。《医药卫生中长期人才发展规划（2011—2020）》中规定，大力培养与培训护理专业人才，落实护士配备相关标准，加强基层护士人力配备，优化护士队伍结构，提高护士队伍服务能力，提高护士队伍总量。

（三）配置公式

护理人员数量的计算公式：

$$护理人员数=\frac{病房床位数\times 床位使用率\times 平均护理时数}{每名护士每日工作时间}+机动数$$

式中，机动数（Correlation Coefficient）指因正常缺勤而在一般编制人数基础上另增加人数；

床位使用率 = 占用床位数 / 开放床位数；

平均护理时数 = 每病区 24h 护理总工时 / 该病房患者总数。

每名护士平均每日工作时间应除去每周工休时间，每天工作 8 小时，每周工作 5 天，则每名护士平均每日工作时间（小时）为：$8\times 5\div 7=5.71$（h）

（四）机动系数（Coefficient）

又称为机动率，它是一个比值，指因正常缺勤而在一般编制人数基础上需另增加的人数比例。卫计委 1978 年制定的《综合医院组织编制原则（试行草案）》中规定机动系数为 20%~25%，但 20%~25% 为一比值，包含了与机动系数所定义的范畴不一致的护理项目，如健康教育、护患沟通、心理护理等。王小兰、叶文琴等的研究中将沿用已久的“机动数”改为“机动系数”，通过对上海市 40 家医院进行调查，重新计算了机动系数，结果发现 40 家医院机动系数的均数为 0.079。（具体内容参考第二章第四节）

（五）护士安全配置

国际上没有统一的文字定义，专家的共识是护士安全配置主要与护理环境和要素有关，这些要素包括拥有适量的护士，以满足患者在不同情境下的复杂需求，并且保障安全无害的工作环境。

美国波士顿哈佛公共卫生学院的研究人员研究表明，护士人力资源配置与患者住院天数、医源性泌尿系统感染率、呼吸道感染率、压疮发生率和抢救失败率等指标高度相关。世界各地的相关研究表明，不合理的护理人员配置会导致患者住院时间增长、发病率和死亡

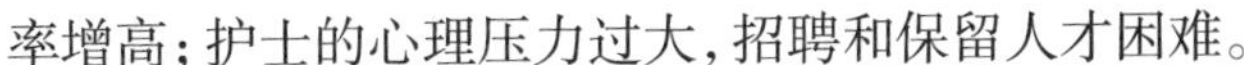

率增高；护士的心理压力过大，招聘和保留人才困难。

（六）护理人力资源配置的依据

护理人力资源配置应该根据医院的性质、规模、护理工作特点、患者需求、疾病轻重缓急、医学和护理学的发展、实际工作需求等诸因素配备护理人员。护理人力资源合理配置标准包括护理人员数量、质量结构的合理配置。简单地说，就是通过宏观调整和改善人力资源之间的空间关系，形成 1+1 ＞ 2 的人际关系环境。

二、护理人力资源配置理论

（一）科学管理理论

弗雷德里克·温斯洛·泰勒是美国著名的工程师和管理学家，科学管理理论的创始人。他第一次系统地把科学方法引入管理实践，创立了科学管理理论，首开西方管理理论研究之先河，使管理从此真正成为一门科学，并得到发展。泰勒因此被称为"科学管理之父"，其主要著作是《科学管理原理》（1911 年出版）和《科学管理》（1912 年出版）。泰勒科学管理理论的核心是运用科学的管理方法以实现资源的有效配置，追求提高生产的效率，其思想在于强调管理方法建立在观察和实验的基础上，用有效、最优化、可操作性、科学化、标准化的管理方法代替旧的经验管理，这是管理理论上的进步，也为管理实践开创了新的局面，使人们认识到了管理是一门建立在明确的法规、条文和原则之上的科学。

（二）激励理论

激励理论是指通过影响员工个人需要的实现来提高他们的工作积极性、引导他们在组织运行中的行为。激励理论大多是围绕着人的需要实现及其特点的识别，以及如何根据需要类型和特点的不同来采取措施影响人的行为。激励理论包括一系列子理论，本节主要阐述其中一些在护理人员能级配置研究中的应用。

1. 马斯洛的需要层次理论　由美国人本主义心理学家亚伯拉罕·马斯洛提出，认为人类的需要是以层次的形式出现的，由低级的需要逐渐向上发展到高级的需要，而且当一组需要得到满足时，这组需要就不再成为激励的因素。根据马斯洛的观点，五种需要高低层次的排列从下至上分别是：生理需要、安全需要、社交需要、尊重需要及情感和归属的需要。马斯洛需要层次理论中对于护理人员能级划分研究最重要的方面是护理人员自身的自我实现需要。自我实现需要的目标是自我完善，也就是一个人的潜能。一个能达到自我实现境界的人具有更多的自发性，以及一种匠心独运、不受干扰的愿望。追求自我实现的人，可能全神贯注在满足这种最高层需要上，以致自觉或不自觉地牺牲较低层次的需要。自我实现的需要几乎在任何人身上都有不同程度的表现。

2. 赫茨伯格的双因素理论　20 世纪 50 年代后期，美国心理学家赫茨伯格提出了双因素理论（Two-Factor Theory）。赫茨伯格认为，使员工感到不满意的因素往往由外界环境引起；使员工感到满意的因素通常由工作本身产生。赫茨伯格发现造成员工非常不满意的原因有：公司政策、行为管理和监督方式、工作条件、人际关系、地位、安全和生活条件等。这些因素改善后，只能消除员工的不满、怠工与对抗，但不能使员工变得非常满意，也不能激发他们的工作积极性，提高效率。赫茨伯格把这一类因素称为保健因素。赫茨伯格还发现使员工感到满意的有：工作富有成就感、工作成绩能得到认可、工作本身具有挑战性、负有较大的责任、在职业上能得到发展等。这类因素的改善，能够激励员工的工作热情，从而提高生产率。如果处理不好，也能引起员工的不满，但影响不是很大，赫茨伯格把这类因素称为激励因素（表 2-1）。

表 2-1　赫茨伯格的双因素理论

保健因素（外界环境）	激励因素（工作本身）
金钱	工作本身
监督	赏识
地位	进步
安全	成长的可能性
工作环境	责任
政策与行动	成就
人际关系	

护理管理者希望达到对护理人员的激励效果，就必须把握好与工作本身相关的因素。巴姆博调查发现，造成护理人员流失（41%）的主要原因包括缺乏对工作的表扬、认可、发展机会，缺乏年长的护理管理者的支持及对管理工作的不满意。于是，护理管理者应关注临床护理人员的职业生涯设计，对其人生的不同阶段进行不同职业发展规划与设计。临床护理人员需要一种制度甚至法律来规定他们职业的内容及责任范围，以便于他们根据不同等级的职责内容来合理规划自己的职业生涯。由此可见，激励临床护理人员的因素多与其工作相关，注重工作的内容、责任、发展等。

（三）评估决定理论

影响护理人员配置效率的因素很多，包括患者、护理人员和系统的结构，医疗卫生机构的地理资源、文化，医疗机构在其所处大地域环境中的分布，患者预后、护理人员的满意度及系统效益等。鉴于复杂的影响护理人员配置的决定因素，加拿大护士联盟（Canadian Nurses Association，CNA）、加拿大实践护士联盟（Canadian Practical Nurses Association，CPNA）及注册精神科护士联盟（Registered Psychiatric Nurses of Canada，RPNC），建立了评判护理人员配置结构的评估决定理论，其理论框架见图 2-1。

该理论的原则包括：①患者、护士和系统的产出，是护理人员配置结构评估的核心。②评估护理人员配置结构的效果是复杂的，需要一个完全利用所有理论组成元素的系统的全面的方法。③这一评估理论可以识别和尊重每一个护士组群的价值和贡献。④这一评估理论可以在任何部门和任何患者人群中应用。

护理管理者通过对影响护理人员配置结构的各因素进行全面系统地客观评价之后，得出符合医疗卫生机构系统环境、护理人员和患者特征的各级护理人员科学配置结构，这样才能促进医疗机构的各项产出达到正性最大化，如护理职业生活质量提高，满意度提高，工作生活平衡性增强，个人能力充分发挥，应用循证、标准和伦理准则进行实践的机会增加，并能够积极参与职业生涯规划与发展。评估决定理论均衡，考虑多方面因素对护理人力资源配置的影响，属于一个整体平衡决定模型，对如何科学合理配置护理人力资源、设计不同等级护理人员的结构具有全面的指导意义。

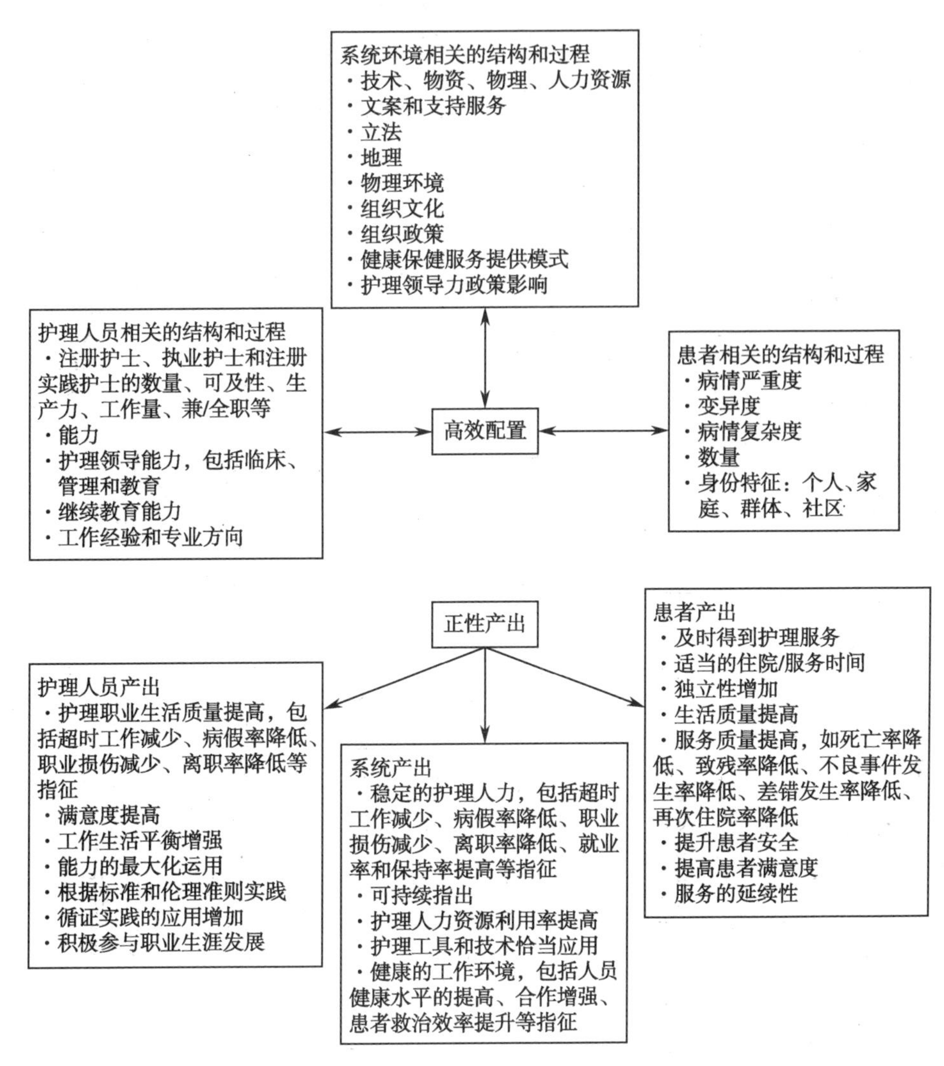

图2-1　评估决定理论框架

（四）人岗匹配理论

人岗匹配理论最早由美国波士顿大学帕尔森教授于1909年在其著作《选择一个职业》中提出，20世纪初，泰勒、法约尔、韦伯等人也提出了人岗匹配的理论。人岗匹配理论是关于人的个性特征与岗位性质相一致的理论。其基本思想是个性差异是普遍存在的，个体有独特的个性特征，每个岗位因工作性质、环境、条件、方式等差异，对工作者的能力、知识、技能、性格、气质、心理素质提出了不同要求。在进行职业决策时，要根据人的个性特征来配置与之相对应的岗位种类，即进行人岗匹配。如果人岗匹配，则个性特征与岗位的协调性高，从而会极大地提高工作效率；反之，则会降低工作效率。无论对于组织还是个人，人岗匹配都具有重要的意义。具体做法和要求：①按人配岗，即根据个人的能力结构和水平（能级）将其安排在相应的岗位上。②因岗选人，即根据岗位所要求的能级安排相应的人员。③用人之长、避人之短，即在进行岗位配置时要充分发挥好个人的优势，规避其劣势，充分调动员工的积极性和创造性。人岗匹配理论的核心因素是：最优的不一定是最匹配的，最匹配的才是最优的选择，即职得其才，才得其职，才职匹配，效果最优。人岗匹配理论的根本目的就是为了最大限度地提高生产效率，即最大限度挖掘员工的潜能，让不同的员工完成其能力所及的工作，在相应的工作岗位上发挥其能力的最大贡献。这一思想的提出和在实践中的运用与推广，不仅提升了管理理论，同时也为管理理论在实践中的具体操作提供了方法基础。

三、护理人力资源配置的原则与重要性

（一）护理人力资源配置原则

1. 按卫计委颁发的编制原则 《中国护理事业发展纲要（2011—2015年）》指出到2015年，全国所有的三级医院、二级医院的护士配置应当达到国家规定的护士配备标准，其中，三级综合医院、部分三级专科医院（肿瘤、儿童、妇产、心血管病专科医院）全院护士总数与实际开放床位比不低于0.8∶1，病区护士总数与实际开放床位比不低于0.6∶1；二级综合医院、部分二级专科医院（肿瘤医院、儿童医院、妇产医院、心血管病专科医院）全院护士总数与开放床位比不低于0.6∶1，病区护士总数与实际开放床位比不低于0.4∶1；其他类别、等级的医院应当根据功能任务、服务量和服务效率等要素，科学配置护士，保障临床护理质量。

2. 按护理工作量配置的原则 医院规模、功能、任务各不相同，所需要的护理人员也不尽相同。一般而言，地、市级以上综合性医院的床位数量较多，分科细、工作量大，护理人员的编制相对较多；教学医院除了临床护理以外，应根据护理教学、科研任务，相应增加护理人员的编制。2000年钟华荪对一家医院护理人员外勤工作时间进行测定，研究表明全院护士每天用于外勤的时间相当于20个专业护士一日（按一日工作8小时计算）的工作量。因此，优化护理人力资源配置是减轻护士压力，提高护理效率的有效途径。

3. 从患者需求出发的原则 随着医学模式和护理模式的转变，人们生活水平的提高和健康意识的增强，这就要求护理工作不仅仅满足完成治疗性的工作，还要求从各方面满足患者的需求，如心理护理、舒适护理等。因此，配置护理人力资源时应考虑患者的需求。

4. 按护理人员配置结构合理的原则 由于护士的职称、学历、年龄结构等方面的不均，决定了护士的工作能力也强弱不一。医院应该在广泛调查、科学测算的基础上，根据医院自身和不同科室的特点合理调配护理人员。特别要注意为护理人员提供在职学习、继续教育的机会，提高护理人员自身业务技术水平，使其工作能力和职业发展相适应，推动护理水平的提高。

5. 动态变化和预见性的原则 护理人员的编配，必须把医院发展趋势及目标作为其主要依据，以适应医院动态发展方向的客观要求。如临床各科新业务、新技术的广泛开展，新仪器、新设备的更新应用，专业分工与组合的调整，以及管理系统的分化和改革，对各类专业技术人员及护理人员的配备都提出了新的要求。

（二）护理人力资源配置的重要性

护理人力资源合理配置的标准包括人员数量、质量和结构的合理配置。在护士配置上既要保证每个科室护士数量的合理性，又要保证专业结构配置的合理性；既要缓解人才急需的现状，又要避免人才积压、浪费的发生；既要保证学历层次上配置的合理性，根据各科室特点尽量达到学历高低的组合和高、中、初级职称的组合及年龄上的老、中、青结合，又要

保证护士素质能力上配置的合理性。我国护理人力资源配置存在资源紧张与资源浪费并存现象，配置效率不高。很多医院护理人员配置没有合理的能级标准，护理人员能级结构不清晰，岗位职责没有体现专业技术水平，甚至有的医院护士还在从事非护理工作。如何将现有护理人力资源有效运用，减少人力浪费，提高护士单位时间内的工作效率是广大护理管理者应该研究和思考的问题。

1. 对医疗安全的重要性　由于护理人力资源不足，护士必须加快速度缩短每项工作的时间，有时不按照操作规程，甚至违反无菌原则，偷工减料。患者家属或陪护代替护士进行病情观察和生活护理工作的现象时有出现，甚至有部分护工承担技术性护理的现象。这些都是潜在的影响医疗安全的危险因素，对医疗安全构成威胁。

2. 对护理质量的重要性　合理的护理人力资源配置是完成临床护理工作最基本的保证。护理工作是 24 小时不断的、连续的工作，环环相扣、班班交接，人力资源的配置稍有不慎就会影响护理工作的顺利完成。临床护士人力资源配置与护理质量呈正相关，它不仅影响护理系统的工作效率，服务水平、工作目标的实现，也直接影响护理质量。据美国波士顿哈佛公共卫生学院的调查结果表明，护士人力资源配置与患者住院日、医源性泌尿系统感染率、呼吸道感染率、压疮发生率和抢救失败率等指标密切相关。护理人力不足，护士疲于应付，护理工作不按常规及制度进行，依靠家属或陪护来完成病情观察及生活护理，势必会严重影响护理质量。

3. 对患者安全的重要性

（1）护理人员数量对患者安全的影响

1）忽略病情：由于护理人员少，工作量大，护士往往只限于完成一些治疗工作，忽略了病房的巡视，对患者病情变化的观察缺乏及时性和主动性。更无时间顾及其他如基础护理、生活护理、康复护理、卫生宣教等，整体护理流于形式，难以达到全程、无缝隙的护理服务。

2）降低了工作热情和创新力度：福尔图纳托的研究表明，超负荷的工作、精神紧张和劳累是导致医疗差错事故的主要原因。

（2）护理人员经验对患者安全影响：由于护理人员紧缺，新护士一上岗，基础还没有打牢、护理技术还不过硬、临床护理经验尚不足就开始值班，导致突发紧急情况处理不当，未能及时发现病情变化而耽误患者的抢救时机。因此护理人员的合理配置及高素质的护理队伍，对保障医疗护理安全至关重要。

4. 对护士的重要性

（1）护理人力资源配置不足的影响：护理人力的短缺，导致护士长期超负荷工作，将损害护士的身心健康，降低了护士工作满意度，加快了护理人员的流动性和不稳定性，制约了护理专业的发展。

（2）减轻护士工作的压力，增强工作积极性：护理工作是高风险的职业，人际关系错综复杂，工作压力大。护理岗位又有层次和种类之分，而每个护士的业务水平、认知能力不同，要提高不同层次护理人员的业务水平，优化整体护理管理质量，推动“优质护理服务示范工程”的开展，就必须合理配置护理人力资源。

（3）提高管理者对护理工作的重视程度：护士长要根据病情、工作量、护士结构、护士业务水平，合理安排不同的上班时间和护士人数，不断优化护理工作流程和制定护理常规手册，便于护士学习、掌握、运用，能够提高护理工作的熟练程度、提高护理质量和工作效率，从而减少护理人力的投入。管理者在人力、物力、财力各方面给予大力支持，改善护理人员的待遇和福利，改善工作环境。减少护士的非护理工作量，优化排班、简化护理文书书写，将时间还给护士，将护士还给患者。管理者还应该及时了解护理人员的心理，关心护理人员的生活、工作、根据个人特长合理安排工作，在人员配置问题上做到合理搭配，如新老搭配、强弱搭配、缓急搭配、男女搭配，实现工作的最高效益。

四、护理人力资源配置标准的构建

(一)护理人力资源配置方法的研究现状

1. 国外医院护理人力资源配置方法的研究现状　目前许多国家不同程度存在护士短缺现象，而且在未来的几年内短缺将会更加严重。近年来，随着医学技术水平的发展，护士的工作内容与强度与日俱增，国内外多项研究表明，超负荷的工作量与护理人员健康、职业满意度、职业倦怠、护理质量以及患者的负性结果相关，护理人员结构构成情况与患者安全指标密切相关，尤其在急性病患护理过程中，患者死亡率、给药差错发生率、患者伤口感染率、压疮发生率、肺炎发生率及平均住院时间等与注册护士占护理人员群体的比例呈负相关。这就需要我国护理管理者对如何合理地配置人力资源进行深入思考。目前研究者往往从患者依赖性分类法、疾病严重程度分类法和护理强度测定方法三个角度来采集信息，分析得到护理人力资源配置的依据。

(1)患者依赖性分类(Patient Dependency Classification)：此分类法最早始于1950年，赖特在1954年将患者按病情分为“十分紧急”“中度”和“轻度”三等级。为了满足精确评定最佳护理人力资源水平的需要，研究人员先后开发了几种依据患者护理需求量及复杂程度来分类的方法，通常在重症监护或高依赖性病房应用。

1)急性生理和慢性健康评估(The Cute Physiological and Chronic Health Evaluation, APACHE)：由克纳斯等于1981年发明的危重患者分类系统，APACHE Ⅱ包含12项急性生理变量系统，赋值14分；1991年更新为APACHE Ⅲ版本，可以对患者生理稳定程度及预后进行评价，而不能衡量患者的需求，所以有时也会被误用到计算护理人力资源需求量上。

2)简明急性生理评分(Simplified Acute Physiology Score, SAPS)：由勒加尔等于1993年建立，通过15个与预后密切相关的关键性变量的多元逻辑回归分析产生患者预后分值，并推断可能的死亡率。该系统的优点在于数据的收集简单快捷，目前的最新版本为SAPS Ⅲ。尽管史迪威、霍利及德格鲁特曾报道将该系统应用到预测未来24小时护士配置中，但是用它来进行依赖性或护理工作量分类会导致对于患者护理需求评估的弱化。

3)欧洲重症监护单元系统(European Intensive Care Unit System, EURICUS)：由米兰达在1996年开发的一个患者评估系统，将护理强度与生理指标结合起来决定护患比，目前已应用于55%的英国监护病房。它将患者分成四类：1类是指需要严密监护但不需要护士持续在床旁；2类是指需要护士24小时在床旁；3类是指患者疾病严重，需要平均1.5个护士照护；4类是指疾病非常严重，需要2个护士的照护。该系统是一项很好评估患者需求的工具，但并不能很准确地反映护士照护患者的时间，如一个昏迷、病重患者的生理需要基本可以通过支持医疗技术满足，不需要花费护士很多工作时间，而一个康复期的患者恢复了交流与诉说的能力，面对监护室陌生环境也会产生焦虑的心理，需要护士花费更多的时间来应对。

4）患者分类系统（Patient Classification System，PCS）：PCS法是根据患者对护士的依赖程度或护士在护理患者时所花的时间来确认及量化，包括患者分类量表和使用量表量化患者所需护理等级，使用量表来分配护理工作、计算人力以及预算经费等相关活动。其研究过程经历了原型测量方法、因素型患者分类测量方法和两者的混合测量方法即Medicus法，目前为止，中国大陆地区尚未有成形的护理依赖性的患者分类工具，仅台湾地区由徐南丽教授开发应用的因素型患者分类系统比较成熟。

（2）疾病严重程度分类（Disease Severity Classification）

1）诊断相关组（Diagnostic Related Groups，DRG）：由格林等于1988年，为降低美国医疗费用支出预算而研制的，可以测量患者疾病水平的诊断相关组，是根据475项医疗和手术诊断类别建立分类。但用它来评价工作量的效度并没有得到证实，如菲特认为，仅凭患者的医疗诊断，不能预测护士的工作量，即使常规患者也不例外。

2）患者敏锐性个案管理评估（Patient Acuity Case Management Evaluation，PACE）：巴尔斯塔德和斯普林格基于个案管理和临床资源管理，开发了PACE这一护理工作量测量工具，通过概念构建、内容挖掘和专家咨询法，将患者的护理需求归为23类，并将敏锐性分成三个水平（1~3级），这一客观的测量方法有望促进长期护理管理，提升人力资源配置计划的科学水平。

3）治疗性干预评分系统（Therapeutic Intervention Scoring System，TISS）：1974年由麻省医院建立，于1983年更新并应用于重症监护病房，它用来判断疾病的严重程度、确定护患比，评估当今病床的使用和需求。通过为患者接受的干预行为打分来判断病情严重程度，再根据分值将患者分类（Ⅰ类≤10分，Ⅳ类≥40分）。该系统的优点在于，所搜集的干预措施易被床旁护士识别，伯索尔等的研究证明，它是一个评估监护室患者护理需求的有效手段，但它的分值是与医疗项目密切相关的，所以应用范围不广。

（3）护理强度方法（Nursing Intensity Measures）

1）护理措施分类法（Nursing Interventions Classification，NIC）：由美国爱荷华州立大学护理学院布勒切克和麦克鲁斯基于1992年创建的，将护理干预措施分为七组，即护理诊断、为医疗诊断采集信息、护理治疗、医疗干预、患者或家属的日常必需功能活动、护理或医疗干预的评估、管理和间接照护活动。七组活动类别下面共有336项子干预措施。研究者往往会通过测定七组活动类别中不同子项目所耗费的护理劳动时间，来对护理人力资源工作强度进行评价，以指导护理人力资源的合理配置，此方法的优点在于护理人员工作内容与时间一目了然，但是该方法在应用的过程中常忽略护士与患者双方的情感需求，以及不可预测事件所耗时的情况。

2）护理人力资源九等分法（Nine Equivalent of Nursing Manpower Score，NEMS）：是一种简单的、可操作性强的TISS，将原来TISS的28项内容压缩为9项主要类别，并在欧洲12个国家的89个监护室进行测试，是适合测量监护室护士工作量的治疗性指标，并可以比较不同监护室之间的护理工作量，预测计划患者个体水平上的护理人力资源配置。然而它仍然在客观性和可靠性上存在争议，如评定者的工作经验会影响项目评分，使用起来耗时等。

3）新护理强度分类系统（New System of Nursing Care Intensity Classification）：即RAFAELA，包括三个部分：①由Oulu患者分类系统测算的患者护理强度（Oulu Patient Classification System / Qualisan，OPCq）。②每天每人次资源的数据。③最优护理强度水平

的专业评估（Professional Assessment of Optimal Nursing Care Intensity Level，PAONCIL）。它是为数不多的有效的患者相关护士工作量测量工具。OPCq 将护理内容分成计划与合作护理；呼吸、循环和疾病症状；营养和用药；个人卫生和排泄；活动、睡眠和休息；教育指导和情感支持六大方面，并对每个方面分派 1~4 分的分值，1 分代表“很少或有时需要护理”，4 分代表“持续或几乎连续需要护理”，六项的总分为 6~24 分。并通过以下公式来计算护理强度分值：

护理强度分值 = 患者得分总和 / 当日护士总数（排除非患者照护活动）

PAONCIL，指每班护理人员下班后，仔细阅读以文字形式呈现出来的评估指南，并在一个数值表上记录满足患者需要的时间紧张情况。它是一个自评工具，包括七个强度等级，每天的计分量 -3~+3，0 表示最佳水平，+3 表示强度相当大，只能满足最近记得需要，犯错率升高，-3 表示强度相当小。以上工具组合成新护理强度分类系统，同时采用对病区护理人力资源负荷进行测评数周，每 2~3 年对临床最佳护理强度进行评定。该方法易受非患者因素的影响，如管理与组织、工作场所的合作，以及护士个体的特性等。

4）护理最小值模型（Nursing Minimum Data Set，NMDS）：由美国维尔利等建立，它通过以下类别项目和护理数据的采集，来运算得出患者所需护理人力资源的最低标准：①医院相关项目（4 项）：医院、病房、专业、数据采集时间。②患者一般项目（6 项）：性别、出生年、年龄、出入院时间、患者 ID。③医疗状况项目（7 项）：医疗诊断和并发症，健康现状及预测，以及威胁生命的情形。④护理程序项目（10 项）：护理程序的阶段（即评估、计划等），排除实施护理活动。⑤患者问题项目（48 项）：发生频率最高的患者问题集合，包括信息需求、交流问题、不确定性、恐惧、压力、自护及日常活动方面，生命体征、疼痛、危险因素、呼吸、饮食摄入、压疮及睡眠。⑥护理干预项目（57 项）：指导、心理支持、协助进食、协助呼吸、ADL、自护、口腔护理、预防压疮、危险、采集生命体征、给药、补液、伤口护理、标本采集、检查或手术前后护理。⑦护理结果（4 项）：患者对于信息接收、减轻疼痛及一般护理的满意度，还包括患者坠床次数。⑧护理措施的复杂程度。一般来说，该模型采集的患者问题与其护理依赖性相关，如是否为危及生命的问题，内部问题或外部问题；而对于护理干预的判别，在于区分治疗或保健活动、内部或外部活动、心理社会或生理干预等。

目前美国和比利时在应用 NMDS，澳大利亚、荷兰、瑞士和加拿大等国正在开发。它通常包含 8 大类 145 个项目，并被古森等证明是一个有效、可靠、可控的系统采集护理数据的工具，有望被广泛应用到护理人力资源配置的研究中。此外，发达国家为了适应其医疗保健的需求，建立了一整套合理的护理人力资源配置及护理人才培养体系。北爱尔兰卫生部及社会服务系统应用护理计划和护理人力资源数据库聘用护士，不断地评价和测算护理人员在岗和离职情况，并用图表显示其各种比例，以便动态调整。GRASP® 软件可以根据直接、间接护理工作负荷测算出不同病区护理人员数量及结构构成，在加拿大、美国和英国的部分医院应用，且该系统采集了加拿大全国各大医院的护理工作量数据，医院管理者查询软件中各指标的全国范围内的平均值作为参考，为制定合理的预算方案、科学配备人力资源提供便捷的工具。美国肖特提出根据需求预测护士数量，根据预测值进行差异分析，制定招收新护士的政策。美国加州通过立法规定最低护士患者比，以防止注册护士紧缺导致医院招收过量无执照助理护士，而造成护理质量低下等不良影响。格莱兹和尼尔森报道，在澳大利亚维州法定急性内外科病房的最低护士患者比为 5∶20，并同时采用患者依赖性

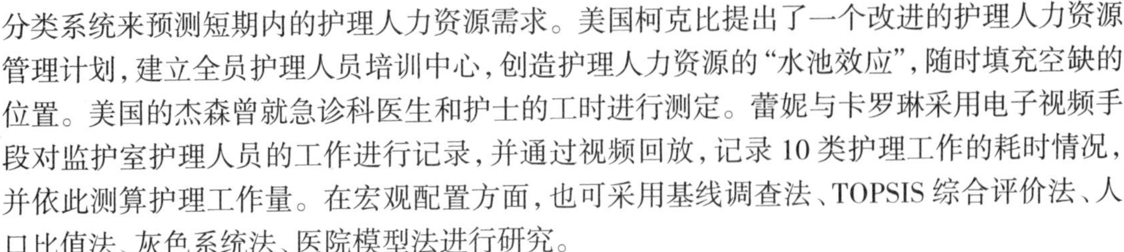
分类系统来预测短期内的护理人力资源需求。美国柯克比提出了一个改进的护理人力资源管理计划，建立全员护理人员培训中心，创造护理人力资源的“水池效应”，随时填充空缺的位置。美国的杰森曾就急诊科医生和护士的工时进行测定。蕾妮与卡罗琳采用电子视频手段对监护室护理人员的工作进行记录，并通过视频回放，记录10类护理工作的耗时情况，并依此测算护理工作量。在宏观配置方面，也可采用基线调查法、TOPSIS综合评价法、人口比值法、灰色系统法、医院模型法进行研究。

2. 国内医院护理人力资源配置方法的研究现状

（1）床护比例配置法：我国的床护比计算法是根据卫生部在1978年颁布的《综合医院组织编制原则试行草案》进行配置，医院护理人员的配备为：大于500张床位，床护比例配置为1：0.58~0.61；300~500张床位为1：0.50~0.52；小于300张床位为1：0.40~0.46，临床平均床护比为1：0.4。这只是一个宏观的标准，医院中不同疾病的临床诊断、治疗和护理方法不同，所需的护理人员亦不同。

（2）医护比例配置法：《综合医院组织编制原则（试行草案）》规定，临床医护比为1：2，这是各医院必须遵循的准则，但实际已不再适应现代护理模式的要求。

（3）护理工作量测算配置法：国内越来越多的研究开始着眼于以护理工作量的测算为基础来配置护理人力。这种护理人力资源配置方法强调以按需设岗为原则，科学地测量护理工作量，并运用公式计算，以量化方式配置护理人力资源。

1）护理人员数量的测算方法：在原有的护理人员数量的计算公式的基础上，叶文琴、王小兰等对机动数进行了重新研究，同时提出建议将“机动数”改为“机动系数”，并将护理人力的计算公式改为：护士人数=（病房床位数 × 床位使用率 × 平均护理时数）/ 每名护士每天工作时间 ×（1+ 机动系数）。根据上述建议的公式对部分地区的二级和三级医院的护理人员重新测算，由此计算出综合性医院普通病房护理人员的标准配置为三级医院1：0.45、二级医院1：0.43；综合监护病房、急诊、门诊、手术室、消毒供应室等5个单元护理人力资源标准配置数值，得出综合性医院整体护理人力资源配置模型为三级医院标准配置床护比为1：0.67，二级医院标准床护比为1：0.60（具体内容参考第二章第四节）。

2）护理工作量的测量方法

①计数法：通过记录单项护理操作的数量来计算护理工作量，从而根据护理工作量来分配护理人力及薪金等的方法。由于科室护理单元所涉及的工作繁杂、琐碎，无法用计数法量化其工作量，所以计数法较适用于门诊输液室和社区护理工作量的统计。而对门诊输液室护理工作量的统计表明，个人每天自行计量法比专人每天计量法更能真实反映护理工作量。其计算方法为：总工作量 = 患者总数 ×3+ 配药、皮试、静脉注射、肌内注射的总数（3是常数，为执行医嘱、输液和拔针，即每天每例患者都有，且均为1次），根据总工作量的大小配置护士人数。计数法的优点是简单易行，可提高护理工作效率，缺点是不适合护理单元工作量的统计。

②工时测定法：目前国内外尚无统一的、公认的、可以准确反映护理工作量的测量方法。其中，工时测定法是我国最为常用的一种系统测量护理工作量的方法。工作量测定法是在准确测定护理工时的基础上运用公式计算，合理配置护理人力资源的方法。护理工作量指护士提供给患者的全部工作时间，包括直接护理时间和间接护理时间。越来越多的国外护理专家采用工时测量方法来决定护士人力配置，我国也有很多研究者运用这种方法来

配置护理人员，其优点是测量方法简单易懂，能够了解各班次护理工作量及护理单元工作总量，我国大部分医院采用此方法计算护理单元工作量。研究中发现不同专科的每例患者每天所需的直接护理时间、间接护理时间、总护理时间有显著差异：不同科室相同护理级别患者所需的护理时间不同，即不同科室的工作量和工作效率并不完全相同，各级护理人员在多数操作项目中没有层次差别。由此可见，根据实际护理工作量测量来配置护理人员，虽然是目前较为科学的一种方法，但是护理工作量的测定是一个非常复杂的工作，护理操作时间的影响因素较多，测定结果的有效性较难评定。

③负荷权重法：护理工作量负荷权重法是指对护理工作量分析时在计数法的基础上引入权重的概念，对护理操作按工作负荷量进行加权，将加权后的护理工作量称为护理工作当量，护理工作当量等于护理操作计数与护理操作负荷权重的乘积，通过计算护理工作量的方法计算护理人力。各项操作数量乘以权重后相加得出科室工作量，计算方法为：科室工作量 = 操作 1× 权重 1+ 操作 2× 权重 2+ 操作 3× 权重 3+……。所需护理人员数量 =（各科室工作量 / 全院总工作量）× 护理人员总数。该方法的优点是既将护理工作量化，便于计算，又考虑了医院现有的护理人员数量，并且避免了计数法中由于护理操作负荷程度不同而造成的不公平性与不合理性。缺点是现有的研究中未能将所有护理操作项目列入负荷权重之中，并且评定护理操作负荷权重的合理性和科学性还有待更进一步的研究。

④护理科研项目法（PRN 法）：护理科研项目法包含 8 类共 249 个护理项目，每一项护理分值根据护理操作频率、持续时间进行测定，并赋予相应的点数。计算方法为：将每一护理内容依据所用时间的多少赋值，并将护理时间换算成分数，5min 为 1 分，根据护理分值的多少将患者分为 15 类。计算护理单元 24h 各种护理活动所需护理总时数。需配置的护士人数 = 护理总时数 / 480min。每班所需护理人力比例为：白班 52%，下午班 29%，夜班 19%。PRN 法的优点是所列的有关计算护理工作量的项目较为全面，并且是根据患者的需要来测量，所得时间较准确，对护士的分工也是基于患者的需要。缺点是因为加拿大的护理模式和体制与我国的不尽相同，所以 PRN 在我国的应用推广还需要实践检验。

⑤患者分类系统：具体内容参考本章第二节。

3. 社区护理人力资源配置方法　在医院环境下有多种方法和工具可以用来预测护士的数量和技能组合，但社区护理工作的内容和方式与医院不同，社区护士不仅要从事疾病的护理工作，还承担着大量健康促进和健康教育的任务。因此，医院中使用的人力配置方法不能直接在社区护理管理工作中应用。

（1）国外社区护理人力资源配置方法

1）健康需求法：健康需求是指在一定时期内一定的价格水平上人们愿意并且有能力购买的卫生服务量。健康需求法的应用是建立在对社区卫生服务有效需求的基础上，一直是世界卫生组织推荐使用的方法，所预测出的医务人员配置是满足人群基本卫生服务需求所必须达到的最低人力配置标准，主要包括以下三种方法。

①人力 / 人口比率法：是将社区人口按年龄划分成不同的组别，在各年龄组人群的数量和所需医疗服务专业人员之间建立一种理论关系，由专业判断来量化。护理人力需求的测算建立在对单位人口护理服务需求进行估计和对人口情景预测的基础上。该方法较为流行，已经普遍用于预测公共卫生服务领域的人力需求。

②标杆法：用于卫生人力需求预测的一种新方法，它是以示范社区为基准来预测卫生

服务人员的数量和类型，示范社区拥有能够满足区域内人群健康需求的合适的、可持续发展的卫生专业员工数量。

③服务利用法：通过分析过去的护理服务利用趋势来预测今后对社区护理服务利用率可能发生的变化。该方法的前提是与社区卫生服务利用程度相关的数据是衡量区域内居民健康需求水平的有效依据。该方法未能将诸多影响社区护理服务利用水平的因素考虑在内。

社区护理需求的多少可以由人们的健康需求和人口规模来决定，但是具有相似人口数量和健康需求的社区可能产生不同的护理工作量。因此，健康需求法预测出来的配置水平受到了某些业内人士的质疑。

2)工作量测量法：工作量测量法是以按需设岗为原则，根据测得的实际护理工作量进行社区护理人力配置的一种方法。目前国外有越来越多的研究着眼于社区护理工作量测量方法，英国学者修斯将这些方法分为以患者依赖性为基础的方法和以护理活动为基础的方法两大类。这两类方法在社区护理人力配置方面的应用研究发展较为成熟的分别为患者分类系统和工作样本分析法。

①患者分类系统：使用患者分类工具预测护理人力需求的整体过程，即对患者进行分类后统计各类患者的数量求出总的护理时间，从而对社区护士进行配置(具体内容参考第二章第二节)。

②工作样本分析法：该方法使用第三方观察或自我报告的形式记录社区护士从事的工作及各项工作花费的平均时间。记录项目包括直接护理工作，即与患者直接接触的护理内容，如接诊、健康教育、家庭护理；间接护理工作，是不与患者接触但与患者有关的活动，如护理操作前的准备工作、书写护理记录；非生产性活动，即与患者无关的活动，如参加会议、检查医疗仪器等。通过了解医疗机构单位时间内需要的护理活动来计算所需总的护理时间，以进一步进行护理人员的配置。使用工作样本分析可以较为准确地量化社区护理工作，但是很多学者认为该方法忽视了护理活动的整体性，过分强调以工作任务为导向。

3)专业判断法：由专业人员如从事多年社区护理工作的护士利用可获得的信息和数据，根据经验对每天需要的社区护士数量进行估计，然后将估计值换算成护理人员的级别和每个级别的全时当量(Whole Time Equality，WTE)(WTE= 所需某一级别护士工作的总时间 / 该级别护士的标准工作时间)。最后，汇总所需护士的数量和级别，并为护理人员病假、休假、培训等置入适当的津贴。该方法简便易行，容易更新，且成本较低，对环境和新的工作方式变更只需在增加或减少多少护理人员方面获得共识即可。但是该方法最大的缺点是主观性强，缺少实证基础。

(2)国内社区护理人力资源配置方法：目前，我国社区护理人力配置多依据国家政策按原来的一级医院标准配置护士人数，缺少科学依据。随着政府和社会各界对社区护理工作的重视，国内学者开始意识到人力配置在社区护理发展中的重要性，相关领域也开始尝试对社区护理人力资源配置方法的探讨。周英凤等抽取上海市首批试点的 11 个社区服务中心中的三所社区卫生服务站的全科团队中的所有的 18 名护士，要求社区站点护士详细记录 1 周(5 个工作日)所完成的各项具体工作及其所用的时间，计算社区护士 1 周的工作量。按照社区护士目前的工作负荷，根据公式：需要配置的护士人数 = 社区护士日均工作时间 /(社区护士日人均有效服务时间 ×80%)来计算社区护士的配置数量。金其林、王颖丽等结合上海实际，以服务人口、工作量和单位工作时间等因素为依据，应用“排队论模型”，结合“卫生服务需求法”进行社区卫生服务编制和人力配置测算与研究，全科团队社区护士数 =Σ（社区护士参与的各类服务人次数 × 服务 1 人次的平均工作时或标准工时）/（每全时护士的年有效工作时 ×K）；其中 K 为医务人员从事医疗卫生工作的时间占总工时的百分比，采用 90% 计算。中心站护士则按照与医生（包括门诊和病房医生）1∶1 的比例计算。该研究得出上海市理想社区护士配置应为（4.55~5.10）名 / 万人，高于市卫生和计划生育委员会《城市社区卫生服务机构设置和编制标准指导意见》中提出的社区卫生服务中心按每万居民配备 2 名或 3 名社区护士的标准。

（二）患者分类系统在护理人力资源配置中的应用

1. 患者分类系统　具体内容参考第二章第二节。

2. 应用于护理人力资源配置的患者分类方法

（1）原型患者分类方法：原型测量方法最早开始于 1950 年，莱特在 1954 年将患者按病情分为十分紧急、中度及轻度 3 个等级，后又有人对此修改，根据患者对护理的需求量将患者分为 3 类或 3 类以上。每类患者具有相似的特点如日常活动的能力、治疗需求、给药及情绪状况。1 代表最低的需求程度，4 或 5 代表最高需求程度。根据患者日常生活活动（ADL）能力进行分类的方法、日本的患者分级护理方法以及我国的分级护理制度均属于原型患者分类法。

1）根据患者 ADL 能力进行分类的方法：ADL 是指人们在日常生活中，为了照料自己的衣、食、住、行，保持个人卫生清洁和进行独立活动所必需的一系列基本活动。Barthel 指数评定法是临床上应用最广、研究最多的一种 ADL 评定方法，包括进食、洗澡、修饰、穿衣、大便、小便、上厕所、床椅移动、行走和上下楼梯 10 项内容，每个项目根据是否需要帮助及其帮助程度分为四个等级（0、5、10、15），总分为 100 分，根据总得分的多少将患者分为四个等级（重度依赖、中度依赖、轻度依赖、无需依赖）。

2）日本的患者分级护理方法：日本分级护理从患者的生活自由度分四级（1、2、3、4）；从需观察的程度分三度（A、B、C），这两个方面组合为 12 级，如 A1、B2、C3 等。1 级：禁止自己活动或自己完全不能活动，基本生活行动完全需要帮助；2 级：允许床上活动且自己有床上活动的能力，基本生活行动需给予必要的帮助，如定时送茶水，送饭，倒便器，协助漱洗等；3 级：允许且自己有能力在室内行走，在室外的基本生活行动需给予必要的帮助，如由护理人员负责去相关科室做检查；4 级：日常生活行动基本不受限制，且自己基本能够进行基本的生活行动。A 度：必须不断观察病情变化，一般进行心电监护，在护士站可随时观察生命体征变化；B 度：每 1~2h 观察 1 次；C 度：不需要经常观察，可以间隔相当长时间进行观察。

3）我国患者分级护理制度：我国的分级护理始于 1956 年，为张开秀、黎秀芳所倡导而成，2009 年国家卫计委组织专家研究制定了《综合医院分级护理指导原则（试行）》，根据患者病情和生活自理能力，将患者分为四个级别：特级护理、一级护理、二级护理和三级护理，且规定了每一级别的指征和护理要点，具体内容在此不再阐述。

（2）因素型患者分类方法：因素型患者分类方法是将与护理有关的因素分为几个大范围，每个大范围内包括一些护理活动。选定一些发生频率高、花费时间长的护理操作项目，然后测量出每一项目所用的平均护理时数，并将护理时数换算成点数，每一个点数代表一定的时间。记录每个患者每班或每天所需的护理项目及其频数，每个患者每项的点数乘以该项的频数即可得这一项目的总点数，将每个患者每项的点数乘以该项的频数即可得到该患者一天或一班的总点数，根据点数的不同将患者进行分类，并根据所需护理时间分配护士。

1）PETO（Poland, English, Thornton and Owens）：在这种测量方法的初期阶段称为 PETO，患者所需的护理工作分为饮食、生命体征、辅助呼吸、吸痰、清洁 5 类，后来又增加了入厕和协助患者活动 2 类。20 世纪 70 年代，美国研究者在 PETO 的基础上将因素型分类方法发展为 GRASP（Grace-Reynolds application and study of PETO）方法，将直接护理项目分为饮食、入厕、生命体征、辅助呼吸、吸痰、清洁、翻身及协助患者活动、治疗、给药或输液、采集标本、转送患者及其他 11 项。

2）PRN（Project Research in Nursing）：20 世纪 80 年代，加拿大护理专家发明了 PRN 因素型测量方法，该方法以 Herderson 护理理论为理论基础，具有两个版本，PRN76 包括 154 项直接护理操作，PRN80 包括 214 项直接护理操作。因素型测量方法较原型测量方法有很大进步，首先它是以患者的需要为基础，所得时间较精确。另外对护士的分工也是基于患者的需要。

3）中国台湾地区因素型患者分类量表：中国台湾地区的护理专家徐南丽等 1996 年发表了建立因素型患者分类的研究结果，制定了包括 46 项护理活动的因素型分类量表，确定了四类患者的时间分类点（1 类为 1.78 小时，2 类为 2.56 小时，3 类为 3.61 小时，4 类为 5.01 小时）。

（3）原型和因素型结合的分类方法：美国的杰蒂尼克、津恩和布雷最先提出原型和混合型结合的分类方法 Medicus，这种方法采用原型分类方法对患者进行分类，分类的依据是采用因素型的方法对患者评价的结果。在此基础上提出新的混合型护理工作量测量方法，并由此发展出新的患者分类系统 - 罗斯麦迪可斯量表（Rush Medicus Tool Patient Classification System；RMT-PCS）。

3. 适用于我国护理人力资源配置的患者分类方法　科学合理地配置护理人力资源，核心在于“按需设岗”，而“按需设岗”的关键是准确测定护理工作量（也称为护理工作时间）。患者分类方法应用于护理工作量测定虽然也受到一些争议，如有些研究者认为患者分类方法不能准确的预测下一班次或第二天的护理工作量，且对患者进行分类需要一定的时间，这就导致了护士对患者的直接护理时间减少，但是应用患者分类方法对护理工作量进行测定的思路是正确的，只是目前还没有完全科学、可行的患者分类方法。我国对于护理工作量的研究大部分是根据现行的分级护理制度对患者进行分类，如何在分级护理制度的基础上，建立适合我国国情的能反映护理工作量的患者等级划分方法仍需要深入研究和论证。分级护理是护士为患者提供服务的依据，应由护士通过护理评估来确定，并以护嘱的形式下达分级护理等级，如香港医院的护理级别由护士确定，分为四级，Ⅰ级护理要求最低，Ⅳ级护理要求最高，护理标准涵盖了患者心理、ADL、治疗情况、病情、观察等方面的内容，原则性和操作性均强，既有利于保证护理质量，又避免引起护患纠纷。鲁梅丽等考虑将病情护理级别与生活护理级别分别开具，由医生根据患者病情轻重缓急确定病情观察级别，并对护理内容细化，由护士完成各项观察内容及护理技术操作，而由护士开具生活护理级别，可由从陪护公司请来的陪护人员协助护士完成，这一分类方法与日本现行的分级护理制度有一定的相似性，值得我们借鉴。

总之，患者分类系统是一种科学、有效地通过测算护理工作量进行护理人力配置的方法，各国护理管理者纷纷致力于建立符合本国卫生政策、医疗卫生资源、护理管理模式、护理服务标准的患者分类系统。我国的分级护理具有扎实的临床实践基础，接受度高，若能在此基础上借鉴国际上先进的、科学的患者分类方法和理念，设立客观的分类标准，增加量化指标，完善内容体系，增强可操作性，建立适合我国国情的患者分类系统，势必有利于提升我国护理人力资源管理水平，提高临床护理成本效益，实现患者、护士、医生、社会的多方满意的愿景。

第三节　护理人力资源分层配置

一、护理人力资源能级分层的相关概念

随着社会对护理服务质量要求的提高，护理工作范畴的拓展和细化，对护理人员的数量和质量的要求也发生了很大变化。如何在有限的护理人力资源下保证护理质量，合理配置护理人员已成为当今护理管理的一个重要问题。近年来，由于护理人员结构不合理，低年资护士在临床一线所占的比例越来越大，大大增加了护理风险的发生，影响护理服务质量的提高，因此，护理管理质量的持续改进一直是护理管理者聚焦的中心。护理人力资源的能级对应和分层管理模式是根据护理人力资源状况采用的新的管理思路，为提高病区的护理质量打开了局面。护理管理的成败直接影响护理质量，护理管理的主要成员—护士长对护士实行能级对应的护理管理，使不同层次的护士承担其对应的护理工作，使每位护士的潜能在科室工作中得到最大限度的发挥，是护理管理者面临的一个新挑战。护理人员分层管理是现代化医院护理管理的必然趋势，是深化护理体制改革的重要措施之一，是全面实施以患者为中心的整体护理的重要保证，分层级管理赋予了护理人才结构新的形式，有利于护理学科的建设与发展，有广阔的发展前景。

(一)基本概念

1. 能级　指人的能力大小分级，不同能力的人按照一定的规范和标准分类，不同行业或不同岗位对从业人员能级的标准是不一样的，能级不仅是一种管理能力，而且也是一种制约的因素。能级原理中的“能级”，是指组织成员在一定条件下，能对实现组织目标起作用的各种能力之和的差别。

2. 能级原理　指管理的组织结构与组织成员的能级结构必须相互适应和协调，这样才能提高管理效率，实现组织目标。根据能级性原理，管理者的重要责任之一就是把本系统内的机构、法、人等各种管理手段和要素，按其能量大小进行分级，制定出每一能级相应的行动规范和操作标准，以此来建立管理系统的稳定结构，确保系统整体目标的实现。

3. 能级对应　根据工作分析来确定企业完成各项工作所需的工作技能、责任和知识，确定各项工作的任务和性质，进而确定所需的工作岗位，再以工作岗位的需要为出发点，配备所需人员。能级对应原理要求要承认人与人之间具有能力的差别，根据人的能级层次要求建立稳定的组织形态，同时承认能级本身的动态性、可变性与开放性，使人的能级与组织能级动态对应。具有不同能力特点和水平的人，应安排在要求相应特点和水平的职位上，

并赋予该职位应有的权利和责任，使个人能力水平与岗位要求相适应。人力资源是由一个个劳动者的劳动能力组成的，而各个劳动者的劳动能力由于受到身体状况、受教育程度、实践经验等因素的影响而各自不同，形成个体差异。就个体能力来说，这种差异包括两方面：一是能力性质、特点的差异，即能力的特殊性不同；二是能力水平的差异，不同的人，能力才干是不同的，有的高些，有的低些。

（二）护理人员能级分层相关概念和原则

1. 护理人员能级对应　临床护理岗位选择合适的护理人员去承担相应的各项任务，做到人员的资历、能力、素质与所承担的工作职务相适应，才能提高护理工作的质量与效率。2012 年 4 月 28 日，卫计委在《实施医院护士岗位管理的指导意见》中指出医院应当根据临床护理岗位的技术和专业要求，对注册护士进行分层级管理，根据注册护士的工作经验、技术能力和专业技术职称，在相应技术难度和专业要求的护理岗位工作，体现能级对应。

护士按级别特异性能力被赋予不同的岗位职能后，更能体现以人为本的管理思想，从而达到人尽其才、才尽其用、事竞其功的管理效能。能级划分为临床护士职业生涯规划确立了明晰的发展方向，有利于护理学科的发展、护理人才的培养、护理内涵质量的提高、患者满意度的提升、护理价值的体现，为提高临床护理工作的安全性和实效性提供了资源保障。

2. 护理人员能级划分管理　护理人员能级划分管理是依照护士的工作能力、患者的病情及护理难度，同时结合同行评议、考试结果和患者满意度等综合因素，然后依据岗位标准，给予护士不同的工作岗位，实施按能上岗，按岗取酬的管理办法。

3. 护理人员能级结构设置的原则　宏观上，要遵循以人为本（护患双方）、能级对应、结构合理的原则。微观上，对护理人力资源的现状、供需、结构、分布进行现场调查，根据不同等级医院、病种特点、护理工作量，通过科学测算病区的护理工作时数，科学组合配备不同级别的护理人员，开发和利用现有的护理人力资源，降低护理人力成本的投入；充分发挥各级人员的能动性和创造性，增强各级护理人员的岗位、竞争意识，激发内在潜力，为推进整体护理工作奠定人才基础。

（三）护理人力资源分层配置模型的相关因素

1. 基准化（Benchmarking）　一种管理工具，用来探寻工厂内最佳的运行规则以提高生产业绩。创建护理人力配置模型需要进行的财政预算过程中，因为每一个卫生保健组织在病房水平为护士提供的适当支持程度不同，所以将计划的每日护理时数与患者群体组成的相类似的其他卫生保健组织进行比较是非常重要的。例如，一个护理病房有来自营养科派来的饮食助理分发饭菜和收拾碗筷，这样就与没有饮食助理的病房相比，减少了护理时间。

2. 护理人员配置结构　指护理人员的专业资质、专业技能、知识面和工作经验的配置状况。护理队伍合适的结构必须满足临床患者护理照顾、先进医疗技术的发展和护理工作量的需求。理想的目标是建立护理队伍各类人员的最佳配置比例以满足护理服务安全高效、高质量的需求。

3. 护理专业技术组合（Skill Mix）　最早源于美、英等国家对护理人员的等级划分，是指执业注册护士（Registered Nurse，RN）与其他提供直接护理的人员，包括注册实践护士（Licensed Practical/Vocational Nurses，LP/VN）和非注册辅助人员（Unlicensed Assistive Personnel，UAP）的百分比。

（四）护理人力资源能级分层的意义

1. 科学划分护理人员能级，实现人岗匹配　2011 年 9 月 20 日，卫计委在《卫生部医政司关于确定护士岗位管理试点医院及有关工作通知》[卫医政护便函（2011）239 号] 中指出实施岗位设置管理是公立医院改革关于完善人事和收入分配制度的任务要求。在医院护士队伍管理中实施护士岗位管理，是在实施责任制整体护理的基础上，加强护士队伍科学管理、持续推进优质护理服务的重要举措，也是国家护理专业临床重点专科医院应当探索和实践的工作任务。按照科学管理、按需设岗、保障患者安全和临床护理质量的原则，合理设置护理岗位，明确岗位职责和任职条件，建立岗位责任制度。要根据工作性质、工作任务、责任轻重和技术难度等要素，对岗位所需护士的条件进行分类分级，使得人员能力与岗位要求相匹配，实现护士的身份管理转变为岗位管理。由此看出，目前针对护士岗位管理，护士进行科学合理的分层分级，实现护士能力与岗位相匹配已经是全国医院范围内亟待解决的重要课题。

与此同时，为加强医院护士队伍科学管理，卫计委医政司组织起草了《医院注册护士管理办法（试行）》（以下简称《办法》），以指导医院科学、规范地管理好护士队伍，保证医疗护理质量。《办法》中指出医院应当根据临床护理岗位的技术和专业要求，对注册护士进行分层级管理，并根据注册护士的工作经验、技术能力和专业技术职称，在相应技术难度和专业要求护理岗位工作，体现能级对应。近年来，我国已有部分医院尝试进行了护士分层级管理的研究，虽然为护士岗位管理及分层级管理奠定了基础，但每个医院进行分层级管理的标准和内容有所差异，同时护士的分级未做到细化、实化、具体化。医院护理岗位设置分为护理管理岗位、临床护理岗位和其他护理岗位。临床护理岗位是注册护士为患者提供直接护理服务的岗位。

《中国护理事业发展规划纲要（2011—2015 年）》中提出：合理调整临床护士队伍结构，提高护士队伍素质，将护理岗位工作职责、技术要求与护士的分层管理有机结合，充分发挥不同层次护士的作用。护理人员分层次使用，关键在于护理人力资源的合理配置，这中间包括对护士职称、学历、能力以及工作数量、质量、指标等方面的综合评估和考核，同时也包括分层次使用中需要有明确的目标和严格的绩效考核。只有综合评价护士的素质并进行科学合理的分层，才能从根本上增进护士的工作热情并调动其工作积极性，保证护理服务质量。

2. 建立合理分层框架，充分调动各层级护士的积极性　国外在护士分层次使用方面的研究与实践比我国要早得多，已积累了相当丰富的实践经验。在分层次使用护士时，必须学习和借鉴发达国家的护士培养及工作方法，借鉴国外关于护士分层次管理的方法，结合我国的国情和不同医院的实际情况，探索出以“以患者为中心”的护士分层次使用，最大限度地开发原有的技术资源，提高患者满意率。

我国目前已形成了一支由初、中、高级技术职务构成的护理队伍，为我国护理人员实行分层次管理奠定了坚实的基础。按职称上岗仍然是目前分层使用护士的主要方法，且这一方法在许多医院普及，但真正能从德、勤、绩、能多方面全面评估和分层次使用护士的医院并不多。护理岗位因病种、病情、治疗等的不同，对护士专业素质要求也有所不同，根据不同的专业技术要求，配备相应能力的护士是提高专科护理质量的有效途径之一。护理人员能级划分是现代化医院护理人力资源管理的必然趋势，是调动护士工作积极性的重要措施之一，是合理利用人力资源的重要前提。我国护理人员分层框架可充分利用现有的较完善的职称体系，在此基础上建立更为合理的分层管理制度，临床护理人员根据各自的知识、技能、态度、沟通和协调能力被分配到相应的能级岗位上，使得护理岗位和能力相匹配，调动了护理人员工作的积极性、主动性和创造性，发挥了各级护理人员的最大效能，降低了护理风险的发生率，对稳定基础护理质量、提高专科护理质量起到积极推动作用。

3. 建立科学的分层标准和评审体系，实现能级对应　大量临床护理工作的实施需要不同层次的护士参与，目前世界上很多国家已经将护理工作人员分成不同的级别，明确划分各级的岗位职责，提出了“级别特异性的能力”这一概念，即根据一项设计好的标准来塑造不同级别护理人员的工作能力，为全方位的整体护理模式的开展提供了良好的制度基础。不同层次的护士必须要有一个统一的、明晰的准入标准，必须与其相应的资质、学历、技能、服务、沟通能力、协调能力、领导能力相匹配，才能最大限度地满足患者的实际需要和保障患者的合法权益。目前国内各医院依据自身情况制定了不同的护士分层标准及各层次护士的工作职责。医院应根据不同的医院等级、病种特点和护理工作量，通过科学测算病区的护理工作时数，科学组合配备不同级别护理人员，实现护理人力资源的有效利用。为了实现将护理岗位工作职责、技术要求与护士的分层次管理有机结合，充分发挥不同层次护士的作用，必须建立各级护理人员的能力标准和岗位职责，在遵循公平、公正、公开的护士管理原则的前提下，建立量化、科学、合理的护理人员等级评审指标体系，充分调动护理人员工作积极性，稳定临床一线护士队伍，促进护理人员整体素质的提高，确保患者安全，促进护理质量的持续改进。

4. 规划护理人员职业生涯，发展高层次护理人才　护理人力资源按能级进行划分，有利于因人施教、能岗匹配，有利于其聪明才智的充分发挥。目前，国外很多护理研究都与护理人员能级分层相关（如护士满意度、岗位设置、压力认知等），而且我国护理教育结构正处于从单一层次的中等护理教育逐步转向涵盖大专、本科、研究生以上的多层次护理教育体系的转型期。《中国护理事业发展规划纲要（2011—2015 年）》中提出推进护理教育改革与发展，进一步调整护理教育的层次结构。到 2015 年，全国护士队伍中，大专以上学历护士不低于 60%，三级医院中，大专以上学历护士应当不低于 80%；二级医院中，大专以上学历护士应当不低于 50%。同时还提出要开展对临床专业护士的规范化培训，加大重症监护、急诊急救、血液净化、肿瘤、手术室领域专科护士的培养。对临床护理人力资源进行能级分层，可以使其与院校教育层次的划分相适应，更加利于不同的护理人员在其岗位上发挥最大的潜力，创造更多、更高效、更高质的护理服务。经历过高等教育的护士在理论知识、沟通交流、科研与教学以及临床思维方面有明显的优势，对他们应该有更高的要求。护理人员的分层使用，不仅要有比较充足的人力资源，而且更需要有能力强、可独当一面的高级护理人才。

总之，护理分层配置是在我国现有的护理人力资源现况下提出的发展新思路和趋势。只有合理的护理人力资源配置，才能满足患者多方面的需求，使人性化服务落实到实际工作中，明确各岗位的职能，逐级管理，使各级护理人员能够发挥其最大的作用，充分开发护理人力资源，同时分层管理也拓宽了护士个人职业生涯发展的空间，赋予了护理人才结构的新形式，有利于加快护理人才队伍的建设。

二、护理人力资源分层配置方法

（一）护理人力资源能级划分的方法

护理人力资源能级划分基本原则　护理人力资源能级划分是人力资源分层分类管理在护理专业中的具体应用。护理质量是护理管理的核心问题，而护理人员则是护理质量的践行者。合理配置护理人力资源，不仅是保障和提高护理质量的基础，也是确保护理专业可持续发展、满足人民群众和社会健康服务需求的保障条件。如何对护理人力资源进行有效的整合、调整及开发和利用，以有限的人员数量和质量，服务患者、服务临床、服务社会，来满足广大人民群众实际需要是医院管理者所要面对的重要课题。护理管理的实施力求做到人尽其才、才尽其用、人事相宜，最大限度地发挥人力资源的作用，实现护理人力资源有效、合理和科学的配置，应遵循如下原则。

（1）能级对应原则：合理的人力资源配置应使整体功能强化，使人的能力与岗位要求相对应。护理工作岗位有层次和种类之分，它们占据着不同的位置，处于不同的能级水平。每个人具备的能力水准不尽相同，在纵向上处于相应的不同能级位置。护理岗位的人员配置应做到能级对应，量才使用、知人善用、唯才是用、用人之长、容人之短、外不避仇、内不避亲。换句话说，就是使每个人所具有的能级水平与所处的层次和岗位的能级要求相对应；使不同职称、不同学历、不同资历的护理人员，按照其自身知识、技能、能力和个人特质等方面的素质涵养，适应不同的服务对象及医学、护理学和科学技术飞速发展的需要；使护理人员承担相应的责任和义务，享有应得的的价值分配制度，以达到责、权、利的和谐统一。

（2）优化组合原则：众所周知，人的发展受先天素质的影响，更受后天实践的制约。后天的能力不仅与本人的努力程度有关，也与实践的环境有着密不可分的联系。因此，人的能力的发展是不平衡的，其个性也是多样化的。每个人都有自己的长处和短处，有其总体的能级水准，同时也有自己的个性特征、专业特长及兴趣爱好。运用科学、系统的管理方法，对医院内一定数量不同层次结构的护理人员，在编制上进行人才组织结构优化和合理配置，使不同年龄、不同个性、不同职能、不同学历、不同职称和不同特长的护理人员优化组合，优势互补，既能有利于充分发挥个人自身的潜能，又能有利于积极培养护理专业的可塑之才。

优化组合也就是优势定位，有两个层面的内容：①指个人应根据自身优势和岗位要求，选择最有利于发挥自己优势和特长的岗位；②指管理者也应据此将团队组织成员安置到最有利于发挥其优势和特长的岗位上，在充分考虑护理专业的人工成本消耗和经济效益的基础上，确保人力需求与护理工作量相适应。对护理人力资源进行能级划分，在维护护理人员自身利益的同时，最大限度地保障患者的合法权益，确保护理工作的质量和安全，从而达到以最少投入获得最大效益的管理目标。

（3）动态调配原则：指当人员或岗位要求发生变化时，适时地对人员配备进行相应的调整，统筹兼顾以保证始终使合适的人在合适的岗位上工作。首先，护理人员岗位编制要适应发展的需要。工作岗位或岗位内容要求是在变化发展的，人对工作岗位的适应也有一个实践与认识的过程。由于种种原因，使得能级不对应，用非所长等情况也时常发生。因此，如果搞一次定位，直至终身，不仅会影响工作质量和效率，更不利于个人和组织的全面成长。任何管理模式都不会是一成不变的。同样，能级对应和优势定位只有在不断调整的动态发展过程中才能逐步实现。其次，动态管理是提高现有护士人力的重要手段。在我国护理人力资源绝对和相对均不足的情况下，护理管理者变革管理思路，最大限度的充分利用现有护理人力资源，是保证护理质量和安全的重要手段。护理管理者应根据政策和形势的要求，不断细化和规范护理人员的动态调配，有预见能力、创新能力和改革能力，重视和落实护士岗位管理，在人事管理上发挥对护理人员的筛选、调配、选用、培养的职责和权利。再次，动态调剂应由护理管理者直接调配，建立和健全医院护理管理体制，完善医院护理部主任职权配套体系。护理管理工作需要实事求是地结合本国国情和本地院情，从实际出发，从大局出发，从全局出发，配合医院战略规划和总体发展，创建适合自己医院发展的责任制整体护理的工作管理模式，提供护理人员编制和配备的决策性建议，发挥管理职能应有的作用。可见，能级划分按动态发展的原则不断地调整和改进，以促进护理事业全面可持续的发展。

(4)经济效能原则：经济效能原则，一方面是指正确恰当地运用激励机制和约束机制，重新调整薪酬分配方案，提高护理人员工作的积极性，不仅有效阻止了临床一线护士向辅助科室流动，还减少了实习期、轮转期和合同制护士等离岗现象的发生。用法律法规、政策制度和经济手段多管齐下调整护士人力，既能保障临床护士人力，又能稳定护理专业队伍。医院和护理部应想方设法采取措施来吸纳和留用护理人才，只有扩大护理人员队伍，合理调整结构，才能从根本上解决护理人力资源不足的问题。尤其，通过物质、精神和信息等动力促进因素，提高了高学历、高职称护理人员的工作积极性，既能推动我国护理学科高等教育专业体系的完善，又能保证医疗卫生技术职称评定的实施。另一方面，逐步进行分配制度改革，针对护理工作的特点、岗位、风险、能力等情况，使奖金分配向高层次人才和重点岗位倾斜，制定绩效考核和奖金分配原则。根据薪酬管理体系的“3P”理论，实现以岗位定薪，为岗位付酬；以业绩定薪，为业绩付酬；以能力定薪，为能力付酬之理念，从而取代原来传统的薪资体系。通过建立护理人员绩效考核的评价体系，兑现应有的福利待遇，实施岗位对应的职位工资、绩效工资、护龄津贴、计划补助和工作超额奖励等，使护理人员的工作热情、动力和积极性得以保障。护理管理者对护理人员实行绩效评价鞭策了护士的工作，帮助护士认清了工作中的不足和改进方向，而且也是现代化管理理念应用于护理专业学科的积极探索和有力实践。

(5)内部为主原则：能级划分以内部为主的原则，主要是指从组织团队内部使用人才，从临床一线护理工作者中选拔人才，从每个临床护理单元内部培养人才。根据医院的战略发展规划，明确未来需要的护理人才类型，对内部护理人才进行盘点，分析护理人才流动的趋势，明确短、中、长期各种护理人才需求的数量，确定人才战略规划，即哪些人才空缺，可以通过内部培养实现，哪些人才差距只能借助外部引进达成。

领导者善用管理者，管理者善用劳动者，环环相扣，层层递进，使组织内部结构清晰、层次分明，管理科学、严谨而高效。一般来说，管理者在使用人才，特别是高级人才时，总觉得人才不够，时常抱怨本团队组织中现有的人才不足。其实，每个单位都有自己的人才，问题是“千里马常有”，而“伯乐不常有”。因此，关键是在组织单位内部建立起人才资源的开发机制和使用人才的激励机制，不断加强人与人之间的交流、沟通和理解，用感情在全院职工中建立起一条看不见、摸不着但能让人实实在在感受到的无形纽带，将全院护理人员拧成一股绳，形成合力，达成共识。护理管理者应给有志青年和有潜力的护理人员提供促进成长的平台，创造实践的机会与挑战，营造激励与竞争的氛围，使护理团队中的每一位成员都能得到平等而又自由的选择和机遇，通过团队和个人的共同进步是促成护理学科可持续发展的动力和源泉。作为个人而言，通过能级划分护理人员自身也能把握前进的方向和动力，明确可期的目标和阶段，落实可依的规划和步骤，实现组织和个人的和谐发展和互利共赢。

（二）护理人力资源分层配置的方法

1. 根据个人素质的分层配置

（1）个人职称、年资、学历和能力的分层配置：我国自 1979 年建立了独立的护理技术职务序列，形成了一支由初级、中级、高级三级护理技术职称构成的护理队伍，涉及护士、护师、主管护师、副主任护师和主任护师构成的五个层级护理人员，职称分级模式为我国护理人员实行分层次管理奠定了坚实的基础。因此，我国护理人员分层框架可充分利用现有的较完善的职称体系，在此基础上建立更为合理的分层管理制度。护理人员按职称上岗始于 20 世纪 90 年代初期，由于护理专业技术职务的评定开始近 20 年，加之高等护理教育的恢复和发展，已形成了中专、大专、本科和研究生四个层次比较完整的高等护理教育体系，这样在护理队伍中存在职称和知识结构上的差异，为护士的职称、学历、业务能力和临床经验，科学合理地安排各级护理人员按职称上岗奠定了基础。1998 年我国开始试行护士分层次使用，并将护士分为毕业第 1 年（见习护士）、低年资护士（毕业 2~3 年）、高年资护士（毕业 4 年以上）、低年资护师（取得护师资格 1~3 年）、高年资护师（取得护师资格 4 年以上）、主管护师、副主任护师、护士长，共 8 个层次。也有学者将护士分层与职称体系相配套，护理人员分为 4 个等级，分别是Ⅰ级（助理护士）、Ⅱ级（注册 A 护士、护士，注册 B 护士、护师）、Ⅲ级（专业护士，主管护师）、Ⅳ级（护理专家，副主任护师和主任护师）。临床管理模式形成以专业护士为监督、注册护士为主体、护理员和助理护士为辅助的护理人员等级结构。

（2）个人核心能力的分层配置

1）知识：指员工必须学习或取得的与工作绩效直接相关的信息，如职称、学历、临床工作年限、专科工作经验。①助理护士：具有中专以上学历，未取得护士执业资格证书或未注册的实习护士和轮转期护士。②一级护士：初级（士）专业技术职务任职资格以上，临床工作年限 1~3 年的护理人员。③二级护士：大专及以上学历，初级（师）专业技术职务任职资格以上的护理人员。④三级护士：大专及以上学历，中级（主管护师）专业技术职务任职资格以上，专科工作经验 3 年以上的护理人员。

2）技能：指运用某种工具或设备等硬件设施执行某项任务的能力，包括专业技能、操作技术风险 / 含量、培训经历 / 继续教育、资质认定等方面内容。①助理护士：进行生活护理和简单的基础护理，不得从事临床护理技术操作，可行非侵入性操作。②一级护士：基础护理、整体护理，执行大部分护嘱护理措施，一般性常规护理操作、一般性治疗护理操作。③二级护士：进行急危重症、配合及康复护理，执行医嘱护理措施，处理临床疑难问题，掌握较复杂、高技术含量护理操作。④三级护士：进行专科护理和间接护理，运用发展新知识、新技术、新技能解决疑难特殊专科护理问题，精通各项专科临床护理操作。

3）能力：指利用心智或精神活动等非硬件设施提高工作绩效的潜能，如教学、科研、管理和领导能力。已有研究表明，专业能力进阶制度对注册护士的临床实践及综合能力有明确要求。在不同的进阶过程中，专业核心能力一直是评价中强调的重点，而科研能力和教育能力往往是高级进阶层次的必备条件。①助理护士：必须具有自我管理的能力。②一级护士：熟悉健康教育（护理指导和咨询），了解和发现护理工作中的问题，胜任独立当班，根据轻重缓急，合理安排护理工作，独立思考、及时汇报。③二级护士：指导、带教下级护士的临床和教学工作，熟悉文献检索、科研设计、统计分析、课题总结等基本科研方法，安全管理，保证和监督专科诊疗护理过程和临床护理路径实施，在实际护理工作中进行判断、决策并解决问题。④三级护士：专科业务培训和临床小讲课，带教本科生、指导研究生，精通科研并产出研究成果（作为第一作者在核心期刊发表科研成果1篇以上与本专业相关的学术论文，或者参编专著1部），进行病区管理，维护和促进护理质量持续改进，组织和开展护理改革，具有影响力、激励和授权能力。

2. 根据病区工作模式的分层配置

（1）责任小组制的分层配置：适合于病区工作不忙，但护士配备不充足，达不到卫生部要求床护士1.0∶0.4的标准。以护理组长负责制为核心的病区护士长—护理组长—护士三级管理模式是一种有效的病区管理模式。对于重点完善的科室可建立“护士长—护理组长—高级责任护士—初级责任护士—助理护士”为框架的五级护理人员组织运行体系。

（2）三线值班制的分层配置：适合于人员紧张的病区、任务繁重的工作和急需抢救的患者。分为三线班（护士长或护士长助理）、二线班护士与病房护士三层工作模式。要求中午、夜间值班，值二线班的上岗人员必须遵守严格的上岗标准和要求：①要经过考核才有资格。②能承担较大的工作量，三基水平高，能指导疑难患者护理和高难度的护理操作。值班时间是12：00~15：00，晚上20：00~次晨08：00。二线班可以在医院护办室休息，不能离开病房区，病房有抢救任务或其他人员需要业务指导时，应及时投入工作中，并参加晨交班，同本组医生一起查房，查完房后下班休息。病房工作需要时，二线班在15分钟内赶到病房，二线班护士随叫随到，使护理工作快速高效，并且增加了护士的责任心和相互之间的合作，二线班护士必须和病房护士密切配合，才能共同协调完成护理任务。护士二线班解决了护理人员紧张不能上双夜班、人员不足、护士工作量大而繁重的问题，消除了很多因抢救和医疗差错带来的隐患，但不可否认，也有不熟悉每一位患者的病情、治疗和护理措施等情况发生。

3. 根据职业生涯规划的分层配置　良好的护士职业生涯管理体系可以充分发挥护士的潜能，给护士一个明确而具体的职业发展引导，帮助他们在工作中实现个人长期的职业发展目标，从人力资本增值的角度达成医院价值最大化，达成医院与护士价值的统一。护士职业生涯管理是医院帮助护士制定职业生涯规划和帮助其职业生涯发展的一系列活动，既包括护士对自己进行的个体生涯规划，也包括医院对员工进行的职业规划管理。根据护理事业发展的需求和医院的总目标，对护士本人职业生涯的主客观条件进行测定、分析、总结研究，对护士兴趣、爱好、能力、特长、经历及不足等各方面进行综合分析与权衡，护士根据自身的深层兴趣，结合个体能力、护理岗位要求，确定自己在医院护理职业的发展方向，制订个人职业的近期和远景规划、职业定位、阶段目标、路径设计、评估与行动方案等。

（1）专业成长需要的分层配置：根据专业成长需要的分层配置借助教育测量学、现代心理学、组织行为学、管理学、职业规划与职业发展理论等相关科学经典理论的指导，解决了如何将护士个人的发展与护理事业发展融为一体，通过护士个体发展实现医院护理事业整体发展的问题。

1）辅助护士：具备中专毕业以上学历，掌握基础护理理论和知识，熟练掌握生活护理操作技术。辅助护士应及时评估患者生活护理需求，负责所管患者的生活护理；完成晨间、晚间护理，正确执行护嘱；参与病区管理，保持病床单位整洁，协助上级护士做好探陪人员的管理、宣教工作；做好患者卫生和生活护理部分的健康教育。

2）床位护士：亦可称为执行护士，需具备大专或中专毕业，经过新护士培训及工作阶段，对基础护理能熟练掌握，掌握专科护理理论技术。执行护士重点负责分管患者的病情观察和部分专科护理，协助辅助护士做好基础护理工作，执行一级护理患者、术后第1天患者的生活护理；执行本组患者的长、短期治疗护理，完成与患者手术前后有关的检查、治疗、基础护理及部分专科护理的健康教育；协助责任护士做好患者探陪的管理及宣教工作，指导辅助护士工作并对其进行质量控制。

3）责任护士：必须具备大专以上学历，护师以上职称，有较强的专科护理理论和技术；参加过带教学习班学习；工作责任心强、专业知识巩固、工作能力强；积极参与病区管理，在护士中有一定威信。责任护士重点管理本组患者，跟医生查房，了解患者病情的变化和急需解决的问题；根据患者情况，给予生活评估，修改护理问题，制定护理计划，修改或新开护嘱；执行各项专科治疗护理，分配和指导执行护士和辅助护士执行本组患者生活护理及各项治疗护理；检查各项工作落实情况，书写各种护理表格，质控本组执行护士和辅助护士；做好本组患者的有关宣教，指导患者进行术后康复锻炼；协助护士长抓好护理科研和教学等工作。

4）专科护士：专科护士是取得某个专业执业证书的护士，职责是为该专科患者提供治疗护理。如重症监护专科护士、肿瘤专科护士、器官移植专科护士、急诊救护专科护士、手术专科护士，其他如造口护士、糖尿病专科护士。

5）临床护理专家：临床护理专家是由专科护士发展而来，是具有学士学位和硕士学位的专科护士。早在80年代，国外就培养了各临床领域的护理专家，如医院设立造口治疗师。在美国，现代临床护理专家已从病房走向门诊、社区、家庭，涉及多个专业领域。她们具备较强的管理能力，丰富的临床经验，独立判断病情和各种危险信号的能力，较深的护理知识造诣及疾病预防、康复相关知识，有较强临床教学和研究能力。负责护理活动及直接参与治疗，对临床护士在遇到复杂专科患者护理问题时进行指导和咨询；参与医院相关制度的制定，直接参与临床教学和研究，承担专科顾问和咨询工作。

6）护理教育人员：热爱护理专业，热心护理教育，具有良好的职业道德素质，系统地掌握护理理论知识和丰富的临床经验与技能；熟悉教育学基础理论和技能等。

7）护理管理人员：护理管理者包括各级护士长、护理部主任、副主任、护理副院长。具有良好的职业道德、政治道德、心理道德素养；较强的组织管理能力；熟悉管理科学知识和专业管理知识；有系统的护理理论知识和丰富的临床工作经验；了解国内外护理工作动态；有一定的政策水平，精力充沛体魄健壮。

（2）护理人才定位的分层配置：分层次人才培养制度作为一种有计划的、科学的人才培养方法，可以有效地促进医院护理质量的提高和患者满意度的增加，可以促进医院护理学科的建设和发展。可分为三个层次，分别为专家型护理人才、骨干型护理人才、成长型护理人才。

1）定义：面对临床护理人才断层，护理队伍构成低龄化、低学历化、低工作经历化的状况，也有院护理部根据专业能力进阶理论要求，结合医院护理队伍的分层级管理现状对人才培养进行定义。①专家型护理人才：即在护理专业某专科或专项技术中具有高水平理论知识及操作技能，在专科科研、教学上取得一定成果，对其他护理人员有一定影响力的人才。②骨干型护理人才：在护理专业某专科或专项技术中有一定水平，在科研、教学上有一定成果，由其配合专科专家型人才工作，是未来专科领域的接班人。③成长型护理人才：为骨干型护理人才接班人的培养对象，由于他们刚进入临床不久，求知欲和接受能力强，理论知识扎实，有较大发展空间，是医院实行分级管理的基础。

2）选拔标准：针对三个不同层次护理专业人才的培养目标，结合实际制定了不同的选拔标准及培养对象。①专家型人才要求：工作年限大于15年，有担任科室或病区管理工作经历，有某专科护理工作或某专项护理技术工作实践经历，有独立处理临床专业问题及组织管理人员的能力，有担任省级或市级专业委员会委员的身份，有外出讲学经历，且多有学术研究建树。②骨干型人才要求：工作年限大于10年，有担任科室或病区管理的工作经历，有某专科护理工作或某专项护理技术工作实践的经历，且有学术研究成果。③成长型人才要求：工作大于3年的高学历护理人员，专科护理和“三基”护理考核成绩优异，年度考核成绩优异，通过医院三级或四级护士考评，有一定英语水平，有较大发展潜力。

3）培养措施：对于入选人员，医院根据其所在培养层次，落实各项培养措施及相应配套政策。①专家型人才培养方法：专家型人才是所在护理专科或专项技术的学术技术发展带头人，具有高级技术职称，因此在培养过程中，医院对该层次护理人员高要求，管理严格，并给他们创造机会，重点培养使之在学术、技术和管理上取得长足进步。②骨干型人才培养方法：骨干型人才是专科或专项技术学组人才构成的主要组成部分，具有高级或中级职称人员。骨干型人才的基本培养思路是在专项技术学组中分管某个方向的研究工作，根据督导制定的整体工作计划，制定某项工作的研究方向并制定开展计划，对学组成长型成员实施培训及开展科研、教学工作。各学组骨干型人才在学组专家推荐下派往各专科护士培训基地学习，使之达到专科理论知识精通、专项临床护理技术精湛，并要担任该学组继续教育项目或学术会议的授课或主持工作。考虑到临床专业和人员配置问题，在其培养上尚需要兼顾到可行性和适用性。③成长型人才培养方法：成长型人才培养是在每个学组督导的监督及指导下，依据各组不同的特点进行培养的方法。

分层次人才培养制度的实施是临床护理实践发展的需要。为满足社会的需要，保持医院可持续发展，实施分层次人才培养模式，完善护理人才梯队建设，促进了专家型、骨干型、成长型护理人才队伍的培养，拓宽了护士职业发展通道，提高了护理人员在科研、教学方面的综合能力，在护理学术研究方面取得了很大成绩。

总之，目前我国已经出台了《护理人员岗位管理的指导意见》，但岗位管理中分层细化的执行标准和工作模式仍处尝试和探索阶段，尚未促成百家争鸣、百花齐放的格局，也未在全国范围内实施和推广形成统一的体系。因此，合理分层配置护士是今后护理人力资源管理积极探索和急需努力的方向。护理质量的高低直接取决于护理专业技术骨干的技术和护理管理人员的管理水平，更取决于护理队伍中各种人才有机构成的综合效应。临床一线护士人力不足的问题，已经导致护士没有全面履行职责、护理工作不到位和护理安全等问题发生。应该说这个问题是护理人力资源管理要研究和解决的终极目标。整体护理工作徘徊不前的一个首要原因就是护理工作职责不清、人员层次不明的问题。通过实践使我们体会到，只有将不同学历、职称、年资的护士的综合能力进行评价，使其能够按照实际的能级层次上岗，担当起工作的职责，真正使各项护理工作落到实处，在保证整体护理工作的有效和有序的基础上，进一步深化整体护理内涵，而不只是流于形式，并且现有护理管理模式——简单的"平台式"管理已成为医院护理工作发展的瓶颈。护理人力资源分层配置是以适应患者需要为目的，护理管理者的任务就是搞好各种协调，创造和维持一种良好的环境，使组织成员能充分发挥聪明才智，用尽可能少的投入实现预期目标。

由此可见，对于护理人力资源的管理上需大胆改革、锐意创新，根据《医疗机构管理条例》和《护士条例》等有关法律、法规和政策，借鉴吸收近年来国内外医院管理实践中的新经验和新成果，集其他医院护理管理之众长，结合当前医药卫生体制改革中心任务，公立医院改革的重点工作以及卫生部医院护士岗位管理等文件要求，用现代质量管理的思想和方法指导工作，改变凭经验工作的习惯，探讨和尝试护理人员专业技术职务的分层管理是专家、学者和管理者等有识之士所要面临的重要而又紧迫的课题。

第四节　护理人力资源管理案例分析

上海市二、三级医院护理人力资源配置模型的研究

（叶文琴　徐筱萍　高秋韵　上海市护理学会）

根据上海市诊疗技术的发展和临床护理工作的实际需要，合理设置护理岗位，研究以上海市综合性医院、专科医院普通病房、门急诊、消毒供应科、手术室为切入点，通过现况调查，了解上海市各级医院护士编制及床位使用情况，计算普通病房、监护室护理人力资源配置，特殊护理单元（门诊、急诊）护理人力资源需求的相关因素，对护士人数配置公式的机动公式中的机动系数进行修正，建立上海市各级医院护理人力资源实际配置与标准配置模型。

一、上海市综合性医院普通病房、监护室护理人力配置

（一）研究对象

采用分层随机抽样法在上海市抽取二、三级医院 40 家进行现况调查，其中三级医院 13 家，二级医院 18 家，专科医院 9 家，对上述医院进行现况调查，包括医院护士和床位的总体配置情况和个别护理单元的配置情况。选择其中 10 家医院（其中综合性医院 7 家，专科医院 3 家）内外科普通病房和监护病房，对护理人员进行为期一周的"护理项目工时测定"，用于病房护理人力资源配置数量的计算。

（二）研究方法

1. 文献回顾　使用 Internet、CBM 数据库和 Medline 光盘检索国内外护理人力资源配置的相关文献，检索的主题词包括：health manpower（卫生人力）、human resource development（人员开发）、nursing staff（护理人员）、hospital（医院）、resource allocation（资源分配）等。

2. 专家咨询　采用调查问卷和护理项目工时测定表，均在查阅文献的基础上使用头脑风暴法自行设计。选定了 22 位来自上海市卫生局、上海市护理学会以及部分二级、三级医院的护理管理者以及 2 位统计专家进行专家咨询，其中护理管理者平均从事护理工作 24 年，平均从事工作 13 年。调查问卷经过 2 轮专家函询后确定。对其进行信度和效度分

析，调查问卷克朗巴哈（Cronbach）α 系数为 0.82767（国际上认为信度系数＞ 0.70 所得结论即为可靠），可以认为该问卷内部一致性较高，所得结果准确可信；对调查问卷进行内容效度分析，相关系数显著程度较高，符合国际通用标准；被咨询专家权威系数 Ca=0.88（一般认为 Ca ＞ 0.70 为可接受信度）。

3. 工时测定　10 家医院各抽取 10 名具有 5 年以上护理工作经验的临床护士担任现场观察员。由负责人对观察员进行培训，说明工时测定及表格填写的注意事项等，达到统一标准、统一方法、统一尺度。工时测定采用由上海星钻秒表有限公司制造的体育专用计时秒表，时间单位精确到秒（s）。测定员对所选科室的护理人员进行“一对一”跟踪测定，3 班 24h 不间断，力求准确全面。针对不同患者、不同操作者每个直接护理项目测定 30 次，取其平均值得出每项目直接护理工时。间接护理项目针对每个科室连续测定 1 周（7d），计算出平均每 24h 间接护理工时。再测出每个科室 1 周的直接护理项目的频数。直接护理工时乘以 1 周直接护理项目频数得出该病区 1 周直接护理工时，再计算出平均每 24h 直接护理工时，每 24h 直接护理与间接护理工时之和为病区 24h 护理总工时。同时在骨科、神经内科、普外科、呼吸内科、ICU、妇科、儿科、五官科、心内科监护室等科室全面展开测量。

4. 问卷调查　对 40 家医院发放工时测定表格，包括直接护理工时记录表（每个病区一份，共记录 30 次）、间接护理工时记录表（每天一份，根据空间的不同分为治疗、换药、办公三部分）和直接护理项目频数登记表（每张病床一份，由各班护士负责填写），测量临床护理工作量，包括白班、晚班、夜班的当班护士，调查发出 536 份工时测定表，回收 536，回收率 100%。

（三）研究结果

1. 机动系数　根据 1999 年国务院修订的《全国年节及纪念日放假办法》规定法定日为元旦 1 天、五一劳动节 3 天、国庆节 3 天和春节 3 天共 10 天。1999 年《国务院关于职工工作时间的规定》每周五天工作后休息两天，一年有 52 周共休息 104 天。护理人员全勤为每年（365–104–10）=251 天，调查上海市 34 家医院护理人员的不在岗情况，根据公式二：

机动系数 = 全年所有休假人数 /（研究总体护理人员数 × 全年全勤天数）

计算上海市 34 家医院机动系数并进行相关分析，见表 2-2。

表 2-2　上海市 34 家医院护理人员休假机动系数

医院序号	等级性质	实际人数	休假合计	全年工作日合计	机动系数
1	1	771	12002	193521	0.06
2	1	1166	24629	292666	0.08
3	1	1042	24746	261542	0.09
4	1	515	11919	129265	0.09
5	1	786	16767	197286	0.08
6	1	438	8082	109938	0.07
7	1	407	7572	102157	0.07
8	1	277	5169	69527	0.07

续表

医院序号	等级性质	实际人数	休假合计	全年工作日合计	机动系数
9	1	286	8882	71786	0.12
10	1	264	6940	66264	0.10
11	1	315	4228	79065	0.05
…	…	…	…	…	…

用 Kruskal-Wallis Test 统计方法对三类不同级别医院机动系数进行统计检验。统计结果显示，P=0.596 > 0.05，差别不具有统计学意义，因此，不能认为三类不同级别医院的机动系数之间有差别。将现行国家卫生部给定的机动系数 0.20 作为总体均数，对 34 家医院的机动系数做单样本率的 u 检验，结果显示两者差别有统计学意义，表明根据本次现况调查研究所得的机动系数与国家卫生部 1978 年制定的机动系数 0.20 有显著差异。对 34 家医院所得的机动系数进行描述性统计分析，所得结果综合见表 2-3。

表 2-3　护理人员休假机动系数统计值

机动系数均数	标准差	95% 参考值范围下限	95% 参考值范围上限
0.079	0.00395	0.071	0.087

在以下各单元护理人员标准配置数值的计算过程中，使用的机动系数均取 0.079。

2. 护理人力实际配置和标准配置　将护理项目工时测定数据整合、汇总，根据护理人员配置公式计算出不同级别医院不同护理单元护理人员配置的床护比数值。本次研究在结果表达中使用两类数据，即实际配置数值和标准配置数值。

实际配制是基于目前临床护士实际从事直接护理和间接护理工作的计算结果，未考虑配置公式中的机动系数部分（即机动系数 =0）。其计算使用公式三：

$$\text{科室护士实际配置数值} = \frac{\text{病房床位数} \times \text{床位使用率} \times \text{平均护理时数}}{\text{每名护士每天工作时间}}$$

床位使用率 = 占用床位数 / 开放床位数

平均护理时数 = 每病区 24 小时护理总工时 / 该病房患者总数

标准配置是指在计算过程中考虑机动系数，我们在此次研究的同时对机动率进行了新的研究和测算，研究结果中的标准配置即按照新的机动率进行计算。其计算使用公式四：

科室护士标准配置数值 = 实际配置数值 ×（1+ 机动系数）

3. 普通病房　普通病房是住院患者接受治疗、护理的场所，也是医护人员展开临床科研、教学的场所，是医院组成的基本单位，主要包括内科病房（呼吸内科、心血管内科、消化内科、神经内科等科室）和外科病房（普通外科、心胸外科、泌尿外科、骨科、神经外科）等科室。

（1）三级综合性医院普通病房床护比配置：通过对上海市 10 家三级综合性医院平均患者数、直接护理时数 / 天、直接护理时数 / 天·人、间接护理时数 / 天、间接护理时数 / 天·人、总护理时数 / 天·人的统计，由配置公式三和公式四，得出三级综合性医院床护比的实际配置数值和标准配置数值，见表 2-4。

表 2-4　10 家三级综合性医院普通病房床护比

医院编号	平均护理时数(s)/天·人	实际床护比	标准床护比
1	8282.44	0.40	0.43
2	8187.10	0.40	0.43
3	8472.30	0.41	0.44
4	9006.10	0.44	0.47
5	7705.40	0.37	0.40
6	8488.00	0.41	0.44
7	9431.29	0.46	0.49
8	9354.10	0.45	0.49
9	9728.43	0.47	0.51
10	8204.01	0.40	0.43
平均	8685.92	0.42	0.45

注：三级综合医院平均床位使用率为 99.49%

（2）二级综合性医院普通病房床护比配置：通过对上海市 10 家二级综合性医院平均患者数、直接护理时数 / 天、直接护理时数 / 天·人、间接护理时数 / 天、间接护理时数 / 天·人、总护理时数 / 天·人的统计，由配置公式三和公式四，同时使用二级综合性医院床位使用率，得出二级综合性医院实际配置床护比和标准配置床护比，见表 2-5。

表 2-5　10 家二级综合性医院普通病房床护比

医院编号	护理时数(s)/天·人	实际床护比	标准床护比
1	8282.44	0.38	0.41
2	8187.10	0.38	0.41
3	8472.30	0.39	0.42
4	9006.10	0.42	0.45
5	7705.40	0.36	0.39
6	8488.00	0.39	0.42
7	9431.29	0.44	0.47
8	9354.10	0.43	0.47
9	9728.43	0.45	0.49
10	8204.01	0.38	0.41
平均	8685.92	0.40	0.43

注：二级综合医院平均床位使用率为 95.21%

（3）综合性医院普通病房护理人员配置：综合数据，根据公式三得出表2-6。

表2-6 上海市综合性医院普通病房护理人员的实际配置

医院级别	实际床护比	95%参考值范围下限	95%参考值范围上限
三级综合医院	1∶0.42	0.3977	0.4431
二级综合医院	1∶0.40	0.3805	0.4241

综合数据，根据公式四得出表2-7。

表2-7 上海市综合性医院普通病房护理人员的标准配置

医院级别	实际床护比	95%参考值范围下限	95%参考值范围上限
三级综合医院	1∶0.45	0.4291	0.4781
二级综合医院	1∶0.43	0.4106	0.4576

将三级综合医院和二级综合医院普通病房实际配置和标准配置的床护比数值进行描述性分析，分别得到其均数和标准差，以及95%的参考值范围。统计结果综合见表2-8。

表2-8 上海市综合医院普通病房护理人员配置

结果变量	三级综合性医院	二级综合性医院
实际床护比	1∶0.4204	1∶0.4023
$\bar{x} \pm sd$	0.4204±0.01005	0.4023±0.000962
95%参考值范围	（0.3977，0.4431）	（0.3805，0.4241）
标准床护比	1∶0.4536	1∶0.4341
$\bar{x} \pm sd$	0.4536±0.01085	0.4341±0.01038
95%参考值范围	（0.4291，0.4781）	（0.4106，0.4576）

4. 监护病房　监护病房又称加强医疗病房，是危重患者集中治疗的病室，分为内科监护病房（通常指CCU）和外科监护病房（通常指ICU），因护理对象危重，重症监护病房的护理人员配置数量比普通病房多，床护比数值高。

（1）内科监护病房护理人力资源配置：通过对上海市40家医院内科监护病房展开床位数、内科监护室病床使用率的调查，三级综合性医院内科监护室平均床位使用率为87.09%，二级综合性医院内科监护室为81.78%，专科医院为49.40%，将内科监护室床位使用情况进行Kruskal-Wallis Test分析，结果P=0.01 ＜ 0.05，差异有统计学意义，说明三级综合性医院、二级综合性医院、专科医院外科监护室床位使用率差异有统计学意义。

三级综合性医院内科监护室实际床护比为1∶1.15，95%的参考值范围：0.8370~1.4630；标准床护比为1∶1.2409，95%的参考值范围：0.9046~1.5776。二级综合性医院内科监护室实际床护比为1∶0.9211，95%的参考值范围：0.6711~1.1711；标准床护比为1∶0.9939，95%的参考值范围：0.7244~1.2689。

综合数据，根据公式三得出表2-9：

表2-9 上海市综合性医院内科监护病房护理人员实际配置

医院级别	实际床护比	95%参考值范围下限	95%参考值范围上限
三级综合医院	1：1.15	0.8370	1.4630
二级综合医院	1：0.92	0.6711	1.1711

综合数据，根据公式四得出表2-10：

表2-10 上海市综合性医院内科监护病房护理人员标准配置

医院级别	实际床护比	95%参考值范围下限	95%参考值范围上限
三级综合医院	1：1.24	0.9046	1.5776
二级综合医院	1：1.00	0.7244	1.2689

三级综合医院与二级综合医院内科监护室床护比配置数值差别较大，这与两类医院的床位使用率差别有关，也与收治患者危重程度相关，所以两个不同级别医院，应根据床位使用情况采取不同的配置标准。将三级综合医院和二级综合医院内科监护室实际配置和标准配置的床护比数值进行描述性分析，分别得到其均数和标准差，以及95%的参考值范围。统计结果综合见表2-11：

表2-11 上海市二、三级综合医院内科监护室护理人员配置

结果变量	三级综合性医院	二级综合性医院
实际床护比	1：1.1500	1：0.9211
$\bar{x} \pm sd$	1.1500 ± 0.13575	0.9211 ± 0.10842
95%参考值范围	（0.8370，1.4630）	（0.6711，1.1711）
标准床护比	1：1.2409	1：0.9939
$\bar{x} \pm sd$	1.2409 ± 0.13575	0.9939 ± 0.10842
95%参考值范围	（0.9046，1.5776）	（0.7244，1.2689）

（2）外科监护病房护理人力资源配置：通过对上海市40家医院外科监护病房展开床位数、内科监护室病床使用率的调查，三级综合性医院内科监护室平均床位使用率为75.52%，二级综合性医院内科监护室为46.09%，专科医院为18.82%，将外科监护室床位使用情况进行Kruskal-Wallis Test分析，结果P=0.0021 < 0.05，差异有统计学意义，说明三级综合性医院、二级综合性医院、专科医院内科监护室床位使用率差异有统计学意义。

通过对10家医院外科监护室工时进行测定，直接护理工时占74%，间接护理工时占26%。

根据床位使用率和配置公式三、配置公式四，分别计算三级综合医院和二级综合医院外科监护室护理人员实际配置和标准配置数值，见表2-12和2-13：

表 2-12　上海市三级综合医院外科监护室护理人员配置

医院编号	床位数	平均护理时数 / 天 · 人(s)	实际床护比	标准床护比
1	22	47902.45	1.76	1.899
2	10	43373.56	1.59	1.719
3	12	45367.69	1.67	1.798
4	12	45277.10	1.66	1.795
5	15	48581.03	1.78	1.926
6	14	41576.07	1.53	1.648
7	8	43956.91	1.61	1.742
8	20	39235.92	1.44	1.555
9	15	44299.46	1.63	1.756
10	12	33917.97	1.25	1.345
平均	14	43348.82	1.593	1.718

三级综合性医院外科监护室平均床位使用率为 75.52%。

表 2-13　上海市二级综合医院外科监护室护理人员配置

医院编号	床位数	总护理时数 / 天 · 人(s)	床位使用率 46.09% 实际床护比	床位使用率 46.09% 标准床护比
1	22	47902.45	1.07	1.159
2	10	43373.56	0.97	1.049
3	12	45367.69	1.02	1.098
4	12	45277.10	1.02	1.095
5	15	48581.03	1.09	1.175
6	14	41576.07	0.93	1.006
7	8	43956.91	0.99	1.063
8	20	39235.92	0.88	0.949
9	15	44299.46	0.99	1.072
10	12	33917.97	0.76	0.821
平均	14	43348.82	0.972	1.049

二级综合医院外科监护室平均床位使用率为 46.09%。

三级综合性医院外科监护室实际床护比为 1 ∶ 1.5920，95% 的参考值范围：1.4802~1.7038；标准床护比为 1 ∶ 1.7183，95% 的参考值范围：1.5965~1.8401。二级综合性医院外科监护室实际床护比为 1 ∶ 0.9720，95% 的参考值范围：0.9029~1.0411；标准床护比为 1 ∶ 1.0487，95% 的参考值范围：0.9744~1.1230。

综合数据，根据公式三得出表 2-14。

表 2-14　上海市综合性医院外科监护病房护理人员实际配置

医院级别	实际床护比	95% 参考值范围下限	95% 参考值范围上限
三级综合医院	1：1.59	1.4802	1.7038
二级综合医院	1：0.97	0.9029	1.0411

综合数据，根据公式四得出表 2-15：

表 2-15　上海市综合性医院外科监护病房护理人员标准配置

医院级别	实际床护比	95% 参考值范围下限	95% 参考值范围上限
三级综合医院	1：1.72	1.5965	1.8401
二级综合医院	1：1.05	0.9744	1.1230

三级综合医院与二级综合医院外科监护室床护比配置数值差别较大，这与两类医院的床位使用率差别有关，也与收治患者危重程度相关，所以两个不同级别医院，应根据床位使用情况采取不同的配置标准。将三级综合医院和二级综合医院外科监护室实际配置和标准配置的床护比数值进行描述性分析，分别得到其均数和标准差，以及 95% 的参考值范围。统计结果见表 2-16：

表 2-16　上海市二、三级综合医院外科监护室护理人员配置

结果变量	三级综合性医院	二级综合性医院
实际床护比	1：1.5920	1：0.9720
$\bar{x} \pm sd$	1.5920 ± 0.04944	0.9720 ± 0.03054
95% 参考值范围	（1.4802，1.7038）	（0.9029，1.0411）
标准床护比	1：1.7183	1：1.0487
$\bar{x} \pm sd$	1.7183 ± 0.05385	1.0487 ± 0.03284
95% 参考值范围	（1.5965，1.8401）	（0.9744，1.1230）

二、上海市综合性医院门急诊、手术室、消毒供应科护理人力配置

（一）研究对象

采用分层随机抽样法在上海市抽取二、三级医院 40 家医院门急诊、手术室、消毒供应科等进行现况调查，对护理人员进行为期一周的“护理项目工时测定”，用于不同科室护理人力资源数量的计算。

（二）研究方法

1. 文献回顾　使用 Internet、CBM 数据库和 Medline 光盘检索国内外护理人力资源配置的相关文献，检索的主题词包括：health manpower（卫生人力）、human resource development（人员开发）、nursing staff（护理人员）、hospital（医院）、resource allocation（资源分配）等。

2. 专家咨询 护理工时测定表，均在查阅文献的基础上使用头脑风暴法自行设计。选定了 22 位来自上海市卫生局、上海市护理学会以及部分二级、三级医院的护理管理者以及 2 位统计专家进行专家咨询。

3. 工时测定 10 家医院各抽取 10 名具有 5 年以上护理工作经验的临床护士担任现场观察员。40 家医院同时在急诊观察室、中心输液室、门诊换药室、门诊治疗室、消毒供应科、手术室等单元进行工时测定。

4. 问卷调查 针对 40 家医院护理管理人员发放 5 类调查问卷（综合问卷、门诊、急诊、手术室、消毒供应室）共 200 份，回收 200 份，回收率为 100%，针对 10 家选定的工时测定医院发放测定表格 3 类（直接工时测定表、间接工时测定表、频数登记表）共 160 份，回收 160，回收率 100%，回收表格中有一家综合性医院部分数据无效，有效率为 90%。

（三）研究结果

1. 急诊 急诊是医院诊治和抢救危重患者的最前哨，基本任务是及时、准确、迅速的诊断和抢救危重患者，急诊单元的护理人力资源配置分急诊室、急诊观察室和中心输液室三部分叙述。

（1）急诊室：对上海市 40 家医院急诊情况进行调查，使用多元线性回归分析对 40 家被调查医院的年急诊量（日急诊量）、展开床位数和护士人数（不包括输液室）进行分析，寻求配置急诊护理人力资源的合适方法。

1）三级综合性医院急诊室护理人力资源配置：三级综合性医院急诊室护理人员配置人数与日急诊量、医院床位数多元回归分析，查 F 界值表得 $F0.05(2, 10)=4.10$，$F=6.800 > 4.10$，$P=0.014 < 0.005$，在 $\alpha=0.05$ 水平上拒绝 H_0，接受 H_1，认为回归方程具有统计学意义。对回归方程中两个自变量采用逐步回归的方法进行选择。对平均日急诊量和医院展开床位数进行逐步回归后的检验所得 P 值，$P < 0.05$ 有统计学意义。统计结果表明：急诊护理人力资源配置与平均日急诊量有相关性，而与展开床位数的相关性无统计学意义。同时，由回归方程得出自变量的回归系数和常数，分别为 0.069 和 24.5，综合以上分析结果可以得出三级综合性医院急诊室护理人力资源配置公式：

三级综合性医院急诊室护士配置计算公式五：

急诊配置护士人数 = 平均日急诊量 ×0.069+24.5

将本次调查的 13 家三级综合性医院平均日急诊量代入到上述公式五中，求出上海市三级综合性医院急诊护理人力资源配置的数值。

2）二级综合性医院急诊室护理人力资源配置：二级综合性医院急诊护士实际人数与日急诊量、医院床位数多元回归分析结果表明，查 F 界值表得 $F0.05(2, 15)=3.74$，$F=14.750 > 3.74$，$P=0.000 < 0.005$，在 $\alpha=0.05$ 水平上拒绝 H_0，接受 H_1，认为回归方程具有统计学意义。对回归方程中两个自变量采用逐步回归的方法进行选择。对平均日急诊量和医院展开床位数进行逐步回归后的检验所得 P 值，$P < 0.05$ 有统计学意义。统计结果表明：急诊护理人力资源配置与平均日急诊量有相关性，而与展开床位数的相关性无统计学意义。同时，由回归方程得出自变量的回归系数和常数，分别为 0.087 和 8.4，综合以上分析结果可以得出二级综合性医院急诊室护理人力资源配置公式：

二级综合性医院急诊室护士配置计算公式六：

急诊配置护士人数 = 平均日急诊量 ×0.087+8.4

将本次调查的 18 家三级综合性医院平均日急诊量代入到公式六中，求出上海市二级综合性医院急诊护理人力资源配置的数值。

3）专科医院急诊室护理人力资源配置：专科医院急诊室护理人员配置数量与日急诊量、医院床位数多元回归分析结果显示，专科医院急诊室护士人数与日急诊量以及展开床位数都无相关性，结果产生的原因可能是样本量太少或专科医院自身特点所致，专科医院不适合此类公式。

三级综合性医院急诊室实际配置人数为 49.59，95% 的参考值范围：40，5958~58.5680；标准配置人数为 53.50.95% 的参考值范围：43.8004~63.2058。二级综合性医院急诊室实际配置人数为 31.58.95% 的参考值范围：23.0855~40.0834；标准配置人数为 34.08，95% 的参考值范围：24.9071~43.2489。

综合数据，根据公式五、六得出表 2-17：

表 2-17　上海市综合性医院急诊室护理人员实际配置

医院级别	护士人数	95% 参考值范围下限	95% 参考值范围上限
三级综合医院	49.59	40.5958	58.5780
二级综合医院	31.58	23.0855	40.0834

综合数据，根据公式三得出表 2-17：

表 2-18　上海市综合性医院急诊室护理人员标准配置

医院级别	护士人数	95% 参考值范围下限	95% 参考值范围上限
三级综合医院	53.50	43.8004	63.2058
二级综合医院	34.08	24.9071	43.2489

三级综合医院与二级综合医院年急诊量、日急诊量均有一定差别，所以两个不同级别医院，应根据医院级别和不同的急诊量数值采取不同的配置标准。将三级综合医院和二级综合医院急诊室实际配置和标准配置的床护比数值进行描述性分析，分别得到其均数和标准差，以及 95% 的参考值范围。统计结果综合见表 2-19：

表 2-19　上海市综合性医院急诊护理人员配置

结果变量	医院级别	
	三级综合性医院	二级综合性医院
实际床护比	平均日急诊 ×0.069+18.136	平均日门诊量 ×0.087+8.4
$\bar{x} \pm sd$	49.5869 ± 4.12661	31.5844 ± 4.02827
95% 参考值范围	（40.5958，58.5780）	（23.0855，40.0834）
标准床护比	实际编制 ×（1+1.079）	实际编制 ×（1+1.079）
$\bar{x} \pm sd$	53.5031 ± 4.45321	34.0783 ± 4.34664
95% 参考值范围	（43.8004，63.2058）	（24.9071，43.2489）

（2）急诊观察室护理人力资源配置：上海市各综合性医院急诊科室均设有急诊观察室，主要用于收治病情需要住院但无床位不能转出者、不能立即确诊且离院后病情可能变化者、接受治疗但病情未能稳定者等。急诊观察室因患者留院观察时间短、流动量大、周转快、有家属陪伴，与病房护理工作差别较大。

采用目的抽样法抽取上海市10家医院的急诊观察室，其中1~7号为三级综合性医院急诊观察室，8号为某精神卫生中心急诊观察室，9、10号分别为两家不同性质的专科医院。在调查研究的过程中，因为实施原因，编号为4的某三级综合性医院未能进行相应工时测定，所以该医院的数据空缺。针对6家三级综合性医院急诊观察室进行分析，8、9、10号医院急诊观察室将分别进行工时计算和护理人力资源配置，最终得到直接护理工时占71%，间接护理工时占29%。急诊观察室的护理工作模式与普通病房类似，所以护理人员配置计算方法采用配置公式三和配置公式四。

综合数据，根据公式三得出表2-20。

表2-20 上海市综合性医院急诊观察室护理人员实际配置

医院级别	实际床护比	95%参考值范围下限	95%参考值范围上限
三级综合医院	1：0.40	0.3208	0.4725

综合数据，根据公式四得出表2-21。

表2-21 上海市综合性医院急诊观察室护理人员标准配置

医院级别	标准床护比	95%参考值范围下限	95%参考值范围上限
三级综合医院	1：0.43	0.3468	0.5032

综合性医院急诊观察室护理人员的实际配置床护比为1：0.40，95%的参考值范围：0.3208~0.4725；标准配置为1：0.43，95%的参考值范围：0.3468~0.5032，其配置数值区间与普通病房配置数值相近。见表2-22：

表2-22 上海市综合性医院急诊观察室护理人员配置

分类	标准床护比	$\bar{x} \pm sd$	95%参考值范围上限
实际配置	1：0.40	0.3967 ± 0.02951	（0.3208，0.4725）
标准配置	1：0.43	0.4250 ± 0.03041	（0.3468，0.5032）

（3）中心输液室护理人力资源配置：中心输液室是门、急诊患者接受治疗的主要场所，是区别门诊、急诊与普通病房的新型病区，是医院的窗口。合理的护理人力资源配置是保证输液室护理质量的基础。中心输液室主要承担全院门、急诊输液工作，工作内容单一，具有季节性，患者流动性大，患者要求时效性强。

对上海市所有开设中心输液室的医院进行编号，随机抽取其中10所医院。抽取结果为综合性医院9所，专科医院1所，对10所医院中心输液室护理工作量、输液人次及护理人力资源配置现状进行调查研究。

设计护理工时测定记录表，在检索相关文献资料和咨询专家的基础上，根据输液室实际开展护理工作情况和患者在输液室的需求设计出护理工时测定记录表，包括直接护理项目工时测定表、间接护理项目工时测定表和直接护理项目频数登记表。直接护理项目是指直接发生在患者身上的护理操作项目，分为静脉穿刺、更换液体、拔出液体、协助大小便、意外情况处理、药物不良反应处理、健康教育、吸氧、交接班 9 项内容。间接护理项目为不直接发生在患者身上或为直接护理做准备的护理操作，分为交接治疗药品、整理用物、清点急救药品、补充物品、空气消毒、带教护生、维护病房秩序、输液反应标本送检等内容。

现场调查抽取的 10 所医院护理部推荐具有一定临床经验、大专以上学历的护士，由研究者进行集中培训、发放设计的护理工时测定记录表，要求调查者按照动作时间测定法的标准，脱产负责该研究的现场工时测定。直接护理项目工时测定表每个输液室 1 份，对每项直接护理项目时间测定 30 次，记录每次操作时间，取平均值作为该项操作的实际操作时间。间接护理工时测定表每天 1 份，共记录 7 天。直接护理项目频数登记表每张输液床或输液椅每天发放 1 份，持续 7 天。前两种表格由专职护理工时测定人员填写，直接护理项目频数登记表由各班护士负责填写。

研究结果显示，间接护理工时所占比例较大，达到 93%，加药和接受治疗物品在中心输液室间接护理工作中所占比例最多，分别占 20% 和 75%，总计达 95%。如果在中心输液室的接受药品和加药统一由护理工作支持系统完成，可节省一定的护理人力资源。中心输液室作为医院的一个特殊工作单元，其治疗护理任务相对单一，即为患者进行输液治疗、化疗等，通过现况调查和统计分析，我们发现该单元工作量与每日接诊输液患者人数相关。根据调查结果，中心输液室护理人员现有编制情况见表 2-23：

表 2-23　上海市 10 家医院中心输液室护理人员配置现状

编号	每天输液患者数	护理工作量	护理工时 / 人次	现有护士数	患者数 / 护士数
1	280.70	442380.90	1575.99	15	0.0767
2	283.50	466408.12	1645.18	12	0.0800
3	217.72	382231.60	1755.61	15	0.0854
4	262.59	416998.17	1588.04	25	0.0773
5	303.57	490007.48	1615.21	20	0.0786
6	234.29	396398.82	1691.92	6	0.0823
7	67.43	45914.50	680.92	6	0.0331

在数据显示的 7 家医院中，1 家医院为五官科医院，其余为综合性医院。根据研究结果，中心输液室护理人员配置数量与平均每日输液患者数相关。

综合性医院中心输液室护士配置公式七：

中心输液室配置护士人数（综合性医院）= 平均每日输液患者数 ×0.08

中心输液室配置护士人数（专科医院）= 平均每日输液患者数 ×0.15

综合数据，根据公式四、公式七得出表 2-24：

表 2-24 上海市综合性医院中心输液室护理人员配置

医院级别	平均每日输液患者数	实际配置护士数	标准配置护士数
三级综合医院	263.69	21.10	22.77
专科医院	67.43	10.11	10.91

根据公式七，对综合性医院每日不同程度的输液量所需护理人员配置数作出预测，结果见表 2-25：

表 2-25 上海市综合性医院中心输液室护理人员预测配置

平均每日输液患者数	每日患者数中位数	实际配置护士数	标准配置护士数
51~150	100.00	8.00	8.63
151~250	200.00	16.00	17.26
251~350	300.00	24.00	25.90

2. 门诊 门诊是医院面向患者的窗口，也是诊疗工作的第一线，由与病房各科室相对应的门诊科室、医技科室和辅助科室组成，承担患者就诊、保健咨询、集体体检等任务。本研究对上海市 40 家医院门诊情况进行调查，其年门诊量、展开床位和市护理人员数情况展开现状调查。

（1）三级综合性医院门诊护理人员配置：查 F 界值得 $F0.05(2,10)=4.10$，$F=10.731>4.10$，$P=0.003<0.005$，在 $\alpha=0.05$ 水平上拒绝 H_0，接受 H_1，认为回归方程具有统计学意义。对回归方程具有统计学意义。对回归方程中两个自变量采用逐步回归的方法进行选择。对平均日门诊量和医院展开床位数进行逐步回归后的检验所得 P 值，$P<0.05$ 有统计学意义。由统计结果表明，三级综合医院门诊护理人员配置与门诊总量的相关性有统计学意义，而与展开床位数的相关性不具有统计学意义。即护理人员配置数量主要由门诊总量决定。

同时由回归方程得出自变量的回归系数和常数，分别为 0.013 和 18.136。

三级综合性医院门诊护理人力资源配置公式八：

门诊配置护理人员配置数 = 平均日门诊量 ×0.013+18.136

将本次调查的 13 家三级综合性医院平均日门诊量代入公式八中，求出上海市三级综合性医院门诊护理人员配置数值。

（2）二级综合性医院门诊护理人员配置：查 F 界值表得 $F0.05(2,15)=3.74$，$F=14.750>3.74$，$P=0.000<0.005$，在 $\alpha=0.05$ 水平上拒绝 H_0，接受 H_1，认为回归方程具有统计学意义。对回归方程具有统计学意义。对回归方程中两个自变量采用逐步回归的方法进行选择。统计结果表明，二级综合医院门诊护理人力资源配置与门诊总量的相关性有统计学意义，而与展开床位数的相关性不具有统计学意义。

同时由回归方程得出自变量的回归系数和常数，分别为 0.009 和 5.415。综合以上分析结果可以得出二级综合性医院门诊护理人员配置公式。

二级综合性医院门诊护理人员配置公式九：

门诊配置护理人员配置数 = 平均日门诊量 ×0.009+5.415

将本次调查的 18 家三级综合性医院平均日门诊量代入公式九中，求出上海市三级综合性医院门诊护理人员配置数值。

（3）专科医院门诊护理人员配置：查 F 界值表得 $F0.05(2,4)=9.55$，$F=1.981 < 3.74$，$P=0.252 < 0.005$，在 $\alpha=0.05$ 水平上拒绝 H_0，接受 H_1，认为回归方程具有统计学意义。主要原因可能与样本量太少或专科医院自身特点有关。

（4）综合性医院门诊护理人员配置：三级综合性医院和二级综合性医院年门诊量有一定差别，所以两个不同级别医院门诊护理人员配置计算公式系数和常数有所不同，应根据医院级别或门诊量数值采取不同的配置。三级综合性医院门诊平均实际配置人数为 62.27，95% 的参考值范围：53.0678~71.4768；标准配置人数为 67.19，95% 的参考值范围：57.2608~77.1223。二级综合性医院门诊实际配置人数为 17.98.95% 的参考值范围：14.5920~21.3480；标准配置人数为 19.39.95% 的参考值范围：15.7437~24.0441。

综合数据，根据公式八、九得出表 2-26：

表 2-26　上海市综合性医院门诊护理人员实际配置

医院级别	护士人数	95% 参考值范围下限	95% 参考值范围上限
三级综合医院	62.27	53.0678	71.4768
二级综合医院	17.97	14.5920	21.3580

综合数据，根据公式四得出表 2-27：

表 2-27　上海市综合性医院门诊护理人员标准配置

医院级别	护士人数	95% 参考值范围下限	95% 参考值范围上限
三级综合医院	67.19	57.2608	77.1223
二级综合医院	19.39	15.7437	24.0441

对上表三级综合性医院二级性医院护理人力资源实际配置、标准配置进行描述性统计分析，汇总结果见表 2-28：

表 2-28　上海市综合性医院门诊护理人员配置

结果变量	三级综合性医院	二级综合性医院
实际床护比	平均日门诊 ×0.013+18.136	平均日门诊量 ×0.009+5.415
$\bar{x} \pm sd$	62.2723 ± 4.22454	17.9750 ± 5.415
95% 参考值范围	（53.0678，71.4768）	（14.5920，21.3580）
标准床护比	实际编制 ×（1+1.079）	实际编制 ×（1+1.079）
$\bar{x} \pm sd$	67.1915 ± 455788	19.3939 ± 1.7302
95% 参考值范围	（57.2608，77.1223）	（15.7437，24.0441）

3. 手术室　手术室是医院对患者实施外科手术治疗的场所，承担各类大、中、小及疑难手术的实施，其任务特殊，风险大，对医护人员的业务能力和个人素质要求较高。本研究对

上海市40家医院手术室手术量、外科展开床位、展开手术床、手术室护士数展开现状调查。

（1）三级综合性医院手术室护理人员配置：对三级综合性医院手术室护理人员配置情况进行回归分析，结果显示，手术室护理人员配置数量与手术台数存在相关性，与手术总量、外科展开床位数无相关性。

由回归方程得出自变量的回归系数和常数，分别为2.456和–4.870。综合以上分析结果可以得出三级综合医院手术室护理人员配置公式十：

手术室配置护士人数 = 手术床位数 ×2.456×4.870

例如某三级综合性医院手术室有手术床位20张，则实际需配置护理人员数 =20×2.456–4.870=44人。

（2）二级综合性医院手术室护理人员配置：对二级综合性医院手术室护理人员配置进行回归分析，结果显示，手术室护理人员配置数量与手术台数存在相关性，与手术总量、外科展开床位数无相关性。

同时，由回归方程得出自变量的回归系数和常数，分别为1.622和–1.404. 综合以上分析结果可以得出二级综合性医院手术室护士配置计算公式十一：

手术室配置护理人员数 = 手术室床位数 ×1.622–1.404

例如某二级综合医院手术室有手术床位20张，则实际配置护理人员数 =20×1.622–1.404=31人。

（3）专科医院手术室护理人员配置：对专科医院手术室护理人员配置情况进行回归分析，结果显示，专科医院手术室护理人员配置数量与医院手术量、外科展开床位、手术台数均无关系。出现此种结果可能的原因为样本量太少或者专科医院自身因素。因此，专科医院手术室护理人员的配置暂不能应用此类公式。

（4）综合性医院手术室护理人员配置：综合公式十、十一和数据计算出三级综合医院和二级综合医院手术室护理人员实际配置和标准配置数值，三级医院和二级医院手术床位数相差较大，根据回归方程计算出不同的系数和常数，不同级别医院应该按照各自的公式分别配置。见表2-29：

表2-29　上海市综合性医院手术室护理人员配置

医院级别	平均手术床位数	实际配置护士数	标准配置护士数
三级综合医院	22.00	49.16	53.05
二级综合医院	7.94	11.48	12.39

4. 消毒供应室　消毒供应室是负责供应医院内各种无菌器械、器具、敷料和备用品的医疗技术科室，承担大量的医疗器械、器具、敷料和物品的回收、清洗、包装、消毒、灭菌、供应和保管工作。本研究对上海市40家医院消毒供应室护理人员配置现状进行调查，统计分析每家医院科室总数、实际展开床位数和消毒供应室护士实际在岗人数。

综合性医院消毒供应室护理人员配置分析结果，查F界值表得 $F0.05(2, 31)=3.32$，$F=8.082 > 3.32$，$P=0.001 < 0.005$，在 $\alpha=0.05$ 水平上拒绝 H_0，接受 H_1，认为回归方程具有统计学意义。对回归方程具有统计学意义。对回归方程中两个自变量采用逐步回归的方法进行选择。统计结果表明，综合性医院消毒供应室护理人员配置与展开床位数有统计学意义，

而与科室总数的相关性不具有统计学意义。

同时由回归方程得出自变量的回归系数和常数，分别为 0.004 和 3.39。综合以上分析结果可以得出综合性医院消毒供应室护理人力资源配置公式。

综合性医院手术室护士配置计算公式十二：

消毒供应室配置护士人数 = 医院展开床位数 ×0.004+3.39

例如某三级综合性医院展开床位数为 1000 张，其消毒供应室应配置护理人员数 = 1000×0.004+3.39=7.39，即 7~8 名护士。

综合公式四、十二和数据计算出三级综合医院和二级综合医院消毒供应室护理人员实际配置和标准配置数值，见表 2-30：

表 2-30 上海市综合性医院手消毒供应室护理人员配置

医院级别	平均展开床位数	实际配置护士数	标准配置护士数
三级综合医院	1091.60	7.75	8.37
二级综合医院	596.94	5.78	6.23

三、上海市综合性医院整体护理人力资源配置

综合第一部分和第二部分的研究得出上海市综合性医院整体护理人力资源配置模型，上海市三级综合性医院护理人力资源实际配置床护比为 1∶0.62，标准配置床护比为 1∶0.67；上海市二级综合医院整体实际配置床护比为 1∶0.56，标准配置床护比为 1∶0.60。见表 2-31：

表 2-31 上海市综合性医院整体护理人力资源配置模型

医院级别	平均展开床位数	实际配置床护比	标准配置床护比
三级综合医院	1091.60	1∶0.62	1∶0.67
二级综合医院	596.94	1∶0.56	1∶0.60

四、讨论

（一）强化护理人员有效配置，促进人力资源充分利用

护理人力资源的合理配置是满足患者护理服务需求、确保护理质量的基本保证，而护理人力资源的有效利用是降低护理人力成本、提高医院经营管理效率的重要手段。护理管理者应重视护理人力成本合理配置与有效利用的研究，解决目前存在的护理人员浪费与紧缺并存的现象。例如，白班的某些时间段在班护士闲置明显，而晚夜班时段在班护士人力严重不足。有的医院晚夜间一个护士负责整个病区几十名患者，使患者的基本医疗安全都不能得到保证。重症监护室、手术室、急诊等护理单元的在班护士闲置与人员相对紧缺并存现象更为明显。我们可以通过优化排班，充分发挥现有人员的力量，可以使数量有限的护士发挥出更大的作用，从而间接增加护士的数量。目前国内报道较多的有弹性排班法和自我排班法。弹性排班法即护士长可以根据患者的数量、病情、手术、工作量等具体情况安

排每日的护士人数及护士每班的工作时间，最大限度地发挥人力潜能。自我排班法即护理人员按照科室的排班模式，根据各自的需求选择合适的班次，这样护士可以有更多的自由空间来安排自己的学习和生活，有利于个人发展。曹淑萍等提出了成立陪护中心，其人员的主要职责是负责全院住院患者的检查预约、陪护检查、送检标本、协助交费等患者的临时性服务需求。

（二）借鉴国内外护理人力资源管理经验，建立护理人力资源配置模型

结合我们本次研究结果产生的配置方法，我们建议各级医院护理管理者要树立“以患者服务需求为中心”的管理理念，建立医院各护理单元的护理人力资源配置模型，根据各班患者服务量的需求，计算各班次的在班护士数，形成各护理单元排班模型，实施弹性排班制度。将机动系数所产生的标准配置部分的护理人员成立机动护理小组，作为医院护理人力资源合理配置的“蓄水池”，随时补充因各种假期导致的护理人力缺失，满足紧急卫生事件的需要，以及特殊医疗任务的完成。通过这一途径，可以达到“按需设岗”的配置要求，同时加强了护理人力资源管理的科学性，提高了护理人力资源的有效利用率。如何进行合理的护理人力资源利用，以最经济的护理人力成本获得最优质的护理服务质量，是护理管理者必须关注解决的问题。

（江　会　陆小英　毛燕君）

第三章　护理人才管理

第一节　人才管理概述

一、人才管理的基本概念

(一)人才

《辞海》将人才释义为"有学问、德才兼备的人"。学者进一步研究认为,人才是具有德、识、才、学、体等方面综合素质,并以创造性劳动对社会发展和人类进步作出贡献的人。人才在一定的社会关系中进行着社会生产和工作实践,并以一定的方式存在于社会中。人才既具有自然属性,又具有社会属性。

本质属性是事物的根本性质。人才的本质属性是创造性、进步性和社会性。创造性是指人才对社会的创造和贡献,是人才的根本特性。人才与普通人之间的差异是:人才具备诊断与决策能力,具有专门知识和较强的创造力,能进行创造性劳动,具有解决复杂问题或掌握高级专业技术的能力,在创造物质文明和精神文明方面起到较大的推动作用。进步性是指人才对社会发展和人类进步起推动作用。社会性是指人才是一个历史范畴,人才受一定社会关系的制约,不同的历史时期,不同的社会形态,人才的特征及其对人才的要求各不相同,每个时代的人才,总要打上那个时代的印记。

人才除具备不同于普通人的本质属性外,还具有以下重要特征。①普遍性和多样性。人才不是一个笼统的概念,它是某种具体类型的人才,是某个行业、某个专业、某个岗位的人才。现实生活中不仅存在行行出状元,而且不同劳动性质的工作岗位上也有人才,人才是普遍存在的。同时,人才大多是专才、通才和复合型人才,人才的多样性还表现在不同领域、不同范围,从不同角度还可划分出不同的人才类别。②层次性。人才的层次性是指人才的素质和创造的成果在客观上均存在着高低差别。人才发展的过程、经历、环境和人才之间的本领和贡献存在着差别,这些差别必然使得人才之间存在着等级上的层次。认识到人才的层次性,就可以科学地识别人才。不同行业的人才各有所长,同一行业的人才也各有千秋。专家是人才,农村种植能手也是人才,只不过两者的层次不同而已。鉴别一个人是不是人才,根本标准是看他的素质和对社会的贡献,而不是他的身份和头衔。③相对性。人才总是相对某一参照系来说的,人才是相对的。不同时代有不同时代的人才标准,不同地区有不同地区的人才标准,不同行业领域有不同行业领域的人才标准。④动态性。社会是变化的,人才也处于不断的变化中,人才的动态性是社会的变化与人才自身的变化共同作用的结果,不同类型、不同层次的人才之间在一定条件下可以互相转化。人才还可以正负向转化，非人才在一定条件下可发展为人才，人才也可以在一定条件下倒退为非人才。

人才学将人才分为显人才和潜人才两大类。显人才是指德才学识已被社会承认的那部分人才，如各领域的专家。潜人才是指真才实学尚未被社会承认的那部分人才，如努力工作、正在各领域作出成绩的人才。潜人才在人才中占很大的比重，他们在合适的环境和条件下转变为显人才，人才管理的重要任务就是识别和挖掘潜人才。

（二）人才管理

1. 人才管理内涵　人才管理（Talent Management）是指为实现组织的战略目标，利用现代科学技术和管理理论，对影响人才作用发挥的内在因素和外在因素进行计划、组织、协调和控制的一系列活动。广义的人才管理包括人才的预测、规划、选拔、任用、考核、奖惩、流动等。人才管理的目的是创造人才发展的优良环境，不但要提高人才的素质和能力，更要调动人才的内在积极因素，最大限度地发挥人才的才能，力求人尽其才、才尽其用。因而，人才管理是一项综合性的活动，也是一种高层次的活动。人才管理是人才效能、人才实力的重要影响因素，是人才开发的必要条件。

人才管理这一概念出现于20世纪90年代的企业管理中，通过采取系列措施达到更好的引才、识才、容才、用才、信才、育才、护才和奖才的目的，许多企业用来招募、发展和保留人才，通过人才来提升公司的业绩。Morton（2006）描述了人才管理活动的八个类别，包括招聘、保留、发展、领导力开发、绩效管理、雇员反馈、人才规划与文化；Fitz-enz（2005）认为人才管理包括了6大人力资源服务内容，即聘用与安置、领导力发展、继任、绩效管理、培训教育以及人才保留；Farley（2005）提出，人才管理是发挥员工价值的一套流程，人才管理的核心就是吸引、聘任、培养和保留人才。尽管学者们对人才管理有着不同的定义，但将这个概念应用到具体实践，招聘、开发、安置和保留顶尖员工就成为人才管理的总体定义，吸引与招聘、测评与评估、绩效管理、学习和开发、继任与保留是人才管理的总体框架内容。

人才是企业的第一资本，是企业的生命和活力。国际竞争，说到底是综合国力的竞争，关键是科学技术的竞争，实质是人才的竞争。随着现代化建设和科学技术的不断发展，市场竞争愈来愈激烈，市场经济的竞争最终体现在人才的角逐上，谁拥有一支高素质的人才队伍，谁就有了成功的基础。因此，加强人才管理是企业管理的核心。现代企业管理创新的一个重要趋势是从对物的管理转到对人的管理，人既是管理的手段，又是管理的内容，既是管理的对象和客体，又是管理的主体和动力。

2. 人才管理与人力资源管理　资源是指社会或组织用来进行价值增值的财富，包括自然资源和人力资源。人力资源是指在一定范围内的人所具有的劳动能力的总和，或者指能够推动整个经济和社会发展的、智力劳动和体力劳动的总和。

人力资源管理，是指运用科学方法，协调人与事的关系，处理人与人的矛盾，充分发挥人的潜能，使人尽其才，事得其人，人事相宜，以实现组织目标的过程。20世纪以后，国内外学者从不同侧面对人力资源管理进行概念界定，综合起来主要有以下4类。①从人力资源管理的目的来解释它的含义，认为它是借助对人力资源的管理来实现目标。②从人力资源管理的过程或承担的职能来进行解释，把人力资源看成是一个活动过程。③解释了人力资源管理的实体，认为它就是与人有关的制度、政策等。④从目的、过程等方面综合进行释义。

人才管理与人力资源管理并非迥异或者割裂，而是单位建立了基础的人力资源体系后必然进入的一个新的阶段，是人力资源管理进一步发展的必然结果。但两者也有根本差别。首先，人力资源关注流程，如岗位说明书、薪酬体系、工作考勤、福利待遇等等，而人才管理强调的是对人才的关注，如吸引、聘用、安置、发展和保留人才。人力资源管理将每个人一视同仁并避免对大家区别对待，而人才管理视核心和非核心员工的需要为不同，并关注不同群体里个人的不同要求。其次，人力资源管理往往是单位人力资源部门的职责，人才管理是人力资源部门与高层管理者共同的责任。人才管理的责任往往下放到业务主管，而人力资源部门负责设计与宣传，显然，培养人才的职责更多是管理者的职责，而非人力资源的职责。最后，人力资源管理的各个模块之间是分离的，其关注点是功能的实现而不是人；人才管理的出发点是人，其管理的各个模块之间紧密连接，围绕着人才紧密耦合。因此，人才管理的终极结果是连续的人才供应。

二、人才管理原理

人才管理过程中必须遵循科学原理，科学原理在人才管理中的运用，既是实践需要，也是发展战略需要。人才管理有许多原理，以下九个原理较为常用。

1. 同素异构原理　同素异构是化学中的一个重要原理，是指事物的成分因空间组合和方式的不同，即在结构形式和排列次序上的不同，会产生不同的结果，甚至发生质的变化。同素异构原理最典型的例子是金刚石与石墨，它们的构成是同样数量的碳原子，但由于碳原子在空间排列方式与组合关系方面的不同，形成了物理性质上有着显著差别的两种物质，金刚石坚硬无比，而石墨却十分柔软，在色泽与导电等方面也迥然不同。

将此原理移植到人才管理领域，是指在群体成员的组合上，同样数量和素质的一群人，由于组织网络及其功能的差异，形成不同的权责结构和协作关系，可以产生不同的协同效应。在生产和管理过程中，同样数量和素质的劳动力，因组合方式不同会产生不同的劳动效率。好的组织结构可以发挥整体功能大于个体功能之和的优势。合理的组织结构，可以充分发挥人力资源的潜力，发挥组织的系统功能。传统的金字塔结构具有传递信息慢，缺乏灵活性，难以适应外界快速变化等不足，所以需要进行变革。当前变革的趋势是压缩层次、拓宽跨度。组织结构由金字塔向扁平化、网络化发展，以增强组织的适应性和灵活性，有效发挥组织人力资源的积极性、创造性和主动性。根据这一原理，企业必须建立有效的组织人事调控机制，根据企业生产经营的需要，重视组织内部各种信息的传递和反馈，不断地对组织与人员结构方式进行调整，以保证系统的正常运行。

2. 能级层序原理　能级层序是来自物理学的概念。能，是表示做功的能量；能级是事物系统内部个体能量大小形成的结构、秩序、层次。能级层序其原意是指原子由原子核和核外绕核运转的电子构成，电子由于具有不同的能量，就按照各自不同的轨道围绕原子核运转，即能量不同的电子处于不同能级，这种现象在管理学上同样存在。

能级原理是指在现代管理中，机构、制度和人都有能量问题，根据能量的大小可以建立一定的秩序、规范或标准，这样才可形成稳定的物质结构。将能级层序原理引入人力资源管理，是指应将具有不同能力的人配置在组织的不同职位上，给予相应的权利和责任，使能力与职位相匹配，组织结构才会相对稳定。这里的能力不仅指知识、经验，还包括人的道德水平、价值观。

3. 要素有用原理　要素有用原理是指人才个体之间尽管有差异，有时甚至是非常大的差异，但必须承认人人有其才，即每个人都有其闪光点，都有他突出的地方。比如有的人研究开发能力很强，有的人组织协调能力很强，有的人表达能力和自我展示的能力强，还有的人对变化适应的能力很强等。

要素有用原理应用于人才管理，意指在人才开发与管理中任何人都可能是人才，关键是知人善任，没有无用之人，只有不用之人。我们可以从以下三个方面来理解要素有用原理。第一，人才的任用需要一定的环境。一是知遇，伯乐式领导对人才任用发挥着关键作用，二是公开招聘、竞争上岗等政策，使许多人才走上更高的岗位甚或管理岗位。第二，人的素质往往呈现复杂的双向性。如一向认真的人也会马虎，坚强的人也会胆怯，懦弱的人也会铤而走险等，这使了解人、用其所长以及发现和任用人才增加了许多困难，这就要求管理者克服困难、知人善任。第三，人的素质往往是肯定中包含着否定，在否定中包含着肯定，优点和缺点共存，失误往往掩盖着成功的因素。各种素质的模糊集合使人的特征呈现出千姿百态，形成横看成岭侧成峰、远近高低各不同的现象。平庸的人，也有闪光的一面，优秀的领导者应当成为善于捕捉每个人身上闪光点并加以应用的伯乐。总之，每个人身上都有闪光的一面，关键是将其放到合适的岗位，给他创造发光的机会。

4. 互补增值原理　互补增值原理是指将各种差异的群体，通过个体间的取长补短形成整体优势，从而实现组织目标。该理论的启示是在目标一致的前提下，充分利用互补增值原理，往往可以收到事半功倍之效。每个个体具有多样性、差异性，在人力资源整体中具有能力、性格等多方面的互补性，通过互补可以发挥个体优势，并实现整体功能的优化。

互补的内容主要包括以下几个方面。①知识互补。在一个群体中，若个体在知识领域、广度和深度上实现互补，那么整个集体的知识结构就比较全面、比较合理，也更容易产生思想火花，从而获得解决问题的最佳方案。②能力互补。在一个群体中，若个体在能力类型、大小方面实现互补，就能形成优势。一个组织中应集中各种能力的人才，既有善于经营管理的，也有善于公关协调的，还有善于搞市场营销的和做行政人事的。③性格互补。每个个体都具有不同的性格特点，若还具有互补性，那就易于形成良好的人际关系和胜任处理各类问题的良好的性格结构。一个组织中既要有踏踏实实的管家型人才，也要有敢闯敢冲的将军型人才和出谋划策的组织型人才，此谓性格互补之刚柔相济。④年龄互补。合适的年龄结构，可以在体力、智力、经验、心理上形成互补，从而有效地实现人力资源新陈代谢，使企业焕发出持久的活力。一个组织中，既要有经验丰富、决策稳定的老年人，也要有精力充沛、反应敏捷的中年人，还要有勇于开拓、善于创新的青年人。不同年龄段的人相互补充，组织效率会更高。⑤关系互补。每个人都有自己特殊的社会关系，从整体上看，关系互补更易于发挥集体的社会关系优势。

5. 动态适应原理　动态适应原理是指随着时间的推移，员工个体状况、组织结构、外部环境等也会发生变化，人力资源管理要适时调整以适应各种变化。员工个人状况的变化主要包括年龄、知识结构、身体状况等，组织结构包括机构组织结构、人才组织结构、岗位组织结构、生产组织结构等，外部环境包括科学技术的进步、市场竞争的加剧等。

动态适应原理是指在人员配备过程中，人与事、人与岗位的适应性是相对的，不适应是绝对的，从不适应到适应是在运动中实现的，是一个动态的过程。因此，人员配备和调整不应是一次性活动，而是一项经常性的工作。人才管理中实行的动态管理主要包括五个方面：①实施岗位的调整或岗位职责的调整；②实施人员的调整，进行竞聘上岗，平行调动；③实施弹性工作时间；④培养、发挥员工一专多能的才干，实现岗位流动；⑤实施动态优化组合，实现组织、机构人员的优化。

6. 激励强化原理　激励强化原理又称效率优先原理，是指通过奖励和惩罚，对员工的劳动行为实现有效激励。所谓激励，就是以物质和精神满足员工的需求，激励他们的工作动机，使之产生实现组织目标的特定行为的过程。

人的潜能是巨大的，按照 2∶8 黄金定律和管理学家研究结果，一个计时工只要发挥个人潜力的 20%~30% 即可保住饭碗，但通过恰当的激励，潜能可发挥至 80%~90%。可见，激励可以调动人的主观能力性，强化期望行为，从而显著地提高劳动生产率。

在企业中一切工作都要以提高效率为中心，各级管理人员应当充分有效地运用各种激励手段。要有奖有惩、赏罚分明，才能保证各项制度的贯彻实施，才能使每个员工自觉遵守劳动纪律，严守岗位，各司其职，各尽其力。

此外，通过企业文化的塑造，特别是企业精神的培育，教育、感化员工，以提高组织的凝聚力和员工的向心力；通过及时的信息沟通和传递，以及系统的培训，使员工掌握更丰富的信息和技能，促进员工观念上、知识上的转变和更新。

7. 公平竞争原理　公平竞争原理是指竞争起点、条件、规则的同一性原则，是指竞争者各方以同样的起点、用同样的规则，公正地进行考核、录用和奖惩的竞争方式。在人才管理中，指考核录用和奖惩过程中的统一竞争原则。在人力资源工作中引进竞争机制，可以较好地解决奖勤罚懒、用人所长、优化组合等问题。

运用公平竞争原理，必须坚持公平竞争、适度竞争和良性竞争这三项原则。①公平竞争。公平包括公道和善意这两层意思。公道就是严格按协定、规定办事，一视同仁，不偏不倚。善意就是领导者对所有人都采取与人为善、鼓励和帮助的态度。见人有善，如己有善；见人有过，如己有过。②竞争有度。没有竞争或竞争强度不足，会死气沉沉、缺乏活力；但竞争过度又会使人际关系紧张，破坏员工之间的协作，甚至产生内耗，破坏组织凝聚力。③以组织目标为重。竞争必须以组织目标为重，同时结合个人目标，个人目标包含在组织目标之中。

8. 信息催化原理　信息是指作用于人的感官，并被大脑所反映的事物的特征和运动变化的状态。信息是一种资源。不同的事物具有各种不同的特征和运动状态，人们正是通过获得识别自然界和社会的不同信息来区分不同的事物，才得以认识世界和改造世界。因此，信息是人才成长的营养液，是人们发展智力和培养非智力素质的基本条件。

随着科学技术的飞速发展，信息爆炸形象地说明了当代的时代特征。在现代社会，人们能否迅速地捕捉、掌握和运用大量的科学技术信息、管理信息、社会信息、自然信息，这决定了人们能否在激烈竞争中站在科学技术和现代管理的前列，能否使人才的开发跟上飞速变化的形势。

信息催化原理是指人们通过获得自然、社会、人类自身的信息，能动地认识客观世界并改造世界。根据信息催化原理，应该高度重视发展教育事业，高度重视人才的教育培训，用最新的科学技术知识、最新的工艺操作方法、最新的管理理论去武装他们，保持人才资源的质量优势，增强组织活力和竞争力。当前，世界各发达国家和新型工业国家及其企业，花在教育和培训上的经费大量增加，培训已不局限在岗前培训、新职工培训、专业技能培训，而且扩展为终生性的教育和培训。

9. 企业文化凝聚原理　企业文化，或称组织文化，是一个组织由其价值观、信念、仪式、符号、处事方式等组成的特有的文化形象。企业文化结构是指企业文化系统内各要素之间的时空顺序，主次地位与结合方式，它表明各个要素的链接方式，形成企业文化的整体模式，即企业物质文化、企业行为文化、企业制度文化、企业精神文化形态。

企业文化凝聚原理是指以价值观、理念等文化因素把员工凝聚在一起的原理。组织的凝聚力大小取决于两个方面，一是组织对个体的吸引力或是个体对组织的向心力，二是组织内部个体之间的粘结力或吸引力。

企业文化是企业的灵魂，具有极强的凝聚力，是企业员工的粘合剂，员工一旦对企业文化认同，就会与企业同甘苦、共命运，所以，要加强企业文化的建设，用高尚的企业目标、精神、风气塑造人才、凝聚队伍，促进企业发展。

现代人才资源开发与文化建设息息相关，现在许多大型组织管理都已经发展到文化管理的阶段。因此人才资源开发要重视文化的作用和功能，通过塑造高尚的组织文化，树立良好的组织形象，吸引和开发人才，建立组织与个人、个人与个人之间的忠诚关系，提高组织效率。

第二节　护理人才管理

一、护理人才管理的基本概念

（一）护理人才

护理人才是指具有系统的现代护理学知识，有较强的专业才能和业务专长，并能以创造性劳动对护理事业做出一定贡献的护理专业人员，它包括管理人才、教育人才、护理专家三种不同类型。①护理管理人才。护理管理人才是指护理工作的管理者，如医院护理副院长、护理部主任、科室护士长等。护理管理人才具有正式的职位及其相应的权力，担任组织管理和领导等工作。②护理教育人才。护理教育人才是从事护理教育工作的人才。护理教育是开发护理人才的方法和手段，不断培养高素质的优秀护理人才，以保证护理事业的发展。③临床护理专家。临床护理专家是指在某专业领域具有超出一般的知识和才能，可以解决临床问题并完成较高难度专业工作的护理人才。

（二）护理人才管理

1. 护理人才管理的概念　护理人才管理是指对护理人才的规划、选拔、培养、考核、使用等各项工作进行计划、组织、监督、协调和控制的活动过程。十年之计，莫如树木；终身之计，莫如树人。护理人才管理的好坏直接关系护理事业的兴衰，加强护理人才管理是护理事业发展的需要。护理人才需要长远的规划、科学的选拔、持续的培养、严格的考核和合理的使用。

护理人员的专业成长经历专业确定、专业成熟和专业精深这三个阶段，她们所从事的护理学工作又是一门实践性、经验性很强的学科。在护理人员成长的过程中，管理者必须高度重视护理人员成长发展的特点和规律，通过科学的人才管理，加速护理人才的成长，提高护理人员的整体素质，使护理人才人尽其才，人尽其用。建立选才、育才、用才的良好机制是进行护理人才管理的基本要求和主要内容，其间各部分相互关联、互相影响。选才就是指如何招募和筛选到符合护理岗位要求的优秀护理人才；育才是指使护理人才的个人才能与岗位要求更加匹配；用才是怎样使用护理人才才能调动其积极性和创造性，才能稳定和吸收优秀护理人才，使护理人才成为医院的财富和发展的资源。

2. 护理人才管理的目的　进行护理人才管理的根本目的是最大限度地提高组织效率，发挥每个护理人才的长处，以取得最好的工作绩效。简言之，护理人才管理的目的包括以下三个方面：一是人与岗位的匹配，做到事得其才，人尽其用；二是人与人的科学匹配，使组织中护理人才的结构优势互补，提高组织工作效率；三是人的需求与工作报酬的匹配，使薪酬发挥有效激励作用，达到酬适人需、人尽其力的最佳工作状态。

要达到以上护理人才管理的目的，应主要进行以下六个方面的管理工作：①通过对护理人才个体行为的统一规定，实现组织目标；②有效利用护理人才的专业技能，使医院护理服务能力更有效率；③运用科学方法解决护理人事问题，为医院提供训练有素的护理人才；④营造良好工作氛围，注重满足护理人才的多层次需求，提高护理人才的工作满意度；⑤提供职业发展空间，创造成长条件让护理人才在组织中得到个人职业生涯的最大发展；⑥适应社会发展和内外环境的变化，不断完善组织护理人力资源管理模式，提高管理效率。

3. 护理人才管理的特点

（1）个体的主观能动性：护理人才的主观能动性主要是指护理人才作用的发挥取决于个体的实际工作状况，工作状况主要由个体在医疗服务机构中的工作态度和行为两方面来说明。一方面，护理人才的主观能动性表现在个体对组织目标的认同和对护理工作任务的态度上；另一方面，护理人才对劳动能力的使用程度和方式直接受本人意志支配。

（2）工作能力的可变性：护理人才的工作能力不是一成不变的，多数情况下，个体实际表现出来的工作能力只是个人全部能力的一部分，这就要求管理者充分发挥护理人才的潜在能力，以提高组织管理效率。管理人员要通过科学方法和多种途径对护理人才的潜在工作能力进行开发利用，不断提高护理人才的工作效能。这种不断提高护理人才个体价值的过程体现了人力资源的可塑性、再生性和开发性。

（3）人才之间的组合性：人才管理中存在的 $1+1>2$ 的互补作用和 $1+1<2$ 的耗损现象，体现了人力资源的组合性，由此，科学合理的人员组合是人才管理的重要内容。

（4）人才资源闲置过程的消耗性：与自然资源不同，处于闲置状态的人才资源具有消耗性。为了维持其本身的存在，人力资源必须消耗一定数量的其他资源，因此，护理人才管理就应该注重护理人才的有效使用和开发，降低其消耗性。

（5）人才的流动性：护理人才的流动主要有跨部门、跨单位、跨地区、跨国度的流动，我国进入世界贸易组织以来，护理人才的国际市场化加快，人才在空间上的流动越来越频繁。

（6）人才的可塑性：人才的素质不是一成不变的。在特定的时间和职业范围内，工作经验的积累和多种形式的培训和教育，护理人才的职业素质和综合素质都会有不同程度的变化，这种从量变到质变的过程体现了人才可塑性的特点。

（三）医院护理人才管理体系

医院的护理人才管理系统包括医院的人力资源管理部门、护理人才管理体系和其他相关部门。护理人才管理体系包括高层（医院护理部主任）、中层（科护士长）和基层（病区护士长）三层。体系中三个层面的护理管理者都具有人才管理的职责，但不同层面其侧重点有所不同。

1. 高层的主要职责　①进行护理人事决策，根据组织发展目标制定护理人才发展规划；②对中层护理管理岗位进行配置设计，对护理人才进行任用、选拔和绩效评价；③参与护理人事政策的制定。

2. 中层的主要职责　①协调职能：协调处理所辖护理单元在护理人才管理过程中出现的问题和矛盾，确保医院护理人事政策在各部门的贯彻执行；②服务职能：为所辖护理单元提供护理人才管理相关的业务服务，包括护理人才的选拔、培训、奖酬、晋升，指导基层护理管理者执行人事管理的相关政策和法规，协助科室处理劳动纠纷。

3. 基层的主要职责　①指导本病区新入职护理人员熟悉工作岗位；②训练新护士掌握相关护理工作技能；③根据护理人员个人特点安排适当的工作岗位；④对所辖护理人员进行绩效评估；⑤提出本病区护理人员薪资分配方案，调动人员的工作积极性，控制人力成本；⑥开发护理人员的工作潜力，促进职业发展；⑦提供安全的工作环境，维护护理人员的身心健康。

二、护理人才规划

（一）概述

1. 护理人才规划的概念

（1）人才规划：指一个地区、单位或部门根据自身的战略发展规划，在评估现有人力资源状况、充分分析未来人才资源需求和供给状况的基础上，对内部岗位编制、人员配置、员工培训、人才资源管理、招聘选拔等方面进行人才资源的职能性规划，是一个地区、单位或部门对自己今后一段时期内的人才培养、使用、流动所制订的一个通盘计划。人才规划是系统评价人才需求，确保获得所需数量和质量的人才的过程，是对当前和未来人才工作的一种谋划，是指导人才管理工作的有效方法。自20世纪70年代起，人才规划已成为人才管理的重要职能，并且与组织人事政策融为一体。

（2）护理人才规划：护理人才规划也称护理人才计划，是指在具体发展战略下进行的护理人才的供需平衡，以满足不同发展时期对护理人才的需求，提供符合质量和数量要求的护理人才保障。简单说来，护理人才规划就是通过对护理人才现状的分析、预测未来对各种护理人才的需求，实现未来某个时间段内护理人才在数量和质量上的动态平衡。

2. 护理人才规划的目的　护理人才规划的目的是对护理人才资源进行优化配置，完善护理人才的选拔、培养、使用、考核等各项政策和措施，形成良好的人才储备和脱颖而出的运行机制，有效利用人才资源，从而获得最大化绩效，以满足卫生事业发展需要。护理人才规划在宏观上应依据医疗卫生事业的总体规划和本单位卫生服务利用情况，结合疾病谱发生改变和人们健康的需要，科学预测护理人才资源需要量，制定出适宜的护理人才发展规划；微观上，帮助医院明确哪些护理岗位需要护理人才以及这些岗位需要的护理人才应达到哪些素质要求。规划依其时间长短分为长期规划、中期规划和短期规划。

随着新健康观的形成、护理模式的转变、人口的老龄化、疾病谱的改变、医学新知识新技术的应用和卫生保健体系的不断完善，护理人才已成为我国的紧缺型人才。面临护理人才匮乏的严峻形势，护理人才规划显得尤为重要。

3. 护理人才规划的意义　护理人才规划对发展护理事业具有十分重要的现实指导意义，不仅可以减少重复性和浪费性护理活动，使护理人才的利用更为合理和有效，而且可以

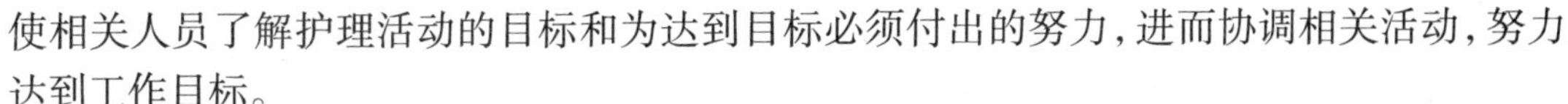

使相关人员了解护理活动的目标和为达到目标必须付出的努力，进而协调相关活动，努力达到工作目标。

医院护理人才规划的具体功能：

（1）满足医院建设对护理人才的需求：医院的发展与护理人才的数量和结构密切相关。对于医院这样一个动态组织来说，难以自动实现护理人才需求和供给之间的平衡，管理者要科学分析供求差异，采取措施调整差异，以满足合理需求，为医院建设提供保障。

（2）为医院人才管理提供重要依据：在医院，无论是确定护理人员的需求量、供给量，还是职务、岗位，以及进行任务的调整，必须通过一定的计划方可实现。例如什么时候需要补充人员，补充什么样的人员，如何避免科室之间人员提升机会的不均，如何组织多种需求的培训等，这些工作若没有规划，就会陷入头痛医头、脚痛医脚的混乱状况。因此，护理人才规划是医院人才管理的重要依据，它为人员录用、晋升、培训、调整以及人力成本控制等活动提供准确的信息和依据。

（3）为创造最佳的成本 - 效益建立基础：人才规划对预测中、长期人力成本有着重要作用。人力成本中最大的支出是工资，而工资总额在很大程度上取决于医院护理人员分布状况。人员分布状况指的是组织中的人员在不同职务、不同级别的数量状况。在一个科室里，若是普通护理人员较多，则人力成本相对便宜。随着时间的推移，护理人员的专业技术等级水平，工资的成本也就增加。未来的人力成本是未知的，在没有人才规划的情况下，难免会发生成本上升、效益下降的情况。因此，要有计划地调整护理人员的分布状况，控制人力成本在合理的支付范围内。

4. 护理人才规划的基本原则

（1）科学性原则：人才规划要建立在科学预测的基础之上，这就要求制定护理人才规划时要实事求是地做好护理人才的调查研究，系统掌握护理人才基本信息，及时了解最新动态，在此基础上运用现代统计手段，科学地预测分析，汇总实际护理人才需求、未来护理人才需求和护理人才未来流失趋势，科学预测医院整体护理人才需求。

（2）实事求是原则：我国人口众多，幅员辽阔，各地经济发展水平不平衡，在护理人才数量、护理服务利用度以及居民健康水平等方面不尽相同。制定医院护理人才规划时，要从医院所在地区的具体情况出发，从居民的健康需求和护理人才的实际数量出发，实事求是，实施区别性规划。

（3）突出重点原则：医院的护理人才规划要与医院全面建设相协调，要将之纳入医院建设整体规划，区分轻、重、缓、急，突出 3 个重点即重点科室、重点专业、重点培养对象。认真分析医院的比较优势，选准突破口，发挥龙头学科的带头作用，精心选拔和培养护理学科带头人和优秀中青年护理骨干，组织并使他们参与到具体的临床实践活动中去，使他们得到锻炼，成长为学科带头人。

（4）前瞻性原则：任何规划都是对未来的计划或打算。人才规划要设定并达到一定的目标，目标是在一定时期内组织活动预期达到的效果，是对未来行动的抉择，因此必须具有前瞻性。首先，目标的确立应具有一定的高度和难度，使之具有挑战性，有奋斗的动力；同时，应注意难易适度，如果难度太大就会令人望而生畏，因而丧失奋斗的勇气。

（5）动态性原则：护理人才规划是面向未来的，而未来是不确定的，这就决定了规划不可能一成不变。一方面，制定护理人才规划时要具备充足的弹性；另一方面，护理人才规划要随着现实的变化不断调整完善。护理岗位能上能下，让广大护理人才有进一步努力奋斗的动力；同时，疏通医院的流出渠道，使不适合岗位要求的护理人员顺利地寻找到适合他们的发展空间，要真正形成一种能上能下、能进能出、能事相合，有利于优秀人才脱颖而出、充满生机与活力的、动态的用人机制，以激发护理人才的潜能，增强医院护理的综合实力。

（6）指标体系规范性原则：人才规划应具体说明两类指标，即数量指标和质量指标。人才规划对人才的数量指标和质量指标都要有具体的规定，要突出质量的重要地位，坚持数与质的统一，坚持质量第一。

（二）护理人才规划的类型

护理人才规划按其时间跨度可分为3种，即长期规划、中期规划和短期规划。

1. 长期护理人才规划　长期规划是指针对5年或更长时间段的一个策略性规划，该类规划规定了组织的使命、发展方向、战略目标和方针政策等，如《医药卫生中长期人才发展规划（2011—2020年）》。其特点是：时间长，宏观，强调方向性、政策性。制定长期护理人才规划的主要目的是，规定改善护理人才现状的目标、目标的重点以及实现这些目标的主要途径。长期规划代表一种用系统的方法确定未来的方向及策略，以代替从前那种对待未来的盲目态度，所以长期规划的意义不在于最后提出的规划本身，而在于规划制定的过程。

制定护理人才长期规划的主要步骤有：

（1）形势分析：形势分析的目的在于探讨护理人才的供需变化、影响因素以及变化趋势。形势应包含多种因素，如内部及外界情况，过去、现在和未来情况，将分析结果作为长期规划的基础。对于长期规划而言，应以探讨外界和将来的情况为重，形势分析的内容一般包括以下几个方面：①社会经济形势分析。如教育事业的发展、人民生活条件的改善等；②医学事业的发展形势分析。随着医学技术的快速发展，人们对健康的认知逐步增强，对健康的需求随之提升，对护理的要求也逐步提高；③人口数量统计和预测。人是护理的服务对象，人口增加，护理机构数量、病床数量和护理人员数量也须随之相应增加。

（2）确定重点和目标："重点"是指当前存在的或是未来可能出现的护理服务中的不足之处，需要特别重视的护理人才问题，如护理人才的合理配置问题、年龄构成比问题、教育问题等。"目标"是指组织努力争取达到的未来状况，应包括规划的目的、指标以及实现指标的时限。如国家"十二五"护理发展规划纲要提出，到2015年，我国注册护士总数达到286万，每千人口护士数达到2.07，医院的医护比提高到1∶1~1∶1.2，护理人才规划的目标非常明确。

（3）选择规划策略：选择合适的规划策略，既重要又复杂，既要考虑我国的基本国情，又要考虑医学技术的快速发展，可以引进国外先进的规划策略，在总结国内外经验的基础上，寻找最适合我国护理事业发展的人才规划策略。

（4）制定人才规划：在明确分析护理事业发展状况的基础上制定，保证所制定的规划具有可操作性，并具有一定的独特性、时限性和稳定性。

随着我国护理高等教育的设立和发展，获得学士以上学位的护理毕业生逐年充实到护理队伍，这些护士文化素质较高，护理基础理论、基本知识扎实，是护理事业发展的一支重要力量，也是选拔和培养护理人才的主要对象，但她们刚出校门，需要在临床护理实践中经过专业确立、专业成熟和专业精深三个阶段，逐步实现自我目标，因此，要将她们纳入长期规划中进行培养。

2. 中期护理人才规划　中期规划一般为五年之内的规划，是在长期规划基础上制定的实施性规划，是长期规划的继续。制定中期护理人才规划的主要任务是根据护理事业发展的要求和国家对护理人才发展所提供的人力资源，科学制定中期规划期间护理人才发展的速度、结构及实现手段。长期规划中明确的是对护理人才未来的需要，即护理人才发展的方向、目标及实现目标的策略，但长期规划不可能解决如何实现上述目标或方向的问题。

制定中期规划的基本方法是反复进行综合平衡，主要进行以下平衡：①护理事业规划的内部平衡。考虑如何满足人们对护理人才的需求，使人们的健康、生活质量得到最大限度的改善与提高。护理事业规划的实施，很大一部分取决于医学科学技术的进步，中期规划制定中，要规划好医护比例，此外，还要规划护理人才毕业后的继续教育，使护理人才的发展能与最新的医学技术接轨。②护理事业的发展与人们需求之间的平衡。人口老龄化以及疾病谱的变化，使得护理人员掌握的知识与人们的需求存在一定的差距，也使得护理人员发展方向实现多样化特点，如社区护理、康复护理、老年护理以及中医护理等。③全面平衡。对于做出专业贡献的护理人才，要采取一定的奖励措施，调动其积极性，使其能够投身于未来护理事业。同时，加强护理管理人才的选拔与培养，壮大护理人才队伍的力量。

3. 短期护理人才规划　短期规划一般指短时间内的工作安排及短时间内能完成的工作，一般指一年以内，其特点是：时间短、内容具体、可操作性较强，一般是具体落实中期规划的年度实施性规划。中期规划虽然已很详细，但是在时间、预算、程序等方面还缺乏可操作性，有待于短期规划的进一步设计。

由于我国护士培养体制方面的历史原因，目前临床护士大多只有中专或大专学历，在她们当中有一批善于学习、勇于实践、热爱护理工作的佼佼者，可从中选拔那些有培养前途，且通过自修、函授等形式已获取大学本科以上文凭的专业人才，纳入短期规划的培养对象中，对在职高年资护士的培养由此成为短期护理人才规划的重点。

综上所述，长期规划的时间比较长，规划指导性作用明显，但难以对各种因素做出准确预测，具体实施过程中要根据内外环境变化随时进行必要的调整和修改。短期规划的时间相对较短，其目标比较明确，内容也比较具体，具有较好的可操作性。中期规划介于长期和短期之间，对短期规划来说，它具有指导性，而对于长期规划来讲，它就是阶段性目标，是长期规划的具体落实。长期规划、中期规划、短期规划三者相互衔接、相互联系，逐步解决现存的护理人才问题。

（三）护理人才规划的内容

1. 建立护理专业结构规划　2010 年底，我国注册护士 204.8 万人，与 2005 年相比增加了 69.8 万人，增长比例为 51.8%，年均增加 14 万人、增长 8.7%，护理人员短缺现象有所缓解。但是，护理人员数量短缺、医护比失衡仍是我国卫生事业长期存在的问题，注册护士数量依然不能满足日益增长的医疗服务需求。2010 年，我国每千人口注册护士数 1.52 人，为世界平均水平的 1/2，大部分医疗机构采取临聘护士或护工的方式解决护理人员不足的问题，护理质量难以保证。我国的卫生人才规划提出，未来 10 年我国护理队伍将快速增长，2020 年达到 445 万人，实现比 2010 年翻一番的预期目标，平均每千人口拥有注册护士 3.14 人，高于世界卫生组织成员国目前平均水平（2.8 人 / 千人口），医护比达到 1 : 1.5。另外，要逐步加快护理研究生尤其是临床研究生的培养，提高本科、专科护理人才的培养水平，积极支持护理人员参加在职培训和攻读学历学位，改变护理人员的学历、职称结构，促进护理人才队伍建设。

2. 建立完善的培训规划　建立完善的培训规划可以为护理人才提供更多的学习培训机会，通过培训挖掘护理人才的潜能，凝练他们的职业精神，提高专业技术水平，提高组织和个人绩效，使人才资源由低层次向高层次升级，造就一支业内领先的专业人才队伍，为医院的持续、快速、健康发展提供有力的人才支持和智力保证。医院可以根据护士的年资、职称及所承担的临床护理工作任务，开展针对性培训。对不同职级的护理人员确定不同的培训重点，对新分配的护理人员实行严格的岗前轮训，对初级职称护理人员重点抓好三基训练和外语、计算机应用能力的培训，对中级职称护理人员重点进行专业培训，对高级职称护理人员重点开展新技术、新项目的培训。

3. 做好职业发展规划　职业发展管理是一种高层次激励手段，能增加护理人才的工作满意度与忠诚度，并有利于护理人才与护理管理部门的沟通、共识达成。通过职业生涯设计，使护理人才正确认识自己，减少选择岗位时的盲目性，也进一步了解自我发展的基础和前途，增强解决问题、接受压力、挫折的能力，增强其自信心和面对环境变迁的勇气，进而愉快工作与生活。因此，医院要制订明确的职业发展条件，提供广阔的职业发展平台，从而吸引、催生、留住护理人才，最大限度地调动他们的主观能动性和创造性，唤醒其自我超越意识。

4. 建立科学的晋升规划　建立科学有效的人才晋升通道，有计划地提升有能力的护理人才，满足职务对护理人才的需求和护理人才实现自我价值的需求。在晋升规划中，要科学结合护理人才的个人发展目标和医院的护理工作发展目标，充分发挥专业人才的技能特长，同时避免职位体系频繁变动，在心理上人为造成不安全感，但又要防止其一成不变，使人才看不到个人发展前途，影响其积极性和能动性。

5. 建立合理的工资规划　建立合理的工资规划，确保未来的人力成本不超过预计的合理的支付限度。在工资规划中，医院应争取建立一套科学的绩效考核机制和具有激励性、富有挑战性的工资分配体系，使之向临床一线倾斜，做到多劳多得、优绩优酬、同工同酬，使工资切实成为调动护理人才积极性的强有力的经济杠杆，稳定临床一线护理人才。

6. 建立及时的补充规划　因为种种原因，例如医院或是科室规模的不断扩大、原工作人员的退休、离职等，各部门、各科室中出现新的或空缺的岗位，建立及时的补充规划，合理填补一段时期内可能出现的职务空缺，避免工作因某一职位空缺而出现断层现象，也为医院护理事业的发展提供充足的准备性人才。

7. 建立高效的调整规划　通过有计划的人员内部流动，合理调整医院内护理人才在未来职位上的分配。调整规划既有利于护理人员的发展，激发其潜在能力，又能在医院内部形成良性人员循环系统，使医院工作充满活力。

（四）护理人才规划的制订程序

护理人才规划的过程是高层管理人员确定某一地区或某一医院护理总体目标及其实现途径的过程，护理人才规划应该与国家或该医院的管理战略相匹配。医院管理战略规划确定后，就可以将战略规划转化成具体的定量和定性的人才需求，然后进行护理人才规划的制定。制定护理人才规划的程序主要包括形势分析、护理人才问题诊断、设定目标、人才未来前景预测、选择策略与步骤、制定计划和计划实施、监督与评价（图 3-1）。护理人才规划程序循环往复，程序的各步骤间相互联系、相互影响，是一个整体，不可分割。护理人才规划还要重视社会、经济、政治、卫生方面的约束因素，要与护理服务计划和教育计划相结合，若忽视了护理人才培养能力和护理人才管理能力，护理人才规划必定脱离实际，难以产生效果。

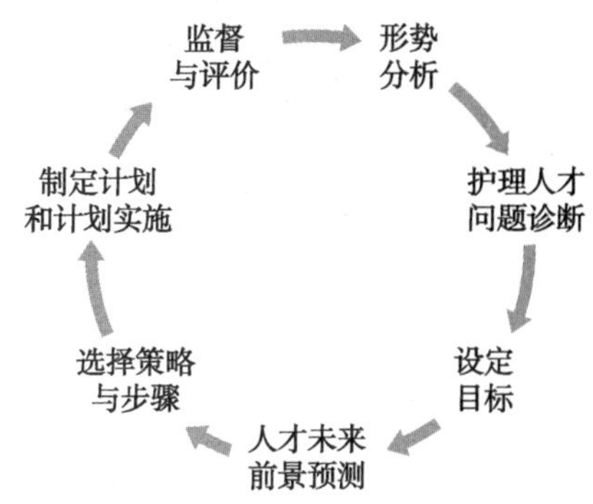

图3-1 护理人才规划程序

1. 形势分析 形势分析是指收集各方面资料，根据可靠资料分析人才整体情况。形势分析对护理人才规划的背景和规划所要解决的主要问题提供客观、可靠的科学依据，是确定护理人才规划目标和工作指标、选择规划策略和具体措施的基础。正确的形势分析有利于提高规划的科学性、客观性和可行性。

根据人才规划所辖范围的大小，形势分析的内容有所不同。如进行医院护理人才规划，需分析医院护理人才包括年龄、学历、职称和德、能、勤、绩等方面的消息，掌握护理人才的整体状况，列表分析护理人才状况，如科室护理人员有多少、缺多少、陆续退休多少、需补充多少以及哪些科室护理人才奇缺、哪些科室护理人才供需失衡等等，将护理人才数量、质量的实际情况和实际需要紧密结合，制定人才规划的长期、中期和短期目标。如进行国家护理人才规划，需研究分析国家经济发展状况、人口增长和结构变化、居民健康状况、护理人才配置、护理人才利用效率等。

目前，国际上普遍认同社会经济的发展与居民的健康状况互为因果关系。因此，在护理人才规划中分析社会经济发展状况，一是有助于了解护理人才规划制定的背景信息，使护理人才的发展适应社会经济的发展；二是有助于掌握护理人才规划过程中所有可利用的资源；三是有助于满足由于城市化、人口流动和人口老龄化等社会经济发展因素所产生的对护理人才的需求。社会经济发展状况分析时所要收集的信息主要包括：同时期的社会经济发展状况、居民消费状况、人口学因素如人口数、人口流动状况、人口年龄构成及发展趋势等。信息主要来源于统计年报和政府文件，并将城乡居民家庭抽样调查资料作为补充，对人口数量和年龄结构的发展趋势一般采用预测研究。对居民健康状况的分析有助于确定主要卫生问题，有助于了解护理服务提供与护理服务需求之间的差距，为护理人才配置标准的测算提供依据。从护理服务提供的角度分析护理人才的配置和力量情况，为提高护理人才的配置和利用效率提供依据。护理人才状况分析可以从护理人才现状分析、需要量测算、供需分析这 3 个方面进行。护理人才现状分析，即从公平和效率角度来研究护理人才的配置，如注册护士总数、每千人口护士数、执业医师与注册护士比、床位利用率、平均住院日等指标；护理人才需要量的测算，是根据社会经济发展、医学发展和居民健康需求来确定护理人才需要量，包括护理人才的数量和质量；护理人才供需分析，是通过计算护理人才的现状和需要测算这两者之间的差距，确定护理人才配置中的主要问题。

2. 护理人才问题诊断 护理人才问题诊断主要是对护理人才配置问题的诊断，诊断在分析形势的基础上进行，主要从以下 4 个方面进行护理人才问题的诊断：①护理人才的总量、学历构成比、年龄结构及各层次分布量是否与护理服务需要与需求相匹配，是否能满足人们对护理服务的要求。②护理人才总量、学历构成比、年龄结构与各层次分布量是否有效、经济，是否能解决现有护理问题。③现有护理人才的配置效率如何，是否出现资源短缺或过剩问题。④改变现有护理人才配置现状的突破口是什么。

3. 设定目标　目标是组织活动要达到的最终结果和效果，是护理人才规划制定中的重要一步。目标设定的基本原则是要有前瞻性、客观性、可行性和稳定性。①前瞻性：目标不仅要考虑目前状况，还要考虑未来变化。②客观性：目标的制定必须在形势分析和主要护理人才问题分析的基础上进行，目标必须明确，尽可能量化。③可行性：目标必须是可行的，通常是指政治、经济和技术上的可行性。④稳定性：在规划期限内，一旦目标确定下来，应具有相对稳定性。目标包括总目标和具体目标。总目标通常表达长期的导向与发展，反映在规划期内宏观上要达到的护理事业发展目标。如《中国护理事业发展规划纲要（2011—2015）》提出的"十二五"护理事业发展的总目标是：坚持以改善护理服务、提高护理质量、丰富护理内涵、拓展服务领域为重点，以加强护士队伍建设和改革护理服务模式为突破口，以推进医院实施优质护理服务和推进老年、慢性病和临终关怀等长期医疗护理服务为抓手，不断提升护理服务能力和专业水平，推动护理事业全面、协调、可持续发展。具体目标是对实现总目标所指向的能完成的、可衡量的进展，通常具体目标包括 5 个要素：要达到的状况及其特征、要达到的状况或条件的质量与数量、实现这一状况或条件的时限、涉及的人群或环境、地理区域等。

4. 人才未来前景预测　预测是对护理人才应用前景进行预估和策划，对现有护理人才潜能与资源进行评估，并对可供选择的行动途径进行可行性分析，以确定人才规划的最佳途径。基本预测方法有：①直观性预测：主要靠人的经验、知识和综合分析能力进行预测。②规范性预测：将组织的需要和预想的目标作为限制条件来估测实现目标所需人才的培养时间、途径和方法。③探索性预测：对未来环境不作具体规定，假设未来仍按照现有的趋势发展，在目前基础上探索未来发展的可能性，再根据规划目标计划人才的类型和需要量。④反馈性预测：结合规范性预测和探索性预测，使之处于不断反馈的系统中。

人才未来前景预测常用一系列具体指标及其标准表示，规划的指标、标准与规划的目标关系密切。目标决定指标，指标为目标服务，指标是目标的具体体现，也是衡量目标实现的尺度。对于每个具体目标，会有若干个指标，关键在于如何根据目标确定适宜的指标。如果选择得当，指标的完成意味着目标的实现。具体指标的标准反映了规划目标与指标所要达到的水平，表达了目标与指标量化的要求。标准与指标一起共同表达目标应达到的预期水准，并衡量目标的实现程度。《中国护理事业发展规划纲要（2011—2015 年）》制定了"十二五"期间护理事业发展的主要工作指标及其标准，见表 3-1。

表 3-1　"十二五"期间护理事业发展主要工作指标及其标准

类别	工作指标	2015 年达成目标
护士队伍建设	注册护士总数	286 万
	每千人注册护士数	2.07
	执业医师与注册护士比	1：1~1：1.2
	三级综合医院、部分三级专科医院：	
	全院护士与实际开放床位比	0.8：1
	全院病区护士与实际开放床位比	0.6：1

续表

类别	工作指标	2015年达成目标
	二级综合综合医院、部分二级专科医院：	
	全院护士与实际开放床位比	0.6：1
	全院病区护士与实际开放床位比	0.4：1
	在基层工作从事工作的护士数	30万
	社区卫生服务机构服务比	1：1~1：1.5
	大专以上学历护士所占比例，全国范围内	≥ 60%
	三级医院	≥ 80%
	二级医院	≥ 50%
专科护士培训	国家级重症监护培训基地	10个
	国家级急诊急救护理技术培训基地	10个
	国家级血液净化护理技术培训基地	5个
	国家级肿瘤护理专业培训基地	5个
	国家级手术室护理专业培训基地	5个
	国家级精神护理专业培训基地	5个
优质护理服务示范工程	推行责任制整体护理服务模式，三级医院	100%
	二级医院	100%
	国家级优质护理服务示范医院	100所
	省级优质护理服务示范医院	100所
护理人才培养工程	培训重症监护、急诊急救、血液净化等专科护士	2.5万
	开展护理管理岗位培训，全国三级医院、二级医院有关人员接受培训的比例：护理部主任	100%
	护士长	60%
长期护理服务试点	在全国选择部分城市开展长期护理服务试点	100个试点城市

5. 选择策略与措施　对可选择的行动策略和措施进行可行性分析，确定最佳的规划实施途径。①策略的选择。护理人才发展策略是根据护理人才规划所确定的目标，为解决主要护理人才问题而采取的行动方案，它表明为解决护理人才主要问题采取的一系列政策、运动及其措施。在护理人才规划中，策略的选择主要是针对护理人才配置问题及实现目标的障碍等。这些障碍是实现规划目标的制约因素，或者是护理人才问题中不能解决的关键问题。选择策略需要多部门、各层级人员的共同参与，并同时考虑硬件（资源）和软件（管理、信息系统、技术等），要立足于过去，着眼于未来护理事业发展。②措施的选择。措施是在策略的指导下实现目标的具体手段和方法。规划中的具体措施必须与策略和目标相一致，措施的实施应以目标实现为目的，而不是无关紧要甚至背道而驰，否则只会造成资源的浪费。与策略相比，措施更具体，强调可行性和可操作性。

6. 制定计划　根据护理人才未来前景预测结果制定人才计划。计划的制定不在于计划内容的全面性和完整性，而在于根据实际情况，强调计划的针对性、实践性和可操作性。如在制定医院护理人才规划时，既要考虑实际工作和未来护理事业发展的需要，又要考虑财力支持力度，重点投资急需护理人才及重点科室奇缺护理人才。

7. 计划实施、监督与评价　在规划的执行过程中，应进行严密的监督和评价，并贯穿于整个实施过程中。要评价政策是否好、规划贯彻是否好、规划效果是否好，以便及时发现问题及时修改规划，以便帮助确认规划的成效能否达到预期的目标。规划本身是一个工具，它规定了为达到某一目标而必须采取的一整套行动，即使最有能力的规划制定者也不能预见到所有可能的未来事件。因此，在规划实施过程中，要进行定期或不定期的效果评价，以确认规划的可行性及其成效，并对规划进行修正调整，不断完善，以适应需求的变化。

（五）护理人才规划制定中应注意的问题

1. 先行评估护理人才规划的实施条件　护理人才规划制定前，要评估是否具备进行护理人才规划的先决条件。先决条件包括：第一，管理层是否愿意并赞成规划。规划若不能得到领导的支持，便不能得以执行。第二，领导是否有执行规划的管理能力和坚定决心。如果缺乏有力的管理能力，难以达到规划的预期目标。

2. 成立护理人才规划小组　抽调相关人员组成规划小组，人员应包括护理专业管理部门、护理人力资源管理部门、其他相关部门的负责人和护理专业优秀人才。规划小组的成员应充分了解国家政策和社会发展重点，明了卫生和护理的相关政策，了解护理人才队伍建设中存在的问题。

3. 要摸清现存问题　规划的主要目的在于对未来的发展发挥指导性和引领性作用，是对现实缺陷的一种调整和改进。这就要求必须对规划所指向的单位现实存在的问题进行精准分析，客观判断人才的年龄结构、专业结构、人才激励政策、人才作用发挥、人才引进等方面存在的问题，在规划中明确提出，并通过目标、任务、措施加以调整和改进。摸清问题是做好规划的基础，如果主要问题搞不清，整个规划有可能偏离方向。

4. 要有可操作性　人们往往为追求规划的上层次、上高度大量借用其他行业甚至国家级规划的用词、用语和行文风格，写出来的指导方针、对策措施等往往看上去很美，但却空洞虚浮，落不到实处。护理作为一门应用型学科，护理人才的培养最看重的是技能。因此，医院护理人才的规划应当以写实为主、做实为主，要有实践意义。在可操作性措施上，可以分为两类，一类是通过本医院自身力量就可以做到的，将其明确下来；另一类是单靠本单位力量无法实现，需要借助上级部门的政策或物质支持实现规划目标。对于严重阻碍人才发展的问题要勇于提出，争取先行先试的改革。

三、护理人才选拔

为了进一步深化人事制度改革，促进优秀护理人才的培养，建设一支高素质的护理人才队伍，需要识别和选拔护理人才，护理人才识别和选拔是护理人才资源管理的基础工作。

（一）护理人才的识别

识才是加强护理人才建设和管理的重要环节，也是领导的基本功。每一个领导或管理者并不一定能够识才，世上不愁没有千里马，而是缺乏识千里马的伯乐。

1. 护理人才识别维度

（1）纵向：是指专业人员在本专业范围内的专业知识、学识和智能，以及运用这些知识的能力。

（2）横向：是指本专业以外的有关学识及个人的年龄、身体素质、思想素质、道德修养等。

对于各类不同专业，人才的纵向识别比较容易，而人才的横向识别就较难，管理者就要特别注意研究和识别专业人才的横向特征。

2. 护理人才识别方法

（1）坚持用全面、发展的眼光识别人才：人无完人，人才也不可能在德、识、才、学、体每个方面都很完满，管理者要抓住人才的主要方面，正确地对待人才本身的缺点和不足，在培养和使用过程中帮助其克服和改进。

（2）坚持用综合评估方法识别人才：在识别护理人才过程中，要综合研究和分析识别对象的特征、学识以及工作成果。要从护理学发展的实际出发，正确地对待学历与自学成才的关系。学历是个人成长的一个重要条件，但学历本身不是才能，护理人员在工作实践中通过努力学习亦可达到相应的学历水平，这种学历水平也是成才的条件。管理者应当为护理人员的自我成才创造条件，鼓励有真才实学的人脱颖而出，不能论资排辈。

（3）坚持在实践中检验人才：以人才标准为依据，将拟用的人才置于实践中去考察，看是否符合实践需要，并考核出人才的真才实学。

（二）护理人才的选拔

人才选拔是一个较宽泛的概念，通常是指从一组人中甄选合乎要求的人才，把他们选拔出来从事事先确定好的工作的过程。很明显，人才选拔包含了两个概念，一是人才的甄选，二是人才的拔擢。因此，也可以这样理解：人才选拔是以提拔人才为目的的人才甄选活动。需要注意的是，人才选拔概念强调的是“甄选合乎要求的人才”，即合适的人才，而不一定是最优秀的人才。所谓护理人才选拔，就是选拔出医院相关护理岗位所需要的、合适的护理人才，选拔出来的护理人才要有利于该岗位的发展，有利于医院护理事业的发展。

1. 人才选拔要素

（1）人才的成长规律：人的才能发展可分为三个阶段：①从出生到 27 岁，是才能成长阶段；②从 28 岁到 54 岁，是才能活跃阶段；③从 55 岁到 81 岁，是才能总结阶段。因此，人才选拔时应把握人才能力发挥的最佳年龄，进行有计划的培养和使用。

（2）人才的知识结构：人才有通才和专才之分。护理管理者就应是通才，既有较广的知识又有较深的专业造诣。

（3）人才的智能结构：人才智能结构有 4 个类型：①头脑敏锐，基础知识也宽广；②头脑敏锐，基础知识缺乏；③缺乏敏锐的头脑，但具有宽广的基础知识；④头脑迟钝，基础知识单薄。选拔人才时应按组织的职能，尽量优化人才的职能结构。

（4）人才的思维模式：人的思维可分为 3 种模式：①直线型思维模式，其特点是继承性强，富于理性，闭合、单一化，护理技术人才的思维模式类似于此；②平面型思维模式：其特点是思维横向发展，知识面宽，随意性、可塑性强，护理管理人才的思维模式接近这种；③主体型思维模式：其特点是多样性、系统性、整体性强，想象力丰富，富有百折不挠的精神，综合能力强，护理科研人才的思维模式大多是这种。护理人才选拔时必须有机组合这几种思维模式。

（5）人才的组合结构：人才选拔时要考虑个人条件，同时也要注重人才的组合结构。合理的人才组合结构应考虑人才的年龄结构、水平层次、个人气质、个性、兴趣、爱好等，利于组成一个有机整体。

2. 人才选拔原则 人才选拔是护理人才管理的一个关键环节，必须遵循以下原则。

(1)德才兼备原则：德才兼备是人才选拔的基本标准，也是人才选拔活动必须遵循的基本原则。对于备选人员，既要有较高的思想道德素质，又要具有丰富的专业知识和娴熟的操作技能。以德为平台、以能为核心，二者不可偏废，这样才能选拔出合适的人才放在合适的护理岗位上，从而促进护理工作的科学发展。

(2)公平竞争择优原则：竞争是人才成长和脱颖而出的催化剂，只有在竞争的条件下人才才能快速健康成长并脱颖而出。竞争择优的前提是公平公正，没有公平公正，竞争择优也就得不到保证。因此，在人才选拔的时候，要注意造就和维护一个有利于人才成长和脱颖而出的公平公正的环境。竞争是手段，择优则是目的，要通过竞争来达到选出适合工作或职位需要的优秀护理人才的目的。

(3)简事高效原则：护理人才选拔是护理人才管理的一个手段，其结果就是要把合适的人才提拔到合适的护理岗位中去，促进护理质量的提高，促进医院护理事业的发展。为此，要简化人才选拔的程序，删减那些可要可不要的环节和流程，使人才选拔过程清晰简便，易行可靠。

(4)实践原则：在人才选拔过程中坚持实践的观点，在实践中选拔人才并通过实践来验证和确认人才。人才选拔坚持实践原则，就是要以实践效果作为判断和评价人才的根本依据，把人才所取得的业绩、做出的贡献等作为重要的评判因素。护理作为一门应用型学科，更应注重实践。在护理人才的选拔中坚持实践原则，更能够选拔出护理岗位所需要的合适的护理人才。

3. 人才选拔方法

(1)考试法：一般分笔试和面试两种形式，考查者通过笔试和面试来决定被考查者是否符合相应护理岗位的要求。在护理人才的选拔中，笔试和面试有着不同的功能。笔试往往考查的是护理人员的理论基础知识，面试考查的不仅仅是护理人员的形象和自身素质，更重要的是对其护理基本技能的考查。护理作为一门应用型学科，技能操作是考试中必不可少的一部分。

(2)岗位素质模型对照法：这是一种根据岗位的素质要求来选拔人才的方法，被广泛应用于企业的人力资源管理中，同样适用于护理人才的选拔。运用岗位素质模型来选拔人才时，首先要在工作分析和岗位评价的基础上，建立岗位素质模型，然后根据岗位素质模型的各个要项的特征和标准来评价申请该岗位的人，最后确定符合该岗位素质要求的优秀人才。

(3)排列比较法：这是一种比较简单但有效的选拔方法。实施时将参加选拔的护理人员对照相应岗位既定的标准，一字排开或是两两比较，最后选拔出优秀的、合适的护理人才。

(4)实际考察法：对于重要的工作或职位，不能忽视对选拔对象的实际考察。护理管理者通过实际考察，深入了解选拔对象的真实情况，并验证通过其他方法得出的评价结果。

(5)绩效考评法：通过实际的业绩和效能来选拔人才，通过这种方法来选拔人才最能说服人，选拔效果也比较好。

（6）试用法：对于重要的或关键的岗位，难以下决定任命，或是对选拔的结果难以把握时可以采用试用法。即让备选人短期负责工作或跟班工作，进行实地观察，测试其能力。顺利通过试用期者，对其任命。

如上所述的护理人才的各种选拔方法，无论采用哪种方法，最终目的都是为了选拔出医院相关护理岗位最需要的、最合适的护理人才，从而促进医院护理管理事业的发展和护理质量的提高。

4. 人才选拔中的常见问题

（1）折中倾向：对一些选拔人来说，尤其是那些不愿意得罪人的选拔人，简单草率地给被选人一个高的评价使他感觉安稳得多。这种做法对于那些出类拔萃的人来说，无疑是不公平的，这不仅打击了表现优秀的员工，而且鼓励了好逸恶劳的人。

（2）近因效应和首因效应：心理学实验证明，人们常常有一种不易为人所察觉的倾向，就是比较容易记得住最近发生的事情，而较早发生的事则往往淡忘。这就造成在评价时，新近获得的印象对评价结果产生较大的影响，这就是所谓的近因效应。近因效应使得本来是对整个选拔期间工作表现的考核实际上仅取决于或很大程度上取决于选拔期末一小段时间内的表现，结果是选拔结果不能反映整个选拔期间员工的整体表现。首因效应主要是指第一印象问题，一个人给别人留下的最初印象往往容易形成定势，即使其本人事实上同这个第一印象有很大差距，也很难在短时间内转变别人的偏见。对此，合理设置选拔周期，进行动态考核可有效消除近因效应和首因效应。

（3）晕轮效应：人们在考察员工的业绩时，过于看重某些特别的或突出的特征，而忽略了被选拔人其他方面的表现和品质，因此往往出现仅凭个别事实或特征决定最终选拔结果的现象，这就是所谓的晕轮效应。晕轮效应会使选拔人低估或高估被评选人的选拔，只有多观察、不为单一事实所蒙蔽，才能使选拔误差减小到最低程度。

（4）暗示效应：暗示是人所具有的一种特殊的生理现象和心理现象，可能是有意的，也可能是无意的。心理学研究表明，人们在日常生活中，总是不断地通过语言、表情、动作向别人发出各种信号，这些信号中有很多信息不为发出人所察觉，但事实上却对接收者不断地产生着影响，接收者对事物的判断也因此受到影响。在选拔过程中，领导或他人有意无意的暗示，都会使选拔人受到影响，从而远离客观公正的立场。

（5）个人喜好：人们常常有一些自己难以察觉的弱点，比如凭个人好恶判断是非。很多情况下，即使个人好恶已经导致了不公平的结果，也很难使具有这一弱点的人有所察觉。特别要指出的是，绝大多数人在评价别人时，都会受到个人好恶这一弱点的影响。实际情况下，管理者不可能对所有的人都怀有同样的亲近感或憎恶感，这种感觉上的差异如果引入到选拔活动中，将使选拔难以达到客观、公正的目的。因此，所有的选拔人都应该努力反省自己的每个判断是否造成了不公的结论，要尽可能采用基于客观事实如记录、数据等考评方法，或由多个选拔人组成选拔小组进行考核，这些都将有助于减少个人好恶所导致的选拔结果误差。

人才选拔中存在的这些常见问题或缺陷，在护理人才的选拔过程中也是难以避免的，这就提醒护理管理者在选拔护理人才的过程中，要尽量做到客观、公平、公正，尽量减少甚至避免这些缺陷的出现。

四、护理人才培养

随着社会及医学的发展，人们对生命质量的要求越来越高，在卫生服务行业尤其是护理专业，体现得比其他专业更为明显，社会对护理人才的需要越来越大，而由于现实人才培养的差距，形成在护理人才上的供需矛盾，护理人才的培养就此成为现代医院建设的重要组成部分。护理人员的服务场所不仅限于医院，还延伸到社区、家庭，临床高科技诊疗手段日新月异，护士被赋予了更多的责任与挑战，这些对护士的素质、知识、能力等提出了新的更高的要求。在我国现阶段，护理人才的培养主要是指高素质护理人才的培养，我国卫生行政管理机构和各级医院已充分认识到这一点，国家卫计委于 2009 年启动中国护理人才培养项目，就培养促进我国医疗健康事业发展的高水平护理人才、造福于百姓达成了共识。

（一）护理人才培养的概述

1. 护理人才培养途径　早在 1984 年，国家卫计委就明确指出：我国护理教育必须符合中国国情和护理工作的实际和特点，要建立多层次、多渠道、多形式的护理人才培养体系。对于护理队伍中的大部分，也就是医院护理专业人才来说，其培养方法有以下几种：

（1）临床实践：实践是专业技术人才培养的主要方法，尤其对于护理这一实践性很强的学科。护理实践对护理人才培养的重要意义在于：①有助于增强对理论知识的理解和批判性思维的发展。长期以来有许多护理手段停留在约定俗成的习惯与经验阶段，难免陈旧过时，为数不少的护士在临床实践后开始转变观念，应用批判性思维对现存的护理实践方法或模式提出质疑，要求寻找证据去论证其科学性、合理性或提出修改补充意见，使其更完善。②有助于培养职业心理素质及心理应急能力。职业心理素质的选拔已成为当代专职型护理人才选拔的重要组成，尤以心理应激能力为重要。一名心理应激能力较强的护士才能做到在紧急情况下处变不惊，确保专业知识和技能得以正常发挥甚至超水平发挥。有计划安排护士轮转 ICU、CCU、急诊科，参与危重、急症患者的抢救，锻炼护士临床分析、判断、抢救配合能力，培养沉着、冷静、处变不惊的心理状态和应激、应变能力。③有助于发挥护理人员的多样化功能。随着我国医疗服务模式的改变，护理人员的角色得以扩展，逐渐承担起健康管理者、社会支持者、初级卫生保健者、健康教育者等责任。为适应护理人员功能多样化的需求，护理人员必须学习多学科知识，并注重知识的积累，否则就不能真正完成整体护理的工作。

（2）学历教育：学历教育包括学院教育和在职学历教育，是护理人才培养的基本途径。①学院教育：护理人员只有通过基本的学历教育，才能成长为适应护理学科发展并满足人类健康需求的护理人才。唯有发展护理高等教育，拥有高学历人才，才能提高学科自身的地位和价值，有力地推进学科的建设和发展。目前，我国护理教育如雨后春笋般蓬勃发展，实现了质的飞跃，从单一的中专教育转向以大专教育为主，并呈现本科、研究生的多层次、多形式教育。②在职学历教育：在职学历教育解决和提高了在职护理人员的学历层次，完善了知识结构。目前，院校及有关部门已为在职护理人员开辟了大专及本科学历补充教育，如护理专业自学考试、夜大、函大、脱产学历培训等形式多样的在职学历教育，为提高和改善护理队伍的整体素质起到了积极作用。

（3）继续教育：继续护理教育是继院校教育之后，以学习新理论、新知识、新技能和新方法为主的一种终身性继续教育，无疑对提高护理人员整体素质和促进学科发展具有重要意义，是护理人才培养的主要途径。继续护理教育活动包括：学术会议、学术讲座、专题研讨会、讲习班、学习班、专题调研和考察、案例分析研讨会、技术操作示教、短期或长期培训、进修等。为提高继续教育效果，继续教育的内容应注重先进性、针对性和实用性，注重护理人员创造力的开发和创新思维的培养。

（4）定向培养：定向培养是指对人才进行专门的培养。医院根据医院护理建设需要，选拔一些具有发展前途的优秀护理人员到高等院校或出国进修学习，提高基础理论知识水平、管理能力、教学能力、科研能力及专科临床技能，这是培养高级护理人才的主要渠道。

2. 护理人才培养的原则

（1）长远规划与短期需要相结合的原则：人才培养必须着眼于医院及护理专业的发展，根据发展需要确定护理人才的需求量、素质要求和群体结构，有计划、有目的地制定护理人才培养长远规划，并从当前工作实际出发，制定短期规划，满足现行需要。

（2）基础训练与专科训练相结合的原则：基础医学、护理学理论知识和护理技术是护士必备的基本功，抓好基本功训练是做好护理工作的先决条件，也是提高护理质量的基础。基础训练与专科训练相结合，有利于护士更好地学习专科理论和技能，把基础知识运用到专科护理工作中，进一步提高专科护理水平。

（3）普遍提高与重点培养相结合的原则：人才培养要注重提高护理人员的整体素质，储备充足的后备人才，为选拔优秀人才打下坚实基础。在普遍进行一般训练及全面提高的基础上，抓好骨干队伍的重点培养非常重要。重点培养不仅要熟练掌握基本护理技术，还要掌握高难度的护理技术，掌握新业务、新技术等方面的护理技术，在护理队伍中起到示范和骨干作用。

（4）临床实践能力与综合能力培养相结合的原则：有计划地培养护理人员的综合能力，拓宽知识面，增加护理管理和控制、临床信息系统、护理科研、卫生保健、人际关系学等方面知识的培训。这些知识的培训应与护理工作紧密结合，使护士不仅具备本专业的护理知识，还具备相关的综合知识，拓宽视野和思维；不仅具有较强的临床实际工作能力，还具有组织管理能力、人际交往能力、科研和创新能力，充分发挥人才作用，为护理学科发展做出贡献。

3. 护理人才的学历教育　《中国护理事业发展规划纲要（2011—2015年）》指出，截至“十一五”末，我国注册护士中具有大专以上学历的护士占总数的51.3%，护士队伍从以中专为主体转向中专、大专、本科多层次教育的方向发展。纲要指出，“十二五”期间的重点任务之一是加强护士队伍建设，优化护士队伍结构，进一步增加大专层次护士比例，缩减中专层次护士比例。到2015年，全国护士队伍中，大专以上学历护士应当不低于60%，三级医院中大专以上学历护士应当不低于80%，二级医院中大专以上学历护士应当不低于50%。这就要求大力发展护理专业的学历教育。护理专业的学历教育包括院校高等教育和在职学历教育。具体内容见本书第七章护理教育管理。

（二）专科护士的培养

随着社会及科学技术的快速发展，人们对健康的需求日益增长，为了适应社会需求，护理的专科化已成为许多国家临床护理实践发展的策略和方向。2005年国家卫计委颁布了《中国护理事业发展规划纲要（2005—2010）》，在阐述护理事业发展指导思想和基本策略时指出，根据临床专科护理领域的工作需要，有计划地培养临床专业化护理骨干，建立和发展临床专业护士，同时，颁布了《专科护理领域护士培训大纲》，提出了在我国针对临床护理技术性较强的5个专科护理领域，即重症监护(ICU)、手术室、急诊、器官移植、肿瘤，规范开展专科护理领域培训工作。

1. 专科护士概念

(1)国外专科护士的概念：随着护理事业的不断发展，发达国家开始对具备一定条件的护士进行某一专业领域的短期培训，使其成为具有相应能力和资格证书的注册护士，成为临床经验护士(Experience Nurse)，后逐渐发展为专科护士。日本护理协会将专科护士定义为：在某个特定护理领域内熟练掌握护理技术及专业知识的人员，对个人家属以及某一群体通过熟练的护理技术提供高水平护理实践服务，并在护理实践工作中，对其他护理人员给予指导和接受咨询。

美国最早开展专科护理实践，美国护理学会将临床专科护士定义为：具有硕士或博士学位的注册护士，有丰富的临床实践经验且精通某临床专科特殊领域的知识和技能并有较高的护理水平。美国将专科护士分为初级专科护士(Specialty Nurse，SN)和高级专科护士(Advanced Practice Nurse，APN)两个层次。初级专科护士是指具备某一专科护理领域的实践经验，并接受规定时间的专科继续教育培训，通过资格认证的注册护士。高级专科护士也称高级实践护士，包括开业护士(Nurse Practitioner，NP)、临床专科护士(Clinical Nurse Specialist，CNS)、注册护士麻醉师(Certified Registered Nurse Anesthetist)和注册护士助产士(Certified Nurse Midwife)。

(2)国内专科护士概念：在发展护理专科人才的过程中，我国主要引进了SN及CNS两个概念。但在各类文献中，存在名称混用的情况，但大部分学者认同我国的SN与CNS是两个不同的概念，SN是专科护士，而CNS是临床护理专家，并对SN和CNS进行概念界定：SN是指具有某一专科护理领域工作经历，并经过系统化理论和实践培训，具有相应资格证书，能熟练运用专科护理知识和技术为服务对象提供专业化服务的注册护士；而CNS是指具有护理硕士学位和某一特定专科领域丰富临床经验，精通该专科领域理论知识和技能，并通过相应资格认证，具有较强临床专科护理问题解决能力和一定的护理管理、教学与科研能力，能为服务对象提供高层次、专业化服务的注册护士。

2. 专科护士发展状况

(1)美国：美国是最早提出专科护士并开始实施的国家。早在1900年，美国护理杂志(The American Journal of Nursing，AJN)一文题为"specialist in nursing"首次提出专科护理的概念。1909年开始了麻醉专科护士的培养。在20世纪30、40年代，部分医院通过对护士进行短期培训，使之成为某一领域的专家。从1954年开始，在不断提高临床护理质量和护理专业技术能力的驱动下，美国专科护士的培养逐渐定位于硕士以上水平的教育，并扩展到临床的许多专业。同年Hildegard Peplau在Rutgem大学设计了第一套专门培养专科护士的硕士课程，用于培养精神学方面的护理专家，这标志着专科护士培养体制的正式建立。至2012年，美国已培养了10万余名专科护士，涵盖肾病、肾移植、肿瘤、肠造口、大小便失禁问题、冠心病重症监护、心肺病、糖尿病等200多个专科，这些高素质的护理人才在医疗机构、社区保健、家庭护理以及护理科研等方面发挥着非常重要的作用，专职从事专科护理工作。

(2)亚洲邻国：韩国是亚洲国家中较早培养专科护士的国家，目前在社区健康、麻醉科、精神科、感染控制、急诊科、老年科和临终关怀等领域都有专科护士的服务。日本专科护士的服务对象有家庭、成人、妇女、儿童、老人、社区、肿瘤科、急诊及感染控制等。新加坡在2003年开始护理学硕士课程，2006年建立了专科护士注册制度，并服务于急诊、社区及精神科等领域。

（3）中国：我国台湾地区早在1984年就开始专科护士培训，起初主要在医院培训，2000年以后医学院开始以研究生层次进行学位教育培训，着重于患者照顾、科研、教育、咨询、领导和协调能力的培养。1996年香港理工大学开始提供专科护士课程，同年香港伊丽莎白医院创立了第一间由护士坐诊的伤口造口护士诊所。2001年香港护士协会、香港医院管理局制定并颁布了各专科的专科护士工作标准。目前，我国大陆地区专科护士的发展正处于良好发展阶段。90年代末有文献报道专科护士，1998年首次阐明了在国内设立护理专家门诊的重要性。浙江邵逸夫医院于2000年率先设立了高级临床专科护士角色，培养了第一位糖尿病专科护士和伤口造口护士，迈出了中国高等护理实践的第一步。随后，在北京、广州、江苏、上海等地陆续出现了ICU、手术室、糖尿病、心血管内科以及其他专科相关领域的专科护士。2001年，中华护理学会、中山大学护理学院、香港大学专业进修学院和香港造瘘治疗师学会联合开办了中国内地第一所造口治疗师学校，招收具有注册护士资格、有相关专科实践经验的临床护士，结业时可获得世界造口治疗师协会认可的执业资格证书。2002年，中华护理学会、香港危重病护理学会、协和医科大学护理学院三家联合举办危重病护理文凭课程学习班，首批培养ICU专科护士49人。为适应专科护士发展需要，我国《护理事业发展规划纲要（2005—2010）》中指出：重点建设临床专科护理领域，培养一批临床专业化护理骨干，建立和完善以岗位需求为导向的护理人才培养模式，提高护士队伍专业技术水平。近年来，学者对专科护士概念、职能、作用、能力要求、培养模式进行理论和实践探讨，取得了大量有价值的研究成果。

3. 专科护士的培养

（1）培养需求：专科护士的培养基于以下三方面的需要。①是医学发展的需要。随着生物医学模式的转变，临床专科、亚专科越来越细、越来越专业，且临床要求专病专治，使患者得到最佳的治疗效果。虽然临床护理多数内容是相通的，但不同疾病必定有其特殊性，对护理工作有特别的要求，这就要求不仅应做到“专病专治”，还应做到“专病专护”，因此有必要加强专科护士的培养，通过有针对性的培养，使护士掌握本专科护理工作的知识与要求，胜任专科护理工作。②是护理学科快速发展的需要。社会对专科护理人才需求日益增长的同时，护理学一级学科的确立更为系统化培养专科护士指明了方向，培养临床专科化的高级护理人才势在必行，只有这样才能培养出既符合国情、又得到国际认可的护理专科人才。③是医疗市场竞争的需要。当前医疗市场的竞争愈加激烈，医院要发展就必须加速发展高新技术，提高专科特色，拓展专科领域，这对护理专业是一大挑战。要适应不断发展的医疗水平，护理人员必须具备扎实的医学知识和专业理论，不但知其然，而且知其所以然，专科护士培养是一重要途径。

（2）培养意义：专科护士的实践不仅为患者解决了专科疑难问题，促进患者生活质量的提高；同时，专科护士协助医疗团队参与患者的专科管理，受到团队合作者的高度认可。护理管理者已充分认识到专科护士的价值，开始了诸多专科护士的培养工作，由此也明显提高了专科护理质量。①有效解决专科疑难问题。专科护士具备较为丰富的临床经验，储备了比较系统的疾病和康复理论和技能，可以通过特有的护理技术或健康教育管理患者，能够为患者解决医生无暇解决而普通护士又无法解决的专科疑难问题，通过分析提出有效的处理措施，既为患者减轻痛苦，也帮助医疗团队解决难题。②增进团队合作。专科护士在实践初期努力寻找发挥自身作用的机会，在为患者提供健康咨询和指导的过程中遇到难题，主动请教医生或其他有经验的护士，最终通过护理方法解决实际问题，获得患者的信任。科室其他护士在与专科护士的合作中，遇到专科疑难问题时向专科护士寻求帮助，逐渐认可专科护士的能力，也增进了彼此间的互助和合作。同时，专科护士在科室护理队伍中发挥骨干作用，推动护理团队的建设。③实现护士职业价值。因缺乏临床发展的方向，临床护士流失量大，而专科护士为临床护士的职业发展提供了方向，专科护士更能体现自身价值，获得更广阔的发展空间。同时专科护士在为患者解决实际疑难问题后，获得患者及其家属的信任，得到医疗团队的认可，自身也会获得职业成就感与价值感，从而激励他们在专科道路上更加努力提升自身知识与技能水平，在专业的深度上更加精通。④促进护理学科长足发展。首先，专科护士的培养突显了护理专业的独特性。专科护士的强化培训和规范化管理，突显了护理人力资源的有效使用。对促进专科护理的发展，提升护理专业形象，体现护理专业的独特价值，合理配置和使用高技能、高学历、高职称护理人才，更好地发挥医护团队一体化协同作用等，都具有不可估量的正向作用。其次，专科护士的培养有利于专科护理领域的实践与研究。结合我国实际，培养发展专科护士是培养高素质护理人才、提高护理专业水平、促进护理向专业化发展的关键环节。医院专科护士人才的培养适应医疗制度改革的需要，也是医院内涵发展的需要。最后，专科护士的培养促进护理学科长足发展。培养一名德才兼备的专科护士，既需要不断地进行相关理论知识的学习，更需要长期临床经验的积累，因此，必须高度重视专科护士的使用和持续性培养。而临床实践能为专科护士提供更多的临床实践机会，利于提高个人能力，进而带动整体，最终提高整个护理专业的水平，更好地为患者提供优质的专科护理服务，加快护理学科的发展。

（3）培养内容：21 世纪，随着健康观念的更新、护理模式的转变及人口老龄化等，护士的角色日益丰富，护士的功能得以拓展，专科护士不仅是临床护理的主力军，而且是社区保健的管理者、服务者及教育者，因此对专科护士提出了新的要求。国内许多学者认为，专科护士应具备专业知识包括医学基础知识和护理学知识、文化知识包括心理学知识、伦理学知识、社会学知识和美学知识，以及其他相关学科知识包括计算机、外语、经济学和法律知识等。目前我国专科护士的培养和使用还处于起步阶段，还没有相关的政策和制度来支持。在学员的选拔、师资的配置、课程的设计和教材的选择上也没有统一的规定，而是由各个培训基地根据自身的条件结合国内外已有的经验自行设计，所以，学员的培训效果无法统一评估。专科护士培养的基本内容包括专业必修课程、核心课程和专科课程。其中，必修课程是指不分所修专科或岗位都应具备的基础知识；核心课程内容是针对专科护士最基本的核心能力所需要的知识；专科课程是由各专科护理学会组织指定的、该专科所必读的所属专科理论知识和专科临床实习。以上 3 个是最基本框架，缺一不可。其他方面的课程，可以根据其不同的环境、学生特征、独特的任务进行补充。就课时安排而言，有学者指出，专科护士最应掌握的是专科护理知识和技能及临床护理经验，所以要重视培养专科护理能力，强调实践与理论相结合，重视工作能力的培养，在专科护士的培养中，临床实践与理论的学时比例应达到 2∶1。

（4）培养方法

1）现场教学与网络资源相结合：现场教学是专科护士培养的主要方法，采取现场讲解、实践操作、临床观摩、模拟训练、教学讲课、一对一带教、小组讨论、专家评议、参观学习、参加专科护理培训学习班、教学查房等多种手段，对护理技能项目进行培训，其优点是直观清晰，容易理解和接受，缺点是资源有限，辅以网络资源是一解决方法。网络资源不受时间地域限制，使护士能够随时随地学习，充分体现学习者的主体地位，共享先进资源。

2）基地与科室轮转相结合：大多专科护士培养以医院或培训基地为依托，充分发挥临床丰富资源，在专科护士培训基地进行学习，同时，在不影响正常工作前提下，安排人员到心电图室、麻醉科等相关科室轮转学习，通过相应科室的系统学习，深入了解或掌握相关疾病诊疗方法。

3）个人学习与合作学习相结合：根据个人教育背景，为专科护士制定个性化培养计划，自主掌握培养内容的侧重点，自主选择适合个人的学习方式，充分发挥个人的积极性和主动性。同时，发挥合作学习的优势，组成学习小组，共同学习，取长补短，提高学习效率，培养团队协作能力。

（5）培养模式：目前，我国专科护士的培养主要有以下 4 种方式：以医院为基础的专科护士培养模式、以学校为基础的培养模式、医院和学校联合培养模式、医院联合培养模式。

1）以医院为基础的专科护士培养模式：专科护士的培养主要由医院负责，如浙江邵逸夫医院于 2000 年在国内设立了糖尿病专科护士和伤口造口专科护士并进行培养，2002 年南方医科大学开设肾病临床护理专家硕士研究生课程班，依托第一军医大学及其全军肾病研究所培养肾病专科护士。近年来，很多医院以医院为基础开展了腔镜专科护士、胸外科专科护士、眼科专科护士、院前急救专科护士的培养，取得了一定的成效。

2）以学校为基础的专科护士培养模式：培训方法的设计、培训内容的确定及教学的具体实施均由学校负责，其理论部分培训在学校完成，临床实践部分在医院完成。如 2005 年，广东省卫生厅委托南方医科大学、香港理工大学联合进行研究生课程专科护士培训试点工作，该项目开设了糖尿病、老年病、医院感染控制和重症监护 4 个专科的培训，收到了较好的效果。在学校培训中，有业余培训和脱产培训两种形式。

3）医院和学校联合培养模式：此模式以培养临床专科护士为主，培训项目由医院设计，课程由学校讲授，理论部分在学校完成，临床实践在医院完成，项目设计、课程时间和教学内容取决于医院的需求。此种模式将学习者的理论知识和实践技能充分结合在一起，提高了学习者的综合素质，符合“学习 - 工作 - 再学习 - 再工作”的教育模式，符合我国专科护士培养的发展方向。

4）医院联合培养模式：一个地区的多所医院联合培养专科护士。培养基于参加培训的各大医院需要的基础之上，有的附属于学术机构，有的则是由多家医院联合培养专科护士。如江苏省专科护士培训试点工作的开展，即为江苏省卫生厅委托江苏省护理学会具体实施，经过省卫生厅、护理学会及省内相关护理专家的评估，选定资格合格的医院作为相关专科护士培训试点基地，开设相关专科护士培训班，各医院共同培养专科护士。由于各地区以及各医院临床师资力量不均衡，依靠医院自身开展专科护士的培养工作，其教育水平和培养效果很难达到统一的标准，此时，设置统一的课程和配备相应资质的教师、建设规范化临床实践培训基地尤为重要，可以保证专科护士的培养质量。

（6）培训考核：制定考核标准，根据培养计划对专科护士进行定期考核和随机抽考，检查专科护士是否学用一致，将考核结果与护士定级、职称晋升、奖金等挂钩，必要时作为晋升、提拔护理管理人员的参考条件。考核方式为常规考核与患者评价、临床实践与教学科研之结合。

1）常规考核与患者评价相结合：常规考核方式有理论考试、技能考核、对照个人业绩评价标准的个人工作总结等。注重专科护士护理质量的终末评价，强调从患者角度评价护理服务质量，患者满意度测评是质量评价的主要指标，是护理质量提高的重要客观依据。

2）临床实践与教学科研相结合：专科护士不仅要具备某专科扎实的专业理论知识和精湛的护理技能，同时也具备积极、敏锐的科研意识及良好的科研能力，以适应新护理模式下现代护理的需要。鼓励专科护士有目的、有步骤地开展科研活动，研究护理教育的改革，研究护理技能的提高，总结经验，提高护理水平。

4. 专科护士的认证

（1）美国：美国高度重视专科护士认证制度，1991 年就成立了国家唯一许可的资格认证机构“美国专科护士认证委员会”（Accreditation Board for Specialty Nursing Certification，ABSNC），它的职能是制定统一的专科护士认证标准，提升公众对认证价值的认识。协会要求 CNS 必须是注册护士（Registered Nurse，RN），并具备以下条件：通过硕士、博士学位学习，获得与某个护理领域相关的科学知识和高级临床实践训练，具有分析复杂临床问题的能力，具有广博的理论知识并能恰当应用，能预见护理措施的短期和长期效果，获得专业资格和证书，以患者、顾客、家庭为专业服务对象。例如：美国 ICU 专科护士要求拥有 3~5 年的临床或专科护理经验，受过正规的专业教育并获得国家注册护士执照，经短期培训获得 CCRN（Critical Care Registered Nurse）证书。短期培训分脱产培训和在职培训。脱产培训时间通常是 6 个月；在职培训不受时间限制，以完成学分或自学为主。目前，美国至少有 67 家非政府认证机构，认证项目已达 95 种，涉及 134 个护理专业领域。

（2）欧美国家：欧美国家对于专科护士的认证基本一致，均由各专业护理协会及其下属专科资格认证机构进行专科护士的培训、考前辅导、考核、证书颁发和再认证。培训内容因专业而不同，但都包括理论、实践及研究方面的强化学习。符合条件者经过专科认证机构的培训后申请考试，合格者获得专业协会颁发的资格证书并进行注册，认证资格在本国国内得到承认。各专业协会规定认证资格再注册的年限和需具备的条件，年限一般为 3 年，具备条件包括专科临床实践时间和专科继续教育时间等。

（3）日本：在日本，成立了临床护理专家认定制度委员会，专科护士的认定条件为：①有护士资格者；②临床工作 5 年以上；③专科领域临床工作 3 年以上；④在教育机关接受 6 个月以上的专科护理教育课程学习并结业者；⑤ 5 年后资格更新。

（4）中国：目前，我国还没有形成统一的专科护士准入标准，资格认定的制度及机构也不相同。多数医院对专科护士的基本条件要求为：①热爱护理专业，爱岗敬业，团结协作精神强；②从事护理工作 5 年以上，具有良好的专科护理知识和技能；③年龄＜ 40 岁，具有大专或以上学历，护师以上职称，身体健康；④具有一定的教学、科研能力和英语读写能力，能较熟练掌握计算机基本操作。我国专科护士资格培训也刚刚起步，主要以医院继续教育、临床实践培训为主，目前仍无统一的培训内容和培训模式。2007 年卫计委组织专家针对手术室、ICU、肿瘤、器官移植、急诊等 5 个专科护理领域，研究制定了《专科护理领域护士培训大纲》，规范了培训对象、目标、时间、内容、考核要点等。一般培训时间为3~12个月，采取脱产分阶段理论学习与临床实践相结合的形式，内容为专科理论知识、护理基本操作、护理法律、人文科学、教学科研、护理管理、临床实践等，其理论与临床时间之比多为1∶2。培训的形式一般包括：专题讲座、操作示范、护理查房、专科进修、撰写论文等。培训基地的确定一般由当地专科护士培训管理中心选择三级医院的专科为培训基地，该专科医疗护理水平在省内处于较高水平，有较强的专科特色和临床带教师资力量。专科护士培训管理中心对培训人员进行基础理论、专科理论、论文答辩和专科护理技能考核，合格者颁发专科护士培训证书。

5. 专科护士的使用与管理

（1）国外专科护士的使用与管理：在美国专科护理已经历100余年的发展，历史的发展赋予专科护士丰富的内涵。与开业护士、护士助产士和护士麻醉师比较而言，专科护士的工作内容、形式最为多样化。在临床护理工作中专科护士必须能够独立、正确地研究患者的问题并能创建一个由护理工作人员直接解决问题的方案，且进行护理流程的改进，以确保患者得到最佳的照顾路径。有研究将专科护士的职能归纳为：临床实践、护理研究、护理教学、护理会诊、护理管理和护理变革。有学者对724名不同领域的专科护士进行了问卷调查，统计结果显示，专科护士用于临床护理的时间占29%~91%，用于教育的占24%~89%，作为顾问的时间占18%~96%，研究占15%~93%，管理占34%~85%。由此可见，专科护士的工作职能也由最初的临床护理者、教育者和研究者逐渐拓展为临床护理者、教育者、咨询者、研究者、领导者、协调者和伦理决策者七位一体的多元化角色功能，在患者群体、护理专业及卫生保健三大领域内发挥重大作用，充分体现了护理专业的整体价值。在国外，专科护士主要在相应专科领域承担临床一线护理工作，医院对于他们有无专科护士资格证书无强制要求，但对有资格证书的护士在薪水方面会给予一定的奖励措施。

（2）我国专科护士的使用与管理：我国对专科护理人才的使用与管理无统一标准，由各家医院结合自身情况制定医院范围内的专科护士使用和管理制度，但我国专科护士在工作范围、角色职能等方面与国外大致相当。如浙江邵逸夫医院对临床护理专家的管理就是借鉴美国的方法，专科护士接受护理-医疗双重管理，工作运行直接向护理部教育主任汇报，工作范围覆盖医院的各临床科室。但是，在大多数医院，由于护理人员编制紧张，专科护士经常同时兼任护理管理者，致使没有足够时间进行临床护理实践。在工资待遇方面，我国护理人员的工资发放通常以职称为标准，取得专科资格证书的护士往往无法获得加薪，有些医院会以津贴的形式予以补贴，但无统一标准。

（3）专科护士发展中需要考虑的问题

1）要建立完善的专科护士管理体系：完善的法律法规管理体系是确保专科护士培养、提高护理专业水平和促进护理事业发展的重要策略和方向。美国的专科护士的发展是在完善的美国护士法规下进行的，从法律上允许经过某一专业领域培训，并严格地遵循标准化程序中所规定的职能。而我国对专科护士的培养与欧美等发达国家差距较大，社会各界和医疗管理者对专科护士的定位、职能、职责等认识不够深刻，相应的护理法规也不健全。对专科护士的准入标准、资格认证也没有统一制度。为提升我国专科、专病护理水平，满足护理学科发展和国民健康需求，应高度重视专科护士的作用。对专科从业人员尽早能有完善的法律、法规保障制度，逐步建立完善专科护士培养和认定的权威机构，构建国内统一的专科护士培训与考评体系。

2)要明确专科护士职能:国外专科护士的首要任务是临床护理实践,为患者提供直接的高水平护理,使患者直接受益,同时对其他护理人员提供业务指导,促进专科发展。由于中国临床护士总体教育水平不高,使得某些高级护理实践行为如护理科研、护理教学无法进行;另外,由于国内专科护士概念的模糊,以及专科护士与管理者角色的重叠,在工作实践中不能最大限度地发挥他们的知识和技能。因此,当前我国应明确专科护士的职能。建立专科护士能力培养模式,使专科护士从行政职务中走出来,能在专业上持续探索与成长,不断丰富护理知识体系和改进护理实践,更好地服务于临床。

3)规范专科护士的教育体系:专科护士课程设置的目的是使专科护士具备在临床实践上具有一定的护理实践、治疗、检查能力,同时发挥临床管理者、指导者的作用。目前,我国的教育体系尚待完善,课程设置欠合理,课程内容涵盖不全,临床实践和理论学习连接不紧密。可以参考美国等国家较成熟的教育体系,进一步规范我国专科护士的教育体系,培养既有丰富护理专业知识、技能,又有管理能力的专科护士。

4)要提高专科护士福利待遇:我国目前对专科护士的准入、认证、使用和待遇等问题仍在进一步探讨中,对专科护士应享受的岗位津贴、职称晋升条件、福利待遇等都没有明确的制度。相关部门应制定专科护士待遇制度,在劳保福利、工资待遇、职称晋升等方面,向专科护士倾斜。同时医院在护理管理制度上也应进行改革和调整,完善分层次奖励制度,为专科护士提供机遇和平台,在培养使用和激励管理上创造良好的大环境,让专科护士能更好地发挥职能,从而体现专科护士的价值,以及专科护士在护理队伍中应有的地位,起到稳定护理人才队伍的作用。

5)建立科学严谨的管理运作系统:由于专科护士的工作范围涉及医院各个部门,因此,医院管理者要以开放、接纳、发展的态度充分地认识专科护理工作的性质、目标和前景,制定切实可行的工作职责,在管理上给予大力支持和理解,不断地寻求各种途径,协调好与各医疗、护理、管理部门的关系,使各部门能够充分认识到专科护士工作的重要性。

(三)社区护士的培养

随着我国卫生体制改革的不断深入和人们健康需求的不断提高,社区护理专业人才成为我国紧缺型护理人才,应加以研究和培养。

1. 社区护士和社区护理　从事社区护理的护士即为社区护士,区别于医院内的临床护士。社区护理(Community Health Nursing)一词源于英文,又称为社区卫生护理或社区保健护理。美国护理学会对此进行定义,社区护理是将公共卫生学及护理学理论相结合,用以促进和维护社区人群健康的一门综合学科。社区护理综合应用了护理学和公共卫生学的理论与技术,借助有组织的社会力量,以社区为基础,以人群为对象,以服务为中心,对个人、家庭及社区提供连续的、动态的和综合性的护理服务,其目的是促进健康、预防疾病、维持健康,提高社区人群的健康水平。

社区护理将公共卫生学与护理学有机结合在一起,既强调疾病的预防,又强调疾病的护理,最终达到促进健康、维护健康的目的。因此,社区护理既具有公共卫生学的某些特点,又具有护理学的某些特点,但与公共卫生学和护理学相比较,社区护理在以下四个方面更为突出。①以促进和维护健康为中心。社区护理的主要目标是促进和维护人群的健康,所以预防性护理服务是社区护理的工作重点。②面向整个社区人群。护理的对象是社区全体人群，包括健康的人和患病的人。③社区护士具有高度的自主性。在社区护理过程中，社区护士往往独自深入家庭进行各种护理，故要求社区护士具备较强的独立工作能力和高度的自主性。④社区护士要和其他相关人员密切合作。社区护理的内容和对象决定社区护士在工作中不仅要与卫生保健人员密切合作，还要与社区居民、社区管理人员等相关人员沟通协调。

社区护理的工作场所、范围和性质决定了社区护士不仅要具备一般护士所应具备的护理基本能力，还要具备以下七个方面的能力。

(1)人际沟通能力：社区护理工作既需要合作者的支持协助，又需要护理服务对象的理解配合。社区护士的主要合作者包括社区卫生服务站的卫生工作人员，如全科医师，以及社区的管理者，如街道、居委会的工作人员。社区护理的对象则是社区的全体居民，包括病人、家属和健康人群。面对这些不同的年龄、文化和社会背景的合作者和护理对象，社区护士必须具有社会学、心理学及人际沟通技巧方面的知识和技能，方能顺利开展工作。

(2)综合护理能力：综合护理能力主要包括各专科护理技能和中西医结合护理技能。根据社区护理的定义及社区护士的主要职责，社区护士就是全科护士，护理各种病人，如外科术后病人、脑卒中恢复期病人、精神病病人或临终病人等等，在工作中，就要用到内科、外科、神经科、精神科、中医科、老年科以及康复医学等方面的护理知识和技能。

(3)独立解决问题的能力：社区护士不同于医院护士，常常处于独立工作状态。在医院，护士遇到问题往往可以与其他护士、护士长或医生共同研究解决，但在社区，社区护士将独立进行各种护理操作、独立地运用护理程序、独立地开展健康教育或指导。此外，无论是社区的服务站还是病人的家里，其护理条件及设备与医疗机构均有差距，这就要求社区护士具备较高的解决问题或应变的能力。

(4)预见能力：社区护士有责任有义务向病人、家属及健康人群提供预防性指导和服务，预防性服务是社区护理的主要内容，预见能力也因此成为社区护士的重要的必备能力。在医院，临床护士主要运用顺向思维，即针对已发生的问题，找出解决策略并实施，而在社区，社区护士不仅要运用顺向思维，还要运用逆向思维，即在问题发生之前，找出可能导致问题发生的危险因素，从而预先采取措施，避免或减少问题的发生。

(5)组织管理能力：社区护士一方面要向社区居民提供直接的护理服务，另一方面还要调动社区的一切积极因素，充分利用社区资源大力开展各种形式的健康促进活动。社区护士有时要负责人员、物资和各种活动的安排，有时要组织本社区有同类兴趣或问题的人员共同学习，这些均需要良好的组织管理能力。

(6)学习科研能力：社区护士不仅担负着向社区居民提供社区护理服务的职责，同时也肩负着发展社区护理、完善护理学科的重任。因此，社区护士首先应不断地充实理论知识，提高业务水平。护理学是一门不断发展的学科，护理人员只有不断地学习，才能适应护理学的发展。其次，社区护士应具备科研的基本知识，能独立或与他人共同进行社区护理科研活动，解决社区护理问题。

(7)自我防护能力：社区护士的自我防护能力主要包括两个方面，即法律的自我防护及人身的自我防护。首先，社区护士常常在非医疗机构场所提供有风险的医疗护理服务，如在病人的家中进行静脉输液。社区护士应加强法律意识，不仅要完整记录病人病情变化，还要在提供医疗护理服务前与病人或家属签订有关协议或知情同意，作为法律依据。其次，社区护士在非医疗机构场所提供护理服务时，应避免携带贵重物品，并注意自身的防护。

2. 社区护理的发展 社区护理起源于西方国家，是由家庭护理、地段护理及公共卫生护理逐步发展演变而成的。追溯社区护理的发展历史，可将其分为四个发展阶段，即家庭护理阶段、地段护理阶段、公共卫生护理阶段和社区卫生护理阶段。①家庭护理阶段：早在19世纪中期，由于卫生服务资源的匮乏、医疗水平的局限及护理专业的空白，多数患者均在家中休养，由家庭主妇看护。在这些家庭主妇中，绝大多数没有文化，更没有受过专业培训，她们只能给患者一些基本的生活照顾，正是这种简单、基础的家庭护理为早期护理和社区护理的诞生奠定了基础。②地段护理阶段：在19世纪中期到19世纪末期的50年间，英国、美国为了使贫病交加的人们享受到基本的护理服务从而改善健康状况，陆续开设了地段护理服务。地段护理在英美两国主要侧重于对居家贫困病人的护理，包括指导家属对病人进行护理。从事地段护理的人员多数为志愿者，少数为护士。③公共卫生护理阶段：自19世纪末起，地段护理逐步拓宽，其服务对象由贫困病人扩大至地段居民，服务内容也由单纯的医疗护理扩展至预防保健服务。在从事公共卫生护理人员中，绝大多数为公共卫生护士，少数为志愿者。④社区护理阶段：进入20世纪70年代后，世界各国越来越多的护士以社区为范围，以健康促进、疾病防治为目标，提供医疗护理和公共卫生护理服务。于是，从70年代中期开始，美国护理学会将这种融医疗护理和公共卫生护理为一体的服务称之为社区护理，将从事社区护理的人员称之为社区护士。1978年，世界卫生组织对社区护理给予肯定并加以补充，要求社区护理成为社区居民可接近的、可接受的、可负担得起的卫生服务，从此，社区护理以不同的方式在世界各国迅速发展起来，社区护士的队伍也从质量和数量上逐步壮大起来。

3. 社区护士的培养

（1）培养需求：社区护士的培养需求来自于社区护理服务需求量的上升以及当前社区护理专业人才的缺乏。社区护理服务需求上升的主要原因有：①社区人口老龄化。人口老龄化是指社会中60岁以上（含60岁）人口超过总人口的10%或65岁及其以上人口超过总人口的7%。1990年以来，我国老龄人口以平均每年3.32%的速度增长，2000年我国60岁以上人口达1.3亿，占我国总人口的10.09%，全国开始进入老龄化社会。据推测，2025年我国老龄人口将达到20.00%，2050年将达到25.50%。我国人口结构由成年型转向老年型，发展速度之快，老年人口之多，世界罕见。我国的人口老龄化还具有以下基本特征：规模巨大，发展迅速，与综合国力发展不相适应，地区发展不平衡，东部沿海经济发达地区明显高于西部经济欠发达地区，城乡倒置显著，农村的老龄化水平高于城镇。随着我们国家老龄化社会的到来，社会化的养老需求将呈现不断上升的趋势。老年的生活照顾主要表现为一般性的护理服务及预防保健性的护理服务。②医疗费用的不断上升趋势。医疗技术水平的不断提高和高精尖诊疗设备的广泛使用使看病就医费用也在不断地增长，持续增长的医疗费用给个人带来较为沉重的经济负担，促使人们不断寻求如医疗保险、大病统筹、社区化医疗等医疗服务方式，以减少医疗费用的支出。③人们对健康的认识在发展变化。健康不仅是指没有疾病或缺陷，而且是身体及精神的完好适应状态。现今社会，人们对健康的关注不再只是满足于没有身体疾病，而是追求进一步的生活质量，不仅身心和社会适应性的健康还要求延年益寿。人们对健康护理的需求也不再只是基本需求，而是趋向于多元化、个性化的医疗服务以及选择的自由性、便利性和经济性。方便和经济作为社区卫生服务的最大特点，使得人们对社区医疗护理有了更深的了解，大病上医院，小病进社区，使患者有选择地进行治疗，既做到了合理的分流病人，也使患者减少了医疗费用的支出。鉴于上述原因，我国把社区卫生服务纳入到卫生改革的重点行列，社区护理的重要性日益突出，社区护理已成为社区卫生服务的重要组成部分。但是，社区护理在我国仍处于起步阶段，社区护理专业教育才刚刚开始，缺乏接受系统培训的社区护理人才。根据发达国家经验，社区护理要具备一支稳定的护理队伍，其数量应占护理人员总数的一半以上。当前，应大力开展社区护理专业教育，加快培养和造就一大批高层次、高素质、高规格的技能型社区护理专业人才，满足广大社区卫生服务的发展和需求，在我国真正实现"小病在社区，大病进医院，康复回社区"的目标。

（2）培养目标：社区护理人才的培养目标包括：①能对个人、家庭和社区进行健康评估，确定建档对象并建立个人和家庭的健康档案；②能向个人和家庭提供护理技术服务；③具有对社区重点人群进行预防保健服务和健康教育的能力；④具有对社区常见慢性病和传染病患者的护理和管理能力；⑤具有社区精神病患者的护理和管理以及社区急重症患者院前救护的能力；⑥养成共情的人际沟通能力，树立以人为中心、以家庭为单位、以社区为范围的护理服务观念，以及为个人和群体提供连续性、综合性、协调性服务的意识。

（3）培养方法：为达到社区护理专业人才的培养目标，其培养方法为：①教学模式。在"工学交替，学做合一"的教学模式下进行理论学习和实践培训。理论教学以社区护士应具备的职业能力为主线，让学生在"教、学、做"中完成理论学习。理论教学采用"教、学、做"一体化教材，课程内容中体现社区护理的发展趋势、新知识和新方法。采用多种教学方法，重点加强学生实际职业能力的培养，诱导兴趣，使学生在教学活动中了解社区护理的策略和内容。实践教学包括校外实践和校内实训两部分。选择当地社区卫生服务中心、老年院、妇幼保健院等单位作为社区护理实践教学基地，进行教学基地建设，力争实训、实习与岗位技能一体化。在校内建设护理实训中心，包括基础护理实训室、内外妇儿实训室、健康教育实训室、急救护理实训室、康复护理实训室、老年护理实训室等。②课程设置。在任务引领、项目驱动、能力本位、职业导向的思想指导下设置，将社区护理的理念融入到临床护理教学中，注重以社区为基础，以人群为服务对象，树立以预防为主的观念。在护理学基础及内、外、妇、儿临床课程的基础上设置社区护理专业方向的课程，主要有社区护理、急救护理、老年护理、康复护理、中医护理及理疗技术、传染病护理和精神病护理等。

4. 社区护士的使用

（1）提供护理技术服务：社区护理重点放在一级医疗保健，即预防保健，但也涉及和参与二级和三级医疗保健，在社区中进行具体的护理工作仍是社区护士工作的重要组成部分。社区护理技术包括基本护理技术和具有一定难度的临床护理技术，如病人评估、注射、换药、插管、护理记录等，但社区护士做这些具体工作花费的时间相比医院护士要少。

（2）开展健康教育：无论在医院还是社区，对病人和家属开展个性化健康教育都是高质量护理的体现。当前，病人住院时间大大缩短，医院中病人和家属所接受的健康教育内容非常有限，对病人和家属的健康教育由此成为社区护士最主要的工作任务。健康教育的重点放在健康维护、健康危险因素改善和健康生活方式选择上，如糖尿病的控制（血糖监测、饮食管理、活动锻炼、降糖服药使用、胰岛素皮下注射等）、人工肛门的护理等。

（3）提供健康咨询：面对病人和家属的咨询，社区护士要细致了解病人和家属的忧虑和问题，耐心解答他们的问题和疑问，还要鼓励病人和家属之间对主要问题开展针对性讨论，以达到解决病人及其家庭所面临的特有的困难的目的，如疼痛如何缓解，便秘如何解决等，在给予专业咨询的同时适时给予病人和家属所需的精神支持。

（4）管理工作流程：包括计划、组织、协调、控制、提供和评估护理。例如在家庭护理中，护士要根据病人的需要，制定和协调病人家访的计划，包括每个病人所需的家访频率、护士每天家访的人次、每家之间的距离、家访所需的特殊器材等。

（5）与团队成员合作：社区护士要与其他专业人员共同做出有关病人医疗卫生服务的决定，通过协商和讨论，制定出病人护理目标和具体的执行计划。

（6）开展护理科研：为提高社区护理质量，社区护士要在工作中不断发现问题，并用科学的方法反复地探索、回答和解决问题，为临床找寻更有效更科学的护理方法，直接或间接地指导护理实践。

（四）护理管理人才的培养

拥有一支高素质的护理人才队伍是护理工作不断发展、提高人才竞争力的关键。护理管理人员在医院护理人才队伍建设中具有十分重要的地位。由于目前我国大多数医院都缺乏对护理人才的合理规划和科学管理，因此，培养高层次的护理管理人才在医院护理人才规划管理中起着重要作用。

1. 护理管理人才的概念　世界卫生组织定义护理管理为：为了提高人们的健康水平，系统地利用护士的潜在能力和其他相关人员或设备、环境以及社会活动的过程。护理管理人才，是指在一定的护理行政组织中处于管理层级，具有与所在职位相适应的高素质，其较高的工作绩效，对组织绩效有关键甚至起决定性影响作用的人才。护理管理者如何使护理管理工作发挥最佳效能，关键在于护理管理者自身素质的不断优化以及管理能力的逐步增强。

医院护理管理人员必须具备以下素养：

（1）高度的责任感与事业心：护理管理者是护理工作的组织、领导、指挥者，其自身的品质、威信、影响力与医院风气直接相关，这就要求护理管理者必须具有强烈的事业心、责任感。一要有群体心理素质的公心，大公无私，实事求是，敢于用权善于用权，有效地进行全员调配管理；二要全面掌握护理人员的情况，对属下知其德、知其实、知其能，善于发现人才、使用人才，优化组合，发挥良好的整体效应；三是护理管理者要甘当无名英雄，不计个人得失，还要勇于承认过失，引错自咎。

（2）较强的计划、决策和领导能力：护理管理者应是一名实干家，在实际工作中身体力行，具有“将才之勇”，但更主要的是要有“帅才之能”，具有较强的组织领导能力；决策科学化，对护理工作发展要心中有蓝图、手上有计划，提高每一位护士的参与意识，加强沟通，协调好各种关系。决策前要先预见它在实施时可能出现问题和产生的影响，进行科学决策，增进集体凝聚力。

（3）超前的创新意识：创新能力是护理管理者思维活跃的表现，是智力、经验、分析、思维能力的升华，是工作充满生机的象征。护理管理者要具有这种创新意识和开拓精神，不因循守旧、墨守成规，而要开阔思维、锐意进取，把握发展优势、因势利导，用具有深远意义的目标鼓舞群体，达到独有所获之目的。唯有护理管理者具备创新意识，方能勇于探索、勇于实践，使护理工作开创新的局面。

（4）良好的信息摄取能力：信息是现代管理的主要工具，是决策的依据，是产生超前意识的物质基础。全新的医疗护理服务模式要求护理管理者立足长远，借鉴国内外先进的管理理念和方法，树立与时代相适应的管理价值观、质量观和效益观。护理管理者必须时刻关注护理前沿信息，不断学习护理前沿知识，广泛获取信息，开阔和延伸管理者的思维线和知识面，启动超前思维，增加预见性，减少盲目性，提高决策正确性和工作效率，不断有所发现、有所创新、有所作为。广泛获取信息还要求护理管理者掌握外语知识，利于与国际发达国家之护理相接轨。

（5）较强的分析判断综合能力：分析判断综合能力是一名护理管理者应具备的最重要能力之一。作为把握护理工作发展方向的管理者，要围绕患者的要求制定临床规章制度和工作流程，要依据医院的规模规划学科建设方案和计划，要在提高护理人员业务水平的同时拓展他们的社会知识面，要注意加强人文学科的学习，工作中要多考虑如何使患者、家属、医生、护士等方方面面得到满意服务。

（6）良好的感知和分析能力：护理管理者应掌握护理发展的热点和前沿，了解国际护理发展趋势，分析自身和团队的现状和不足，确定前进的目标和策略。

（7）较强的沟通、协调和合作能力：护理管理者必须是复合型人才，具有丰富的专业知识和管理经验，有较强的领导能力和沟通能力，扮演好管理者和护理学科带头人的双重角色。

2. 护理管理人才的培养

（1）培养需求：医院需要具有能管理、能应对各种变化以及具备各项能力的人才。我国医院护理管理者绝大多数是从护理专业岗位上转岗而来，没有系统学习过管理学知识。担任管理工作后，亦未参加管理培训，或者参加培训的时间短，不懂管理理论与现代医院管理技术和方法。我国护理教育没有护理管理专业，因而缺乏有效掌握管理相关知识的护理人才，导致管理者往往凭借个人经验、经历进行管理，而这些管理方法已很难应对医疗服务需求、现代化管理经营策略、人力资源有效利用以及护理信息转化和使用等。护理管理者必须在经验管理的基础上，不断学习和运用管理理论去思考和解决问题。

（2）培养意义：当今医院如何在竞争中求生存寻发展，不仅取决于医务人员的业务水平、服务质量和仪器设备的先进程度，更重要的是取决于医院管理水平的高低。医院护理管理人员是医院管理队伍的重要成员，在护理质量、服务水平的稳定和提高方面具有非常重要的作用。良好的管理可以产生巨大的潜在效益，进一步提升医院竞争力。培养和打造一支既精通护理专业业务，又熟悉现代医院管理的高素质护理管理人员队伍，是当前一项刻不容缓的紧迫任务，也是对患者、对社会的负责。

（3）培养内容：高效的护理管理需要科学的管理知识作后盾，加强管理知识学习势在必行。应加强管理学、组织行为学、社会学、卫生统计学、卫生法学、卫生经济学等的学习，从经验性管理模式向科学化管理模式转变，树立科学管理观念，提高管理效率和职工积极性。护理管理工作中要着重对护理工作的深层价值及技术含量的正确认识，着重于医院护理人才规划的制定与实施，着重于护理队伍的稳定。基本的管理技能包括技术技能、人际技能和概念技能。技术技能包括应用专门知识或技能的能力；人际技能是指在团体中与人共事、理解别人、与人沟通的能力；概念技能是指管理者必须具备心智能力去分析和诊断复杂情况的能力。护理管理者除需具备上述三种基本管理技能外，还需要具备政治思想方面的技能，即较高的政治思想素质和救死扶伤的人道主义精神。

(4)培养途径：一是针对护理骨干进行管理潜能的开发与培养。①护理业务及带动能力的培养。主持晨会并对护理工作质量进行讲评，进行实习生的科室管理与带教考评，参与学员实训课的演示与指导，培养其专科护理能力。②控制全局能力的培养。参加急救医疗分队，担任特殊任务保障小组负责人，完成重大抢救组织工作，锤炼其组织管理能力和应变能力。③沟通协调能力的培养。担当责任组长工作，合理授权以锻炼观察问题、分析问题、解决问题的能力。二是针对护理管理者在管理技能上的不足，对护理部主任和护士长进行分层培训。护理部主任培训应以医院战略管理、医院人力资源管理为主，其次为管理学、心理学、行为学、人际关系学、哲学和相关法律法规；护士长的培训应以管理学、心理学、行为学、人际关系学、医院人力资源管理为主，以哲学、法律法规为辅。

五、护理人才考核

人才考核是人才管理的一项重要内容。护理人才考核是通过一定的形式，对人才的德、能、勤、绩作出公正的和客观的评价，为人才的发现、选拔和使用提供依据。通过科学的考核，对护理人才有了较为全面和详尽的了解，才能正确、合理的培养和使用护理人才，做到人尽其才、才尽其用。科学考核也是激励和培养人才的有效措施，促进人才的成长。

(一)考核目的

对护理人才的考核起到挖掘人才潜能，加速人才成长，最大限度地发挥人才贡献的作用。主要目的有：①对人才的甄选、使用、提拔和奖惩；②人才自我成长和工作表现的认知；③激励人才自我成长；④促使人才良性竞争；⑤建立并完善人才管理质量标准；⑥完善并提供人才资料，作为人才培养计划的制定依据。

(二)考核内容

人才考核的内容主要包括德、能、勤、绩四个方面。德：政治思想品德和职业道德。能：专业水平、专业技能、科研能力、创新能力、教学能力、组织管理能力、问题解决能力、表达能力、沟通能力等。勤：工作态度、责任心、出勤情况、组织纪律性等。绩：工作效率与效益、成果、奖励和贡献等。通常以理论知识考核、工作相关技能考核和真实工作考核等考核形式进行上述内容的考核。理论知识考核能够了解护理人才在深度和广度对专业知识的掌握程度，能较好地反映护理人员的知识水平。鉴于护理是一门应用型学科，对护理人才专业技能考核和实际工作考核也十分必要，考核内容由具体护理岗位的职责要求确定。

(三)考核原则

1. 全面考核与单项考核相结合的原则　人才考核内容以人才结构和维度为依据，通常以岗位为基础，进行德、勤、能、绩的全面考核，多为定期进行或较长时间组织一次的一种全面考核。除全面考核以外，还可进行单项考核，如根据年度工作安排或临时完成某项工作任务时，进行基础理论、专科技能考核。综合考核和单项考核结合起来，可使考核更加全面。

2. 全面考核与岗位职责相统一的原则　不同岗位的人才有不同的职责和相应的素质要求，应在全面考核时有所侧重，不同岗位、不同层次的人员有不同的考核内容和标准。如对护士长的考核，除进行一般的德、勤、能、绩的考核外，要着重进行管理能力的考核；对护理教学人才的考核，则要侧重于知识水平、教学能力和教学效果的考核。

3. 学历与能力相结合的原则　有的护理人才学历高，但临床实践经验少，解决问题的能力差；有的学历低，但实际工作能力强。只有既看学历，又看能力，将二者科学结合起来，才能客观、实事求是地选拔和使用护理人才。

4. 定量考核与定性考核相结合的原则　定量化是人才考核的一大进展，使考核从印象、评语中得以解放，用数据说话，对人才进行准确评价。有了“量”的概念，就可以客观地反映人才在工作中的实际情况，使考核有序列性、区分性和可比性，也大大减少管理者或考核者主观意愿在考核中的作用。为真正达到人才考核目的，考核不但要定性而且要定量。

5. 领导考核与群众评议相结合的原则　人才考核必须走群众路线，听取群众意见，让群众及有关专家根据考核标准对被考核者工作表现进行评议，最后作出综合评价，避免主观性和片面性。

6. 定期考核与随机考核相结合的原则　人才考核应建立定期考核制度，如任期考核，就是在某一专业技术职务任期满后进行的考核。定期的任期考核是动态考核，可打破“终身制”和“大锅饭”，激励人才不断进取。也可根据医院情况进行随机抽查考核。二者相结合，才能做到对人才有比较全面的了解。

7. 人才考核与人才管理相结合的原则　人才考核的目的不仅是要了解人才是否称职、是否尽其所能，更重要的是改善人才管理，促进人才成长，因此，必须把人才考核与其使用、晋升、培养紧密结合起来。

8. 多种考核方法并用的原则　人才考核的方法很多，各有其应用优点，任何一种方法都很难对人才做出十分精确的评价，往往需要采取多种考核方法进行考核。

（四）考核类型

考核应根据不同的考核对象和要求，科学设立考核标准，以此作为考核的评价标准。人才考核的方法很多，根据考核时间可分为年度考核、阶段考核、日常考核；根据考核的内容可分为工作成绩考核、工作态度考核；根据考核的目的可分为培训考核、提拔考核、奖励考核等。常用的考核类型有：

1. 判断考核　由考核小组根据考核内容的标准判断、评定被考核对象的一种方法，此方法简单易实施，但易受个人主观因素的影响。

2. 测试考核　以答辩、试卷和计算机考核三种测试方式为主。计算机是一种科学的考试方法，能准确、全面地测试出人才的实际水平和能力。

3. 标准考核　根据各种人才的质量标准衡量人才的优劣，这种方法比较明确、具体、容易掌握。实施前应制定考核标准，考核标准应在德才兼备原则的指导下，根据学历、资历、工作表现、任职时间，以及实际技术能力及学术水平，综合全国及本单位情况制定，确保考核标准的切实可行。

4. 综合考核　即综合应用上述三种考核方法，其优点是能对被考核者的实际能力及绩效进行系统、全面、准确的评价。

（五）评价方法

准确客观地评价护理人才是护理人才管理的重要内容，也是选拔人才、使用人才的基础。建立护理绩效考核制度是医院护理人力资源管理的重要组成部分，是充分调动护理工作者积极性，提高护理服务质量的重要措施。

1. 绩效考核　详见本书第五章。

2. 岗位量化考核方法　量化考核，又称考核的数量统计法，是指以数字为基础，考察和研究事物的运动状态和性能，对事物存在和发展的规模、程度等作出精确的数字描述。

（1）基本涵义：人才的量化考核，就是依据一个统一的标准或尺度，把护理人才素质中某些可以量化的指标分解为若干要素，组织若干与被考核者比较熟悉的领导、同事，按照测评量表对其进行多层次、多角度、多侧面的测评，据此对护理人才作出全面评价的一种考核方法。岗位量化考核对护理工作来说是一个新的管理模式，这种管理模式可准确、全面地了解专业技术人员的德才水平、业务能力和工作实绩等内容。

（2）考核标准：各家医院情况不同，考核标准将有所不同。按照国家卫计委规定的等级医院护理质量指标的考核标准，再结合各医院的实际情况，制定护理人员量化考核细则，细则包括自身素质、专业能力、学习研究等方面。①素质修养：包括文明用语、微笑服务、着装整齐干净、态度和蔼、对患者主动热情、上下班不迟到早退、按时值班、护患沟通良好、尊重患者宗教信仰、无患者投诉。②专业能力：包括稳定的心理素质、敏捷的反应速度、熟练的抢救技能、全面的知识结构、解决问题的能力、对病情的观察、护理文书的正确书写、工作及病房环境的整洁、医疗物品的使用后处置、护理指标达到质量标准。③学习研究：包括外出进修、论文发表、专业讲课、交流经验、外出开会学习、参加比赛获奖、做出特殊贡献等。确定各项工作的分值和计分标准。

（3）考核意义

①岗位量化考核有助于提高护理工作质量：岗位量化考核的实施，增强护士对自身行为的约束力，提升护士工作的主动性、积极性和责任心；加强了对护理人员及所从事工作的监督、检查和指导，使之贯穿于护理工作的每一个环节。

②岗位量化考核有助于提高护理服务态度的满意度：满意度能反映护理工作的实际情况，因此，满意度调查是衡量护理质量的可靠标准之一。通过量化考核，改变了为完成硬指标护理工作而忽视软指标护理工作的状况，变被动服务为主动服务，增强了护士工作的自觉性，最大限度地满足患者的合理要求，充分体现人文关怀，密切护患关系，使患者有安全感和亲切感，提高患者满意度。

③岗位量化考核有助于科学反映护理工作质量：量化考核的考核标准明确，内容具体，可操作性强，减少了考核的随意性和盲目性，能双向体现管理者与被管理者的工作质量。根据考评结果，可以看出检查是否到位，有哪些管理缺陷，哪些需要改进，护理服务的满意度如何等，促进了业务素质的提高，加强了护理环节质量控制。若将岗位量化考核与人事制度和年终等级挂钩，每一位护理人员还会产生危机感，最大限度地促进护理人员自身素质的提高。

④岗位量化考核有助于提高护理人员业务水平：通过量化考核，明确了护理工作的行为主体、责任主体和利益主体，增强了护士的绩效意识，使护士能自觉地运用护理程序为患者实施护理，正确制订有针对性的护理措施并进行临床实施，进一步规范临床护理质量，护士的专科水平、业务技能也有了较大的提高。

3. 分层级考核方法　早在 2005 年，国家卫计委颁布实施的《中国护理事业发展规划纲要（2005—2010 年）》中指出，针对护理专业的特点和对护士知识、技术和能力的要求，改革和发展护理教育，建立和完善包括岗前培训、毕业后教育、继续教育在内的终身教育体系，形成适合护理工作发展需求的人才培养模式。将护理岗位工作职责、技术要求与护士的分层次管理有机结合，充分发挥不同层次护士的作用。纲要为临床培训指明了方向，而考核是检验培训效果的重要手段之一。特别是，对护理人员分层考核已经成为护理管理的重要内容之一。目前，各级医院对护理人员分层次考核的使用参差不齐。

(1)基本涵义：分层考核是检验分层培训效果的方法，使各级护理人员能够按照岗位要求适应不同的工作任务，培养一支能适应护理学发展需要的高素质护理队伍的方法。考核前进行层级设置，不同层级的护士按不同标准进行考核。一般按护理职称或护理岗位进行护士层级设置。

(2)考核标准：成立由护理部、护士长和临床各级护理人员为代表的护理考核委员会，查找、分析和参考相关医院的考核经验，结合单位实际，制订初步考核方案。由护理考核委员会成员负责，到各护理单元进行访谈，对考核项目和分值权重分配进行模拟测算、论证，制订护理人员分层考核制度和各层级护士的考核标准，作为考评指南。每年根据前一年的考核情况及医院工作目标修订完善。通过多种途径，阐释考核制度和具体考核办法，统一思想，达成共识，确保人人知晓考核内容，掌握考核要求，明确考核目的，以正确的心态对待并接受考核，使考核工作顺利实施。护士长或主管部门领导在平时工作中通过观察法、访谈法、个案考核法等对考核对象进行评价，将定性考核与定量考核相结合，定时向被考核对象反馈考评结果，指出存在问题，提出改进要求和今后努力方向。各层级护理人员的考核等级与本人的绩效挂钩，同时作为聘用、晋升和年度评先评优的重要依据。

(3)考核意义

①有助于规范护士执业行为，保障护理工作安全：护理系统通过建立与实施分层级护士考评体系，根据能级对应配置护理人才，改变以往单凭职称决定工作岗位的方法。让各级护士知晓在实际临床护理工作中需要做什么、怎么做、自己的职责范围是什么，日常行为得以规范统一。

②考核工作贯穿于护理工作全过程，有助于实现环节管理：护士分层考核的实践，尤其是对护士日常护理工作的全程考评，使检查、督促贯穿于护理工作的每一个环节，实现了护理质量的连续控制。通过考评，增强了护士工作的自觉性，最大限度地满足患者的合理需求，规范了护理工作程序，更好地落实护理常规。

③有助于强化护理队伍整体素质，形成优胜劣汰的竞争氛围：通过对护士的分层级考核，经常性地对护理人员的工作进行评价指导，找出各层级人员的素质、专业知识、实际工作技能与岗位任职要求之间的差距，进行原因分析，确定培训目标和内容，对提高护理人的队伍的整体素质起推动作用。由于护理工作有其服务的特殊性和复杂性，医院可以结合考核成绩选拔优秀护理管理后备人才和专科护理后备人才，使广大护士看到自己的职业前景，明确今后努力和发展的方向。

④合理利用考核结果，为护士按职上岗工作提供可靠依据：护士分级考评工作的实施，与能级原理在护士按职上岗中的应用相辅相成，实现了人员的动态管理。将分级考核的结果作为来年各层次护理人员岗位聘任的重要依据，为护理人员的按职上岗提供客观、有效、量化的依据。同时，也为医院在护理人才资源的使用提供了科学的决策依据。

⑤实施分层考核有利于护理继续教育进一步发展和规范：护理教育的发展是建设高水平护士队伍的基础。由于护理职业的特殊性，决定了护理人员的继续教育应结合岗位需要

和岗位特点，针对不同层次的护士制定不同的护理岗位的规范化培训要求。通过分层考核，既达到了检验培训效果的目的，也是提高培训效果的一种手段。通过考核，可以使护理人员明确培训目标和管理者期望达到的标准，从而达到自我管理和自我提高的目的。

（六）考核注意事项

1. 要提倡直接考核　一般来说，信息传递的层次越多失真度越大，考核也是如此。如果靠层层听取汇报的办法，往往会增加人为的失真度。如果决策者自己不参与考核，光凭听汇报作出考核鉴定或做出用人决策，或者光凭头脑中的间接印象作出考核决策，失真和偏差就更难免。因此，考核者要与被考核者直接接触，以获取大量的、真实的、没有经过各种修正的直接信息，以减少护理人才输出信息的层次，降低失真度。

2. 要丰富间接考核方法　要改变神秘化和手工作业式的考核方法，采取个别了解、小型座谈、民意测验等方式进行多元考核，从多角度了解被考核对象。在考核管理中，要及时总结间接考核经验、提高间接考核成效，使护理人才考核工作走上经常化、科学化、制度化的道路。

3. 要普遍实行试用考核　任何考绩都不能确保准确无误，考核也不可能做到面面俱到。为了弥补考核可能出现的纰漏，要对已经考核的对象，利用各种途径加以试用，在试用中继续考核。按照统一标准，评定工作质量的优劣，对考核对象的各方面才能做出全面评价，合格的就任命，不合格的再继续培养或改作他用。总之，有意识地放到关键岗位上试一试，在试用中进一步考核，这无疑是一个好方法。

4. 注重能力的考核　护理人才的考核，“德、才、勤、绩”四个方面都要考核，“勤、绩”是看得见、摸得着的，最难的是能力的考核，它不易定量把握，所以必须要科学考核护理人才的才能。

5. 开拓定量考核方法　定量考核可以迅速地、及时地把大批人才的素质情况，变为可比性很高的数字内容，在选拔护理人才决策时一目了然，可以避免过去依赖个人经验判断造成的误差和片面性；定量考核能够把众多人的意见直接见诸于考核结果，减少信息失真率，从根本上解决由于信息通道长、转换环节多、信息失真率高的弊端；同时许多人从不同层次、不同侧面对一个人进行测评，这样大量判断结果的综合，可以减少各种带主观成分的偏见，实现人才考核的民主化。此外，有了定量考核作基础，就可以在人才管理中运用系统论、信息论、控制论、模糊数学等现代科学，解决人才群体优化、人才需求预测和人才开发规划等问题，有利于实现护理人才管理的科学化和现代化。当然定量考核不是万能的。护理人才管理本身涉及面广，复杂性强，还有很多素质不能数量化，加之数量化精确程度的限制，不能把定量考核绝对化。若能把定量考核同定性考核结合起来，综合运用，才能给用人决策提供科学的客观依据。

6. 合理运用绩效考评制度　绩效考评是以评价作为主要手段和方法，是人才开发与管理活动的基础，也是护理人才调任、升迁、加薪等重大人事决定的主要指标来源和实施激励的重要基础。医院应根据不同岗位、不同层次和工作环境等影响因素，公平、公正、公开地对每位护理人员进行评价。同时，在院内引入竞争机制，以按需设岗、按岗择人、双向选择、竞争上岗等为原则，让能者展其能、获其酬，各司其职，极大地激发护士的学习热情，促其不断调整知识结构，提高综合能力，满足患者对疾病治疗护理的需要。

考核是选拔护理人才的手段之一。多种考核方式相结合，不仅可以选拔出护理人才，而且可以通过考核，激发护理人员的工作热情，提高患者及医生对护理工作的满意度，提高临床护理质量，进而促进医院综合质量的提高。为达到护理人才的考核目的，考核应经常化、制度化。事物在发展，人也在变化，不能一考定终身。只有在“动”中考核，经常地不断地对护理人才进行观察、记录，才能真实地反映出护理人才的具体情况，力求全面地、详尽地掌握护理人才发展变化的情况。

护理人才的规划、选拔、培养和考核，最终目的是要合理使用人才。在合理使用人才时，要遵循“人尽其才、才尽其用”的原则，做到使人才处于最能发挥其长处的岗位，使之最大限度地发挥作用。在护理人才的宏观管理上应使医院护理人才比例趋于合理，各尽所能，岗位需要与人才特点相结合，职能相等，责任与工作考评相结合；做到责、权、利相一致，优化结构，合理流动，把握时机，善于使用。在护理管理干部或其他人才的选拔使用中，也要结合工作实际，制定出岗位定期考评方案，使激励和竞争机制充满人才使用的全过程。结合医院自身的情况，采取不同的方法充分调动各级护理专业人员的积极性和创造性。

第三节　护理人才管理案例分析

案例一、上海市专科护士培养与管理方案的研究

（翁素贞　上海市护理学会；徐筱萍　复旦大学附属中山医院；
汤爱玲　中国人民解放军第二军医大学第一附属医院）

《护理事业发展规划纲要（2011—2015）》要求开展对专科护士的规范化培训，加大重症监护、急诊急救、血液净化、肿瘤、手术室等领域专科护士的培养。到2015年，培养专科护理骨干2.5万名；并要求专科护士培训要结合实际需求，细化培训计划和内容、加强培训基地建设、注重培训质量和效果。上海市作为亚洲医学中心，聚集了高精尖的医疗技术与诊疗水平，因此迫切需要一支与临床医学发展相匹配的专科护士队伍。专科护士发挥的作用是利用扎实的专业护理理论知识与精湛的专业护理技术，为病人提供高效的护理专业服务。专科护士是临床护理学科发展的人才队伍。今天，护理学科作为一级学科，需要完善的学科人才体系。所以，专科护士的培养已成为政府、医疗机构、护理专业人员及社会所关注的重要课题。“十一五”以来，上海市政府十分重视护理人才建设，各级医疗机构已积累了丰富的临床护理人才培养的理论与实践经验。

第一，形成了成熟的低年资护士规范化培训体系。各级医院对毕业后2年内的注册护士通过规范的培训，适应临床基础护理的需求，提升了基础护理质量。第二，确立了具有鲜明特色的上海市专业护士培训模式，即上海市适任证培训，所涉及的专科有急诊、重症监护、造口伤口、PICC、肿瘤护理等11个专科。为提升专业护士的临床护理技能起到了很好的推动作用。第三，探索了部分学科的专科护士课程培训项目。以上三方面的积累为本课题研究奠定良好的理论与实践探索的基础。

本研究的技术路线图如图3-2所示。

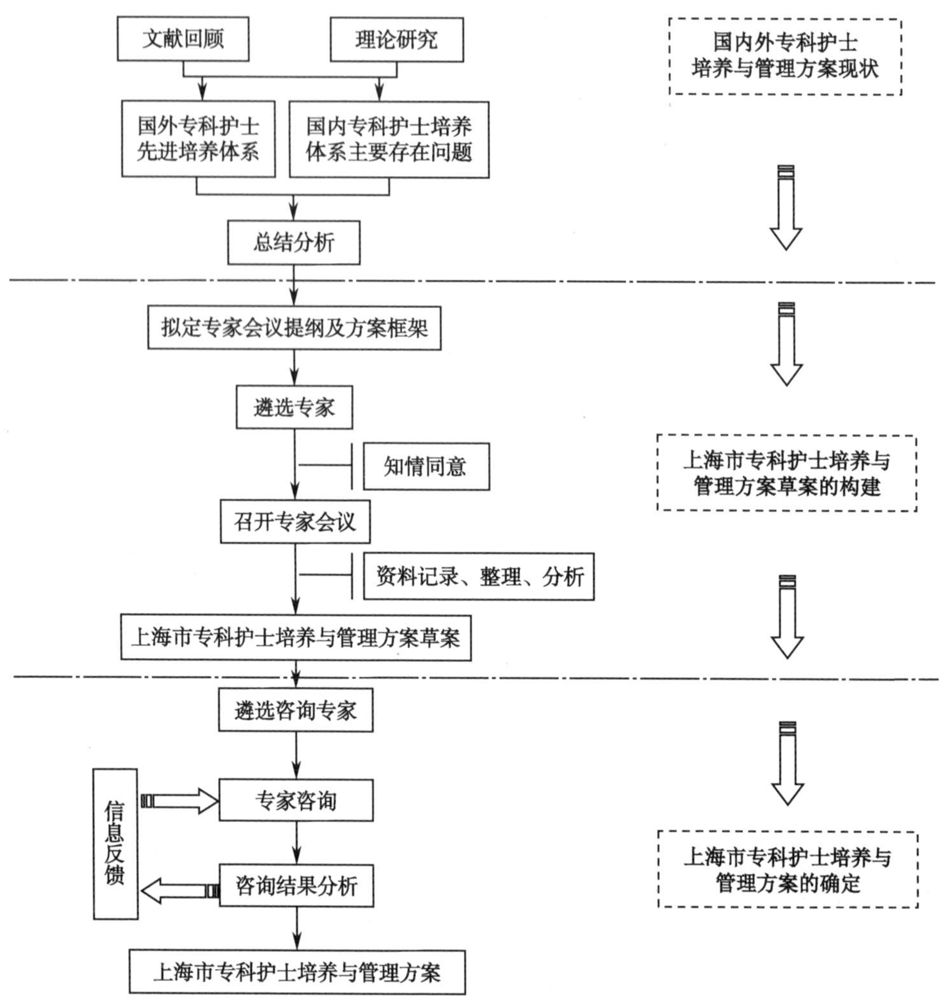

图3-2 上海市专科护士培养与管理方案的研究技术路线图

(一)上海市专科护士培养与管理方案框架的构建:文献回顾

使用中国生物医学文献数据库(CBMdisc)、中国期刊网全文数据库(CNKI)、PubMed检索系统、美国国立图书馆医学文献数据库(Medline)、万方、维普和Internet等数据库资源进行与本研究相关的文献检索,查询各国、各特区、各省与医疗及护理相关的政府机构、学术团体官方数据。采用中文关键词专科护士,高级实践护士,护理专家,国家及地区中文名称等,英文关键词specialty nurse/nursing,SN,nurse specialist,advanced practice nurse/nursing,clinical nurse specialist,CNS,国家及地区英文名称等检索数据库自建库以来所有相关文献,官网能查到的所有信息,包括会议通知、报道等。资料筛选第一步看摘要是否符合专科护士培养的主题,排除不符合的资料,第二步全文阅读,进一步筛选。最终纳入328篇,按照语言分类包括47篇英文,281篇中文;按照资料类型分类包括229篇期刊文献,23篇学位论文,3本专著,16篇会议通知及总结,18篇新闻报道,26篇官网资料,13篇其他资料。通过对资料进行总结和分析,了解国内外专科护士培养模式现状及具体实施方法,经研究小组讨论后,拟定专家会议提纲和上海市专科护士培养与管理方案框架,包括3个一级维度、

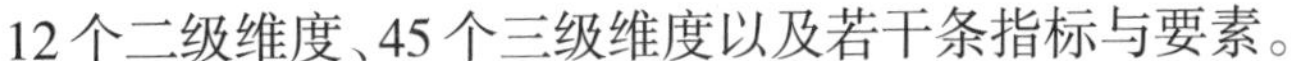

12个二级维度、45个三级维度以及若干条指标与要素。

（二）上海市专科护士培养与管理方案草案的形成：专家会议法

专家小组成员是通过严格筛选的一个团队，按照一定的方式组织会议，发挥专家集体的智能结构效应，对预测对象未来的发展趋势及状况作出有效判断。此会议有助于专家们交换意见，通过互相启发，以弥补个人意见的不足；通过内外部信息的交流与反馈，产生"思维共振"，并将产生的创造性思维活动集中于预测对象，使在较短时间内得到富有成效的创造性成果，为决策提供预测依据。

1. 拟定专家会议提纲，确定会议主持人　为了在短暂的时间里获得尽量多的信息，同时保证专家会议能够有序进行，本研究在文献回顾的基础上，经研究小组讨论，制定专家会议提纲：①请谈谈您对目前我国专科护士发展现状的看法；②您认为构建上海市专科护士管理与培养方案应该重点关注什么；③请您对已形成的方案框架的结构、主要内容等提出修改意见。确定会议主持人之后，主持人需熟悉会议提纲每一部分内容所要达到的目的。本研究选定的会议主持人为研究组成员，明确本研究的目的，具备高级职称，从事护理管理工作，接受过相关培训并有多年质性研究的经验，能够保证会议有序进行，并激发讨论，获取足够信息，且能够合理控制会议时间。

2. 遴选专家　专家小组规模以10~15人为宜，专家的选择要遵循以下原则：①如果参加者相互认识，要从同一职位（职称或级别）的人员中选取，领导人员不应参加，否则可能对参加者造成某种压力；②如果参加者互不认识，可从不同职位（职称或级别）的人员中选取。这时，不论成员的职称或级别的高低，都应同等对待；③参加者的专业应力求与所论及的预测对象的问题一致。专家的代表面广泛，有护理教育专家、临床护理专家、护理管理专家等；专家的权威程度高；参加者的专业应力求与所论及的预测对象的问题一致。根据专家遴选的原则性，制定专家遴选标准：①副高及以上职称；②不少于20年的工龄；③在医院管理、医学院校管理、护理管理方面承担一定的职责；④愿意参与本研究。最终纳入11名专家。

3. 专家会议　在整个会议过程中严格遵循自愿、保密、伦理的原则。研究者提前与专家联系，约定会议时间和地点，会议地点要在安静无干扰的室内。会议开始之前，以《知情同意书》的形式再次向专家再次详细说明研究的目的、过程及研究之后的活动，重申参与者有权随时退出会议，而且不必对研究负任何责任，并做出明确的保密承诺。告知会议时间，取得录音同意。会议期间，利用录音笔录下会议全过程。研究者还要注意会议过程中的一些技巧，如认真耐心地倾听，避免随意打断对方，并做真实地记录：仔细观察专家的情绪变化，以便更好地了解其内心真实想法，并做好标记；在会议中采用适当的语言和不加评判的态度，可鼓励各位专家表述自己的观点，提供更多需要的信息。总之，研究者尽可能地把握会议的情境。会议持续时间约为100分钟。

4. 资料整理和分析　专家会议结束的24小时内开始转录工作，将录音及笔记资料整理成word文档。针对会议记录中不确定的地方对部分专家进行电话访谈，以核实确认有关问题。转录成功后，研究者通过反复阅读和分析纸质材料来总结内容，与研究小组成员讨论后确定上海市专科护士培养与管理方案草案。

5. 结果　专家的群体权威系数为0.911，大于0.8，专家的个人权威系数均在0.8~0.985之间，专家组成具有权威性，专家会议结果可信度高。根据专家的建议和意见，研究小组讨论后对方案框架进行修改和调整，形成上海市专科护士培养与管理方案草案，包括3个一级维度、15个二级维度、51个三级维度、173条指标与要素。

（三）上海市专科护士培养与管理方案的形成：Delphi专家咨询法

1. 遴选咨询专家 德尔菲专家咨询法（Delphi Method）又称德尔菲法或专家咨询法，是用书面形式广泛征询专家意见以预测某项专题或某个项目的未来发展。其主要特点是：①匿名性：采用专家背靠背的调查方式，避免了相互影响和心理压力；反映了专家的真实想法；②信息反馈性：进行两轮或两轮以上的征询，收集每轮的资料并进行统计整理，再反馈给专家，用于下一轮征询时参考，为专家提供了解舆论和修改意见的机会；③统计推断性：研究者用统一的方法分析资料，达到定量化，并得到较为一致的意见和方案。

（1）专家人数的确定：根据中心极限定理确定专家人数，中心极限定理是概率论中最著名的结果之一，它不仅提供了计算独立随机变量之和的近似概率的简单方法，而且有助于解释为什么很多自然群体的经验频率呈现出钟形曲线这一值得注意的事实。本课题根据数理统计的中心极限定理，在正态分布的条件下，标准误σ说明均数抽样误差的大小，它与标准差σ成正比，与n成反比，公式如下：

$$\sigma\overline{X}=\sigma/\sqrt{n}$$

式中n为咨询专家人数，当在标准正态分布条件下，标准差为1。一般在具体考评中，选取4~16位专家组成考核组就可以得到较满意的结果，该课题选取13位专家进行咨询。

（2）专家的选择：Delphi法的本质是利用专家的知识、经验、智慧等，使无法数量化的带有很大模糊性的信息，通过通信的方式进行信息交换，逐步地取得较一致的意见，达到预测的目的。本研究小组成员共同商定咨询专家。对咨询专家数量和素质的选择是否恰当，是构建科学、可行的专科护士培养体系的关键，且专家的选择是Delphi法的关键环节。根据本研究咨询所涉及的知识领域，按照学术专家与管理专家、代表性与权威性相结合的原则，应用非概率抽样（Non-probability Sampling）方法中的判断抽样（Judgmental Sampling）法初定咨询专家。考虑到方案最终要有可操作性与实用性，且最终将运用于临床专科护士的管理与使用，所以专家咨询组的专家除了应具备一定的管理经验，还应该具备丰富的临床工作经验，准入标准为：①本科及以上学历；②中级职称及以上；③不少于10年的临床护理工龄；④从事临床护理、护理管理或护理教育研究；⑤愿意参与本研究。最终名单确认后，电话联络每位专家，介绍研究目的、意义、方法和需专家配合的事项，并征求专家的知情同意。

2. 函询

（1）问卷的编制：本研究共进行了两轮专家咨询，第一轮专家咨询问卷分为四个部分：①卷首语：包括研究背景、研究目的、研究内容、问卷结构简介、希望返回问卷结果的时间截点等；②专家基本情况调查表：包括年龄、工作单位、职务、职称、主要研究方向等；③问卷正文：包括填表说明、草案的各级维度、指标及要素的专家意见表（共计3个一级维度、15个二级维度、51个三级维度、173条指标与要素）；④专家的判断依据和熟悉程度。第二轮专家咨询问卷是在汇总第一轮专家咨询结果的基础上形成的，共包括三个部分：①卷首语：包括问卷中修改、增补、删减部分的标识以及希望返回问卷结果的时间截点；②问卷正文：包括填表说明、修订后的各级维度、指标及要素的专家意见表（共计3个一级维度、16个二级维度、50个三级维度、168条指标与要素）；③第一轮专家意见汇总。

（2）问卷发放与回收：在选好专家后，研究组成员首先与专家电话联系，解释本研究的目的、内容、主要研究方法等，使专家充分了解本研究，获得专家同意并签署知情同意书，同时征询专家意见，希望采用何种形式（电子邮件、快递纸质版问卷、研究者亲自送往）进行问卷的发放与回收。最终，11 名专家选择电子邮件的方式，2 名专家选择由研究者亲自送往。为了保证研究进度，电子邮件发送后研究组成员及时电话联系专家，确定专家已收到邮件，并提醒专家问卷回收的时间截点（两周内），并表示感谢。而由研究者亲自送往的问卷都得以现场回收。两轮专家咨询的结果都采用统一的统计学方法进行资料分析，第二轮专家咨询结束后，研究小组根据所得到的结果进行讨论，认为具有较好的一致性，结束轮回。

（3）问卷中条目的筛选：本研究采用同意率（Kj）、重要性赋值均分（Mj）、变异系数（CV）来描述条目的重要程度，并对条目进行修改与筛选。条目的重要性评分则采用 Likert 5 级评分法，即"很重要 =5 分、重要 =4 分，一般 =3 分，不太重要 =2 分，不重要 =1 分"。有研究表明，专家对意见的统一程度（本研究中即为同意率）不低于 75% 即可被采纳。一般情况下，若 Mj 大于 3、CV 小于 0.35 则表明专家的意见有较好的一致性，研究结果可信。为了进一步提高专家咨询结果的可信度，本研究以同时满足 $Kj > 75\%$、$Mj > 3.50$、$CV < 0.25$ 为标准，同时结合专家的修改意见，研究小组共同对条目进行修改与筛选。

（4）统计分析方法：通过 office 软件 Excel 和统计学软件 SPSS 18.0 对数据进行统计分析。主要采用描述性统计分析，计量资料（专家意见）使用均数、标准差等表示；计数资料（专家基本信息）使用频数和百分比表示，显著性检验水平设为 0.05。

3. 结果　专家的熟悉程度得分为 0.862，专家的判断依据得分为 0.906，专家群体权威系数为 0.884，大于 0.8，专家的个人权威系数均在 0.815~1 之间。所邀请的专家在专科护士培养与管理领域具有较高的权威性，专家咨询的结果具有可靠性。根据专家咨询结果，研究小组讨论后对方案草案进行修改，形成上海市专科护士培养与管理方案，见表 3-2，包括 3 个一级维度、16 个二级维度、50 个三级维度、168 条指标与要素。

表 3-2　上海市专科护士培养与管理方案

一级维度	二级维度	三级维度	指标与要素
岗位说明	准入标准	本专科教育与实践背景	上海市专科护士资格证书 + 上海市专科护士执业证书
		个人素质	具有良好的心理素养、思想政治素质、慎独精神、奉献精神和高尚的医德
			具有评判性思维的能力
			热爱护理事业，能够立足护理岗位
			尊重生命、尊重人的权益、重视人文背景与文化价值差异
	能力标准	专业知识	具有与本专科领域相关的临床护理能力
			系统掌握本专科护理知识和核心技术
			具有识别本专科领域患者共性和个性问题的能力
			能够判断与本专科领域健康问题及其护理的相关影响因素
			掌握和实施解决本专科领域健康问题时特异性的护理措施
			能够预见护理措施的短期和长期效果

续表

<table>
<tr><th>一级维度</th><th>二级维度</th><th>三级维度</th><th colspan="2">指标与要素</th></tr>
<tr><td rowspan="25">岗位说明</td><td rowspan="6">能力标准</td><td rowspan="4">沟通合作</td><td colspan="2">与患者及家属有效沟通，并能促进患者的健康行为</td></tr>
<tr><td colspan="2">能与其他医务人员合作</td></tr>
<tr><td colspan="2">协调其他医务人员之间的相互关系</td></tr>
<tr><td colspan="2">具有处理群体事件的应变能力</td></tr>
<tr><td rowspan="2">专业提升</td><td colspan="2">对本专科护理知识和技能具有特有的敏感性</td></tr>
<tr><td colspan="2">站在学科发展前沿，不断更新知识和技能</td></tr>
<tr><td rowspan="9">岗位职责</td><td rowspan="3">业务技术</td><td colspan="2">独立执行全院本专科疑难危重患者的个案管理，与多学科团队合作解决疑难问题</td></tr>
<tr><td colspan="2">承担本专科护理门诊，为患者提供评估、教育和咨询等健康服务，必要时需家庭随访</td></tr>
<tr><td colspan="2">巡视病房，组织疑难危重病例的护理查房、病例讨论等，指导下级护士提高业务技术水平</td></tr>
<tr><td rowspan="3">教学培训</td><td colspan="2">参与医院或上海市专科护士培训工作</td></tr>
<tr><td colspan="2">负责护理研究生、本科生、进修生的临床教学</td></tr>
<tr><td colspan="2">为患者进行本专科健康教育讲座</td></tr>
<tr><td rowspan="3">科研</td><td colspan="2">组织或参与临床护理研究，根据本专科发展需要确定研究方向，不断改进临床护理质量</td></tr>
<tr><td colspan="2">参与制订和修订本专科护理工作指引、护理常规和护理质量标准等，规范护理实践</td></tr>
<tr><td colspan="2">学习、应用及推广本专科护理新技术、新成果等，改进护理实践</td></tr>
<tr><td rowspan="10">绩效评价</td><td rowspan="10">工作质量</td><td rowspan="4">护理质量</td><td>本专科重病人护理（特、一级护理）合格率</td></tr>
<tr><td>全院护理专科会诊有效率</td></tr>
<tr><td>护理文书合格率</td></tr>
<tr><td>专科护理门诊质量考核合格率</td></tr>
<tr><td rowspan="3">护理安全</td><td>差错发生率</td></tr>
<tr><td>事故发生率</td></tr>
<tr><td>高危防范措施落实率及有效率</td></tr>
<tr><td rowspan="3">教学质量</td><td>本专科护士考核合格率</td></tr>
<tr><td>与本专科相关的患者健康教育知晓率</td></tr>
<tr><td>个案管理的成效性（如健康教育后的专科指标控制达标率、随诊率、自我管理达标率等）</td></tr>
</table>

续表

一级维度	二级维度	三级维度	指标与要素	
岗位说明	绩效评价	工作能力	业务能力	理论考核优良率
				操作考核优良率
				开展新技术项目数
			教学能力	院内讲课及院外讲课课时数
				教学查房、病例讨论频次完成数
				临床带教低年资护士、研究生、本科生、进修生
			科研能力	成果及成果转化完成数
				SCI 期刊、统计源期刊发表数
				主编、副主编、参编出版数
				院基金、校 / 区、县基金、市基金、省部级基金、国家级基金申请数
				专利申请数
				大会交流、发言次数
		工作量	岗位	专科护理门诊量
				专科护理会诊量
				责任护士(病区)(天)
			工作时间	出勤天数
		工作态度	服务态度	患者满意度
				患者表扬到科室、到护理部(医院)或院外表扬
				医、药、护科室或个人的表扬
				病人投诉到科室、到护理部(医院)或院外批评
				医、药、护科室或个人的批评
			个人表现	科室测评
				岗位述职
				院级、区级、县级、市级奖励、省部级及以上奖励
				劳动纪律
				继续教育学分
				积极参加与专科护理领域相关的活动及本专科学术专业委员会工作
				在本专科领域及专业发展中有贡献 / 有影响

续表

一级维度	二级维度	三级维度	指标与要素
使用与管理	政府	政策制定	上海市卫计委相关部门制定上海市专科护士培养与管理的政策
		招生考录	上海市卫计委委托上海市护理学会负责上海市专科护士培训的招生考录工作
		基地资格认定	上海市卫计委委托上海市护理学会负责上海市专科护士培训项目的组建与实施
			上海市卫计委委托上海市护理学会负责上海市专科护士实训基地的资格认定
			上海市卫计委颁发上海市专科护士实训基地证书
		颁发专科护士执业证书及专科护士延续注册	上海市卫计委对专科护士资格进行审定并颁发专科护士执业证书
			上海市卫计委委托上海市护理学会负责对专科护士延续注册资格进行审定
			上海市卫计委根据上海市护理学会对专科护士延续注册资格的审定结果，对合格者给予延续注册
		设定专科护士岗位配置标准	医院专科护士比例为该院注册护士的：1.5%
			医院同一专科科室专科护士人数不超过：2 人
		财政支持	上海市卫计委根据上海市护理学会制定的财政申请细则予以一定的财政支持
			上海市卫计委监督和审核上海市专科护士培养与管理项目财政使用情况
		监督与考评	上海市卫计委制定上海市各级医院专科护士使用管理制度
			监督专科护士使用单位政策与制度的落实情况，并进行定期考评
	专业学术团体	制度制定	上海市护理学会制定专科护士培训管理制度
			上海市护理学会制定专科护士实训基地建设标准
		计划与总结	上海市护理学会制定年度专科护士培训计划、招生简章等，报上海市卫计委审批
			上海市护理学会负责年度专科护士培养情况总结
			上海市护理学会组织各领域专家制定各专科领域教学大纲（培训和实训），并定期总结修改
			跟踪调研专科护士临床岗位实践情况
		监督指导	上海市护理学会监督指导上海市专科护士实训基地的工作开展、医院专科护士的使用与考核
			上海市护理学会各专委会制定本专科内的不同种类专科护士岗位说明书

续表

一级维度	二级维度	三级维度	指标与要素
使用与管理	专业学术团体	统筹培训项目	上海市护理学会统筹上海市所有专科护士培训项目
			上海市护理学会各专业委员会负责本专业内相关专科护士培训项目的组建与实施
		继续教育	定期组织开展专科护士继续教育项目，为专科护士进一步学习提供平台
			定期组织开展专科护士实训师资培训项目，为实训师资提供专业提升机会
		专科护士资格认定	上海市护理学会负责审核专科护士资格，并颁发专科护士结业证书和专科护士资格证书
	医院	实训基地医院	成立专科护士组织管理机构
			根据教学大纲要求开展实训工作
			保证临床实训质量以及学员生活安排
			建立健全学员考核制度
			根据教学反馈完善教学条件
			分析总结实训工作，每1~2年提出并实施新的教学举措
		专科护士使用医院	（根据上海市卫计委的指导性文件） 设立临床科室专科护士岗位
			制定专科护士岗位管理制度、专科护士培养规划
			制定并实施专科护士绩效考核制度、薪酬管理制度、专科护士奖惩制度
	科室	实践与监督	详细记录专科护士绩效考核指标
			参与专科护士实训工作
	医学院校	提供教学平台	聘请优秀专科护士授课，并进行教学质量考核
培训体系	培训模式	医院学院联合培养	上海市护理学会提供培训平台，邀请医院学院相关专家集中理论授课，实训基地医院实训授课
	招生考录	学历	护理本科及以上
		英语	英语四级及以上
		职称	主管护师及以上
		临床护理工龄	相关专科临床护理工作经验≥10年
		本专科专业护士教育背景	医院新进护士规范化培训合格证明+上海市适任护士资格证书

续表

<table>
<tr><th>一级维度</th><th>二级维度</th><th>三级维度</th><th colspan="2">指标与要素</th></tr>
<tr><td rowspan="19">培训体系</td><td rowspan="11">招生考录</td><td rowspan="6">人数限制</td><td rowspan="3">不同医院报名总人数限制</td><td>三级综合医院报名总人数不超过3人/期</td></tr>
<tr><td>三级专科医院报名总人数不超过2人/期</td></tr>
<tr><td>二级甲等医院报名总人数不超过1/期</td></tr>
<tr><td rowspan="3">同一专科报名总人数限制</td><td>三级综合医院同一专科报名总人数不超过1人/期</td></tr>
<tr><td>三级专科医院同一专科报名总人数不超过21人/期</td></tr>
<tr><td>二级甲等医院同一专科报名总人数不超过1人/期</td></tr>
<tr><td>申报形式</td><td colspan="2">自愿申请+医院审核推荐</td></tr>
<tr><td rowspan="4">录取考试</td><td>笔试</td><td>上海市护理学会统一组织</td></tr>
<tr><td>面试</td><td>上海市护理学会统一组织</td></tr>
<tr><td>面试比例</td><td>按照各专业招生数1∶1.5的比例进行</td></tr>
<tr><td>成绩</td><td>40%笔试+60%面试（含操作）</td></tr>
<tr><td rowspan="2">专科领域设置</td><td>分类方法</td><td colspan="2">在上海市现有专业护士分类基础上，优先发展“十二五”规划中的指定专科
专业护士专科分类：ICU、急诊、手术室、肿瘤、PICC、中医、儿科、血液净化、妇产科
专科护士专科分类：造口专科护士、ICU专科护士</td></tr>
<tr><td>亚专科设置</td><td colspan="2">专科领域设置有一定的层次，考虑亚专科的设置。先有基础专科，再在基础上更加细化，如肾脏病专科护士可进一步发展成为血液净化专科护士</td></tr>
<tr><td rowspan="6">师资力量</td><td rowspan="3">培训师资</td><td colspan="2">教师与学生比例：1∶3</td></tr>
<tr><td colspan="2">高校与临床教师比例：1∶3</td></tr>
<tr><td colspan="2">师资组成：
高校护理学院教师——硕士及以上学历，副高及以上职称，5年以上教学经验
本专科临床科室医师或技师——硕士及以上学历，副高及以上职称，3年以上教学经验
本专科临床科室护士——本科及以上学历，中级及以上职称，3年以上教学经验
本专科专科护士</td></tr>
<tr><td rowspan="3">实训师资</td><td colspan="2">教师与学生比例：最多1∶3</td></tr>
<tr><td colspan="2">师资组成：教师组成中至少一名为副高以上职称或为本专科专科护士</td></tr>
<tr><td colspan="2">教师准入标准：本科学历及以上、中级职称及以上、本专科工作10年以上、临床带教经验3年以上</td></tr>
</table>

续表

一级维度	二级维度	三级维度	指标与要素
培训体系	课程设置	学习方式	全脱产
		教学形式	集中式授课
		教学时间	总时长及总课时：根据各专科领域实际情况设置
			理论课（公共基础课＋专业课）与实训课课时比：1∶2
			公共基础课与专业课课时比：3∶7
			培训周期：1年1期
	教材编写	公共基础课	上海市护理学会组织教材编写组制定专科护士公共基础课教学大纲并编写配套教材，教材编写组成员组成： ● 医学院校相关专业教师——硕士及以上学历，副高及以上职称，硕士生导师，10年以上教学经验 ● 高校护理学院教师——硕士及以上学历，副高及以上职称，硕士生导师，10年以上教学经验 ● 本专科临床科室医师或技师——硕士及以上学历，副高及以上职称，出版过相关专著
		专业课	上海市护理学会各专业委员会制定相关专科护士专业课教学大纲并编写配套教材，教材编写组成员组成： ● 高校护理学院教师——硕士及以上学历，副高及以上职称，硕士生导师，10年以上教学经验 ● 本专科临床科室护士——硕士及以上学历，副高及以上职称，具备该专科10年以上临床护理经历及教学经历 ● 本专科专科护士——硕士及以上学历，副高及以上职称，具备该专科5年以上专科护士工作经历及教学经历
	资格认定	实训基地医院标准	医院等级：上海市三级医院
			医院总床位数：≥500张
			全院护床比：不低于0.4∶1
			承担大专生及以上学历、进修生的教学任务
			资格认定评审周期：3年
		实训基地专科标准	上海市护理学会各专委会根据专科特点制定实训基地专科资格准入标准，包括： 1）本专科为上海市及市级以上临床重点专科或重点学科
			2）专科床位数
			3）专科门诊量
			4）有本专科专科护士
			5）有本专科专科护理门诊

续表

<table>
<tr><th>一级维度</th><th>二级维度</th><th>三级维度</th><th colspan="2">指标与要素</th></tr>
<tr><td rowspan="19">培训体系</td><td rowspan="19">资格认定</td><td rowspan="8"></td><td colspan="2">6)相关疾病种类、临床护理技术操作满足一定例数</td></tr>
<tr><td colspan="2">7)有专科护理示教室,教学示范用具配备齐全</td></tr>
<tr><td colspan="2">8)与专科相关的仪器设备、科室及实验室的配备达标</td></tr>
<tr><td colspan="2">9)与专科相关的医疗质量、护理质量达标</td></tr>
<tr><td colspan="2">10)与本专科相关的护理课题基金、出版专著、发表文章达标</td></tr>
<tr><td colspan="2">11)与本专科相关的患者健康教育活动次数及质量达标</td></tr>
<tr><td colspan="2">12)本专科护士本科以上学历、主管护师以上职称占全科室护士比例达标</td></tr>
<tr><td colspan="2">13)本专科有学科带头人:在上海市及以上学术团体担任委员及委员以上职务,在上海市内、华东地区或全国有较高学术地位</td></tr>
<tr><td rowspan="11">专科护士资格</td><td rowspan="6">专科护士资格证书</td><td>完成全部培训内容,理论及技能考核合格,毕业答辩未通过者授予专科护士结业证书</td></tr>
<tr><td>完成全部培训内容,理论及技能考核合格和毕业答辩通过者授予专科护士资格证书</td></tr>
<tr><td>理论或技能未合格者可于一周之内申请重考,重考机会1次,过期未重考或重考未合格者,需重新报名参加培训</td></tr>
<tr><td>毕业答辩未通过者可申请参加下一届科研答辩,通过后凭专科护士结业证书领取专科护士资格证书</td></tr>
<tr><td>专科护士结业证书有效期为2年,超过2年者需重新参加培训及考核</td></tr>
<tr><td>专科护士资格证书有效期为3年,超过3年未注册者需重新参加培训及考核</td></tr>
<tr><td rowspan="5">专科护士执业证书</td><td>获得专科护士资格证书者,经医院审核,由医院统一上报上海市卫计委进行注册,颁发专科护士执业证书</td></tr>
<tr><td>专科护士执业证书再注册周期:5年</td></tr>
<tr><td>专科护士执业证书再注册要求(任职周期内):
1)与本专科相关继续教育学分:不少于40分</td></tr>
<tr><td>2)申请再注册之前在相关专科连续工作:≥4年</td></tr>
<tr><td>3)承担区级及以上课题:≥1项</td></tr>
</table>

续表

一级维度	二级维度	三级维度	指标与要素	
培训体系	资格认定			4）以第一作者或通讯作者在统计源期刊发表论文：≥2篇
				5）承担院级以上相关专科护士培训课程总课时：≥30课时
				6）临床实践时间每年≥800小时

案例二、胸心外科专科护士培训

胸心外科作为外科学中一门专业性很强的分支学科，护士在校学习期间专科护理的教学内容相对较少，而胸心外科涉及心、肺等重要脏器功能的维护，其重要性不容忽视。因此，培养一支专业素质过硬的胸心外科专科护士队伍极其重要。上海长海医院胸心外科护理团队组成课题组，针对胸心外科专科护士培训中存在的问题，进行培训模式及其相关内容的研究和应用，以指导专科护士科学培训，提高培训成效。

课题组在全面分析国内外胸心外科专科护士培训现状的基础上，结合专科护士培训中存在的问题，通过文献研究、专家访谈、德尔菲（Delphi）专家咨询、行动研究和临床研究，构建了胸心外科专科护士培训模式。具体研究内容包括：专科护士的准入标准、培训目标、培训时间和方式、培训内容、教学方法、培训效果的评价指标及其构成、师资遴选标准和培训内容，以及专科护理内容。通过研究，构建了基于我国国情和自主性学习的胸心外科专科护士培训模式，解决了专科护士培训中的一些具体问题，包括接受培训的专科护士学员应具备哪些基本条件，通过培训最终应该达到什么目标，具体的培训内容包括哪些方面，用多长时间、采用什么样的培训方式、教学方法培训学员，培训结果的反馈或评价标准包括哪些，以及具有哪种资历的人可以担当培训老师等，对临床开展专科护士培训具有借鉴意义。

（一）构建胸心外科专科护士培训模式

课题组制定访谈提纲，目的抽样临床护士长和带教老师，先后进行半结构式质性访谈和专家咨询，构建胸心外科专科护士培训模式，并确立了培训模式的框架结构，包括：①培训目标：使学员们掌握胸心外科常见病的围术期监护与护理，掌握危重症患者的系统功能监护技术，掌握胸心外科整体护理、健康教育和康复护理。②培训时间：全脱产培训3个月，在保证充足临床实践机会的基础上充分考虑我国人力资源紧张的基本国情。③培训方式：采用先理论后实践的方式；理论授课3周120学时，临床实践10周，其中胸心外科重症监护病房5~6周，心外科和胸外科普通病房各2~3周。临床实践时间占全部培训时间的3/4以上，充分体现专科护士培训重在解决专科疑难护理问题的特质。在既定的培训时间和方式的基础上，确定专科护士培训路线图，包括学员评估、理论学习、临床实训、培训效果评价、结业汇报、合格证书发放等6个阶段。

（二）确立专科护士培训受训学员的准入标准

培训人员本身能力直接影响培训效果。课题组采用Delphi法，通过专家咨询，确定胸心外科专科护士的准入条件须从职称、学历、工作领域及从事工作时间、工作表现、身体和心理素质这6个方面进行评价，准入标准为：大专及以上学历，护师及以上职称，胸外科临床工作3年以上，工作表现突出，身体素质好，具有一定的心理抗压能力，并以此标准招录专科护士学员。

（三）构建专科护士教学内容体系

课题组通过Delphi专家咨询确定胸心外科专科护士培训的内容体系，培训内容分理论授课和临床实训两部分。理论授课内容涉及胸心外科护理管理、胸心外科专科护理和临床教学科研这3大模块，包括护理服务发展趋势、护理质量评价体系、专科疾病护理、重症患者护理、专科护理科研和教学等6大方面的40多个课程，教学内容体现最新护理进展和专科护理特色。编著了理论培训教材，教材每2年修订一次。在胸心外科重症监护病房、心外科普通病房和胸外科普通病房完成临床实训，实训内容涵盖理论知识授课的全部内容。为保证临床实训有计划开展，编著实践教程，教程每2年修订一次。理论培训和临床带教中加强质量管理，制定目标和计划，前有评估后有反馈，保证培训效果。

（四）创建基于自主性学习的专科护士理论培训方法

教学方法能够体现教与学的关系以及教学活动的形式，反映老师的教学思想和教学艺术。课题组分析常用教学法PBL（以问题为基础的教学方法）和CBL（案例教学法）在临床教学中的优缺点，采用行动研究法创建适合专科护士这一学员群体、基于自主性学习PBL联合CBL教学法，并确定教学法的实施步骤，包括病例教材编写、学员分组（每组6~8人）、课前资料查阅、课前小组讨论、学员发表讨论观点和教师总结点评。

（五）构建专科护士培训效果评价指标体系

对培训效果的评价一般包括对学员能力、态度和知识3个维度的评价，鉴于专科护士的本质特征，课题组通过Delphi法确定了专科护士培训后考核项目及其构成：考勤5%，工作表现20%，专题内容健康教育计划制定10%，专科护理综述书写10%，个案病例报告10%，理论考核15%，操作考核15%，学习报告15%。通过培训标准的实践和应用，督促学员全面学习。

（六）确定专科护士师资遴选标准和培训内容

带教老师的业务水平和教学能力是确保基地教学质量的要素之一。通过质性访谈，确定基地的带教老师须在学历、职称、从事胸外科护理工作时间、工作能力、对病人服务态度和教学能力等6个方面达到以下要求：①大专及以上学历；②专科护理工作5年以上；③热爱护理工作，有良好的护士素养；④专科理论知识扎实、操作技能娴熟，考核成绩优秀；⑤有较强的语言表达和沟通能力，热爱教学工作，并能承担带教任务；⑥病人满意度高，无护理投诉。

对符合条件的所有护士进行师资培训，内容包括：①专科护士培训大纲和目标；②教学能力和带教方法；③专科理论知识；④护理操作技能；⑤带教经验共享，从带教计划落实、病例教学、专科护理特色带教等几个方面进行讨论和启发。培训后进行操作和理论考核，合格者颁发基地带教老师资格证书，有效期3年。

（七）持续开展培训内容的研究

专科护士培训基地的基本内涵是基地护理工作在该专科领域占优势，紧跟专科护理发展前沿，形成和丰富自身的护理特色。针对临床护理问题和专科护理发展前沿，课题组着手专科重症患者护理研究，进行相关研究和实践，定期更新和丰富专科护士培训内容。

（张伟英 章舒琦）

第四章　护理质量管理

医疗护理服务质量是反映医院医疗护理技术水平、服务水平和整体管理水平的聚焦点，关系到医院的社会公众形象。医学模式的转变、健康观念的更新、医疗保险新体系的建立和医疗市场的不断完善，使医院管理者面临新机遇和新挑战并存的考验。提高医疗护理服务质量必然成为医院立足市场的重要法宝。

第一节　质量管理概述

一、质量管理的概念

（一）质量

质量（Quality）是指产品和服务的优劣程度。国际标准化组织（International Organization for Standardization，ISO）对质量的定义为：反映实体满足明确或隐含需要能力的特性总和。这个定义既包含产品质量，也包括服务质量；既包括满足明确规定的标准，也包括用户潜在的需要；既包括产品或服务的内在特性，也包括产品或服务的外在特征。

质量一般包含3个层次的含义，即规定质量、要求质量和魅力质量。规定质量是指产品和服务达到预定标准；要求质量是指满足顾客的要求；魅力质量是指产品和服务的特性远超出顾客的期望。

质量有其客观规律性：①质量受客观因素的制约（如技术因素、经济因素、管理因素等）；②质量是可以分析、区别、比较、鉴定的；③质量有它自身形成的规律；④质量应有预定的标准，质量标准要符合客观实际；⑤质量有一定的范围。

医疗质量，从狭义角度，主要是指医疗服务的及时性、有效性和安全性，又称诊疗质量；而从广义角度，它不仅涵盖诊疗质量的内容，还强调患者的满意度、医疗工作效率、医疗技术经济效果（投入与产出关系）以及医疗的连续性和系统性，又称医疗服务质量。

什么是护理质量？Ferran分析了患者、护理服务提供者、管理者、管理机构对护理质量的不同理解。患者通常根据护理服务的便利性和对护理服务的期望来定义护理质量；护理服务提供者则根据护理过程和结果来定义护理质量；管理者把没有投诉及成本效益作为护理质量；管理机构则根据护理服务的结构、过程、结果来评价护理质量。齐默认为，对护理而言，质量就是指护理人员提供给患者的服务品质及护理人员本身表现出来的专业形象是否有其特性。2002年，美国护理学术中心将护理质量定义为护理服务的优良程度。

护理质量是护理工作为患者提供护理技术服务和生活服务的效果及满足患者对护理服务一切合理需要特性的总和。护理质量直接反映了护理工作的职业特色和工作内涵，集中反映在护理服务的作用和效果方面。它是通过护理服务的设计和工作实施过程中的作用和效果的取得，经信息反馈形成的，是衡量护理人员素质、护理管理水平、护理业务技术和工作效率的重要标志。

传统的护理质量概念，被定位在简单劳动和技术操作的基础上，即执行医嘱是否及时、准确；护理文件、表格填写是否正确清晰；生活护理是否周到、整洁、舒适、安全；有无因护理不当而造成患者的痛苦和损害等。这是建立在生物医学模式下以疾病为中心的护理观念基础上的狭义概念。随着医学模式的转变和现代护理观的形成，护理学学术体系不断完善，护理的内涵与智能范围不断拓展。

1. 护理质量的广义内涵　从广义上讲，护理质量包括了以下4个方面：

(1)护理是否使患者达到了接受检查、治疗、手术和康复的最佳状态。护理工作不仅是被动执行医嘱和完成各项护理操作，更重要的是主动为患者提供服务。这一质量概念的实质是主动性服务质量。

(2)护理诊断是否确切、全面，并动态监护病情变化和心理状态的改变。护理诊断不仅要与医生对病情的判断相一致，更重要的是突出用护理技术来解决患者存在的和潜在的护理问题，同时发挥对患者身心状态变化的监护作用。

(3)能否及时、正确、全面地完成护理程序，并形成完整的护理文件。完成护理程序，不仅是执行医嘱，更重要的是针对不同患者的需要，实现护理服务程序化、规范化，使护理工作的各个环节符合质量标准。

(4)护理工作能否在诊断、治疗、手术、生活服务、健康教育、环境管理及卫生管理方面完成协同作业，并发挥协调作用。护理质量不仅反映在护理工作本身，而且反映在对患者的特异性医疗服务和非特异性医疗服务的各个方面。这一质量概念，突出反映了护理质量的全面性和广泛性。

2. 护理质量特性　护理质量具有满足服务对象需求的质量特性，主要表现为以下几个方面：

(1)功能性：为社会服务，保护和提高社会劳动力，是护理的基本功能。

(2)技术性：护理人员为护理对象服务主要是靠知识和技术，护理服务过程就是运用护理知识和技术的过程。

(3)整体性：现代护理以人的健康为中心，为护理对象提供从生理到心理的整体服务，以帮助人们维持健康、预防疾病，帮助患者接受治疗和护理，促进早日康复。

(4)安全性：护理是以人的健康和生命为对象，工作质量的优劣直接关系到护理对象生命的安危。因此，使用的技术和手段必须成熟、安全可靠，并要求护理人员在提高服务的过程中，不仅要有安全意识和预见性，而且要认真负责，一丝不苟地执行规章制度和技术操作规程。

(5)时间性：护理人员在为患者服务的过程中要有很强的时间观念。各项工作的完成需要时间的保证，各项治疗的实施也有相应的时间要求。尤其是危重患者的病情瞬息万变，时间就是生命，抢救工作必须争分夺秒。

(6)精确性：护理服务是一项非常精细的工作，治疗、处置不能有丝毫错误，否则就可能造成不可挽回的后果。所以，护理人员在服务过程中应从细微处着眼，提高工作的精确程度，避免发生偏差。

（7）圆满性：系指护理服务及其结果符合服务规范，服务对象对服务过程中的情感交流、服务场所的环境美化、舒适等的满意程度。

（8）伦理性：高尚的护理道德既是职业要求，也是影响医院护理质量和社会信誉的重要因素。因此，要求护理人员对服务对象要充满爱心，尊重他们的人格和权利，发扬救死扶伤的人道主义精神。

（二）质量管理

质量管理是指确定质量方针、目标和职责，并在质量体系中通过诸如质量策划、质量控制、质量保证和质量改进，使其实施全部管理职能的所有活动（ISO8402—1994《质量管理和质量保证术语》）。质量管理，就是保证向消费者提供高质量产品或服务的活动过程，它明确了以下两层含义：质量管理是各级管理者的职责，并且必须由最高管理者领导；质量管理的实施涉及到组织中的所有成员，因此应全员参与。质量管理中要考虑经济因素，因为产品或服务的价格和用户满意程度与质量成本直接相关。

质量管理是随着现代工业生产的发展逐步形成、发展和完善起来的。按照质量管理所依据的手段、方式及管理范围的不同，质量管理的发展先后经历了质量检验（QC）、统计质量控制（SQC）、全面质量管理（TQC）和质量管理国际规范化（ISO9000）4 个阶段。其中，1998 年创建的国际医疗卫生机构认证联合委员会（Joint Commission on Accreditation of Healthcare Organizations，简称 JCAHO），其附属机构 Joint Commission International，简称 JCI 对美国以外的医疗机构进行认证，逐渐成为全世界公认的医疗服务标准，在一定程度上代表了医院服务和护理管理的最高水平，获得世界卫生组织的认可。如图 4-1。

QC
1935年以前
SQC
1960年以前
TQC
1987年以前
ISO9000
1987年以后
JCI
1998年起

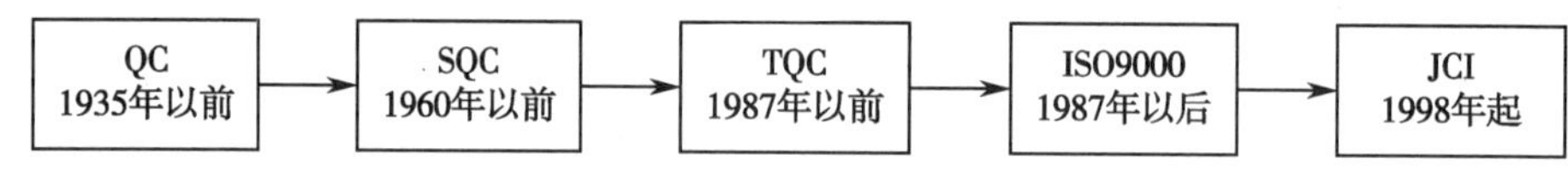

图4-1　质量管理发展的阶段

美国于 20 世纪初建立了质量管理体系，具有一定的代表性。日本在 50 年代逐步引进美国的质量管理，并结合自己的国情又有所发展。在国外，质量管理已经发展成为一门新兴的学科，随着生产力水平的发展，质量管理的方法和手段不断完善和提高。

早期的质量管理是在泰勒的科学管理理论指导下，把质量检验从生产过程中分离出来，对产品质量进行有组织的、通过专职人员的检查。专职检验对于保证成品的质量、提高工作效率起了一定的作用。这种质量控制主要是事后的检验和质量评价，而无法在生产过程中起到预防和控制作用，即它只能挑出不合格产品，但无法预防和控制不合格产品的产生，结果必然会给企业造成损失。

20 世纪 40 年代后期，质量管理开始运用数理统计法原理，实行了统计质量控制方法，即在生产过程中，通过抽样检验控制质量。质量管理工作开始从单纯的产品检验发展到对生产过程的控制，管理重点由“事后把关”变为“事先预防”，将全数检查改为随机抽查，从而杜绝了生产过程中大批量不合格产品的产生，大大减少了产品成本。但是，统计质量控制方法过分强调数理统计方法，却忽视了组织、计划等管理工作，而且数理统计方法的深奥，在一定程度上影响了统计质量控制方法的普及推广。

50 年代末，美国的朱兰（J.M.Juran）、费根鲍母（A.V.Feigenbaum）等人提出了"全面质量管理"的思想和方法，赋予了质量管理新的内涵，使质量管理水平得到较大的提高。这一新的质量管理理论很快被各国所接受。各国在接受全面质量管理这一全新观念的同时，又根据本国的国情加入自己的实践成果，使质量管理发展到一个新的阶段，即全面质量管理阶段。全面质量管理的理论和方法在全球的运用获得了极大的成功，被誉为 20 世纪管理科学最杰出的成就之一。

（三）全面质量管理

全面质量管理（Total Quality Control，TQC）是指以向用户提供满意的产品和优质的服务为目的，以各部门和全体人员参与为基础，综合利用先进的科学技术和管理方法，有效控制质量的全过程和各影响因素，最经济地保证和提高质量的科学管理方法。它的主要特征是"数理统计方法与行为科学相结合，注重人在管理中的作用，全面、全方位参与管理"。全面质量管理强调了"四个一"的思想，即：质量第一，一切以预防为主，一切用数据说话，一切按 PDCA 循环办事。PDCA 循环简称"戴明"环，是美国质量管理专家戴明（W. Edwards Deming）提出的质量管理工作循环，即指计划（Plan）、执行（Do）、检查（Check）、总结（Action）循环上升的过程，体现了质量管理的基本思路，也反映出管理理论的精髓。全面质量管理突出了"三全"管理方法，即：①全面的质量管理——不仅抓直接与产品质量有关的各项工作，而且抓间接与产品质量有关的各项工作，以良好的工程质量和工作质量来保证产品质量。②全程的质量管理——质量管理强调产品质量有自身的形成过程，必须对质量形成的全过程都进行质量管理。③全员参与质量管理——要求从上至下全体人员都参与质量管理活动，而不是把质量看成仅是质量管理部门或少数专业人员的事。

全面质量管理将系统论的思想和方法引入质量管理，使质量管理从单一角度转变为多角度、全方位的管理，各个不同的管理角度互相联系，互相促进，互相制约，使质量管理从整体控制、深化程度上都达到了新的水平。全面质量管理赋予质量管理如下新的内涵：

1. 广义的顾客意识　患者是当然的"顾客"，即医院的外部顾客；医院专业技术人员、医院雇员和管理者也是"顾客"，即医院的内部顾客；企事业单位、政府、医疗保险机构因支付服务费用，也成为医疗服务的外部"顾客"。

2. 医疗服务内涵的扩大　医疗服务不仅包含诊断、治疗疾病的自然属性，还包括关心患者、尊重患者权力的社会属性，体现了特异性和非特异性医疗服务相结合的特点。

3. 质量中的成本意识　好的医疗服务意味着患者的迅速康复，降低院内感染和各种合并症，能够提高服务效率，必然在一定程度上降低服务的成本，同时使提高生产率成为可能。有人称医疗服务成本（费用）为后卫质量。

4. 重视患者满意度　患者对医院、医务人员服务满意度的问卷调查，是在传统医疗质量比较重视医学指标评价的基础上，由患者根据自己的切身感受，对医疗护理质量进行主观和客观相结合的评价。它成为医疗护理质量评价的一个重要方面。

5. 无缺陷（Zero Defects）的观念　Crosby 在 1979 年提出"无缺陷"的概念，认为质量有 4 个绝对标准：首先是符合要求；其次，预防缺陷是唯一可以接受的方法；再次，无缺陷是唯一的质量标准；最后，质量的成本仅仅是评价质量的成本。

6. 质量保证和质量控制相辅相成　全面质量管理要求由封闭型向开放型管理转变。质量保证（Quality Assurance，QA）是对某一产品或服务能满足规定质量要求，提供适当信任所必需的全部计划和系统活动。规定的要求必须完全反映顾客的需要，重视过程的连续评价、验证和审核，重视有关质量活动文件的作用，建立内部和外部质量保证。质量控制（Quality Control，QC）则强调具体的操作，为达到质量要求所采取的监控技术和活动，监控产品或服务的过程，并排除在质量环节的各相关阶段导致不满意的原因。

7. 持续质量改进（Continuous Quality Improvement，CQI）　美国戴明博士1986年推出了全世界有名的戴明14项质量管理要点，涵盖了持续质量改进的重要概念，即：

（1）生产与服务的工作指标是持续性的质量提高；

（2）采纳新观念；

（3）不要再依赖核检来提高质量；

（4）不要再以金钱来论定绩效；

（5）应以诚信来长期地维系主顾关系；

（6）持续改善产品与服务质量；

（7）以教育与训练来提高质量；

（8）开创良好的领导系统，领导重于监督；

（9）单位及病房的工作气氛是相互的尊重；

（10）打破部门之间的隔阂；

（11）工作的质量要求是零缺点；

（12）去除定量管理及目标管理以注重员工的权力；

（13）设立活泼有力的教育和自我改善过程；

（14）鼓励组织内的每位成员均参与质量提高的工作。

在这些概念里，强调了顾客的需要和医院的诚信；强调质量指标是动态的、持续性的提高；强调了全员参与和力争形成一种文化，通过教育、培训，帮助员工掌握解决问题、参与磋商、统计分析和团队建设等技能；强调对员工尊重、引导、激励、授权，而不是监督与控制等。持续质量改进是对质量持续、渐进提高和改进的过程，可以采用持续、渐进的变革基本步骤开展持续质量改进，推行全面质量管理。

医院质量管理是按照医疗质量形成的规律，对医疗质量进行计划、组织、控制，以保证和提高医疗护理质量的管理。医疗卫生领域中，质量管理有其自身的敏感性、特殊性和复杂性。如何运用全面质量管理的思想提高医疗护理质量是一个非常值得研究的课题。在医学文献中，持续质量改进出现的频率更多一些，它和全面质量管理经常可以互换使用。有学者指出，全面质量管理比较多的应用在工业项目上，而持续质量改进多用于卫生服务领域。

在医院质量管理中，应根据全面质量管理的理论，结合卫生系统改革的新形势、新要求，开展广泛的质量教育，健全质量管理制度，实现质量标准化，完善质量保证体系，建立质量信息系统，遵循医院质量管理的基本原则：①患者至上，质量第一，费用合理的原则；②预防为主，不断提高质量的原则；③全过程、全部门和全员的系统质量管理的原则；④标准化与数据化的原则；⑤科学性与实用性相统一的原则。

二、护理常用的国际质量管理标准

(一)质量管理国际标准化

质量管理国际标准化的主要标志是ISO9000《质量管理和质量保证》系列标准(以下简称系列标准)的发布和推广。为患者提供满意的医疗护理服务既是医院的服务性质所决定的,也是社会和患者对医院的要求。医院的质量管理在一定程度上决定了医院的生存与发展,而护理质量管理是医院管理的重要组成部分,涉及医院的各个部门和医疗工作的各个环节,与医院的发展息息相关。近年来,为保证医疗行业质量达到患者满意的目标,国外医疗服务行业相继开展了ISO9000认证。随着我国改革开放的不断深入,医疗市场竞争日趋激烈,高品质的服务质量成为医院赖以生存的基础。

国内的护理管理者努力吸收国外先进的管理经验,不断完善护理质量管理、质量保证体系,在实施ISO9000方面进行了较深入的探讨,提出了与国际接轨的思想,并进行了大胆的尝试。在已经试行的医院中,其护理质量管理的经验和效果已充分证明,护理质量管理有条件和能力实现规范化、现代化和国际化,在医院的全面建设和发展中起到积极的作用。医院护理系统贯彻和实施ISO9000系列标准不仅必要,而且具有十分重要的意义。

1. 有利于落实“以患者为中心”的优质护理,提高护理服务质量。优质护理的开展,使护理服务中的文化成分增加,形成所谓“魅力质量”。护理服务给予患者的已不仅是生活上的照顾和生理上的需求,还有心理和个性的满足。实现“高质、低费”的质量目标有赖于对护理质量形成全过程的全部因素的有效控制。控制越有力,质量就越有保证。该标准的基本要求就是强调全过程控制,要求医院建立既符合标准要求又适合自身具体情况的质量体系,对产品或服务质量形成过程的全部影响因素进行有效控制,达到满足患者对医疗护理明确和隐含的服务需求。在实施护理过程控制中,护理人员站在患者的立场上不断了解分析患者的需求,识别护理过程,确定护理服务质量的特性,确定患者对服务和技术满意的标准,将患者的需求转化为质量要求,实施持续质量改进,提供优质服务。“写我们所应该做的,做我们所写的,记录我们所做过的,检查其效果,纠正其不足”是对整个质量体系运行过程的最通俗的描述,也是实行ISO9000标准管理的最终目的。

2. 有利于树立全体护理人员的质量意识,提高护理管理水平。我国多数护理管理者的管理知识相对不足,缺乏管理理论与现代医院管理的技术和方法,导致护理管理低水平运转。系列标准的实施有利于促进护理管理者更新观念,学习和运用先进的管理理论和方法,不断提高护理管理水平。ISO9000系列标准的贯彻实施,是建立在自愿原则的基础上,出于管理者对自身质量问题的清醒认识和迫切要求。由过去上级管理部门制定质量标准,员工被动按标准去做,改进为按顾客(患者)的需求去设计,按设计去做,使员工认为“我应该这样做”。因此,可调动护理人员的积极性,体现全员参与的管理思想,不仅有助于护士在临床护理过程中注重服务的系统性,而且有助于护士对临床护理质量的自我反馈式检查,在落实标准中培养护士的质量意识。

3. 有利于规范护理人员的工作行为,保障医疗护理安全。新的《医疗事故处理条例》的实施,使护理行为和护理过程的规范化问题成为当务之急。护理管理者有必要对护理技术和服务过程中的各个环节进行设计,将行之有效的法规、法律、制度等转化为系统的约束条件,形成有效文件,采取积极的预防和纠正措施,通过科学先进的质量管理体系运作、内部审核来检测护理行为的合法性和规范性，保障护理安全。这既有利于提高护理工作的整体水平，也有利于保护护理人员的执业权利，提高护理人员的法律意识。

4. 有利于促进护理服务质量改进，提高医院的社会效益和经济效益。医院要保持良好的经济效益和社会效益，首先要有良好的社会信誉去吸引患者，使他们满意。为此，需要开展相应的质量保证活动，而实施系列标准正是质量保证的重要依据。其次，要降低消耗，以适宜成本达到所期望的质量，就必须加强人员和物质资源管理，以最低消耗获取最佳的效益。系列标准是宝贵的“管理资源”，充分利用好这一资源，还可以在服务对象心理上形成良好的形象和较好的质量信誉，扩大医院知名度，获取社会效益和经济效益的双丰收。

（二）JCI医院评审标准

美国医疗机构联合评审委员会国际部（Joint Commission International，JCI）是美国医疗机构认证联合委员会（Joint Commission on Accreditation of Health Organization，JCAHO）下属的联合委员会资源部（Joint Commission Resources，JCR）的一个主要分支机构，是世界卫生组织认可的全球评估医院质量的权威认证机构。JCI的宗旨是通过提供世界范围的认证服务和咨询服务来提高全球医疗机构的服务质量，确保医疗安全。

JCI自成立以来，一直致力于医院质量标准的制定，其制定的《国际医院评审标准》（Joint Commission International Accreditation Standards for Hospital）是全世界公认的医疗服务标准，是对世界各地医院进行认证的基础，代表了医院服务和医院管理的最高水平，是医院走向国际市场、参与国际竞争的“通行证”。JCI评审的目的是为国际社会提供标准化的、客观的评价医疗机构的流程，目标是鼓励医疗机构应用国际公认的标准、国际患者安全目标和各种可衡量指标等来展现其不断的、可持续发展的改进。JCI标准的理念是最大限度地实现可达到的标准，以病人为中心，建立相应的政策、制度和流程，以鼓励持续不断的质量改进并符合当地的文化。

JCI标准涵盖16个章节，304个标准，1222个测量要素。2013年9月已出版第5版标准，并于2014年4月1日起正式启用。第5版内容编排见表4-1。

表4-1　JCI标准

项目	章节名称	标准数	测量要素
以患者为中心的标准	国际患者安全目标（IPSG）	10	30
	医疗可及性与连续性（ACC）	26	117
	患者及家属的权利（PFR）	19	76
	患者评估（AOP）	38	162
	患者治疗（COP）	26	109
	麻醉及外科治疗（ASC）	16	56
	药品管理及使用（MMU）	19	77
	患者及家属教育（PFE）	5	17
	质量改进及患者安全（QPS）	12	53
	感染预防及控制（PCI）	20	68

续表

项目	章节名称	标准数	测量要素
医疗机构管理标准	治理、领导及管理（GLD）	33	140
	设施管理及安全（FMS）	23	89
	人员资质及教育（SQE）	24	95
	信息管理（MOI）	16	61
学术型医疗中心医院标准	医学专业教育（MPE）	7	30
	人体受试者研究项目（HRP）	10	42

三、医院质量管理组织体系

由于医疗服务的个体性、技术性、专业性和高风险性，所以首先强调质量管理的自觉性，这取决于群体素质、职业道德、质量教育等。在基本医疗服务单位中，可以设立兼职的质量管理医生和护士，负责相关医疗护理质量管理的工作。

实现系统的功能和作用，完成系统的特定任务，必须要有组织的保证。医院设立质量管理委员会，由技术专家和院、部门领导组成，下设质量管理处（科）。医院质量管理委员会负责制定全院质量管理规划，建立质量保证体系，组织领导、检查督促质量管理工作，调查、分析和解决质量问题等。

医院质量管理组织体系一般分为 3 层。国内综合性三级医院护理质量管理实施护理部主任—总护士长—护士长、组长、护士全员参与的三级管理模式，形成护理部质控组—转科质控组—病区质控组三级监控网络。由科室和部门主管领导，由专人负责质量管理。

某些医院有专设的质量评价组织，例如护理质量保证委员会（图 4-2），由护理行政管理人员、专职护理监督指导者、护士长、护理教育人员、一般护理人员代表等组成，下设办公室和工作人员，长年或定期对服务质量进行评审。我国台湾省台大医院由中央式的功能性护理质量管理小组发展为护理质量管理分组，将性质相近的单位共同编组，以期能逐渐发展

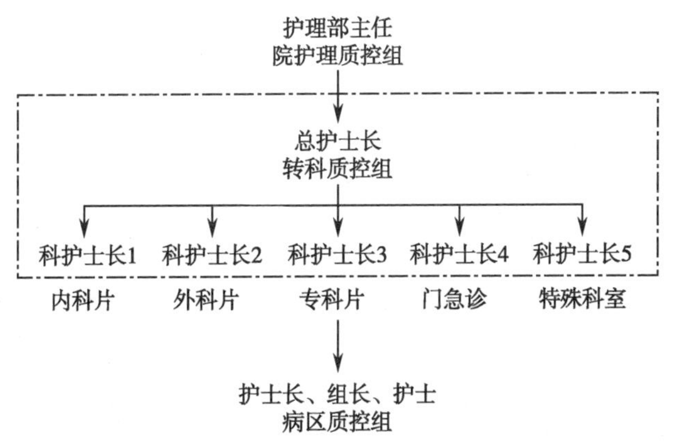

图4-2 上海长海医院护理质量管理组织架构

成为共性的护理作业标准及质量管理项目。其单位护理质量管理分组由主席、临床护理专家、单位行政主管及单位资深人员组成，其目的在于强调护理人员的参与及单位问题的解决（图 4-3）。

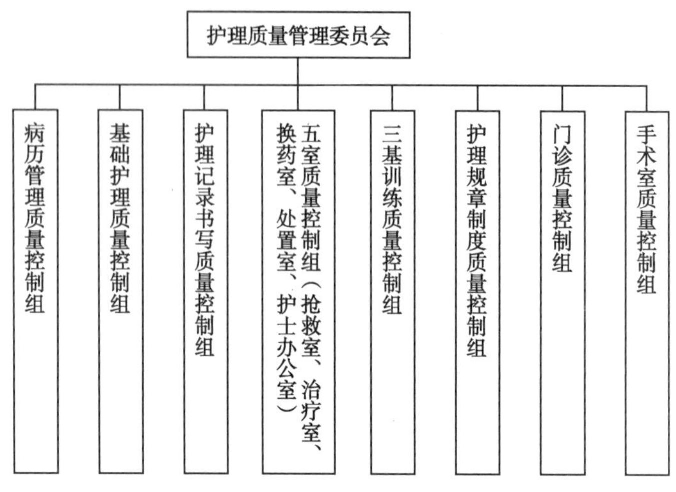

图4-3　护理质量管理委员会架构

第二节　护理质量管理

一、护理质量管理的概念

护理质量是医院质量的重要组成部分，是护理管理的核心和关键。护理质量管理是指按照护理质量形成的过程和规律，对构成护理质量的各要素进行计划、组织、协调和控制，以保证护理服务达到规定的标准和满足服务对象需要的活动过程。这个概念表达了以下 3 层意思：首先，开展护理质量管理必须建立护理质量管理体系并有效运行，护理质量才有保证；其次，应制定护理质量标准，有了标准，管理才有依据；最后，要对护理过程构成护理质量的各要素，按标准进行质量控制，才能达到满足服务对象需要的目的。

（一）护理质量管理的目的

旨在使护理人员的业务行为活动、职业道德规范、护理服务过程各方面都符合质量的客观要求和患者的合理需求。通过质量控制，阻断和改变某些不良状态，使其始终处于对工作和患者有利的、良好的符合质量标准要求的状态，用最佳参数、最短时间、最好技术、最低成本，达到最优化的护理效果。

（二）护理质量管理的作用

1. 有利于更好地满足患者的需求　高质量的重要标志之一就是使顾客满意。护理质量管理就是使所有护理活动的质量得到保证，并在此基础上不断提高。其最终目的是满足患者的健康需求，追求顾客满意度的不断提高。

2. 有利于提高组织的市场竞争力　随着医疗服务市场的形成和竞争的日益加剧，社会对服务质量提出了更高的要求。质量管理有助于组织内部的持续质量改进，为组织树立企业形象，创造品牌效益，提高市场竞争力打下良好的基础。

3. 有利于护理学科的发展　管理者通过分析评价护理工作现状，为持续质量改进提供依据，并可作为人力资源管理、护理模式改革、护理设备更新、护理工作环境改善等有关决策的参考，推进护理学科不断发展。

4. 有利于护理队伍建设　优良的服务质量是以优秀的护理人员队伍为基础的。护理质量管理强调的是通过培养和造就优秀的护理人才队伍，达到维持高质量的护理服务的目的。护理人员了解质量要求的标准和准则，才能在工作中自觉维护护理质量。

（三）护理质量管理的专业特点

护理工作乃“健康所系，生命相托”，进行质量管理意义重大。在护理质量管理中，管理者应当看到，护理质量管理既是医院质量管理的重要组成部分，又有其自身的专业特点。

1. 特殊性与复杂性　护理服务的对象是一个特殊的群体，他们具有不同的背景、不同的价值观、不同的个性特点、不同的能力。他们除了具有生物学特点外，还具有心理和社会特征。在护理活动中，不同的服务对象因其素质、经历和对护理服务的期望值不同，而对护理服务的感觉和评价各异，同样的服务也会有不同的感觉和评价。护理服务对象的特殊性决定了护理质量管理更具科学性和严谨性。同时，护理质量管理涉及的环节多、流程多、人员多，决定了管理的复杂性。只有遵循全面质量管理的思想，建立和实施护理质量体系，才能保证护理质量。

2. 广泛性和综合性　护理质量管理的范围广泛，具有有效服务工作量、技术质量、基础服务量、心理护理质量及环境管理、生活管理、协调管理等各类管理质量的综合性。在医院的服务质量管理中，几乎处处都有护理质量问题，事事都与护理质量管理相关。这充分体现了护理质量管理在医院服务质量管理中的主体地位。

3. 协同性与独立性　护理工作与各级医师的诊断、治疗、手术、抢救等医疗工作密不可分，同时也与各医技科室、后勤服务部门的工作有着密切的联系。大量的护理质量问题在与各方协同操作、协调服务中表现出来，因此需要加强各系统协同质量管理。而护理工作自成体系，具有相对的独立性，有必要建立独立的护理质量管理系统。

4. 程序性与联系性　护理工作是整个医院工作中的一个大的环节。在这个大环节中，若干护理工作环节具有独立的程序，而相当一部分工作与医疗、医技等系统的工作程序相连接，如手术患者的术前、术中护理是手术治疗中的重要程序组成部分，影响着手术质量。这就要求在整体医疗护理质量管理中，要使各项程序质量有保证，必须重视各系统间连续的、全过程的管理。

二、护理质量管理的原则

（一）以患者为中心的原则

患者是医院医疗护理技术服务的中心，患者是否满意是护理质量管理的最终目的。以患者为中心的整体护理模式的应用使护士从思维方式到工作方法都有了科学的、主动的和创造性的变化，护理质量管理要指导和不断促进这种变化。护理管理者在质量管理中，必须坚持患者第一的原则。有了这个原则，才能时时处处为患者的需要和安危着想，维护患者的根本利益。

(二)预防为主的原则

护理质量管理必须坚持预防为主、前馈控制的原则，对护理质量产生、形成和实现的全过程的各个环节都充分重视防患于未然。坚持预防为主，一是“防止再发生”，其基本程式是：问题—分析—对策—规范；二是“从开始就不允许失败”、“第一次就把工作做好”，基本程式是：实控—预测—对策—规范。后者是根本意义上的预防。管理者要树立“三级预防”的观念：一级预防即争取不发生质量问题；二级预防即把质量问题消灭在萌芽状态；三级预防即减少质量问题的不良影响和损害。

(三)事实和数据化的原则

事实和数据是判断质量和认识质量形成规律的重要依据，也是质量管理科学性的体现。护理质量管理必须按照护理工作的规律和医院的实际情况开展工作，坚持以客观事实和数据为依据，用事实和数据来说话，比依靠感觉印象和经验分析更可靠、更准确、更清晰，只有依靠数据，才能对现象的本质进行科学的统计分析、判断和预测。在护理活动中有许多现象是不能用数据表达的，只能用事实做定性描述。因此，护理质量管理在强调数据化的同时，不能忽略非定量因素，把定量与定性结合起来，才能准确反映护理质量水平。

(四)质量标准化的原则

质量标准化是护理质量管理工作的基础，建立健全质量管理制度和规范，使护理人员在服务过程中有章可循、有据可依，是至关重要的。护理质量标准化包括建立各项规章制度、各级人员岗位职责、各种操作常规、各类工作质量标准和质量评价标准等。在质量管理过程中遵循各项标准，才能使管理科学化、规范化。

(五)以人为本的管理原则

人是管理的第一要素。各级护理管理和临床护理人员的工作状态和行为直接影响着护理质量。重视人的作用，调动人的主观能动性和创造性，发动全员参与是实施质量管理的根本。因此，在护理质量管理过程中，必须重视人的作用，增强护理人员的质量意识，引导护理人员参与质量管理过程，使质量管理成为全体人员自觉自愿的行为。

(六)持续改进的原则

质量改进是质量管理的灵魂。要满足护理服务对象日益增长和不断变化的需求，必须遵循持续质量改进的原则。广大护理人员和护理管理者应对影响质量的因素具有敏锐的洞察能力、分析能力和反省能力，不断地发现问题、提出问题、解决问题，以达到持续质量改进的目的。

三、护理质量管理的任务

(一)进行质量教育，树立质量意识

护理质量管理“始于教育，终于教育”。进行质量教育首先是灌输质量意识，以唤起全体成员对质量的重视，树立质量第一和“一切以患者为中心”的思想；其次要进行质量管理方法的训练和导入，使全体成员不仅在思想上对质量的重要性有相当的共识，而且懂得应用质量管理的方法，更好地参与质量管理。

（二）建立质量体系，明确质量职责

护理质量是在护理过程中逐步形成的，要使护理过程中影响质量的因素都处于受控状态，必须建立完善的护理质量体系。完善的质量体系是进行质量活动、实现质量方针和质量目标的重要保证，只有建立健全质量体系，才能有效地把各个部门、各级护理人员、各种质量要素、各项工作的各个环节以及物资组织起来，形成一个目的明确、职权明确、协调一致的质量管理体系，以实现质量方针和目标。

（三）制定质量标准，规范护理行为

质量标准是质量管理的基础，也是规范护理行为的依据。没有标准，不仅质量管理无法进行，而且护理行为也没有衡量的准绳。因此，制定质量标准是护理质量管理的基本任务和基础工作。

（四）建立质量反馈信息系统

建立质量信息反馈是质量管理的重要环节。只有质量信息反馈及时、准确，才能做到上下级各个层次情况明了，发现问题及时给予解决。

四、护理质量管理的模式和工具

美国质量管理专家戴明博士于 1954 年根据信息反馈原理提出的“PDCA”质量管理循环程序，是质量管理的基本模式和工具之一，亦称戴明循环（Deming Cycle）。在此基础上，护理质量管理的模式和工具不断丰富，推陈出新，得到迅速发展。

（一）PDCA 循环

PDCA 是在管理活动中，为提高护理质量和管理效应所进行的计划（Plan，P）、实施（Do，D）、检查（Check、C）、处理（Action，A）4 个阶段循环的质量管理过程。如图 4-4 所示。

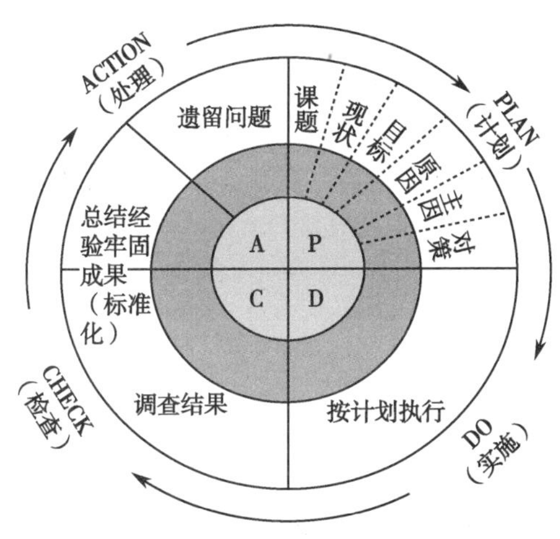

图4-4 PDCA循环

P（Plan）：计划，包括方针和目标的确定，以及活动规划的制定，包括设计具体的方法、方案和计划布局。

D（Do）：实施，根据设计和布局进行具体运作，实现计划中的内容。

C（Check）：检查，总结执行计划的结果，分清哪些对了、哪些错了，明确效果，找出问题。

A（Action）：处理，对检查的结果进行处理，对成功的经验加以肯定，并予以标准化。对于失败的教训也要总结，引起重视。对于没有解决的问题，应提交给下一个PDCA循环中去解决。

1. PDCA 质量管理循环的 4 个阶段 8 个步骤：

（1）计划阶段：1）分析现状，找出存在的质量问题；

2）分析产生问题的各种影响因素；

3）找出主要因素；

4）针对影响质量的主要因素，制定工作计划和活动措施；

（2）实施阶段：5）按照制定的计划措施认真执行；

（3）检查阶段：6）根据计划的要求，检查实际执行的效果，判断是否达到预期的结果；

（4）处理阶段：7）肯定成功的经验，形成标准、制度或规定，指导今后的工作；总结记录失败的教训，作为前车之鉴，防止以后再次发生类似事件；

8）提出这一循环中存在的问题，并转入下一循环去解决。

2. PDCA 循环的特点

（1）PDCA4 个阶段是一个有机的整体：有了计划，不去实施，等于没有计划；有计划、有实施，但不检查，则无法了解其效果；计划、实施、检查都有了，缺乏处理，则工作成果无法巩固，管理水平无法提高。因此，4 个阶段的有效运行才能形成完整的循环。

（2）大循环套小循环，互相衔接，互相促进：在大 PDCA 循环管理中，包含着若干 PDCA 循环。护理质量管理是一个独立的质量管理系统，也是医院质量管理中一个重要的组成部分。它既可以在护理系统内进行不同层次的循环管理，又是医院管理大循环中的一个小循环。

（3）阶梯式的运行，不断上升的循环。PDCA 四个阶段周而复始地运行，每运转一个循环都会解决一些实际问题，并充实新的内容与目标，使质量水平有所提高。新一轮循环建立在提高了的基础上进行。

（4）处理阶段是 PDCA 循环的关键环节。把计划执行中的成功经验和失败教训都纳入有关的标准、规程、制度中去，作为今后工作的指南和借鉴，才能使质量水平在原有基础上提高一步。处理阶段具有承上启下的作用。

3. PDCA 循环运用中需注意的问题

（1）四个阶段缺一不可，才能形成完整闭环；

（2）使用的工具必须前后一致，才具可比性；

（3）八个步骤作为具体的工作程序，不必强求每个层次的循环都有八个步骤，应视所解决问题的具体情况而定，可增可减；

（4）四个阶段或某个层次上的循环无时间上的控制与约束；

（5）当输入到输出只有一次性过程或活动，没必要进入下一次循环，就不能成为 PDCA 循环；

（6）是一种固定模式按程序推进工作，缺少创造性，属于惯性思维；

（7）检查阶段多是“自上而下”，缺乏“自查”功能。

（二）美国 JCAHO 的 10 步质量管理模式

美国医疗机构认证联合委员会（JCAHO）建议医疗机构采用 10 个步骤实施质量管理计划，以确保质量管理工作的落实。

1. 审视机构的理念、目标、目的及管理模式，以界定质量管理的责任。

2. 在患者护理、工作人员绩效、成本效益 3 个监测管理系统责任区内，明确主要功能及措施，有效运用危机处理技巧。

3. 确定主要服务范围及相关活动，应以患者种类、检查治疗形态与基本临床护理活动来考虑，并以该活动是否存在高危险性、潜在性问题，或与高成本、工作量大等因素相关，作为选择重要质量管理监测项目的依据。

4. 建立标准及确定测量指标。

5. 建立阈值。

6. 收集及组织资料，需考虑资料收集的频数、样本数和方法。

7. 分析、评价其变异因素，并与常态做比较。

8. 选择并执行行动，优异表现应予鼓励，存在问题应寻求解决、修正并追踪。

9. 追踪评价，做好记录。

10. 进行有成效的沟通与整合，内容需呈现正、负面结果，并进行总结，提出建议。

（三）品质管理圈

品质管理圈（Quality Control Circle，QCC）简称“品管圈”，是全面品质管理（Total Quality Manage，TQM）的一环，在自我启发、相互启发下，活用各种质量控制（Quality Control，QC）手法，鼓励全员参与，对自己的工作现场不断地进行维持与改善的活动，称为品管圈活动。就是由相同、相近或互补之工作场所的人们自动自发组成数人一圈的小圈团体（又称 QC 小组），全体合作、集思广益，按照一定的活动程序来解决工作现场、管理、文化等方面所发生的问题及课题。其基本步骤，一般而言都遵循戴明环，即计划、实施、检查与处理（Plan-Do-Check-Action）4 个阶段来进行。

品管圈执行时应注意：

1. 小集团　小集团人员以 4~8 人为宜，人员太多，将会影响讨论的品质，如人数超过 10 人时，可将之分为两个小集团。

2. 作为全面品质管理的一环　全面品质管理范围很广，除了基层员工的品管圈活动外，尚有中层干部的日常管理、高阶经营者的方针管理等，品管圈活动只能说是全面品质管理的一环。然而，要做好全面品质管理，品管圈活动却是很重要的环节。

3. 自我与相互启发　并不是几个人组成一个圈就会自然地提出构想、改善问题，必须给予自我启发、相互启发。

4. 活动 QC 手法　工欲善其事，必先利其器。如没有工具或不懂得用工具，是无法做好事情的。品管圈活动的维持和改善，同样必须用到一些工具，此工具就是 QC 手法。QC 手法有很多，对初学者而言，最常用的是 QC 七大手法，即检查表、层别法、柏拉图、特性要因图、推移图、散布图及直方图。

5. 长期性　品管圈并不是为了解决某一问题而组圈，当问题解决了就把圈解散。品管圈具有常设性质，长期存在。因为工作中存在各种各样的问题，因此必须将问题逐一地、持续地解决与改善。

6. 工作场所　品管圈活动所要发掘及解决的问题是以圈员的工作现场为主，即以自我检讨、自助管理为重，如问题与其他部门有关联时，当然可通过沟通、协调或建议的方式共同解决。

7. 全员参与　实施品管圈活动时，必须全圈的圈员都能参与，共同讨论，才能产生集思广益的效果，因此圈长的重要任务之一就是要求全体圈员都参与其中，全员发言。

8. 案例　“降低静脉外渗发生率”品管圈活动

(1)主题选定：某病区 8 名护士组建品管圈并召开成立会议，征集圈名为蜜蜂圈，圈名取自蜜蜂的毅力、团队效应的象征意义。并征集了包含了蜜蜂和树枝图样的圈徽，意喻“通过细致的不懈努力，让生命之树健康成长”。

圈员通过头脑风暴，列出 4 个主题(4-8 个主题为宜)，选题名称包含三项元素：动词 + 名词 + 衡量标准。并按《主题选定评分表》进行评定以选题(见表 4-2)，最终选定得分最高的“降低静脉外渗发生率”为本次活动选题，选题理由为：①对患者而言，可减轻患者的痛苦，保证患者的医疗安全；②对医护人员而言，确保患者静脉用药安全性，可提高护理服务质量及满意度；③对医院而言，可提高患者满意度，降低医疗纠纷发生率。

表 4-2　蜜蜂圈主题选定评分表(1)

编号	主题	评价					顺序	选定
		上级政策	重要性	迫切性	自我能力	平均分		
1	降低静脉外渗发生率	5	5	5	3.5	4.6	1	★
2	提高疼痛评估正确率	4.75	3.5	3.75	3.75	3.9	2	
3	提高医嘱查对正确率	4.5	3.5	3.5	3.5	3.8	3	
4	提高患者对健康宣教的认识度	3.5	3.75	3.5	3	3.4	4	

表 4-2　蜜蜂圈主题选定评分表(2)

评分标准	分数	上级政策	重要性	迫切性	自我能力
	1	没听说过	次重要	半年后再说	需多数部门配合
	3	偶尔告知	重要	下次解决	需一个部门配合
	5	常常提醒	极重要	尽快解决	可自行解决

备注：以评价法进行主题评价，最高 5 分、普通 3 分、最低 1 分，护理人员 8 人参与选题过程，第一顺位为本次活动主题。

(2)拟定活动计划书：拟定活动期限(以周为单位)，按时间顺序拟定活动内容、各步骤所需时间、拟定活动日程及圈员的工作分配、活动计划书。建议计划阶段占活动时间的 30%；实施阶段占活动总时间的 40%；检查阶段占活动总时间的 20%；处理阶段占活动总时间的 10%。

(3)现状把握：首先充分掌握现行工作内容，对现行工作进行归纳总结，绘制成流程图，以便查找原因和制定对策。第二步，制作《静脉外渗查检表》，并由专人每班现场观察并登记静脉外渗发生情况，对数据进行汇总(见表 4-3)，其中“发生率”= 发生次数 / 总次数 × 100%，“百分比”= 发生次数 / 发生次数总和 × 100%，“累计百分比”= 百分比累计加和。最后，根据汇总数据绘制柏拉图(见图 4-5)，由左至右为发生频次由高到低的项目排列，“其他”项表示原因未明或项目多却发生频率小的原因，所占比率不应大于最前面几项，选择累计百分比占 70%~80% 的项目。

表 4-3　改善前静脉外渗查检数据汇总

（总输液人日 =270，静脉外渗发生人次为 19，总静脉外渗发生率为 7%）

项目	发生次数	发生率（%）	百分比（%）	累计百分比
穿刺工具选择不佳	9	3.3	47.4	47.4
穿刺后指导及观察不够	5	1.9	26.3	73.7
高危药物	3	1.1	15.7	89.4
穿刺技术	1	0.4	5.3	94.7
辅助加压输液工具	1	0.4	5.3	100
总计	19	7.0	100	100

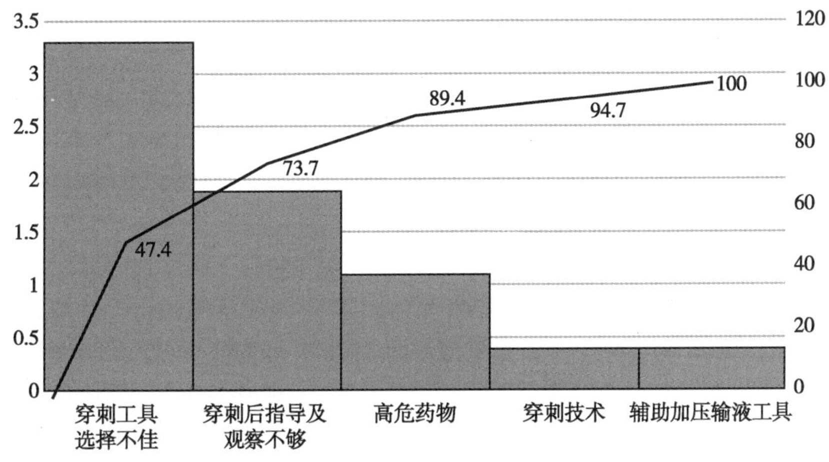

图4-5　静脉外渗发生原因柏拉图

（根据80/20原则，本圈将改善重点定为：降低穿刺工具选择、穿刺后指导及观察不够所致的静脉外渗率）

（4）目标设定：目标值的计算公式为：目标值 = 现况值 - 改善值 = 现况值 -（现况值 × 改善重点 × 自我能力）。其中现况值为总发生率 7%，改善重点为按柏拉图分析出的本期活动改善重点 73.7%，自我能力为主题选定中的评分 3.5/5 × 100%=70%，因此本次活动的目标值（%）=7-（7 × 73.7% × 70%）=7-3.6=3.4，因此本期活动目标值为 3.4%，改善幅度为 3.6%。

（5）解析：通过对问题产生原因的分析，找出关键所在，小组成员要开阔思路，集思广益，从能够设想的所有角度去想象可能产生问题的全部原因，做成"特性要因图"（鱼骨图），也可根据实际情况选择"系统图"和"关联图"，一张鱼骨图只能解决一个问题，因此本期活动有 2 个主要改善问题，就需要制作 2 张鱼骨图，本书中选取其中第一张（图 4-6），也可根据实际情况选择"系统图"和"关联图"，针对所存在的问题分析原因。

制作"要因选定评分表"，由圈员评分，按"差为 1 分，一般为 3 分，优为 5 分"，逐条评分，分数最高之前 4 条为投票选举出的最主要原因。并制作"要因选定查检表"，由专人在现场观察收集数据，结合柏拉图及 80/20 原则，分析出最主要的原因。将两者相互验证，发现"缺乏相应的培训"、"缺乏标准的护理方案"和"经验不足"为最主要的原因。

（6）对策拟定：针对选出的要因，探讨有可能的改善对策，可以通过文献查阅、同行经

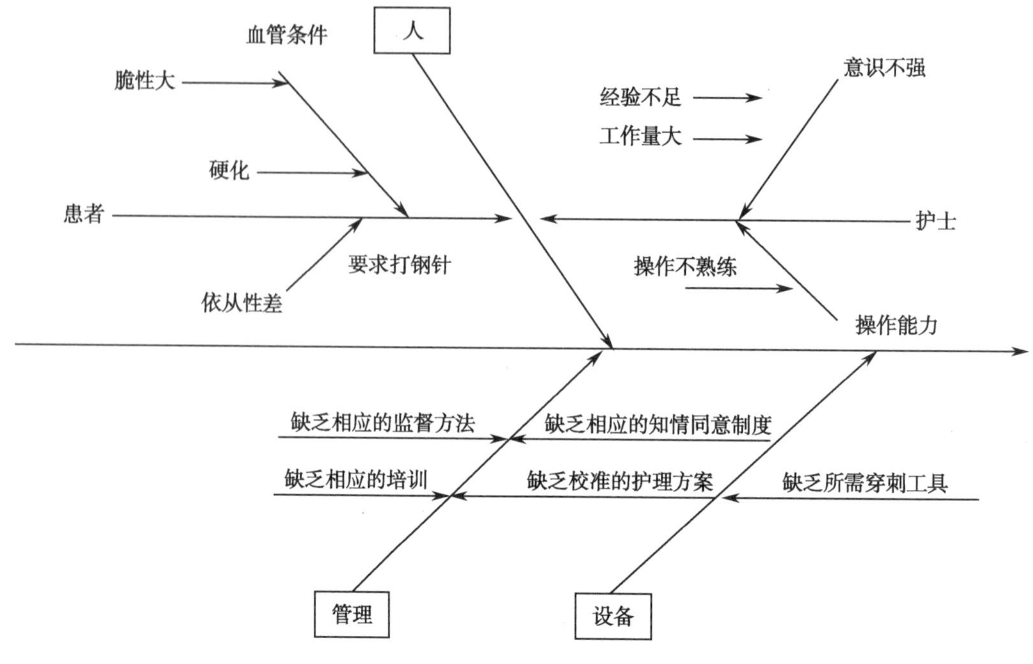

图4-6　穿刺工具选择不佳的要因分析

验、研究结果等找寻对策，每个要因需拟定 2 个以上的对策，目前已在执行的措施不能成为对策。制定“措施计划评分表”，通过投票决定采纳的对策（见表 5-4），对策拟定后，需获得上级核准方可执行。最后，依据选出的对策分派工作，考虑到公平性与活动效果，将工作分派给有能力胜任的圈员。并制订详细的实施计划（工作项目、完成时间、负责人、地点、设备、作业方法、材料、费用、协调事项等）。

表 4-4　措施计划评分表（以缺乏标准的护理方案为例）

问题点	原因分析	对策方案	评价			总分	是否采纳	实施计划	负责人
			可行性	经济性	效益性				
穿刺工具选择不佳	缺乏标准的护理方案	使用高危药品患者首选中心静脉置管	40	38	40	118	是	2015-2-23 至 3-31	A
		执行深静脉置管知情同意书	30	30	30	90	否		
		开展钢针零容忍培训	40	38	38	116	是		
		高危药物使用留置针当日置管当日拔除	40	38	40	118	是		
		普通液体使用静脉留置针，规范置管时间	30	24	38	92	否		

计分方式：优 5 分，一般 3 分，差 1 分，圈员人数 8 人，总分为 5 分 ×3 项 ×8 人 =120，判定为实行对策的得分为总分 ×80%=96

(7)对策实施与检查：根据详细的实施计划执行，并收集监测数据。

(8)效果确认：效果确认分为单独效果确认和总体效果确认。总体效果分析包括：是否按计划日程实施？是否能按计划达成预定目标？哪些方面出了问题？哪些做的比较好？当目标达成 100% ± 10% 时为理想，若目标达成率高于 150% 或低于 80% 则需进行说明。

本期活动改善后由专人每班现场观察收集数据并汇总（表 4-5，图 4-7）。目标达成率(%)=(改善后－改善前)/(目标值－改善前)×100%=(3.1–7)/(3.4–7)×100%=108%，改善率(%)=(改善后－改善前)/改善前 ×100%=(3.1–7)/7×100%=55.7%。

单独效果确认可以用改善重点、各要因分析的柏拉图来表示。

表 4-5 改善后静脉外渗查检数据汇总

（总输液人日 =259，静脉外渗发生人次为 8，总静脉外渗发生率为 3.1%）

项目	发生次数	发生率(%)	百分比(%)	累计百分比
穿刺工具选择不佳	4	1.5	50	50
穿刺后指导及观察不够	2	0.8	25	75
高危药物	2	0.8	25	75
总计	8	3.1	100	100

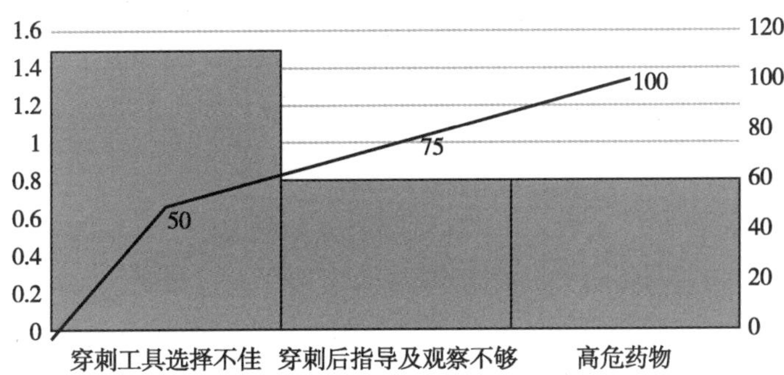

图4-7 改善后静脉外渗发生原因柏拉图

活动前后的无形效果是属于圈长、圈员们的个人成长或收获，可用雷达图表达，自行打分或主管打分，每项目均衡发展较好（表 4-6，图 4-8）。

表 4-6 活动前后无形效果

编号	评价项目	活动前		活动后		活动成长	正/负向
		合计	平均	合计	平均		
1	责任心	21	2.6	37	4.5	1.9	↑
2	自信心	18	2.3	38	4.8	2.5	↑
3	积极性	20	2.5	36	4.5	2.0	↑
4	解决问题能力	21	2.6	34	4.3	1.7	↑
5	团队凝聚力	30	3.8	38	4.8	1.0	↑

续表

编号	评价项目	活动前		活动后		活动成长	正/负向
		合计	平均	合计	平均		
6	沟通协调	19	2.4	33	4.1	1.7	↑
7	幸福感	11	1.4	35	4.4	3.0	↑
8	品管手法	9	1.1	38	4.8	3.7	↑

说明：由全员自我评分，每项最高5分，最低1分，总分40分

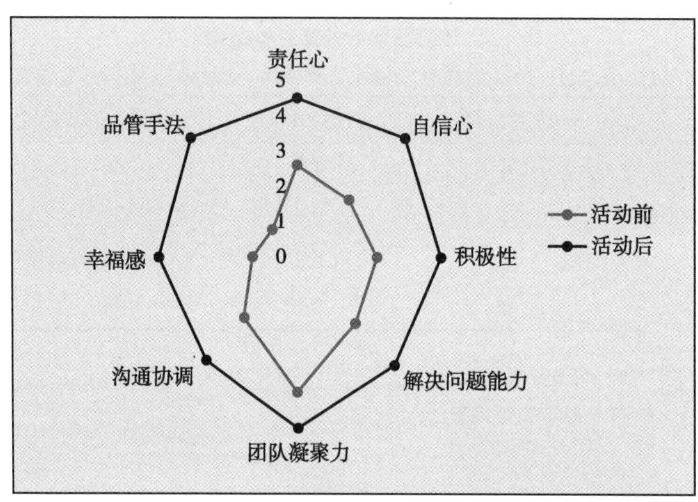

图4-8 活动前后无形效果雷达图

（9）标准化：本期活动对策有效，因此继续维持改善后的成效，将改善对策加以标准化，建立标准的培训课件、定期的静脉穿刺培训计划和实施、制定静脉输液作业流程，并纳入日常管理监测体系。

（10）检讨改进（表4-7）

表4-7 本期活动检讨与改进

项目	优点	今后努力方向
主题选定	集思广益使主题范围较为广泛，选出其中对护理安全最基本要求的主题	日后期望挑战增进效率的主题
现状把握	制作合宜的查检表，收集客观正确的资料以分析要因	应将影响因素再深入广泛些
目标设定	设定目标与工作目标相一致	本单位现况不代表其他单位，继续保持
对策实施	以最经济有效简单的对策以达成效果	将更严格保持各对策的实施，让改善更能落实
效果确认	定期抽样检查，以数据显示改善效果	制定管理方法，并更深入确认效果是否真正维持
标准化	简易可行，将工作流程标准化	可推行至全院
遗留问题	使用高危药物患者的中心静脉置管率有待提高	

（四）6S 现场管理

6S 现场管理由日本企业的 5S 扩展而来，是现代企业行之有效的现场管理理念和方法。

1. 6S 现场管理的内容

（1）整理（Seiri）：将工作场所的任何物品区分为有必要和没有必要的，除了有必要的留下来，其他的都消除掉。目的：腾出空间，空间活用，防止误用，塑造清爽的工作场所。

（2）整顿（Seiton）：把留下来的必要用的物品依规定位置摆放，并放置整齐加以标示。目的：工作场所一目了然，消除寻找物品的时间，创造整齐的工作环境，消除过多的积压物品。

（3）清扫（Seiso）：将工作场所内看得见与看不见的地方清扫干净，保持工作场所内干净、亮丽的环境。目的：稳定品质，减少工业伤害。

（4）清洁（Seiketsu）：维持上面 3S 成果。

（5）素养（Shitsuke）：每位成员养成良好的习惯，并遵守规则做事，培养积极主动的精神（也称习惯性）。目的：培养有好习惯、遵守规则的生产管理员工，营造团员精神。

（6）安全（Security）：重视全员安全教育，每时每刻都有安全第一观念，防患于未然。目的：建立起安全生产管理的环境，所有的生产管理工作应建立在安全的前提下。

因其日语的罗马拼音均以“S”开头，因此简称为“6S 现场管理”。

2. 6S 现场管理在医院管理中的作用　6S 现场管理是一种执行力的企业文化，强调纪律性的文化，不怕困难，想到做到，做到做好，为其他管理活动提供优质的管理平台。6S 管理的核心和精髓是素养，如果没有员工队伍素养的相应提高就难以开展和坚持下去，而人员素质的提升，也是医院可持续发展的本质。

6S 现场管理的作用是提高效率、保证质量、使工作环境整洁有序、预防为主、保证安全。6S 现场管理能有效改善病历、文件、资料、档案的管理；能有效处理药品、物品、设备器械的管理；能有预见性地改进并规范护理操作行为，减少护士因职业暴露和职业意外造成的伤害，并达到有效预防、积极补救的目的；能使护理操作人性化、标准化、节约时间，提升工作效率，有效提升团队业绩。对医院外树形象、内强人员素质、提升综合管理水平和竞争能力起着积极的推动作用。

（五）问题管理法

问题管理法（Management by Problem，MBP）是指为了维持企业的发展，实现企业的目标，根据事物之间相互联系和相互制约的原理，把问题作为切入点，以挖掘问题和有效解决问题为核心的管理方法。

1. 问题管理法的特点

（1）针对性：体现在每一个具体的问题总是对应于本质的原因分析，进而对应于根本的解决方法。也就是说，每一次的问题管理都是以存在一个实实在在的问题为出发点，并且以解决这个问题为落脚点的。

（2）趣味性：表现在它总是以问题形式刺激人的思维，把枯燥的工作变成一种趣味的探索，在层层询问和回答的过程中解决问题。

2. 问题管理法的程序

（1）了解情景，挖掘问题：首先，必须对问题产生的情景有一定的了解。了解越多，越有利于工作。其次，要在了解情景的基础上识别问题，这是指掌握了一定的信息，但是没有掌握详细事实，对问题有一个模糊的、大概的认识。最后，还要澄清问题，这要求更清楚地理解问题，确定实际发生的问题和应该发生的事情，以及这个问题出现的时间、地点、涉及人员和其他信息。

(2)寻找原因，把握关键：明白了问题之后就需要分析问题产生的原因。首先，寻找问题产生的各种原因和影响因素，尽量不要遗漏。其次，对各因素进行分析，把握问题产生的最根本、最关键的原因。

(3)设计对策：分析了问题产生的根源，就可以对症下药。设计的对策要针对实质原因，并且考虑到其他影响因素，还要符合客观规律和实际条件，切实可行。

(4)付诸实施：这是问题管理法的最终目的，把精心设计的对策付诸实施，检查问题是否真正得到了解决。如果仍然没有得到解决，说明分析原因和设计对策环节没有处理好，这就要返回前面步骤，直到问题得到解决为止。

护理质量的高低取决于护理质量管理方法的有效程度，也依赖于护理群体的质量意识和质量监控的参与。问题管理模式将全体护理工作者都调动起来，全员参与到护理质量管理的各个环节中去。通过发现问题、回溯分析、解决问题，护理部应及时制定和完善新的工作标准，并且监控每个病区、每个岗位及时执行。按新的管理制度进行管理，按新的工作标准进行考核，真正实现“解决一个问题，就前进一步；越往前走，工作标准就越高，绩效就越好”的良性循环。

(六)追踪方法学

1. 定义　追踪方法学(Tracer Methodology，TM)是通过跟踪患者就医过程或跟踪医院某一系统运行轨迹，感受医院服务品质，评价医院管理系统是否健全、配套、周密或疏漏以及执行力如何，考核医院整体服务能力的医院评价方法。是美国 JCI 医院评审过程中广泛使用的评价方法，在我国等级医院评审、患者安全目标管理中广泛运用。

2. 特点　强调以患者为中心，从患者和评审者双重角度评价医院；注重团队和合作；更具灵活性。可同时使用观察、现场提问、与相关人员交谈等多种方法。

3. 检查方法　追踪方法学分为个案追踪和系统追踪两种类型。

(1)个案追踪(又称患者追踪)指评审委员抽样选定某特定患者，追踪该患者从入院过程中接受的所有医疗服务活动，以该患者的就医流程为切入点，追踪评估服务过程中各部门、各专业的治疗及护理情况，以及对评审标准的遵从情况。

(2)系统追踪是评审专家从系统中的风险管理以某一风险相对较高的流程或项目为切入点进行追踪，也就是在个案追踪的过程上，发现其环节存在风险，评价组织系统工作的实现方式及程度，避免机构整个系统内的潜在漏洞。

4. 在护理质量管理中的作用　运用追踪方法学能通过全面规范患者管理制度及疾病护理常规，提高护理人员队伍的整体素质，促使护理不良事件的发生率降低，患者服务流程化、精细化及专业化，全面达到优质护理的要求。

同时，在追踪检查评价中，不仅关注护理质量问题的性质、严重程度，更注重问题的分析改进方案及速度，这也与护理质量的持续改进是护理管理的中心目的一致，真正做到医院护理事业的持续性发展。

(七)临床路径的管理模式

临床路径(Clinical Pathway，CP)是指针对某一疾病建立一套标准化治疗模式与治疗程

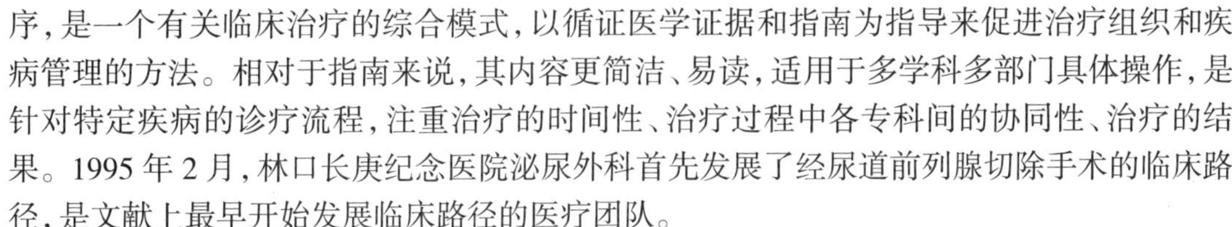

序，是一个有关临床治疗的综合模式，以循证医学证据和指南为指导来促进治疗组织和疾病管理的方法。相对于指南来说，其内容更简洁、易读，适用于多学科多部门具体操作，是针对特定疾病的诊疗流程，注重治疗的时间性、治疗过程中各专科间的协同性、治疗的结果。1995 年 2 月，林口长庚纪念医院泌尿外科首先发展了经尿道前列腺切除手术的临床路径，是文献上最早开始发展临床路径的医疗团队。

临床路径的对象是针对一组特定诊断或操作，如针对某个 ICD 码对应的各种疾病或某种手术等。路径的制定是综合多学科医学知识的过程，这些学科包括临床、护理、药剂、检验、麻醉、营养、康复、心理以及医院管理，甚至有时包括法律、伦理等。路径的设计要依据住院的时间流程，结合治疗过程中的效果以及规定检查治疗的项目、顺序和时限；其结果是建立一套标准化治疗模式，最终起到规范医疗行为、减少变异、降低成本、提高质量的作用。实施步骤包括：

1. 准备阶段　主要包括文献探讨、申请和授权临床路径试点、组建监督委员会、组建临床路径发展小组、设计临床路径表、选择进入临床路径的对象、制定变异表及变异号码系统、医护人员及相关协作人员的教育和培训、确定临床路径效益评价指标。

2. 执行阶段　医、护、技等相关部门按临床路径表的标准化流程共同合作完成治疗护理计划。

3. 评价阶段　收集、汇总各项数据，并作统计学分析；评价各指标是否达到预期结果；作变异分析，查找变异原因，改进方案。

总之，临床路径是一种全新的医疗护理服务模式，能优化患者住院流程，实现医疗护理活动的程序化和标准化，使患者得到最佳的医疗护理照顾。其次，护理质量的提高是通过制定评价标准，进行正确评价、发现问题、进行品质改良等几个步骤来实现的。因此，可将 CP 引入护理质量管理，对护理服务过程的内容、效果、满意度进行登记和分析及评价，不断提升护理质量。

五、护理质量管理的中应当注意的问题

(一)应避免在护理质量监控中过分追求考核结果

由于质量控制一般根据要求选择督查的内容，并实行“项目”管理，有时无法针对各个医院护理质量的弱点和特点进行全面监控。有时为了求得高分，医院可能忽略自身的承受能力，盲目拔高质量标准，在被检项目上消耗了大量的精力，违背了其宗旨，使质量管理偏离了本意，而忽略了一些急需解决的质量问题，故应采取有效措施予以避免。

(二)应避免护理质量管理重规范化、轻人性化

部分护理管理者护理质量管理的理念陈旧保守，片面地强调工作的标准化和规范化，而忽略了患者的感受和护士的感受，从护理管理制度到护理质控措施，未紧贴临床实际。另外，频繁的质量检查，多源的质量指导，多方的工作考核，教条的工作形式，造成护士极大的逆反心理，也应采取有效措施予以避免。

(三)应避免护理质量管理结果重形式化、轻实效性

护理管理者在质量管理结果上存在过分追求形式的盲目性。为迎接护理质量检查，绝大多数医院都作检查前的准备工作，对以往的工作做一些修正，形成检查时和不检查时工作状态的不一致。这样应付性、突击性的质量管理，产生的结果是护理质量“高分低效”，使

质量检查未能发现一些真实问题，对护理质量的改进和提升作用甚微。质量督查中发现许多医院护理质量检查方法简单和机械，常规性制度化质量检查都是形式上的走过场，因而导致上次检查存在的质量问题同于下次检查存在的质量问题，发现问题多于解决问题，处理问题多于预防问题，所以应采取有效措施予以避免。

第三节　护理质量体系

一、护理质量体系的概念

护理质量体系是指实施护理质量管理所需的组织机构、程序、过程和资源。潘绍山等认为，通常所称的质量保证体系、质量管理体系应统一称之为护理质量体系。它包括以下3方面内容：①护理质量管理的组织机构、质量职能、质量职责，以及机构之间的纵向、横向关系，质量工作网络、质量信息传递与反馈。②为进行某项活动所规定的途径（即规定某项活动的目的、范围、做法、时间进度、执行人员、控制方法和记录），所有工作都是通过过程来完成的，每一过程都有输入和输出，输出是过程的结果，护理质量管理是通过对各个过程进行管理来实现的。③人员（含技术）和物资是护理质量体系的硬件，是实施护理质量管理、实现质量目标的前提和基础，必须给予有力的保证。

二、护理质量体系的建立

护理质量体系有4个基本要素，即：管理者职责、人员和物质资源、质量体系结构及与护理对象沟通，这也是质量体系的关键因素。护理对象是护理质量体系前3个基本要素围绕的核心和焦点。4个基本要素之间相互作用和影响，只有当4个基本要素协调一致时，才能取得满意的服务效果。因此，使护理对象满意既是医院每个护理人员为之努力的主要目标，也是医院护理质量管理的最高目标。

（一）管理者职责

1. 制定质量方针　质量方针是指医院的质量宗旨和质量方向，是进行质量管理、建立和实施质量体系、开展各项质量活动的准则。质量方针的内容包括质量宗旨和达到的总体质量水平、应树立的形象与信誉、各项具体质量目标、在追求质量目标中采取的措施等。

2. 明确质量目标　质量目标是实现质量方针的具体内容，是为实现中长期的质量宗旨和质量方向而提出的短期内质量方面要达到的具体目标和活动。

3. 规定质量职责与职权　为达到质量目标，要建立一个结构设置合理、隶属关系合理、管理与技术人员比例合理的质量体系机构，对护理质量进行有效控制、评价和改进，并明确机构中所有人员的质量职责和职权，使他们在一定岗位上做到有职有权，为实现质量方针和目标努力工作。

4. 实施管理者评审　管理者评审是指护理管理者正式地、定期地对质量体系运行的有效性和服务成绩及效果进行评审，对质量体系及其运行中存在的问题及时予以修正，使质量体系更加符合医院护理质量管理的实际。

（二）人员和物质资源

人员和物质资源是质量体系有效运行的保证。通过资源保证把质量改进与医学护理技术的进步与发展联系起来。

1. 人力资源　护理人员是护理组织最重要的资源。首先，护理管理者要灵活运用激励机制，调动每个护理人员的积极性，以保证质量方针和目标的落实。其次，做好培训与开发。培训包括两个方面：一是质量体系教育，二是知识更新。通过培训可以提高质量控制的自觉性和控制技能；开发是对护理人员的业绩进行评价，了解他们的发展需要和潜力。第三，培养沟通联络能力。护理人员应具备与患者和内部工作人员之间进行有效沟通的知识和技能，这是确保护理质量的极为重要的无形资源。

2. 物质资源　物资可以帮助改善服务条件和服务环境，加快服务过程中的信息流转速度，提高服务效率和质量。护理服务所需要的物资，在科技高速发展的今天已经成为影响护理服务质量的重要因素。因此，护理管理者要把好护理设备和卫生材料的质量关，防止因物资的质量问题而影响护理质量；应注意护理设备的更新，采用先进的护理手段为患者服务。

（三）护理质量体系结构

护理质量体系结构包括护理服务质量环、护理质量体系文件和记录、内部质量审核。

1. 护理服务质量闭环管理　护理服务质量闭环包括了医院门诊和住院护理服务全过程的运转情况，从质量改进的原理上清晰地阐述了质量体系各运转要素之间的关系。从患者入院开始，到最终满足患者需要的服务结果，充分体现了“患者至上”的服务宗旨，显示了全过程的质量信息反馈系统，以评价护理质量，了解服务在各个阶段中存在的问题，并作为质量改进的依据（图 4-9）。

2. 护理质量体系文件和记录　是评审护理质量体系及其运行情况的依据，构成护理质量体系的全部服务要素、要求和规定均应明确并形成文件。质量体系文件包括：护理质量

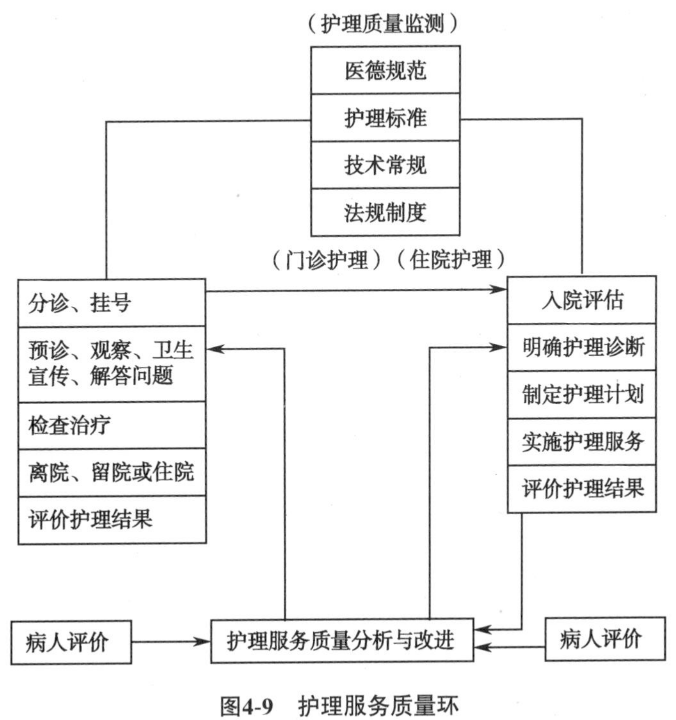

图4-9　护理服务质量环

手册、护理质量计划、护理质量程序、护理质量记录和附件(技术规程)。

(1)护理质量手册:是护理质量体系文件中的纲领性文件,主要阐述质量方针、质量目标、组织结构(含职责)、质量体系要素和护理质量活动的基本方法和措施及护理质量体系文件的结构和分发等。通过质量手册可以对一个医院的护理质量管理状况有较全面和清楚的了解。

(2)护理质量计划:是质量体系要求在具体事物上的反映,指针对某一项护理活动的质量措施、所需资源和活动顺序、进度的具体部署和安排。

(3)护理质量程序:是质量手册的支持性文件,是为落实质量手册的要求而规定的实施细则,是以书面文件的形式,规定医院为满足患者需要开展的护理活动的方法、目的和范围,以及活动如何实施、控制和记录等,使各项质量活动处于受控制状态,使与质量活动有关人员明确职责、权限和相互关系,为执行、验证和评审质量提供依据。

(4)护理质量记录和附件:是证明护理服务达到的程度,并验证服务质量体系有效性的原始数据资料,为实现护理服务的可追溯性及采取预防、纠正措施提供信息,包括文件的发布、分发、修订和管理办法。所有文件应保证做到:①由授权人员批准;②在需要此文件的范围内发生效力;③使用者能够理解和接受;④对任何必要的修订进行评审;⑤文件作废时给予撤销。

3. 内部质量审核 目的是为了验证护理质量体系的实施和效果,进行持续质量改进。应按照已形成文件的程序,由与受审核活动或领域无关的、能胜任的人员有计划地完成并记录归档。审核结论应形成文件并提交上级管理者。对被审核活动,管理者应负责确保采取必要的、与审核结论相适应的纠正措施,同时应当评定由前次审核产生的纠正措施的落实情况和效果。

(四)与护理对象的沟通

与护理对象的沟通贯穿于护理的全过程,融洽的护患关系是与护理对象良好沟通的前提。与护理对象的沟通包括:①了解护理对象的需要,获取与治疗护理有关的信息;②向护理对象说明诊疗方法和要求,以取得护理对象的合作;③进行健康教育,增强护理对象的自我保健水平和能力;④收集护理对象对护理服务质量的感受,便于进行质量改进。护理管理者应致力于在护理人员与护理对象之间建立有效的相互协作关系,帮助护理人员掌握与护理对象及内部工作人员的沟通联络方法与技巧。

三、护理质量体系的实施

(一)加强组织协调

护理质量体系的有效实施,必须确定组织机构,把相应的工作职责和权限分解到各级质量机构和人员。质量职责的分解应遵循职、责、权、利统一的原则,保证各级机构和人员能够严格、有效履行职责,同时做好部门、人员之间的协调管理,及时纠正偏差,以保证护理质量体系的有效运作。

(二)进行质量教育

在建立护理质量体系的基础上,应对全体护理人员进行质量教育培训。以程序文件的内容为重点,提高护理人员对建立和实施质量体系的认识,明确建立和实施质量体系的目的、意义、作用和方法,使他们在质量意识上、技术方法上和管理手段上适应新的要求。

（三）建立信息反馈

对质量体系运行过程中产生的质量信息，应分层次和等级进行收集、整理、存储、分析、处理和输出，反馈到执行和决策部门，为管理者做出正确决策提供依据。在质量体系实施过程中，只有确保信息流通迅速，分析处理及时、准确，才能保证质量控制扎实有效，使护理质量保持在一个稳定的状态中。

（四）定期评审与审核

在质量体系实施过程中，应在一定的时间内，对质量体系运行的过程和结果，组织有关人员进行评审与审核。通过评审，修改质量体系文件，使质量体系运行更科学有效；通过评价结果对相关人员进行激励，调动护理人员实施质量体系的积极性。

（五）持续质量改进

持续质量改进的目的是向患者提供高价值的服务和使他们满意。质量改进的关键是预防问题的出现，而不是等到出现了问题才去改进。

第四节 护理质量控制

一、护理质量控制的概念

控制工作是管理的重要职能之一。它是为了确保组织的目标及为此拟定的相应计划得以实现，由各级主管人员根据预定标准或发展的需要而重新拟定的标准，对下级的工作进行衡量和评价，并在出现偏差时进行纠正，以防止偏差继续发展或今后再度发生。管理活动中的控制是一个复杂并反复进行的工作过程。

护理质量控制是一种有目的的管理行为，其实质是保持（或改变）管理对象的某种状态，使其达到管理者预期的目的。如果管理对象没有状态变化，也就不需要控制。因而，研究管理对象状态变化及其与目的的关系，也就成为控制理论需要研究解决的核心问题。控制理论正是从这一角度出发，把主观和客观有机地结合起来，把预先的愿望同实现这种愿望的活动结合起来，铺平了理论通向实践的道路。护理质量管理活动中控制的过程也就是主客观逐步统一的过程。护理管理者能否对管理对象的变化状态进行有效的控制，主要取决于两方面的因素：一是要有明确的目的；二是要有实现目的的相应手段。护理质量控制，首先必须要有明确的护理质量指标，同时还必须具有必要的人力、物力、财力、信息及组织机构。

护理质量控制工作贯穿在护理质量管理活动的全过程中。护理质量控制职能与质量管理的计划、决策、人员管理等活动密切联系在一起，作为管理过程的整体发挥管理作用，即：控制是质量计划实施的保证，质量计划是控制的标准和依据；决策目标决定控制内容，控制工作为实现决策目标服务；组织成员工作成效评价的有效性在许多方面也与控制工作的质量直接相关。因此，控制工作不仅可以维持其他职能的正确活动，而且在必要时可以通过采取纠正偏差改变其他职能的活动。当护理质量控制发现原定目标和标准不能实现时，管理者可能采取调整原计划、重新确定目标或标准的行动，可能调整组织机构，重新配备合适人选或采取加强领导和指导等重大改变，以便纠正偏差，完成工作任务。因此，护理质量控制工作对于衡量标准的执行程度，揭示标准执行中的偏差以及指明纠正措施等均非常重要。

二、护理质量控制的原则

护理质量控制必须针对具体目标，由控制者与控制对象共同参与，按实际情况设计质量控制系统。建立控制系统时应遵循以下基本原则：

（一）组织机构健全的原则

在质量控制工作中，被控制的组织要机构健全、责任明确，所设计的控制系统能反映机构中岗位的责任，使控制工作有利于纠正偏差。当出现偏差时，应责任分明，责任与负责执行质量管理计划的岗位职务相一致。有效的质量控制不仅可以指出偏差，而且可以纠正这种偏差，如护理质量中发生的偏差应能明确地判明科室、病房和人员的责任，并加以纠正。

（二）与计划相一致的原则

质量控制系统的建立要反映质量计划所提出的要求。确立质量控制标准和控制手段都要依据质量计划，质量控制过程中应力求使实际活动与计划目标相一致。在设计质量控制系统、运用控制技术进行控制活动之前，必须制定质量计划，控制系统要反映计划所有的要求。例如：护理教学要有教学计划和教学质量控制标准，控制手段要依据教学计划设计；临床护理服务质量的控制标准与方法要反映临床护理工作计划的要求；社区护理、科研等不同工作都应分别按各自的计划要求设计控制系统。

（三）控制关键问题的原则

管理者在护理质量控制工作中，应着重于计划完成的关键性问题和实现质量计划的主要影响因素上。关键点的选择是一种管理艺术。临床护理工作细致，项目繁多，质量控制应选择对完成工作目标有重要意义的关键标准和指标，重点放在容易出现偏差或偏差造成的危害较大的环节。

（四）直接控制的原则

直接控制原则的指导思想是：合格的人员发生差错最少，并能及时觉察，及时纠正，减少或防止出现偏差。直接控制相对于间接控制而言，是控制工作的重要方式，以采取措施保证所属人员的质量，提高人员素质，而不只在工作出现了偏差后采取纠正措施或追究责任。下属人员越能胜任所担负的职务，自身就越能觉察执行计划的偏差，及时采取措施纠正偏差。因此，在护理质量管理中，应不断提高护理人员的医德、医风、专业、心理、体格等素质，保证提供护理的人员质量。

（五）标准合理性原则

应建立客观、准确、有效、适当的质量标准。标准太高或不合理，不会起到激励作用；标准不准确，不能测量，控制工作就会失败。

（六）追求卓越的原则

要使所属人员具有追求卓越的精神。在质量控制工作中，发现问题、分析原因、纠正偏差时，应寻求发展，追求卓越；在制订质量计划和质量标准、控制指标时，应具有一定的先进性、科学性，使组织和个人经过一定的努力方能达到。

三、护理质量控制的方法

前馈控制、同期控制和反馈控制称为控制的三级结构理论，也是护理质量控制的基本方法，如图 4-10 所示。

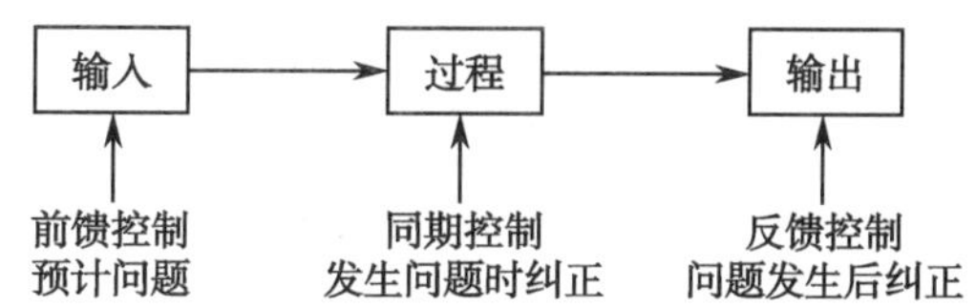

图4-10　控制的三级结构

(一)前馈控制

前馈控制又称预先控制，是一种积极的、主动的控制，指在活动之前就对结果进行认真分析、研究、预测，并采取必要的防范措施，使可能出现的偏差在事先就得以控制的方法。前馈控制的纠正措施作用在计划执行过程的输入环节上，工作重点是防止所使用的各种资源在质和量上产生偏差，是通过对人力、财力、物力和资源的控制来实现的。其优越性在于面向未来，通过控制影响因素、而不是控制结果来实现控制目的。

例：等级护理公示制度

等级护理是住院患者基础护理的重要内容，直接反映出临床护理服务质量。为了规范护理行为，提高等级护理质量，护理部布置等级护理质量标准及达标要求，并将等级护理标准内容公示于住院患者的健康教育栏内，通过公示要求：①护理等级必须与其实际病情和对护理工作的需要相符合；②护士必须接受患者的监督，按照等级护理标准实施护理；③管理者必须安排合适的人力来完成等级护理公示的内容，以保证等级护理的落实。

(二)同期控制

同期控制又称过程控制或环节质量控制，是管理人员对正在进行的各种具体工作方法和过程进行恰当地指导、监督和纠正。同期控制的纠正措施作用于正在进行的计划过程之中，是在执行计划过程中对环节质量的控制，这是护士长经常使用的一种控制方法，其有效性很大程度上取决于管理者的素质与能力，以及护士对管理者指示的理解程度。

例：护士长查房制度

患者因股骨头无菌性坏死在医院行人工股骨头置换术，术后患者家属发现引流袋中血量很少，便向护士询问，护士回答说“血少是好事”，没有给予处理，护士长查房时发现是因为引流管受压而导致引流不畅，便立即调整引流管位置，又对患者和家属进行了健康宣教，避免了意外事故的发生。

此案例说明了护士长查房在环节质量控制中的重要性。

(三)反馈控制

反馈控制又称后馈控制或结果质量控制，主要是分析工作的执行结果，并与控制标准相比较，发现已经产生或即将出现的偏差，分析其原因和对未来的可能影响，及时拟定纠正措施并予以实施，防止偏差继续发展或再度发生。反馈控制是一个不断进行的过程，管理过程中的各种信息会直接影响控制的结果。因此，质量信息的反馈应当做到灵敏、准确、及时，使反馈控制为管理者提供关于计划效果的真实信息，也可通过对计划执行结果的评价达到增强员工积极性的目的。

护理安全是护理管理的重点，是护理质量的重要标志之一。由于护理工作中存在许多不安全因素，这些不安全因素直接影响护理效果。安全有效的护理可促使患者疾病痊愈或好转，而护理不安全因素则使患者的疾病向坏的方向转化，如病情恶化，甚至造成患者器官功能障碍或死亡。为此，护理管理者应针对护理工作中出现的安全问题，定期召开护理安全研讨会，研讨会以典型案例分析的方式，让护士们用科学的方法，运用要因分析图，从人员因素、技术因素、管理因素、物质因素、患者因素、环境因素六大方面进行分析，找出末端原因，并针对案例中的主要原因，提出改进措施，防止此类安全问题的再次发生。

例：国际十大患者安全目标

1. 确立查对制度，识别患者身份　对就诊患者施行唯一标志（医保卡、新型农村合作医疗卡编号、身份证号码、病历号等）管理；在诊疗活动中，严格执行查对制度，至少同时使用姓名、年龄两项来核对患者身份，确保对每名患者都实施正确的操作；完善关键流程（急诊、病房、手术室、ICU、产房、新生儿室之间流程）的患者识别措施，健全转科交接登记制度；使用"腕带"作为识别患者身份的标志，重点是ICU、新生儿室、手术室、急诊室等部门，以及意识不清、需抢救或输血、不同语种语言交流障碍的患者等；对传染病、药物过敏等特殊患者配备识别标志（如腕带与床头卡）。

2. 确立在特殊情况下医务人员之间有效沟通的程序和步骤　在住院患者的常规诊疗活动中，必须以书面方式下达医嘱。只有在实施紧急抢救的情况下，必要时才可口头下达临时医嘱，并且护士应对口头临时医嘱完整复述并确认，在执行时双人核查，事后及时补记。接收非书面的患者"危急值"或其他重要的检查（验）结果时，接收者必须规范、完整、准确地记录患者的识别信息和检查（验）结果及报告者的姓名与电话，复述确认无误后方可提供给医师使用。

3. 制定手术安全核查制度　制定手术安全核查制度，杜绝错误患者、手术部位及术式等情况的发生。手术安全核查是指由具有执业资质的手术医师、麻醉医师和手术室护士三方分别在麻醉实施前、手术开始前和患者离开手术室前，共同对患者身份和手术部位等内容进行核查的工作。择期手术的各项术前检查与评估工作全部完成后方可下达手术医嘱；有手术部位识别标识制度与工作流程；有手术安全核查和手术风险评估制度与工作流程。

4. 执行手卫生规范，落实医院感染控制的基本要求　按照手卫生规范，正确配置有效、便捷的手卫生设备和设施，为执行手卫生提供必需的保障与有效的监管措施；医护人员在临床诊疗活动中应严格遵循手卫生相关要求（手清洁、手消毒、外科洗手操作规程等）。

5. 加强特殊药物的管理，提高用药安全　对高浓度电解质、易混淆（听似、看似）的药品有严格的贮存要求，并严格执行麻醉药品、精神药品、放射性药品、医疗用毒性药品及药品类易制毒化学品等特殊管理药品的使用与管理规章制度；处方或用药医嘱在转抄和执行时应有严格的核对程序，并由转抄者和执行者签名确认。

6. 临床"危急值"报告制度　"危急值"是表示危及生命的检查（验）结果。应根据医院实际情况确定"危急值"项目，建立"危急值"评价制度及"危急值"报告制度，并确定工作流程。

7. 防范与减少患者跌倒、坠床等意外事件发生　评估有跌倒、坠床风险的高危患者，要主动告知跌倒、坠床危险，采取措施，以防止意外事件的发生；有跌倒、坠床等意外事件报告制度、处理预案与工作流程。

8. 防范与减少患者压疮产生　建立压疮风险评估与报告制度，制定压疮诊疗及护理规范，实施预防压疮的有效护理措施。

9. 妥善处理医疗安全（不良）事件　建立主动报告医疗安全（不良）事件和隐患缺陷的

制度与可执行的工作流程，并让医务人员对以上内容充分了解。制定激励措施，鼓励呈报不良事件。

10. 患者参与医疗安全活动 针对患者的疾病诊疗，为患者及其家属提供相关的健康知识教育，协助患方对诊疗方案做出正确的理解与选择；主动邀请患者参与医疗安全活动，如身份识别、手术部位确认、药物使用等。

四、护理质量控制的过程

护理质量控制工作的过程包括3个基本程序：①确立工作标准；②根据标准衡量成效；③纠正计划执行过程中偏离了标准的误差。

（一）确立标准

标准是计量实现预期工作成果的尺度。标准是根据计划而制定的，是计划工作的具体化，是在完整的计划程序中选出的对工作成果进行衡量的关键点。确立护理质量控制标准，首先应明确控制的对象，即体现目标特性和影响目标实现的要素。护理质量控制的对象有护理工作和提供护理的人员，控制标准应针对这两方面来制定。护理服务质量的控制应抓住影响护理服务质量的关键点制定出标准。标准的类型很多，如实物标准、费用标准、时间标准、效率指标、有形和无形标准、定量和定性的标准等等。一般把目标作为标准是一类比较理想的控制标准，即在各级质量管理机构中建立可考核的完整的目标网络，以使无形标准的作用逐渐减少。

（二）衡量成效

衡量成效是为了确定实际工作绩效而对所控制的管理系统运行效果作定性或定量的描述和评价，直接关系到能否实现管理目标。管理者首先需要收集必要的信息，然后将实际绩效与标准进行比较，确定计划执行的进度和出现的偏差。在实施过程中，要考虑到衡量的精度和频率的问题。所谓精度是指衡量指标能够反映出被控制对象多大幅度的变化，精度越高，越能准确反映管理活动状况，但同时也越复杂。频率是指对被控对象多长时间进行一次考核和评定，频率越高，越能及时掌握情况，但同时也增加了监测机构的工作量。在护理质量控制工作中许多问题很难定出精确的标准，工作成效也难以用定量的方法进行衡量，因此，除了用定量的方法进行考核和评定外，大量的定性指标要规定得尽量具体，并按不同的重要性用一定的级数表示出来，最后用权重方法进行综合评价，使定性的指标趋向定量。权重的确定可以采用专家评审法进行。

（三）纠正偏差

成效与标准之间总存在着一定的偏差，而偏差的出现总有一定的原因。系统变化不只是受到控制影响的作用，还受其他一些影响因素的作用，找到这些因素也就找到了导致偏差的原因。找到偏差的原因后，应根据偏差的大小和控制能力，制定纠正偏差的方案。纠正偏差有两种方法：一种是当系统的控制能力有限，在现有条件下根本无法达到要求的目标时，只有改变标准，才能纠正偏差；另一种是改变输入的质量和数量，对人工系统包括改变人、财、物、信息和系统的结构，提高系统的控制能力，使输出满足目标的要求。

在某些行动中难免会出现一些偏差，但要确定可以接受的偏差范围。衡量成效要通过实际绩效与标准的比较找出偏差，并确定是否在可以接受的范围，如护理技术操作合格率控制范围是90%~95%，低于90%则不能接受。管理者要把握好偏差的大小和方向，这是非常重要的。

第五节　护理质量评价

新中国成立以来，我国医院护理质量管理经历了由定性管理到定量管理、由经验管理向科学管理的发展过程。科学的质量评价不仅有利于维护患者的利益，对劣质服务进行惩处和改进，同时也有利于维护医院与医务人员的利益，使优质服务得到肯定。然而由于护理工作面临的情况复杂，不可控因素多，如何建立起更加科学、客观、可信、有效的护理质量评价方法，是值得卫生主管部门和医院管理者共同深入探讨的问题。

一、护理质量评价和评价指标的概念

护理质量的评价是护理管理中的控制工作。评价一般指衡量所定标准或目标是否实现或实现的程度如何，即对一项工作的成效大小、工作好坏、进展快慢、对策正确与否等方面做出判断的过程。评价贯穿在工作的全过程中，而不应仅在工作结束之后。护理质量评价的意义在于：①说明护理工作的价值，证明和令人确信提供给患者的是有质量的护理；②衡量工作计划是否完成，并按预定的目标或方向进行，工作进展的程度和达到的水平；③根据提供护理服务的数量、质量，评价护理工作需要满足患者需求的程度、未满足的原因及其影响因素，为管理者改进和提高护理质量提供参考；④通过比较评价，选择最佳方案，达到肯定成绩，纠正偏差，持续改进提高的目的。

在进行护理质量评价时应遵循两项原则：①实事求是的原则，即评价应尊重客观事实，将实际执行情况与制定的标准进行比较，而标准应是评价对象能够接受的，并在实际工作中能够衡量的。②评价标准适当的原则，即确定的标准应适当，不能过高或过低，并具有可比性。

医院护理质量评价指标是说明医院护理工作中某些现象数量特征的科学概念和具体数值表现的统一体，它由一个名称和一个数值组合而成。护理质量的评价和比较可在医院之间进行，也可在同一医院内的不同科室之间进行。一项护理质量评价指标只能反映医院护理工作的某个或某些侧面，只有当不同来源和用途的各个方面护理质量评价指标有序地集合在一起，形成护理质量评价指标体系，才能对医院的全面护理质量发挥评价作用。

指标及指标体系是管理科学的产物，也是进行质量管理最基本、最重要的手段。护理质量评价指标对医院护理工作起着关键的导向性作用。各医院现行的护理质量评价指标主要参照：国家卫计委《医院分级管理标准》《医疗护理技术操作常规》；全国“百佳”医院评审标准；为配合“管理年活动”，卫计委颁布的《医院管理评价指南（试行）2005 年版》和《医院管理评价指南（2008 年版）》；2009 年卫计委“医院质量万里行活动标准”；《三级综合医院评审标准（2011 年版）》（卫医管发〔2011〕33 号）；《医院优质护理服务质量评价细则（2014 年版）》，以及各省、市、地区卫计委制定的医疗护理评价指标。军队医院还同时参照：《军队医院护理质量主要评价指标》《军队医院分级管理办法和评审标准》。

二、护理质量评价指标的设置原则

护理质量评价指标的设立是一项复杂的系统工程，要紧紧围绕进行护理质量评价的目的来设置。一项质量指标就是一项原则、程序、标准、评价尺度或其他能保证提供高水平测

量标准的手段，是反映护理工作质量特性的科学概念和具体素质的统一体。因此，每一指标的设置都应建立在科学、充分的论证和调研，以及对收集的数据进行准确统计分析的基础上。指标的设置除了遵循科学性原则外，还应遵循以下原则：

（一）实用性和可操作性

即确定的指标应能切实反映护理质量的核心，能合理解释护理质量现象，同时应考虑到质量管理的成本因素。指标的概念和原理要便于理解，指标的计算公式、运算过程也要简单实用。

（二）代表性和独立性

即选择能反映目标完成程度的指标。如患者满意度较好地反映了服务水平、技术水平和管理水平，具有一定的代表性。指标还应具有独立的信息，互相不能替代。

（三）确定性和灵敏性

即指标必须客观、确定、容易判断，不会受检查人员的主观因素影响。某些需要现场检查判定结果的指标，如基础护理合格率、病区管理合格率、护理文书合格率等，由于评价结果容易受检查人员主观因素的影响，故确定性较差，必须通过合理设计调查和正确的统计学处理以提高其确定性。对于需要通过患者发放调查问卷才能取得数据的指标，如患者满意度，只有经过严格设计的调查方式和统计方法取得的数值才具说服力。指标还应有一定的波动范围，以区别质量的变化。如抢救物品完好率多为100%，其灵敏度较差，达不到比较评价的作用。

评价指标的筛选可采用：①基本统计计量法；②聚类分析法，即将评价指标分类，选择出具有代表性的指标，以减少评价信息的交叉重复；③主成分分析法，即将多个相关评价指标合成转化为数个相互独立的主成分，并保留大部分信息；④变异系数法（CV法），即选择CV值中的指标，筛除迟钝和过于敏感指标。指标筛选是护理质量评价指标体系构建的重要工作。近年来，文献法、社会调查法、焦点团体访谈法、德尔菲专家咨询法（Deiphi Method）等已经在许多领域的指标体系构建相关研究中得到广泛应用。

三、护理质量评价指标体系的构成

护理质量评价指标体系按管理层次可分为医院间评价指标体系和医院内评价指标体系。医院间评价指标体系适用于上级卫生管理部门了解和评价各医院护理质量水平和状况，为辅助决策提供依据；医院内评价指标体系适用于医院了解和评价各科室护理单元的护理质量水平和状况，奖优罚劣，提高医院护理服务水平。

传统的护理质量评价指标主要侧重临床护理质量，即执行医嘱是否及时、准确，护理文书及表格填写是否正确、清晰，生活护理是否周到、舒适、整洁、安全，有无因护理不当而给患者造成的痛苦和损害等。随着整体护理模式的广泛应用和护理工作内涵与功能的扩展，护理质量评价也应由上述狭义的概念发展为广义概念。

美国学者Avedis Donabedian于1968年首次提出质量评价的3个层次，即卫生服务系统的基本框架是结构质量、过程质量和结果质量的动态构成。我国则按管理流程分为要素质量、环节质量和终末质量。

（一）要素质量评价

要素质量是指构成护理工作的基本要素，主要着眼于评价执行护理工作的基本条件，评价内容如下。

1. 机构和人员 建立健全与等级医院功能、任务和规模相适应的护理管理体系。可设置2~3级质控组织，即护理部专职质量监控组、科（总）护士长级（专科）质量监控组、护士长级（病区）质量监控小组，定期进行质量控制与改进活动。护理人员编配合理，在数量和质量上符合卫计委规定标准，如护理人员占全院卫生技术人员构成比（50%）、医护比（1∶2）、床护比（1∶0.4），医院和病区主管护师以上人员构成比、大专以上学历人员构成比、具有执业资格护士构成比等。

2. 环境、物资和设备 反映医院设施、医疗护理活动空间、环境卫生监测、护理装备水平及物资设备等合格程度，如各护理单元是否安全、整洁、舒适、便捷，床单位设备齐全，护士站离重患者单元的距离、加床数等，常规物品器械消毒灭菌合格率、每年引进护理新仪器设备总值或占全院构成比、护理物资设备完好率、急救物品完好率等。

3. 知识和技术 反映护理业务功能与水平、开展的技术服务项目及执行护理技术常规的合格程度，如护理人员"三基"水平达标率、护理人员年考核合格率、护理人员年培训率、开展整体护理病房构成比、年发表论文数、年科研成果或革新项目数等。

4. 管理制度 护理工作有计划并按计划落实，规章制度健全并严格贯彻执行，护理资料齐全并尽量达到计算机管理，如年计划目标达标率。

（二）环节质量评价

环节质量管理注重在护理工作的过程中实施控制，将偏差控制在萌芽状态，属前馈控制。目前国内医院进行护理环节质量评价最常用的指标主要包括以下两类：①患者护理质量指标，如基础护理合格率、特级与一级护理合格率、患者对护理工作满意度等。②护理环境和人员管理指标，如病区管理合格率、消毒隔离管理合格率、急救物品准备完好率、陪护率、护理表格书写合格率、一人一针一管执行率、护理技术操作合格率等。部分医院还增加了一些反映护理观察和诊疗处置及时程度的指标，如护理处置及时率、巡视病房及时率、输液患者呼叫率等。

长期以来，国内医院将环节质量管理作为质量监控的重点，并取得了一定的经验。主要采用的检查和评价方法为若干名护理专家现场检查某医院一定数量的病区和患者，对照相应的检查项目和标准扣分，被检查项目达到标准分数记为合格，未达到标准分数记为不合格，最后统计合格率。

（三）终末质量评价

终末质量是患者所得到的护理效果的综合反映，终末质量评价是对患者最终的护理结果的评价，属于传统的事后评价或后馈控制。这些指标的主要特点是从患者角度进行评价，常用指标包括：年度压疮发生数、年度护理事故发生次数、年度严重护理差错发生率、年度护理差错发生率、抢救成功率、出院患者对护理工作满意度、患者投诉数、护患纠纷发生次数等。毕慧敏等认为护理效果的评价应从对患者产生的结果和对医院的影响两方面进行分析，前者包括临床护理效果、患者满意率和健康教育效果，后者包括对医院质量、医院形象和医院经济效益等方面的影响。

为了全面反映护理服务的质量要求，一般采用要素质量、环节质量和终末质量相结合的评价，三者的关系应是：着眼于要素质量，以统筹质量控制的全局；具体抓环节质量，以有效实施护理措施；以终末质量评价进行反馈控制。

第二军医大学护理系吕伟波等运用管理学和统计学的研究思想、方法和技术，在进行较全面的文献回顾、专家咨询、现场调研和军队论证的基础上，对现行军队医院护理质量主要评价指标进行分析和筛选，建立了一套新的“军队医院护理终末质量医院间评价指标体系”（表 4-8）为护理质量评价工作的进一步研究和发展提供了有价值的参考依据。

表 4-8 护理终末质量医院间评价指标体系

	指标名称	计算公式	备注
工作效率	特护、重症监护床日率（%）	（病人特护床日数 + 病人重症监护床日数）/ 期内占用病床总天数 ×100%	收住于各种监护病房（如：ICU、CCU 等）的病人，不论其护理等级，全部记入重症监护类别，故“特护、重症监护床日数”为各种重症监护床日数加上同期重症监护病房外的特护床日数
	一级护理床日率（%）	病人一级护理床日数 / 期内占用病床总天数 ×100%	“一级护理床日率”中的床日数为各种重症监护病房外的一级护理床日数
	每床收容人次数	收容人次数 / 展开病床总数	
	出院者平均住院日	出院者平均住院总天数 / 出院人次数	将“在本院内转出科”按“出院”处理；将“在本院内转入科”按“入院”处理
	展开病床使用率（%）	占用病床总天数 /（期内天数 × 展开病床数）×100%	
	编制病床使用率（%）	占用病床总天数 /（期内天数 × 编制病床数）×100%	
	展开病床周转次数	出院人数 /（期内占用病床总天数 / 期内天数）	
工作质量	健康教育覆盖率（%）	被调查病人中接受过完整健康教育的人次数 / 问卷应答人次数 ×100%	健康教育指以入院介绍、围手术期教育、检查前后教育、用药知识教育、出院介绍为主要内容的完整健康教育，该指标较好地体现“以病人为中心”的理念。调查方法同“出院病人对医护质量满意度”
	出院病人对医护质量满意度（%）	对医护质量评价得分之和 / 问卷应答人次数 ×100%	每名出院患者对医护质量满意度在 0~100 之间，由上级卫生主管部门对出院病人随机发放调查问卷，问卷直接反馈给上级卫生主管部门
	治愈率（%）	治愈出院人次数 /（出院人次数 – 未治人次数 – 其他人次数）×100%	
	手术并发症发生率（%）	手术并发症发生数 / 手术治疗人数 ×100%	
	医院感染发生率（%）	住院病人发生医院感染人数 / 出院人次数 ×100%	特指住院病人发生的医院感染

注：在综合评价时需用本院病例分型中的 CD 型率进行校正

该评价指标体系具有下列特点：①适用于军队医院间终末护理质量的评价。评价内容从“以管理为中心”转向“以病人为中心”；②通过与“军字 1 号”计算机系统的接轨，保证了指标数据的准确性，使军队各医院间的评价具有可比性；③强调与病例危重程度相结合进行评价，引入危重病例构成比（即 CD 型率）作为综合评价的校正系数，使评价结果更趋合理；④重视医疗与护理的密切关系。研究设置了反映病人转归效果的终末质量指标，如“满意度、治愈率、手术并发症发生率、医院感染发生率”等指标。这些属于护理质量和医疗质量共同作用的范围，以往全部列为医疗指标，而忽视了护理人员和医院其他人员在其中所做的贡献。

关于护理质量评价指标的标准值的确定，传统做法是在参考军内外各类医院历史标准的基础上，凭实践经验制定，缺乏完整准确的数据依据和严密的科学计算方法。吕伟波等研究者通过对 24 所医院 3 个月护理终末质量评价指标值的分析，根据指标的常用统计量（如中位数、均数、90% 容许区间、95% 容许区间等）确定标准值，对护理终末质量评价指标体系的标准值的制定方法作出了新的尝试。在护理终末质量评价指标体系的设立初期不设标准值，以各指标值的最小值、最大值、均数或百分位数作为参照，用收容病例病情危重度（CD 型率）校正系数进行校正后对各医院的护理终末质量进行对比或排序，该参照值随时间的推移与各医院护理终末质量的变化而相应变动。这相对于对每个指标规定长年不变的标准值，更有利于得到真实、可信的评价结果。

对于正向指标，如“健康教育覆盖率”“出院病人对医护质量满意度”“治愈率”等，指标值愈高说明工作愈好，故确定单侧下限值。对于反向指标，如“出院者平均住院日”“手术并发症发生率”“医院感染发生率”等，指标值愈低说明工作愈好，故确定单侧上限值。某些指标，如“特护、重症监护床日率”“一级护理床日率”“每日收容人次数”“展开病床使用率”“编制病床使用率”“展开病床周转次数”等，指标值过高或过低都是不正常现象，故确定双侧上、下限值，如表 4-9 所示。

表 4-9　12 项护理终末质量评价指标的各项描述统计量

指标	最小值	最大值	中位数	均数	90% 容许区间		95% 容许区间	
					下限	上限	下限	上限
特护、重症监护床日率	0.01	7.34	1.30	1.87	0.04	5.88	0.02	6.62
一级护理床日率	1.03	15.69	6.23	6.48	2.20	14.76	1.69	15.35
每床收容人次数	3.04	6.33	4.52	4.54	3.24	6.30	3.13	6.31
出院者平均住院日	10.78	20.40	16.20	16.05	—	19.76	—	20.04
展开病床使用率	50.82	135.62	76.72	77.95	56.95	109.21	54.17	121.64
编制病床使用率	103.59	650.97	190.18	229.20	115.20	536.22	110.15	596.68
展开病床周转次数	1.08	3.00	1.82	1.91	1.51	2.88	1.33	2.95
健康教育覆盖率	80.00	100.00	97.95	95.92	83.52	—	81.55	—
出院病人对医护质量满意度	71.25	97.67	93.93	92.62	82.26	—	77.18	—

续表

指标	最小值	最大值	中位数	均数	90% 容许区间		95% 容许区间	
					下限	上限	下限	上限
治愈率	52.33	88.84	72.22	72.71	61.01	—	57.27	—
手术并发症发生率*	0.00	1.97	0.28	0.54	—	1.50	—	1.71
医院感染发生率*	0.00	7.60	0.42	1.49	—	5.09	—	6.16

在院内护理质量评价中，国内医院护理管理者在新的护理模式和管理理念的指导下，不断完善护理质量指标体系，并关注护理效率指标在护理质量评价中的影响和作用。由于不同护理单元的工作量和工作效率不同，因此评价结果的可比性较差。护理人员配置少、危重病人多、护理工作负荷量大的病区，在工作质量上暴露的问题相对较多，护理质量评价结果往往不理想，挫伤了护理人员的积极性，也使质量评价造成了偏差。国内部分医院采取"质量优先、兼顾效率"的基本原则，在进行护理质量评价时以护理质量分为核心，通过量化得分进行调控，以体现科学、合理、公平、公正的评价原则。但是，在护理工作效率指标和标准的设置上有待进一步完善，在相关数据的采集方法上，尚未完全实现计算机管理，尤其是治疗护理工作量的手工统计数据的真实性、准确性较难保证。

四、护理质量评价方法

护理质量评价是一项系统工程。评价主体由患者、工作人员、科室、护理部、医院及院外评审机构构成系统，评价客体由护理项目、护理病历、护士、科室和医院构成系统，评价过程按收集资料—资料与标准比较—做出判断的系统过程实施。

（一）护理质量评价的对象

1. 以护理项目为评价对象　护理项目是质量评价的基本单元，传统的护理质量评价主要将护理项目作为评价对象，如特护、一级护理质量、护理技术操作合格率、健康教育的实施效果等。

2. 以病例为评价对象　整体护理的开展，实现了护理工作模式由功能制护理到"以患者为中心"的转变，而护理质量评价尚未很好地关注对整体病例的评价，即根据病例分型识别和评价患者的护理需要程度。有以下 6 种分型：①病情分型，区分患者的危重程度。②自理能力分型，识别需要生活照顾的患者。③心理状态分型，把握有心理服务需要和有纠纷倾向的患者。④经济地位分型，把贫困患者与社会名流区分出来。⑤护理措施分型，把不同护理等级和使用高新技术与风险技术的患者区分出来。⑥满意度分型，把不满意的患者区分开来。根据上述病例分型，建立重点病例报告制度和病例质量评价标准和评价表，评价整体护理质量。

3. 以病种为评价对象　病种质量评价是一个群体质量评价层次，主要病种的护理质量在一定程度上可反映护理质量水平。目前国内医院间护理质量评价采用的指标信息较混杂，以整体病例为评价单位，则实施过程又失之过细。病种质量评价体现了宏观与微观结合，且为非随机性抽样检查，有较好的可靠性和代表性，因此正日益受到重视，但至今尚未引入国内护理管理领域。

4. 以患者（顾客）满意度为评价对象　全面质量管理就是要达到让所有"顾客"满意，达到他们的期望。患者满意度评价方法：旨在从患者角度评价医疗护理质量。由患者做出满意度评价是一种市场行为，对患者评价的重视程度，是医院市场观念的标志。从患者的观点看，护理效果质量是评价质量的主要内容。建立在患者对服务过程主观描述基础上的满意度测评对于管理者评价护理质量非常重要，越来越受到重视。在英国，患者满意度调查已经被提议作为一项常规的审计内容。

满意度测评可以在住院患者中进行，需要专人定期访问住院患者，对一个医院来说操作性尚可，但对上级卫生主管部门来说，则较难做到。同时，住院患者的疾病转归尚未明确，有的人病情仍较重，在接受调查、回答问题或填写问卷时往往有顾虑，使调查结果与实际情况有较大出入，影响评价结果的客观、真实与公正。选择出院患者作为调查对象，可较好地避免上述问题，已被上级卫生主管部门和院内评价时广泛采用。收集信息可采用问卷调查、电话咨询、设立意见簿（箱）、出院随访等测评方法。

（二）护理质量评价的方法

1. 护理质量评价的形式　常见的评价形式有医院外部评价、上下级评价、同级间评价、自我评价和患者评价。国外采用的同行评议（Peer Review），能依据护理服务标准提供客观的评价。目前多采用定期评价和不定期评价相结合的评价方式。定期评价是综合性的全面、定期的检查评价，可按月、季度、年度进行，注意把握重点单位、重点问题和薄弱环节；不定期评价是各级护理管理人员、质量管理人员随机按质量标准进行的检查评价。随着医疗护理服务市场的形成与完善，其质量的评价主体不再仅仅是医院一方，将呈现顾客（患者）、社会、医疗保险机构等多元化趋势，这对医院的生存和发展起着至关重要的作用。

2. 护理质量评价的结果分析　护理质量评价结果分析的方法很多，根据收集数据的特性可采用不同的方法进行分析，每一种方法都有其适用性和局限性。常用的方法有：①评分法。如百分法（负值法）：将护理工作与质量标准对照，以百分为基础，根据检查中问题的程度做分值扣分，此法易被管理者、评价对象和患者所接受；加权平均法：将检查结果赋值，并根据管理者所认为的重要程度加权，计算平均值来评价护理质量。②等级法。即用已形成的标准来评价护理工作质量，并对每项标准设立分值，将所得分相加，评分越高质量越好。③因素比较法（要素比较法）。是将评估者的工作质量分为若干因素或要求，把每个要素的评分又分为 3 个等级（好、中、差）或 5 个等级（优、良、中、及格、差，也可分为很满意、满意、较满意、可接受和不满意）。3 个等级的评价比较容易产生聚中趋势，趋向评中，而 5 个等级较为科学，评价结果更接近实际。随着护理管理不断向科学化、信息化和数字化发展，统计学及管理学中常用的质量分析方法也在护理质量评价中较好地应用，如寻找质量原因（因果图、排列图法）、控制质量过程（控制图法）和针对质量问题提出改进措施（对策表法）等，对护理质量管理起到有效的促进作用。

五、护理质量评价中的误差分析

评价误差是指评价结果与实际工作质量之间存在的差距。评价工作过程中许多主观、客观因素均可造成误差，如评估程序不规范、评价方法不得当、评价标准掌握不严格、凭主

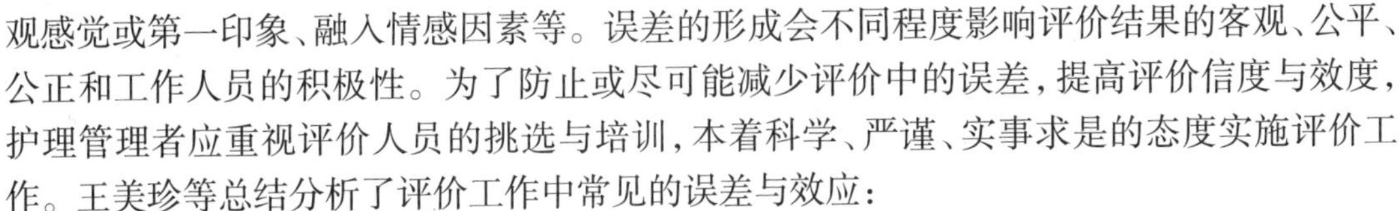

观感觉或第一印象、融入情感因素等。误差的形成会不同程度影响评价结果的客观、公平、公正和工作人员的积极性。为了防止或尽可能减少评价中的误差，提高评价信度与效度，护理管理者应重视评价人员的挑选与培训，本着科学、严谨、实事求是的态度实施评价工作。王美珍等总结分析了评价工作中常见的误差与效应：

(一)宽厚误差

宽厚误差在管理实践中最为常见，就是将工作质量基本上定为合格。其主要原因是评价标准定得偏低，其次是评价者为了化解护理人员的压力而对标准掌握得过松。

(二)苛严误差

这种误差与宽厚误差相反，是将护理工作质量都评为不合格，其原因是质量标准定得过高。

(三)近期误差

近期误差是评价者对被评估的近期工作质量印象深刻，而忽视了前期也属于评价期内的工作质量，以近期的记忆替代了被评估的整个过程中的工作质量。

(四)偏见误差

偏见误差是评价者在评估过程中融入了个人情感因素而造成对工作质量评价偏高或偏低。此外，平均主义、论资排辈、嫉能妒才等传统观念也会影响评价结果。

(五)光圈效应

光圈效应是评价者对被评估人某种特征有特别印象而影响到对该人的整体认识，以偏概全。这是一种十分微妙的社会心理现象，往往会不知不觉地影响着评价者的判断方向。

(六)触角效应

触角效应是指对工作业绩评价过低现象。如一个全年表现超越平均水准的护理单位或人员，可能因一时与评价者的意见相左，而得到较低的评价；一个表现优越的员工，可能因为没有按照主管理想中的表现而得到较低的评价。

(七)暗示效应

暗示是一种特殊的心理现象，是人们通过语言行为或某种事物提示别人，使其接受或照办而引起的迅速心理反应。评价者在领导或权威人士的暗示下，很容易接受他们的看法，改变自己原来的观点，就可能造成评价误差的暗示效应。

(八)后继效应

当对多个评价者依次进行评价，或者对绩效的各个方面先后进行评价时，先前评价结果对随后评价的影响称为后继效应。如在评比中，评委总是将第一位参评者的成绩作为参照，在给其他参评者评分时既不会评分太高，也不会评分太低，这就是后继效应的表现。

(九)自我中心效应

自我中心效应是评价者以自我感受代替绩效标准进行评价。其有两种类型：一种是对比型，表现为评价者拿被评估者与自己相比较；另一种是相似型，表现为评价者寻找评价对象与自己相似的地方进行评价。

六、专科护理质量评价指标

(一)国外专科护理质量指标的发展

专科护理质量指标的构建也包括“结构质量、过程质量、结果质量”的三个维度;内容主要包括与各个专科密切联系的护理要求,但尚未形成统一标准。

美国护士质量中心(ANC)及美国国家质量论坛(NQF)最初发展的专科护理质量评价指标包括移植、肾透析、重症监护、肿瘤护理、围术期护理等专科指标。美国护士协会(ANA)建立的10项用于评价急症的护理质量指标包括护理人员构成、平均每例患者每天得到的护理服务时间、保持皮肤完整性、护理人员满意度、医院感染发生率、患者跌倒发生率、患者对整个医院服务的满意度、患者对健康教育的满意度、患者对疼痛管理的满意度、患者对护理的满意度。基于社区的非急症护理专科护理质量评价指标包括:疼痛管理、沟通效果、不同水平护士的组成、患者满意度、吸烟的控制与预防、心血管病的预防、基础护理实施频度、基础护理照护的标识、日常生活活动、心理社会反应。

对不同国家关于慢性病护理的质量评价指标相关研究进行的系统评价,汇总得出了19项指标,其中感染控制、口腔护理、营养状况、行为改变和跌倒发生率是高度推荐指标。

(二)我国专科护理质量指标的研究

我国专科护理质量指标尚处于起步阶段,严重滞后于专科护理的发展。目前主要是采用1989年已被成熟应用的《综合医院分级管理标准(试行草案)》中的评价指标——病区管理合格率、消毒隔离管理合格率、护理表格书写合格率、急救物品管理合格率、特级护理和一级护理合格率、技术操作合格率、基础护理合格率等作为评价,注重终末质量评价,而忽视了专科护理的环节质量控制,且大多数是具体的技术指标,缺乏对于患者整体健康效果的评价。

因此,护理管理人员应该在描述性和经验性工作总结的基础上,不断采用质性研究和量性研究相结合的方法,通过文献回顾、专家会议、深度访谈和Delphi法,以及采用数理统计分析法,包括信度、效度的定量评价和调查研究等,构建和完善我国的专科护理质量指标体系。在前人摸索的基础上,专科护理的质量指标可以依托医疗二级学科,发展内科领域、外科领域、急诊领域、妇儿科领域等设置,也可继续深入到各个亚学科,如心胸外科、创伤外科、脊柱外科等,或者在某个领域进一步细化,如急诊领域下的急诊分诊、急救等,也可结合现有专科护士的发展方向,在手术室、重症监护病房(ICU)、透析等领域加以发展,甚至可以依托某项专科护理关键技术,如经外周静脉穿刺中心静脉置管(PICC)等进行专科质量指标的建立。

七、护理质量评价指标的发展趋势

随着医疗技术的不断发展、卫生系统组织体制改革和卫生保障制度改革的不断深入,以及护理模式的彻底转变,传统的护理质量评价指标体系已不能完全适应形势的需要。因此,要构建适合我国国情、符合我国的卫生管理体制和护理管理水平的护理质量评价指标体系,并不断地修订及完善,才能使各项指标具有可行性、可统计性和可操作性。

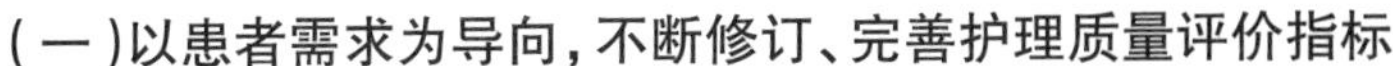

(一)以患者需求为导向，不断修订、完善护理质量评价指标

现行的护理质量标准和评价体系仍与现代护理观所倡导的最大限度满足患者需求有一定距离。忽略了患者作为一个多元化的社会人的多种心理生理需要，造成标准执行落实中轻患者感受，护理质量评价指标与患者需求相矛盾，不能满足“按需施护”的要求。当前，在卫计委推行“优质护理服务示范工程”背景下，推崇“以患者为中心”的护理服务理念，转变了护理工作模式即“责任制整体护理模式”，整合了责任制护理和系统化整体护理两个护理模式，该模式围绕患者生理—心理—精神的需要，为其提供基础护理、病情观察、心理护理、人文关怀、健康教育等整体护理服务。因此，为适应医学模式及护理工作模式的改变，护理质量评价设置的指标应以患者的需求为导向，与临床护理工作的目标密切结合。同时，在护理质量评价指标的构建中，不能以方便护理管理者为由，忽视患者需求。指标设定应遵循“三贴近”的准则，应以患者为中心，以“贴近患者”为根本、通过“贴近临床”不断发现和解决患者实际的需要，真正做到一切有利于患者，一切为了患者的康复，最后达到最大限度地满足患者需求和“贴近社会”的目标。

(二)借鉴国外成功经验，建立护理敏感质量指标数据库

1. 护理敏感性指标的概念　1998 年，美国护士协会(ANA)创建了美国护理质量指标国家数据库(National Database of Nursing Quality Indicators，NDNQI)，对护理行为所能影响的、最重要的质量指标进行数据的收集和整合。ANA 率先提出了护理敏感性质量指标的概念：评估护理服务的过程和解决，定量评价和监测影响患者结局的护理管理、临床实践等各项功能的质量，指导护士照顾患者感知及组织促进的监测评价标准。NDNQI 将其解读为：由护士提供的，反映护理结构、过程和结局的，可直接测量并有护理特异性的指标。护理敏感性指标旨在对护理工作所能影响的最重要的患者结局进行评价，通过建立科学、统一的护理质量评价体系，致力于提升患者安全和护理质量，并体现出护理的独特价值。

2. NDNQI 美国护理质量指标数据库　NDNQI 作为全美唯一的全国性护理质量指标数据库，提供基于科室层面的结构、过程、结果指标的季度和年度报告，量化评价护理指标的影响因素，为护理措施和护理人员配置与患者结局之间的关系提出国家级的、比较实用的数据。至 2014 年，NDNQI 共甄选出 18 项护理质量敏感性指标：① 8 个结构指标，包括护理人员结构(包括对注册护士、职业护士、助理护士 3 个指标的独立评价)、每患者日护理时数、注册护士教育程度、护士周转率、注册护士调查(包括对实践环境和工作满意度 2 项指标的调查)。② 3 个过程指标，包括物理约束、物理侵害、疼痛的评估干预再评估。③ 7 个结果指标，包括跌倒和跌倒损伤、医院获得性压疮、外周静脉外渗、医院获得性感染(包括尿管相关性尿路感染、中心导管相关性血液感染、呼吸机相关性肺炎、呼吸机相关性事件 4 项指标)等。可见，ANA 的指标体系强化了结构维度的基础统筹地位和结果维度的终末评价效能，强调资源的合理分配和组织的有效运作，但对过程维度的关注较为薄弱，使得质量评价的前馈控制略显乏力。

3. 国内护理敏感性质量指标发展现况　我国早期的护理质量评价指标多为证据基础不足、循证力度薄弱的文献描述和经验性总结，缺乏科学的理论和技术支撑，且多为针对护理环节质量的定性评价，强调具体技术项目的规范化程度，缺少对患者结局及其整体健康状况的关注，研究方法以文献回顾、专家咨询为主的质性研究较多，少数量性研究使用量表评价，但量表的信度及效度有待进一步检验。

随着我国护理内外环境的变化，整体护理、责任制护理、优质护理、循证护理的提出和发展，使得护理专业的内涵和范畴得以扩展，我国的护理质量评价指标体系已难以适应学科发展和实践深化的需要，不能反映患者最敏感的护理改善项目及护理的独特价值。随着美国护理敏感性指标的蓬勃发展，国内学者也开始了对护理敏感性质量指标的探索。2005年，上海儿童医学中心在上海交通大学医学院资助下开展了《儿科特异性、护理敏感性指标体系的创建》项目，秉承以患者为中心，以患者需求为导向，以循证为基础的理念，于2010年提出了在理论和实践上与护理工作密切相关的9个护理特异性质量指标：①2个结构指标，包括住院患者护理时数、护士工作满意度；②2个过程指标，包括疼痛管理、以家庭为中心的护理；③5个结果指标，包括压疮、非计划性拔管、跌倒、给药错误、静脉外渗。同时开发了每个指标相应的评估方法、评估工具、评估标准和指标正常值范围。该院历时6年所创建的适用于我国儿科专科医院和综合医院儿科病房的《儿科护理质量指标体系》，对提升护理质量和患者安全有着积极的促进作用，为护理敏感性质量指标在我国专科护理中的探索性发展和应用树立了典范。浙江大学医学院附属医院借鉴NDNQI系统也建立了护理敏感性质量指标体系，根据指标的便利性、时效性、动态性特点确立了7项指标：压疮、跌倒或坠床、医院感染、职业保健、非计划性拔管、疼痛评估、约束具使用率。虽然初步构建的7项指标只涵盖了对护理过程和结果的评价，缺少对护理结构的关注，也未能体现护理人员配置与患者结局之间的关系，但对护理敏感性质量指标体系在我国综合医院的构建和实施做出了成功的实践尝试。

我国目前没有设置国家级的专门研究护理质量指标的机构，但全国各地护理质量控制中心的成立为护理质量指标的研究搭建了广阔的平台，并提供可靠的数据来源。各省质控中心应充分整合、利用各种资源，借鉴国外成功经验，结合我国同情，建立国家级的护理质量指标数据库，使不同级别的医院或相同科室能够资源共享，同时也为全国护理质量评价标准的构建提供科学的基础数据。因此，构建国家级护理质量指标数据库将是今后护理质量评价体系研究的重要内容之一。

（三）运用科学研究方法，将是护理质量评价指标构建的关键

运用科学研究的方法是科学构建护理质量评价指标的重要手段。随着护理高等教育的持续发展，院校对于护生科研、统计等相关知识的培训课程设置也逐渐被列入和重视，同时，近年来临床护理人员高度重视科学研究，护士队伍学历提高，科研能力提高，科研的水平也大幅度提升，特别是一代新型的护理人员，其素质能力不断提高，为护理质量评价指标构建的科学研究奠定了人才基础。随着循证护理的开展，护理质量评价指标的设立必须根据循证的原则。一方面充分利用循证资源，推广各项证据在临床护理质量管理中的应用项目，以充足的科学证据资源作为质量评价指标以及进行持续改进的措施和工具，为护理质量的评价提供富有科学依据、符合护理质量管理发展的质量指标，使指标更具科学性。另一方面，护理人员应关注对护理质量指标开展的高质量研究，如随机对照试验（Randomized Controlled Trial，RCT）的研究，增强证据的级别，为证据数据库提供高级别的证据，从而使指标体系的建立更加科学、客观、适用。

（四）探索建立病种质量指标，促进专科护理发展

长期以来，我国护理质量管理的重点放在控制基础护理质量上，已取得较丰富的经验。

如常用的指标有：特一级护理合格率、基础护理合格率、消毒隔离管理合格率、护理表格书写合格率、急救物品管理合格率等。这些质量评价指标对于各医院加强基础护理质量管理有着极其重要的作用，但对于专科护理质量指标的研究尚处于起始阶段。随着时代的进步，医疗技术的飞速发展及专业的细化，医疗以疾病及专业为质量单位的"单病种诊疗标准"、"临床路径"等实施，护理管理者应探索病种护理质量评价指标的建立，实现护理与医疗同步发展，使其有利于提高专科护理水平和专科护理质量，有利于专科护理专家队伍的建设，促进专科护理的发展。

（周　嫣　王筱慧）

第五章　护理绩效管理

第一节　绩效管理概述

一、绩效管理的基本概念

(一)绩效

绩效是人力资源管理活动中最常用的概念之一,一般可以从组织、部门、团队、个体四个层面给绩效下定义。层面不同,绩效所包含的内容、影响因素及其测量方法也不同。概括而言,有以下三类较为典型的定义。

1. 绩效是工作结果　绩效是在特定的时间内,由特定的工作职能或活动形成的产出记录,即完成任务的结果,它是员工在一个特定时间内基于特定的职能或活动的产物。因为期待的结果发展方向是面向组织的战略目标,所以工作结果与组织战略是有密切联系的,也是工作绩效的有效反映。同时,工作结果在某种程度上给绩效考评在操作上带来了方便,例如评价标准较为明确,可使员工感到考评者主观性较小等。此观点最大的优势是将组织对员工的要求和员工的工作自主性有机结合起来。但是,在绩效管理实践中,人们发现这种观点仍存在几个问题:一是有些工作结果不外显,难以找到衡量的指标;二是有些工作结果受外界因素影响大,将员工不可控的工作结果作为评价指标显然不合理;三是绩效考核时只关注结果,不利于绩效改进的指导,也即不知道以后应该怎样做才能改进绩效;四是结果评价是一种典型的事后控制,往往不能及时纠正偏差。因此绩效是结果的观点也受到了诸多相关研究的挑战。

2. 绩效是工作行为　西方关于绩效的认识经历了绩效结构的单一维度(比如"整体绩效"模型)、二维度(比如"关系绩效 - 任务绩效"模型)、及多维度的变化(比如"八维度绩效"模型),比较一致的看法是将绩效认为是员工的行为,但特别强调绩效并不包括员工行为所产生的结果。其重要论据是结果在一定程度上是由某些个体所无法控制的要素决定的,例如工作机会不平等问题。所以,绩效是员工所做的与组织目标相关的、可观测的行为。绩效不同于效果或生产率,它是涉及到个体所表现的行为或活动,是可以评估的、多维度的、间断的与组织相关的行为结构体,也是在个体控制下的、对组织目标具有贡献的行动或行为。但是,此观点也存在一些缺陷:一是当完成工作任务的方式多样化时,找出有代表性的样本行为是一件比较困难的事情;二是用工作行为来评价员工的工作,需要评价人时时关注记录员工的行为表现,这种监督成本有时是很高的,甚至是难以承受的;三是工作行为评价使得员工不能自主选择工作方式,从而有可能使组织失去活力和创造性。

3. 绩效是工作行为和工作结果的综合体　绩效是组织期望的结果、员工对组织的承诺、按照社会分工确定的角色所承担的那一份职责，是某个个体在一定时间范围所做的与组织目标相关的可评价的行为以及结果。这一观点是国内大多数学者所赞同的，认为绩效不仅要考虑工作的结果，还要考虑工作的行为。将绩效解释为"工作结果 + 工作行为"在一定程度上是有其实际意义的，将结果和行为结合起来，能更好地解释实际现象。但是，这并不意味着在进行绩效考核时，必须既评价工作行为，又评价工作结果。尽管笼统强调任何一个方面都是片面的，但在一定条件下也是成立的，当工作的程序化程度较高时，绩效可以被认为是工作行为；当工作结果比较具体、受外界影响小时，绩效可以被认为是工作结果；当工作的程序化程度较高，工作结果又比较具体、受外界影响小时，工作行为和工作结果是替代性关系；当工作的程序化程度较低，工作结果又不具体、受外界影响大时工作行为和工作结果的综合评价是互补性关系。所以，绩效综合体类定义中的"和"字在某种程度既具有"与"的含义，还具有"或"的含义。

总体而言，绩效具有"目标""结果""因素"等三个层面。其中，"目标"是指一个人或一个组织在一定时期内所追求的最终结果，是宗旨和使命的具化，是一种未来状况；"结果"是指人或事物在某一阶段所处的某种现实状态，它因受到共同原因和特殊原因的影响而具有一定的随机性，对目标起着阻碍或者促进作用；"因素"是指促成某一结果的原因，它可以细分为人为因素和环境因素。而这三个层面也恰恰揭示了绩效的三种性质：其一，目标揭示了绩效对未来具有明确的指向性；其二，结果揭示了绩效在现实中具有客观的存在性；其三，因素揭示了绩效对过去具有合理的可溯性。所以，绩效就是为了更加有效地向目标迈进而正确地做正确的事。这就要求不仅要"做正确的事"，而且要"正确地做事"，但在二者无法兼得时，首先应着眼于前者，然后再考虑后者，这是绩效的两个核心问题。

（二）绩效管理

1. 绩效管理内涵　绩效管理（Performance Management）作为一种崭新的部门与人员管理模式，兼有理性管理与非理性管理的特点，是这两种管理模式的统一。绩效管理是定期考察和评价部门或员工个人在企业运行过程中的行为状态和行为结果的一种正式的制度安排。其过程就是一种信息获得和应用的过程，它通常采用科学的方法，按照一定的标准在一定的时间周期和考评范围对部门及员工和部门的工作绩效，做出客观、公正的考核、评价，并根据考评结果修正部门和员工工作目标中出现的偏差，对部门和员工做出各种必要的奖罚及相关的培训活动，以此建立起激励与约束机制，促进其经营管理的改善，从而达到合理开发和充分利用人力资源、增强部门凝聚力、提高企业经济效益的目的，最终实现企业总体战略目标。

绩效管理起源于 20 世纪 70 年代的美国企业管理，当时的绩效管理更准确地说是绩效评估。随着社会的进步，绩效评估不能适应发展的经济和管理水平，越来越多的西方学者发现这一问题并做进一步研究，对绩效管理的内涵提出了不同的观点。这是绩效评估向绩效管理的跨越，是一次管理观念和管理方法的革命。第一种观点的代表人物是英国学者罗杰和布莱德普，他们认为绩效管理是对组织绩效的管理，忽略员工对组织绩效的影响，强调组织是通过对其组织结构、组织流程等方面进行改革和调整来实现战略目标的。第二种观点认为绩效管理是对员工绩效的管理，这一观点着眼于员工个体，强调企业绩效管理的核心是员工绩效，是组织对一个员工工作成绩的奖惩和发展潜力的评估。第三种观点将绩效管理看作是组织和员工共同发挥作用的系统，即综合管理组织绩效和员工绩效的系统。但是，持有该观点的学者也有不同的侧重点。其一是侧重于组织绩效，即绩效管理的重点是将员工的工作与组织的目标紧密连接，从而支持组织的战略目标。其二是侧重于员工绩效，即绩效管理的重点是发现和挖掘员工的潜力，帮助员工的未来发展，再将员工的发展目标与组织目标相结合，进而提高整个组织的绩效水平，最终使得组织的战略目标得以实现。

2. 绩效管理与绩效考核　绩效管理是一个完整的管理过程，是对人力资源管理绩效实现过程中各要素的管理，是基于企业战略和人力资源战略基础之上的一种管理活动，它通过对企业战略的建立、目标分解、业绩评价，并将绩效成果用于企业人力资源管理活动中，以激励员工业绩持续改进并最终实现组织战略及目标。

无论是在理论阐述还是管理实践当中，都会遇到这样一个误区：绩效管理 = 绩效考核，即做绩效管理就是做绩效考核表。所以许多的企业在操作绩效管理时，往往断章取义地认为绩效管理就是绩效考核，企业做了绩效考核表，量化了考核指标，年终实施了考核，就是做了绩效管理了。这种误区使得许多企业往往只看到了绩效考核，而忽视了对绩效管理全过程的把握。于是，我们经常看到的是“匆匆过客”般的绩效考核：到年终绩效考核的时间，人力资源部照例将一些固定的表格发给各个部门经理，各个部门经理则需要在规定的时间内填完这些表格，交回人力资源部。经理们在这些表格中圈圈勾勾，再加上一些轻描淡写的评语，然后就表中的内容同每位下属谈话十几分钟，最后在每张考核表上签上名。之后每个人又回到了现实工作当中，至于那些表格去哪里发挥作用了，也没有人再关心。

其实，绩效管理是企业进行有效人力资源管理的诸多环节中不可或缺的一环，它能有效激发员工的潜能和聪明才智，最终实现员工的未来发展与提升组织绩效的一致性。绩效管理不只是针对过去做考核，重点要解决如何能够达到目标、为何有些工作没做好、应该如何改善才能做得更好等问题，强调主管如何帮助下属找出瓶颈，并改善缺点。可以说，绩效管理是一系列以员工为中心的干预活动，其目的在于使用更有效的绩效管理系统替代传统单一的绩效考核，从制定绩效计划到对绩效进行考核和辅导，使整个绩效管理系统更加强调基于绩效目标的员工行为管理和组织的可持续发展。绩效考核只是完整绩效管理过程中的一个环节，绩效管理与绩效考核的主要区别见表 5-1：

表 5-1　绩效管理与绩效考核的主要区别

绩效管理	绩效考核
一个完整的管理辅导过程	管理过程中的局部环节和手段
侧重于信息沟通和绩效提高	侧重于判断和评估
伴随管理活动的全过程	只出现在特定时期
事先的沟通与承诺	事后的评价
计划式	判断式
双赢	非成即败
结果与过程	结果
关注未来的绩效	关注过去的绩效

绩效管理是一门实践学问，管理者的侧重点也会根据实际情况而有所差异，如不同的企业文化背景、组织构成、目标计划等。对于企业来说，只有合适的绩效管理，没有唯一的绩效管理。

3. 绩效管理流程　绩效管理包括四个基本过程，即绩效计划、绩效实施、绩效考核、绩效反馈。如图 5-1 所示，展示了四个过程之间是相互联系的。绩效管理是具有循环性的，是由四个过程组成的封闭式系统。

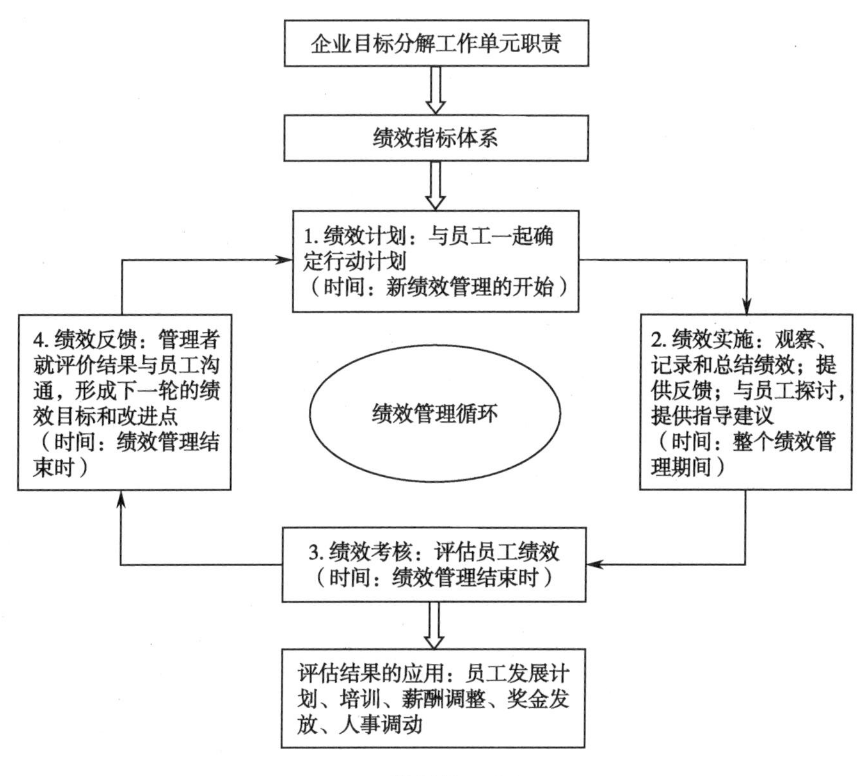

图5-1　绩效管理流程图

（1）绩效计划：绩效计划是绩效管理循环的第一步，俗话说万事开头难，良好的开端对结果是非常重要的，制定出一份合适的绩效计划是有效实施绩效管理的基础。一般企业员工绩效计划至少应包含以下内容：员工在本次绩效考核期间内的主要工作以及要达到的工作目标；所要达到的工作目标的结果；这些结果的衡量和判断标准；如何获得关于员工工作结果的信息；员工的各项工作目标的权重；绩效计划各部分内容完成的期限；潜在的可能影响员工绩效计划完成的因素等。绩效计划确定后，在实际执行中还需要不断地调整及修正，如企业近期目标的变更、意外事件的发生、岗位设置的调整，都会影响员工的工作绩效计划，因此作为企业主管人员和员工需要在绩效实施过程中对出现的问题进行分析，寻找解决办法或及时调整绩效计划。绩效计划的关键在于员工与管理者同时参与，做好前期的沟通与交流，这样才能获得一份两者都能接受的绩效计划。

（2）绩效实施：绩效实施是一个连续的过程，是管理者在整个绩效管理期间与员工之间的持续沟通。企业在制定了绩效计划后，就进入了耗时最长的绩效实施阶段，而企业绩效计划是否能够得到有效实施，要依赖该阶段工作的成效，另外绩效考核的依据也多数来源于该阶段。但在多数企业绩效管理中，该阶段却往往容易被忽视。另外该阶段工作成效还受到企业文化、考核主管的绩效管理能力等因素的影响，因此，这一阶段工作就比较复杂，完成情况就显得异常重要，其工作成效将会直接影响到绩效管理的成败。绩效实施的主要目的是保证员工能够按照绩效计划既定的目标，在计划时限内完满地完成工作任务，管理者的任务是按照绩效计划监督和促进员工工作，发现存在的问题并制定出相应的解决措施，或是对绩效计划进行相应的调整。为了实现该目的，该阶段的主要工作有两方面：一方面是绩效实施过程中的双方沟通，另一方面是被考核者相关绩效数据、资料、信息的收集和分类。仅有合适的绩效计划并不代表成功的绩效管理，绩效实施也是绩效管理循环中非常重要的一部分，对管理者的能力也是一种考验。

（3）绩效考核：绩效考核通常在绩效期间结束时进行，即采用在绩效计划阶段已确定的考核标准对员工的工作成绩进行评价，是主管和员工一起评估员工在完成绩效计划中所定目标方面所取得的进展的过程，总结一下在过去一段时间内的成果和欠缺，双方依据绩效合约、在工作中的实际表现对考核期内的员工进行结果考核和工作行为评估。绩效评估的依据就是在绩效管理期间开始时双方达成一致的绩效指标，同时，绩效考核讲求用数据和事实说话，管理者需要在平时做好证据的收集工作，在绩效实施与管理过程中所收集到的绩效管理信息可以作为判断管理对象是否达到绩效指标要求的证据。绩效考核不等同于绩效管理，它是绩效管理的关键步骤，在整个绩效管理流程中占据较为重要的位置，前期的铺垫在这一环节得到结果性的呈现。

（4）绩效反馈：绩效反馈是绩效管理系统中重要的环节，它们渗透到绩效管理的各个环节中，或者说它们涉及绩效管理的各个环节。在绩效诊断的过程中，应当首先找出造成绩效低下的企业或系统的因素，再考虑个体因素。此时，管理者充当了导师、帮助者的角色，提供反馈，就问题与员工讨论。绩效考核之后，管理者应该将绩效考核结果和标准告知员工，使员工了解组织对自己的期望和要求，知道自己的工作绩效，明确目前存在的问题。同时，员工通过与管理者的沟通，可以表达自己在工作中发现的问题，或是遇到的困难，希望得到管理者或是组织的指导或帮助。绩效反馈更重要的目的便是调整现有的绩效管理，制定下一个绩效管理循环。

在做完年度绩效回顾和系统中的其他环节后，要开始重新计划。有了上一年度工作绩效的讨论结果，在做下一年度的计划时就应该将这些问题作为参考依据。总之，绩效管理的四个流程之间有密不可分的关系，知道如何更好地运用每个环节，才能更好地运用好绩效管理循环，从而支持组织战略目标的实现，也帮助员工个人目标的实现。

4. 绩效管理的意义

（1）绩效管理对企业的意义：企业的战略目标是企业对未来的期望，这种期望是依靠组织的所有员工共同努力、依照相应的绩效计划持续发展来实现的，此时，绩效管理系统就成为了支持组织战略目标实现的有效管理工具。而且，在绩效管理的过程中，可以将员工的个人目标与组织目标相结合，在提升员工个人潜力、帮助其实现个人目标的同时实现组织目标。绩效管理有助于提高企业的劳动生产率和竞争力，许多企业已经清楚地认识到员工的工作绩效对企业生产力和竞争力所产生的重大影响，纷纷加强了员工绩效管理，把通过提高员工工作绩效来增强各部门的产出效率看作增强本企业生产力和竞争力的重要途径。根据美国翰威特企业对美国上市企业的一项调研，具有绩效管理系统的企业在利润率、现金流量、股票市场业绩、股票价值以及生产率方面，明显优于那些没有绩效管理系统的企业。

绩效管理非常重视员工的“参与”。从绩效目标的制定、绩效计划的形成、实行计划中的信息反馈和指导，到绩效评估、对评估结果的运用以及提出新的绩效目标等，都需要员工的参与，需要管理者与员工的双方的相互沟通。这种“参与式”管理方式体现了对员工的尊重，不仅满足员工的生理需要，同时满足了员工的尊重需要和自我实现的需要，为组织创造一种良好的氛围。所以，绩效管理对企业目标的实现及企业管理活动的有效进行有着非常重要的意义。

（2）绩效管理对管理者的意义：绩效管理不仅能帮助管理者实现管理目标，还有助于提高管理者的管理技能。对员工的考评结果反映了企业任用与甄选工作的有效性和人员配置的合理性，并依此提出对工作质量的改进措施，以确保企业拥有合格的员工并将其合理配置。实施绩效管理可以使部门职责与岗位职责以及员工必须具备的业务素质、工作能力和工作态度等进一步明确并规范化，从而使部门和员工的工作行为有章可循，引导部门和员工的工作目标始终与企业的发展目标相一致。管理者通过绩效管理将企业的管理目标细分为员工个人的管理目标，使员工了解组织目标，了解组织及管理者对自己的期望，了解自己工作绩效的评价标准。通过绩效管理可以判定员工是否符合某岗位对其素质和能力的要求，或者发现员工的素质和能力正在发生的变化，企业管理者可以据此给予员工适当调整，以保证整个企业的正常运行。要运行绩效管理，就要求管理者必须履行相应的管理职能，有良好的制定计划、指导沟通、分析诊断问题的能力，这对于提升管理者的管理能力有很大的帮助。

另外，绩效管理在企业的人力资源管理系统中处于核心的位置。它把人力资源的各项功能整合为一个内在联系的整体，并通过为员工设定个人目标从而与组织的整体目标和战略相联系。同时绩效管理为员工的薪酬制定、培训、晋升、工作安排以及来年的目标设定提供依据，为人员招聘和选拔提供参考。根据绩效评估的结果进行提升和工作调换的用人制度比传统的用人制度更加合理和科学，对中国传统的“任人唯亲”的做法是一个挑战和冲击。

（3）绩效管理对员工的意义：绩效管理可从几个方面提高员工的动机水平：一是通过绩效工资。按照期望理论的观点，工资与绩效相联系，能激活员工的工作动机。但管理实践中，绩效工资并不一定能带来好的效果。这可能取决于绩效工资的制度及贯彻情况。如绩效评估能否反映员工的实际工作情况，让员工感到公平；绩效工资的差距是否合理，对员工是否有吸引力等等。二是通过提高员工对组织的承诺、满意感等激活员工的工作动机。对员工的工作进行指导，帮助他们排除工作中的障碍，对他们进行培训等，这些更趋于人性化的管理方式能提高员工对组织的承诺和对组织的满意度，从而激活员工的工作动机。三是通过目标设定来激励员工。Locke 于 1967 年最先提出“目标设置理论”，认为目标本身就具有激励作用，目标能把人的需要转变为动机，使人们的行为朝着一定的方向努力，并将自己的行为结果与既定的目标相对照，及时进行调整和修正，从而实现目标。

与此同时，员工作为绩效管理系统的直接作用对象，在工作的过程中，除了完成任务、履行职责外，还要获得提升自我的机会和自我满足感的实现。薪酬是满足员工需要的重要方式之一，也是企业中的敏感问题，企业实施的绩效管理应使员工看到自己努力的结果会得到相应的回报，以达到激励的目的。通过绩效管理，可以让员工看到自己的成绩，获得与上级管理者讨论工作的机会；同时也可以看到自己的缺点和不足，明确努力的方向，以便将来做的更好。通过绩效管理，企业还可以给员工提供提升能力和职业晋升的机会，这种方式使得发展机会更加透明化和公平化，增加员工自信，从而加强企业内部凝聚力。

二、绩效管理理论

绩效管理在管理实践和教育中日益受到重视，然而对绩效管理依赖的理论基础的研究仍比较缺乏。尽管当前通行的绩效管理模型通常会透露出有关基础理论的迹象，但它们从未被明确澄清过。绩效管理理论基础的模糊不清，一方面导致管理者无法完全掌握绩效管理模式的构成与理想的绩效管理结果之间的关联，另一方面，也使相关理论的新发展很难在绩效管理模式中得到充分的体现。目前的研究结果认为，绩效管理理论的形成是各种管理理论在绩效管理领域应用的结果，其发展受到各种管理理论思想和方法的影响。对绩效管理理论有影响的管理理论中，有比较成熟的基础论，即构成绩效管理理论的一般理论基础，比如行为科学、信息论、控制论、系统论等；还有绩效管理理论的直接理论基础，即与绩效管理有密切联系的边缘学科理论，比如管理控制理论、成本收益理论、激励理论、权变理论、目标管理理论等。其中，目标管理理论被更多地学者认为已经是绩效管理的一种方法。管理科学是一门交叉学科，科学的发展在一定程度上依赖多种学科之间的相互渗透、相互交叉。所以，我们在理解绩效管理理论时，需要广泛地吸纳其他学科的研究。

（一）行为科学

19 世纪末 20 世纪初，管理实践主要建立在经验的基础之上，古典管理理论的创始人，同时也被称为“科学管理之父”的美国管理学家泰勒，曾试图改变这种状况。泰勒强调用科学的、标准化的管理方法代替经验式的管理，这对管理的规范化和效率化虽然具有一定的意义，但这种基于“经济人”假设的所谓科学管理并不能为工人提供持续的工作动力，因为它重视组织的目标和效率的提高，强调经济因素对激发工作动机的作用，忽视人际文化和个人的心理需要，所以在实践中招致诸多批评和反抗。美国哈佛大学的梅奥以著名的“霍桑实验”为基础，提出了不同于古典管理理论的人际关系学说，其核心思想是：人是社会人，其行为受社会心理因素的影响很大，认为影响生产效率的第一要素不是工作的物理环境或工资报酬，而是和谐的人际关系。尽管梅奥的人际关系学说在一定程度上纠正了古典管理理论“目中无人”的缺陷，但由于遭到传统习惯势力的强烈反对，加上梅奥并没有进一步提出更具操作性的管理模式，并未得到广泛的应用。直到 50 年代以后，人际关系学说发展成为行为科学以后，才得到社会广泛的重视和应用。

行为科学是指运用不同的学科手段，如统计学、化学、社会学、心理学、人类学等，来研究人类行为（需要、欲望、动机、目的）的产生、发展和变化规律，特别是人与人、人与集体之间的关系，以预测、控制和引导人的行为，从而实现发挥人的作用、调动人的积极性的目的。其基本思想是强调以人为中心来研究管理问题，把人视为“社会人”而不是“经济人”。例如行为科学认为管理应该是以“人”为中心，并需要激发人性，而不是以“事”为中心，仅进行监督；其管理形式应该是“民主参与式”，而不是“独裁式”等。行为科学自诞生以来，出现了很多经典、实用的理论，如马斯洛的行为需求层次理论、布莱克・莫顿的管理风格理论等。

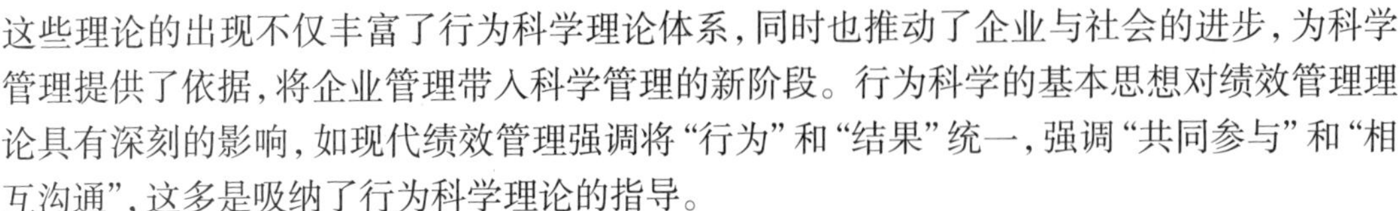

这些理论的出现不仅丰富了行为科学理论体系，同时也推动了企业与社会的进步，为科学管理提供了依据，将企业管理带入科学管理的新阶段。行为科学的基本思想对绩效管理理论具有深刻的影响，如现代绩效管理强调将“行为”和“结果”统一，强调“共同参与”和“相互沟通”，这多是吸纳了行为科学理论的指导。

（二）信息论

1948 年 10 月，由申农发表在《贝尔系统技术学报》上的论文《通信的数学理论》是现代信息论研究的开端，因此，申农也被称为“信息论之父”。信息论是关于信息的本质和传输规律的科学理论，运用概率论与数理统计的方法研究信息、信息熵、通信系统、数据传输、密码学、数据压缩等问题。信息论主要的研究方面有两个：一是针对各个系统中所包含信息的计量、传播、更替、保存以及规律的科学；二是针对信息的本质进行更深入的研究，对信息的度量和信息传递的基本原理通过数量统计方法进行研究。随着社会经济、科技的快速发展，现代信息论的研究范围比以前已经大了很多，研究方法也是各种各样的，因此，信息论在研究不同系统时，可以利用各种信息方法，从各个观点去深入研究。这里的信息方法主要是指利用信息的观点，对于信息的获得、传播、加工、整理而达到实现自己目的性的一种运动形式的研究方法。因此，在利用信息论的时候，无论是哪种形式的系统，在确定了研究对象及其与其他信息之间的联系后，都可以利用信息方法来进行处理，使抽象的研究对象转变成信息及其转变过程。在利用信息方法对各种问题进行分析时，必须遵循以下四个步骤：①在信息的基础上，将系统的运动当作是抽象的信息变换的过程；②在信息抽象过程中提取出来的信息要进行定性和定量的研究；③及时地对第二步获得的信息进行整理，以便能够准确、及时地建立正确的信息模型；④能够准确地对模型做出科学研究，这样就能够帮助判断被模拟的信息过程功能，有利于得出原型的工作机制。

随着信息科学的研究和发展，信息观念被引入企业管理系统，逐渐形成管理信息系统的基本观念。在管理学领域，信息论被认为是研究信息的计量、发送、传递、交换、接收和储存的一门新兴学科。其基本原理不仅对绩效管理的形成、评价指标的确定以及绩效管理实施等方面有很明显的指导作用，而且还有助于在绩效管理中形成一种信息优势，因为绩效管理实质上就是对绩效信息的管理。从信息论的角度看，在绩效管理的过程中，面对大量的、庞杂的信息流，如果评估者和被评估者无法迅速、有效地得到必要的信息，那么，评估者就无法对被评估者的绩效进行合理的控制，绩效管理职能就无法发挥。绩效管理对信息的要求，可以归结为及时、准确、适用、经济。绩效管理结果如何，在很大程度上取决于信息的质量。所以，管理过程实质是信息过程，信息是企业管理的基础。

（三）控制论

控制论是研究各类系统的调节和控制规律的科学，探讨信息交换、反馈调节、自组织、自适应的原理，以及改善系统行为、使系统稳定运行的机制。控制论中，“控制”是指一个有组织的系统根据内在和外在的各种变化进行调整，不断填补系统漏洞，克服系统的不确定性，使系统保持最佳状态。它是施控主体对受控主体的一种能动作用，这种作用能够使受控主体按照施控主体的预定目标而动作，并最终达到这一目标。“控制论”的定义表述为利用经典和现代控制理论以及智能控制和人工智能的技术，对复杂系统的通信和控制进行研究的科学复杂系统，包括工程系统、生物系统（包括大脑活动）、自然系统和社会经济系统（包括管理系统）等。早期的控制论研究的是被控系统，它的目标、目的（如给定值）是由外界（观察者、建模者）施加上去的；二阶控制论研究的是自治（自主）系统或自设定系统，是自己定义目标的系统，而观察者处在系统之内。将早期的控制论和二阶控制论合并在一起，控制论的主要概念和原理可以归纳如下：研究具有因果关系的动态系统；闭环和负反馈（循环因果关系）；建模、功能模拟与仿真；系统动态特性研究和变异分析；适应和自我进化；学习和智能；自组织系统；自繁殖；观察者处在系统之内；自治（自设定）系统；学科之间类比和借鉴。

控制论的理论和观点，可以成为研究各门科学问题的科学方法，把它们看作是一个控制系统，分析它的控制原理、信息流程和反机制，使系统达到最好的状态。就一般的控制系统而言，其基本的思想包括指导或命令、控制或限制、校对或检验。控制论有望运用于对整个社会的控制和管理，包括经济、人口、财富分配、治安、医疗保障、居民寿命、资源、污染、生态环境等。这就是把整个社会看作一个特大的具有反馈的控制系统或复杂巨系统，法律、舆论、道德、习俗、宗教等都是反馈控制的具体社会形式，通过决策和执行机构（国家行政部门）实现其调节管理作用。控制论的基本理念和方法对管理学领域有很大的影响作用，几乎任何管理系统都运用了这种设计思想，现代绩效管理方法体系中也随处体现了控制论的思想和观点。

（四）系统论

系统论是综合时代的思想结晶，其首要的思想和基本原则是整体性。一般系统论就是对"整体"和"整体性"的科学探索。当代社会中的许多问题都受到人类活动和自然环境中诸多因素的影响。在社会发展和经济管理活动中，往往由于事物本身具有的模糊性或不确定性，以及外界环境的不确定性，而使事物的发展难以预料，再加上人类的社会目标和价值标准的差异，使许多决策者感到在做重大决策时愈来愈困难了。复杂的客观事物，在发展过程中的因果关系，往往难以用直觉、简单的经验或一般数理方法做出本质的描述。在决策时不仅需要对所研究的系统对象的内部结构和外部环境有充分的了解，还需要对系统的运行机制和发展规律作深刻的分析，从而推动系统论思想的发展。

系统论是研究系统的结构、规律和一般模式的学问，它研究各种系统的共同特征，即整体性、关联性、时序性、动态平衡性、等级结构性等，并用数学方法定量地描述其功能，探寻并建立适用于一切系统的原理、方法和数学模型，是具有数学和逻辑性质的一门科学。管理本身就是一个系统，它同时又是社会系统的一个有机组成部分。如果把一个组织的管理系统当作一级系统，它由财务管理系统、人力资源管理系统、营销系统、生产管理系统、质量控制系统等组成，那么一个组织的人力资源管理系统则是一个二级系统，它由招聘与安置、培训与发展、绩效管理、薪酬与福利等子系统组成；一个组织的绩效管理系统则可以看作是一个三级系统，它由各个子系统组成，包括绩效评估指标体系的建立、绩效评估和反馈以及绩效评估结果的应用等。绩效管理涉及企业经营的各个部门和领域，各部门和领域的绩效既相对独立又相互联系，显然绩效管理系统作为企业或其他组织管理系统的子系统，必定与其他子系统及其母系统之间存在着互动与适配关系。

系统论的基本思想方法，就是把研究和处理的对象当作一个系统，分析系统的结构和功能，研究系统、环境、要素三者的相互关系和变动的规律性，为绩效管理的过程提供一种理念上的指导。它使人们从战略角度对绩效管理进行全面研究，提醒人们在研究绩效管理各个具体问题时需注重它们之间的相互关系及相互的影响。系统论不仅是反映客观规律的

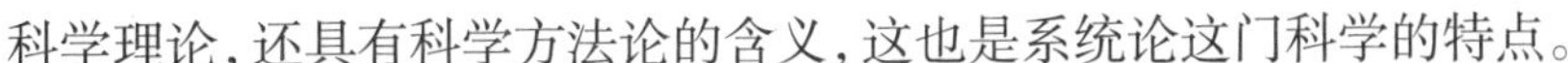

科学理论，还具有科学方法论的含义，这也是系统论这门科学的特点。

（五）管理控制理论

管理控制论是管理科学的一个分支，它从结构、信息和以人员为出发点来研究任何组织的集成整体。管理控制论从多方面研究一个组织，所以又称作组织控制论，从职能上：金融、会计、销售、人事等；从结构上：递阶、环型、嵌套、扁平，观察者的参与；从学科上：组织行为、运筹学、决策分析、信息系统；从思维、理念上：指导思想、成员愿望、精神面貌、前景；从组织的形式上：小企业、跨国公司、机关、公共事业管理机构等。因此，管理控制论是一个跨学科的探索，针对任何大小的组织，强调从整体上而不是从部分上进行研究；强调从全局上进行研究；强调适应内外环境、以人员为出发点；强调认知的过程，即信息处理及制定决策、学习。管理控制理论开始主要在会计、审计、财务领域应用，后来逐渐发展到一般管理领域。

管理控制理论有广义和狭义之分，广义的管理控制认为管理控制是组织采取某些方法和手段，引导员工实现组织战略目标，其内涵就等于内部控制，强调管理控制就是管理的控制职能。狭义管理控制认为，管理控制是管理者为实现组织战略目标而确保有效合理地使用资源和分配资源的过程，是为组织信息的寻找、收集、传输、处理和反馈而设计的系统，目的在于确保组织适应外部环境的变化，并根据经营目标对员工的工作行为进行评价，从而使二者的差异尽量缩小，达到和谐的状态。狭义概念思路清晰、体系完善，绩效管理的研究也借鉴了狭义概念的观点，已在某些绩效管理理论部分有所体现。

从20世纪50年代末迄今，管理控制论历经多年的发展，已经取得很多重要的成就，如8种管理控制方法：戴明的生产流程改进法（Process improvement methods）、比尔的活力系统模型法（Viable system model，VSM）、阿柯夫的交互规划法（Interactive planning）、福雷斯特的系统动力学法（System dynamics）、圣吉的五项修炼法（The five disciplines）、杰奎斯的必备组织（Requisite organization）和五音阶法（Quintave theory）管理理论、恩登堡的全民协管法（Sociocracy）、贝克福德的整体管理控制论法（Managerial cybernetics for integra）。管理控制论的进展在方法论上是沿着两条主线：证实主义的传统，它采用结构、功能、定量、客观性的描述及手段，因而理性占支配地位；另一条是诠释主义的传统，它采用推论、定性、主观性和对话及交往，因而非理性同时统治着。面对各个传统的不足之处和管理的复杂性的需要，未来可能的趋势是两者逐渐协同应用而结合。

（六）成本收益理论

成本与收益出自经济学中的概念，是与市场经济相对应的产物，是指以货币单位为基础，对投入与产出进行估算和衡量的方法。成本是指为达到某种目标或获得某种收益而必须付出的前期投入，而收益则指因为前期投入的成本而获得的利益。在市场经济的发展过程中，每一个经济活动主体在进行经济行为时，都会下意识地对具体经济行为的经济效率价值予以衡量，以求对成本和收益的比例关系做出一个尽可能科学、合理的预测，并以此来做出自己最为理性的选择。经济学中的成本收益分析模型是一个十分普遍而又实用的方法，在许多领域都能够应用。成本收益分析模型的目的是追求利益的最大化，从事社会活动的经济主体，从自身利益出发，欲用最小的成本支出获取最大的盈余或者收益。在经济活动中，经济主体之所以要进行成本收益的理性权衡，很大程度上就是希望以最少的成本投入获得尽可能大的物质或精神收益。

经济学中的成本与收益模型的最本质特征就是：①自利性：该模型的立足点和根本目的就是追求经济主体自身的利益最大化，它实际上是行为者获得自身利益的一种数学分析工具。这是人们各种行为的基本出发点，也是人类社会首要的理性原则。成本收益分析追求的效用是行为者自身的效用，不是他人的效用，这是其指向性，即自利性。②经济性：由于行为者具有自利的动机，总是试图在经济活动中以最少的成本投入获得最大的收益，使经济活动的效率达到最大。成本收益分析方法的内在价值就隐含着经济效率的要求。③计算性：经济活动主体要想使自己的经济活动达到自利的目的，必然会对自身的投入与产出比例关系进行全面精确的计算。因此，成本收益分析的经济学模型隐含着一种数学计算理性，没有这种计算，要想从经济活动中收获最大化利益是不可能的。成本收益的计算性是达到经济性的手段要求，同时也是确保经济活动主体自利性的工具。

人们之所以要投入一定的物质或钱财，是因为希望通过这样的投入能够得到更多的利润，不想得到收益的投入是不存在的。企业或组织运用绩效管理的最终目标就是实现组织的战略目标，实现利益最大化，所以，成本收益理论是实施绩效管理的驱动力，对发展绩效管理有很大的促进作用。同时，绩效管理运用成本收益理论，也是与企业的经济目标一致，与组织的战略目标一致。

（七）激励理论

随着社会经济的快速发展，社会劳动分工与交易的出现带来了激励问题。激励理论指的是行为科学中用于处理需要、动机、目标和行为四者之间关系的核心理论。激励理论也可以理解为人的动机来自需要，由需要确定人们的行为目标，激励则作用于人内心活动，激发、驱动和强化人的行为。在现代企业的管理和发展过程中，激励理论是业绩评价理论的重要依据，它说明了为什么业绩评价能够促进组织业绩的提高，以及什么样的业绩评价机制才能够促进业绩的提高。激励理论可分为内容型激励理论、过程型激励理论和强化型激励理论：①内容型激励理论（content theories）主要包括马斯洛的需求层次理论、奥尔德佛的ERG理论、麦克莱兰的需求理论、赫兹伯格的双因素理论、哈克曼和奥德海姆的工作特性模型等。它着重研究激发人们行为动机的各种因素，由于需要是人类行为的原动力，因此这一理论实际上是围绕人们的各种需要来进行研究的，故又把这种理论称为需要理论。②过程型激励理论（process theories）主要包括期望理论、目标设置理论、公平理论等，它着重研究人从动机产生到采取行动的心理过程。这类理论表明，要使员工出现企业期望的行为，须在员工的行为与员工需要的满足之间建立起必要的联系。③强化型理论（reinforcement theory）的主要代表人物是斯金纳，他着重研究人的行为的结果对行为的反作用。当行为的结果有利于个体时，这种行为就可能重复出现，行为的频率就会增加。凡能影响行为频率的刺激物，即称为强化物（在企业中常常为各种各样的奖酬）。

以上三种类型的激励理论是相互联系和相互补充的，它们分别强调了激励的不同方面。内容型激励理论告诉我们人有哪些需要，并认为激励就是满足需要的过程。当然，作为管理者，如果没有目的地一味满足员工的需要，并不能保证员工出现企业所希望的行为。过程型激励理论告诉我们，把实现企业目标与满足个人需要统一起来，有助于使员工出现企业所希望的行为。而强化型激励理论则告诉我们如何通过强化物的刺激使员工的良好行为持续下去。因此，管理者如果想要有效激励员工，要根据实际情况的需要综合使用以上的激励理论才可能收到良好的效果，如果只是单独使用某一种激励理论恐怕是解决不了问题的。

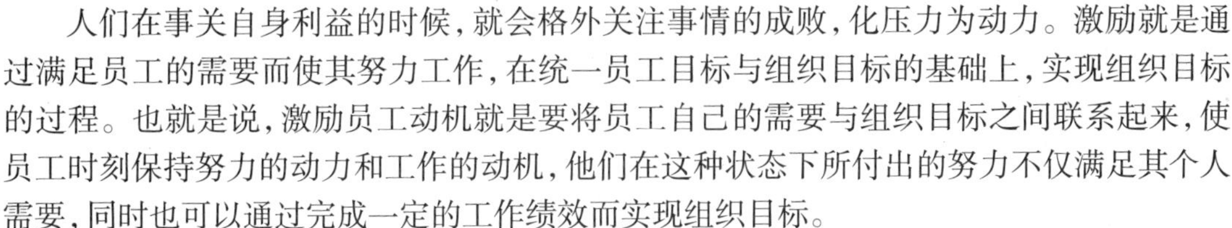

人们在事关自身利益的时候，就会格外关注事情的成败，化压力为动力。激励就是通过满足员工的需要而使其努力工作，在统一员工目标与组织目标的基础上，实现组织目标的过程。也就是说，激励员工动机就是要将员工自己的需要与组织目标之间联系起来，使员工时刻保持努力的动力和工作的动机，他们在这种状态下所付出的努力不仅满足其个人需要，同时也可以通过完成一定的工作绩效而实现组织目标。

（八）权变理论

"权变理论"又叫做"领导权变理论"，它兴起于20世纪60年代末70年代初，Fred Luthans于1973年发表《权变管理理论：走出丛林之路》的文章，1976年又对权变理论进行了系统的阐释，出版了《管理导论：一种权变学说》，全面系统地介绍权变管理理论的观点，提出要用权变理论整合和统一其他各种管理理论，标志着权变理论的形成。进入70年代，权变理论开始在美国兴起，受到广泛的重视。权变理论是在经验主义学派基础上进一步发展起来的管理理论，也是西方组织管理学中以具体情况及具体对策的应变思想为基础而形成的一种管理理论。由于"权变"一词有"随具体情境而变"或"依具体情况而定的意思"，因此学界一般认为"权变理论"是一种动态的、柔性的管理理论。

权变理论来源于系统理论，它认为组织要受制于环境变化，也就是说环境的改变会影响到组织的内部，组织的行为应该随着环境的改变而进行适当的调整。这就好比将权变关系看作是一种"如果—那么"的函数关系，环境是自变量，而管理的观念和技术是因变量。权变理论认为不存在适合所有情景的、唯一的管理理论和方法，理论要适应环境，要随着环境的改变而改变。但它并不否定现有管理理论存在的价值，所以权变理论强调在企业管理中要根据企业所处的内部和外部环境随机应变，针对不同的条件寻求最合适的管理模式和方法。并且通过组织和它所处的内外环境之间的联系，以及组织的各子系统内部和各子系统之间的相互联系，确定各种变数的结构类型和关系类型，针对不同的情况寻求最合适的管理模式和方法。权变理论在管理学中的地位和作用也是随着时代和环境的变化而变化的，绩效管理理论也讲求顺应环境变化而做出调整，寻找最适合的绩效管理方法。

第二节　护理绩效管理

一、概述

（一）医院绩效管理

提高卫生系统的效率是很多国家和政府关心的重要问题之一。由于没有竞争压力，公立医院缺少内在激励去寻求医疗行为的高效性；由于卫生行政部门很少根据医院的绩效进行赏罚，缺乏制约医院行为的有利措施，公立医院往往存在如效率低下、资源浪费、人才流失和对消费者的反应性差等问题。近年来，政府寻求引入竞争机制来激励卫生系统提高效率，如英国1991年在国家卫生服务中引入"内部市场"；处于经济转轨时期的东欧各国实施各种类型的社会保险计划；南美各国正在尝试将保险覆盖面扩大至农村和城市贫困人口。为了提高效率，许多国家都在尝试新的支付方式和卫生服务供给方式。然而，卫生系统效率的提高很大程度上要归因于医院效率的提高，而医院效率的提高通常又与国家或政府的政治观点、经济学意义和社会的道德取向以及随之而制定的政策相关。

改革开放以来，随着我国经济体制的改革，我国的卫生事业也在筹资、管理等方面做出了相应的改革。一方面医疗保障制度逐步实行社会统筹基金和个人医疗账户相结合，并覆盖全体劳动者，另一方面卫生服务体制也在改革，包括组织、经营管理、服务方式和内容等方面。对医院来说，既要面对医院改制转型的改革，也要适应卫生服务体制和医疗保障制度改革。医院作为整个卫生行业的主体，为谋求生存和发展，主动或被动地调整组织结构、组织策略等，取得了积极的成果。但是也应该看到同时存在着技术效率和配置效率低下等问题，并不同程度地影响着质量和公平。WHO 在 2000 年世界卫生报告中，使用健康结果、反应性和筹资的公平性来评价卫生系统的绩效，并对卫生系统应该具有的四个主要功能进行了详细阐述，即管理、筹资、提供服务及筹措资源。

医院是卫生系统的主体，也是实施医疗救治、保证人民健康水平的主要客体；同样，医院也是卫生系统四个主要功能的承担者。新的政策取向将把重点放在财务需求、质量改进战略和对病人满意度评价的重视上，这些都促使医院进行绩效评价。随着外在医疗环境与政策的急剧变化，医疗技术水平与人民群众医疗需求的快速提升，医院在相对高度的竞争压力下，如何面对越来越艰难的经营环境，构建内部有效的管理制度，进行绩效管理，来激励医院内的职工贡献自己最大的力量，为病人提供优质的医疗服务，创造卓越的绩效，从而提高医院的工作效率，增强医院的核心竞争力，就成为一个非常重要的课题。

非赢利性医院和赢利性医院的划分、中国加入 WTO 等都对未来公立医院的发展有着不同程度的冲击，在客观、公正评价医院绩效的基础上，进行医院绩效的管理迫在眉睫。正如前所述，医院绩效管理不仅应包括医院的医疗质量的管理，还要考虑到医院的财务运行效率，同时还要满足外部顾客（患者）和内部顾客（职工）的期望与需求，并与医院的发展目标相结合来制定医院的绩效管理制度，以提高医院的核心竞争力，使医院在日益激烈的竞争中立于不败之地。公立医院的管理者在制定相关决策时，应当在机构目标下，利用绩效管理来引导决策，使医院在满足患者的医疗保健需求的同时，适应社会环境的变化，以创新的医疗技术、更为流畅的工作程序或更高质量的医疗服务和态度，为患者提供更满意的医疗服务。

（二）护理绩效管理

护理工作在医疗行业占据的重大比重决定了护理绩效管理在医院绩效管理中的重要性。护理绩效是护理人员在护理工作中所作出的成绩和贡献，是护理人员在护理工作中对自己所掌握的理论知识和操作技能实际应用的体现，是护理人员的个体能力在工作环境中表现出的程度和效果，是与护理工作息息相关的行为表现及结果。护理绩效管理是针对护士在护理工作中的行为和结果的管理，有效的护理绩效管理可以帮助护士主动明确工作目标，积极高效地完成工作目标，从而提高护理质量。

护理管理者根据医院发展规划，围绕促进医院建设与发展的有价值活动制定整体目标，选择有助于目标实现的相关策略，制定出护理管理计划与工作目标，再依据层级管理或目标管理原则，将目标进行逐级分解。护理管理者与护理人员共同制定绩效评估标准，经过客观的绩效考核方式，将结果反馈给护理人员，通过绩效目标的实现，最终达到医院总体目标的实现。众多实践证明，通过绩效管理中制定科学合理的绩效考核标准，能够帮助护理人员确定自身发展目标，明确自身定位，增强其职业优越感，从某种程度上来说激发了护理人员的工作积极性，使其能够全身心地投入到工作当中，为护理人员向民众提供优质服务奠定坚实基础。工作效率、工作质量、服务态度等都与绩效管理中的绩效考核有着直接联系，从某种意义上来说提升了护理人员的工作满意度，使其深刻认识到自身肩负的责任，很大程度上避免了以往纯粹依靠工作经验、年资高低、合同制等来划分职位和分配绩效奖金等现象的发生，护理人员也切身感受到只有通过自身努力，才能够实现自身目标，从而实现工作价值。护理服务质量的提升直接作用于患者对护理人员服务态度的转变，可以说这是一个良性循环，在社会效益和经济效益中实现双赢是必然结果。

再者，护理绩效管理中建立绩效考核制度是新形势下医院人力资源管理的重要部分，通过积极探索绩效管理并依据实际情况建立科学合理的绩效考核机制，能够帮助提升护理管理者的临床管理成效，将护理服务工作转变为量化与质化的统一，为护理绩效考核的公平公正奠定基础。因此，绩效管理对于医院而言，可以提升管理和运营的效率，稳定护理人才队伍，层层落实并推进医院战略目标的实现；对于一般的护理人员而言，绩效管理可以评估其工作成果，提高士气，完善护士自我成长，是激励护士的有效手段；对于护理管理者而言，绩效管理是一项有效管理手段，可通过规范化的工作目标设定、沟通、绩效考核与反馈等工作，改进和提高护理管理者的管理效能。

二、国外护理绩效管理

（一）美国

有效的绩效管理方式和指标能够量化护士工作量、工作成果，并激励护士提高护理工作质量，而且能够与整个科室的整体目标相一致。然而在美国，尽管医院针对护理绩效管理也投入了巨大的金钱和精力，但是医院医生绩效管理的透明度仍然高于护士。根据美国2006年的卫生保健绩效标准，医院应该使用量化的指标来考核护士绩效，可以增加绩效管理的透明度和客观性。一些结局指标经常被用来考核护士绩效，如患者对于护士工作的满意度。但是由于这些指标容易受到许多其他因素的影响，所以需要事先控制其他影响因素。另外，只将工作量作为绩效考核的指标太过局限，即使是相同的工作量也会产生不同的工作质量。

美国护士协会提倡，护理绩效考核系统应综合护士工作的内容、过程和结局各个指标，例如护士每日工作时间、护士的满意度和患者住院期间感染发生率等。传统的绩效管理方式灵敏度不高，而且耗费时间，不能充分地体现护士绩效管理的作用及护士工作的价值。Barleet于2009年提出从患者安全、团队合作、护士工作效率以及患者及护士和医生对于护士工作满意度的评价等方面来考核护士绩效。此外，还提出应及时对护士绩效考核的结果进行反馈，使其与护士的奖金待遇相关。该管理方法简化了护理绩效管理过程，可以对护士的工作起到更好的激励作用。

（二）澳大利亚

1992年，澳大利亚护士和助产士委员会成立，此后，关于如何进行安全有效的护理实践的管理标准一直由各个州的护士和助产士管理局共同制定。澳大利亚护士和助产士委员会针对澳大利亚注册护士的绩效管理制定了一个全国性的能力评价标准。该标准主要包括职业实践、评判性思维和分析、护理的提供与协调以及合作和治疗性的实践4个方面。每个方面都包括若干个小条目，先是由护士自己通过否定或肯定的回答进行自评，再由管理者和护士共同进行评价。2004年Brown和Benson提出对护士进行绩效管理虽然可以提高护

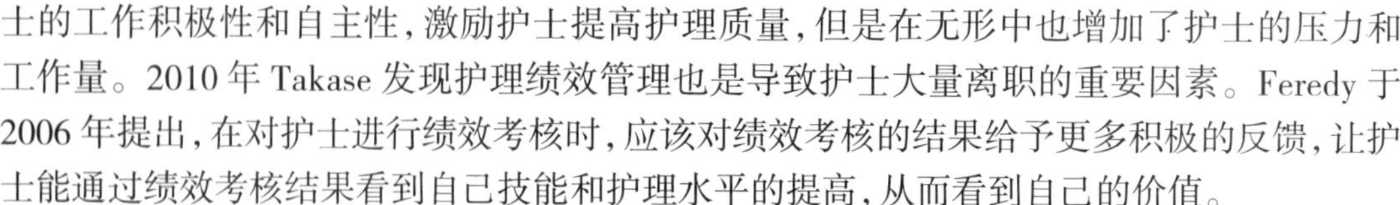

士的工作积极性和自主性，激励护士提高护理质量，但是在无形中也增加了护士的压力和工作量。2010 年 Takase 发现护理绩效管理也是导致护士大量离职的重要因素。Feredy 于 2006 年提出，在对护士进行绩效考核时，应该对绩效考核的结果给予更多积极的反馈，让护士能通过绩效考核结果看到自己技能和护理水平的提高，从而看到自己的价值。

（三）新西兰

新西兰的护理管理者从护士实践范围出发制定护士能力评价表，由职业责任、护理管理、人际关系和行业间的卫生保健和质量提高 4 个维度构成，每个维度下面包含若干条目，通过自我评价是否达到标准和评语两部分来实现对注册护士的绩效管理。此外，从判断和决策、组织和确定优先级的能力、对病房环境的影响、容忍困难环境、对工作环境的贡献、使用护理程序、依赖性和职业发展等方面，运用 1（差）、3（中）、5（优）三个等级对护士进行绩效管理。Fitzpatrick 研究组设计的临床护理人员工作绩效量表，由满足患者的生理及心理需要、交流能力、管理能力等 7 个维度和 65 个指标构成。该量表适用于对刚获得职业资格的护理人员的工作绩效进行考核。Professional Performance Account 通过回顾文献，参考急诊注册护士评价表，制定了护士绩效考核工具，包括七个内容：照护角色、教学职能、组织和工作角色能力、应变能力、护理实践的监控和质量保证、管理和监控治疗方案、诊断和监控作用。通过自评和管理者评价两部分完成对被评价者的绩效考核。此外，还有学者制定的临床护士绩效评价等级量表，该量表从专业和伦理行为、患者资料的收集和分析、提供患者护理和预后评价、遵守安全和控制感染的原则、有效交流及记录等方面，通过 4（好）、3（达标）、2（需要提高）、1（不安全或不合适的实践）、N / A（在临床背景下该条目不合适）等五个等级进行评价。

三、国内护理绩效管理

（一）护理绩效管理模式

1. 护理部垂直管理　护理部垂直管理是指以护理部—科护士长—护士为主线进行垂直管理，即护士绩效考核与薪酬分配的决定权归属护理部。这种模式简单直接，管理成本较小；赋予护理人员相应的权利，同时也承担相应的责任，将利、权、责和物相统一；避免非护理专业人员对护理管理的误导，强化管理；加强护理人员流动，促进各科室均衡发展。但是这种管理模式缺乏灵活性，不能顾及不同科室的特殊情况，科室管理和护理管理不统一，缺乏医护互动交流，同时也缺乏外部监督等。在赋予护理部垂直管理的权限时，必须把握方向，保证权限得到最佳且最正确的使用，但是从本质上来讲应该是当成职责和使命义不容辞去完成好。总之，护理部垂直绩效管理模式要以科学发展观为指导，在实施责任制整体护理的基础上，从岗位设置、护士分级、人力调配、岗位培训、绩效考核、职称晋升等方面进行护士管理方式改革，形成有激励、有约束的内部竞争机制，将循环应用在绩效管理中，推动护理管理创新，深入持久推进优质护理服务，促进护理事业健康、全面、可持续发展。

2. 科主任管理模式　科主任管理模式是指科主任全权负责本科室的护理管理工作，即护士绩效考核与薪酬分配的决定权归属科室主任。在这种管理模式中，能最大化发挥科主任的作用，吸引更多的患者入住本科室。科主任集各种权利于一身，护士长的聘任、调配均由科主任负责，护理部不参与，科主任的思维和导向直接影响护理管理。自从护理成为一门独立的学科以后，护理人员的观念与技术都在不断地更新，护理质量的标准越来越高，医疗和护理由于其分工的不同，那么衡量两者质量的标准也存在着较大的差别，但实行科主任负责制后，全部接受科主任的统一管理，由于科主任不参与日常护理工作，对护理工作缺乏全面透彻的认识与体会，护理管理将缺乏监管和质量监控。例如，有些科主任可能认为护理质量的高低就是打针技术水平的高低，对护理行为的整体质量理解不够，导致只重视护理硬指标，如打针、发药等工作量的完成，易忽视护理质量软指标，如健康教育、心理护理等。在具体实践中，这种管理模式还会出现护士长与科主任不合作、相互推脱，护士受科主任和护士长双重领导，以及医院总体护理管理目标与科室目标不统一等问题。

3. 护理部与科主任共同管理模式　护理部与科主任共同管理模式是指科主任横向参与护理部的垂直管理。具体分为两种情况：①护理部主要负责护理人员的管理和考核，科主任负责奖金的分配和发放，护理部考核与科主任奖金的分配相分离。这种做法不符合绩效管理的原则，绩效管理与薪酬不挂钩，不能激励员工，也不能改进护理绩效，导致绩效管理失去效用。②护理部和科主任共同考核本科室的护理人员，再根据考核结果进行奖金分配，考核结果与奖金相互匹配。这种模式使绩效管理落实到实处，对护理人员起到及时反馈作用，提高护理人员积极性，兼顾各科室具体情况，绩效管理与薪酬挂钩，既避免了护理部垂直管理中缺乏外部监督、评价界面小的缺点，又弥补了科主任管理给护理带来的制约。考核公平、公正，真正发挥了绩效管理的作用。

目前，在我国几种护理管理模式并存，不同管理模式和考核方法有着各自的优缺点。我们要立足于这一现状，直面我国护理管理中存在的问题，各医院根据自身特点和社会发展，要因地制宜、因时制宜，应用合理的管理模式，全面理解护理绩效管理，选择恰当合理的考核方法，不断提升管理者的水平，推动我国护理绩效管理从摸索试探阶段进入全面、科学与合理应用实施的阶段，促进公立医院的改革，提升护理质量。

（二）护理绩效管理误区

1. 对护理绩效管理缺乏正确认识　我国医院护理管理中虽然应用了绩效管理，但在实际操作中，往往只进行绩效考核或者将绩效考核等同于绩效管理。绩效管理不仅是一个测量与评估的过程，也是一个完整的系统；而绩效考核只是系统中的一部分；绩效管理注重过程的管理，更具前瞻性，注重下属能力的培养；而绩效考核只是阶段性工作的总结，是对一个阶段结果的回顾，只注意业绩的大小，但它是绩效管理不可或缺的组成部分。如果绩效管理只一味要求考核目标的实现，简单地将考核作为决定护理工作者的薪酬升降的依据，而没有与员工交流考核结果、制定出绩效改进的目标和措施，将不利于护理工作者能力和素质的提高以及科室整体护理质量的改进。

2. 护理绩效管理与医院发展战略脱节，护理工作战略发展目标或工作计划与绩效无关　在护理绩效管理实践过程中，一些医院总体目标、科室总体目标以及个人目标不协调统一，不能将医院总体目标和科室目标有机融合，再层层分解到护理人员，导致护理工作中执行不明确和超负荷工作两种状态并存。绩效管理作为战略实施的有效工具，每位医务人员都应为医院战略目标的实现承担责任。绩效管理与护理工作目标脱节，缺乏组织绩效、团队绩效和个人绩效的联动，过分强调个人绩效，不能引导护士为了实现目标而努力，也就失去了绩效管理的意义。如果三者均是源于医院的战略目标而进行的层层分解和细化，就可以最大限度地避免这一问题。

3. 绩效管理指标设置不合理　第一，指标没有重点，体现不出阶段性护理管理重点和对护士行为的引导。很多时候护理管理者期望设置包括护理管理各个方面的绩效评价指标，或者设置复杂的考核体系，但实际上太多和太复杂的指标只能增加管理的难度和降低护士满意度，对护士行为无法起到引导作用。绩效评价指标设计不能过于笼统，指标应具有特异性，需要依据环境和所在医院的性质、规模、发展目标和质量要求等，设置不同的绩效考核标准；同时还应考虑护士的年资、职位、教育背景、工作经验等，设置不同的绩效考核指标和评价频度。第二，科学完整的绩效管理过程是从制订绩效管理指标到执行考核，再到绩效反馈与改进。为进行有效的反馈和绩效改进，管理者需要将考核结果与员工沟通交流。对于好的绩效要保持，需改进的绩效则要与员工一起确定要达到的目标以及改进的步骤和措施。但在具体实践中，很少对评估结果进行反馈，仅是“为评估而评估”，没起到双向作用。

4. 绩效管理成为奖金分配的手段　绩效管理核心目的有两个：一是通过绩效评价为分配提供依据；二是作为管理工具寻找短板，并持续改进。绩效管理作为护理人力资源管理系统中的关键环节，其主要目的是引导护士提升绩效水平，通过绩效考核对于护士的贡献进行评价和区分，并进行价值分配，这种分配包括了物质激励、培训、晋升等。目前不少医院仍将绩效管理仅仅作为奖金分配的手段，不关注其他方面，并未意识到绩效评价结果应用于物质激励，也就是奖金分配，仅仅是绩效评价结果应用的一个方面，不是绩效管理的全部。

5. 护理绩效管理不合理　首先，错误地认为医院人力资源等部门是绩效管理的主体。护理绩效管理是一种管理方法和手段，其主角是护理管理者和护士双方，医院人力资源等部门对绩效管理只起到组织、支持、服务和指导的作用，而不是绩效管理的主体。其次，绩效管理没有与人力资源系统其他部分协同发挥作用。护理人力资源管理系统是由护士任职资格、绩效管理、薪酬管理、培训管理等方面共同构成的，绩效管理基于护士的任职资格，对护士工作绩效以及岗位要求的能力进行综合评价。只有整个护理人力资源管理系统有机协同，才能真正对护士起到激励作用。最后，护理绩效评价者由护士长或科主任担任，这些管理者大都未经过专业的绩效管理培训，绩效管理理论缺乏、实践经验不足、管理技能较低，在评价中往往会出现偏松、偏紧或者趋中的倾向，造成评价结果不准确。同时，多数医院都忽视了同事、患者及护理人员自己对其工作绩效的评定，造成考核信息来源不全面、不客观。

四、护理绩效管理方法

我国管理者多是借鉴西方现代人力资源管理的理念和模式。现代绩效管理方法中的目标管理法、平衡计分卡、关键业绩指标法、360度绩效反馈评价法等常用于护理绩效管理。

（一）目标管理法（Management by Objective，MBO）

1. 目标管理法概述　目标管理是20世纪50年代中期出现于美国，以泰勒的科学管理和行为科学理论（特别是其中的参与管理）为基础形成的一套管理制度。凭借这种制度，可以使组织的成员亲自参加工作目标的制定，实现“自我控制”，并努力完成工作目标。而对于员工的工作成果，由于有明确的目标作为考核标准，从而使对员工的评价和奖励做到更客观、更合理，因而可以大大激发员工为完成组织目标而努力。1954年，管理大师德鲁克在《管理的实践》一书中，首先提出了“目标管理和自我控制”的主张。之后，他又在此基础上发展了这一主张。他认为，是先有了目标，才能确定每个人的工作。所以“企业的使命和任务，必须转化为目标”，如果没有方向一致的目标来指导各级主管人员的工作，则企业规模越大、人员越多时，发生冲突和浪费的可能性就越大。目标管理是一种程序或过程，它是组织中的上级和下级一起协商，根据使命确定一定时期内组织的总目标，由此决定上、下级的责任和分目标，并把这些目标作为评估和奖励每个单位和个人贡献的标准，其特点有以下四个方面：①目标管理是参与管理的一种形式；②强调“自我控制”；③促使下放权力；④注重成果第一的方针。

因此，组织的最高领导层应该根据组织面临的形式和需要，制定出一定时期内组织经营活动所要达到的总目标，然后将总目标分解，逐级展开，制定出各部门甚至员工个人的目标。用总目标指导分目标，用分目标指导总目标，并层层落实，要求下属各部门主管以及每位员工根据上级制定的目标进行工作。在形成目标体系的同时，管理者根据分目标的完成结果对下级进行评价和奖惩，由于考核标准是事先制定的明确的目标，员工的工作成果能够得到更加客观合理的评价。

目标管理提出以后，便在美国迅速流传。时值第二次世界大战后西方经济由恢复转向迅速发展的时期，企业急于采用新的方法调动员工积极性以提高竞争能力，目标管理的出现可谓应运而生，逐渐被广泛应用，并很快为日本、西欧国家的企业所仿效，在世界管理界大行其道。目标管理现在的表现形式发生了一些改变，引入了非财务目标，强化了组织的价值体系，从战略的高度来完成组织的使命。现在目标管理发展为使命管理和价值管理，使命管理是在目标管理的基础上加以改进，引入素质管理和价值管理，使组织的所有成员都认同组织的价值观或使命，从而为之努力，激发了员工的最大潜能，它仍然关注组织短期的结果，但也关注长期利益和组织的价值观。使命管理的最大好处就是将使命融入到管理中，这样使经理人和管理者成为真正的领导。管理者的水平决定了使命管理的实施能否成功，此时管理者充当领导者的角色，管理和领导形成一个良性循环，管理促进领导，领导促进管理。因此使命管理的实施要成功，组织就要不断发展管理者的领导能力，要注重开发管理者的沟通能力、授权能力、指导能力和团队协作能力。

2. 目标管理法的步骤　由于各个组织活动的性质不同，目标管理的步骤可以不完全一样，但一般来说，可以分为以下六步。

（1）高层管理者制定组织目标（总目标）：高层管理者根据企业的长远战略，认清企业的优势和劣势，分析当下的机会和挑战，广纳意见，在此基础上确定企业战略目标。

（2）重新审议组织结构和职责分工：目标管理要求每一个分目标都能落实到责任主体。因此，在总目标确定后，应对现有的组织结构和职责分工进行审议和调整，明确目标责任者。

（3）制定部门目标和个人目标（分目标）：在各级人员明确组织目标的前提下，上级和下级共同商讨分目标。分目标要具体量化、有分轻重缓急，既有挑战性，又有实现的可能。

（4）商讨资源分配及奖惩事宜：上下级就完成分目标所需要的条件以及实现目标后的奖惩事宜达成一致。将目标与薪酬和奖励有效地联结在一起也是激励员工的有效工具。

（5）目标实施及管理：管理者要对目标实施过程进行持续的管理。一是通过定期检查和向下级通报进度，使全体人员了解目前目标实现情况，便于及时调整；二是发现下级在工作中遇到的问题，并帮忙解决，甚至在特殊情况下，可以修改原目标。

(6)评估和反馈：在目标计划的末期，通过下级的自我评估和上下级共同考核目标完成情况，确定奖惩。总结成功的原因，在下一阶段中可做参考。若是失败，也要分析原因，总结经验，改进方案。

3. 目标管理法的优点

(1)目标管理法有助于完善职责分工。目标管理是将总目标逐级分解为各个分目标，在给分目标确定责任主体时，可以发现当前组织结构是否存在不合理之处，各岗位做到职责分明。

(2)目标管理法对组织内可分解和度量的目标有明显的效果。对于在技术上可拆分的工作，由于责任明确，目标管理常常会带来良好的绩效。

(3)目标管理将责任放到每位员工肩上，调动员工的积极性和主动性、培养员工的责任感。将员工的自身利益与组织目标联系起来，提高整体工作效率。

(4)目标管理前提是要求上级和下级之间有良好的沟通，这贯穿于整个管理过程中，有助于改善人际关系，维持和谐气氛。

4. 目标管理法的缺点

(1)目标难以制定：组织内的许多目标难以量化，许多工作在技术上不可分解，越来越多的组织环境的可变因素、越来越快的内外部环境改变等，使组织活动的不确定性越来越大。这些都会导致组织目标难以确定。

(2)目标管理理论并不完全有效：目标管理理论的成功有一个关键点，就是每位员工都恪尽职守。但是实际中的人是有“机会主义倾向”和“搭便车”行为的，因此，目标管理理论提倡的充分授权和自主控制可能会被利用。

(3)目标管理可能会增加管理成本：在目标制定时，需要上下级的多次沟通和商讨，增加了决策成本；在目标执行中，部门和个人都只关心自身目标完成情况，忽略相互协作，增加了内耗损失和协调成本；某些部门和员工为了目标而投机取巧，增加了风险成本。

(4)在多种影响因素作用下，目标的完成情况与奖惩并不一定相匹配，很难保证公正性，从而减弱了目标管理的激励效果。

5. 目标管理法在护理绩效管理中的应用实例　岳利群借鉴目标管理理念，制定出符合疗养院护理绩效管理的模式，以自我管理为主，护理部和护士长监督指导为辅。护理部提出年度工作的总体方向，由各科室护士根据个人实际情况制定年度工作目标，包括短期目标、中期目标与长期目标。按照具体(Specific)、可测量(Measurable)、可实现(Achievable)、相关联(Relevant)、时间点限定(Time Bound)的SMART原理制定目标，经护理部审核、修改后投入实施，同时签订目标责任书。目标内容包括日常护理工作，护理质量管理(五室一库、着装、护理文书、护理满意度和规章制度落实)，护理服务(疗养人员满意度、护士职业礼仪养成)，护理安全(护理纠纷、投诉、差错和事故)，护理培训(业务培训、教学查房、考核)，护理科研(论文、课题)，特色护理(景观疗养护理、个性化健康教育)和个人素质(理论、技能考核)等8项内容。护理部根据科室工作目标内容进行考核，采取定期考核与不定期考核结合的方式。考核内容包括：个人护理工作目标完成情况、疗养院对护士工作满意度调查、护士工作满足感调查和护理单元年度综合绩效考评情况。研究结果发现护理质量、全院护士总满意度、各护理单元综合绩效考核总分得到明显提高。

（二）平衡计分卡（The Balanced Score Card，BSC）

1. 平衡计分卡　被评为20世纪最具影响力的管理概念之一，并被誉为近年来最伟大的管理工具之一。1996年，美国哈佛大学教授罗伯特·卡普兰（Robert S. Kaplan）和戴维·诺顿（David P.Norton）在《哈佛商业评论》第1/2月号发表的《平衡计分卡——业绩衡量与驱动的新方法》一文中提出了平衡计分卡模型。同年，他们出版了《平衡计分卡：将战略转化为行动》（The Balance Scorecard：Translating Strategy into Action）一书，该书从信息时代企业战略管理的要求出发，针对传统财务指标体系的局限性，指出企业的绩效管理体系应当能够"将战略传播到组织的各个部分，使部门和个人目标与组织战略保持一致，同时能够定期地对战略进行系统性评估以及提供反馈，以促进战略学习和改进过程。"

平衡计分卡的核心思想是帮助管理者把宏观战略目标分解到每一个部门和每一位员工，通过财务、客户、内部流程、学习与成长四个角度的指标之间的相互驱动因果关系，展现组织的战略轨迹，实现"绩效考核—绩效改进"以及"战略实施—战略修正"的战略目标过程。它表明了企业员工需要什么样的知识、技能和系统（学习与成长角度），才能建立、创新适当的战略优势和效率（内部流程角度），使公司能够把特定的价值带给市场（客户角度），从而最终实现更高的股东价值（财务角度）。平衡计分卡是一种综合性的绩效评价系统，对每一个角度设计适当的评价指标，赋予不同的权重，从而形成一套全面而完整的绩效评价体系。在这四个角度中，财务评价是组织的最终目的，客户评价是关键，内部流程评价是基础，学习与成长评价是核心。所以，平衡计分卡很好地实现了财务指标与非财务指标的结合，组织长期战略与短期行为的结合，变业绩衡量为业绩管理。

平衡计分卡成功的关键是倡导公司内部的开放性——让所有员工一起帮助组织实现既定目标。同时，成功实施平衡计分卡需要强有力的领导和高层管理人员团队的承诺，员工密切关注这些高层经理能否对他们要求员工参与的行动身体力行。高层经理必须愿意沟通组织战略，并对非财务指标采取行动。平衡计分卡的各项指标能够促使经理人不断提高自己获取利润的能力，而精心设计的能力指标又为他们提高跨团队协作能力、沟通能力等"软技巧"指明了努力的方向。这种"软硬兼施"的绩效考核体系，可以让企业真正成为不断改善的学习型组织。

2. 平衡计分卡的步骤

（1）确定企业战略目标：企业高层管理人员及外部专家构成决策团队，确定企业的战略及设想，成立实施团队，在企业内部展开宣传、教育和沟通，解释企业的使命、远景与战略，并得到全体员工的认同。

（2）建立各级平衡计分卡：企业中高层管理者根据公司历史数据、当下环境条件等，从财务、客户、内部流程及学习与成长四个角度去设计企业级的平衡计分卡。在此基础上，各部门制定部门级的平衡计分卡，并协助员工开发个人的平衡计分卡。各级平衡计分卡都要与企业长期战略目标保持一致。

（3）制定战略实施方案：在制定完平衡计分卡之后，高层管理者需要制定基于企业战略和平衡计分卡的战略实施方案。根据前两个步骤对企业的分析、环境的分析、战略的分析，可以进一步制定企业战略实施的行动计划、预算方案和规章制度。

（4）实施方案和绩效考核：在严格的规章制度约束、有效的科学管理下，管理者应按照优先级别将行动方案执行到位。并对此行动方案进行考核与评价，从企业、部门、个人三个层次对平衡计分卡的四个角度进行分析，总结成功的经验和失败的教训。

(5)评估和反馈：将薪酬与基于平衡计分卡的绩效考核结果联系起来，以发挥激励的作用。同时，根据绩效考核结果，企业要检查战略方向是否正确、企业外部环境是否发生变化，以便于及时调整战略方向，并重新确定各级平衡计分卡。

3. 平衡计分卡的优点

(1)简洁但不简单：平衡计分卡只包含了四个角度，但是这四个角度恰好是非常关键的战略方面，所以完全可以衡量企业绩效。同时，平衡计分卡给管理者提供了非常精练的企业绩效信息，提高了工作效率，降低因信息超载而导致的成本损耗。

(2)平衡性和协调性：平衡计分卡理论的平衡性体现在企业的长期目标和短期目标的平衡、财务指标和非财务指标的平衡、企业内部群体和外部群体的平衡、领先指标与滞后指标的平衡、有形资产和无形资产的平衡。

(3)减少利益牺牲：平衡计分卡的四个角度对管理者来说有一定的强制性，要求管理者要兼顾这四个方面，防止获得一方面成效之后却牺牲其他方面的利益。

(4)全面掌握企业状态：平衡计分卡综合了客户导向、改进质量、强调团队、缩短反应时间、加快新产品的推出等互不相关的要素，从而使企业不仅关注财务指标，还关注其他指标，避免片面性和滞后性。

(5)适应当前管理发展需要：平衡计分卡所关注的学习和成长指标，满足了当前企业对知识的竞争和人才的竞争，在绩效考核与管理系统中能反映出企业知识和技能管理的现状、成效和前景。

4. 平衡计分卡的缺点

(1)平衡计分卡忽视了一些重要的利益相关者：平衡计分卡反映了股东利益、客户利益、员工利益，虽然避免了只反映财务绩效的片面性，但是同时也忽视了其他重要的利益相关者，如供应商、竞争者、政府、债权人等，这可能使企业的绩效管理失效。

(2)平衡计分卡不适合用作运营管理的工具：平衡计分卡是一种管理和控制工具，而不是一种改进绩效的工具。设计平衡计分卡使高层管理者对企业绩效现状能够一目了然，但它缺乏一些详细的过程指标，所以不适合作为运营管理的工具。

(3)平衡计分卡的控制链存在缺陷：员工的行为受到内部约束和外部约束的影响。内部约束是指员工对企业文化的认同，可以提高员工的责任心，促使其成为一名具有主动性的问题解决者；外部约束是指规章制度，督促员工成为一名好的执行者。然而平衡计分卡管理系统本质上是一种自上而下的层级控制，阻碍了上下级之间的有效沟通，与企业文化难以融合，导致员工缺乏内部约束。

(4)平衡计分卡的因果关系链存在缺陷：平衡计分卡的因果关系链是其核心和最具创造性的观点。但是多种研究证实，这些因果关系链并不成立；并且大多数企业在采用平衡计分卡时并没有理解四个角度、各个维度及相应指标之间的这种因果关系。

(5)平衡计分卡不能积极应对外界环境的改变：随着市场变化和经济竞争加剧，企业的战略目标也应随着内部和外部环境的变化进行调整，包括其管理方式也应顺应变化而重新设定。但是，平衡计分卡是一种相对缺乏弹性的绩效评价系统，被认为是不合适或者需要调整。

5. 平衡计分卡在护理绩效管理中的应用实例　国内针对平衡计分卡在护理绩效管理中

的研究，大多尚处于理论发展阶段。段红伟等在上海、青岛、泰安等4所三级甲等医院开展了2009年聘用的主管护师绩效考核体系的研究。采用描述性统计及统计推断，将调查结果进行列表统计分析，从财务、内部流程、顾客、学习与成长4个维度筛选4个一级指标，并由此派生出9个二级指标、17个三级指标。然后用德尔菲法对17个三级指标进行权重赋值，从而建立了主管护师绩效考核体系。此外，也有研究者认为，平衡计分卡在企业管理中具有普适性特点的4个维度在应用到护理人员这个专业人群时需要调整。如张振建等根据平衡计分卡的4个维度综合考核的思想，结合护理人员的工作特点和工作规范，在参考其他学者研究护理人员绩效考核时所用指标基础上，将护理绩效考核指标体系设计成护理人员素质、工作业绩、学习与成长和满意度4个一级评价指标，并由一级指标延伸出相对应的17个二级指标和42个三级指标，然后用德尔菲法对评价指标进行筛选，对建立全面护理评价体系进行探索。

在平衡计分卡的实践应用方面，目前国内研究较为少见，尚处于探索起步阶段。襄阳市中心医院在对护士长的绩效管理中，对护士长职责细化，将科室绩效、科室护理质量管理与护理安全、科室服务质量、护理科研与教学等4方面评价指标分别对应到平衡计分卡的财务、内部流程、客户、学习与成长4个维度中，由此设计出护士长月度绩效考核量表，通过应用该量表对护士长绩效考核后，结果显示其护理整体质量有效提升，在医院综合评审、护理专项检查等工作中得到了较高的评价。重庆市第九人民医院护理部则将平衡计分卡落实在整体护理的绩效管理，通过对平衡计分卡使用前、后对比分析，对患者满意度、护理质量总达标率、护理“三基”考核一次性达标率、护理教学评比优秀率、护理缺陷发生率的比较，结果显示除护理缺陷发生率外，其余各项指标较平衡计分卡应用前明显提高。

（三）关键绩效指标（Key Performance Indication，KPI）

1. 关键绩效指标概述　关键绩效指标出现较早，在全球得到了广泛的应用。将企业战略目标决策经过层层分解之后形成的业务领域中，有一些对战略目标的实现有很重要的作用，称之为关键业务领域。关键业务领域的业务流程中，某些节点上又存在着某些关键成功要素。所以，在这些节点处设定关键绩效指标，便能着重管理关键业务领域，最终实现企业战略目标实施的管理。其核心思想是：设定与企业流程有关的标准值，制订出一系列的标准衡量指标，然后把实际经营过程中产生的指标实际值与预先设定的标准值进行比较，分析其原因、找出解决办法、从而将企业的流程做相应的调整和优化。

建立关键绩效指标应遵循的基本原则有：第一，目标导向，即关键绩效指标须依据企业目标、部门目标、岗位目标等来进行确定。第二，注重工作质量。因为工作质量是企业竞争力的核心，但又难以衡量，因此，对工作质量建立指标进行控制特别重要。第三，可操作性。关键绩效指标必须从技术上保证指标的可操作性，对每一指标都必须给予明确的定义，建立完善的信息收集渠道。同时，应当简单明了，容易被执行人所理解和接受。第四，目标的平衡性。涉及到相关部门的配合和相互支持协助的目标，须由相关部门结合流程共同协调制定。当然，有很多指标之间是相关或者交叉、重叠、对立的，指标不在于全面、科学，而在于聚焦、有效。第五，具有控制力。被考核者应对关键绩效指标的达成具有相当的控制能力。在订立目标及进行绩效考核时，应考虑职位的任职者是否能控制该指标的结果，如果任职者不能控制，则该项指标就不能作为任职者的绩效衡量指标。

需要注意的是关键绩效指标没有固定模式。不同的企业或相同的企业在不同的时期，关注的绩效目标是不同的，所设计的绩效指标也会不同。但从整体来看，一个能够反映企业需要达到的目标的绩效指标系统应该有以下几个标准：①准确地反映企业的目标；②不论财务指标还是非财务指标，关键绩效指标都应是能够量化的；③能够激励人们良好业绩的指标标杆；④指标并非越多越好。四条标准归纳起来，就是一个观点：量化正确的事情，并且是我们有限的精力能够做好的事情。

2. 制定关键绩效指标的步骤

（1）制定企业级关键绩效指标：明确企业的战略目标，找出组织的业务重点，也就是组织价值评估的重点，然后找出这些关键业务领域的关键成功要素，并制定出关键绩效指标，即企业级关键绩效指标。

（2）制定部门级关键绩效指标：各部门的主管需要依据企业级关键绩效指标建立部门级关键绩效指标，并对相应部门的关键绩效指标进行分解，分析绩效驱动因数（技术、组织、人），确定相关的要素目标，确定实现目标的工作流程，分析归纳出各部门级的关键绩效指标，以便确定评价指标体系。

（3）制定个人级关键绩效指标：各部门管理者和部门骨干人员一起再将关键绩效指标进一步细分，分解为更细的关键绩效指标及各职位的业绩衡量指标，这还需要部门管理者负责员工关键绩效指标在部门内的协调。这些业绩衡量指标就是员工考核的要素和依据。

（4）评估和反馈：对关键绩效指标体系的评估和反馈是贯穿于整个实施流程中的。评估审核时需要注意关键绩效指标是否可以解释考评对象80%以上的工作目标；关键绩效指标是否易于观察；不同考评主体对同一考评对象进行考评时，结果是否一致。评估的目的是为了调整现有体系，形成更适合于企业的关键绩效指标体系。

3. 关键绩效指标的优点

（1）关键绩效指标具有很强的战略导向作用：关键绩效指标通过将企业战略目标层层分解，形成一个完整综合性的指标库，而非单一层面的绩效指标，它实际上是将组织的战略目标贯穿到各个层面。这样一来，不仅解决了企业战略性目标难以传递的困难，还可以在组织内部形成以实现战略目标为核心的内聚力和向心力，组织中的人清楚地知道自己在做什么，要达到什么目标，为什么要这么做。无论是关乎组织发展方向的决策，还是组织的日常运转，都有了明确的方向，这对于组织管理和发展来说实际上是相当重要的。

（2）关键绩效指标使职责更加明确化：通过制定部门级关键绩效指标，有助于部门管理者清楚地认识到本部门应该完成的任务及应该承担的职责和关键绩效指标。同时，部门所承担的关键绩效指标也代表了其对企业的价值。

4. 关键绩效指标的缺点

（1）不能全面地解决问题：关键绩效指标体系的建立其出发点在于组织长期的愿景和使命。因此，关键绩效指标在着眼宏观战略目标时，很容易忽视组织的微观层面，无法解决某些较为细节的问题。

（2）关键绩效指标体系所体现的集中管理的思想无非是一种重点管理的思想：关键绩效指标是组织和员工的目光聚焦于这些关键领域的关键指标，因此，这个指标体系并不追求反映组织管理的全貌，只突出反映关键问题，不具有全面性。而一个组织战略目标的达成，关键绩效固然重要，但并不是非关键绩效就对战略目标的实现没有影响，战略目标的实现还需要每个环节的良好配合。

（3）关键绩效指标方法具有以事实为依据、以结果为导向的特点：这一特点使得关键绩效指标体系大多具有静态性质，所有的注意力都集中在最后完成的结果上，而对于动态发展的过程性指标和行为性的指标则关注不够，这样也容易产生让员工认为绩效就是看结果的误区。

（4）增加了员工所应承担的风险：排除很多人为因素和不可控因素的干扰，定量化的指标固然能使绩效管理过程得到简化，但是到底能够将复杂的组织运转体系简化到何种程度，是一个需要掌握的平衡点。关键绩效指标实际上将绩效指标的完成情况与指标的责任主体完全挂钩，在增强员工的责任程度和主体性的同时，也增加了员工承担的风险。

5. 关键绩效指标在护理绩效管理中的应用实例　在医院绩效改革的新时期，为了加大护士长的考核力度，屈新云等结合医院战略目标，根据护士长岗位职责，运用关键业绩指标权重法，通过德尔菲专家咨询法对考核指标及权重赋值进行征询、评定和认证，制定出操作性强的护士长绩效考核指标体系。包括：①2个一级指标：科室业绩和个人业绩，其中个人业绩属于加分项目；②8个二级指标，指标项目和权重为：服务效率（10）、医疗成本（10）、费用管理（2）、院感质量（5）、服务质量（10）、规章制度（8）、护理管理（55）；③21个三级指标。

在实施绩效考核时，根据层级考核要求，每月由各职能科室根据职能范围对业务科室进行考核评价，考核办汇总各职能科室绩效考核评价结果、确认护士长绩效工资；护士长月考核实行百分制，不满一百分按比例扣月绩效工资，年度考核与年度奖金挂钩；年度考核结果同时作为年度评比、职称晋升、职务聘任和岗位续聘等的依据；成本控制考核用于指导和控制业务科室的直接成本费用，按季度考核，控制范围内降低的比例，其中所节约的实际费用的30%用于奖励，40%用于奖励护士长，40%奖励员工，20%作为科室活动基金；次月初考核办将考核结果反馈给各考核对象及财务科。考核结果与护士长绩效工资挂钩：财务核算办根据考核办递交的考核结果汇总表核算护士长绩效工资；护士长月绩效工资 = 护士长计算出的绩效工资 ×（科室评价得分 ×20%+ 护理考核得分 ×80%）×100%，护士长年绩效工资 = 护士长计算的年度绩效工资 × 年度评价得分 ×100%。关键绩效指标考核实施前后护理质量评分和护士长综合评分都得到显著的提高。

（四）360度绩效反馈评价法（360 Degree Feedback）

1. 360度绩效反馈评价法概述　在绩效评估的传统实施方法中，绩效评估仅仅起到记录卡的作用，被考评者的结果好坏均取决于上级管理者或管理部门，没有充分发挥和利用评估结果对于增强员工个人及组织的效能的作用。因此，如何使评估结果更加全面、客观和可靠，同时强化评估反馈，已经成为企业绩效管理工作迫切需要解决的问题之一。360度绩效评估法因其多角度反馈被评估者工作绩效的特点而成为越来越多企业绩效评估阶段的主要实施方法。360度绩效反馈评价又称全方位评价、多评估者评估或多角度反馈系统，最早由英特尔公司提出并加以实施应用，是国外大多数组织在绩效考核中常用的方法。它是指由员工自己、上司、直接部署、同事甚至顾客等全方位的各个角度来了解个人的绩效，包括沟通技巧、领导能力、行政能力等。通过这种考评方法，被考评者不仅可以获得多角度的反馈，也可从中更加清楚地了解自己，便于指导今后的发展。

360度绩效反馈评价是建立在以下两个简单假设基础之上的：一是行为及观念的改变是贯穿在增强自我意识的过程中，自我意识改变，行为也将发生改变。二是来源于测量理论，对一个个体从多个角度的观察可以得出更多有效和可靠的结果，因此也更有意义和作用。其理论基础是心理测量学中的真分数理论。真分数理论的基本思想是把测验或考核的得分，看做是由真分数和误差分的线性组合。所谓真分，就是一个测量工具在没有误差时所得到的真分值，代表测验所要测量的能力水平。其实，真分只是一个理论概念，其操作定义是指无数次测量所得到的平均值。在一个团体中，每个人的误差都是随机的，且评价着眼于各个不同的侧面，对任何一位成员都测量多次。所以，只要团体足够大，其误差便会相互抵消。

360 度绩效评价法的演化，体现了一个渐进的过程。初始是“一度绩效反馈”，即由传统的上一级领导来进行考核以及自我评价。第二是“90 度绩效反馈”。即由同一层级的其他同事进行绩效反馈，这也是一项简单有效的考评方式。第三是“180 度绩效反馈”，即由直接的下级来进行绩效反馈，这样不仅可以帮助主管加强对自我的认识和工作改进，更可以拉近上下级间的距离，加强沟通。第四是“360 度绩效反馈”，即指包括上述全部和外部工作关联者的考评反馈。这种方法比传统考核方式更完整、客观、有效。它不但容易为本部门成员所接受，更是改进人力资源管理绩效的基础所在。

2.360 度绩效反馈评价法的步骤

（1）制定考核计划：管理者在明确企业考核目的的前提下制定考核计划。但是需要注意的是，考核目的要紧密联系企业的战略目标，以此确定的考核计划才是适用于企业的。

（2）设定绩效考核表：制定出合适的绩效考核表，不仅能使被考核者对自己的考核内容一目了然，还能减轻考核者的工作负担，节约人力、精力和时间。绩效考核表初次设定出之后需要进行多次测试、修改，以便形成最佳的绩效考核表。

（3）实施考核：这一阶段的主要内容是根据制定出的绩效考核表，收集员工的绩效信息，并对这些绩效信息进行分析判断，得出考核结果。由于绩效考核结果直接与薪酬、晋升等相关，所以在采集信息和数据时，应做到公正公平，避免因存在不公平现象而导致员工的积极性下降。

（4）考核结果应用：360 度绩效反馈评价法考核结果客观，信息全面，因此，可以作为培训、开发或是对下一绩效周期计划进行针对性辅导的有效参考资料。

3.360 度绩效反馈评价法的优点

（1）具有公正性和公平性：360 度绩效反馈评价法不再是由一人管理的形式，而是由团队合作的形式进行，工作的完成更多地服从领导小组的管理。员工的工作绩效也不是只有上级来评判，考核的公正性和公平性更明显。

（2）促进员工的自我认知：360 度绩效反馈评价法从多个方面、不同角度显示员工的工作绩效，使员工有机会了解自己在哪些方面存在不足，在哪些方面有较好的条件，从而明确自己的发展方向。

（3）考核结果更加准确：由于 360 度绩效反馈评价法的数据和信息来自于多种角度，而且每种角度所占的比重不同，最终结果是通过统计方法获得的均值，这种方法可以使考核结果更加准确。

（4）促进服务质量的提高：360 度绩效反馈评价法的绩效考核者不仅仅是企业领导层，只要是与企业员工有来往的，都可能成为考核者，这其中也包括客户。所以，360 度绩效反馈评价法促进员工提高自己的服务质量，为客户提供最佳的服务质量。

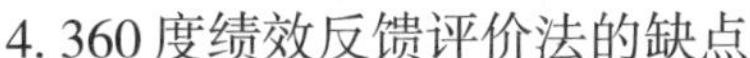

4. 360 度绩效反馈评价法的缺点

（1）考核指标形同虚设：360 度绩效反馈评价法需要不同的考核者，但是不能保证这些考核者们都明确 360 度绩效反馈评价法的正确操作方法。于是，参照考核标准，对被考评者在工作中的行为表现进行客观评价的考核过程，已经被很多考评者简化为一种根据个人对考评标准的理解，任意画钩或打分的游戏，其结果不言而喻。

（2）考核结果区分度不大：目前已有研究表明，360 度绩效反馈评价法对于特定的被考核者，其各个指标的考核结果差异不大。甚至是被考核者在被评价的各个指标的表现上完全一致，要么全优，要么全劣。而且，每个被考评者之间的总体考核结果差距不大，且都处于中等偏上水平。造成这种情况的原因是多方面的，主要与以下四个方面有关：受传统思想文化影响，员工普遍缺乏参与管理的意识；权利与责任不对等，员工可以对考评结果不负责任；考评者范围盲目扩大化，或考评指标与考评者不匹配；慈悲效应、晕轮效应等心理因素的影响。

5. 360 度绩效反馈评价法在护理绩效管理中的应用实例　浙江大学医学院附属邵逸夫医院自 1994 年建院起，即从美国罗马琳达大学医学中心全面引进 360 度绩效考核体系，通过 19 年的实践，该考核体系已成为医院护理管理工作的核心和关键，并得到了进一步的发展。该院实施的 360 度绩效考核评价具体包括：①上级评价：即自上而下的评价，护理副院长负责评价科护士长，科护士长评价护士长，护士长评价护士；②同事间评价：向科室同事发放护士间评价表，收集科室护士之间的评价，同时也向下属发放护士长同事间评价表，收集护士对护士长、护士长对科护士长的同事间评价意见，上述同事间的平行评价和自下而上的评价共同作为同事间评价的依据；③自我评价：将评价表发给被评价者，收集被评者的自我评价与自我鉴定。

正式评价（定期评价）是根据护士或护士长的级别不同，安排 3 个月至 1 年的评价频度。非正式评价（平时评价）是指在日常工作中对护士的工作态度和能力、业务水平、工作质量（尤其是差错）、同事间协作情况等的及时记录与反馈，并为定期考核提供必要依据。评价表主要内容包括专业技能、专业素质和专业发展 3 个方面，根据被评者表现按不称职、基本称职、称职和优秀 4 个等级进行评分。此外，评价表也包含了被评者个人信息（如部门、职务、职称等）以及部门评价与期望、医院综合评价等栏目。护士长通过对考核结果进行综合分析和评价及时与护理人员进行沟通面谈，有利于员工纠正问题，明确目标，面谈时间一般为 45~60 分钟。

医院在实施过程中，还根据护理工作的需求及护士能力要求的改变对考核内容作出相应修改，不断改进考核体系，如在 2010 年增加了护士专业态度和组织承诺在考核内容中的权重系数，在 2013 年的修改中增加护士对医院愿景、护理使命及价值观认同的权重系数。这充分调动了护士工作的积极性，提高了护理质量和护士工作满意度，营造了正性的职业环境。

（五）四种绩效管理方法的比较

以上所述四种绩效管理方法各自有各自的优势和特点，采用哪种管理方法，还需要管理者对企业进行全面分析而定，只有最合适的，没有唯一的。四种方法之间的比较如表 5-2 所示。

表 5-2　MBO、BSC、KPI 与 360°的比较表

分析属性	MBO	BSC	KPI	360°
设计思路	逐级分解总目标，实行整体性管理	基于战略目标、平衡综合设计各分层计分卡	基于战略目标，逐级分解关键因素和绩效指标	多维度立体评价，结果趋于公正、全面
关注焦点	目标实现	远景目标	经营绩效	信息完全
侧重方向	目标导向	全面发展	利润驱动	效度导向
适用条件	以目标为导向，目标可分解，基础信息完备	各种不同战略指标可协调平衡，管理者分解沟通战略能力强	以战略为导向，有可确定、可衡量的关键绩效指标	组织结构有多个层次，部门之间经常往来
实施程序	建立目标体系—制定目标(共同参与)—组织实施—检查纠偏	确定企业战略目标—从财务、客户、内部流程、学习与成长四维度衡量	工作职责—列出关键成功因素—提炼关键业绩指标	确定评估内容—选择评估主体
显著特色	目标明确、客观；程序正式、结构化、弱政治化	连接战略，兼顾短期与长期目标、结果性与驱动性指标、数量与质量指标、客观与主观指标以及外部与内部指标	将结果和过程指标有机结合，突出影响绩效的重要因素	全方位、多角度，结果公正、客观，员工参与度高

第三节　护理绩效管理体系

一、体系

“体系”这一术语对我们来说并不陌生，相反，在我们的社会生活中，它被广泛应用于书面与口头的表述。《现代汉语词典》对“体系”的解释为“若干有关事物或某些意识互相联系而构成的一个整体”,《苏联百科辞典》的解释为“体系是互相联系、互相关联着而构成一个整体的诸元素的集，分为物质体系和抽象体系”。“体系”对应的英文词汇(System of Systems，SoS)最早出现在 1964 年《纽约城市参考》的一篇论文中，旨在讨论城市系统中的系统。这一概念提出后，首先被用于社会学、生物学和物理科学领域。体系概念的发展演化经历了激烈的争议和讨论，美国系统科学体系工程协会主席 Dr.William J. Reckmeyer 认为，体系源于系统科学，是系统科学关于软系统和硬系统研究的综合，对大规模、超复杂系统的研究。体系也被称之为系统中的系统，是目前大多数大规模集成体(包括系统、组织、自然环境、生态体系等等)中普遍存在的问题，其典型的概念与定义不下 40 种。

通过对体系的各种概念的分析与研究，一般认为体系的综合概念是：体系应该是一种完整的框架，它需要决策者充分综合考虑相关的因素，不管这些因素随着时间的演变而呈现出何种状态。体系的特性有：①组成单元行为的自主性；②组成单元管理的独立性；③体系整体的演化性；④体系区域的分布性；⑤体系问题域的学科交叉性；⑥组成体系的系统异构性；⑦体系分布与交互的网络性；⑧体系组成单元能够进行协同与重组等。体系问题研究的迫切性不仅仅是因为今天系统复杂性增加的挑战，在信息时代的今天，我们的决策经

常面临着大规模的数量、高密度交互与关联、长时间的跨度规划问题。体系方法并不倡导某种工具、方法手段或实践；相反，它追求一种新的思维模式，这种思维模式能够迎接体系问题的挑战。

尽管对体系的理解和认识存在较大的差异，从目前关于体系问题和实例研究看，其主要目的是解决大规模系统的集成与演化、测度与评估问题。从这一意义上说，体系的研究是拓展传统系统理论与系统工程方法，是结合复杂系统理论与实践的需要，建立解决复杂系统问题的具体方法。从目前复杂系统理论的研究看，并不是所有复杂问题都能得到较好的解决，复杂理论在很大程度上只是引导我们对复杂性、对复杂系统行为的理解与认识，并不能从根本解决复杂问题，比如在医疗领域我们需要把众多孤立系统进行集成，形成更有效的医疗体系，在未来医疗行业建设规划问题上，需要发展什么系统、需要淘汰哪些系统、需要持续使用和保障哪些系统、需要什么样的新概念系统等等，这些都是我们在信息时代的医疗建设中所面临的问题，而传统系统理论与系统工程方法以及复杂系统理论并不能解决这些问题。

二、绩效管理体系

绩效管理应是一个完整的体系。绩效管理体系应该与组织的战略和目标相联系，有助于组织总体战略和目标的实现。绩效管理的主要目标是促进组织绩效，组织必须意识到绩效管理是一个体系，并不单纯地是为每年一次的评估和为来年制定目标。绩效管理体系能为组织完成许多任务：如衡量绩效、帮助制定工资、提升等决定，以及帮助专业发展、培训、环境塑造、设备更新、选拔和评估。关于绩效管理体系的组成，具有代表性的观点有：

英国 Richard · Williams 在所著的《业绩管理》中把绩效管理系统分成四个部分：①指导 / 计划，即为雇员确定绩效目标和评价绩效的标准；②管理 / 支持，即对雇员的绩效进行监督和管理，提供反馈和支持，帮助他们排除阻碍绩效目标完成的障碍；③考查 / 评估，即对雇员的绩效进行考核和评估；④发展 / 奖励，即针对考核结果，给员工进行相应的奖励、培训和安置。

Craig Eric Schneier、Richard W.Beatty 和 Lloyds S.Baird 认为绩效管理系统应是一个完整的周期：包括达成契约、规划、监督、控制、评估、反馈、人事决定、开发、衡量和制定标准，如此反复。

英国的人力研究学会（Institute of Manpower Studies）的问卷中把绩效管理系统分成几个部分：①与战略相联系的绩效计划；②获得员工承诺；③设定单元目标；④协商个体绩效目标和标准；⑤观察雇员绩效；⑥收集雇员绩效资料；⑦给予反馈和指导；⑧进行正式的绩效评估；⑨绩效工资。

综合各种观点，一般认为绩效管理体系包括以下几个方面：第一，制定目标和绩效计划。把公司的整体战略与部门和员工个人的工作目标相联系，确定员工个人具体的标准和行为，为绩效考核提供依据，同时获得员工对目标的承诺。第二，对过程进行监控，实施绩效辅导。组织在这个过程中，应该对员工的绩效进行监督和指导。对员工的绩效进行反馈，帮助他们排除工作中遇到的障碍、进行业务指导和及时调整目标是这一阶段的主要任务。第三，实施绩效考核。组织定期对员工的绩效进行考核，主要任务是怎样尽可能客观真实地对员工的绩效进行评价，同时又尽可能让员工感到满意。第四，绩效考核结果的应用。

组织根据绩效评估的结果做出相应的人事决定或确定发展计划。

目前，我国企业人力资源绩效管理体系在企业的战略实现上、人才的开发上以及在企业员工管理上都起着重要的作用。许多企业正在执行或者正准备实施企业绩效管理，来加强企业员工的工作积极性。现在，很多企业充分利用企业人力资源绩效管理体系，建立了从企业高层到企业基层进行层层考核的绩效管理体系，将企业员工工作中的业绩考核与奖惩相挂钩，初步解决了企业薪酬与业绩不挂钩的现象，在一定程度上提高了企业的经营管理水平，促进了企业经济增长的质量，加快了企业经济效益的增长速度。由于企业人力资源绩效管理体系构建及其实施过程当中的可行性、科学性以及有效性程度将直接关系着企业在进行人力资源管理过程中的工作水平高低，其对于企业生存发展所起到的整体性作用也是不容忽视的。所以选择科学的方法建立一套适合企业自身特点的绩效管理体系十分重要。

三、护理绩效管理体系

全面的绩效管理是通过建立绩效计划、绩效实施与管理、绩效评价和绩效反馈各个环节互相支持的过程，是在员工的具体行为与组织的高层管理和中层管理之间建立持续不断的控制、调整、激励、反馈的过程。目前，我国大多数公立医院对绩效管理的研究基本上处在探索期，并不存在严格意义上的绩效管理。医院主要靠政府制定的管理法规、行业标准和部门规章运行，承继了计划经济时代的一些惯用的考核方法，有些考核办法也是比较零散的、不系统的，甚至是不科学的。我国护理管理者们在探索护理绩效管理体系的构建时，应该首先明确护理绩效管理体系的框架和内容。

（一）制定护理绩效考核计划

制定护理绩效考核计划的目的在于让护理人员清醒正确地认识绩效考核目的，并且熟悉考核方式、考核标准和考核人员等。从护理管理的角度来讲，护理绩效考核计划是护理人力资源绩效管理体系中的基础所在，同时，绩效考核计划或者考核标准的实施能够为护理绩效管理工作的落实提供必要的依据和保障。这样有效地避免了部分护理人员浑水摸鱼的现象，避免影响其他员工的工作积极性。

在制定护理绩效考核计划时，要根据医院的阶段战略目标，围绕护理质量的提高、经营收入的增长、单位成本的降低、资产利用率的提高等几方面来设计绩效目标。医院护理管理者、职能管理部门负责制定医院护理层面的绩效目标、发展目标、行动计划，科室领导与护士负责制定本科室层面及护士个人的绩效目标、发展目标、行动计划。在拟订了战略目标的同时，要明确管理目标，医院在多项管理决策中都要使用绩效考核的信息，如津贴发放、薪级工资的调整、晋升、晋级和评优评先等，并且根据不同的管理目的构建不同的考核标准。

（二）实施绩效辅导

为了确保绩效考核质量的发挥，建立护理人力资源考核的绩效辅导是至关重要的。在护理人力资源管理措施和管理计划中，护理管理人员要和被管理者构建良好的沟通关系，针对管理措施的开展和绩效管理计划的落实程度进行全面的处理。

在护理绩效管理过程中，护理管理者要持续、及时地与护理人员分享交流绩效信息，包括调整计划、提供帮助、建立有效的激励机制。护理管理者通过及时发现科室或中层护理

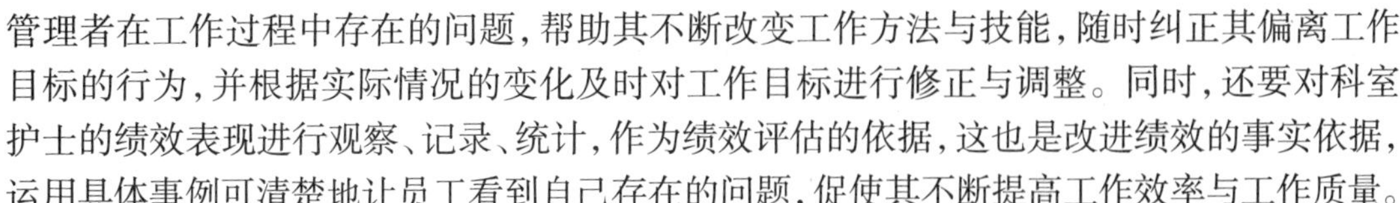

管理者在工作过程中存在的问题，帮助其不断改变工作方法与技能，随时纠正其偏离工作目标的行为，并根据实际情况的变化及时对工作目标进行修正与调整。同时，还要对科室护士的绩效表现进行观察、记录、统计，作为绩效评估的依据，这也是改进绩效的事实依据，运用具体事例可清楚地让员工看到自己存在的问题，促使其不断提高工作效率与工作质量。

（三）实施绩效考核

绩效考核在绩效管理体系中承担了重要的作用。从绩效考核的发展过程看，绩效考核指标已从单一的财务或工作业绩指标发展到与医院均衡发展有关的多维度指标体系，大致可以分为系统性和非系统性指标。系统性指标的提取主要从医院的发展战略出发，根据护理组织的结构和相关护理工作流程，从上至下对医院战略逐步分解，从而建立起系统的绩效考核指标体系，构成此类指标体系的方法包括目标管理法、标杆管理法、关键绩效指标法、平衡记分卡法等。非系统考核指标主要针对个人绩效考核指标的确立，大致包括护士能力与素质考核法、工作标准法、业绩评定法和关键事件法等。

护理人员的绩效考核因其专业性特点，岗位与工作内容差异性大，其指标体系的建立更应突出专业特色，因此一般对于医生的考核更偏重门诊和住院或手术的人数等给医院带来收益的指标，而对于护理人员的考核则多以服务的态度或质量等作为评价指标。一个好的绩效考核系统会有力调动护士的工作积极性和创造性，推动组织的良性发展。

因此，护理绩效考核指标要与护士所在岗位、护理技术、责任风险、工作质量、工作强度、效率、医德医风等因素相结合。同时，绩效考核要做到客观、公正、公开、公平、科学、真实、准确，达到民主与集中相结合的目的。护理部应结合医院护理工作实际，建立完善的绩效考核制度、绩效考核激励机制、绩效考核分配指导原则和绩效考核申述制度等，并分层级召开护理人员座谈会，反复听取其意见和建议，为绩效工作的顺利实施奠定坚实的基础。

（四）绩效考核结果的作用

第一，绩效考核结果是护理人员薪酬分配的主要依据，绩效考核分配原则是依据护理岗位的劳动强度、技术要求、工作风险等，体现按劳分配、多劳多酬、兼顾公平；向临床一线倾斜；向工作量大、技术性强、风险高及特殊岗位倾斜。第二，管理者根据绩效考核的结果做出相应的人事决定。如根据考核结果确定员工是否需要更换岗位，是否适合晋升等。第三，根据绩效考核结果确定发展计划。这一用途日益被组织所重视。绩效考核结果为护理人员的发展培训提供依据，如哪些护理人员需要培训、需要何种培训、有多少护理人员需要这种培训等。第四，护理绩效管理体系是否在医院经营管理过程当中发挥了应有的价值，其关键在于通过绩效考核结果的反馈对其进行衡量与确认。通过分析护理绩效考核结果，找出现有护理绩效管理体系现存的问题，并不断调整，探索到最适合的护理绩效管理体系。

第四节　护理绩效考核

一、绩效考核概述

（一）绩效考核概念

绩效考核从企业经营目标出发对员工工作进行考核，通过运用科学的考核标准和方法对员工在日常行为中所表现出的能力及态度和业绩进行定期的、以事实为依据的评价，从而激励和发掘员工的潜力，以帮助企业达到预期的工作目标。对于绩效考核的内涵，可以从以下三个角度得以理解：①绩效考核是从企业经营目标出发，对员工工作进行考核，并使考核结果与其他人力资源管理职能相结合，推动企业经营目标的实现；②绩效考核是人力资源管理系统的组成部分，它是运用一套系统的和一贯的制度性规范、程序和方法进行考核；③绩效考核是对组织成员在日常工作中所表现的能力、态度和业绩，进行以事实为依据的评价。

（二）绩效考核的意义

绩效考核是人力资源开发与管理中的一项核心工作，是调动员工和管理者积极性的重要手段，对维持企业的正常运行有着很重要的意义。具体来说，通过绩效考核能够让考核对象了解自身的工作实绩，促使其把工作做得更好；绩效考核还能够帮助管理者发现组织中存在的问题，工作评价的信息可以用来确定员工和团队的工作情况与组织目标之间的关系，从而改进组织效率和个人的工作。绩效考核的结果能够发现考核对象的不足和亟待开发的潜能，为其培训开发指明方向；同时，绩效考核也能够为组织甄别高绩效和低绩效的员工，为组织的奖惩提供依据，从而确定对其的奖励和晋升机会。因此，绩效考核既是一个过程的结束，又是一个新阶段的开始。

（三）绩效考核的发展

1. 国外绩效考核的历史变迁

（1）早期闪烁的思想火花：自有人类社会以来，为了提高生产效率、改善生活质量，人类对绩效考核的探索就没有停止过，如《汉谟拉比法典》对报酬和奖罚等的规定，《孙子兵法》中的恩威并重、重人重智和功利主义激励思想等。此期绩效考核实践的典范是大型工程建设的管理、军事激励和分成租佃制度的执行。由于受历史条件和人们认识水平的限制，早期的绩效管理思想比较凌乱和分散，并依附于其他学科。

（2）近代员工激励理论的系统探讨：19 世纪早期，罗伯特・欧文斯开始在他经营的棉纺厂中尝试用不同颜色的木头块来标志员工的不同业绩。但真正自觉地开展绩效考核是从泰勒时代开始的。1895 年，有“科学管理之父”之称的泰诺提出了刺激性的差别计件工资制度。19 世纪末至 20 世纪初，不少心理学家加入了对员工绩效考评与激励的研究。

（3）现代组织激励理论的逐步完善：第二次世界大战后，资本主义进入相对稳定的持续快速发展期。随着企业规模的扩大，以及经营的复杂化和多样化，为企业内部经营管理服务，并以谋求利润最大化的现代管理会计应运而生。1954 年，德鲁克首先提出了目标管理的概念，强调目标分解，逐级授权和让员工参与管理，并将目标作为考核任务完成情况的依据。这种首次依据工作产出和结果而非工作行为的考核做法，是绩效考核的里程碑。1957 年，美国学者罗伯特・惠里利用可靠性理论建立了评定过程的数学模型，从理论上验证了绩效考核定量化的可能性。

2. 我国绩效考核的历史变迁　我国绩效考核在 20 世纪 90 年代才趋于成熟，绩效考核首先是从员工激励开始并逐步完善，随着企业规模的扩大，以加强对于公司考核为中心的组织绩效管理开始为人们所重视。可将其划分为以下三个时期：

（1）计划经济时期（1949—1977）：对组织绩效的考核以实物量考核为核心，在员工方面，企业分管理干部和普通员工两个系统进行考核。

（2）计划经济向市场经济过渡时期（1978—1989）：全面推行经营责任制，职工报酬与企业的经营成果和个人的劳动贡献紧密挂钩。

（3）市场经济时期（1990—）：20世纪90年代，随着企业经营机制的转变，企业经济效益评价受到重视。1999年，各地对企业经营者开始进行年薪制考核，在员工的激励上，企业普遍推行岗位技能工资制或绩效工资制。90年代在我国产生较大影响的是邯郸钢铁公司的"模拟市场"目标成本下的内部考核制度。2003年，国务院国有资产监督管理委员会颁布了《中央企业负责人经营业绩考核暂行办法》。

我国企业近20年在借鉴西方的基础上，逐步建立起绩效考核体系，取得了不少进步，但仍存在一些不足：①忽视绩效考核的基础工作建设，导致考核结果误差大，企业效率也不高；②绩效考核理念存在偏差，绩效考核指标、体系仍有待完善；③绩效考核不注重程序，随意性大，科学性不足；④不重视绩效考核结果的应用，激励手段显得短视和单调。

二、护理绩效考核现状

（一）我国护理人员绩效考核现状

近年来，护理行业越来越受到医院、国家卫计委乃至全社会的重视，也有更多热爱护理事业的学者对护理人员绩效考核进行相关研究。至此，国内护理人员绩效考核的方法种类颇多，以下列出常用的几种护理绩效考核方法。

1. 量表考核法　量表考核法是考虑到护士的工作方式、工作任务具有多样化，在考评时不同的管理者依据个人经验从主观角度出发对护士进行多方面的考核，这就导致考核量表的形式及内容多种多样。比如，有学者引用Schwifian博士发明的工作绩效量表，采用自评和上级评价的方法，关注护士的教学和合作能力、重症护理能力、领导能力、沟通合作能力、计划和评价能力及专业发展6个方面，采用非量化的四点式评分法进行评价。袁风英等结合现代护理模式与护理工作的职责范围，建立了与护理人员素质及护理服务质量要求相适应的岗位绩效评价指标，包括护理工作质量、护理知识技能、工作可信度、工作态度和勤勉性。采用非量化的方式对指标进行描述，采用Likert5级评分法，对护士的绩效进行评价。

2. 量化分值考核　量化分值考核法的主要优点是通过量化各项指标，使得考核结果更具有客观性，以及公平、公开和公正性。有学者在摸底调查、充分征求护理人员意见的基础上，把护理人员的奖金与职称系数、团结协作、工作数量、工作质量等指标相挂钩，建立了绩效奖金分配制度。张蓉等将医院所制定的《护理质量考核细则》及"绩效工资量化指标"作为依据，考核内容涉及护士理论知识和技能、工作主动性、责任感、创新性，并将特殊贡献等作为加分项目。将不同科室所承担的工作量、效率、责任、风险、强度、医德医风等内容纳入其中，制定护士绩效量化考评指标，即工资总额 = 基本工资 + 绩效工资；基本工资 = 固定工资（含护士10%工资和护龄津贴）+ 活工资 + 剩余工资；绩效工资 = 生活补贴 + 误餐费 + 劳酬。还指出应多关注非经济性薪酬：如工作环境、工作氛围、能力提高、个人发展以及职业安全等。此外，有护理管理者综合考虑护士工作年资、工作质量、工作的辛苦程度、所承担责任和风险和出勤天数等内容，借鉴定量评分法与劳动分值法，将护士的年资、岗位和班次纳入绩效考核指标，构建绩效考核模型。根据重要性对不同年资、岗位和班次分别赋予不同的权重，从而从根本上调动了护理人员工作积极性，提高了护理技术服务的含金量，改善了护理内涵质量，同时也提高了管理效率，具有很大的实际意义。

3. 平衡计分卡法考核　平衡计分卡是美国哈佛大学教授卡普兰等人对企业综合评价管

理最具代表性的研究，是绩效管理中常用的一种方法。有临床护理管理者运用此方法对急诊科护理人员进行多维度评价，并应用于奖金分配制度的改革中，即个人奖金 = 基本工作量奖 + 绩效奖 + 急诊津贴（定额）。刘保萍等通过拟定绩效考核指标体系、平衡计分卡四维关键绩效指标选择进行护理绩效考核，运用层次分析法确定指标权重系数。设计评价体系的维度及分层，结合护士工作职责、护理工作标准和护理人员发展目标，设立最能代表护理绩效的关键指标体系。包含了患者、护理质量、组织运营、学习与成长 4 个一级指标，患者满意度、患者投诉、上级评价等 10 个二级指标及其分属的 28 个三级指标。内容几乎涵盖了护理工作的各个方面，力求全面重点突出兼顾公平，将护士满意度纳入指标体系，使护理人员参与到绩效考核评价标准中去，体现了以人为本的护理理念。朱新青等将平衡计分卡运用到护理绩效管理中，考评指标包括患者满意度、护理工作流程、员工成长、服务项目的增收节支、护理项目合理收费率；激励指标包括：国家级、省级、市级、院内获奖（优秀护士、病人最满意护士），科研论文，杜绝差错事故等项目给予加分。该绩效考评使护理人员有了危机感，护理人员的服务态度得到改善，患者满意度、护理人员创新能力、工作效率、工作质量明显提高。

4. 定能分级薪酬　有学者依据护理人员能级护理效率指标得分、护理质量指标得分来建立考核框架制定绩效奖金考核细则，根据按劳分配兼顾公平的原则，结合本病区实际情况进行分配：①定能分级：薪酬原则上 N1 级第一年不予以能级奖，第二年予以系数 0.5；N2 级予以系数 1.0；N3 级予以系数 1.0+300 元；N4 级予以系数 1.0+600 元；N5 级予以系数 1.0+1000 元。②附加薪酬：根据岗位职责按照责任风险计算，责任组长大科奖励 300 元，病区奖励 300 元；新职工及实习生的带教老师奖励 50 元；病区专职办公班人员予以 N2 级奖金；哺乳期产前期参照 N2 级奖金；低于 N2 级者按原级别发放；外出进修培训人员享受 N2 级奖金的 50%。

5. 主基二元法　该法将绩效考核设计成“主要绩效”与“基础绩效”两个部分。所谓“主要绩效”，是指当前对组织能起到重要影响的工作，是“核心绩效管控点”，就护理领域而言，提高护理服务质量是当前评价整体护理质量的主要管控点；“基础绩效”主要是指基础性的工作，支撑主要绩效的产生，护理技术是维持医疗服务正常运行的基本要求。即以护理服务为主要绩效和护理技术为基础绩效的考核方法，其中包含 2 个Ⅰ级指标（分别为基础护理服务和专业护理技能）、11 个Ⅱ级指标（其中 4 个隶属于Ⅰ级指标基础护理服务、另 7 个隶属于Ⅰ级指标专业护理技能）、56 个Ⅲ级指标。该考核法可从工作重点、基础工作、过程、结果四个局部分析绩效结果，为绩效管理提供依据。

6. 信息化的护理绩效考核　护理人员绩效考核是收集分析反馈护士工作行为和工作结果等情况的动态综合管理过程，有学者研发了护理工作量统计软件应用系统，使工作量大、技术要求高、责任重的护理岗位价值得以体现。还有学者利用信息化平台将科室绩效、个人绩效、护理质量考核、护士排班、护士工作站综合有机地连接，达到资源共享，提高了护理绩效考核信息化管理水平。

7. 三维绩效评估　有学者从现代组织行为管理理论出发，采用 Likert 5 级评分法，由护士长根据问卷内容对护士的绩效进行评价。研究确定了包含任务绩效、情境绩效和反生产绩效 3 个维度，由 7 个因子、51 个条目组成的护士工作绩效评估量表，得到了一个能更综合反映护士行为状况的绩效评估量表。

（二）我国护理人员绩效考核现存问题

1. 考核指标及权重欠缺科学性　虽然国内护理研究者对医院护理人员绩效考核做了大量的研究，但研究方法多种多样，研究指标的选取也存在较大差异，多数研究缺乏科学的理论框架和大范围的实证研究，指标体系的信度和效度需要在实践中进一步验证。在具体量化的过程中，仍然存在量化指标不够科学全面、指标权重设计不够合理等问题。护士绩效考核标准中的量化指标包括工作量、技术档案、职称、考勤、理论和技能考核、满意度调查等方面，可以量化的指标一般情况下比较客观公正，容易得到护士认同；但在定性指标方面，如教学科研水平、学术水平、为患者服务意识、解决患者问题能力等方面的指标的评价，缺乏可行的、严谨的、得到广泛认同的标准，往往包含了考评者的主观评判在内，存在一定争议。确定考核指标时应同时考虑各个指标在整个考评系统中所占的比重，对不同级别护理人员确定各自的考核重点，采用主客观相结合的方法，科学合理地确定各考核指标的权重。随着管理学理论的深入和质性研究的发展，研究者积极探索管理学理论在护理人员绩效评估中的应用，使护理人员绩效考核逐步规范化。另外，不同等级医院的人员配置、服务范围和护理水平存在差异，因此应根据医院级别制定相应的护理考核指标体系。

2. 绩效考核过程缺乏效率，激励作用未充分体现　目前某些医院仍采用传统的、效率低下的绩效考核方式，手工计算或人工统计护理工作量等量化指标。一方面容易出现疏漏，不易于相关资料的保存与查询，同时管理者将大量时间花费在数据统计上，无形中消耗了管理资源。另一方面，绩效考核指标设计未从用人单位实际出发，未考虑到目前多种用人机制的现状，未一视同仁，多数未设立允许护士申诉的系统，未能充分调动各聘用层次人员的积极性。目前护理人力资源配置不足与使用不合理的现象，导致绝对的护士紧缺与相对过剩并存。在现有的医疗体制下，医院的增效在某种程度上不能靠无限制增加人力成本的投入来实现，应通过对组织内部资源的科学统筹分配和合理使用来完成。因此，可借助计算机管理系统，选择护理时数、护理风险、成本效益等作为权衡工作量的依据，使护理组织的绩效考核实现信息化自动管理。此外，医院的发展战略目标不能分解到各级别护理人员，各级别护理人员也不能完全理解科室和医院的发展目标，因而导致绩效考核不能很好地发挥激励作用。

3. 护理职位分析在绩效考核中的重视不够　有学者认为职位分析分为两类信息：职位描述和职位规范，如：护理部主任、护士长、主管护师、护师、护士等属于职位分析中的职位描述信息，而大多数医院对职位规范信息重视不够，对某些专科性较强的护理岗位没有特殊的、有针对性的岗位说明，专科分科时往往缺乏专业化、系统化的评定标准，造成护士绩效考核方法单一，标准通用，导致了护理人员工作价值没有得到充分的、正确的、客观的评价。《三级综合医院评审标准（2011 年版）》中明确提出应实施护理人员分级管理，落实责任制，明确临床护理内涵及工作规范。大多数医院已开始建立和完善护士工作依据和职责划分的岗位说明书，可以以此作为绩效考核的制订标准。

三、护理绩效考核对策

《中国护理事业发展规划纲要（2011—2015 年）》将“稳定临床护理队伍”列为重点任务之一，其主要内容为“完善医院人事和收入分配制度，完成护士的岗位设置管理工作，建立科学的绩效考核机制，将护士的收入分配、职称晋升、奖励评优等向临床一线倾斜，做到多劳多得、优绩优酬、同工同酬，努力创造良好的职业发展条件，稳定临床一线护士队伍”。2012 年颁布的《卫生部关于实施医院护士岗位管理的指导意见》也明确指出，应建立并实施以岗位职责为基础、以日常工作和表现为重点的护士绩效考核制度，并将考核结果与护士的收入分配、奖励、评先树优、职称评聘和职务晋升挂钩。在现有的责任制整体护理模式下，以护士岗位管理、分层使用、责任护士包干患者、分级护理等实际工作为切入点，探讨与之配套的科学的护士绩效考核及绩效工资二次分配方案，建立有效的激励机制，势在必行。据此，将从建立护理绩效考核评价指标体系、建立激励机制、分配制度改革三方面讨论护理绩效考核对策。

（一）建立护理绩效考核评价指标体系

1. 建立护理绩效考核评价指标的理论依据

（1）胜任特征理论：胜任特征模型主要包括冰山模型和洋葱模型两种，其共同点是把胜任力分为表面的和深层的特征，其中知识和技能（或技巧）属于可以直接观察到的胜任者基础素质，这部分胜任力容易被感知和后天培养，是有效进行工作所必需的；价值观、态度、自我形象、个性、动机等不易被感知并且难以培养，是区分绩效优异者和绩效平庸者的关键因素。但是，胜任力只属于素质绩效的范畴，不能完全反映护士的绩效水平。因此，胜任特征理论只能作为构建临床护士绩效考核指标体系的理论依据的一部分。

（2）绩效结构理论：近年来，学术界针对行为绩效尝试构建了不同的绩效结构模型，当属前沿的是 Koopmans 通过系统综述所概括的个体绩效结构模型，即行为绩效主要包括任务绩效、关系绩效、适应性绩效和反生产绩效 4 个维度。其中，任务绩效是指组织所规定的行为或与特定作业有关的行为；关系绩效是指自发的行为、组织公民行为、亲社会行为、献身组织精神或与特定作业无关的行为，这种行为不直接增加核心的技术活动，但却为核心的技术活动保持广泛的组织、社会和心理的环境；适应性绩效指广义上的适应性行为，当工作要求和条件发生变化时，个体能够有效地从一个任务转移到另一个任务上的行为；反生产绩效是指会对组织环境造成损害的主动行为。目前，国内外尚无依照该绩效结构模型构建的护士绩效考核指标体系，国内所依据的绩效结构模型只涉及其中 2 个或 3 个维度，四维的行为绩效结构模型在护士绩效管理领域仍有待进一步推广应用。

2. 建立护理绩效考核评价指标的原则

（1）专业相关性

1）护理绩效考核首先要符合护理工作特点，有利于合理调配护士人力。

2）护理绩效考核要保证护理质量，体现护士能力和自身价值。

3）护理绩效考核要体现岗位职责，各种岗位须竞争上岗。

4）针对不同层次护理人员制定不同的考核指标与考核方法，这样才能合理地选拔、使用和评价不同层次的护理人员。

5）护理绩效考核指标应简便、易操作，利于护理人员明确指标，确定努力方向，以增强自身执行力，并且便于管理人员实施考核。

6）护理绩效考核要综合考虑到护理工作的服务质量、护理安全、劳动强度及患者满意度等方面。

7）护理绩效考核时应注意考核的适度量化，同时公开各个岗位和各项工作的考核标准，在实施考核中对所有护理人员做到一视同仁。

（2）SMART原则

1）目标可明确性（Specific）：指绩效考核要切中特定的工作指标，不能笼统。所谓明确就是要用具体的语言清楚地说明要达成的行为标准。目标明确几乎是所有成功团队的一致特点。很多团队不成功的重要原因之一就是目标模棱两可，或没有将目标有效地传达给相关成员。所以，护理绩效管理和规划无论是从科室层面，还是职工个人层面，都应当是具体的、明确的，具有较强的针对性，护理管理者应该用通俗易懂的语言清楚地说明要达成的目标。目标设置要有项目名称、衡量标准、达成措施、完成期限以及资源要求，使考核者能够很清楚部门或科室特定时间计划要做哪些事情，计划完成到什么样的程度。例如：消毒隔离质量、护理投诉、业务考核质量等。

2）目标可衡量性（Measurable）：衡量性就是指可以通过收集分析绩效指标的数据或信息来明确是否达到目标，绩效指标是数量化或者行为化的，验证这些绩效指标的数据或者信息是可以获得的。如果制定的目标没有办法衡量，就无法判断这个目标是否实现。但并不是所有的目标都可以衡量，比如说大方向性质的目标就难以衡量。所以目标的衡量标准遵循"能量化的量化，不能量化的质化"。对于目标的可衡量性应该首先从数量、质量、时间、成本、客户或上级的满意程度五个方面来进行，如果仍不能进行衡量，可以细化目标后再从以上五个方面衡量，如果仍不能衡量，还可以将完成目标的工作进行流程化，通过流程化使目标可衡量，从而使制定者与考核者有一个统一的、清晰的、标准的、可度量的标尺。例如，等级护理量、论文和课题完成情况等。

3）目标可实现性（Attainable）：指绩效指标应根据各个部门、不同岗位的具体情况而设置，在付出努力的情况下可以实现，避免设立过高或过低的目标。目标是可以让执行人实现、达到的，目标设置要坚持上下沟通、员工参与，使拟定的工作目标在组织及个人之间达成一致。即便是工作内容繁杂，也要具有可实现性。如果管理者利用一些行政手段，利用权力性的影响力一厢情愿地把自己所制定的目标强压给下属，下属典型的反应是一种心理和行为上的抗拒。

4）目标的相关性（Relevant）：目标的相关性是指实现此目标与其他目标的关联情况，即目标的设定应当与岗位职责相联系。如果实现了这个目标，但对其他的目标完全不相关，或者相关度很低，即使达到了这个目标，意义也不是很大。例如，对临床低年资护士应考核护理质量、护理工作量等，考核护理管理能力意义就不是很大。

5）目标的时限性（Time-based）：目标设置要具有时间限制，根据工作任务的性质、事情的轻重缓急，制定出完成目标项目的时间要求，及时掌握项目进展的情况，定期检查项目的完成进度，便于进行及时的工作指导。规划的时间设定可以分为短期、中期和长期，根据短期目标的实现情况及时调整中长期计划。没有明确的时间限定的方式，就会使规划目标流于形式，也会造成考核不公正，影响下属的工作热情。

3. 量化绩效考核指标，提高绩效管理成效　当下是信息化时代，信息化给各行各业带来的成效已十分明显。现代护理管理也正经历着由定性管理向定量管理、经验型管理向科学化管理的发展过程。随着人力资源管理、护理质量管理、工作绩效评价等护理管理研究和改革的实施，引入现代化手段，将信息化管理融入护理管理，对于提高护理管理成效有着至关重要的作用。目前，我国已有部分医院采用护理工作量化管理，设计护理绩效考核评价系统，将现代化工具与实际管理融为一体，发挥了最佳的管理效应。量化绩效考核指标有以下几种优点：

（1）实现护理统计工作的标准化管理：由于护理工作不可控因素多，工作内容繁杂而细致，较难确定其特征、范围属性和定量。国内医院目前多采用手工统计方法，周期长、效率低，较难保障准确度、完整性和评价结果的客观性，这种落后的数据采集方式存在某些不可控的影响因素，以至于量化评价方法实施困难，管理成效不高。计算机技术的快速发展和医院信息系统的运行，为评价方法的研究和实施提供了丰富的数据资源和技术实施条件。护理绩效考核评价指标体系作为统一衡量全院护理工作量的指标，具有一定的普遍性和代表性。在护理效率和工作量项目构成的设计中，需要充分考虑不同科室的病种特点、治疗手段和护理方法的不同，体现专科护理项目特点，定义等级护理涵盖的内容；在统计效率指标和工作量项目标准分值的确定时，需要全面分析各项目操作特性、人力投入、护理工时、技术难度和风险程度，充分考虑不同病种、不同手术、不同治疗护理项目的技术含量和复杂程度及护理难度，这样的护理绩效考核指标体系可以使评价结果客观、公正、具有可比性，达到标准化管理。

（2）极大地提高护理管理成效：在临床护理绩效管理中运用系统软件，能随时为管理者提供各护理单元和全院护理工作效率的准确信息，避免了管理者决策的误区；快速的信息反馈，能使科室护士长及时了解和分析本病区护理工作情况，采取管理对策。护理部通过动态掌握全院各护理单元的护理工作量和单位时间内护士的人均工作量负荷，及时、有效地发挥督导、协调、管理等职能，确保护理质量稳定和护理服务到位。通过护理绩效考核指标的量化管理，使绩效考核便于操作，使考核结果客观、真实、合理、公正。使护理人力资源合理配置有了可参考的依据，具有说服力，还使劳务分配更趋合理，体现按劳分配的奖励原则，调动了广大护理人员的积极性，很好地适应医院改革的新形势。

（3）为护理管理者提供科学的决策依据：护理工作量化评价是有效实施护理工作绩效评价、护士人力的合理配置和指导奖励分配等管理决策的重要依据。护理工作绩效考核指标的建立以及对绩效考核指标的量化，为护理管理者提供了临床护理工作绩效的准确信息，使复杂的直接护理和间接护理的量化评价变得直观明了，能够比较真实地反映科室的护理工作情况和护理服务的可及性以及分布的不均衡性，再结合护理质量考评结果，即可客观评价、比较护理单元的工作绩效；通过单位时间护理工作绩效总评分和护理人员编配数，即可动态比较每个护理单元护士的人均工作量负荷，为管理者实施合理的护理人力配置提供可参考的依据，较好地解决不同科室护理工作忙闲不均、护理质量评价的客观性和奖励分配体现多劳多得等敏感问题。

（二）建立激励机制

1. 激励机制概述　激励机制是指依据组织目标，在分析被管理者的需求与动机的基础上，通过组织管理资源的合理配置与管理方式方法的优化组合，制定必要的引导、强化手段及可实施的制度，所形成的一套能够在较长时间内激励被管理者，使其思想、动机、行为的相对固化或规范化的一系列制度与工作规范。激励方法、措施、制度的实施需要有一个健康的激励环境，即以人为本的环境。激励机制是企业将其远景目标转化为具体目标的手段之一，管理的本质是处理人际关系，其核心是激励员工。企业管理者采用激励方法和理论，对员工的各种需要给予不同程度的满足和限制，以此引起他们心理状况的变化，达到激发动机、引起行为的目的，使员工的每一种内在动力朝着组织目标做出持久努力，再通过正反两面的强化，对行为加以控制和调节。激励机制在企业中的使用，对于吸引人才、协调个人目标和企业目标的冲突、塑造良好的企业环境、最大限度地激发员工的工作潜能以及有效地提高员工素质等，都起到良好的作用。

随着我国护理事业的持续发展，在建立起各种工作机制的同时，还应有相应的激励机制来保证临床护理工作的落实和推动。建立完善的激励机制，才能使优质护理稳步发展。我国目前临床护理工作中存在着人员不足、工作负荷大、工作满意度低、护理队伍欠稳定等问题，如何运用有效的管理手段结合临床实际状况，制定相应的激励机制来激发广大护士的积极性、主动性和创造性，如何通过科学而有效的激励手段激发护士的潜能，提升护士对护理工作的满意度，进而提升护理工作水平，是护理管理者应思考的问题。

2. 护理激励机制的主要形式

(1)物质激励机制：物质激励机制的主要方式是通过奖励和惩罚，使护理工作人员体会到积极主动的工作和被动消极的工作所产生的利益关系。如果单一地注重处罚会对工作积极性产生负面影响，所以要把握好奖惩措施的尺度，要调研工作中的实际情况，基准过低过高都会使计划实施过程失衡。如果奖励过高容易使工作人员产生对于物质的过度追求，从而影响职业道德在实施过程的约束力；奖励过低则无法从根本上提升工作人员对于奖励的积极性，产生可有可无的心态，因此奖罚制度是否具有可行性至关重要。在设定预期目标时，一定要切实可行，目标过高，工作人员难以实现或者实现的人占少数，会使工作人员的积极性受到严重影响。在工作人员犯错误时，一味不留余地的惩罚也是不可取的，因为不同的护理工作具有不同的标准，例如在给患者进行静脉注射时，存在一定的失败概率，如果一旦工作人员注射失败就加以重罚，其便会对这份工作产生恐惧感，这既不利于工作，也不利于其自身心态。奖罚措施要公开、公正、公平，保证一线护理人员都能够参与监督，参与实现，避免暗箱操作，管理者自身出现问题也要按照规定奖惩分明。

(2)情感激励机制：情感激励，是指人与人之间的感情联系为手段的激励模式。护理工作人员的积极性能否被调动除其自身素质影响外，工作氛围的激励也很重要。在一个彼此信任、相互关怀和互相尊重的和谐气氛中工作，势必会对护理工作人员产生积极的影响，同时在共同上进的氛围内，工作人员则会自然地融入到工作当中，对工作更加尽心尽责，因此氛围激励对于护理工作具有重要的积极意义。护理管理者要扮演好“家长”角色，努力建立良好的群体氛围，引导大家以诚相待，和睦相处，让每位护士在工作中有归属感、亲切感，从而不断提高集体凝聚力和职业情感。可以有组织、有计划地组织各种文体交流活动，增强各个科室之间的沟通与交流，如“护士节”、学术会议等。在活动当中努力营造和谐、积极的氛围，使工作人员体会到大环境下的安逸氛围和积极气氛，增强护理群体的亲和力和凝聚力，感受团结互助的集体精神。还要兼顾不同护士性格和能力的差异，合理地进行安排与搭配，使护理工作人员能够在融洽的环境中工作。

(3)发展激励机制：成就感、责任感、自我发展等，可激发职工的工作热情，发展激励就是使员工期望达到的目标胜过他人并获得成功的动机。每一个人所追求目标的价值大小及期望值的高低直接影响工作的积极性。年轻护士在承担了大量的护理工作的同时还要承受巨大的心理压力与困惑，她们对职业前途认识不足，对奋斗目标与任务不够明确。作为护理管理者，要针对每个人的特点、意愿，引导她们追求心目中的目标，如规定护理工作人员须受过大专以上的高等教育的硬性指标，使护理工作人员通过学习来提升个人道德修养以及业务水平，在刚性要求下，护理工作人员则会积极地参加不同类别和形式的大专班进行交流学习。还要鼓励护理人员适应不断细化的专业，发挥专业特长，充分保证护理人员发展的空间。还要鼓励中青年护士的继续教育，提高学历层次，激励他们努力学习，刻苦钻研业务，尽快提高理论水平和业务能力，并把乐于奉献的优秀护士送到上级医院培训进修，使护士队伍的整体素质逐步提高。但是激励手段要符合工作人员的实际情况，目标既要有一定高度，可行性也应该较好，否则会使工作人员丧失对于目标可实现的内心期待，从而产生负面影响。

（三）分配制度改革

1. 我国护士奖金分配制度现状

（1）传统的护士奖金分配制度存在隐性不公平现象：我们不难发现传统的奖金分配制度存在某些很明显的不公平现象，这些不公平既会影响护士团队的稳定性，还会影响护理质量和患者满意度。如一直以来医院实行“成本核算，收支结余提成”的奖金分配制度，这种按收入分配奖金的模式已经暴露出很大的弊端，甚至可能影响医院的健康发展。一是引发医院乱收费现象，二是不利于医疗服务质量的提高，三是不能完全体现按劳分配的原则。对于临床科室护理人员而言，奖金分配长期以来沿用计划经济体制下的分配方法，未能充分体现护理工作的绩效、责任、风险、劳动强度、工作质量、工作数量和工作时间长短等要素，在这样的分配制度下，很难调动护理人员的积极性，在一定程度上阻碍了科室护理工作的发展。因此，国家卫计委、医疗机构及护理管理者在近几年间也提出相应的对策或建议来改善这一现象。但是，曹志辉等学者曾对传统的护士奖金分配制度进行更深的研究，结果发现传统绩效奖金分配制度中，基本工资较高一方侵占了较低一方的部分绩效工资，即存在隐性不公平。而且隐性不公平程度与护理人员的工资差距和低工资护理人员的数量密切相关，护理人员工资差距越大，低工资护理人员数量越多，高工资护理人员侵占的绩效工资数额也越高。所以，即便是显性不公平现象在很大力度上有所缓解，传统奖金分配制度中的某些隐性不公平现象也会影响护理行业的健康发展。

（2）以“患者为中心”整体护理的开展：整体护理的内涵要求护士真正做到“以患者为中心”，关心患者的身心状态和健康，努力为患者解决各种需要。因此，护士只有具备扎实的专业知识、过硬的专业技能、优良的服务态度才能解决患者的需要，才能获得患者的认可，从而体现“三分治疗、七分护理”的价值。然而由于护理管理模式的滞后，产生了某些不利于护理行业发展的现象，如护理专业队伍不稳定、护理技术骨干不安心、行业内部缺乏竞争意识、护理服务停留在“以工作为中心”的工作理念上，使患者得不到高质量的护理等。整体护理模式得以不断深入的前提是探索新的管理模式，利用奖金分配的杠杆激励护理人员刻苦钻研，努力工作，提高护理服务的内涵质量。

2. 实施护士奖金分配制度改革的必要性　随着医药卫生体制改革的全面启动，卫计委强调护理改革是当前医疗改革的重要组成部分。其中，结合护士分层管理，建立与绩效考核挂钩的薪酬分配制度，是护理管理改革的重要内容之一。这对我国护理人力资源的合理使用和科学管理提出了更高的要求。要求以岗位管理为切入点，合理设置护理岗位并明确岗位职责、上岗条件，完善与护理服务的质量、数量、技术难度、患者满意度相挂钩的绩效考核制度。因此，护理岗位绩效考核及绩效分配问题尤为重要。护士奖金分配制度改革是医院整体改革的重要组成部分。科学的绩效考核与分配，客观公正地评价不同能级护士的工

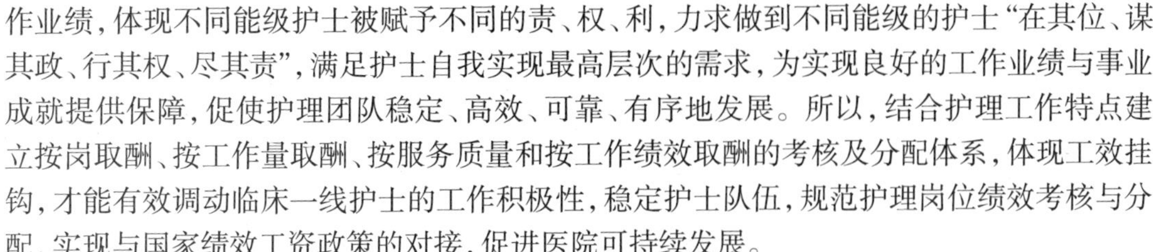

作业绩，体现不同能级护士被赋予不同的责、权、利，力求做到不同能级的护士“在其位、谋其政、行其权、尽其责”，满足护士自我实现最高层次的需求，为实现良好的工作业绩与事业成就提供保障，促使护理团队稳定、高效、可靠、有序地发展。所以，结合护理工作特点建立按岗取酬、按工作量取酬、按服务质量和按工作绩效取酬的考核及分配体系，体现工效挂钩，才能有效调动临床一线护士的工作积极性，稳定护士队伍，规范护理岗位绩效考核与分配，实现与国家绩效工资政策的对接，促进医院可持续发展。

3. 护士奖金分配制度改革的原则

（1）奖金分配改革需要有效的成本管理对策支撑：有效的成本管理，一是编制护理预算，有限的资源适当地分配预期的或计划中的各项活动；二是提高护理人力生产力，节约成本，提高患者得到的护理照顾的质量；三是进行护理成本—效益分析，求出护理投入成本与期望产出之间的关系，帮助管理者能够了解和掌握医院花费所产出的效益是否大于资金的投资成本；四是开发应用护理管理信息系统，将患者的评估分类，护理人员的调配排班与成本换算结合起来，进行实时动态成本监测；五是开展护理服务的合理测算和护理效益的综合评价。

（2）奖金分配改革的目的是解决护理管理中的难点问题：考核标准指标中，奖金分配如何向劳动强度大、技术含量高、风险程度大的岗位和班次倾斜，例如一般患者和危重患者、一类手术和四类手术的质量区别，白班和晚夜班、责任护士班和辅助班的劳动强度和风险程度的区别等等；需要更深地细化和完善，如根据不同岗位和不同班次的责任、技术劳动的繁杂和承担风险的程度、工作量的大小等不同情况，将管理要素、技术要素、责任要素纳入分配等。

（3）奖金分配改革方案的制定，力求适合护理专业自身的特点：奖金分配模式的制定首先要符合护理工作特点、以有利于合理调配护士人力为原则。奖金方案的制定应做到奖励先进，惩罚落后，并能真正产生激励作用，从而提高医院的工作效率和质量。为此，奖金分配方案的制定不能很烦琐，应便于操作，即护理管理者能够使奖金的指标考核以及奖金的发放等各个环节运行良好。

第五节　护理绩效管理案例分析

——医院护理绩效评估指标体系构建与护士绩效分配制度改革

（叶文琴　王筱慧　中国人民解放军第二军医大学第一附属医院）

一、研究背景

在国家医疗卫生制度改革的政策背景下，本项目针对医院护理绩效管理的难点问题，开展了护理绩效评估与绩效分配的研究，并将研究成果应用于医院护理绩效管理，取得了明显的成效。

追求良好的工作绩效是医院的奋斗目标，对护理人员的工作绩效进行有效控制是医院人力资源管理的重要职能，建立一套科学、合理、客观的绩效考核指标，能充分调动护理人员的积极性和创造性，提高护理质量，最终实现医院的可持续发展。为此，本研究旨在制定一个客观、有效、操作性强的绩效评估指标体系，通过绩效考核，有效地克服平均主义，使护理人员明确自己的职责，调动护士工作的积极性；认识自己存在的缺陷与不足，提高护士个人工作能力及素质；在科学的绩效评估基础上，依据合理的绩效奖金分配模式，进行合理的绩效奖金分配，可以为管理部门在人员调整、培训、转岗、留聘以及绩效分配等方面提供依据，同时在管理者合理使用人力资源、提高护理人力资源管理效率等方面具有重要意义。

目前国内缺乏全面的、系统的护理绩效评估指标体系及绩效分配模式，绩效评估仅停留在基础质量单因素的阶段，护理工作评估方法存在评估指标单一，未成系统，忽略了病种差异、工作效率与成本效益因素，缺乏科学、可比、可行的综合绩效评估指标体系和评估方法，没有统一的标准和可以借鉴的经验，导致评估结果不客观，绩效分配不合理，失去激励作用等问题，以致医院护士流失率增加，护理队伍不稳定，护理基础质量与内涵质量下降。同时由于临床护理绩效管理方法和手段滞后，影响了护理管理者的科学决策和管理效率的提高，束缚了绩效分配制度的建立及护理管理改革的步伐。建立科学的临床护理绩效评估指标，并改革绩效分配制度，以实现绩效评估和分配的客观性、公平性、实用性，形成有效的激励机制，稳定护理队伍，提高护理质量。

本项目旨在通过理论与实践的研究，创立医院绩效评估指标体系与绩效分配模式，以全面衡量临床护理工作质量、绩效水平、投入产出等重要指标，解决护理管理的难点问题，促进临床护理管理科学水平的不断提升。并进一步通过在临床中应用本研究成果，为国内医院临床护理绩效管理提供借鉴。

二、技术方案

（一）技术路线图如5-2所示

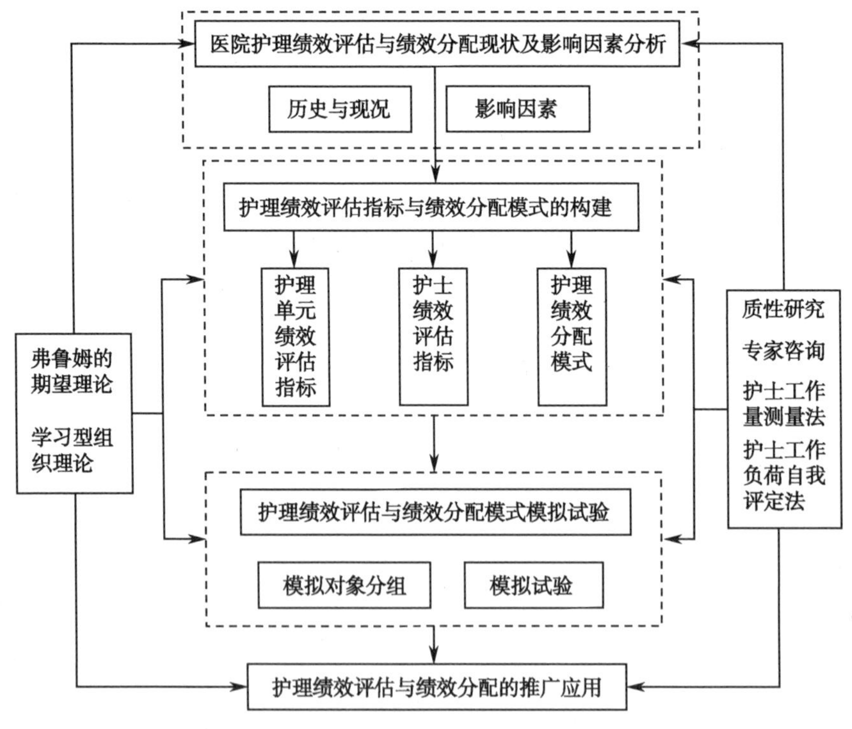

图5-2　研究技术路线

（二）医院护理绩效评估指标体系的构建

1. 护理单元绩效评估指标体系（表 5-3）

（1）评估指标体系的构成：护理单元绩效 = 工作质量 + 工作效率 + 工作效益

评估指标体系中，突出质量、效率，兼顾成本、收益（工作质量占 30%、效率占 50%，效益占 20%），首创开放式考核系统，零分起分，上不封顶，下不保底。

（2）评估指标的建立：在对绩效综合评估系统的指标进行充分论证的基础上，采用专家咨询法，由医疗管理专家、临床护理专家、统计学专家、信息系统专家等进行评估指标的筛选，确定了一级指标 3 项，二级指标 19 项。

护理质量评估指标 11 项：以三级甲等医院 8 项质量指标为基础，结合单病种护理质量评估指标进行综合评估。作为教学医院，增加临床教学质量评估。

工作效率评估指标 6 项：总床日数（反映床位使用情况）、出科人数（含出院、转出、死亡人数，反映床位周转情况）、手术例数（为手术科室指标，按特大、大、中、小手术分类统计，参照上海市卫生局手术费用相关标准）、病例分型（为非手术科室指标，按 D 型、C 型、B 型、A 型分类统计，应用 BSCCS 病例分型质量费用管理系统（军队医院网络版 v2.2）对出院病例进行标准化分型、等级护理（反映基础护理工作量，按特护、一、二、三级护理分类统计）、治疗护理量（反映治疗护理工作量，按照注射、给药、护理、处置和特殊科室护理项目等分类核定 93 项护理内容纳入计分统计）。其中，首次引用了手术分类和病例分型作为护理绩效评估指标，体现了护理技术难度、风险与责任，解决了同一护理项目在不同病种、不同病情的患者之间存在护理差异的问题，使评估结果更具有可比性。

成本、效益评估指标 2 项：即收益和成本率指标。实行以护理单元核算为基础的院、科、护理单元三级全成本核算，医护分开考核。

表 5-3　护理单元绩效考核指标

一级指标	二级指标	加、减分标准	备注
护理质量	特护、一级护理质量	合格率 95%，低于标准 1% 减 10 分	
	整体护理质量	合格率 90%，低于标准 1% 减 10 分	
	护理病历质量	合格率 95%，低于标准 1% 减 10 分，不合格病历 1 份减 10 分	
	消毒隔离质量	95 分合格，低于标准 1 分减 10 分	
	病区管理质量	90 分合格，低于标准 1 分减 10 分	
	抢救物品完好率	95 分合格，低于标准 1 分减 10 分	
	业务考核质量	85 分合格，1 人次不合格减 10 分	
	护理教学质量	95 分合格，每增减 1 分加减 5 分	
	出院患者满意度	合格率 95%，每增减 1% 加减 20 分	
	护理投诉	每起减 10 分	
	护理缺陷	四级医疗事故减 200 分，护理缺陷视情节减 20~50 分	

续表

一级指标	二级指标	加、减分标准	备注
工作效率	占床日数	每1床日1分	
	出科人数	每人1分	
	出院患者病例分型	每人：D型10分，C型8分，B型5分，A型3分	非手术科室使用
	手术例数	每例：特大手术12分，大手术8分，中手术5分，小手术3分，分娩14分	手术科室使用
	等级护理量	每1床日：特级护理14分，一级护理2分，二级护理1分，三级护理0.5分	
	治疗工作量	每人次0.1分~1分	详见考核说明
效益	效益分值	效益分=科室总收入－科室成本效益分 效益分值=1000×每千元价值数	

（3）项目指标的标准值确定和评分方法：该项目成功探索了适合综合性医院临床护理的标准化评估方法，通过24小时现场跟踪，测定护理项目实际工时数，开展项目成本研究，分析护理项目特性、技术难度、人力投入和风险程度，在定义了等级护理涵盖的内容及考虑了不同科室的病种特点、治疗手段、护理方法和体现专科护理项目特点的基础上，确定了项目指标的标准值，具有一定的普遍性和代表性。

工作质量评分以各项指标的达标线为标准，项目达标时不扣分，当考评分低于标准分时按标准扣分。教学质量和患者满意度二项指标超出标准分时给予加分，护理投诉、护理缺陷按事件性质和结果进行减分（表5-4）。

工作效率指标以零分起分，按评分标准逐项加分（表5-5）。各护理单元同一项目采用同一评分标准，特殊科室如儿科、产科、ICU等个别项目计分区别于普通科室，如：ICU的护理人力投入高于普通病房，其特护分值根据特护床与普通床的床护比倍数来确定，ICU床日分根据特护床与普通床的床护比倍数和普通床每床日分基数确定；婴幼儿静脉穿刺难度、复杂性和时间投入高于一般成年患者，在计分上给予适当倾斜。等级护理项目中包含了巡回护理、病情观察、病例书写、健康教育、心理护理、饮食护理、二便护理，以及口腔、会阴、皮肤、头发护理和床铺整理等基础护理内容，故上述项目不再独立计分。

表5-4　基础护理质量指标及评分标准

质量指标	评分标准
整体护理质量	合格率95%，低于标准1%减10分（含特护、一级护理、基础护理）
护理病历质量	合格率95%，低于标准1%减10分，不合格病历1份减10分
消毒隔离质量	95分合格，低于标准1分减10分
病区管理质量	90分合格，低于标准1分减10分
抢救物品管理	95分合格，低于标准1分减10分
业务考核质量	85分合格，1人次不合格减10分

续表

质量指标	评分标准
护理教学质量	95分合格，每增减1分加减5分
出院患者满意度	合格率95%，每增减1%加减20分
护理投诉	每起减10分
护理缺陷	四级医疗事故减200分，护理缺陷视情节减20~50分

表5-5　工作效率指标及评分标准

效率指标	评分标准
总床日数	每1床日1分（ICU 1床日5分）
出科人数	每人1分（含出院、转出、死亡）
病例分型	每例：D型10分，C型8分，B型5分，A型3分（非手术科室指标）
手术例数	每例：特大手术12分，大手术8分，中手术5分，小手术3分，分娩14分（手术科室指标）
等级护理量	每1床日：特护14分，一级护理2分，二级护理1分，三级护理0.5分
治疗护理量	每人次0.1~1分

（4）成本效益指标的建立

1）方法：采用全成本核算法，即人力成本+不计价材料成本+设备折旧+作业费用+行政管理费用+教育研究费用。

院、科、护理单元三级全成本核算——成本核算公式：

人力成本=平均每小时工作成本 × 项目操作耗用工时

不计价材料成本：完成护理各项操作所使用的各种护理材料

设备折旧：按每人次使用时间及分摊的成本计算

作业费用=直接成本/（1-作业费用比率）× 作业费用比率

行政管理费=医疗成本 ×5%

教育研究费用=医疗收入 ×5%

2）结果：确定成本效益评估指标2项：

护理单元收益=单元总收入-单元总成本

成本率=单元总成本/单元总收入 ×100%（成本率以前三年成本加权平均数作为参照标准）

2. 护士绩效评估指标体系　经过专家访谈和三轮专家咨询，最终确立了三级综合性医院临床护士绩效评估指标体系的评估指标，共有一级指标4个，二级指标12个，三级指标56个。评估指标及其权重值见表5-6。

（三）护理绩效分配模式的构建

1. 护理绩效分配制度的改革　该项目经2年的研究形成护理绩效指标体系，将指标体系应用于医院护理绩效管理，以改革医院绩效分配制度。改革应遵循以下3项原则：

表 5-6 三级综合性医院临床护士绩效评估指标

一级指标、权重		二级指标、权重		三级指标、权重	
工作质量	0.30000	护理质量	0.15000	重患者护理（特、一级护理合格率）	0.04500
				消毒隔离	0.03000
				病区管理	0.03000
				抢救物品	0.01500
				护理文书	0.03000
		护理安全	0.09000	发生跌倒	0.00090
				发生非难免压疮	0.01350
				差错已成	0.02250
				事故	0.02250
				导管意外	0.00900
				发生坠床	0.01350
		教学质量	0.06000		
工作量	0.40000	岗位	0.12000	责任护士班岗位	0.08400
				辅助班岗位	0.03600
		班次	0.20000	白班	0.04000
				晚班	0.06000
				夜班	0.10000
		工作时间	0.08000		
工作能力	0.15000	业务能力	0.06000	理论考核	0.02400
				操作考核	0.03600
		工作经验	0.04500	助理护士	0.00000
				1~3 年护士	0.00450
				≥ 3 年护士	0.00675
				护师	0.00900
				主管护师	0.01125
				副主任护师及以上	0.01350
		教学能力	0.03000	院内讲课	0.00450
				院外讲课	0.00600
				教学查房、病例讨论	0.00540

续表

一级指标、权重		二级指标、权重		三级指标、权重	
				见习带教	0.00300
				临床带教新护士	0.00390
				临床带教大专生	0.00330
				临床带教本科生	0.00390
		科研能力	0.01500	SCI 期刊	0.00300
				统计源期刊	0.00225
				主编或副主编	0.00225
				参编	0.00075
				院基金	0.00045
				校 / 区、县基金	0.00075
				市基金	0.00105
				省部级基金	0.00012
				国家级基金	0.00180
				专利	0.00075
				大会交流、发言	0.00075
工作态度	0.15000	服务态度	0.09000	患者表扬到科室	0.01800
				患者表扬到护理部（医院）	0.02700
				院外表扬	0.03600
				医、药、护科室或个人的表扬	0.00900
				患者投诉到科室	-0.01800
				患者投诉到护理部（医院）	-0.02700
				院外批评	-0.03600
				医、药、护科室或个人的批评	-0.00900
		个人表现	0.06000	省部级以上奖励	0.01800
				市级奖励	0.01200
				院级奖励	0.00780
				校 / 区、县级奖励	0.01020
				参加质控活动	0.00600
				劳动纪律	0.00600

（1）目标与手段匹配的原则，即管理中“以人为本”，体现护理劳动和技术的价值，实行人岗匹配，提高工作效率和专科护理服务的含金量；

（2）激励的强度原则，即奖励向高劳动强度、高技术含量、高风险岗位倾斜，体现公平、合理、同工同酬、多劳多得、按劳分配；

（3）激励的平衡性原则，即把握好奖励的额度和限度，根据国情、院情合理确定医护奖励的比例，在奖优罚劣、奖勤罚懒的原则下，平衡好不同科室、不同岗位间奖励的差距。

根据以上3项原则，护理绩效分配由科室独立核算、科主任二次分配调整为医院护理垂直绩效分配体系，由医院护理部与经济管理科负责全院护理绩效分配的实施。自2003年以来，该课题将护理工作绩效量化综合评估与考核办法，成功应用于该院1890张床位，56个护理单元。

2. 护理绩效分配模式的构建

（1）护理单元绩效奖励基金计算方法：护理单元绩效总分＝质量分值＋效率分值＋效益分值；每分价值数＝各科室效益分之和/各科室绩效分之和；护理单元奖励数＝护理单元绩效总分×每分价值数。

（2）护士绩效奖励分配计算方法：借鉴王家振等研究的定量评分法和劳动分值法，建立护士绩效奖金分配计算模型：由岗位奖金（权重30分）、班次奖金（权重50分）和质量、能力、态度（权重20分）三部分组成。计算公式：M（个人奖金）=f（个人奖金系数）×Z（总奖金数）。

$f=F/\Sigma F$，即：个人奖金系数＝个人奖金得分/全体护理人员奖金得分之和；

个人奖金积分（F）=30×年资系数×岗位+50×年资系数×班次+20×（质量、能力、态度）+（加分－扣分）；

$F=30\times Yi\times Gi+50\times Yi\times Bi+20\times J+(Ji-K)$

年资系数：Y1（未满1年护士）=0；Y2（2年护士）=0.2；Y3（3年护士）=0.3；Y4（4年护士）=0.4；Y5（5年护士）=0.5；Y6（护师）=0.6；Y7（主管护师）=0.8；Y8（副主任护师）=1。

岗位系数：G1（责任护士班、办公班、晚夜班、护士长岗位）=1分；G2（辅助护士班）=0.7；班次系数：B1（白班）=0.3；B2（晚夜班）=1；B3（两头班）=0.6。

质量、能力、态度：J=出勤天数；Ji=质量、能力、态度奖励加分；K=质量、能力、态度扣分。

（3）护理绩效分配管理方法：医院根据各科室护理绩效总分核算各护理单元的绩效奖励总数，各科室成立绩效奖金分配小组，由护士长将每个护士的绩效考核结果输入护士绩效奖金分配信息系统，系统将产生每个护士的绩效奖励数，最后由医院经管科将每个护士的绩效奖励数存入全院每个护士个人专用银行卡，取消了现金流动；同时护理部成立绩效奖励分配督导小组，制定绩效分配质量考评标准，指导和监督全院56个护理单元的绩效分配。护理绩效分配的改革体现了科学、公开、公正的分配原则，指标数据与岗位班次、环节质量有关，避免了由于主观导致的不公平，实现了按劳分配、多劳多得、同工同酬的原则，按护士的岗位、班次、能力提高了晚夜班与责任护士班的系数，激励了高年资、有能力的护士担任责任护士班、晚夜班以及高风险和高责任的班次，使护理服务质量得到了显著的提高。

3. 护理绩效评估信息系统的开发与应用　该项目以临床护理工作绩效量化综合评估体系实施中的管理需求为框架，于国内首次设计开发并应用了适合护理工作特点和护理管理需求的《护理工作量统计》软件，该软件用 POWERBUILDER 编程工具开发，客户端应用系统平台为 Windows 98/2000/XP，运行硬件环境为 P4/256M，后台支持环境为“军卫一号”医院信息应用系统（ORACLE 网络数据库）。该软件在运行“军卫一号”信息系统的军队医院有较好的推广应用价值。

系统软件由 4 个功能模块组成：日数据生成模块、月数据生成模块、数据查询模块、设置与维护模块。应用系统处理的原始数据以及引用网络信息的统计结果数据有：“军卫一号”护理工作站软件的医嘱原始数据；“军卫一号”医务统计软件生成的统计结果数据；“军卫一号”手术预约与登记软件产生的术后登记数据；来源于其他的病例分型系统生成的病例分型结果数据。

（1）日数据生成模块：按照预先设置的统计项目的属性定义，通过扫描“军卫一号”护理工作站产生的医嘱记录生成全院或指定一批护理单元（以相应的病区为单位），在指定日期范围内的（与医嘱相关的）统计项目日数据，可进行单病区单项目统计和全院病区单项目或全部项目的统计；还可以指定患者的 ID 号进行单人医嘱的统计处理，通过显示统计结果和对应该患者的相关医嘱并结合统计日志文件可方便核对新增统计项目的数据正确性；该模块下的另一功能是将（出院患者）病例分型结果数据导入到本应用系统的结果表中供整合之用。

（2）月数据生成模块：根据统计的日工作量数据和设定的统计项目标准分值生成月数据与评分。可查询并打印单病区或全院月工作量数据和评分，并可对单病区月分项指标进行编辑。设有单病区和全院绩效考核数据录入、查询和打印功能，包括工作量评分、质量评分、调节分、绩效总分和人均绩效分。通过月数据生成这一过程，将各种数据如手术信息、医务统计结果、病例分型结果与月医嘱护理统计项目结果整合在一起，形成完整的临床护理工作量统计结果数据。病区月绩效考核数据包含了护理工作量总分、绩效考核分、调节分、护士人数及对应病区的人均分（为了弥补那些目前难以用自动统计替代手工统计的特定数据统计或考虑到某些特殊项目如小儿输液或 ICU 护理工作特性，使用调节分来平衡最终考核结果）。

（3）数据查询模块：设有附加数据查询与打印（含占床日数、转出人数、手术分类数据和病例分型数据）、手术室工作量统计与打印、单病区或全院月分项统计指标查询与打印、全院绩效评分排名与打印、月单项指标、工作量总分、人均分对比曲线、全院单项目、质量评分比较与排行榜、全院主要护理效率指标分类对比统计与打印等功能。

（4）设置与维护模块：主要提供统计项目的字典维护、医嘱分类对照、医嘱途径对照、特殊项目和附加统计指标项目定义、定义合并输出的病区科室名称与代码等功能。

通过统计项目与医嘱项目反复多次的准确性测试和试运行，在完善医嘱字典、规范医嘱和相关信息录入、调整相关项目分值等系统维护的基础上，该院 56 个护理单元先后顺利运行了护理工作量统计软件。

三、实施结果

(一)护理绩效分配制度的改革，促进了医院服务质量与效率的提高

自2003年以来，我院对绩效奖金分配制度做了研究与实践，认识到“建立管理科学的绩效奖金分配制度是激发护理人员积极性的有效手段”。

1. 绩效奖金分配制度改革的背景　自2003年初开始，我院推行主诊医生负责制的医疗管理模式，有效地引入了行业内竞争机制，要求主诊组之间通过良好的服务质量，不断创新的医疗特色，快速运行的工作效率为医院创造社会效益与经济效益，其绩效直接与主诊医生产生的效益与效率挂钩。新的管理模式使全院各科室的工作量、医疗收入、服务水平得到了显著提高，也使护理工作量不断上升，患者对高质量的护理服务需求愈加迫切，新的医疗技术要求有一批高素质的专科护士队伍。为了适应这一新形势、新要求，我们开始了人事及分配制度的改革。

医院内部新的经济核算办法的建立：我院以往护理人员的绩效奖金分配由科室季度的医疗收益按一定的比例，根据相应的考核结果平均分配给每个护士，实行主诊医生负责制后，医护奖金分开，医疗单元制定了新的绩效考核方案，且考核单位从科室细化到每一位主诊医师，并将绩效奖金分配与考核成绩紧密结合，以实现以岗定酬、同工同酬。而护士奖金的来源，如何改革护理分配制度中的机制单一，分配不公，以及长期以来形成的平均主义，提高护理人员的积极性成为医院管理者必须解决的问题。

2. 绩效奖金分配制度改革的做法

(1)护理单元绩效考核方式的改变：传统的绩效考核方法为，全院系统内考核分值为1000分，其中护理部分为200分，考核内容为基础护理质量指标体系，方法为组织护理管理人员进行现场质控以问题扣分，将扣分情况纳入科室责任制管理中，在各科人员的绩效奖金分配中体现，此方法简单易操作。但存在考核系统封闭，指标单一的缺点，不能真实反映每个护理单元的绩效。针对存在的问题，我们设计了新的护理单元绩效考核方法。

新方法的指导思想促进工作效率和工作质量的提高：充分体现社会主义分配原则，即“多劳多得，按劳分配”；必须能充分发挥奖金的经济杠杆作用，在实施过程中真正发挥“奖勤罚懒，奖优罚劣”的功能。

新方法指标系统的确立：为了体现考核指标的科学性与实用性，我们采用专家咨询法，组织临床医疗专家、护理专家、统计学专家、信息系统专家进行反复研讨，并且进行现场实验，成功研制了护理绩效评估指标系统，并制作了一套护理单元绩效考核指标信息系统。并且有效利用医院信息管理系统(军卫一号)，护理工作效率和治疗护理工作量数据来源由计算机根据护理单元医嘱和病案汇总统计完成，克服了手工统计的不正确性，从而使数据客观正确，并且节约了大量的人力成本。护理单元绩效考核每月一次、每季度汇总，护理质量考评部分由绩效考核分标化所得。

新方法指标系统的内容：护理单元绩效由护理工作量、工作效率和效益三部分组成。考核方法采取开放式系统，内设正向指标、负向指标，正向指标按标准加分，负向指标按标准减分，起分为零分，上不封顶，下不保底。

(2)护理单元绩效奖励基金计算方法：

护理单元绩效总分 = 效率分值 + 质量分值 + 效益分值

效益分值 =（效益分 /1000）× 每千元价值数

护理单元奖金数 = 护理单元绩效总分 × 每分价值数

从以上的计算方法中我们可以了解到护理组的绩效奖金总数来源于护理绩效总分，绩效总分由效率、质量与科室的效益组成。因此，护理管理不仅要牢牢抓住质量控制，还要重视用过硬的专业技术提高工作效率，并加强成本控制与协作精神，全科人员齐心协力才能不断创造社会效益与经济效益。2003 年我们在 10 个科室进行试运行，通过试运行总结经验，完善指标系统，从 2004 年以来在全院展开，此方法取得了明显的积极作用，解决了护理管理中的许多难题。传统的绩效奖金分配方法单一以质量评估结果为依据，没有考虑工作量与科室总效益，结果大手术多、重患者多、治疗任务重的病区，因为风险大、问题多、扣分多，出现绩效奖金低，没有真实反映护士的工作价值，严重挫伤了护理人员的积极性，导致了护理人才流失，护理队伍不稳定，护理内涵质量不高等。新的绩效分配方法结果显示：风险大、任务重的病区分值远远高于工作量小的科室，例如神经外科护士人均奖 2000 元 / 月，而腹腔镜科人均奖 1200 元 / 月（旧方法：腹腔镜科人均绩效奖金居全院最高，也是护生最愿意分配去的科室，而神经外科是全院最低，护士流失率最高的科室），全院各病区的护士工作责任性、工作热情以及与医生协作精神得到了明显改善，全院治疗量、手术量、护理量增长了 30%~40%，护理质量，患者对护理工作满意度、医生对护士工作的满意度均明显提高。2005 年以来，在上海时行风系统万人问卷活动中，我院获 2005、2006、2007 年全市的前三名，2008、2009 年连续 2 年第一名的好成绩，其中患者对护士的满意度为最高。

（3）护士绩效分配模型的建立

1）指导思想：激发护理人员热爱护理专业的热情，按工作年资、所承担责任的风险、工作质量、工作的辛苦程度和出勤天数等指标综合考评，充分体现向脏、苦、累、风险大、技术要求高的岗位及班次倾斜，提高护理技术服务的含金量，在确保基础质量的同时，加快专科护理内涵质量的提高。

2）绩效奖金分配计算模型的理论依据：模型建立的理论依据借鉴了王家振等研究的定量评分法与劳动分值法。结合护理工作的特点进行现场测算，标化各项指标，建立计算公式。定量评分法是对护理专业人员采取多方位的评分方法，将考核标准量化分解，考评分值代入公式进行加权计算，以数据为依据来进行绩效奖金分配的一种方法。劳动分值法就是把不同性质的工作量统一化为劳动分值，再结合综合考评来计算奖金的方法。劳动成效的考评系数，包括工作数量，质量指数和岗位系数。其中岗位系数反映的是某种具体工作岗位的难度值，难度越大，系数越高。

3）绩效奖金分配方法：新的分配方法得到了医院管理人员与护理人员的充分肯定，在绩效奖金分配满意度调查中，护士对绩效奖金分配的满意度从 70% 上升到 96.5%。研究所得的绩效分配模式主要有以下几方面优点。第一，新的绩效奖金分配计算模型体现了科学、公开、公正的分配原则。各项指标数据来源于客观的岗位与班次（在排班表上体现），来源于护士工作过程中环节质量考核的得分。克服了以往由于护理管理者主观判断导致的分配不公。第二，新的绩效奖金分配计算方法实现了按劳分配，多劳多得，同工同酬的原则。新方法按岗位所负的责任和担任班次所需的能力来确定，提高责任护士班、晚夜班等责任要求高、承担风险大的班次奖金系数，鼓励高年资、有能力的护士担任责任护士班与晚夜班等工作。新方法在全院实施以来，以前资深护士想方设法调离临床一线到辅诊科或轻松的科室，现在都主动提出到最忙的科室去，害怕上晚夜班的现象没有了，高年资护士主动担任晚夜班、责任护士班，分配机制真正体现了同工同酬，为护理人员搭建了公平竞争的平台，增强了护理队伍的凝聚力，护士的流失率从15%下降到6%，稳定了护理队伍，特别是吸引了高年资、能力强的护士到监护室、神经外科、急诊科等风险大、技术要求高的科室，提高了基础护理与专科护理质量，特别是晚夜班的护理质量。第三，新的绩效奖金分配模型提高了管理效率。新方法计算模型设计科学、合理，使护士长解决了繁杂的事务管理，实施了有章可循的科学管理，提高了护士对护士长管理的满意度，护士长将时间和精力投入到带领护士解决重点患者的护理，解决护理学科中的难点问题，为科室创造更多的社会效益与经济效益。

（二）护理绩效评估系统的研究与应用，实现了护理管理理念和方法的创新

1. 实用性　该项目的研究成果成功应用于该院1890张床位，32个专业科室共56个护理单元，并在八年的临床实践中不断完善，取得了非常显著的管理效应，体现在：

（1）强化了护理工作的行为主体、责任主体和利益主体，形成了良好的管理导向和有序的竞争环境。

（2）增强了护理人员的绩效意识，引导护士长和全体护士树立了护理工作质量、效率和成本、效益的大质量观。

（3）建立了以正强化激励争创优良业绩为主，辅以适当的负强化以约束不良行为，保证基础质量、提高内涵质量的有效激励机制，很好地适应了医院快速发展、高效运转和医疗改革、医疗市场竞争的新形势。

2. 创新性　护理工作量系统软件的应用，凸显了该院护理管理方法和手段上的创新，其优势在于：

（1）实现了护理工作绩效评估的标准化、信息化管理，从根本上解决了护理工作量化管理的难题。

（2）有效地整合了护理工作绩效量化综合评估指标体系的信息资源，为管理者提供了客观、全面、动态、直观、准确的管理信息和方便、快捷的查询手段，把临床护士和护理管理人员从烦琐的手工统计中解放出来。

（3）为护理管理者实施科学决策提供了可靠的依据，如：通过单位时间护理工作绩效评分和护理人员编配数，即可动态掌握每个护理单元护士的人均工作量负荷，为护理管理者客观评估、比较护理单元的工作绩效和进行合理的人力资源配置等提供了有效的参考。

3. 高效性　绩效奖金分配和管理监控网上进行，取得了很好的管理效应：

（1）新的绩效奖金分配计算模型将管理要素、技术要素和责任要素纳入奖励分配，体现了科学、公正、公开的分配原则，实现了同工同酬、按劳分配、多劳多得的原则，增加了劳动强度大、技术含量高、风险大的岗位和班次的系数，解决了护理管理的难点问题。

（2）各项指标数据客观反映了护士劳动、技术的付出和服务质量的优劣，避免了管理者主观判断和情感因素导致的分配不公和管理偏差，护士对绩效奖金分配的满意度由70%上升到96.5%。

（3）新的绩效奖金分配办法按岗位所担负的责任和班次所需要的能力来确定，形成了合理的导向和有效的激励，推动了绩效奖金分配由福利型向激励型的转变；使护理队伍得到了稳定，护士的流失率从15%下降到6%。

（4）绩效奖金分配的计算机信息化管理提高了工作效率，使护士长从繁杂的事务管理中解脱，将时间和精力投入到解决重点患者的护理，解决护理学科中的难点问题，为医院创造更多的社会效益和经济效益。

（汤爱玲　徐筱萍）

第六章　护理经济管理

第一节　经济管理概述

一、经济管理相关概念

（一）经济学

经济（Economy）这个词来源于希腊语 Oikonomos，是指“管理一个家庭的人”。事实上，家庭和经济有着许多相似之处。一个家庭面临着许多决策，它必须考虑到每个成员的能力、努力和愿望，从而在各个成员中配置稀缺资源。和一个家庭一样，一个社会也面临着许多决策，它必须决定将要做哪些工作以及谁来做这些工作。

由于资源是稀缺的，社会资源的管理就显得尤为重要。稀缺性（Scarcity）是指社会拥有的资源是有限的，因此不能生产人们希望拥有的所有物品与劳务。正如一个家庭不能给每个成员提供其想要的每一件东西一样，一个社会不能给每个人提供他们向往的最高的生活水平。

经济学（Economics）研究社会如何管理自己的稀缺资源，如何利用稀缺资源以生产有价值的商品和劳务，并将它们在不同人群中进行分配。在大多数社会中，资源并不是由一个全权的独裁者来配置，而是通过千百万家庭和企业的共同行动来配置的。因此经济学家研究人们如何做出决策、如何相互交易，分析影响整个经济的力量和趋势。

1. 资源的稀缺性　经济学分析基于这样的前提：一个人要想得到一种资源就必须放弃另一种资源。从整个国家的水平看，这意味着卫生保健占国内生产总值份额的增加最终会导致其他行业所占份额的减少。卫生保健的“机会成本”（我们放弃另一种资源而得到的资源）可能很大。

大部分人可以认识到商品和服务的货币成本，而经济学家则认为时间是最大的稀缺资源。人们出卖时间以获取薪水，但很多人会拒绝加班，即使会被付给高于其正常工资级别的薪水，因为他们认为“那些薪水不值得他们付出那些时间”。类似地，很多人会放弃免费的卫生保健，因为交通和候诊的时间成本太高。

2. 理性决策的假设　经济学家通常通过假设来研究人类的经济行为问题，也就是说，假设决策人是理性的。理性一词，可有效地定义为“在给定某人的资源约束下，他的选择决策是最好的”。当然，有些行为可能是非理性的。但是，当我们越来越多地争论理性时，经济学家常常试图指出，当决策者能恰当地理解其所面临的经济激励机制时，所谓的非理性行为通常也是合理的。

3. 边际分析　边际分析（Marginal Analysis），是把追加的支出和追加的收入相比较，二者相等时为临界点，也就是投入的资金所得到的利益与输出损失相等时的点。主流经济学分析的特征在于边际分析。为了做出适当的选择，决策制定者必须了解下一个单位或边际单位的成本与效益。边际分析常常需要在边际上比较增加的成本与增加的效益以进行取舍。

一个最好的例子就是关于品牌药的购买。患者购买品牌药的决策（尤其是治疗方案可选择时），可能严格地取决于他们是必须为每片药支付20元还是30元，或者说，取决于他们是否能够得到一部分处方药的保险金。

（二）微观经济学与宏观经济学

经济学在各种不同层次上进行研究。我们可以研究单个家庭与企业的决策，也可以研究某种物品与劳务市场上家庭与企业之间的相互交易，还可以研究整体经济的运行和整体经济知识。

传统上经济学被划分为两个分领域，即微观经济学与宏观经济学。微观经济学（Microeconomics）研究家庭和企业如何做出决策，以及他们如何在特定市场上相互交易。宏观经济学（Macroeconomics）研究整体经济现象。微观经济学和宏观经济学是密切相关的，由于整体经济的变动产生于千百万个人的决策，所以不考虑相关的微观经济决策而要去理解宏观经济的发展是不可能的。

（三）卫生经济学

卫生经济学即“研究资源如何向卫生行业分配以及卫生行业内的资源配置”。从另一方面讲，卫生经济学是应用经济学，研究如何将经济学应用于卫生领域。经济学家的实际工作就是使用某些确凿的特征方法来分析与解释现象。

卫生经济学是通过三个相关的方法表现其重要性和应用性的：①卫生行业对整个经济体贡献的大小；②国家政策关注国民在维持和提高其健康时所面对的经济困难的迫切性；③许多健康问题与经济发展密切相关。

（四）经营管理

经营是指企业以市场为对象、以商品生产和商品交换为手段，为实现企业目标，使企业的投资、生产、销售等经济活动与企业的外部环境保持动态均衡的一系列有组织的活动。经营管理是指在企业内，为使生产、营业、劳动力、财务等各种业务，能按经营目的顺利地执行、有效地调整所进行的系列管理和运营活动。经营管理是一门技术，更是一门艺术。经营管理之道，包括了两个层面：一为心理层面，一为制度层面；心理层面的核心为观念的启迪，制度层面的核心为管理的落实，两者相辅相成。

企业经营管理要素是指构成企业经营管理有机整体的各个组成部分，是现代企业进行经营管理活动的基本条件和手段。主要包括：①人力资源，即企业经营管理的人力要素；②生产资料，即企业经营管理的物力要素，包括企业在经营管理活动中所必需的建设物、机械、工具和原材料等；③资金，即企业经营管理的财力要素，包括企业所拥有的固定资金和流动资金；④经营管理组织，即企业经营管理的组织要素；⑤环境，即企业经营管理的外部要素，包括国民经济发展状况、党和国家的方针政策和法律法规、企业的地理位置和市场等。

（五）经济管理

经济管理是指经济管理者为实现预定目标，对社会经济活动或生产经营活动所进行的计划、组织、指挥、协调和监督等活动。简言之，经济管理就是经济管理者对经济活动的管理。

经济管理的内容主要包括下述8个方面：①产品价格标准；②生产成本、各项费用标准；③工资、待遇、奖励和福利标准；④设备、劳动力和物资利用标准；⑤利润提成与分配标准；⑥税金和利率标准；⑦资金利用率、投资回收期和投资效果方面的标准；⑧经济核算、经济评审、经济效果分析计算方法与程序标准。

二、经济学原理

本节将介绍经典的经济学十大原理，通过原理分析能够了解经济学的研究内容。

（一）人们如何做出决策

“经济是什么”这个问题并没有神秘之处，无论我们谈论的是中国经济还是全球经济，经济只不过是在生活中相互交易的人们所组成的群体而已。由于一个经济的行为反映了组成这个经济的个人的行为，所以我们的经济学研究就从个人做出决策的四个原理开始。

1. 原理一：人们面临权衡取舍

关于做出决策可以归纳为一句谚语：“天下没有免费的午餐。”为了得到我们喜爱的一件东西，通常就不得不放弃另一件我们喜爱的东西。做出决策就是要求在一个目标与另一个目标之间权衡取舍。

当人们组成社会时，他们面临各种不同的权衡取舍。例如，经典的权衡取舍是在“大炮与黄油”之间。我们把更多的钱用于保卫海岸免受外国入侵的国防（大炮）时，能用于提高国内生活水平的消费品（黄油）就少了。在现代社会中，同样重要的是在清洁的环境和高收入水平之间的权衡取舍。要求企业减少污染的法律增加了生产物品与劳务的成本，由于成本高，结果这些企业赚的利润少了，支付的工资低了，收取的价格高了，或者是这三种结果的某种结合。因此，尽管污染管制给予我们的好处是更清洁的环境，以及由此带来的健康水平的提高，但其代价是企业所有者、工人和消费者的收入减少。

社会面临的另一种权衡取舍是在效率与平等之间。效率（Efficiency）是指社会能从其稀缺资源中得到的最大利益。平等（Equity）是指将这些资源的成果公平地分配给社会成员。换句话说，效率是指经济蛋糕的大小，而平等是指如何分割这块蛋糕。

2. 原理二：某种东西的成本是为了得到它所放弃的东西

由于人们面临着权衡取舍，所以做出决策就要比较可供选择的行动方案的成本与利益。但在许多情况下，某种行动的成本并不是一眼就能看出来的。

一种东西的机会成本（Opportunity Cost）是为了得到某种东西所必须放弃的东西。当做出任何一项决策，决策者应该认识到每一种可能的行为所带来的机会成本。实际上，决策者通常是知道这一点的。

3. 原理三：理性人考虑边际量

经济学家通常假设，人是理性的。在机会成本为既定的条件下，理性人（Rational People）系统而有目的地完成能够达到其目的的最好的事。在学习经济学时，会遇到为实现利润最大化要决定雇佣多少工人和指导并销售多少产品的企业；也会遇到在收入

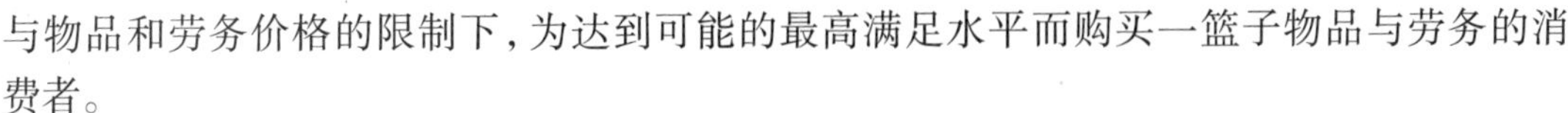

与物品和劳务价格的限制下，为达到可能的最高满足水平而购买一篮子物品与劳务的消费者。

理性人知道生活中的许多决策很少是黑与白的选择，而往往是介于其间。经济学家用边际变动(Marginal Change)这个术语来描述对现有行动计划的微小增量调整。"边际"指"边缘"，因此，边际变动是围绕个人所做的事的边缘的调整。理性人通常通过比较边际利益(Marginal Benefit)与边际成本(Marginal Cost)来做出决策。当且仅当一种行为的边际利益大于边际成本时，一个理性决策者才会采取这种行为。

4. 原理四：人们会对激励做出反应

激励(Incentive)是引起一个人做出某种行为的某种东西(例如惩罚或奖励的前景)。由于理性人通过比较成本与利益做出决策，所以他们会对激励做出反应。在经济学研究中，激励起着中心作用。一个经济学家甚至提出，整个经济学的内容可以简单地概括为"人们对激励做出反应，其余内容都是对此的解释。"

在分析市场如何运行时，激励是至关重要的。一种物品的价格对市场上买者与卖者行为的影响，对于了解经济如何配置稀缺资源是至关重要的。政策决策者决不能忘记激励，因为许多政策改变了人们面临的成本或利益。当决策者未能考虑到他们的政策如何影响激励时，这些政策就会带来预料之外的效果。

在分析任何一种政策时，不仅应该考虑它的直接影响，还应该考虑通过激励产生的不太明显的间接影响。如果政策改变了激励，那就会使人们改变自己的行为。

(二)人们如何相互交易

前四个原理讨论了个人如何做出决策，以下三个原理是关于人们如何相互交易的。

1. 原理五：贸易能使每个人状况更好

人们可以从贸易中获益，贸易使每个人都可以专门从事自己最擅长的活动。通过与其他人交易，人们可以按较低的成本获得各种各样的商品与劳务。贸易能够互通有无，同时也会带来竞争，但使得分工更加专业化。

2. 原理六：市场通常是组织经济活动的一种好方法

市场经济(Market Economy)就是当许多企业和家庭在商品与劳务市场上相互交易时，通过它们的分散决策配置资源的经济。在市场经济中，没有一个人追求整个社会的经济福利。自由市场包括大量物品与劳务的许多买者与卖者，而所有人都主要关心自己的福利。尽管市场中存在着分散的决策和千百万利己的决策者，但是市场经济在以一种促进总体经济福利的方式组织经济活动方面很成功。

经济学家亚当·斯密(Adam Smith)在1766年出版的著作《国民财富的性质和原因的研究》中提出了经济学中最有名的理论：家庭和企业在市场上相互交易，它们仿佛被一只"看不见的手"所指引，并导致了合意的市场结果。价格就是看不见的手用来指引经济活动的工具。关于看不见的手在指引经济活动中的技巧的一个重要推论：当政府阻止价格根据供求自发地调整时，它就限制了看不见的手对组成经济的千百万家庭和企业进行协调的能力。

3. 原理七：政府有时可以改善市场结果

尽管看不见的手通常会使市场有效地配置资源，但情况并不总是这样。经济学家用市场失灵(Market Failure)这个术语来指市场本身不能有效配置资源的情况。市场失灵的一个可能原因就是外部性(Externality),它是指一个人的行为对旁观者福利的影响。市场失灵的另一个可能原因是市场力量(Market Power),它是指单个人(或一小群人)不适当地影响市场价格的能力。并且看不见的手也不能确保公平地分配经济成果,市场经济根据人们生产其他人愿意购买的东西的能力来给予其报酬。

看不见的手并不是全能的,尽管市场通常是组织经济活动的一种好方法,但这个规律也有一些重要的例外。政府干预经济并改变人们根据自己的利益选择资源配置的原因有两类:促进效率和促进平等。这就是说,大多数政策的目标是既要把经济蛋糕做大,又要改变这个蛋糕的分割方式。

(三)整体经济如何运行

1. 原理八:一国的生活水平取决于它生产物品与劳务的能力

世界各国的生活水平的差别是惊人的,而几乎所有生活水平的差别都可以归因于各国生产率的差别,即一个工人一小时所生产的物品与劳务数量的差别。在那些单位时间工人能生产大量商品与劳务的国家,大多数人享有高生活水平。所以,一国的生产率的增长率决定了它的平均收入的增长率,生产率是生活水平的首要决定因素。

生产率与生活水平之间的关系对于公共政策也有深远的含义。为了提高生活水平,决策者需要通过让工人受到良好的教育、拥有生产物品与劳务需要的工具,以及获取最好的技术,来提高生产率。

2. 原理九:当政府发行了过多货币时,物价上升

通货膨胀是经济中物价总水平的上升,在大多数严重或持续的通货膨胀情况下,罪魁祸首是货币量的增长。当一国政府发行了大量本国货币时,货币的价值就下降了。

3. 原理十:社会面临通货膨胀与失业之间的短期权衡取舍

虽然在长期中,物价水平高主要是货币量增加的结果,但在短期中问题就变得比较复杂,并且争论较多。大多数经济学家是这样描述货币注入的短期效应的:

(1)经济中货币量增加刺激了整个支出水平,从而刺激了商品与劳务的需求。

(2)随着时间推移,高需求会引起企业提高物价;但同时,它也鼓励企业增加它们生产的商品与劳务量,并更多地雇用生产这些商品与劳务的工人。

(3)雇用更多工人意味着更少的失业。

这一推论推出一种在整个经济范围内的最终的权衡取舍:通货膨胀与失业之间的短期权衡取舍。决策者可以通过改变政府支出量、税收量和发行货币量来影响经济所面临的通货膨胀与失业的组合。

三、经济学方法

(一)科学的方法

经济学常用的方法是观察、理论和进一步观察,理论与观察之间的相互作用普遍发生在经济学领域中。经济学中常根据现象提出理论,为了检验理论的真实准确,经济学家常通过收集并分析数据,来检验理论的正确性。

虽然经济学家像其他科学家一样运用理论和观察,但是他们面临使其工作更具挑战性的障碍:经济学中做实验通常是困难的。经济学家绝不会为了研究通货膨胀获得有用数据而操控一国的货币供给。为了寻求实验室试验的替代品,经济学家十分关注历史所提供的

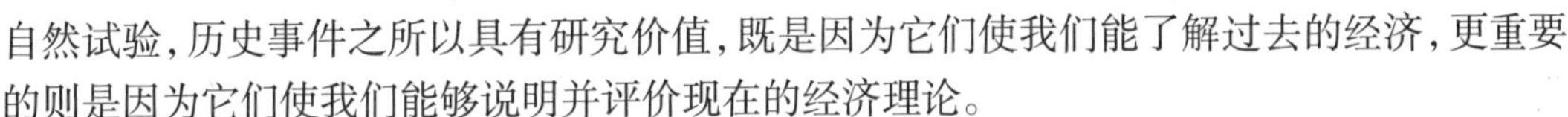

自然试验，历史事件之所以具有研究价值，既是因为它们使我们能了解过去的经济，更重要的则是因为它们使我们能够说明并评价现在的经济理论。

（二）假设

假设可以使复杂的世界简单化，而且使解释这个世界变得更为容易。科学思考的艺术就是决定作出什么假设，经济学家用不同的假设来回答不同的问题。例如，为了研究国际贸易的影响，我们可以假设世界只由两个国家组成，而且每个国家只生产两种产品。当然现实世界由许多国家组成，每个国家都生产成千上万的不同类型的产品，但通过假设两个国家和两种产品，可以集中思考问题的实质。一旦我们理解了只有两个国家和两种产品这种假想世界中的国际贸易，我们就可以更好地理解更复杂的现实世界中的国际贸易。

（三）经济模型

经济学家通常用由图形和方程式组成的模型来了解世界，但是模型也忽略了许多细节，无法使人们了解什么是真正重要的，而且经济学模型也不包括经济的每一个特征。所有模型都是建立在一些假设之上，正如物理学家通过假设不存在摩擦来分析大理石下落一样，经济学家也利用假设撇开与所研究问题无关的许多经济细节，所有模型都是为了加深我们对现实的理解而简化了现实。以下介绍两种常见的经济模型：

1. 循环流量图　经济由从事许多活动，如购买、销售、雇佣、制造等的千百万人所组成。为了理解经济的运行方式，我们必须找到某种方法来简化我们对所有这些活动的思考。换句话说，我们需要一个用普通的术语来解释经济是如何组织起来的，并说明经济的参与者如何相互交易的模型。

图 6-1 提出了一个直观的经济模型，这个模型称为循环流量图（Circular-Flow Diagram）。在这个模型中，经济由两类决策者（家庭和企业）所组成。企业投入劳动、土地和资本（建筑物和机器）来生产商品和劳务，这些投入被称为生产要素。家庭则拥有生产要素并消费企业生产的所有商品与劳务。

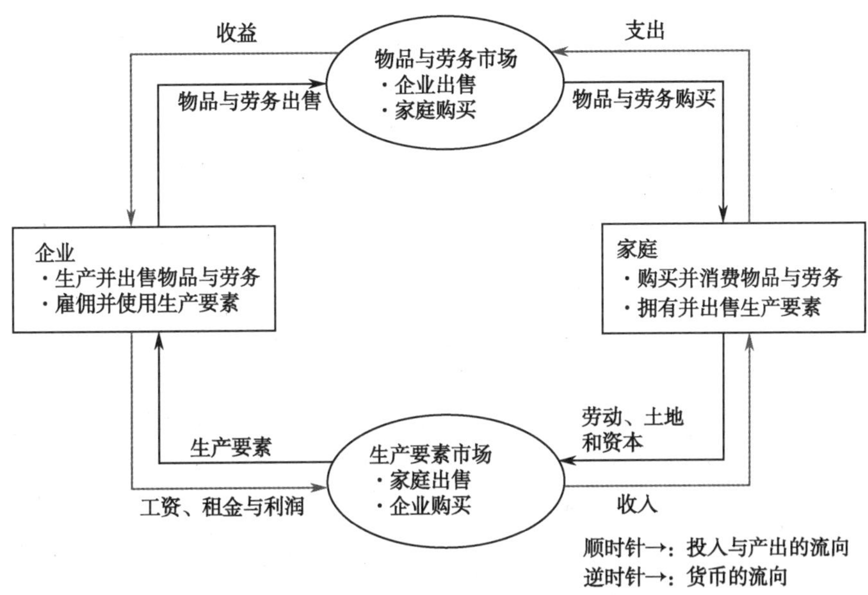

图6-1　循环流量图

家庭和企业在两类市场上相互交易。在商品与劳务市场上，家庭是买者，而企业是卖者，特别是家庭购买企业生产的商品与劳务。在生产要素市场上，家庭是卖者，而企业是买者。在这些市场上，家庭向企业提供用于生产商品与劳务的投入。循环流量图提供了一种把家庭与企业之间的所有经济交易组织在一起的简单方法。

循环流量图外面一圈代表相应的货币流向。家庭支出货币去购买企业的物品与劳务。企业用销售的部分收益对生产要素（如工人的工资）进行支付。剩下的则是企业所有者的利润，企业所有者本人就是家庭成员。因此，对商品与劳务的支出从家庭流向企业，而收入以工资、租金与利润的形式从企业流向家庭。

此循环流量图是一个简单的经济模型，它略去了在某些情况下会很重要的各种细节，例如，一个更为复杂、更为现实的循环流向模型应该包括政府和国际贸易的作用，但这些细节对于理解经济的组织方式并不是至关重要的。

2. 生产可能性边界　与循环流量图不同，大多数经济模型都是用数学工具来构建的。这里用一个最简单的经济数学模型——生产可能性边界来阐述一些基本的经济思想。

生产可能性边界（Production Possibilities Frontier）是一个图形，它表明在生产要素和生产技术既定时，一个经济所能生产的产品数量的各种组合。图 6-2 是生产可能性边界的一个例子，如果这个经济把全部资源都用于汽车行业，该经济可以生产 1000 辆汽车而不生产电脑；如果全部资源都用于电脑行业，该经济可以生产 3000 台电脑而不生产汽车。生产可能性边界的两个端点代表这两种极端的可能性。

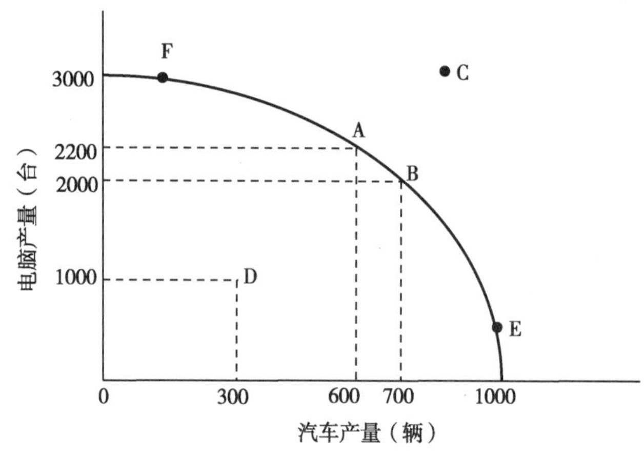

图6-2　生产可能性边界

由于资源是稀缺的，因此并不是每一种想象的结果都是可行的。例如无论在两个行业之间如何配置资源，经济也不可能产生 C 点所代表的汽车和电脑量。在用于制造汽车和电脑的技术为既定时，经济并没有足够的生产要素来提供 C 点所对应的产量水平。经济可以用它拥有的资源在生产可能性边界上和以内的任何一点进行生产，但它不能在这条边界以外的任何一点进行生产。

如果经济从它可以获得的稀缺资源中获得了它能得到的全部东西，就称这种结果是有效率的。生产可能性边界上（而不是这条线以内）的各点代表了有效率的生产水平。当经济在其上的某一点，比如说 A 点进行生产时，如果不减少一种物品的生产就没有办法生产更多的另一种物品。D点代表无效率的结果。由于某种原因，也许是普遍失业，经济的产量小于它从可以获得的资源中所能得到的最大可能产量。如果消除了无效率的来源，经济就可以增加这两种物品的产量。

经济学十大原理之一就是人们面临权衡取舍，而生产可能性边界表明了社会所面临的一种权衡取舍。一旦我们达到了该边界上有效率的各点，那么得到更多的一种物品的唯一方法就是减少另一种物品的生产。这种权衡取舍关系也有助于解释机会成本。

生产可能性边界表明在某一特定时期内生产不同物品之间的权衡取舍，但随着时间的推移，这种权衡取舍可以改变。假设电脑行业的技术进步提高了每个工人每周可以生产的电脑数量，这种进步扩大了社会的一系列机会。在生产任何一种既定的汽车产量时，该经济都可以生产更多的电脑。如果该经济并没有生产任何一台电脑，它仍然可以生产1000辆汽车。因此生产可能性边界的一个端点仍然是相同的，但生产可能性边界的另一个端点向外移动。

生产可能性边界简化了复杂的经济，以便强调一些基本但极为重要的思想：稀缺性、效率、权衡取舍、机会成本和经济增长。

第二节　护理经济管理

面对21世纪科学更快、更高、更广泛的发展趋势，为了适应激烈的市场竞争机制，提高医院经济效益，为患者提供优质的服务，病区在医院实行综合目标管理中参与医院成本核算，意味着经济管理成了医院护理管理的重要组成部分。在医院的运营中，护理功能的各项活动经费约占医院总预算的1/3。护理经济管理的优劣，直接影响医院的经济管理水平乃至医院形象。如何适应市场经济的要求，强化护理经济管理，在改革中求生存、求发展，是护理管理者需要解决的重要问题。

一、护理经济管理概述

（一）护理经济学

护理经济学主要是研究护理资源配置及其经济效益的一门科学，它是卫生经济学的分支，属于护理学范畴。它运用卫生经济理论与方法，阐明和解决护理服务中出现的经济问题，并揭示其经济活动和经济关系的规律。

（二）护理经济效益

护理经济效益是指在护理服务过程中投入与产出或劳动消耗与有用成果的比较。即护理经济效益是护理服务使社会获得的使用价值与护理服务在创造这些价值时所消耗劳动的比较关系。主要分为3类：

1. 直接效益　指某项护理计划方案所节省的卫生资源和健康的改善，即护理方案实施后，减少了医疗费用和人力、物力的消耗，降低了发病率。

2. 间接效益　指实行某项护理计划方案之后所减少的其他方面的经济损失，如降低陪护率、增加患者相关疾病或健康教育知识、使患者的遵医行为提高等。

3. 无形效益　减轻或避免了患者躯体和精神上的痛苦，以及康复后带来的舒适和愉快。

（三）护理经济学评价

护理的经济学评价是从经济学的角度出发，应用一定的技术经济分析与评价方法，将护理服务的投入和产出相联系进行比较评价，也就是对护理服务中卫生资源投入与服务的效果和效益进行评价。从不同的产出角度反映资源的配置与使用效率，并且在不同的护理方案间做出比较，探讨有限的护理服务资源如何发挥其最大作用，最终确定卫生资源投入方向及护理措施的选择，为护理人员制定护理服务标准，实施管理决策等提供依据。如同卫生经济学评价一样，护理服务的经济学评价也包括了成本-效益、成本-效果和成本-效用等分析方法。在实现成本与效益、效果和效用等的比较分析中，由于护理服务存在的不确定性对经济学评价结果产生很大的影响，因此在进行护理服务的经济学评价时，应给予充分的认识和重视。

（四）护理经济管理

护理经济管理是指护理管理者为实现预定的护理经济目标，对护理经济活动所进行的计划、组织、指挥、协调和监督等活动。简言之，护理经济管理就是护理管理者对护理经济活动的管理。

在对护理经济管理概念及相互关系进行框架性的分析时，首先构成护理的基本要素是以个人以及团体生活为基础，保障人们的生活和健康水平，进行全方位的支持和连续动态的照顾。护理经济学的研究对象当然是“护理”，定义中已经对此进行了明确的阐述，主要是针对护理服务中的经济现象与问题进行分析，揭示其经济活动和经济关系的规律。护理领域的所有问题以及和医疗领域中所有问题的相互关系，均作为护理经济管理的对象。

（五）护理经济学与医疗经济学

美国Kovner博士的“医疗和护理专业关系模型”（图6-3）解释了这种关系，该模型认为护理与医疗领域是不完全重合的关系，也就是说医疗与护理有着相互交叉和融合的部分。它解释医疗和护理的关系包含三个组成部分，第一部分：医疗领域独立的工作范围，主要指对患者进行诊断和治疗部分；第二部分：是护理独立的工作内容，主要包括护理照顾和配合医疗进行的各种关系的协调；第三部分：医疗与护理交叉重合的部分是医生与护士共同合作完成的治疗工作。

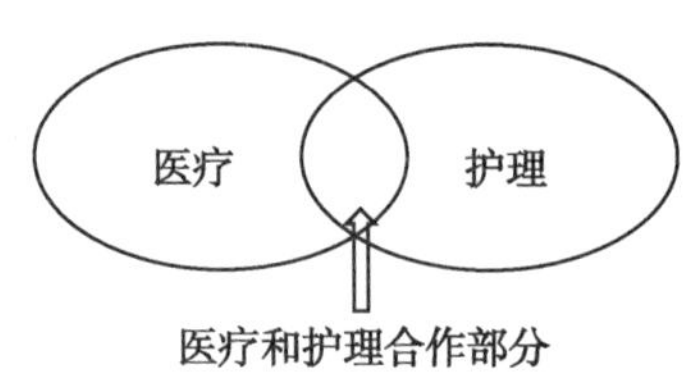

图6-3 Dr.Kovner的护理与医疗关系模型

在国外对“护理经济学”与“医疗经济学”关系进行的大量研究中，大多数学者均支持护理经济学是医疗经济学的一部分的观点。该观点认为医疗经济学是经济学中的一个特殊领域，而护理经济学又是医疗经济学中的一个组成部分。然而，根据Kovner博士的“医疗和护理专业关系模型”，护理专业就应该作为经济学研究的独立对象之一，护理经济学也就成为经济学的一个特殊领域而存在了。

（六）护理的经济学问题

护理经济学是将护理过程中各种现象和生活基本需求的问题作为主要研究对象，利用经济学的方法和手段来进行研究的一门学问。对这些问题作出明确解释之前，先应该明确一般意义上经济问题的内涵是什么，会对何种问题和内容进行解释。

经济产生的前提是由于人类需求的无限性和资源的稀缺性，经济问题的根本内容包含衣食住行各个方面，为了获得生活必需的资源和服务，人们应该采取怎样的行动。换句话说，人们面对各种需求，当然也包括医疗护理服务时所产生的欲望表现出无限性的倾向，这种无限的需求与欲望与有限、稀缺的资源现状是自相矛盾的，经济学就是要解决怎样利用资源，利用到何种程度、人们如何承担责任、所得利益如何分配等很多方面的问题。

如果说经济问题是研究生活需求的某一侧面，从护理的定义和概念出发，护理是以达到和实现健康水平提高为目的，面对人们的各种护理需求进行的各种生活自理支持，因此，国外很多专家认为护理支持的基本要素是对个人或者团体的生活中需要护理程度的界定。护理需求方在寻求达到和实现健康目的的同时，伴随着某些经济的支出，要进行必要的消费，社会也会为此提供必要的条件帮助进行交换活动；护理供给方需要开发护理资源，建设护理机构，培训合格护理人才，以合理的价格向护理需求方提供护理服务，并在此过程中获得了最大的经济效益。在护理供需双方不断作用和影响的过程中，构筑了护理的经济活动基础，产生了护理的各种经济学问题。

二、护理经济管理内容及研究方法

护理经济研究是伴随着卫生经济学的发展及分支学科的形成而逐渐产生的。1979 年，美国著名卫生经济学家保罗・J・费尔德斯坦主编了《卫生保健经济学》，研究涵盖了注册护士市场和长期护理市场。1983 年，美国正式出版《护理经济学杂志》（Nursing Economics），使护理经济研究步入正轨。2000 年美国又正式出版专著《护理经济学》，标志着护理经济研究进入新的时期。

（一）护理经济管理的内容

护理经济学研究的主要内容包括护理服务资源的开发和利用，护理服务供需平衡，护理服务市场的拓展，护理服务机构的经营，护理服务的经济学评价等，这些方面不仅涉及个体的研究，更是组织或团体的社会现象。

1. 多元化的护理需求研究　护理需求是指在一定价格条件下，护理需求者愿意并能够支付的护理需要。随着卫生服务的产业化，护理需求研究在内容和层次上出现了多元化，不仅重视医院内护理需求，而且也非常重视医院外护理需求。有学者提出，21 世纪护理面临新的机遇和挑战是尽快适应护理需求的变化，其中开发长期护理需求是关键。还有人提出要加强家庭护理管理中新的护理需求研究。Cahill 等分析了住院病人与社区家庭护理需求的变化趋势，认为社区和家庭护理需求大大增加，提出护理服务要增加对老年人的帮助，提供健康教育，达到减少疾病、增进健康的目的。

2. 多层次的护理市场开发　护理市场是护理服务交换的场所。护理市场开发是以合理资源配置为基础，体现为多层次，如长期护理市场、注册护士市场、保健护理市场、护理用品市场及边缘护理市场等。有研究讨论了卫生服务市场变化对护理专业发展的影响，认为卫生服务市场的变化为护理专业发展带来了机遇与挑战。有研究分析了高级实践护士进入初级卫生保健市场的重要性及医护合作的必要性。Jacqueline 等运用市场战略开发潜在护理市场，增强了护理人员在卫生市场中的竞争力。

3. 系统化的护理成本核算　护理成本是指护理服务过程中物化劳动和活劳动的消耗。国外护理成本核算系统化体现在：建立了专门的机构，配备了专职人员，确定了护理成本核算的内容 433 项、六大类，实现了计算机管理护理成本。护理成本核算机构对帮助护理经理评估成本、做出预算、进行决策，减少护理管理中危机的发生起到了关键作用。

4. 制度化的护理保险形式 护理保险是保证公民获得必要护理服务的保障制度。主要包括商业护理保险与社会护理保险。20 世纪 80 年代中期，美国开展了长期护理保险，保险费用交纳灵活，主要提供专业护理、中级护理及日常护理。1993 年德国颁布了《护理保险法》，所有公民及境内工作的外籍人员必须参加护理保险。公民将每月工资的 1% 支付护理保险费，雇主和雇员各付一半。法律明确规定护理保险公司所担负的内容及标准，如预防压疮的护理由护理保险公司负担。2000 年 4 月日本也正式颁布了《护理保险法》，年满 40 岁以上日本公民都要交纳护理保险费用，每月 3000 日元左右，年满 65 岁时，老人可申请在宅护理等服务。

5. 综合化的护理价值评价 护理价值研究强调了使用价值与价值的统一。许多学者都在积极探索护理价值的评价方法。有研究认为护理的经济价值是巨大的、综合复杂的，人类应该研究适宜的经济原则评价护理在健康维护中的作用，以综合体现护理价值。其关键是建立相应的研究机构，开发必要的经济测量工具，并与卫生服务领导、政策分析家、经济学家共同创建一个人类经济系统，全面评估护理服务的价值。

6. 合理化的护理效益分析 护理经济效益是护理服务过程中劳动成果与劳动消耗的比较，即投入与产出的比较。有效益才能有生存、有发展，护理经济效益研究的主要内容是成本效益分析。英国主要分析了护理人员培训的成本效益，重点研究了如何量化护理管理经济效益。还有学者研究了护理人力资源配置的成本效益，并通过改变护理人员的构成，实现效益目标。

7. 企业化的护理经营模式 探讨护理服务供给的企业化经营模式。有学者认为卫生服务产业的发展对护理产生了很大的影响，并认为企业化经营方式是护理管理的关键因素之一，同时提出了有效法人承诺项目（Effective Coorporate Compliance Programs，ECCP），该模式系统包括政策、程序及监测管理系统，为护理经营管理提供了保证。护理服务过程中还可以实施合作经营管理方式。有研究采用专门技术实施金融财产管理的经验，同时也对护理成本、市场、需求及护理相关政策方面进行了研究。Beeman 等提出护理经理管理模式（Unit' s Nurse Manager），讨论了护理行政执行官（Nursing Executives）在分配稀缺卫生服务资源和控制成本中的作用，并得出护理经营管理顾问对护理组织管理有较大的帮助。

（二）护理经济管理研究方法

护理经济管理作为一门新兴的综合性边缘学科，主要结合社会科学研究的特点，运用经济学，特别是卫生经济学的研究方法和手段来研究护理领域中的经济现象和规律。

1. 护理经济管理研究方法的特点 经济学作为社会科学的一个研究领域，虽然研究对象有所不同，但研究方法多采用与其他社会科学相同的方法论。同样的研究内容，不同的研究视点，采用的研究方法和所得的结论也会有所不同。以社会现象为分析对象的社会科学研究，运用历史的观点是十分重要的。也就是说理论联系实际，从护理经济活动的实际出发，符合实际和发展规律的研究才有可能站得住脚。护理经济学研究方法的第二个基本特征，是其要受到国家制度和政策的限制，个人或组织不断地对各种社会现象或政策的实施提出质疑和讯判，最终结果会推动某些制度和政策的改变。近年来一个被称为“制度经济学”的经济学派强劲的发展势头是这一特征很好的诠释。护理经济学的研究方法也带有这一特点，必须紧密地与国家经济发展状况、医疗卫生政策等紧密结合。

2. 护理经济学管理与护理经营管理 护理经济管理不仅被作为经济管理的领域之一，

同时也包含了经营管理的基本理论和方法。

经营学主要是针对公司、商店或医疗机构等单位而言，在经营管理方面如何采用经济学的方法和手段去解决实际问题的一门学问；而经济学则包括从大到小各种各样的与经济现象有关的问题，其范围更广泛。除了解决问题范围的差异外，在研究对象和专业内容的划分上，经济学涉及范畴更广泛，狭义的个别单位涉及的经济问题则更多属于经营学范畴。例如，如何提高商品的生产性，如何从消费者的角度入手去分析问题，如何确定服务的价格，还有服务的提供是否效率化，教育事业、文化事业和医疗护理服务领域人才配置和利用，资金问题的运作方式等，都属于经济学的研究内容，涉及了各种各样的领域。而经营学则更关注个别医疗护理机构在经营上采取何种方法和技巧，以获得更好的市场效果，如私营医疗机构在以顾客满意度为指向的护理质量体系建设和获取企业经济利益最大化之间如何取得平衡，或者医疗机构在研究如何保证收益性提高和人力成本缩减程度等问题时，都属于经营学要研究的问题。因此，经营学主要是针对个别的小范围或医疗机构而言的经营和管理问题。经济学不是针对小的视野或个别的立场，而是从中等程度或综合的立场出发，对许多问题综合分析的结果。

因此，护理经济管理的研究领域既包括从小的视野或个别的立场出发的微观现象，也包括从大的视野到集团的或综合的立场出发的宏观分析，经济管理与经营管理的理论和方法在护理经济管理中都会涉及。

3. 护理经济学特有的研究方法　护理服务过程中的经济现象和规律属于经济学还是经营学的问题，主要看分析的逻辑假设思路是从微观出发还是从宏观出发。如涉及个别医疗护理机构减少亏损问题时，当然是从微观出发的经营学问题，如果是医疗收费制度对医疗护理市场的影响，分析普遍和综合的市场结果，当然需要使用宏观经济学的分析方法。但同样是医疗收费制度相关的研究，如果要研究随着收费标准提高或降低，医疗机构内部的医护人员会采取何种工作模式来应对，或者患者的反应是否会引起就诊行为的改变等，当然需要使用微观经济学的分析方法。例如在日本，每年度都要对医疗护理收费标准进行微调，研究这种微调后对医疗护理服务供需双方的反应、随市场价格波动医疗服务供方对需方的影响与作用、还有供求关系变化对市场价格波动产生的反作用等，都需要通过微观经济学来分析。

但是，不论护理经济学还是护理的经营学，在运用经济学或经营学的基本理论和方法对护理服务中的经济现象进行分析时，两者也不是截然分开的，例如在分析改善护理服务机构（如护理院或老年院）内部的经营状况时，提高经营收益或削减医疗护理成本都是十分有效的措施，在研究初期可能从经营学角度设定研究假设，但随着研究的深入，必然会涉及老年医疗和社会保障制度等问题，此时可能就需要从宏观经济学或微观经济学的角度来进一步分析和研究。

三、我国护理经济管理存在的问题及思考

（一）我国护理经济管理存在的问题

1. 护理经济管理意识淡薄　我国已从计划经济转变为社会主义市场经济体制，在这个社会转型过程中，作为第三产业的护理管理者大都还没有完全转变观念去适应这种体制的转型。不少护理管理者认为经济管理是医院经济管理办公室的事，护理管理者抓好护理质

量就行了，很少有人去思考与护理经济有关的问题，如护理成本核算应怎样计算、服务价值与价格如何评估、怎样处理护理服务的福利性与赢利性的关系等。护士长在排班时，考虑工作量及病人和护士的需求多，考虑经济因素少，许多护士长排班后不计算每名护士的周工作时数，认为只要在护士之间公平轮转就行。护士在工作时虽注意节约护理用材，但对水、电、气的浪费却无动于衷；住院病人费用由于缺乏行之有效的管理措施，漏记、逃费现象也常有发生。

2. 护理经济管理人才匮乏　目前各医院从事卫生经济管理的人员，多数是从财务科或不适合一线工作的医生、护士中抽调，这些人或熟悉经济决算、预算、审计，而不熟悉医疗业务活动和卫生经济的运行规律，或熟悉后者而不懂前者，且大多数人员未经过正规培训，基本上没有护理经济管理的专门人才。现在担任护理领导职务的人员多数未经过护理经济学方面的学习，既不知晓护理经济管理的内容，也不明确其方法，在很大程度上制约了护理经济管理的开展和研究。

3. 护理成本核算与价格分离　护理成本是指为人群健康提供护理过程中所消耗的护理资源，即是指在提供诊疗、监护、防治、护理技术及服务的过程所消耗的货币价值。而我国护理成本核算与价格制定严重分离，资料显示目前我国一级护理的价格均为每天十几元，而对护士的要求是：严密观察病情变化、每15~30分钟巡视1次、定时测量生命体征、制定护理计划、注意情绪变化、做好心理护理、加强基础护理、防止发生并发症、生活上给予周密照顾等。护理服务价格没有得到合理体现，这样的现状严重挫伤了护士工作的积极性。

4. 护理服务需求与供给分离　护理需求是指在一定价格条件下，护理需求者（健康人、病人等）愿意并能够支付的护理需要。由于人口老龄化，生活小康化，家庭小型化，护理需求已发生很大变化，而目前护理需求与护理供给处于分离状态，护理服务滞后于广大群众的需求。我国的护理服务供给目前还主要集中于医院内。在服务态度上还缺乏以人为本的理念，护理方式和护理内容仍局限于临床治疗、打针发药和完成常规工作，忽视对病人进行生活护理、心理护理、康复护理和健康教育，尚未形成医院护理和社区护理并举的格局，加之护理专科水平滞后，导致护理供给难以满足广大人民群众的需求。

5. 护理经济管理内容狭窄　护理经济学研究的主要内容包括：护理成本，护理效益，护理价格，护理市场，护理供给，护理消费，护理人力资源的开发和利用，护理产业，社区护理经济，护理劳动的性质、地位和作用等。国外已进行有关护理经济的综合研究，台湾也采用了一种较为完善的护理成本核算方法，对每项护理都核算其人力成本、药材成本、作业费用、设备费用、行政管理费用、教学研究费用等。而大陆在这一领域的研究刚刚起步，临床上护理经济的研究只限于护理人力成本、等级护理、单一基础护理项目收费。如对特级、Ⅰ级、Ⅱ级、Ⅲ级护理的人力成本核算，对卧床病人更换床单、口腔护理、压疮护理的成本核算，这些核算建立在简单的收支结算基础上，一般只包括护理人力、护理材料等直接成本，对护理管理、护理教育、护理科研、护理信息等间接成本涉及较少，预防护理、观察护理的经济价值均未体现，出现价值价格背离，如预防压疮的护理技术没有价格，而治疗压疮有收费标准等。由于对这些内容缺乏深入科学的研究，所以没有合理的护理服务补偿标准，护理劳动价值、技术价值几乎未予补偿，不仅挫伤了护理人员的积极性，而且使医疗护理服务收不抵支。

6. 护理经济管理力量薄弱　国外护理管理界对护理经济研究已初见成果，美国1983年创办了《护理经济杂志》,2000 年又正式出版专著《护理经济学》。目前国外已建立了专门的机构,配备了专职人员,确定了护理成本核算的内容,实现了计算机管理护理成本。国内护理界在这一领域基本上是空白,既无护理经济的研究机构,也缺少系统开展护理经济研究的方法,对人力资源调配的计算机管理系统尚处于初始阶段。护理服务价值未得到合理的量化体现,护理人力资源未得到充分有效配置。

7. 护理人员经济行为失范 市场经济的求利性原则使部分护理人员对经济效益产生曲解,有的医护人员出现"靠山吃山、靠水吃水"的思想。在经济行为选择上,采取了只顾眼前利益的短期行为,想方设法多收取费用,如不管是单纯性阑尾炎术后还是化脓性阑尾炎穿孔术后,均收取每日一次的大换药费用;有人认为多用一次性护理用品可以向病人收费,不会增加科室成本,医院还可以向病人收 15% 的管理费,能增加医院收入,因此大量使用一次性用品。实际上这种方法增加了病人的住院费用,对医院本身并无多大益处。为增加医院收入,出现了一些诱导额外需求的经济行为,如通过加强翻身、按摩可恢复的Ⅰ度压疮,却使用频谱、红外线等多种进口治疗仪,诸如此类不胜枚举。山东的一项调查显示,单纯性阑尾炎手术病人的不必要费用平均占总费用的 19.0%,小儿急性单纯性肺炎的不必要费用平均占 18.5%。

(二)对我国护理经济管理问题的思考

护理可持续发展面临的挑战是护理市场开发国际化、护理经营管理企业化、护理价值评价综合化、护理成本核算系统化等,这些都对护理经济研究提出了新的要求。

1. 更新护理管理理念、创新护理管理模式 加强护理经济管理,首先要更新观念,通过对护理人员进行护理经济管理的培训及宣传,使其明确护理经济管理的目的和意义,掌握护理经济管理的方法和原则,增强护理经济管理的意识。在工作中尽量减少浪费,使护理经济管理的能力得到很大的提高。

美国将护理小组称为资源利用小组,小组成员根据技术熟练程度分类、分级不同,资薪也相应不同;同时根据需要配备人员,每例患者每天的费用成为小组成员分配的参考凭证,充分考虑人力资源分配对经济的影响。加强人力资源管理"以人为本"的管理思想,强调以人为中心,注重人事、职能效益最大化。

2. 拓展护理服务市场 护理管理要以合理配置资源为基础,多层次地开发护理市场。一是多内容的开发,即不断拓展更新护理服务的内容,扩大服务空间,引导服务对象增加健康消费和健康投资,开展家庭护理、营养指导、康复指导、健康教育、心理咨询等多方面的护理工作。二是多领域的开发,如开辟保健护理市场、护理用品市场、注册护士市场、健康咨询市场等。随着医疗保险的扩展,平均住院时间受到限制,许多患者疾病未痊愈就回家治疗,所以社区医疗护理市场很大。有许多医院纷纷走出医院上门服务,开展家庭病床、电话服务、患者联谊会等,这些均是扩大医疗护理消费份额的有力举措。

3. 完善护理成本定价、开展护理成本核算的相关研究 护理服务既然属于第三产业,其经营必然要遵循企业运作法则,也就是说,护理服务也要讲投入产出、成本效益、市场需求和营销策略等。2000 年,美国的护理项目已增至 486 项,通过项目的内容来制定项目执行人并确定护理时间,从而最后定护理价格。长期以来,我国护理服务收费远低于成本,医院赢利主要靠的是药品和检查。应当合理调整科技量、风险责任含量、体力消耗含量的劳务消耗价格,请护理专家根据技术难度、劳动强度和所消耗的时间,对具体的护理工作进行分类、分级、定量评估，来共同制定护理服务价格。

临床护士需增强成本核算意识，在保证护理质量的同时开源节流，提高经济效益。另一方面，改革核算管理体制，扩大护理部三级管理职能，成立成本核算领导小组，对医院护理成本进行统计、核查和监督考评。同时，规范物资的统一采购与管理，健全各项领用制度，运用“医院管理信息系统”软件，充分发挥资源调控作用，减少物品的损耗率，提高利用率，从而实现经济效益的最大化。

4. 加快护理经济学理论与方法研究　完善和发展护理经济学的理论体系，并构建适合于中国特色的护理经济学理论体系，这将有助于认识护理事业与社会经济发展的关系，认识护理资源投入在健康人力资源产出和促进社会经济发展中的重要地位与作用，增强护理人员在卫生事业发展中的竞争力，为护理发展政策的制定提供重要依据。

尽快开展护理经济学教学研究工作，帮助护理人员认识卫生事业的多维性质，弥补护理人员在知识结构上的不足，提高医学人文科学的素养，提高护理决策的合理性和科学性。

5. 护理服务由“供给式”向“需求式”转变　完善多种护理供给渠道，如院前急救护理供给，既可以是医疗单位闻讯后赶赴现场的救治活动和行为，也可以是经过心肺复苏（CPR）等普及培训的社区护士、红十字卫生员，甚至交警及其他人员的救治活动。因此，为了这一护理市场的需求，护理人员既要掌握专业急救知识技能，提供高质量的现场急救护理；也要普及居民急救知识，提高自救互救水平，这也是护士担当教育者角色的一个表现。又如，医院内护理服务供给，一方面要提供整体护理服务，达到“以健康为中心”；另一方面要提供全程护理服务，在病人入院全过程及出院前后提供全程优质、快捷、安全、方便的护理，从治疗扩大到预防，从生理扩展到心理，从院内到院外，从技术到社会教育，提供综合护理型模式以满足不同层次人群不同特色的护理需求。

与国外相比，我国护理经济学研究工作开展较晚，还没有形成一套系统的、规范的经济管理方法，更缺少按护理成本分类核算的管理系统。随着我国医疗卫生体制改革的不断深入及护理经济学研究的不断探索实践，实现充分分析护理工作的经济价值和社会价值，推动护理经济管理现代化、科学化、规范化，才能早日实现与国际医疗护理事业的接轨。

第三节　护 理 成 本

随着我国经济突飞猛进的发展，我国医疗服务市场也随着经济发展迎来新的机遇，卫生服务改革更为深入，护理管理者面临巨大挑战。在知识经济和信息技术的飞速发展和越来越激烈的人才竞争时代，利用有限的护理资源向全社会提供有效的护理服务，提高护理生产力，要求护理管理者必须要有成本的概念，注意护理服务的合理测算、护理效益的综合评价和护理市场的有效开发。开展护理成本研究，正日益成为护理管理的重要课题。

一、护理成本概述

（一）成本概念

1. 成本（Cost）　成本是指在生产过程中的生产资料和劳动消耗，医疗卫生领域中，成本是指实施某项卫生规划或方案所要投入的人力、物力和财力等全部卫生资源的消耗价值。成本通常可以用货币单位统一计量，卫生经济评价要求将成本划分为两部分：一是直接成本（Direct Cost），即某方案实施过程中卫生资源的直接消耗，如与疾病直接相关的诊断、治疗等费用；二是间接成本（Indirect Cost），即人们由于疾病或死亡给社会造成的经济损失，如疾病引起休工、休学等造成的经济损失。

2. 费用（Expense）　在当期用量与收入配比的支出称为费用。在医疗服务行业，费用是指在一定期间，由于医疗服务等业务活动发生的现金流出或其他资产消耗，是医院在业务开展过程中发生的各种耗费。成本费用分为直接费用和间接费用。

（二）护理成本

1. 护理成本（Nursing Cost）　护理成本是医疗单位在护理服务过程中所消耗的物质资源价值和必要的劳动价值的货币表现。卫生经济评价要求将护理成本划分为两部分，即直接护理成本和间接护理成本。直接护理成本是与护理服务直接相关的卫生资源的直接消耗，如护理人员的工资和护理消耗材料。间接护理成本并不与护理工作直接有关，但是为护理服务提供其必要的支持作用，如物质资料消耗所转移的价值，包括房屋、医疗器械设备折旧等劳动资料和医院为进行护理业务活动所开支的各项管理费用。

2. 标准护理成本（Standard Nursing Cost）　标准护理成本一般是指在社会平均劳动生产率和生产规模基础上执行医疗护理服务应当实现的成本。它是作为控制成本开支、评价实际成本、衡量工作效率的依据和尺度的一种目标成本。制定标准成本的目的，主要是为了事先编制预算，作为预算期内努力实现的成本目标，始终控制实际发生的经济业务，揭示实际成本与标准成本的差异和原因，保证预算成本目标的实现，事后通过成本差异分析，评价和考核工作业绩。标准成本通常分为以下3类。

（1）基本标准成本：即以某一年的成本为基准制定出来的标准成本。这种标准成本反映正常经营状态下发生的成本，一经制定，可使各期成本有一个共同比较的基础。但是这只能说明过去，不能适应未来的要求，因而难以在当前经营中直接发挥作用，这种成本较少采用。

（2）理想的标准成本：即在最理想的工作条件下，以医疗技术精英管理处于最佳状态下为基础制定的成本，这种标准成本建立在无故障、无失误、无浪费的基础上，只有工作效率最高的部门和人员在最佳的状态下，尽最大努力才能实现。因此，条件过于苛刻，而且按其所揭示的成本差异也不具实际意义，难以进行日常的成本控制。

（3）现实的标准成本：即在现有正常技术条件和经营状况下，经过努力可以达到的标准成本。这种标准成本考虑到客观影响因素，所揭示的成本差异代表了正常状况下出现的偏差，体现了先进性与现实性的统一，具有实际意义。

3. 服务量单位成本（Service Unit Cost）　通常由各服务量单位的成本构成，服务量单位是组织提供最基本的服务项目，如患者住院日、家庭护理次数、手术时间等。大多数成本的测量与服务量单位的数量有关。在一个卫生机构里，通常存在多种不同服务量单位。

（三）护理成本分类

1. 直接护理成本和间接护理成本　所谓直接护理成本是指专为提供某项护理服务而发生的与该项服务直接相关的费用。“直接”的意思是指该项支出与护理服务有着明确的一对一的匹配关系。这种费用可以根据凭证而直接计入该项护理服务项目中去，如护理人员的劳动力成本、材料、低值易耗品损耗费等等。直接成本的高低主要取决于护理服务量的大小。

所谓间接护理成本是指有些费用与护理服务间接相关或其成本不是针对某项护理服务

项目的，无法直接计入到该项护理服务项目中，而必须采用适当的方法，在几个服务项目中加以分摊。也就是说，间接护理成本与护理服务存在着松散的关系，它与护理服务之间不存在精确的一对一的匹配关系，如护理行政管理费等等。

2. 固定成本、变动成本和混合成本

（1）固定成本：凡成本总额在一定时期和一定业务量范围内，不受护理服务量增减变动影响而固定不变的，称为固定成本，如办公费、差旅费、工资等在一定时期和一定服务量范围内，不随服务量的变动而变动，此类成本属于固定成本。

（2）变动成本：凡成本总额与护理服务量总数呈比例增减变动关系的，称为变动成本，如护理服务中所使用的一次性消耗材料成本总额，随着护理服务量的增加而增加；同一项护理服务的成本，随着护理服务量的增加而增加，此类成本属于变动成本。

（3）混合成本：有些成本属于部分固定、部分变动的成本，这些成本属于混合成本。混合成本的总额随着护理服务量的变化而变化，但与护理服务量的增减变化不成比例。根据混合成本兼有固定和变动两种特性的不同特点，又可分为以下3种。

1）半变动成本：半变动成本通常有一个基数，一般不变，相当于固定成本。在这个基数的基础上，护理服务量增加，成本也随之增加，这也相当于变动成本，如水电费、燃料费等。

2）半固定成本：半固定成本又称阶梯式变动成本。在一定护理服务量范围内成本总额是固定的，然后在新的一定护理服务量范围内，成本总额在新水平上保持不变，直到另一个跳跃，如某项设备当护理服务量增加到超过一定限度时，就需要增加设备、人员等，其设备的折旧和大修理资金、人员工资的支出等即呈现阶梯式变动情况。

3）延期变动成本：一般情况下，支付给工作人员的工资是固定成本，当工作量超过预定护理服务量时，则需对护理人员支付加班费、津贴等，这种成本称为延期变动成本。

固定成本与变动成本是两个极端的例子，在护理服务中，碰到单纯的固定成本或变动成本还是比较少的，一般都是混合成本。为了便于研究和计算，常常将混合成本分解为固定成本和变动成本两部分加以处理。分析成本的特点及其变动情况，有利于加强成本管理和控制，达到降低成本、提高护理服务效益或效果的目的。

3. 边际成本与平均成本　边际成本是指提供以单位护理服务所需增加的成本，如某项护理服务，需要做X次，所需总成本为C_0，现要做X+1次，总成本为C_1，边际成本则为C_1-C_0。平均成本是指单位护理服务的资源消耗，即总成本除以总服务量。值得注意的是，边际成本与平均成本虽然都是每单位护理服务量的花费，两者在数值上一般而言并无直接联系，只有当总成本与总护理服务之间成正比，且呈截距为零的线性关系时，两者在数值上才完全相等。通常固定成本随着护理服务量的增加没有任何变化，因此边际成本可以看作为平均变动成本。也就是说，如果一项护理服务其成本主要是变动成本，其平均成本和边际成本几乎是相同的；但如果一项护理服务其成本的大部分是固定成本，其边际成本小于其平均成本。

边际成本的计算可以了解达到平衡时可能的护理服务价格。平均成本的计算可用于护理管理中的战略规划，决定是否引入新的技术或开辟一个新的领域。边际成本和平均成本对制定护理服务价格提供了基础数据。

4. 可控制成本和不可控制成本

（1）可控制成本：凡是属于一个部门或个人的责任范围内能够直接加以控制的成本，叫做可控制成本。例如在护理服务中所发生的材料费等成本，医疗护理服务机构有权利和责任加以控制，就是可控制成本。

（2）不可控制成本：一个部门或个人在责任范围内不能控制的成本，叫做不可控制成本。例如对医疗机构的固定资产折旧、大维修费，医疗机构无权利加以控制，就是不可控制成本。

在进行护理成本测算时，实际成本的测算是相当烦琐和复杂的，可以考虑用标准成本来代替其实际成本，这样可以大大简化成本测算的过程。标准成本指对影响成本的各项指标进行标化和量化，如工时、材料消耗、人员劳务、设备使用等。用标化和量化的指标测算出的成本，其成本具有一定的普遍性，分析时较为方便。

另外，有时还会用到机会成本的概念，所谓机会成本是指在几个可供选择的方案中，采用某种方案而放弃另外一些方案，在放弃的方案中产生最大效益的方案，或所放弃方案中效果相同、其成本消耗最小的方案的机会成本。如药物作为一项卫生技术，在使用药物对患者进行治疗的过程中，可选用不同药厂生产的药物，不同药厂生产的药物其疗效可能相同，但不同药物的价格、用法、用量却不相同，因此其治疗成本消耗就会不同。在进行护理成本计算和分析时，可以采用不同的成本分类，不同的成本分类各有其优缺点，在计算时需要全面考虑，做到成本归类不重、不漏，便于比较和分析。

二、护理成本核算

随着市场经济和医疗卫生体制改革的不断深化和完善，成本核算越来越成为医院经营管理的重要内容之一。护理虽然与医疗同处于一个经营实体中，但由于两者服务方式的差异，两者的成本核算必然也存在差异，因此护理成本应独立于医疗成本进行核算。通过护理成本核算，真实地反映护理活动的成本状况和经营成果，更新护理经济管理的观念，增进和提高全体护理人员的成本意识，提高护理的社会效益和经济收益。

（一）护理成本核算的发展

我国卫生事业以往是政府实行一定福利政策的社会公益事业，基本上是一切靠国家计划和政府指令，投入不计成本，产出不计效益，医院长期处于一种被动的运营状态。随着社会主义市场经济和卫生改革的不断深入和发展，政府对医院的补偿逐年减少，但医院既要治病救人，也要以赢利为目标。因此，对医疗服务市场来说，实施成本核算是医院经营管理的有效手段，是医院主动适应市场经济发展并不断发展完善的重要举措。

我国医院成本核算起步较晚，80 年代后期医院开始探讨医疗服务成本核算有关问题，并先后就门诊挂号服务及住院床位和部分化验、手术、检查、放射项目进行了成本核算研究。90 年代末，医院开始研究医疗按病种收费。随着医疗保险制度的逐步实施，探索以病种为单位的医疗费用结算或以病种为单位的费用预付制度日益成为研究的焦点。护理服务是医疗保健中不可缺少的组成部分，迫切需要开展病种护理成本研究，以主动适应医药卫生体制改革的整体步伐。

在一些西方国家，医院成本核算已开展了数十年，医院成本核算最早始于英国。美国在 20 世纪 60 年代实行医疗保险时引入医院成本核算，当时主要用于报告，至 20 世纪 80 年代初才实行医院内部核算。20 世纪 50 年代，以美国为代表的国家，率先开始研究护理成本的概念性问题及护理成本的构成。70 年代起，开始测量和分类不同病人，并进行成本核算，确定护理人力成本、易耗品的计算、医疗设备成本管理、护理时数的标化和直接护理成本。80 年代起，美国、瑞士、德国、日本等国家以价值增值和价值补偿为目的，从护理需求、供给、市场、成本、价格、效益及护理保险等方面，对护理资源合理配置进行了大量的研究并进行实施，取得了众多成果。90 年代初，护理经济学研究已经成为热点课题。进入 21 世纪，护理成本的进一步研究和应用已与临床护理的发展产生了密切相关的联系，护理管理者对成本管理的意识和态度越来越积极，护理成本研究与临床护理进展结合越来越紧密。国外对护理成本的研究经历了几代护理研究人员的努力，从护理成本概念、构成、分类、成本分摊、护理成本核算方法、护理服务的成本价格、价值确认，以及护理成本与收益、财务计划的关系等多个阶段的研究，形成了一套护理成本核算模式。目前，国外的护理经济学研究已基本成形，护理成本核算体系已经建立，美国、英国、日本、荷兰等国家已使用了 NIC 系统，并实现了计算机化，包含 486 个护理干预，分为 7 大类（如安全性、生理性、家庭性、行为性等）、30 个具体项目（如呼吸道管理、自我护理、营养支持、健康教育、行为干预、药物干预等），包括生理和心理的治疗，涉及疾病治疗、疾病预防、健康促进各个方面。

我国大陆地区的卫生经济学研究始于 20 世纪 80 年代。随着社会主义市场经济体制的建立，国内学者也提出了医疗服务市场形成的五个基本要素：商品、交换媒介、市场主体、交易场所、价格。在对上述五个基本要素进行分析的基础上，国内学者探索降低医疗卫生服务成本、提高服务质量的途径，在医院成本管理、单病种成本核算等方面取得了一定成果。

然而，由于国内大陆地区医疗管理模式下护理服务一直从属于医疗，护理人员很少有机会参与经济成本的研究与目标的制定，造成护理人员对医疗护理成本概念认识不足，护理成本核算的意识更为淡薄。直至 1997 年，王日春等才首次阐述了医院进行护理成本核算的现实意义和理论依据，指明了医院护理成本核算的发展趋势。至此，护理成本研究在国内逐渐开展起来。从 1997 年至 2007 年，有关护理成本核算的相关文献已将近百篇，提示护理成本核算已成为护理领域新增的研究热点，引起了护理界同仁的广泛关注。尽管如此，对比国外护理经济学在成本核算等方面取得的研究成果，国内相关领域还存在着较大的提高空间，比如在对成本核算内容进行标准化界定、完善护理成本核算方法、形成科学规范的护理成本核算体系、研发成本资料归集软件等方面，都需进一步提高和完善。

（二）成本核算管理体制

以往，我国各级卫生服务机构仅有费用的财务账目，没有进行真正的成本核算。有些机构开展了成本核算方面的一些工作，但也主要是由于其他方面的目的。近年来随着社会经济的不断发展，许多医疗机构都开展了成本核算的工作。总结各级医疗机构成本核算的管理机制，主要有两种：①一级成本核算管理体制；②二级成本核算管理体制。

一级成本核算管理体制是把医疗机构的成本核算工作集中在机构的财会部门，以机构为核算单位，归集机构的总费用，然后分别匹配到各科室中，最后计算各个卫生技术服务项目的总成本和单位成本。而二级成本核算管理体制，是以科室或部门为核算单位，计算科室或部门的成本，建立科室或部门成本核算账户。首先计算出科室或部门的成本，然后再计算各卫生技术服务项目成本。二级成本核算管理体制，也是以财会部门为主，设置科室成本核算账户，同科室兼职人员一起完成科室核算任务。

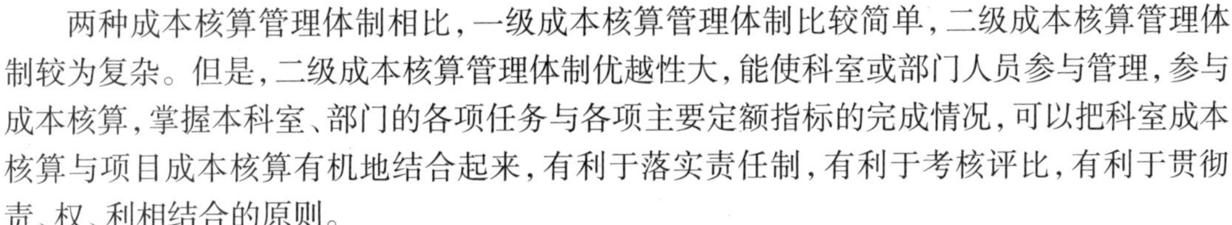

两种成本核算管理体制相比，一级成本核算管理体制比较简单，二级成本核算管理体制较为复杂。但是，二级成本核算管理体制优越性大，能使科室或部门人员参与管理，参与成本核算，掌握本科室、部门的各项任务与各项主要定额指标的完成情况，可以把科室成本核算与项目成本核算有机地结合起来，有利于落实责任制，有利于考核评比，有利于贯彻责、权、利相结合的原则。

（三）护理成本核算的意义

1. 为有关部门制定收费标准提供依据　我国护理现行的护理收费存在很多问题，如与护理项目相关的收费项目偏少，以捆绑式收费为主；护理收费标准低，与实际成本差距较大；护理项目收费价格未考虑劳动力成本因素等。由于护理人力价值一直得不到体现，挫伤了护理人员工作的积极性，不利于护理事业的发展。护理成本核算可以为我国护理服务价格的制定提供成本资料，明确护理服务价格与成本之间的差距，为主张服务收费和实际护理收费价格的制定提供依据，使其真实地反映护理服务的价值。

2. 为医院管理层优化人力资源配置提供证据　在政府对医院补偿逐渐减少的情况下，医院为了维持经营，往往减少人力成本。人力成本是医院成本管理中最容易控制的部分，但其价值很难得到具体的体现。护理人员是医院人数最多的一个群体，必然成为减员的首选，进而导致工作的护理人员超负荷运转，致使护理质量下降，护理安全得不到保证，护理效益得不到提高。进行护理成本核算，可以使医院管理者了解护理人员在为患者提供服务过程中实际消耗的人力、物力和财力，从而深入到成本分析阶段，分析效益差额，合理地配置人力资源。

3. 为基层护理工作者增强成本意识提供线索　临床工作中，护理人员往往成本意识较差，认为成本核算、成本分析、成本管理都是医院管理者的事情。通过护理成本核算，使一线护理工作者认识到自己在工作中因物品浪费和非正常损耗、医用护理器材的管理不当、护理设备失保养等给医院带来的经济损失，从而增强成本意识，在工作中尽可能减少各种形式的浪费。

4. 为患者明晰实际发生的医疗费用提供资料　医疗费用日益高涨，成为居民饮食和教育之后的第三大消费支出。通过护理成本核算，可以使患者了解整个医疗费用的构成，减少患者因医疗费用过高将不满转移到护理人员身上而导致的护患纠纷的发生。

（四）成本核算的内容

成本核算的内容涉及护理服务的方方面面，根据其性质可以分为以下6大类：

1. 劳务费　也称护理人力成本，护理人员直接或间接为服务对象提供护理服务所获取的报酬，包括护理人员的工资收入、奖金及各种福利和补贴等。

2. 材料成本　主要指护理服务过程中消耗的卫生材料和低值易耗品的消费。

3. 设备成本　固定资产折旧及大维修费。

4. 药品成本　护理服务过程中使用的药品费用。

5. 作业费　公务费、卫生业务费、供应消毒费、洗涤费等。

6. 行政管理费。

7. 教学及研究费用。

（五）护理成本核算方法

1. 国外护理成本核算方法　国外的护理成本核算研究在20世纪80年代已颇具规模，

医疗护理期刊中有大量关于护理成本核算的文献发表，呈现出百花齐放的场面，形成了以床日成本核算、诊断相关组成本核算、相对严重度测算、护理工作量测算为代表的四种经典成本核算方法。随着护理成本研究的不断发展，又有新的成本核算方法出现，如“作业成本核算方法”，研究领域也逐渐得到扩展。

（1）床日成本核算（Per Diem Methods）：是最早使用的护理成本资料搜集方法，它将某一时期内总的护理费用除以同期病人床日总数，得出每个病人每天的平均护理服务成本。病人的护理总成本等于该病人的住院天数乘以平均护理服务成本。由于该方法有一个隐含假设：每一个病人的同期花费相等，因此此法较适用于医院里病人同质性高的科室（如 ICU 和 CCU），现已不常使用或仅用于医院成本的粗略估计。

（2）诊断相关组成本核算（Diagnosis Based Methods，Drgs）：是根据第九次修订的国际疾病分类系统 [International Classification of Diseases-9th Revision（ICD-9）] 将 10171 种医学诊断分为 468 种资源消耗具有同质性的亚组，然后对不同亚组病人所消耗的护理资源进行成本核算的方法。根据成本测算依据又可细分为基于医疗诊断（Clinical Care Norms，Ccns）和基于护理诊断（Nursing Care Categories，Nccs）两种方法。前者是对病人住院期间的特殊时间点（如手术前、手术中、手术后 4h 等时间点）所消耗的典型护理资源进行成本核算的方法。后者强调护理在 DRG 诊断和治疗过程中的重要地位，它从 DRG 的 23 个主要医疗诊断中衍生出相应的 23 个分类护理诊断，核算每一个护理诊断所需的护理花费就是 Nccs。病人的护理成本由其所使用的 Nccs 决定。基于诊断的成本核算法现在丹麦、荷兰等欧美国家还在继续使用，多用于医院向政府提交预算、获得第三方补偿以及提供病种定价依据等领域。

（3）相对严重度测算（Relative Intensity Measures，Rims）：是利用病人分类管理来归集和分摊成本的方法。Rims 是“每单位护理强度成本”的权重单位，通过把医院总成本平均分配到全部病人的“必需护理时间”中来计算单位 Rims 值。病人的护理成本由个人的“估计必需护理时间”乘以单位 Rims 值得出。Rims 系统是美国新泽西州医院首先提出并进行研究的，该研究从医院病例中随机抽取了 2663 例住院病人的数据，并依据病人对护理资源消耗的同质性分组，构建混合型病人分类系统。通过建立方程式对病人数据进行分析，共提取出 13 个资源消耗组，结果显示住院时间是唯一的预测因子，可以预测病人所需护理成本的多少，但是没有明确提及它所包含的护理成本核算内容。此法缺点是计算方法烦琐，限制了它的推广应用，但它能准确地反映护理资源的耗费，在计算机技术普及的情况下，有进一步发展的潜力。

（4）护理工作量测算（Nursing Workload Based Methods）：是护理人员使用评估工具将病人分类，统计病人所需护理照顾时数，并换算为货币的成本核算方法，它的核算内容除包括护理病房的所有花费外，还将房屋进行折旧。护理工作量测算法可对病人在住院期间所需的各项护理服务成本进行单独核算，根据核算结果可对服务项目进行单项收费。由于手工搜集整理护理工作量数据十分烦琐，因此需要依赖于病种设计专用的护理成本数据收集软件。以护理工作量测算为基础的护理成本核算方法至今还在国外医院、护理院和社区家庭护理等领域广泛使用，但需要有信、效度较高的病人分类工具辅助护士对病人进行评估，成熟分类工具的缺乏限制了该方法在国内的开展应用。

（5）作业成本核算（Activity Based Costing，ABC）：是 20 世纪 90 年代新出现的成本核算方法，它包含两个核算步骤：①计算特定服务或产品所耗费的活动；②核算这些活动所消耗的资源成本。核算内容包括病人在各个时间地点接受的所有服务。该方法由 Baker J 提出后，不断有学者对这一方法进行探索和完善，并将这一方法应用于不同项目的成本核算中，如 Jean Marie 应用该方法对增强型颈动脉造影术的成本进行了分析；Yoshiaki Nakagawa 对住院病人个体的成本消耗进行了归集核算，认为这一成本核算方法可以有效地规避一些成本分类问题，并可得出精确的成本。Player 等指出 ABC 法可以让医疗决策更为明智。然而由于 ABC 法需要每个作业中心对自己的成本进行核算，此法适用于成本核算基础较好的医疗机构。

近年来，护理成本研究引起了更多学者的关注，成本研究不再局限于医院护理成本的核算，进一步扩展到护理人员的继续教育成本、家庭护理的成本核算及相关决策领域。意大利学者 Marco Maltoni 对拉文那和里米尼两地区开展的终末期癌症病人家庭护理成本进行了专项核算。此外还有一些相关研究对家庭护理的政策补偿、财政预算、成本效益评价模型等进行了探讨。

随着研究的不断深入，国外护理成本核算研究领域已经积累了大量的理论和实证经验，其中对国内家庭护理成本核算较有指导意义的是 Marco Maltoni 的家庭护理成本核算研究。该研究纳入的核算内容包括病人消耗的所有卫生资源，其中关于护理成本核算的内容主要包括护理劳务及材料。他首先采用实地调查法收集了家庭护理的服务内容，通过临床病例记录评估护理和药物单元，并每周评估病人的功能状态。然后通过跟踪观察法收集每个病人每周的照顾总成本（包括医疗成本、护理成本、治疗成本和其他成本），结果显示病人的平均每周照顾成本为 177.6 欧元，其中对总体费用起主要贡献的是护理成本。

（6）患者分类法（Patient Classification Systems）：是以病人分类系统为基础测算护理需求或护理工作量的成本核算方法，根据病人的病情程度判定护理需要，计算护理点数及护理时数，确定护理成本和收费标准。病人分类法是一种比相对严重程度测算法更为精确的方法。病人分类法通常包括两种，一是原型分类，如我国医院采用的分级护理；二是因素型分类法，用于测量护理工作量，如台湾徐南麓根据病人需要及护理过程将护理成本内容分为 32 项，包括基本需要、病人病情评估、基本护理及治疗需求、饮食与排便、清洁翻身活动等 6 大类。

（7）综合法：即计算机辅助法，结合病人分类系统及诊断相关组成本核算，应用计算机技术建立相应护理需求标准及实施护理，决定某病组病人的护理成本。

2. 国内护理成本核算方法　我国大陆地区护理成本核算研究起步较晚。目前研究中较为常用的成本核算方法有项目成本核算、病种成本核算以及等级成本核算三种，其他核算方法的应用较少见，如严玲微等使用床日成本核算法对机械通气病人 ICU 每床日的护理成本进行核算，黄成礼借鉴 ABC 的理念进行了以时间驱动作业成本法核算病人护理成本的探讨。由于护理成本核算内容尚无统一界定，各研究根据自身情况的不同核算内容也不同。

（1）护理项目成本核算：是一种通过特定方法，对服务项目实施过程中发生的各种费用成本逐一进行统计核算的科学管理活动。它以某一特定护理项目为对象归集、分配费用，被认为是目前医疗卫生服务机构最基本、最精细并且核算相对全面的一种成本测算方法，也是目前国内医院护理成本核算中应用较多的方法。

（2）病种护理成本核算：是病人所接受医疗服务的总成本，即病人在住院期间所接受的全部检查、治疗、药品、手术等各类劳务和物化成本的总和。受医疗服务按病种收费的启发，也有护理研究者对单病种的护理成本进行核算，如采用项目综合评估核算方法，陈晓阳等核算了剖宫产手术和阑尾切除手术配合的成本，王泓对三所军队三甲医院心胸外科 ICU 监护项目成本进行了研究，潘丽花对子宫多发性平滑肌瘤病人的住院护理成本进行了核算，为单病种护理收费定价提供了依据。由于疾病种类繁多，病种核算主要见于专科医院或综合医院专科病房成本核算的研究。

（3）等级护理成本核算：是对不同护理等级住院病人消耗的卫生资源进行归集、分摊和核算的过程。等级护理成本以叶文琴等对上海市某三级甲等医院开展的研究较为系统，研究分别核算了内科、外科和 6 个专科病房等级护理的实际成本，是目前国内开展等级护理成本核算较具代表性的系列研究之一。

综上所述，现阶段国内护理成本核算仍处于起步阶段，而且研究范围主要集中在医院护理成本，其中项目成本核算法是目前应用最为广泛、结果较为可信的一种方法。有学者在医院的护理成本研究中，将核算划分为人力成本、护理耗材成本、设备折旧成本、作业费用、行政管理费用和教育成本等六项内容。而阮红等学者的成本核算研究中，只纳入了人力成本、护理材料成本和管理费用三项内容。

三、护理成本控制

护理成本控制是预先制定合理目标，按照目标执行，将执行结果与目标比较，列出差异的项目，再给予分析、检讨、改正，以使成本降至最低。成本控制的意义在于减少不必要的花费，尽量从制度上着手改进工作方法与流程，减少人为的浪费，鼓励员工更加爱护医院财物，以达到医院资源的最佳使用效益。

（一）成本控制的基本程序

1. 制定成本控制标准　成本控制标准是用来评价和判断工作完成效果与效率的尺度，以此作为检索、衡量、评价实际成本水平的成本目标。成本控制标准的制定，是运用一定的技术经济方法，预测未来成本水平及其变动趋势，在预测、分析多个成本方案的基础上，选择最佳的成本方案，形成一定会计期间的成本计划。成本计划是医院财务计划（预算）的组成部分，主要是明确全院各科室部门的成本控制标准，是极易实现成本目标的主要措施。

2. 执行成本控制标准　在实施成本控制过程中，要根据成本形成的不同特点，根据成本计划确定的目标成本来审核费用开支和资源的耗用，监督成本的发生和形成。同时，要通过观测落实有关经济管理的各项规章制度，尤其是严格成本管理制度，来加强成本的控制工作。

3. 修正成本差异　将根据成本计划预定的目标成本，作为成本控制的标准尺度，与实际发生的费用进行分析比较来计算成本差异。通过分析成本差异的程度、发生原因和责任，进一步提出修订成本标准的建议以及加强成本管理的有效措施。在实施成本控制过程中需不断修正成本差异，努力实现成本目标。

4. 评估成本控制绩效　在一定的成本计划期间，根据成本计划预定的成本目标，以及执行过程中成本差异的修正情况，对成本控制的绩效进行综合考核，评估执行的效果，总结成功的经验，研究改进方法，为下一周期的成本控制提供可靠的数据资料。

(二)成本控制方法

成本控制主要是运用医院管理会计的技术方法，充分发挥现代管理技术的优越性，实现经营管理的成本目标。在应用各种技术方法开展成本控制时，应综合运用财务会计和管理会计提供的信息资料，使之融会贯通，达到最佳的管理效果。

目标成本是指根据分析，预测在一定时期内可望实现的预期成本，是医院制定的成本计划中确定的成本目标，是实际成本支出的控制标准。目标成本控制方法可以与医院目标管理相结合，使目标成本成为全员目标体系的一项指标，其成本控制方法纳入全院目标管理的总体方案之中。因此这一方法也可称为成本目标管理。

1. 确定目标成本的方法

(1)根据医院预期的目标收益，确定目标成本：以医院总收入预算额减去目标收益额，即为目标成本。用公式表示：

医院目标总成本 = 医院总收入 - 目标收益

医疗服务项目目标成本 = 服务项目价格 × 预期服务量 - 目标收益

(2)根据会计资料确定目标成本：医院保存的会计资料，经过分类、归集、核算，得出的历史成本可作为目标成本，也可以根据同类医院、同类服务项目的实际成本计算，在这种情况下计算目标成本，必须注意它们的可并性，如有变动，一加一调整后再作计算。在计算时，如果预计服务量和实际服务量相差很大，可以把成本分解为变动成本和固定成本后，再按下列公式计算：

医院总成本 = 固定成本总额 + 单位变动成本 × 服务量

(3)根据降低成本的任务，确定目标成本：目标成本可以是某一些较先进的、经过努力可以达到的成本标准；也可以是其他同类成本的先进成本，或是本医院历史上的最低成本；还可以是根据医疗服务量的扩大，各项费用消耗定额的降低，以及根据劳动生产率的提高、平均工资的提高、管理费用的节约等情况，确定的计划成本、预算成本、定额成本或标准成本。

2. 分解目标成本　目标成本确定后要进行分解，层层落实到各科室、部门和个人。目标成本的分解，一定要有利于明确经济责任和加强成本控制，使全院各科室、部门和个人都了解计划期费用消耗的控制任务，使目标成本成为每个科室和个人的责任成本。同时要区分不属于科室、部门和个人责任范围以内的成本，以免职责不清。在落实目标成本时，各科室、部门和个人要制定保证措施，这样才能使目标成本自上而下地层层分解，自下而上地层层保证。

3. 目标成本控制手段　明确目标成本、分解目标成本，在执行过程中必须对目标成本进行控制，这是成本控制的关键。目标成本本身不能起控制作用，只有运用一定的控制手段，才能对超标准、超定额、不合理或不合法的费用开支加以控制。对于不同性质的成本费用项目，要采用不同手段来进行控制。

4. 控制成本的其他措施

(1)节约药品、材料、能源等物资的消耗：在保证医疗质量的前提下，采用较廉价的代用品，充分利用回收的废旧材料；降低单位变动成本；对煤、电、气等能源消耗，制定合理的管理制度；改进药品的收发、保管等工作，减少和杜绝各种浪费和损耗等。

(2)提高劳动效率，节约劳务成本：改善劳动组织，认真实行定员、定额；控制出勤率，提高劳动效率；开展劳动竞赛，实行合理的奖惩制度等。

（3）提高设备利用率：根据仪器设备的性能和能力来使用设备，建立与健全设备使用管理的各项责任制度，加强维修保管，保证正常运转等。

（4）严格控制管理费用：各管理部门应按月制定费用支出控制指标，严格执行，压缩不必要的开支和非生产性开支，禁止一切铺张浪费的行为等。

第四节　护理预算管理

护理预算管理是在医院护理战略目标的引导下，通过预算的编制、执行、控制、评价等一系列活动，全面提高医院护理管理水平和经营效率，实现医院社会效益和经济效益最大化的一种管理手段。一个完整的预算管理过程，应该包括从事前管理，到日常管理过程的事中控制，最后到一个周期的经营活动结束后的事后分析和事后控制的整个管理过程。

一、护理预算相关概念

（一）预算与预算管理的定义

预算是管理层制定的在某一特定期间内行动计划的数量化表达，通过对决策权进行划分，并对相关行为进行控制，确保公司战略目标实现的组织手段。预算管理是企业围绕预算而展开的一系列管理活动，包括预算的编制、预算的执行、预算的考核与分析进而反馈的完整过程。

（二）预算管理系统的组成

一个完整的预算管理系统应该由编制、执行、计量、分析、报告、奖惩、鉴证（或内部审计）和技术支持八个模块和一个循环组成。

每个模块都有技术、组织、行为和环境四个层面。编制模块，就是编制预算，着重解决两个问题：一是护理管理者将来自患者和市场的压力传递到各层级、各单位和各成员，二是将战略转化为日常可操作的业绩指标；除此之外就是预算管理机构和流程的设计。这就是说，预算编制是从战略、从患者要求和市场状况开始的。执行模块重点是将预算目标变成现实的过程。计量模块主要反映预算执行的进度和结果。分析模块主要是确定和分解差异、寻找差异原因和追溯差异责任。报告模块则是以简洁、常用和有用的方式将预算执行的进度和结构及分析结论反馈给护理管理者。奖惩模块是预算执行的原动力。鉴证模块用来确保预算管理系统中传递的数据真实完整，其必要性在于当预算与奖惩挂钩之后，预算执行者有了执行预算的动力，同时也有了歪曲预算数据的内在冲动。技术支持模块主要保证预算信息处理的及时性，同时便于护理管理者解读和利用预算信息。前五个模块形成完整的预算管理循环：从护理管理者出发，又回到护理管理者。后三个模块则是预算管理系统运行的保障条件。

标准预算管理是一个管理控制系统，先根据远景目标制定预算，其次执行预算，为保障执行过程符合预算规定的目标，必须对预算执行的进度或结果进行计量，然后将实际与预算比较。对差异进行分析，对于可以接受的差异，继续执行预算，对于不可以接受的差异，如果预算编制准确，确认差异原因，矫正差异后继续执行预算。如果是预算编制不准确所致，则修订预算后继续执行预算。如此往返构成一个标准预算管理控制系统的动态循环。

（三）预算的分类

1. 操作预算（Operating Budget） 操作预算是由日进出量得到年收入与支出的计划，如果显示收入大于支出，意味着一年有望获利。如果是以赢利为目的的医院，那么一些利润将以股息的形式支付给股东，至于非赢利性医院赚得的利润将用来更换设备、旧建筑或扩大服务范围。如果预算的支出大于收入，就意味着医院将有损失，导致设备、建筑不能更换，限制医院提高服务质量和扩大服务范围的能力。如果一连多年均亏损，最终医院将倒闭。

操作预算中的收入从医疗保险、医疗补助、其他个人保险、自费医疗和捐助中获得。操作预算也是每个部门经营的计划。

2. 零基预算（Zero-Base Budget） 零基预算是对任何一笔预算收支，都必须以零为起点，从根本上去考虑他们的必要性和规律。这样能使所编制的预算数字更切合当期的实际情况，从而使预算充分发挥其控制实际收支的作用。传统的预算编制方法都是以基期的实际发生数为基础，再结合计划年度的具体情况加以调整，这种传统的编制预算的方法，常常造成预算费用只会增加而不能减少，无法按照实际需要来分配资金。零基预算被西方工业发达国家公认为是企业管理间接费用的一种有效方法。

3. 长期预算（Long-Range Budget） 长期预算是管理者建立的长远计划。操作预算只是对第 2 年的详细计划，而医院的许多部门需要一个长期计划。可以是未来 3 年、5 年或 10 年的规划，在未来的 3 年、5 年、10 年管理者把目光投向哪里？为实现这个目标每年要做什么？长期预算不注重第二年而是未来几年将取得的成果，通常长期预算不必很详细，如果是五年计划，不必说明要雇佣多少员工，要购买多少设备，而主要说明五年里将开展哪些项目，提供哪些服务。为了建立长期计划，管理者需要有战略计划过程，通过战略计划把医院的任务和行动连在一起。

4. 项目预算（Program Budget） 项目预算是分析特定项目的预算，一般用于发展新项目或对现有项目的监测，项目预算不仅仅是对第二年的收入与支出的计划，其目的是做决定，即是否采用此新项目。即使是基本项目，也面临如何选择的问题。例如医院必须有实验室，这是非选择性的，但医院可以建大的、设备齐全的实验室，也可以用小型的设备做一些立即需要的检验，并请外单位做其他的检查项目。对于院内实验室的扩建就是一项特定的项目预算，一旦这个项目被接受，项目的收入与支出就会成为操作预算常规的部分。

通常特定项目的预算是长期预算的结果，长期预算中由 3 个场所组成的外科手术室可能会用几年的时间建成，因为一处新的场所经常需要一年或一年多的时间进行计划，一旦计划完成，长期预算的结果就是选择地点立即建设。

项目预算经常跨越几个部门，他们必须由几个主要部门组成的委员来决定，例如一些新服务包括的设备、劳务要来自不同的部门。因而进行新的项目预算时，必须对所有信息进行慎重评估。

5. 资金预算（Capital Budget） 卫生保健机构项目的许多花费需要一年多的时间，这些被称为资金花费，在整个项目前不必考虑，也不会影响整个项目的预算，资金预算只需与一个部门或单元关联，可能是已有项目的一部分，但资金花费经常涉及特定目的的大量资金。

例如：一个养老院要翻新房子的一侧给病人使用，医院也将在几年内从病人那里得到收入，如果整个返修费用从今年操作预算中支出，经济上不可能完成这个项目，也不可能让病人交全部的建筑费用。由于新建筑可使用很多年，因此可以在几年内向病人收取费用。如果作为操作预算的花费，它今年将支出翻新费1000000元，但只能从受益的病人中收取100000元，操作预算不与将来收入相符，它仅是看到来年的收入与支出，而资金预算可以弥补这种常年项目或花费的不足。

资金项目着眼于投资，决定无论是养老院翻修，还是护士站购买新冰箱的花费在使用期内是否可行。这样，即使该项目仅花费600或800元，也期望使用寿命是3.5年或10年。资金预算可以超出现金，用更广的视角看待成本与利润，可考虑到给组织带来的一般利益。因此，一些项目虽然会亏损也要购买。然而为了机构的生存，管理者必须知道哪些会有利润，哪些会有亏损，要有足够的赢利活动去弥补哪些亏损。资金预算主要就是对整个使用期花费的评估而不仅仅是第一年的花费与得利。

6. 产品线预算（Product-Line Budget）　卫生保健机构的预算主要是着眼于科室或部门，如放射科、营养科、护理部等分别制定自己部门的预算。在实施部门预算的同时，卫生保健机构已开始实施产品线预算。产品线是指一群具有共同特征可以归类的病人，如同一诊断的病人。医院普遍为某些特殊病人制定预算，如心脏手术病人或产妇等，这些预算包括手术费用、康复、产房、X线、饮食、护理及其他一些花费。医院通过对这类特殊病人的收入及支出进行预算，揭示不同病人所能提供的利润，这在管理上具有重要意义。同时，它为医疗保险机构与卫生管理部门确定合理的收费标准提供依据。但是，由于病人分类核算护理成本的方法十分复杂，产品线的预算过程会遇到很多困难。

7. 现金预算（Cash Budget）　现金是机构的活力，机构的生存依赖于持有足够的现金，使其能满足支出的需要，因此必须做好现金预算。现金预算用来计划和组织每月现金的收入与支出，如果本月预测现金不足，可适当地利用长期证券或短期银行资金。

操作预算注重于机构的收入和支出，如果机构亏损，将会反映在操作预算上。但即使没有亏损，机构也可能面临现金危机。组织的现金花费是很普遍的，如工资通常按月、双周或周支付，但现金收入如果因病人账单或其他原因在某些部门（如在医疗机构或医疗保险支付机构）拖延，即使机构赢利，也将逐渐用完现金。而且这种情况会随着病人的增多日益严重。例如，病人数量增加，但它是成本和收入同时增加，收入可能比成本涨幅大，但成本支出快于收入获得，倘若缺乏认真的管理，这种增长能很快使组织倒闭。

上述问题的严重性应引起管理者的重视，例如一个护士中介机构必须仔细考虑现金流动时间，即使每一项服务均赢利，一旦保险公司拖欠费用，机构仍必须按时支付租金、话费、雇佣者工资等，资金周转不开将带来极大麻烦。所以现金预算是机构生存的重要工具。

另一现金问题与主要资金费用有关，仅一年的资金花费可以在操作预算中表示来年的花费，比如机构预算增加1000万元的设备，预计寿命为20年，那么每年要花费1/20，也就是每年有50万元作为折旧费在操作预算中，但这1000万元必须用现金支付才可以建成，结果将比操作预算中多花费950万元。

8. 绩效预算（Performance Budget）　绩效预算是一种用于根据成本中心所取得的成就，及其所需的成本来评估中心活动的预算方法。它是一种以具体设计来评估成本中心复合成果的预算方法，而不是一种单一的预算产出。比如：在家庭健康保障中访问家庭的次数，绩效预算提供了一种更好地理解财务资源和成果的水平以及质量之间关系的方式。

护理部或护理单元除了计算患者住院日、门诊次数，还需要确保护理质量、分析成本效益，但这些目标在预算中很少能够明确，如提高患者护理质量需要消耗多少成本、减少给药错误需要消耗多少成本、绩效预算可决定为确保护理质量需花费多少来提供直接护理和间接护理，决定花费多少来控制成本，并使患者和员工满意等等。绩效预算可以检测医嘱是否执行，患者护理计划及出院计划是否落实，并将其与科室成本预算相结合。

绩效预算使科室及医院能更好地评估计划完成情况，但目前尚未广泛应用于卫生机构中。

9. 特定预算（Special-Purpose Budget）　预算是计划，预算没有充分的严格定义，因此预算种类没有很多的限制，任何卫生保障机构均可为他们的计划做预算。近几年，许多卫生保健机构把高胆固醇、结肠癌、糖尿病、艾滋病分割出来，有一些是免费的，有一些是收费的。而花费什么成本提供免费服务、收费服务的收费是什么，这些项目通常不在操作预算中，他们是特殊项目，为一时之需组建。特殊项目的预算可以在任何需要的时候做，不必作为正在进行预算的一部分，不必用正式的系统或表格，采用特殊项目预算可以了解预算对员工的影响及员工的士气、了解预算是亏损还是赢利。

（四）预算的流程

预算管理的内在流程依次包括：预算前的准备工作——形成预算计划——预算下达——预算执行——预算分析——反馈——业绩评价——薪酬，如图 6-4 所示：

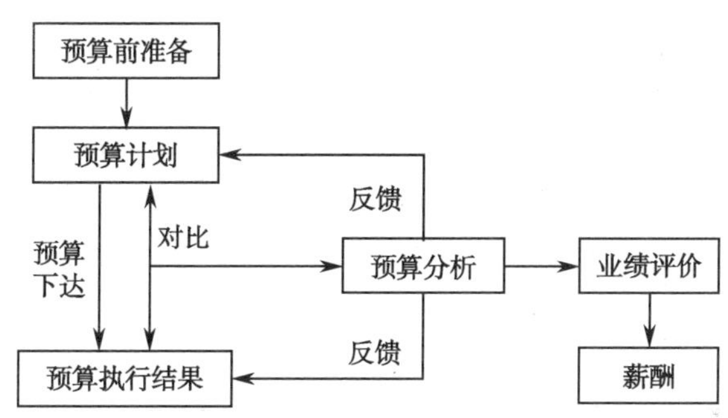

图6-4　预算管理的内在流程图

其中，“预算前准备”到“预算分析”可视为企业资源（人、物）筹划和创造价值的过程，以“预算计划”为核心，因为无论是“准备工作”还是“预算下达、执行、分析”都要以“预算计划”为目的或依据；而“预算分析”到“薪酬”可视为企业利益分配和内部关系的协调；另外，因为无论是“预算分析”还是“薪酬”都以“业绩评价”为目的或依据，故应以“业绩评价”为核心。

单独地看，“预算计划”的编制过程涉及企业对外的预测与对内资源的规划，属于“做蛋糕”过程的“画蛋糕”（描绘未来的蓝图）阶段，因为它综合反映了组织对市场当前消费和未来消费的方向与能力的估计，相应地，在预算计划中合理安排企业的资源（人、物），以应对当前和未来市场的需要。而“业绩评价”涉及企业内部关系的协调，属于“分蛋糕”过程的“划蛋糕”（合理分配物质利益）阶段，因为它最终内化为员工的一种心理感受，即与其他组织的员工比、与企业内的其他员工比、与自己付出的劳动和期望值比，所得的报酬是否公平，进而形成员工对企业、对企业中的其他成员和对自身工作的主观感受与未来态度。

预算的本质是一种计划，运用预算是为了创造价值，而不是为了业绩评价，预算计划是预算管理的核心环节，预算管理中的业绩评价处于相对从属的位置。即由预算计划来决定相应的业绩评价方式，业绩评价方式服务于预算计划的编制和有效执行，所以业绩评价并非都要与预算挂钩，在不同的情况下，业绩评价可与预算挂钩，也可以不挂钩或者部分挂钩。

预算管理的本质是追求预算计划的真实，在追求计划真实的过程中既有预算技术的方法，也有预算观念与管理方式的方法，预算管理的发展就是不断追求预算计划真实的过程，真实性是预算计划的质量特征。

二、护理预算的目的和程序

预算对于大医院或小的医疗机构很重要，无论是卫生管理机构、社区、医院还是养老院的护理管理人员，都需要进行预算并掌握预算技巧。

（一）预算的目的

1. 有效运用资源　以往，财务管理者给护理部和科室提供预算，护理管理者只要被告知自己需要雇佣多少护士，需要花费多少就可以。但这种方法提供预算注定要失败，因为财务管理者不能监控影响护理的因素。然而，护士由于直接统计疾病种类的变动和护理技术的改变，并要知道医生要进一步治疗还是终止，知道哪些病人需要住院较长时间，因此只有这一人群才可以合理评估所需的护理资源。

2. 提供管理绩效评价的标准　预算是各部门、各职工要努力达到的标准，也是评定和考核业绩的依据。预算并不与临床工作相分离，相反预算常常直接与临床护理工作量及工作方式。正如血压计和体温计是护士临床工作中的工具，预算也是一种工具。在护士为患者制定护理计划时，同样也应把预算作为计划贯穿于临床护理工作中，以决定护理工作是由护士还是护工来做，应提供什么样的临床护理，只有这样才能使每一位患者都受益。

3. 提供管理的功能　预算可以使护理部更好地计划自己的活动和控制成本，并在财务范围内提供尽可能好的服务；预算是护理管理者的一种工具，使管理者将资源更好地服务于病人，避免浪费。管理者必须了解预算项目及过程才能建立合理、可行、有效的预算。预算中制定的数量目标就是工作中应控制的标准。在预算执行过程中，管理者要关注于预算过程而不是完成一份标准的表格。

4. 提供沟通的功能　预算使管理者必须先做计划，让他们提前注意到问题和机会，有足够的时间应对，预算可以使科室及部门之间更高效地合作，避免重复劳动，并及时共享重要的信息，通过编制预算可以正确处理各部门之间的关系，协调他们的工作，避免发生冲突。

5. 作为决策的基础　医院编制各种预算就是制定各种具体目标，编制全面预算就是制定全部计划的总目标。预算实质上是反映管理部门和职工的期望。因此编制预算的过程也是制定和明确目标的过程。同时，通过预算平衡，可以把每个部门的工作有机地结合起来，统一于一个共同的奋斗目标中，从而有目的、有计划地安排好各项工作。

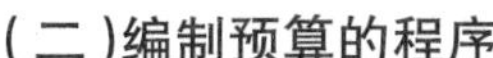

（二）编制预算的程序

预算编制的基本程序应当符合两个方面的要求：一是符合医院管理结构的要求，要在能够体现管理者报酬期望、协调各级单位相互利益关系的基础上，通过预算的编制与实施，发挥资源与管理的整合协同效应，确立医院持续发展的竞争优势地位；二是符合高效预算机制的内在要求，贯彻全员民主参与的人本管理思想，使编制形成的预算具有广泛的群众基础。

1. 自上而下的预算编制程序　自上而下的预算编制程序，就是依据企业治理结构与权限层次，按照由公司董事会、预算管理委员会到各级预算执行组织或责任中心，直至具体岗位人员的顺序进行预算编制的过程。自上而下的预算编制程序的优点是管理效率高，能保障医院整体战略目标的贯彻；缺点是缺乏激励、不够精确。

2. 自下而上的预算编制程序　正好与自上而下的预算编制程序相对应，是自下而上的预算编制程序而进行预算编制的过程。自下而上的预算编制程序的优点是，参与和激励能够增加预算的准确度，使差异分析更具相关性；不足是耗费时间长，可能会产生预算松弛。

3. 自上而下与自下而上相结合的预算编制程序　在财政部颁布的《关于企业实行财务预算管理的指导意见》中，对预算编制程序提出了具体的要求，即按照“上下结合、分级编制、逐级汇总”的程序进行。显然，这种预算编制流程同样适用于企业的预算编制。自上而下的预算和自下而上的预算都存在不足，前者权力过于集中，而后者又集权不够。所以，大多数企业都采用这两种方法相结合的形式，即自上而下与自下而上相结合的参与预算编制程序。这种预算编制程序的突出特点是，预算成为上下级之间相互沟通、协调的过程，而不是前两种程序中单向传递的活动。

（三）医院编制预算的程序

医院编制预算的程序可分为以下几步：

1. 预算期前，医院最高领导人提出战略目标。这是各级、各部门编制预算的标准。

2. 在预算期前一定时间（一般为一个月），由各基层部门主管人员根据战略目标和群众意见做出详细的部门预算。

3. 部门领导人员审订所属机构的预算，并在预算期前报预算委员会。

4. 预算委员会审查各部门的预算，经过反复协调和平衡后汇编全面预算，并报最高领导人审批。

5. 在临近预算期，医院最高领导人把审批的全面预算交预算委员会并分别下达到所属各部门贯彻执行。

三、绩效预算

（一）绩效预算的概念

绩效预算是一种将投入与成效相联系的预算编制系统，是追求效率的一种预算管理方式。它将公共资金的产出（即政府活动的绩效）指标化，并以此作为编制公共预算的主要依据。

根据绩效预算系统在预算的过程中使用绩效信息的不同，绩效预算可分为四类：①报告型绩效预算，即绩效信息包含在预算文件中，但并不作为分配预算资源的考虑因素；②知晓型绩效预算，是指在确定预算的过程中考虑到项目的绩效信息，但在实际决策中，这些信息仅作为次要考虑因素；③决策型绩效预算，指在资源分配中，绩效信息与其他因素一并发挥着重要作用；④理论型绩效预算，是指资源的分配直接与绩效相联系。

虽然绩效预算有不同的类型，但都由三个主要因素构成，即"绩、预算、效"三个要素。"绩"是指申请拨款所要达到的业绩指标，它是可量化和可考核的；"预算"是指业绩的预算，它表明公共劳务的成本，具有明确量化的标准，通过政府公开招标、政府采购或社会实践中所产生的标准财务支出来衡量；"效"是指业绩的考核，包括质和量两个标准。具备了这三个要素就可称为绩效预算。绩效预算之所以有不同的类型，是因为各个国家的具体环境不同，而呈现出不同的特征。

（二）绩效预算的基本原则

绩效预算的理念与方法主要体现了以下原则：

1. 民主性原则　绩效预算能够反映公民作为公共产品购买者的意愿，并实现公共支出与合理税收负担的均衡，为预算的民主决策和监督提供制度保障。

2. 规范性原则　绩效预算过程必须遵循严格的法定程序。

3. 完整性原则　以提高公共部门业绩、提高公共产品供给水平和公民满意度为最终目标。

4. 公开性原则　公开性原则是民主化预算管理的延伸，它包括预算过程的公开性和预算内容的公开性，使财政预算变成"阳光财政"。

（三）绩效预算的运作流程

以绩效评估为基础的绩效预算运作，是绩效预算研究的一个重要内容。由于绩效预算将绩效评估与预算分配和支出相结合，因此它不是单一的行为过程，而是由许多环节共同组成的行为系统，图 6-5 给出了该体制的大体操作过程。

从图中可以看出，以绩效评估为基础的绩效预算体制谋求对部门支出取得成效的更为客观的评价，更有约束力地管理各部门，以及更高效率地配置资源。在这一过程中，关键的是以下几个环节：

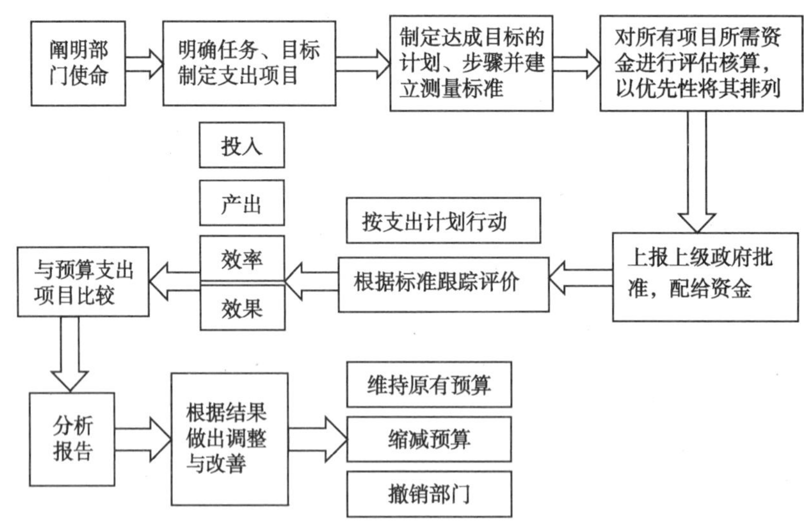

图6-5　绩效预算的运作流程

1. 明确任务、目标，制定支出项目　美国在1993年《政府绩效与结果法案》中，将绩效评估制度在联邦政府层面上制度化。该法案要求联邦机构建立最高级别机构的目的和目标，包括年度项目目标、表明打算如何达到这些目标、展示为实现这些目标需要如何衡量机构和项目业绩。部门在每一个预算年度开始时都要知道在这一年中将要做哪些事情，着重强调政府做什么而不是买什么。所要完成的目标是与该部门的职能、使命密切相关的，这些任务的明确，使各部门的资金支出都围绕自己的目标，而不是将资金分散地和无目的地进行支配。

2. 按支出计划行动，根据标准跟踪评估　支出内容与其所服务的规划紧密相连，根据总的工作规划，着重考核预算支出，使绩效评估渗透到政府的每一个部门。这些绩效考核措施既考核公共资金使用的最终效果，同时又考核为取得上述效果所开展的工作情况。这主要是针对传统管理方式的三个弱点而制定的：①缺乏宏观的方向和目标；②缺乏使不同部门能够选定其目标、规划和工作标准的凝聚力和协调机制；③没有整体的，有时甚至没有部门的信息管理系统，来使管理人员了解谁去做什么、付出什么代价以及会有什么效果。

3. 根据评估结果调整和改善预算　这是绩效预算对部门产生调控作用的重要环节，评估结果反映了部门预算支出后完成任务的情况、是否达到了标准、公众是否满意，以及还可做出哪些改进和调整等。将实际的项目结果与之前商定的标准相比较，如果某些公共部门提供公共服务的情况无法令政府和公众满意，政府则会考虑将这部分公共服务的提供权出让给私人部门，政府从中退出，或者撤销该部门，这便促进了公共部门之间的竞争，以及公私部门之间的竞争。

（四）设计绩效领域的测量方法

为了能够编制一个有用的绩效预算，一定要有测量每一绩效领域的具体方式。每一绩效领域都有一些关键的活动能够被测算和测量。要得到一套好的绩效领域以及绩效测量方法并不容易，例如能否将患者抱怨定义为科室患者满意度测量方式。这应当分析患者抱怨护士，是因为护理质量不好，还是对患者的注意不够，或者仅仅是患者对他们所患疾病的总体情绪反应。但可以明确的是，投诉率的增加有可能是一种有意义的绩效测量方式。

1. 护理质量　护理质量最能说明问题。如何测量护理质量？最初将给药差错作为一个测量护理质量变化的指标，将护理计划的执行情况作为另一个可行的测量指标，如果护理人员技术不精，难以为患者制定切实的护理计划，必将导致患者护理质量的下降。因此可以通过观察制定多少护理计划来测量护理质量，通常以未制定护理计划的百分比或以未完成护理计划的数量为基础进行计算。当今，许多护理单元已开始测量护理计划的质量。但随着绩效预算的实施，被测量计划的质量及其测量方法都与预期成本的关系更为紧密。

绩效改善是需要投入的，只让科室去改善患者护理计划，却不为此提供额外的资金是行不通的。绩效预算为我们提供了明确的信息，说明完善患者护理计划需要护理人员在这方面给予更多关注。这些额外的关注需要额外的资金，而如果护理人员数量不能增加，那么为了达到这一绩效标准，就必须让护理人员投入更多的时间（这只有在生产率提高的情况下才可能），这也就意味着在其他领域花的时间必然减少。

有时科室会对目前患者护理计划的执行情况较为满意，护士长认为花更多的精力去改进患者护理计划不值得。但是，即使要维持已有的质量仍需要护理人员的努力，这样绩效预算的目标中未完成的护理计划的数量将不变。为了维持这一质量目标，质量领域中资金预算的分配比例将不变。

如果科室整体预算缩减，会出现什么情况？绩效预算可以减少某领域的资源分配，但如果缩减了会影响质量的某绩效领域的资源，日后会发现未完成的患者护理计划的数量将会增长。通过绩效预算，可以使我们看到，科室预算的削减会影响到各个绩效领域，预算削减会造成产出的下降。

2. 人力配置　护士长在一整年中必须随时做好排班，尤其是在休假、公共假日、病休以及旺季和淡季时。每天护理人员排班的调整，都需要经过认真计算，护士长在这上面每天都要花一定的时间。

科室护理人力配置的调整可以每周做一次或每月做一次，如果人力配置一个月调整一次，那么为了保证忙的时候同样能够完成护理工作，在这一整个月内就需要一直配备充足的护理人员。可见，人员配置上少做调整，虽能节省管理者的时间，但是却有可能导致人力配置成本增高。

3. 成本控制　成本控制的目的就是要减少或控制成本的增加，预付制下的卫生保健机构，随着每一患者的治疗护理成本的降低，医院的活力将提高。为控制成本而采用的绩效测量方法，注重的是降低每个患者的日住院成本。降低成本的一系列举措，实际上是一个目标。

4. 生产力的提高　用科室的预算总成本除以总的直接护理实践，就能确定每一直接护理时数的成本。通过计算医院平均能为患者提供多少直接护理时间，可以用直接护理时数的增减来评估科室的绩效水平。直接护理时数减少表明，要么是总成本减少了，要么是直接护理工作量增加了。这种方法优于单独计算每一患者住院日成本的方法，若每一患者住院日的成本减少了，这也许意味着患者每日得到的护理正在减少，采用生产效率预算方法，护理成本将直接与直接护理时数量相关。

5. 患者和护理人员满意度　针对满意度采用的关键方法是对个体的需要进行回应。有些医疗机构采用证实的工具搜集患者满意度资料。对于绩效预算来说，满意度测量是一个很好的工具。若是医院不想在满意度资料收集上过于破费，只需采用其他测量替代方法，绩效预算仍然有效。比如，测量患者满意度的方法可以考虑患者的抱怨数，但是有时候患者的抱怨是不合理的，或关于一些不可控制的事情的，还有许多不满意的患者有可能不抱怨。至于其他方式，一方面要看它们能多大程度地提高患者满意度，另一方面还要看达到改善患者抱怨这一目标所需花费的成本是否能接受。

护理人员的满意度也可以依据抱怨进行测量，但护理人员的流动数量指标更为恰当。

6. 革新和计划　有时绩效难以测量，革新就是一个例子，很难找到一个参考标准。管理者要做的是具有创造性和营造更新氛围。一种测量革新活动的方法是看发表的研究报告，能完成多少程序的修订。另一种方法是看与变革相关的会议举行次数，会议的举办可看成是该领域此项活动进展的指标，但会议也仅能从一定程度上反映科研活动的程度。

第五节　护理服务营销管理

卫生保健已被纳入服务行业的范畴，医疗机构作为卫生保健提供者，要不断满足人们日益提高的对医疗护理服务的需求，改善人们的健康状况，解除疾病痛苦，提供更优质服

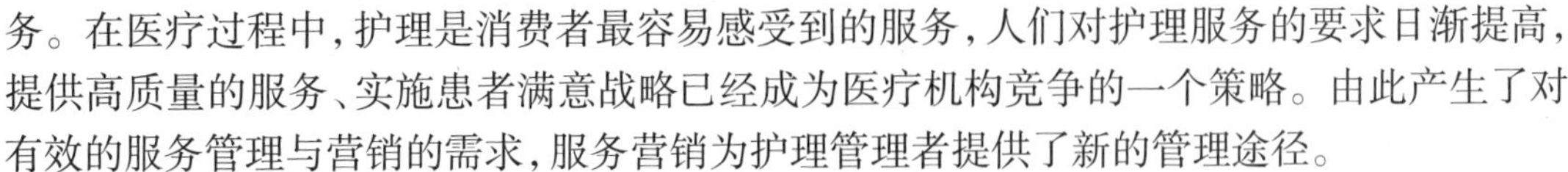

务。在医疗过程中，护理是消费者最容易感受到的服务，人们对护理服务的要求日渐提高，提供高质量的服务、实施患者满意战略已经成为医疗机构竞争的一个策略。由此产生了对有效的服务管理与营销的需求，服务营销为护理管理者提供了新的管理途径。

一、护理服务与卫生服务概述

（一）护理服务的特征

什么是服务？简单地说，服务是行动、过程和表现。服务作为由活动提供的消费品，与商品形式的消费品之间存在一种内在的差别。营销学家对产品和服务的概念进行了大量的研究，从不同角度对产品和服务的区别进行了阐述，护理服务作为服务的一个组成部分，具有以下几个特征。

1. 无形性　商品与服务之间最基本、也是最主要的差别，就是服务的无形性。无形性是卫生服务最为明显的特点，也是护理服务的最明显的特征。服务是一种绩效或行动，而不是实物，所以我们不能像感觉有形商品那样来看到、感觉或触摸到服务。卫生服务如手术、诊断、检查、治疗、护理是由提供者针对患者及其家属进行的行为，尽管患者可以看到或触摸到服务的某些有形部分，如护理设备、病房设施，但患者很难在感觉上把握服务。在购买卫生服务之前，消费者往往不能判定他们将会得到什么样的服务，有时也难以说明他们需要的是什么样的服务。即使一项处置或给药已经完成，患者也可能不完全理解已提供了的服务。

相应的营销含义：一是解决消费者面临的决策困难并保持顾客，使潜在购买者相信提供方能够满足他们的期望，使他们形成对服务的期望，并发生实际的购买行为。作为卫生服务机构就必须预见消费者的愿望和需要，做到消费者想到的服务人员早已想到，消费者没有想到的服务人员也想到了。二是服务不容易向顾客展示或轻易地沟通交流，因此顾客难以评估其质量，服务人员必须设身处地为消费者着想。三是服务不能申请专利，因此新的服务概念可以轻易地被竞争对手模仿。

2. 易逝性　易逝性是指服务不能被储存、转售或退回。护理人员的一个小时时间是不能重新收回并在以后使用或重新出售的。这与商品可以库存或在另一天再出售或是由于顾客不满意而退货等情况正好形成对比。为消费者提供服务后，服务就立刻消失了，购买劣质服务的消费者通常无货可退。

相应的营销含义：一是服务人员面临服务不可存储这一基本问题，医院不能像产品生产者那样，将淡季生产的产品储存起来，在旺季销售。因而，管理者应当根据生产能力进行需求预测，制定可行性战略计划，避免在市场需求量低时生产能力无法得到充分的利用，而当需求量超过生产能力时却无法满足一部分顾客的需要，丧失一部分的收入，甚至会永远失去一部分顾客。二是鉴于服务不能被退回的事实，必须制定有力的补救措施，以防差错的发生。例如，尽管糟糕的静脉穿刺技术不能退回，但可以换由另外一位护士执行，而且应该在这类问题发生时，有恢复患者信誉的措施。

3. 差异性　由于服务基本上是由人表现出来的一系列行为，那么就没有两种服务会完全一致。各医疗机构提供的服务不可能完全相同，同一个护理人员所提供的服务也不可能始终如一。另外，没有两个完全相同的顾客，每位患者都有独特的需求，或者以一个独特的方式来体验服务。因此，护理服务的差异性主要是由于护理人员和患者及家属之间的相互作用，以及伴随这一过程的所有变化因素所导致的。例如，在同一天，一位护士可能为两个不同的患者做不同的操作，这取决于患者的个人需要、个性，以及护士在操作时是在精力充沛的早晨还是在忙碌一天筋疲力尽临近下班的时间等，这些因素的不同造成向这两位患者提供的服务不同。

相应的营销含义：由于服务因时间、组织、个人的不同而具有差异性，因而确保一致的服务质量是一个重要问题。实际上，质量取决于服务提供者不能完全控制的许多因素，例如患者对其需求清楚表达的能力、护理人员满足患者需求能力、医院及护理人员工作负荷，以及患者的经验和对服务需求的程度。由于这些复杂的因素，管理者无法确知服务是否按原来计划和承诺的那样提供给患者。通常，医疗机构通过各种规章制度和护理服务操作规程来规定护理人员的行为标准，但是管理人员却很难预料有各种不同经历、性格特点、工作态度的护理人员在实际工作中的表现。

4. 服务于消费的同步性　大多数商品首先是生产，然后是进行销售和消费；但大多数服务却是先销售，同时进行生产和消费。例如，工厂生产的计算机，运到商店，一个月后卖掉，并在数年内消费。但是，护理服务在没有销售时却不能提供出来，而且护理人员在提供护理服务的过程，也就是患者接受护理照顾的过程，两者是同时进行的。这也意味着服务生产时顾客是在现场的，而且会观察甚至参加到服务过程中。由于服务与消费的不可分离性，服务性企业往往将生产和消费场所融为一体，消费者必须到服务场所才能接受服务。因此，服务场所的选择是做好服务工作的一个重要的前提。另外，服务与消费的同步性也说明在服务的生产过程中消费者会有相互作用，会影响彼此的感受。例如，同一病房的患者可能会彼此影响对服务的体验，因此通常将病情较轻的患者安排在一起。

5. 专业性和技术性　提供护理服务需要有相应的专业知识和技术水平。只有受过专门的教育和培训并且获得护士执业资格的人，才能提供专业的护理服务。因此，护理服务的供给受护理教育的规模、水平和效率的影响，也受到执业资格等条件的限制。

相应的营销含义：对护理从业人员的要求，提示护理服务的供给量很难在短时间内有很大的改变。护理人力的缺乏，将会导致在较长的时期内护理服务提供的数量不足，居民的健康将受到影响。

6. 高质量性和无差错性　护理服务的供给涉及到人的健康和生命，其最终目的是为了维护和促进人的健康，任何一个低质量服务的提供，都会给人的健康带来不利的影响，甚至危及生命。

相应的营销含义：医疗行业应当有效控制差错事故的发生率，护理服务的质量应该有一个较高的标准，并且有一系列的措施保证高质量服务的实现，没有差错发生。

（二）护理服务需求及其特点

卫生服务是一种特殊的商品，消费者总是希望通过享受卫生服务而减轻痛苦，并获得最大限度地满足。因此，公平、有效地分配有限的卫生资源，同样是护理管理者应该研究的课题。

1. 卫生服务需求的概念　卫生服务的需求是指实际发生的，消费者有支付能力的卫生服务。其形成有两个基本条件：一是使用卫生资源的愿望，消费者对自己是否健康、是否需要接受卫生服务所作出的主观判断和要求，卫生服务愿望受消费者认识能力的限制，尽管有一定的不确定性和主观性，但是它反映了患者对卫生服务消费所持有的动机；二是消费者具有支付能力，卫生服务是一种特殊商品，消费者要获得这种商品就要付出相应的代价，如果只有购买需求，而没有支付能力，就不能产生有效的需求。在一般的市场经济条件下，不论在物品市场还是在服务市场上，顾客都可以根据自己的知识、按照自身的购买愿望购买物品或者服务。多数情况下，他们都是有目的、有针对性地消费各种不同物品或者服务，使自己能够利用有限的资源获得最大的满足。

2. 护理服务需求的特点

（1）卫生服务需求的被动性：由于消费者缺乏医学知识和信息，他自己能够认识到卫生服务的需求总是有限的，所以使其无法像购买普通商品一样事先进行比较和选择，只能完全依赖卫生服务的提供者。而卫生服务的需求主要是由医生决定的，所以对消费者来说，是在明显的被动状态下利用卫生服务。首先，消费者在患病后，并不能肯定自己需要什么样的卫生服务，他们一般都是在医生的安排下接受各种检查，服用各种药物等，至于这些检查和药物是否必要，消费者自己很难做出正确的判断；其次，消费者对于卫生服务的价格水平也缺乏了解，往往都是在不知道准确价格的情况下接受服务的；第三，消费者也不能明确肯定利用卫生服务的质量和所能带来的效果。从这些意义上来说，在卫生发生双方的信息存在明显的不对称性，消费者没有足够的信息来判断和做出自己的消费选择。

（2）卫生服务需求的外在影响性：消费者购买一般的物品并且消费这些物品时，这种物品给消费者带来的好处和效益只有消费者本人享受到。卫生服务的消费则有所不同，例如对传染病的防治，当易感人群接受了疫苗后，等于切断了传播途径，根除了传染源，那么受益者就不仅是接受疫苗的个体，而是与其有接触的人群，也就是说，卫生服务的利用在消费者之外取得了真正效益，体现了卫生服务利用的外在性。在这种情况下，如果消费者自己没有意识到疾病的严重性或者自己没有支付能力，导致对卫生服务需求的缺乏时，政府和社会就有责任采取一定的措施，确保他们得到一定的、必要的卫生服务，以保证其他人的健康。

（3）卫生服务需求的不确定性：在一定区域、一定人群中可以通过流行病学方法对发病率和患病率进行测量，可以对某一人群的卫生服务需求水平进行预测。但是，要预测出哪个个体将要患病、需要利用多少卫生服务是非常困难的。因为个体患病是偶然事件，无法预测，所以卫生服务的需求难以预测，存在着不确定性。

（4）卫生服务费用支付的多源性：由于卫生服务的特殊性，卫生服务领域成为医疗保险、社会救援、企业和政府介入的对象，这些介入使一部分人的收入部分地转移给卫生服务的消费者，从而改变了卫生服务消费者的消费行为，卫生服务的数量和质量也随之发生着变化。正是卫生服务具有上述的特殊性，使得卫生服务领域的经济活动更加复杂，政府在卫生服务领域的作用更加重要。

（三）卫生服务供给及其影响因素

1. 卫生服务供给的概念　卫生服务供给是指卫生服务提供者在一定时期内，在一定价格或成本消耗水平上，愿意而且能够提供的卫生服务的数量。市场供给法则表明，某种服务的价格越高，提供者越愿意生产，该服务的供给量就越大；相反，服务的价格越低，提供者越不愿意生产，该服务的供给量就越小。

2. 卫生服务供给的特点　与一般商品或服务相比，卫生服务是一种特殊的服务。卫生服务供给除了具有许多一般性服务所具有的特征、符合一般性服务的供给规律外，还具有自己特殊的规律。卫生服务提供者提供卫生服务的目的可以有多重，追求利润的极大化、实行救死扶伤、获得社会效益。卫生服务供给基本上符合一般商品的供给原理，但作为一种特殊商品，还具有垄断性、即时性、专业性、公益性。

3. 卫生服务供给的影响因素

（1）卫生资源：卫生服务的提供量既依赖于卫生机构的数量和类型、卫生人员的数量和种类、卫生人员的质量、医疗设备的先进程度、医疗技术水平、管理水平等因素，也依赖于卫生保健制度的完善程度；同时，卫生服务供给的数量、质量、类型和方式等与社会经济的发展水平密切相关，受到它们的制约与影响。

（2）卫生服务的价格：对于一般商品和服务来说，价格是确定服务量的主要因素，卫生服务的提供应该在成本与价格相一致、收入与支出相平衡的基础上进行。随着卫生事业改革的深化，价格因素对卫生服务的供给、补偿机制，对卫生保健提供者的行为都将产生重要的影响。

（3）卫生服务的成本：在卫生服务价格不变的情况下，降低卫生服务的成本可以使利润增加。卫生服务的成本越高，就会使利润减少，服务的提供者将减少服务的项目和数量。

（4）卫生服务的需求水平：卫生服务的供给量是由需求水平决定的。如果没有对卫生服务的需求，就谈不上对卫生服务的供给。需求的增加将刺激供给量的增加，相反，需求量低，即使有能力提供大量的卫生服务，也不会产生较高的利用率。

（四）卫生服务的市场及其特点

1. 卫生服务市场的概念　卫生服务市场是指卫生服务的产品按照商品交换的原则，由卫生服务的生产者提供给卫生服务的消费者的一种商品交换关系的总和。依据生产经济的基本理论，只要存在商品生产和商品交换，就必然会有市场。我国目前卫生服务领域中，存在着市场的基本要素：卫生服务的提供方、需方和卫生服务价格等。患者就医的过程，实际上就是商品生产和商品交换同时发生的过程。护理人员提供的护理服务就是商品，患者交费后就发生了商品的交换。所以，卫生服务的市场是一种客观的存在。在计划经济体制下，由于卫生服务活动受国家的严格制约，卫生服务价格完全由政府制定和控制，卫生服务需求和供给的变动无法通过价格这一市场晴雨表表现出来，因此市场优化资源配置作用没有得到真正的发挥。

2. 卫生服务市场的特点　总体上来说，卫生服务的市场是一个不完全的市场，它具有以下几个特殊性：

（1）卫生服务市场的复杂性：卫生服务市场不仅仅是一个市场，而是卫生筹资市场、卫生服务市场和卫生服务要素市场三个方面的组合。

（2）供需双方的信息不对称：消费者由于缺乏医疗保健知识，处于被动的地位，不能完全判断自己是否需要医疗保健服务、需要多少服务、需要哪种服务，然而医护人员处于主体位置，主导消费者的各项消费，需求是被动的需求。

（3）医疗服务的弹性需求小：医疗消费虽然有许多层次，但是总体上属于维护生命健康权利的基本消费，价格的变动对于医疗需求，特别是基本的医疗需求的调节并不灵敏。

（4）市场机制作用的局限性：作为市场机制之一的价格机制，对于危及生命的重病患者的卫生服务作用十分有限。另外，供求机制由于存在医生诱导需求的可能，造成医疗服务供给的增加，一般不会引起服务价格的下降。

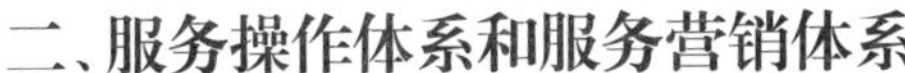

二、服务操作体系和服务营销体系

(一)服务操作体系

1. 基本概念　卫生服务操作体系是一个完整的体系，消费者可以看到这个体系的某些部分，但无法看到另一些部分。我们把顾客能够看到的部分称为前台服务操作体系，顾客无法看到的部分称为后台服务操作体系。前台服务操作体系由服务人员和服务设施两部分组成，顾客在此不仅会接触服务人员和设施，而且还会接触到其他的顾客。

2. 特点

(1)服务质量与实践有关：由于顾客是服务操作体系的组成部分，顾客对服务的时机有不同的要求，必须高度重视顾客的消费时间。

(2)服务质量与地点有关：不同的服务地点，顾客对服务质量的期望是有所差异的。此外，不同的顾客对服务地点选择也有不同的。所以，应该根据顾客的期望选择适宜的服务地点。

(3)服务质量与消费者的参与有关：服务的操作体系变化会引起顾客的消费行为变化，同时消费利益的变化也会引起服务操作体系的变化。

(4)面对面的服务：顾客与服务人员的面对面的接触是卫生服务系统的核心成分，他们的交往是人类交往的一种特别形式。两者的交往是有目的性的，服务人员出于商业的目的来为顾客提供服务，面对面的服务是他们的一种责任，其交往的范围受服务性质和服务内容的限制。

(二)服务营销体系

服务营销体系实际上是顾客接触或了解服务机构的各种途径。它的各个成分都向顾客表明服务的性质和质量。卫生服务营销体系由下列成分组成。

1. 服务人员　包括前台服务人员和后台服务人员，以及管理人员。

2. 服务设施和服务设备　包括用于卫生服务的各种诊断、治疗、护理等设备。

3. 服务宣传媒介　包括非人员的沟通广告、标志图样、大众媒体的报道、宣传手册等。

4. 其他人员　其他患者、患者的亲友、工作人员的亲友等。

三、患者对服务的期望

患者期望是评估服务绩效的标准和参考点。当患者评估服务质量时，会把预期的服务与感觉中的服务进行比较。要形成优质服务的市场信誉，服务绩效必须符合或超过患者的预期质量，因而知道患者的期望是首要的、也可能是最关键的一步。

(一)服务期望的含义和类型

1. 服务期望的两个水平　研究表明，患者及其家属对服务有几种不同类型的期望。

(1)理想的服务：定义为患者想得到的服务水平，即希望的绩效水平。理想的服务是患者认为“可能是”与“应该是”的混合物。

(2)适当的服务：适当的服务定义为患者可接受的服务水平。适当服务代表了“最低的可接受的期望”，即对患者来说可接受服务绩效的最低水平，同时也反映了消费者相信其在服务体验的基础上可得到的服务水平。

顾客在各类服务中有相似的理想期望，期望水平是相同行业的两个组织提供差别很大的服务却都能使顾客满意的原因。这就是为什么从顾客角度看，麦当劳用几个雇员就能为每一位顾客提供优秀的产业化服务；而在昂贵的餐厅，许多穿着礼服的侍者也不能使顾客很满意的原因。

2. 容忍区域　由于服务具有差异性，不同的服务提供者、不同服务提供人员，甚至相同的服务人员，其绩效会不同，顾客承认并愿意接受该差异的范围叫做容忍区域。如果服务降到适当服务水平之下，即被认为可接受的最低水平，患者将反倒受到挫折并且满意度降低。相反，如果服务绩效超过了容忍区域的上限，即绩效超过理想服务水平，患者会非常高兴并可能感到吃惊。在容忍区域里，患者并不特别注意服务绩效，但在区域外(非常低、或者非常高)，该项服务就以积极或消极的方式引起了注意。

(1)不同的患者具有不同的容忍区域：容忍区域对于一个消费者既可以扩大也可以缩小。不同的患者具有不同的容忍区域，一些患者的容忍区域较窄，而其他患者允许一些宽松范围的服务。如突发心肌梗死的患者，由于病情随时会加重，其候诊的容忍区域将变窄；而当发生感冒前来就诊，其容忍区域就扩大了。

(2)不同的服务维度导致不同的容忍区域：一般来说，某因素越重要，容忍区域有可能越窄，患者对不信赖的服务比其他服务失误有更少的容忍性，这也意味着，他们对该因素有更高的期望。

(3)初次服务和服务补救容忍区域不同：图 6-6 显示了初次服务的容忍区域和服务补救容忍区域的不同。通常，患者对服务补救中的服务的结果(服务的产出)和服务传递的方式(过程)都期望较高，但由于期望较低、容忍区域较宽，因而在这一过程中，这一维度上，服务补救的机会要大一些。

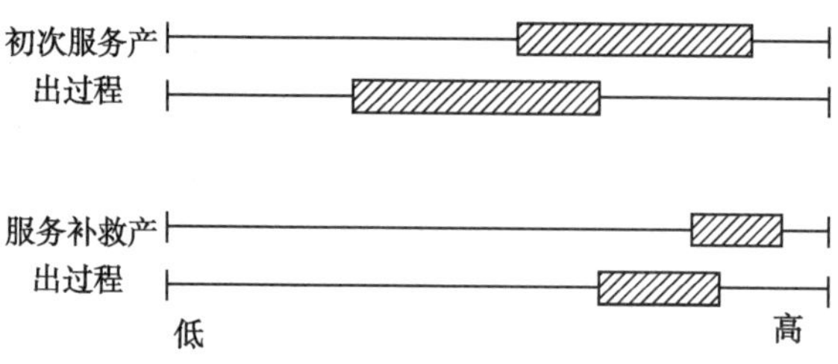

图6-6　初次服务与服务补救的容忍区域

(二)影响患者期望的因素

1. 持久性强化因素　指长期影响患者期望的因素，如服务的有形环境、医务人员的态度、医疗设备、医疗服务效果等。

2. 临时性强化因素　指暂时影响患者期望的因素，如在为患者提供服务时，医务人员的言行举止、当时的环境条件等。

3. 患者的口头交流　患者从亲友或其他患者那里获得的信息。

4. 患者过去的经历　指患者过去购买卫生服务的有关经验。

5. 患者的选择范围　指患者可以到其他医院、诊所就医，一般来说，患者的选择范围越大，其对服务的期望就会越高。

6. 自我表现感知的服务角色　即患者对自己在服务过程中应该扮演的“兼职服务人员”

角色的认知程度。

7. 患者个人需要　患不同疾病的患者对于服务的期望是不同的。

8. 服务承诺　医疗机构向社会公开许诺应该达到的服务标准，对患者的期望会产生较大的影响，患者会根据医院的承诺设立期望的服务，包括明确的服务承诺和含蓄的承诺。

（三）顾客服务期望模型

顾客期望的完整模型和影响因素如图 6-7 所示，这一模型同样适用于在医疗机构就医的特定顾客——患者。模型中间是期望的两个水平描述，即理想服务和适当服务水平，以及两水平间的容忍区域，模型的两边是每一类型期望的来源。

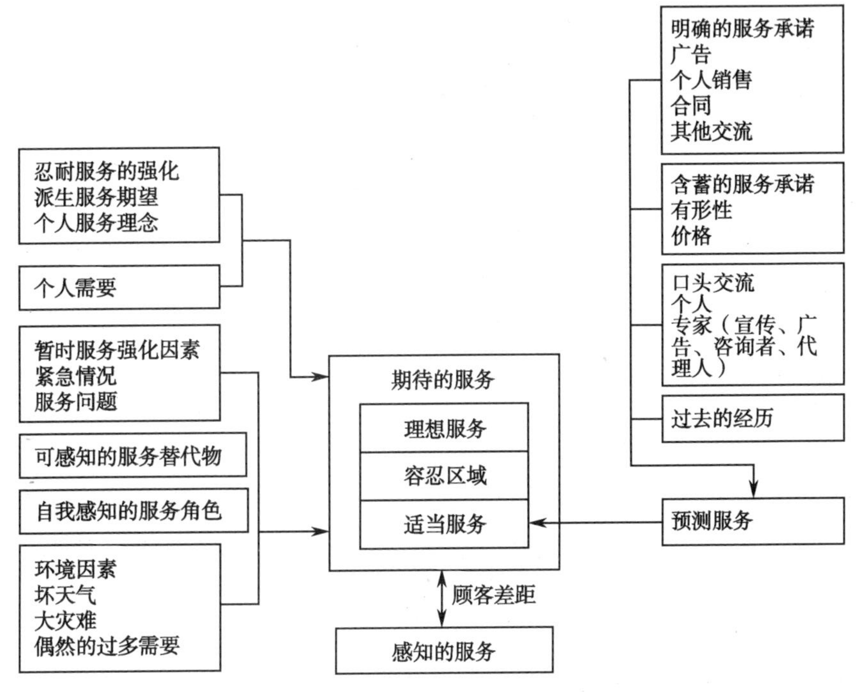

图6-7　顾客服务期望类型与决定因素

（四）患者在卫生服务体系中的作用

随着医学模式的转变和治疗模式的变化，患者越来越有权利和机会选择参与到健康促进这一过程中来。患者在卫生体系中的作用已不仅仅是被动地接受消费，还有生产和维护的功能。只有正确认识患者的作用，才能设计合理的服务体系，提供优质的服务。

1. 消费作用　患者来到服务机构，接受各项治疗和护理，消费了卫生资源，在卫生体系中发挥的是消费作用。没有患者的消费行为，就不可能有服务的生产。

2. 生产作用　患者在接受服务的同时，也主动地配合医护人员，如提供与健康相关的信息、向医生提供病史、说明对服务工作的要求、选择治疗方案、遵从医护指导、按时服药并复诊、准时接受服务等。患者提供的信息越准确，服务人员越容易解决他们的问题，越能满足患者的期望。

3. 维护作用　患者到医疗机构接受服务，通常会自觉遵守服务机构的有关规定，使其行为方式符合服务机构的要求，这些做法实际上起到了维护的作用。然而有些情况下，也会有一些患者的行为不符合服务机构的要求，这些患者的常见行为主要包括：行为不当，如大声喧哗等；行为不轨，如侮辱医护人员等；违法乱纪；拒不付费；破坏公物；过分挑剔，如对医务人员过分苛责等；拒绝合作，如不按照医护人员的要求按时服药等。

四、了解患者的期望和感知

明确患者期望是提供优质护理服务所必需的要素，而调查分析是了解患者对医疗机构服务期望和感知的重要手段，以下介绍几种临床常用的患者期望调查方法。

（一）投诉的分析和处理

指由管理人员或专门的调查人员对患者的投诉进行分类、管理和分析工作，并将患者的意见反馈给有关人员。在这类调查中，管理者首先收录和登记患者的投诉，利用这些信息确定不满意的患者，然后确认一般失误的因素，接下来采取必要措施弥补失误点，并改善或纠正相关人员的绩效，改进护理服务质量。同时护理服务机构应采取措施鼓励患者投诉，方便患者投诉。

（二）关键事件研究

对关键事件的研究能恰当地处理不同类型的研究目标。关键事件提供了有力的和实际的患者需求。关键事件技术也是使患者表达出希望获得“最好的护理服务”的理性途径。患者提供的详细记录（包括他们经历的满意或不满意的服务）能充分反映出患者就医过程中的希望。

（三）Servqual调查法

Servqual是一种用来测量感知服务质量的多维度标尺。针对服务质量的可感知性、可靠性、反应性、保证性、移情性五大特性，设定评价服务质量的若干问题，由顾客对每个问题的感受和期望分别进行打分，计算顾客实际感知和期望之间的差异，得出服务质量的分数，然后计算这些分数的算术平均数，得到对服务质量的评价值，即单个顾客的Servqual分数。Servqual还可以帮助分析服务提供单位的强项和劣势。

（四）员工意见调查

在医疗机构中，由于医务人员直接向患者提供服务，他们最了解患者的期望，所以管理人员应该虚心听取他们的意见，和他们共同分析患者的期望和制定相应的满足患者期望的对策。

（五）患者满意度调查

通过一项专门调查，请患者客观评价感知的护理服务质量，然后根据患者的反映，发现、分析、解决存在的问题。满意度调查根据调查对象的不同，分为住院患者满意度调查和出院患者满意度调查，出院患者由于离开了治疗环境，成为主动的消费者，其对护理服务质量的评价更为真实可信。患者满意度调查是护理质量管理的一项重要指标。

（六）服务质量差距分析

通过专门调查，了解是否存在导致服务失效的5种差距（Gap），以分析服务质量问题产生的根源。这5种差距分别是：管理者认识的差距，指是否了解顾客的期望；服务标准或服务质量标准的差距，即是否选择正确的服务设计和标准；服务提供差距，即是否按标准提供服务；与顾客外部沟通的差距，即指服务绩效是否与服务承诺相匹配；顾客的差距，指顾客感知或经历的服务与其期望的服务质量之间的差距。该模型有助于管理人员理解如何改进服务质量。

第六节　等级护理成本案例分析

——三级甲等医院外科等级护理实际成本及标准成本研究

（刘玮琳　中国人民解放军第211医院）

一、摘要

护理成本是医院的重要成本构成因素，本研究应用成本核算方法，通过对等级护理实际成本和标准成本进行研究，比较等级护理成本与收费之间的差异，分析不同护理等级间成本构成的变化，为正确制定合理的收费标准提供依据，同时也为衡量护理工作生产力、进行护理资源合理投入，探讨护理工作价值提供依据。

本研究在回顾国内相关研究的基础上，结合《医疗护理操作常规》规定，应用专家函询法和社会调查法，在上海市三级甲等医院和某大学附属医院外科病房进行调研，充分了解病人实际需求，了解目前等级护理项目的变化，了解护理管理人员对等级护理的认识和重视程度，探讨每个等级分别应完成的护理服务项目，共确定一级护理25项，二级护理16项，三级护理9项。通过对外科4个病区不同护理等级病人进行24小时跟踪调查，记录等级护理各项操作的直接时间和间接时间、各项目完成次数、消耗的护理材料。根据医院成本核算原则，确定等级护理成本构成的五个部分：人力成本、材料及折旧、业务费、管理费、教育研究费，结合该年度医院财务报告，应用类成本比例值法和收入系数法对构成等级护理成本的业务费和行政管理费等直接、间接成本进行分摊，确定4个病区成本构成，完成一级护理、二级护理和三级护理的全成本核算。

本课题研究结果表明：①等级护理的成本和收费存在较大差距，三个等级护理实际成本均高于现行的卫生收费标准；②等级护理执行情况与卫生行政管理部门的要求尚有差距。由于护理人力不足，护理人员用于一级护理和二级护理的时间没有达到标准时间，影响基础护理质量；③等级护理全成本构成显示，一级护理的重要内容是护理人工成本、非计价护理材料成本，二级护理和三级护理成本构成主要是人工成本和业务费、管理成本；④四个病区等级护理成本构成比较表明，3病区等级护理完成最好，2病区较差，在用低廉的成本提供高质量的护理服务过程中，管理者应注重合理使用人力成本；⑤通过研究成本与工作量关系，提示各医院迫切需要建立能有效预测护理工作量、便于成本核算的病人分类系统。

关键词：等级护理　　成本　　成本核算　　病人分类系统

二、三级甲等医院外科等级护理项目内容的确定和现况分析

等级护理是各医院组织医疗和护理工作的主要形式，对护理工作尤为具有指导意义，但等级护理工作究竟包含哪些具体项目，文献回顾中并未找到明确划分，上海市区尚无统一规定。若要准确计算等级护理成本，比较收费和成本的差异，建立标准成本计算方法，必须将所有项目均包含在内，多计或少计项目都会对最终成本计算造成误差。本研究采用专家咨询法，确定外科等级护理项目内容，并了解目前临床上等级护理实施情况。

(一)外科等级护理项目内容的确定:等级护理项目初步筛选

1. 资料和方法 根据上海市卫生局收费项目规定,以《上海市医护常规》和《医疗护理技术操作常规》对等级护理实施所提出的要求作为参考标准,结合《基础护理学》有关要求,结合临床工作特点,根据以病人为中心的原则,以满足病人住院期间生活和病情观察需要为重点,制定三级甲等医院等级护理项目调查表。其中,一级护理 23 项,二级护理 18 项,三级护理 9 项。见附表 2。

采用专家函询法,通过上海市卫生局医政处,向全市 24 所三级甲等医院发调查表 48 份,以护理管理人员为主要调查对象。请专家就一级护理、二级护理、三级护理各项目重要程度进行打分,并就各项目内容是否恰当提出意见。重要程度打分标准为:5 分为非常重要,4 分为很重要,3 分为重要,2 分为比较重要,1 分为不重要,0 分为不需要(或可删除)。专家可根据需要进行项目的增加、删除或改动。调查表回收后,组织 4 位护理专家和一位经济管理专家对调查表进行分析。

2. 结果

(1)被调查专家情况分析:共有 23 所医院寄回 46 份调查表,回收率为 95.8%。共有 39 名护理专家对调查内容进行了回答。39 位护理专家来自普外科 15 人,来自骨科 13 人,其他科室 11 人;平均从事护理工作 19.6 年,平均从事护理管理 10.9 年。参与等级护理项目重要性评分的专家职称及学历情况见表 6-1。

表 6-1 参与等级护理重要性评分的专家情况(N=39)

	职务			职称			学历		
	护理部主任	总护士长	护士长	高级	中级	初级	本科	大专	中专
人数	2	3	34	4	20	15	7	26	6
%	5	8	87	10	51	39	18	67	15

(2)等级护理项目重要性评分:将专家对各项目重要性打分类计,取平均值,作为计算一级护理、二级护理和三级护理各项目的重要性评分,结果见表 6-2。

表 6-2 等级护理重要程度评分及各项目完成频率

序号	等级护理项目	一级护理	二级护理	三级护理
		重要性评分	重要性评分	重要性评分
1	床头交接班	5.0	3.9	
2	巡视病人	5.0	4.6	4.3
3	执行医嘱	4.9	4.9	4.6
4	执行护嘱	4.2	4.0	
5	护理记录	4.7	4.1	
6	测量体温、脉搏、呼吸	4.8	5.7	4.2
7	测血压	4.6	3.8	3.4

续表

序号	等级护理项目	一级护理	二级护理	三级护理
		重要性评分	重要性评分	重要性评分
8	服药	4.6	4.5	4.3
9	健康教育	4.8	4.8	4.8
10	整理床单位(换床单、被套)	4.6	4.7	4.0
11	(协助)洗脸、梳头	4.2	3.2	
12	(协助)刷牙、口腔护理	4.5	3.0	
13	会阴护理	4.5		
14	皮肤护理	4.7	3.4	
15	擦浴	4.0		
16	洗脚	3.7	2.9	
17	洗头	3.6		
18	饮食护理	4.4		
19	饭前(协助)洗手	3.5	3.2	
20	(协助)喂饭	3.7	3.1	
21	送水	3.6	3.4	3.0
22	送大、小便器	3.9	3.3	
23	心理护理	4.8	4.8	4.4

由上表可以看出，护理管理人员对一级护理重要性认识依次为：床头交接班、巡视病人、执行医嘱、护理记录、心理护理、健康教育、测量体温及脉搏和呼吸、皮肤护理、整理床单位、测血压、服药、会阴护理、协助刷牙和口腔护理、饮食护理、擦浴、执行护嘱、协助洗脸梳头、送大小便器、协助喂饭、洗脚、送水、洗头、饭前协助洗手。一级护理项目注重病人病情的观察。对二级护理重要性认识依次为：执行医嘱、健康教育、心理护理、整理床单位、巡视病人、测量体温及脉搏和呼吸、服药、护理记录、执行护嘱、床头交接班、测血压、皮肤护理、送水、送大小便器、协助洗脸、饭前协助洗手、协助喂饭、协助刷牙、洗脚。二级护理的重点兼顾护理操作和护患交流两方面内容。对三级护理重要性认识依次为：健康教育、执行医嘱、心理护理、巡视病人、服药、测量体温脉搏呼吸、整理床单位、测血压、送水。可以看出，三级护理更注重护患之间的交流。

(3)等级护理项目增删情况分析：共有 10 位专家对等级护理各项目提出修改意见，共计 15 条，其中一级护理增加项目 20 项，减少项目 2 项，修改 2 项。二级护理增加 9 项，三级护理增加 2 项、减少 1 项。我们组织 5 位副主任护师以上护理管理人员，讨论专家提出的修改意见，分析后将其归为四类，分别对待。

第一类：调查表已有的项目，但表述不够明确，如记出入量、刮胡子、剪指甲、补液巡视、协助排痰、换床单被套、督促病人翻身、协助床上活动。对这类建议我们对项目名称做了重新修改或将原项目分为两个项目。第二类：调查表缺少的、确属于等级护理范围内的项目，如头发护理、测体重。对这类建议予以采纳，加入等级护理项目内容之中。第三类：调查表未包括，但没有明确划分是否属于等级护理的项目，如导管护理、接手术病人、鼻饲流质护理。这类建议项目是否列入本次成本核算调查范围，将再次征求专家意见。第四类是调查表未包括，不在生活护理范围之列，且多属于护理技术操作、另行收费的项目，如一级护理的持续膀胱冲洗护理、造瘘灌注饮食、测血糖、PP 冲洗、腹腔冲洗、雾化吸入、插胃管、消炎痛肛塞、人工肛门护理、洗胃、心电监测；二级护理增加的灌肠、全肠道灌洗、皮试、胰岛素注射、烤灯、外敷、肌内注射、术前准备、备皮；三级护理增加的糖耐量等。在项目修改过程中均未采纳。专家提出的删除项目，如三级护理删除测血压，一级护理删除洗手、送水，根据不同医院情况，未予以采纳。专家讨论认为，临床护理项目较多，有必要将等级护理项目进行分类，以更好地划分本课题等级护理项目的范围。

（4）等级护理完成频率分析：护理项目完成频率是指一个等级护理日此项目完成的次数。此项调查，半数的调查表未予填写，已填写的调查表进行比较，差别较大。考虑有以下两个原因：一是问卷设计上存在缺陷，提问不够明确；二是每天完成项目的次数难以统计，无法回答此项问题。故本次问卷此项调查结果视为无效，不计入统计结果。第二轮专家问卷亦不再进行此项调查。

（5）关于等级护理项目框架的探讨：根据对调查表的分析，与会护理专家和经济管理专家建议，将等级护理项目根据工作性质进行分类，建立等级护理项目模型；将等级护理和非等级护理项目进一步明确，以便于第二轮专家评价。护理项目按与病人接触程度分为直接护理项目和间接护理项目，按工作性质分为治疗、处置、生活护理等项目，按收费情况分为收费项目和不收费项目。各种分类方法中有交叉，本课题主要是研究收取等级护理费中所涉及的项目，其他收费的护理项目暂不列入此次调查之内。依工作性质，借鉴因素型病人分类方法，按工作内容和性质将等级护理项目分为生活护理项目、病情观察项目和护理技术项目三类，其中生活护理项目 13 项，病情观察项目 8 项，护理技术项目 7 项。部分专家提出的尚存争议的技术性护理操作项目暂未纳入护理技术项目。第二轮问卷调查将重点就有争议的项目征求专家意见。经过初步筛选而形成的等级护理项目构成模型见图 6-8。

在上述分类基础上，经过专家讨论，不同等级护理项目内容再做部分调整，一级护理项目由 23 项增至 27 项，增加了观察引流管、接手术后病人。二级护理项目由 18 项增至 22 项，增加项目同一级护理。三级护理由 9 项增至 11 项，增加项目包括更换床单和被套、剪指甲和剃胡须。

（二）等级护理项目的论证

1. 资料和方法　将经过初步筛选而确立的项目模型及其说明，整理成征求意见稿，向参加第一轮调查的 39 位护理管理专家发函，请他们再次就等级护理项目重要性按重要、次要、删除进行归类；同时回答以下五个有备选答案的选择题：①等级护理项目模型是否清晰；②该模型是否可行；③上述等级护理项目是否全面；④等级护理项目时间测量应包括哪几部分；⑤等级护理项目直接测量时间从何时算起、何时结束。借鉴分组德尔菲法，把参加评价的专家按所属医院分组，告知小组内两位专家可以充分讨论和交流，各医院间保持相

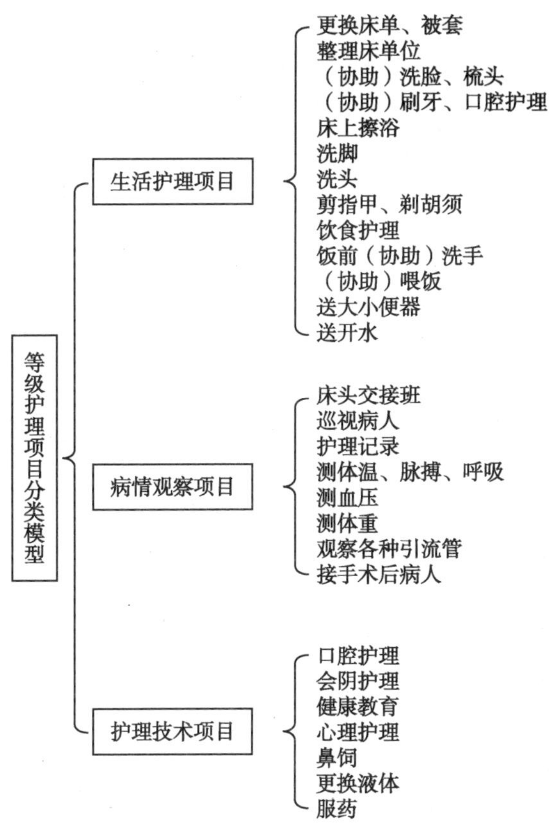

图6-8　经过专家讨论形成的等级护理项目构成模型

互独立；每个小组寄回一个评价结果，请专家在15天内将审修意见寄回。本次调查回收意见15份（回收率65.2%）。

2. 结果　将专家们对外科等级护理项目模型中各项目的评价按重要、次要、删除进行归类整理，4~5分为重要，2~3分为次要，0~1分为可删除。结果见表6-3。

表6-3　专家函审反馈意见（N=15）

序号	项目名称	一级护理			二级护理			三级护理		
		重要	次要	删除	重要	次要	删除	重要	次要	删除
1	更换床单、被套	13	2	0	4	10	0	10	5	0
2	整理床单位	14	1	0	11	3	0	14	1	0
3	（协助）洗脸、梳头	12	3	0	4	10	0			
4	（协助）刷牙、口腔护理	13	2	0	5	8	0			
5	床上擦浴	9	6	0						
6	洗脚	8	7	0						
7	洗头	7	8	0						
8	剪指甲、剃胡须	7	7	0	3	6	5	3	10	2

续表

序号	项目名称	一级护理			二级护理			三级护理		
		重要	次要	删除	重要	次要	删除	重要	次要	删除
9	饮食护理	10	5	0	6	8	0			
10	饭前(协助)洗手	6	8	1	2	11	2			
11	(协助)喂饭	8	7	0	3	11				
12	送大小便器	9	6	0	4	9	2			
13	测体重	5	6		8	7	0	3	12	0
14	送开水	6	7	0	5	7	3	5	9	1
15	床头交接班	15	0	0	5	10	0			
16	巡视病人	15	0	0	10	5	0	12	3	0
17	护理记录	15	0	0	9	6	0			
18	测体温、脉搏、呼吸	15	0	0	15	0	0	14	1	0
19	测血压	14	0	0	6	9	0	5	7	2
20	观察引流管	11	3	2	6	7	2			
21	接手术后病人	8	2	4	7	4	4			
22	口腔护理	14	1	0						
23	会阴护理	12	3	0						
24	心理护理	13	2	0	15	0	0	14	1	0
25	健康教育	12	3		15	0	0	14	1	0
26	更换液体	14	0	0	15	0	0			
27	服药	15	0	0	15	0	0	14		0

专家的反馈意见中比较集中的问题有以下几方面：

(1)专家普遍认为等级护理项目模型较为清晰，能够包含等级护理的全部项目，具有一定的可行性。

(2)等级护理项目时间测量应包括直接时间和间接时间，非护理时间不包括在内。

(3)等级护理的直接护理时间应为床旁护理时间。8名专家认为直接护理时间的测量应从到达床旁开始解释时计算，5名专家认为应从进入房间算起，2名专家认为应从开始操作算起。对于结束时间，9名专家认为应记录到离开床单位，5名专家认为应记录到离开病房，1名专家认为应记录到整理用物。

(4)等级护理项目与某些护理操作和处置难以明确划分，如各种导管护理，包括各种引流管、尿管、吸氧管。

根据专家函询结果，重新调整项目具体内容，确立外科等级护理项目登记表，项目纳入依以下原则：①本研究主要以测量等级护理收费项目所涉及的项目为主，以生活护理和护理观察为主要内容；②对于额外收费的护理项目均不计入本调查表，如静脉输液、肌内注射等；③对于间接护理项目，如出入院接诊、接手术后病人等项目暂不列入本调查；并按等级护理各项目直接时间即床旁护理时间，统一各项目直接护理时间的测量方法。见表6-4。

（三）等级护理现况分析

1. 资料与方法　采用专家函询法，调查组织、调查对象以及问卷回收情况同等级护理项目内容第一次所进行的调查。调查内容包括：①医院护理人员组成、工作日及工资收入情况；②一级护理、二级护理、三级护理占住院病人的比例；③各项护理操作每天应完成的次数。等级护理项目有关资料同前两部分。

2. 结果

（1）上海市三级甲等医院不同护理等级病人占住院比例情况：对收集到的数据进行整理分析，分别对普外科、骨科及其他科室资料进行均数统计，一级护理病人占23.2%，二级护理病人占55.3%，三级护理病人占19.0%，结果见表6-4。

表6-4　上海市三级甲等医院三类病区不同护理等级百分率

	一级护理（%）	二级护理（%）	三级护理（%）	特级护理（%）
普外科	29.2	47.5	20.8	2.5
骨科	16.0	66.5	17.0	0.5
其他外科	24.3	51.9	19.3	4.5
平均	23.2	55.3	19.0	2.3

（2）等级护理各项目完成率：完成率是指需要接受某项护理的病人数占其所属护理等级病人总数的百分比。本项调查旨在了解病房护理人员的工作强度，统计结果见表6-5。

表6-5　等级护理重要程度评分及各项目完成频率

序号	等级护理项目	一级护理		二级护理		三级护理	
		重要性	完成率%	重要性	完成率%	重要性	完成率%
1	床头交接班	5.0	84.0	3.9	60.7		
2	巡视病人	5.0	91.1	4.6	87.1	4.3	78.7
3	执行医嘱	4.9	90.0	4.9	85.3	4.6	77.6
4	执行护嘱	4.2	83.1	4.0	71.4		
5	护理记录	4.7	86.0	4.1	71.9		
6	测量体温、脉搏、呼吸	4.8	91.4	5.7	83.9	4.2	77.1
7	测血压	4.6	73.0	3.8	44.5	3.4	35.1
8	服药	4.6	62.9	4.5	70.5	4.3	4.3
9	健康教育	4.8	87.3	4.8	87.7	4.8	84.7
10	整理床单位（换床单、被套）	4.6	89.1	4.7	85.4	4.0	81.4
11	（协助）洗脸、梳头	4.2	73.3	3.2	44.6		

续表

序号	等级护理项目	一级护理		二级护理		三级护理	
		重要性	完成率 %	重要性	完成率 %	重要性	完成率 %
12	(协助)刷牙、口腔护理	4.5	77.2	3.0	42.8		
13	会阴护理	4.5	67.7				
14	皮肤护理	4.7	74.2	3.4	45.6		
15	擦浴	4.0	70.2				
16	洗脚	3.7	65.3	2.9	41.3		
17	洗头	3.6	55.2				
18	饮食护理	4.4	76.2				
19	饭前(协助)洗手	3.5	63.4	3.2	55.8		
20	(协助)喂饭	3.7	51.8	3.1	34.2		
21	送水	3.6	67.0	3.4	61.6	3.0	55.0
22	送大、小便器	3.9	69.5	3.3	49.7		
23	心理护理	4.8	88.7	4.8	85.1	4.4	80.5

3. 讨论(略)

三、外科等级护理项目操作时间的测量及分析

工时测量是对完成某项操作全过程的每一环节必须进行的程序和动作所耗费时间的测定。工时测量是确定工作量的最基本方法,也是确定直接人力成本的基础。目前护理管理人员所参考的直接护理项目及时间是 1980 年研究的结果,其测量的直接护理项目内容与现在的等级护理相比,许多项目内容一致;然而随时间的推移,随着新的护理模式的实施,先进设备和仪器的应用、方便的一次性使用耗材的使用,在项目操作时间上有待重新测量和矫正。我们发现,临床实际工作中,护理操作时间与操作考核的时间并不一致,与现有文献报道的时间存在很大差异;各医院、各病区因病情轻重程度和工作量多少及护士操作熟练程度不同,护理操作的工时亦不同。文献中的数据难以作为参考,为了正确计算等级护理的成本,有必要对目前临床等级护理项目工时进行认真测量。

(一)资料和方法

1. 研究对象和时间　长海医院 4 个外科病房,418 位病人。病区 1 以收治甲状腺、乳腺、疾病为主;病区 2 以收治肛肠疾病为主;病区 3 以收治胃肠疾病为主;病区 4 为骨科病区。上述 4 个病区手术部位以腹部、颈部、肛肠、四肢、脊柱及骨盆手术为主,对外科疾病有较好的代表性。病人选择:术后病房全部病人,普通病房选择无陪护病人。调查时间:3 周。每一护理活动至少收集 15 个病人,计算各项护理操作的平均时间,累计各个病人的全部护理时间。转床病人若记录时间不能连续,则在计算直接护理时间时将此类病例筛除。

2. 调查员及培训　选择在医院实习的医学院护理专业学生16名，分成四组，每组确定组长1名，分别测量四个科室。培训内容：①了解调查内容和意义；②了解成本、费用、直接护理、间接护理、等级护理等概念；③熟悉床旁收集资料方法，计时器使用方法、记录要求，等级护理各项目操作步骤、统一计时时间；④动作时间测量达到90%以上一致性。

3. 统计分析　测量结果采用SPSS10.0统计软件进行数据处理和统计分析。

（二）结果

共进行了418例次病人的动作时间调查，其中1病区85例，2病区100例，3病区135例，4病区98例；男性254例，女性164例；手术病人104例，未手术病人304例；因转床等级护理直接护理时间不完整的38例。未转床病人中，一级护理180例，二级护理130例，三级护理70例。

1. 等级护理各项目平均操作时间及不同护理等级完成各项操作的频率　四个病区各项等级护理操作的平均时间及每个等级护理日每项护理操作完成的次数见表6-6。

表6-6　四个病区等级护理工时频率一览表

项目	四个病区		一级护理		二级护理		三级护理	
	平均工时	标准差	合计（次）	日频率	合计（次）	日频率	合计（次）	日频率
口腔护理	106.0	51.0	138	0.826		0.000		0.000
更换液体	82.4	43.3	970	5.808	309	2.176	43	0.597
床头交接班	84.5	62.6	325	1.946	89	0.627		0.000
巡视病人	53.7	22.2	1673	10.018	1307	9.204	479	6.653
护理记录	87.8	52.9	278	1.665	12	0.085		0.000
测量体温、脉搏、呼吸	56.5	33.0	596	3.569	364	2.563	151	2.097
测血压	80.9	29.5	503	3.012	106	0.746	21	0.292
服药	84.6	43.1	54	0.323	94	0.662	34	0.472
健康教育	158.2	92.6	116	0.695	71	0.500	28	0.389
（协助）清理呼吸道	94.8	41.0	50	0.299	3	0.021		0.000
整床（换床单、被套、衣服）	299.4	132.8	197	1.180	220	1.549	210	2.917
（协助）洗脸、梳头	116.7	103.6	78	0.467		0.000		0.000
（协助）刷牙、口腔护理	143.6	113.5	62	0.371		0.000		0.000
（协助）翻身、叩背	192.5	53.3	264	1.581		0.000		0.000

续表

项目	四个病区		一级护理		二级护理		三级护理	
	平均工时	标准差	合计(次)	日频率	合计(次)	日频率	合计(次)	日频率
压疮护理	380.5	2.0				0		
擦洗血迹、去胶布印	128.8	69.7	53	0.317		0.000		0.000
擦浴	319.5	130.7	224	1.341		0.000		0.000
洗脚	132.9	135.6	47	0.281		0.000		0.000
洗头	546.4	247.8		0.000		0.000		0.000
饮食护理	135.5	63.7	31	0.186	2	0.014		0.000
饭前(协助)洗手	31.8	43.5	48	0.287	63	0.444		0.000
(协助)喂饭	397.0	291.0	27	0.162	13	0.092		0.000
送水	34.2	26.6	296	1.772	324	2.282	121	1.681
送大、小便器	168.7	118.0	359	2.150	170	1.197		0.000
心理护理	201.4	125.2	59	0.353	10	0.070	9	0.125

2. 主要护理项目操作时间及不同班次等级护理主要项目操作时间比较　为了了解不同时间、不同班次护理人员做同样操作的时间是否存在差异，选择5项最常执行的护理活动进行比较。主要护理项目操作时间比较见表6-7。

表6-7　白班和晚班等级护理主要项目直接操作时间比较

科别	口腔护理		整理床单位		会阴护理		洗脚		交班	
	时间	例	时间	例	时间	例	时间	例	时间	例
白班	103.9 ± 48.7	33	250.6 ± 143.9	32	90.3 ± 55.1	21	126.4 ± 77.3	15	95.85 ± 76.0	58
夜班	106.8 ± 58.3	33	304.8 ± 125.8	32	94.4 ± 41.5	21	161.2 ± 144.8	15	68.63 ± 48.9	58
T	−0.248		−3.258		−0.310		−1.160		3.338	
P	0.806		0.001		0.760		0.266		0.001	

我们对白班和晚班用于口腔护理、会阴护理、整理床单位、洗脚等四项基础护理操作项目时间均数进行比较，经 t 检验，口腔护理、会阴护理、洗脚三项操作白班和晚班操作的 $P > 0.05$，差异不显著，说明护士在白班和晚班为病人做口腔护理、会阴护理和洗脚所用的时间基本相同。而交班和整理床单位两项经 t 检验，$P < 0.05$，白班和晚班有显著性差异，说明护理人员白班和晚班进行交班和整理床单位的时间差异显著，早晨床旁交接班时间要多于下午床旁交接班时间，下午整理床单位的时间要多于上午整理床单位的时间。

3. 四个科室不同护理等级病人的直接护理时间　对不同病区、不同护理等级病人，执行等级护理各项操作所用的直接护理时间见表 6-8。

表 6-8　四个病区不同护理等级病人的直接护理时间

科别	一级护理		二级护理		三级护理	
	时间	例数	时间	例数	时间	例数
病区 1	4141.81 ± 1562.17	42	1301.34 ± 455.41	19	1041.65 ± 172.52	14
病区 2	2288.00 ± 936.40	46	1110.73 ± 272.40	33	972.24 ± 255.45	16
病区 3	3684.62 ± 1542.41	56	1729.26 ± 543.79	30	1352.74 ± 232.58	28
病区 4	4228.62 ± 2879.90	36	1867.47 ± 946.16	48	647.89 ± 516.72	12
平均	3543.18 ± 1929.19		1560.74 ± 737.10		1082.72 ± 386.23	

多组间比较，经方差齐性检验，显著性概率小于 0.05，方差不齐，经数据转化后，进行 Tamhane's 多重比较分析。四个病区 Tamhane's 法两两间比较表明：病区 2 与病区 1、病区 3、病区 4 等三个病区分别进行比较，均显示 $P < 0.05$，有显著性差异，认为病区 2 直接护理的时间与其他三个病区用于等级护理的直接时间不同，均低于其他三个病区。而病区 1 、病区 3 、病区 4 三组间分别相互比较，均显示 $P > 0.05$，差异不显著，认为这三个病区用于等级护理的直接护理时间没有差别。对于不同护理等级，直接护理时间明显不同，四个科室一级护理、二级护理、三级护理的平均直接护理时间之比为 3.27 ∶ 1.44 ∶ 1。四个病区等级护理直接时间比较见图 6-9。

4. 不同手术日等级护理直接时间比较　对手术前和手术后一级护理、二级护理、三级护理病人 24 小时内各项等级护理操作时间总和进行比较，可以看出，不同手术日用于等级护理的直接操作时间不同。以术后第 1 日时间为最多，此后随手术后天数的增加，直接护理时间逐渐减少；手术日直接护理时间与术后第 2 日的直接护理时间相同。结果见图 6-10。

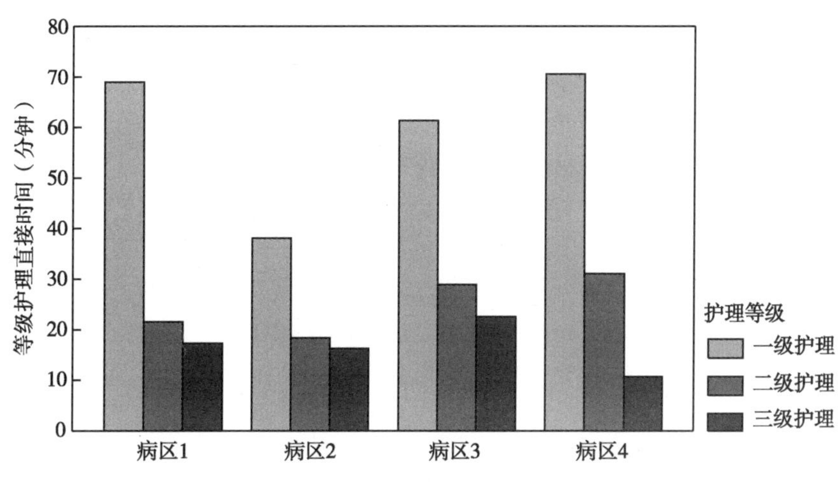

图6-9　四个病区等级护理直接时间比较

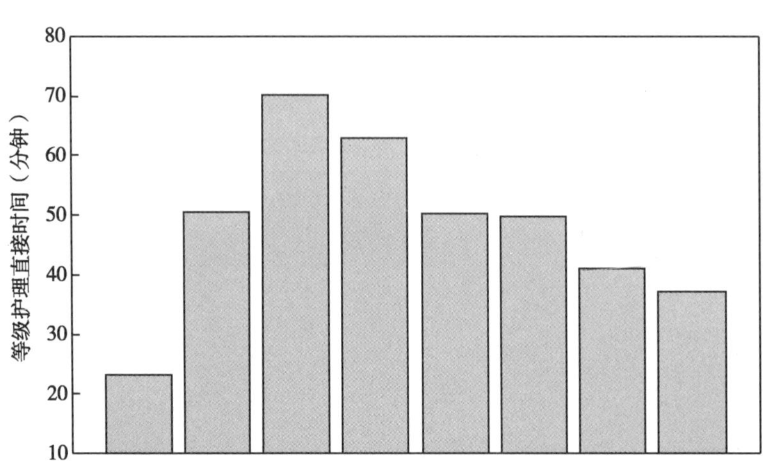

图6-10 不同手术日等级护理直接时间比较

5. 等级护理直接时间和间接时间 等级护理操作时间包括在病人床边的直接护理时间和间接护理时间，对间接护理时间的测量包括：准备口腔护理和会阴护理用物时间、清理和整理用物时间、从病房到治疗室和护士站的时间等。一级护理的间接护理时间平均为1132秒，二级护理的间接护理时间平均为633.6秒，三级护理的间接护理时间平均为241秒，直接护理时间与间接护理时间的比例分别为一级护理3.08∶1，二级护理2.83∶1，三级护理4.14∶1。结果见图6-11。

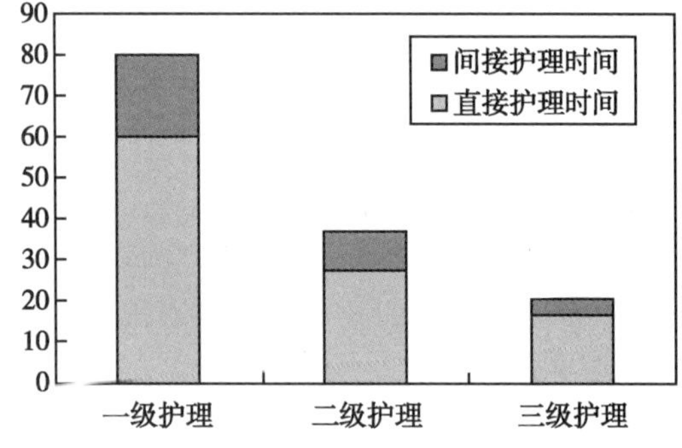

图6-11 等级护理直接时间间接时间构成

（三）讨论

工时测量是护理人力资源管理的一个主要依据，更是护理成本管理的重要组成部分。等级护理的成本包括直接成本和间接成本，而直接成本的重要内容是直接人力成本，人力成本的测算有赖于执行各项操作的时间。

1. 等级护理实际操作时间与标准操作时间比较 在追求效率、追求速度的时代，作为管理人员应仔细分析护士的操作速度是否越快越好，是不是越快效率越高。本次调查所测量的等级护理各项目实际操作时间与各项目的标准时间（护理考核时的平均时间）相比较，差异非常显著，实际时间较标准时间大大缩短。表明护士在实际工作中操作速度大大加快。通过分析发现，产生这种差异主要有两方面原因：一是因为护士熟练地掌握了护理技术操作步骤，业务熟练，因而能快速完成各项操作；这种操作主要以技术性操作为主，如静脉穿刺，一针见血要比反复穿刺耗时明显缩短。二是护士在操作过程中偷工减料，有些步骤没有做或有些步骤草草完成；这一类主要是需要花费较多时间且技术性不强的操作，如床上擦浴、口腔护理等操作，认真按操作步骤执行与马马虎虎完成，时间上将有非常大的差别，同样在质量上也有天壤之别。而本课题确定的等级护理项目多以生活护理照顾为主，护理技术性含量较少，对于测量得到的较短的操作时间，会对本课题测量的成本结果造成较大影响。在成本分析中亦应考虑此中因素。建议应对等级护理项目完成时间的评价制定最短操作时限，未达到操作时限的护理视为存在质量缺陷。护理管理中尤其应注意此类问题。本研究中等级护理操作时间较短，从一个侧面说明目前临床基础护理工作尚需要加大力度、加大时间投入、加强监督管理。

2."面对面"工时测量的差异分析　时间花在具有"面对面"服务性的项目上才称得上是"有效工时"，本次调查有效工时测定的标准差较大，造成标准差大的原因可能有：①记录调查员虽然按统一规定的护理操作程序进行计时，但由于具体情况不同，操作步骤不能完全一致，因而耗时不同；②护理人员对不同病人进行同一操作，因病情严重程度不一，操作时间相差较大；③病情不同的病人所需服务的项目不同，同一病人每日的护理需求因病情的变化而变化；④当日工作量不同，护士为了赶时间，会减少操作时间。

本次测量的护理直接时间和间接时间较近年文献报道的相关研究时间要少。现有文献研究中，主要是对护理操作的时间统计，表明护理人员完成了 200% 的工作量；也有研究表明，医院护士长每日工作时间约为 10 小时、护士 8 小时、护生 9 小时，均处于满负荷工作状态，工作负荷少的也在 6~7 小时。这与本研究尚有一定出入。本研究中，1 名病人等级护理的直接时间是 59.1 分钟，术后病室共计 7~9 名病人，24 小时共有 5 名护理人员，平均每位护士用在直接等级护理上的时间约为 95 分钟。按等级护理操作占总直接护理时间（如接手术后病人、静脉注射、更换引流管等）的 1/2~1/3 计算，护士 1 日直接护理时间约为 190~237 分钟。我国护士与国外护士相比，尚需承担大量的治疗工作和非护理工作。国外对护理工时的研究表明，普通病区直接护理时间为 146 分钟，间接护理时间为 355 分钟；ICU 的直接护理时间占 40%，间接护理时间占 37.3%；相关时间占 6.0%，个人时间占 16.6%。与国外相比，被调查病区可以说是满负荷工作。等级护理项目时间较同一操作考核时所用时间短，也较其他调查所显示的时间短，主要原因在于本调查采用第三者现场测量的方法，较真实地反映了临床实际：① 1 名护士 1 天承担的实际护理工作量大，护士每天的实际工作时间超过标准劳动时间，为了完成工作，护士必须加快速度，缩短每项操作的时间；②由于某些护理项目可以成组进行，如测体温、整理床单位、打水、口腔护理、会阴护理等，其平均操作时间要比单一操作时间节省很多。

3. 不同病区一级护理项目直接护理时间均数比较　病区 1 、病区 3 、病区 4 差别无显著性意义，病区 2 与其他三个病区相差显著，有统计学意义。病区 2 各项目操作时间与其他三个科比较，在健康教育、测生命体征、心理护理、送便器、协助喂饭、协助翻身、协助洗脸梳头等主要项目上耗时较少；而各项目完成次数比较无显著差异，说明病区 2 护理人员进行各项操作速度较其他病区护理人员快，是否是因为病区 2 病情较轻，护理操作相对较少，各项操作相对容易？经与其他 2 个病区术后病房科室比较，认为原因在于：①病区 2 多收治肛肠手术后的病人，术后多静脉营养及补液，治疗量大；护士在治疗和准备静脉用药两项工作上较其他科室耗时多，相对于用于等级护理的时间则较少；②病区 2 共有监护床 8 张、白班 2 名护士、夜班 1 名护士、1 名护工，床护比例 1：0.5；病区 1 有监护床 7 张，白班 2 名护士；病区 3 有监护床 9 张，白班平均 2-3 名护士，晚夜班为 1 名护士和 1 名护工，床护比超过 1：0.63。由于病区 2 当班护士人数少，人员不足，因而无法提供足够的等级护理服务，使得直接护理时间较其他科室少；另外护理人员为完成主要工作，不得不加快各项操作速度，致使完成每一项的时间缩短，使得直接护理时间更少；③病区 2 靠近护士站，监护病房的护士经常离开监护病房到治疗室或换药室，造成非护理时间增加。④病区 2 较其他两个普外科病区有较多的探视人员在病人身旁，减少了护理人员巡视和协助生活护理工作。鉴于上述情况，建议病区 2 适当增加护理人力，限制探视，护士做好监护室各项物品的准备，减少离开监护病房次数。

4. 不同病区二级护理项目直接护理时间均数比较　病区 4 即骨科病区直接护理时间均多于其他三个普外病区，比病区 1 高 44%，$P < 0.05$，差异显著；比病区 2 高 68%，$P < 0.05$，差异显著；比病区 3 高 7%，$P > 0.05$，差异不显著。说明骨科二级护理病人较普外科病人需要较多的生活照顾，骨科病人术后恢复需要较长时间。在术后恢复期间，多数病人仍需卧床，如骨盆骨折病人、脊柱畸形矫正病人、脊髓损伤病人、及下肢固定或牵引的病人，生活不能自理，需要护理人员较频繁地提供护理支持。这提示管理者应在骨科病区适当增加人力，为病人提供更多的生活护理，以保证病人得到高质量的护理。

普外科二级护理病人多为术后恢复期病人，一般术后能下地活动，可以进食；但因手术部位不同，创伤不同，康复的进程也不同。术后恢复期，普外科所需要的护理照顾及巡视、治疗等护理活动亦会有不同。两两病区进行比较，病区 1 和病区 2 二级护理的直接护理时间比较，$P > 0.05$，差异不显著，表明这两个病区护理人员对二级护理病人提供的直接护理时间基本相同，术后病人生活自理能力的恢复基本相同。病区 3 二级护理时间多于病区 1 和病区 2，差别显著，说明：①病区 3 护理人员为病人提供了较多的基础护理和床边护理；②病区 2 病人术后恢复较慢，期间仍需要较多的治疗和护理。

5. 不同病区三级护理项目直接护理时间均数比较　病区 4 即骨科病区直接护理时间短于其他三个普外病区 50%~100%，主要原因在于，骨科三级护理病人较普外科三级护理病人需要较少的生活照顾及巡视。骨科三级护理病人几乎均是择期手术病人，生活完全能够自理；而普外科 58 例三级护理病人包括术前病人 45 例和术日、术后 4 天、术后 5 天各 1 例，及 5 天以上 10 例，且术前病人多有疾病临床症状，因而需要较多的治疗和护理。普外科病区间进行比较，病区 1 三级护理均为术前病人，病区 2 三级护理术前术后各占 50%，病区 1 和病区 2 三级护理的直接护理时间比较的 P 值大于 0.05，差别不显著，提示这两个病区护理人员对二级护理病人提供的直接护理时间基本相同；从病区 2 病人病情稍重这一点上可以判断，病区 2 等级护理提供不足。病区 3 三级护理 30% 为术后病人，70% 为术前病人，其直接护理时间高于病区 1 和病区 2，差别显著，说明病区 3 护理人员为病人提供了较多的基础护理和床边护理，与病人交流较多，总体认为病区 3 等级护理工作做得较其他病区好。

6. 等级护理的直接护理时间和间接护理时间　根据护理质量标准要求，各类患者所需护理项目可分为直接护理和间接护理两类。等级护理直接护理项目是每日直接为病人提供护理服务的护理活动，如晨间护理、测量体温、病情观察等。间接护理项目是为直接护理做准备的项目，以及沟通协调工作所需要的护理活动。等级护理操作时间包括直接护理时间（即床边的有效工时）和间接护理时间（准备护理用物时间、走路时间）。由于我国护士操作项目较多，而与病人交流时间短，因而等级护理的间接护理时间在总的时间里占了较大比例。在床边测量过程中，无法将间接护理时间包括在内；但做为核算等级护理的人力成本，应将用于间接护理的这部分时间计算在内，通过对护理人员走路、加药、物品准备等活动进行计时测量，按直接护理项目的次数，换算出对应的间接护理时间。

以往研究对工时的测算都是操作者自我记录时间或估算时间，得出的结果多是护理人员8小时内完成了她们不可能完成的工时。国内对护理工时的问卷调查研究还表明，床边护理占全部工作时间的56.23%，用于辅助工作和其他工作的时间占44.37%。为了减少操作者记录产生的人为误差，本研究的时间记录全部采用第三者记录的方法，力求真实准确，反映现实情况。本次研究表明组成一级护理直接、间接护理时间比为3.08∶1，二级护理直接、间接护理时间比为2.83∶1，三级护理直接、间接护理时间比为4.14∶1；平均的直接护理时间和间接护理时间之比为3∶1。在后面的成本核算中，将以此为基础，确定等级护理的标准成本。

7. 心理护理和健康教育在等级护理实施中的现状：二级护理和三级护理病人因能部分或全部达到生活自理，因而直接护理时间较少；但同时也反应出心理护理和健康教育的不足，心理护理和健康教育作为二级护理和三级护理的重要内容在临床上没有得到体现。在不同等级护理中耗时分别为一级护理197.51±141.15s，二级护理189.33±71.73s，三级护理243.4±135.6s。如此短的时间护理人员难以与病人进行良好的沟通，也无法进行有效的健康指导。这与调查中护理管理人员对心理护理和健康教育的重视程度不一致。分析其原因，主要与护理人员的心理护理知识缺乏有关，使其没有能力认识和解决心理问题；也与没有在心理护理上有意识地投入时间有关。新的医学模式的转变，使我们认识到病人的心理社会问题的护理已成为护理工作中不容忽视的一部分，护理人员应按护理程序对患者实施全身心的整体护理。

四、四个病区等级护理标准成本及实际成本分析

对单一项目的成本核算有较为成型的方法，本研究将采用常用的成本核算方法计算等级护理25个小项目的成本；同时，本课题借鉴已有经验，采用自行设计的方法，将等级护理作为一个独立项目，核算等级护理的实际成本和标准成本，并与文献中的方法做一比较。

（一）资料

1. 该年度医院财务报表、库房账目、医疗统计报表、护理人员工资表，4个病区在提供医疗护理服务过程中物质和劳务消耗情况的有关资料。

2. 第二部分测量所得到的4个病区等级护理操作时间。

（二）成本核算方法

1. 等级护理成本确定　根据医院以科室为成本中心的成本核算方式以及现有财务制度，结合护理工作的特点，将等级护理项目总成本分为五个主要部分：①人力成本；②不计价材料成本及折旧，如棉球、碘伏、洁尔灭溶液、一次性使用治疗碗、记录纸等；③业务费：包括仪器维修、低耗、消毒供应、营具费、动力费、空调费、营房维修、水费、电费、洗涤费、被装费、公务费、办公费、手术餐费、医用单据、报刊费、电话费、复印费、卫勤费等共计19项；④行政管理费用：即医院管理部门及非赢利部门向赢利部门分摊的费用，以及差旅费等；⑤教育研究费：培训费、会务费。

实际成本＝实际人力成本＋实际使用材料及折旧＋业务费＋行政管理费＋教育研究费

标准成本＝标准人力成本＋标准使用材料及折旧＋业务费＋间接成本

2. 方法一（类成本比值法）　类成本比例值法，是基于医院在提供医疗服务过程中，各种类成本之间存在一定比例关系。一个项目业务费的分摊一般与项目的难易程度、操作时

间成正比，而直接劳务成本和材料成本也存在着某种比例关系。本课题方法一参考台湾徐南丽采用的作业费、管理费和教育研究费用的分摊方法核算成本，这一推算标准间接成本方法可以简化成本测算过程。

（1）人力成本 = 平均每小时工作成本 × 项目操作耗用工时 =（月平均薪资 / 每月工时）× 操作耗用工时

月平均薪资 = 全年薪资 /12 个月

全年薪资 = 工资（含保险费 + 卫生费 + 公积金）+ 各项津贴 + 奖金 + 夜班费

每月工时 = 全年上班时数 /12 个月

全年上班时数 =8 小时 ×（365 天 –104 天双休日 –10 天公共假日）=8 小时 ×251 天 = 2008 小时

护理人员每月工时 =2008 小时 /12（月）=167.3 小时

（2）不计价材料成本：完成护理各项操作所使用的各种护理材料。

设备折旧：按每人次使用时间及分摊的成本计算。

本研究将价格低于 500 元的仪器设备按使用次数进行折旧。

（3）作业费用 = 直接成本 /（1– 作业费用比率）× 作业费用比率

作业费比率按该成本中心（该科室）业务费（消毒供应、营具费、动力费、空调费、仪器维修费、营房维修费、水费、电费、被装费、洗涤费、事物费等等）占总成本比率计算，即等级护理作业费用比例 = 等级护理费 / 总成本。

（4）行政管理费 = 医疗成本 ×5%

医疗成本 = 直接成本 + 作业费用

行政管理费是医院政治部、院务部、医教部、护理部、信息、经管等非收益部门向收益部门分摊的费用，按医疗成本 5 % 计算。

（5）教育研究费用 = 医疗收入 ×5%

3. 方法二（收入系数法） 收入系数法是将各科等级护理收入占科室总收入的百分比作为业务费、管理费成本分摊系数从而进行间接成本分摊的方法。首先计算医院医疗总收入、医院等级护理总收入、科室等级护理收入，以科室护理收入占护理总收入的百分比作为管理成本分摊系数；再计算科室总成本、科室各项间接费用，以该病区护理费用占科室总成本的百分比分摊科室间接费用。

（1）直接成本（人力成本）计算同方法一。

（2）直接成本（不计价材料成本计算）：用量较大的一次性换药碗均计一级护理费用，其他低耗材料由一级护理、二级护理、三级护理按住院日比例分摊。

（3）直接成本（设备折旧、洗涤折旧）：等级护理使用的设备价格低于 200 元，且可以反复使用，故设备折旧费忽略不计。而临床大量更换床单、被套、枕套及病号服，因折旧费、洗涤费较高，我们将等级护理的洗涤折旧费单独列为一项进行计算。一级护理按每日更换 1 套计算，二级护理、三级护理按每 3 天更换 1 次计算。病人的洗涤费用按全部洗涤费的 80% 计算（另 20% 计为工作人员洗涤费）。

（4）间接成本（作业费用）：按该病区护理费占病区总成本比例分摊该成本中心（该病区）业务费，包括消毒供应、营具费、动力费、空调费、仪器维修费、营房维修费、水费、电费、被装费、洗涤费、事物费等。一级护理、二级护理、三级护理按住院日平均分摊作业费。

(5)间接成本(行政管理费):行政管理费是医院政治部、院务部、医教部、护理部、信息、经管等非收益部门向收益部门分摊的费用。行政管理费的计算按医疗总收入的20%计算。等级护理的间接成本按护理费占全院医疗成本比例分摊。

护理成本=直接成本+作业费用+行政管理费

(三)结果

1. 各病区人力成本情况　因完成等级护理各项操作的人员主要是低年资护士,故护理人员的收入以1~5年的护士收入计算;有些项目由实习护士独立完成,或由护工协助护理人员完成,均按护士完成计算。四个病区护理人力小时工资见表6-9:

表6-9　四个病区2000年初级护理人员小时工资情况

人力成本	1病区	2病区	3病区	4病区	平均
月平均薪资	2004.00	1883.76	2226.11	2087.50	1999.40
每月工时	167	167	167	167	167
小时工资	12.00	11.28	13.33	12.50	11.97

2. 平均等级护理作业费用比率　四个病区作业费比率分别为23.80%、20.43%、22.80%、16.55%。平均等级护理作业费用比率为20.89%。

3. 等级护理项目的实际成本测算　采用方法一核算间接护理成本,按等级护理各项目实际完成的次数进行计算,分别得出等级护理各单项目的实际成本和一级护理、二级护理、三级护理的实际平均成本和各科室的实际成本,一级护理平均成本为32.662元,二级护理平均成本为14.241元,三级护理平均成本为8.114元。见表6-10和表6-11:

表6-10　二十七项等级护理操作五大单项实际成本分析

项目名称	平均工时	人力成本	不计价材料	设备折旧	作业费用	行政管理	教学研究	合计
1. 口腔护理	137.800	0.458	1.860	0.000	0.631	0.147	0.162	3.259
2. 更换液体	107.120	0.356	0.100	0.000	0.124	0.029	0.032	0.641
3. 床头交接班	109.850	0.365	0.000	0.000	0.099	0.023	0.026	0.513
4. 巡视病人	69.810	0.232	0.000	0.000	0.063	0.015	0.016	0.326
5. 护理记录	114.140	0.380	0.000	0.010	0.106	0.025	0.027	0.548
6. 测量体温、脉搏、呼吸	73.450	0.244	0.000	0.010	0.069	0.016	0.018	0.357
7. 测血压	105.170	0.350	0.000	0.050	0.109	0.025	0.028	0.562
8. 服药	109.980	0.366	0.040	0.000	0.110	0.026	0.028	0.570
9. 健康教育	205.660	0.684	0.000	0.000	0.186	0.043	0.048	0.961
10.(协助)清理呼吸道	123.240	0.410	0.000	0.000	0.112	0.026	0.029	0.576
11. 更换(床单、被套、衣服)	518.000	1.722	3.000	0.820	1.509	0.353	0.388	7.791
12. 整理	202.000	0.672	0.000	0.000	0.183	0.043	0.047	0.944

续表

项目名称	平均工时	人力成本	不计价材料	设备折旧	作业费用	行政管理	教学研究	合计
13.(协助)洗脸、梳头	151.710	0.504	0.000	0.000	0.137	0.032	0.035	0.709
14.(协助)刷牙、口腔护理	186.680	0.621	0.000	0.000	0.169	0.039	0.043	0.873
15.(协助)翻身、叩背	250.250	0.832	0.000	0.000	0.226	0.053	0.058	1.170
16. 压疮护理	380.500	1.265	2.860	0.000	1.123	0.262	0.289	5.799
17. 会阴护理	102.830	0.342	1.460	0.000	0.490	0.115	0.126	2.533
18. 擦洗血迹、去胶布印	167.440	0.557	0.100	0.000	0.179	0.042	0.046	0.923
19. 擦浴	415.350	1.381	0.150	0.000	0.417	0.097	0.107	2.152
20. 洗脚	172.770	0.574	0.100	0.000	0.184	0.043	0.047	0.948
21. 洗头	710.320	2.362	0.200	0.000	0.697	0.163	0.179	3.601
22. 饮食护理	176.150	0.586	0.000	0.000	0.159	0.037	0.041	0.823
23. 饭前(协助)洗手	41.340	0.137	0.000	0.000	0.037	0.009	0.010	0.193
24.(协助)喂饭	516.100	1.716	0.000	0.000	0.467	0.109	0.120	2.412
25. 送水	44.460	0.148	0.050	0.100	0.081	0.019	0.021	0.419
26. 送大、小便器	219.310	0.729	0.000	0.060	0.215	0.050	0.055	1.109
27. 心理护理	261.820	0.871	0.000	0.000	0.237	0.055	0.061	1.224
	5673.250	18.864	9.920	1.050	8.120	1.898	2.087	41.939

表 6 11 不同等级护理各项目实际成本(方法一)

项目内容	一级护理		二级护理		三级护理	
	频率	成本	频率	成本	频率	成本
1. 口腔护理	0.826	2.692	0.000	0.000	0.000	0.000
2. 更换液体	5.808	3.725	2.176	1.395	0.597	0.383
3. 床头交接班	1.946	0.999	0.627	0.322	0.000	0.000
4. 巡视病人	10.018	3.269	9.204	3.003	6.653	2.171
5. 护理记录	1.665	0.912	0.085	0.047	0.000	0.000
6. 测量体温、脉搏、呼吸	3.569	1.275	2.563	0.916	2.097	0.749
7. 测血压	3.012	1.692	0.746	0.419	0.292	0.164
8. 服药	0.323	0.184	0.662	0.378	0.472	0.269
9. 健康教育	0.695	0.668	0.500	0.481	0.389	0.374
10.(协助)清理呼吸道	0.299	0.172	0.021	0.012	0.000	0.000
11. 更换床单位(换床单、被套、枕套)	0.520	4.051	0.330	4.051	0.250	1.948

续表

项目内容	一级护理		二级护理		三级护理	
	频率	成本	频率	成本	频率	成本
12. 整理床单位	0.560	0.529	0.860	0.529	1.270	1.199
13.（协助）洗脸、梳头	0.467	0.331	0.000	0.000	0.000	0.000
14.（协助）刷牙、口腔护理	0.371	0.324	0.000	0.000	0.000	0.000
15.（协助）翻身、叩背	1.581	1.849	0.000	0.000	0.000	0.000
16. 压疮护理	0.006	0.035	0.000	0.000	0.000	0.000
17. 会阴护理	0.928	2.351	0.000	0.000	0.000	0.000
18. 擦洗血迹、去胶布印	0.317	0.293	0.000	0.000	0.000	0.000
19. 擦浴	1.341	2.886	0.000	0.000	0.000	0.000
20. 洗脚	0.281	0.266	0.000	0.000	0.000	0.000
21. 洗头	0.000	0.000	0.000	0.000	0.000	0.000
22. 饮食护理	0.186	0.153	0.014	0.012	0.000	0.000
23. 饭前（协助）洗手	0.287	0.055	0.444	0.086	0.000	0.000
24.（协助）喂饭	0.162	0.391	0.092	0.222	0.000	0.000
25. 送水	1.772	0.742	2.282	0.955	1.681	0.704
26. 送大、小便器	2.150	2.385	1.197	1.328	0.000	0.000
27. 心理护理	0.353	0.432	0.070	0.086	0.125	0.153
		32.662		14.241		8.114

应用方法一，比较4个病区等级护理成本构成情况，如表6-12所示。

表6-12　某医院外科4个病区等级护理实际成本（方法一）

科室	一级护理		二级护理		三级护理	
	成本$\bar{x}\pm s$	例数	成本$\bar{x}\pm s$	例数	成本$\bar{x}\pm s$	例数
1	34.77 ± 13.36	42	9.08 ± 3.13	19	7.09 ± 1.10	14
2	22.56 ± 8.74	46	9.14 ± 4.17	33	8.38 ± 3.37	16
3	34.10 ± 13.61	56	19.20 ± 6.25	30	15.30 ± 1.81	28
4	31.49 ± 20.62	36	14.94 ± 7.38	48	5.78 ± 4.97	12
平均	30.79 ± 14.99	180	13.60 ± 7.1068	130	10.44 ± 4.95	70

可以看出不同病区因护理人员的小时工资不同、管理方式不同、业务费使用不同、医疗收入不同等多种因素，使得不同病区的等级护理成本必定不同。依方法一按成本和作业费比例分摊科室的业务费和管理费，得出四个病区一级护理、二级护理和三级护理的成本。

4. 不同病区等级护理实际成本比较　实际成本是指实际发生的费用所对应的成本．采用方法二计算等级护理实际成本，按现有服务提供情况以及各科室实际耗费的各种物质材料计算，一级护理平均成本 26.62，二级护理平均成本 13.58，三级护理平均成本 11.52；4 个科室人力成本、材料成本、洗涤折旧、业务费和管理费各不相同，平均业务费 5.597，管理费 3.575。见表 6-13：

表 6-13　各病区等级护理实际平均成本构成（方法二）

成本构成	病区 1			病区 2			病区 3			病区 4		
	Ⅰ	Ⅱ	Ⅲ	Ⅰ	Ⅱ	Ⅲ	Ⅰ	Ⅱ	Ⅲ	Ⅰ	Ⅱ	Ⅲ
平均工时	1.15	0.36	0.29	0.64	0.31	0.27	1.02	0.48	0.38	1.18	0.52	0.18
人力成本	13.81	4.34	3.47	7.17	3.48	3.05	13.64	6.40	5.01	14.68	6.48	2.25
材料成本	1.19	0.34	0.34	3.43	0.32	0.32	1.96	0.49	0.49	3.34	1.24	1.24
洗涤折旧	3.54	0.79	0.79	4.72	2.36	2.36	3.10	1.55	1.55	3.18	1.59	1.59
作业费用	4.75	4.75	4.75	7.82	7.82	7.82	4.64	4.64	4.64	5.17	5.17	5.17
行政管理	2.79	2.79	2.79	3.26	3.26	3.26	2.89	2.89	2.89	5.37	5.37	5.37
合计	26.07	13.00	12.13	22.51	11.00	10.45	27.12	13.83	12.02	30.78	16.53	11.45

5. 一级护理、二级护理、三级护理平均成本构成情况　各科室因经营情况不同，成本构成亦不同，总的表现为：人力成本是等级护理成本构成的重要组成部分。一级护理人力成本占 43.64%，二级护理人力成本占 34.16%，三级护理人力成本占 29.61%，见表 6-14。方法一按比例分摊间接成本，因而成本构成没有较大变化，各科室间成本构成差别亦不显著。方法二由于均摊等级护理的间接成本，因而三个等级间成本构成有较大差距。随护理级别的降低，护理时间的减少，直接人力成本比例降低，间接成本比例上升。见图 6-12 至图 6-14，各科室间等级护理成本构成亦表现出较大差异。

表 6-14　等级护理实际成本构成情况

	人力成本（%）	材料及折旧（%）	业务费（%）	管理费（%）	合计（%）
一级护理	43.64	20.46	20.81	15.09	100
二级护理	34.16	11.82	29.86	24.17	100
三级护理	29.61	12.54	30.07	24.78	100
平均	38.18	16.30	25.83	19.69	100

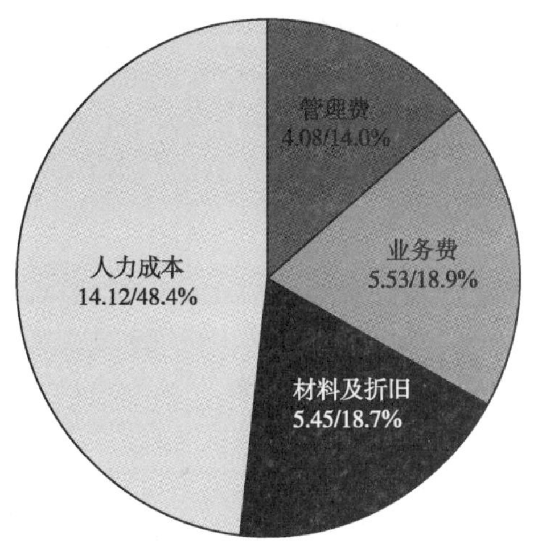

图6-12　一级护理成本构成图示

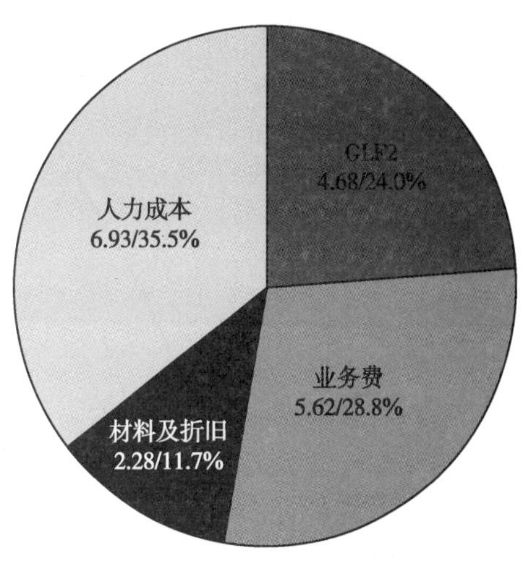

图6-13　二级护理成本构成图示

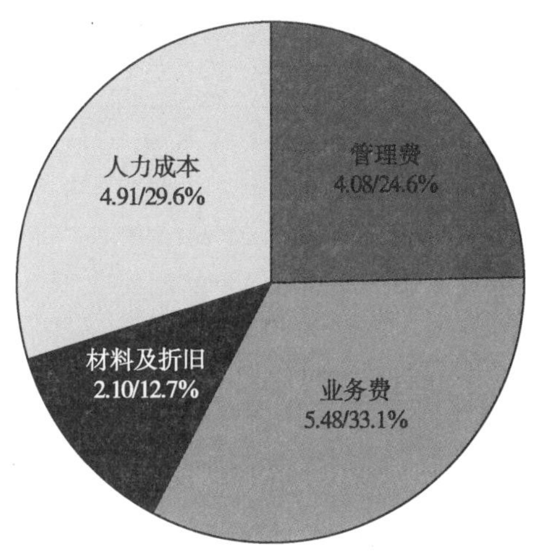

图6-14　三级护理成本构成图示

6. 术前、术日及术后成本变化曲线　不同手术日，成本不同，将不同手术日平均成本及平均直接护理时间分别绘制散点图，从中可以看出较为明显的成本变化曲线，成本变化曲线与等级护理直接时间曲线基本一致。以术前成本最低，术后第 1 日成本最高，达到 28 元，手术日等级护理成本与术后第 2 天接近，从术后第 2 日起成本开始下降，第 2 天至第 3 天成本有较大幅度下降，此后下降幅度减慢，第 3 天与第 4 天，第 5 天成本变化经方差分析比较，差别不显著。

7. 等级护理标准成本预测及计算　按卫生管理机关和《常规》规范提出的对一级护理、二级护理、三级护理的要求，按标准的护理操作时间计算得出等级护理的标准成本，见表 6-15：专家建议的合理工时计算等级护理成本，经统计分析，P 值小于 0.05，差异显著。

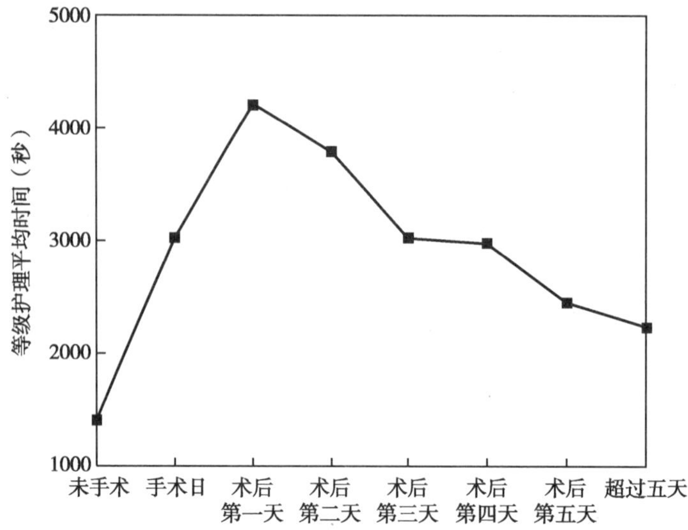

图6-15　不同手术日等级护理直接时间变化曲线

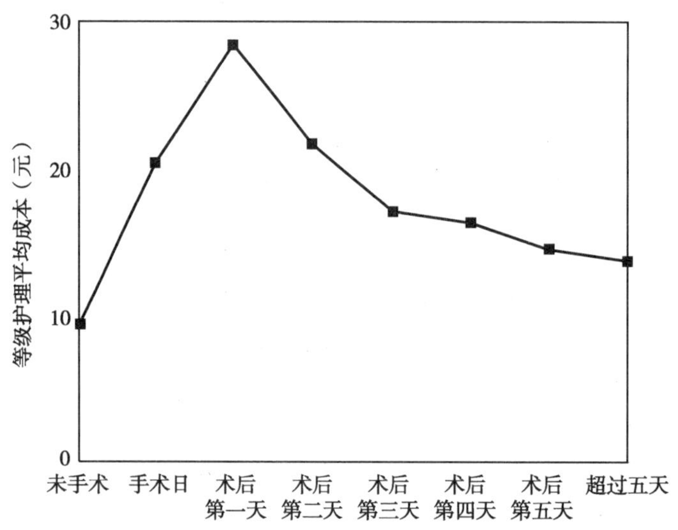

图6-16　不同手术日成本变化曲线

表 6-15　按专家建议的等级护理工时计算标准成本

	护理工时	人力成本	材料费	直接成本分摊	间接成本分摊	合计
一级护理	4 小时	47.88	2.48	5.60	3.57	59.53
二级护理	2 小时	23.94	0.60	5.60	3.57	33.71
三级护理	0.33 小时	3.95	0.60	5.60	3.57	13.72

8. 等级护理成本与收费情况比较　上海市卫生局和物价局规定，三级甲等医院的收费标准为一级护理 12 元 / 日，二级护理 10 元 / 日，三级护理 8 元 / 日。本调查结果显示的等级护理成本发生情况，一级护理实际成本为 30.79 ± 14.99，标准成本为 59.53；二级护理实际成

本为13.60±7.068，标准成本为33.71；三级护理实际成本为10.44±4.95，标准成本为13.72。经方差分析，一级护理标准成本、实际成本与收费比较，$P<0.05$ 差别显著；二级护理和三级护理实际成本与收费经 t 检验，$P>0.05$，没有显著差异。认为二级护理、三级护理实际成本与收费基本一致，二级护理标准成本与实际成本和收费比较，差别显著。

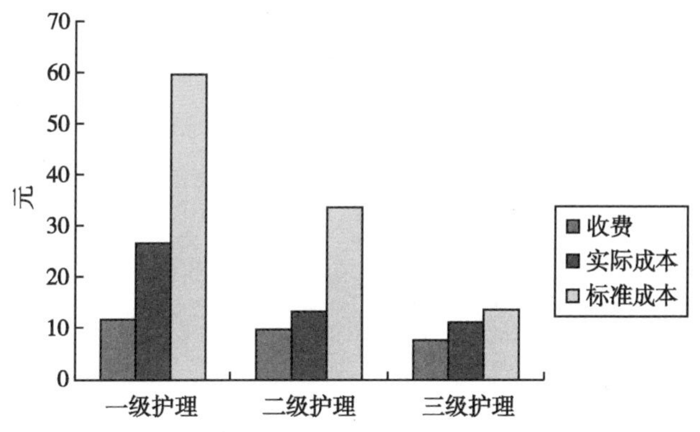

图6-17　等级护理实际成本、标准成本及收费比较

（四）讨论

1. 人力成本是等级护理成本的主要部分，有效管理人力资源是护理管理的重要环节　通过对等级护理五大类成本的核算，以人力成本所占比重最高，人力资源的投入与消耗占重要地位。劳务费分别占一级护理的48.4%，二级护理的35.5%，三级护理的29.6%，体现了基础护理服务高劳务、低物质消耗的特点。为了降低等级护理成本，就要考虑如何降低人力成本的问题。但应看到，控制人力成本，意味着减少护士的数量和使用低年资护士，人员数量不足，素质不高，会严重影响护理和医疗质量，影响医院的信誉。相反，我国医院目前面临人力不足的情况，整体护理工作因护士人员少而不能有效落实。护理人员在数量上应增加，但也应看到目前在人力资源管理上存在不少缺陷，影响了护理人才的培养，影响了护理质量。控制人力成本重要的是合理使用人力资源，减少目前人力资源浪费严重的现象，应采取以下措施：①合理配置高、中、初级护理人员，做到按职称上岗，降低护理人员大材小用或不在护理岗位造成的人力资源闲置成本；有效的人力结构配置是30%为高年资、高学历的本科护士，40%为大专护士，30%为中专护士。②聘用助理护士，降低人力资源原始成本；将大部分生活护理工作由助理护士完成，以减轻注册护士的工作强度，把重点放在疾病和身心护理上。③稳定护理队伍，降低护理人员离职率，以减少人力资源岗前培训的重置成本。④采用院内教学方式，降低护理人员的培训成本。⑤培养专科护士，提高人力资源利用效率。护理管理人员应重视人力资源管理成本的研究，减少无形损耗。

2. 等级护理实际成本、标准成本与收费的比较　实际成本是指实际发生的费用所对应的成本，而标准成本是指经过周密调查、分析与技术测定而制定的、用来评价实际成本、考核工作业绩的一种预计成本。它基本上被认为是一种“应该成本”，是要经过努力才能达到的一种标准。标准成本可分为理想标准成本和正常标准成本两种，前者是指在某一时期，经营者在技术、规模、使用条件和经营管理处于最佳状态下的设备成本，不计任何损耗和浪费及市场供求状况。理想的标准成本在工作中只能作为努力的目标，而无太大的实际意义。正常的标准成本是以现有的平均技术水平和正常经营状况为前提，考虑到正常的损耗，剔除异常因素，经过努力能够达到的成本，并且能够随今后的变动趋势进行调整，本次研究采用的标准成本是正常的标准成本。根据国家卫计委《医疗服务成本测算办法》关于支出项目的规定，应计入医院成本的有 14 项，即：工资、补助工资、其他工资、职工福利费、社会保障费、公务费、卫生材料费、其他材料费、低值易耗品、业务费、购置费、修缮费、租赁费及其他费用。本研究借鉴医疗服务价格成本研究的方法，将等级护理成本的费用，归纳为 4 项，即：人员经费、材料消耗（包括卫生材料、其他材料、低值易耗品）、业务费（包括公务费、业务费、设备维修费）、管理费（包括教育研究费）。

本研究表明，各科室一级护理实际成本均高于收费标准，平均成本是收费标准的 2.52 倍，二级护理和三级护理的平均成本均高于收费标准，分别是收费标准的 1.36 倍和 1.31 倍，一级护理的投入未能得到补偿。我国目前大多数医院直接护理工时和间接护理工时的测算多参考 1980 年南京护理学分会在江苏省测定的 7 所医院非传染病成人病房的一日直接护理内容及工时，去掉其中非等级护理项目，一级护理工时应为 4 小时，二级护理为 2 小时，三级护理为 20 分钟。若按以上标准来计算，等级护理的标准成本将达到 59.53 元、33.71 元和 13.72 元，与现有收费标准相差更为悬殊。可以说是投入的护理时间越多，科室就要承担越多的成本。聘用的护士越多，为病人做的越多，医院就要承担越多的成本。正是成本与价格之间的差距，直接影响了医院的经济效益，影响了医院最高管理层对护理工作的正确认识，造成各科室、各医院缩短等级护理服务时间，减少等级护理服务内容。正是收费的不合理，使得等级护理费占住院费用的很少一部分，病人对其所得到的护理自然不抱太高期望，这使得医院管理者对护理质量的提高并未给予足够的重视。上述原因造成护理一直在现有的床护比基础上，为能够给病人多提供一些基础护理服务而满负荷运转。基础护理质量提高的幅度和速度难以与护理管理人员的愿望和广大护理人员的努力相一致。等级护理收费标准近几年虽有调整，但调整幅度较小，仍难以跟上物价的变化，也未将人力资源这一无形资本计算在内，导致等级护理收费一直低于成本。合理的医疗收费标准应使医疗服务能维持正常运转。广大护理人员应呼吁护理收费水平应尽快趋于“准成本”，并逐步实现按成本收费，最后达到成本加微利收费，通过合理定价和制定合理政策，逐步建立有利于医院发展的补偿机制。

等级护理收费标准，因涉及政策和价格的合理性，医管部门一直在探讨；还因涉及病人的自身利益，住院患者十分在意；更因涉及护理工作的价值体现，广大护理人员百倍关注。合理计算等级护理所耗用成本，能为等级护理合理收费和按标准成本定价提供依据。本研究旨在通过等级护理成本与收费的比较，合理分析计算执行护理活动所需耗用成本，争取合理护理收费，使护理专业成为一个收益中心，只有这样才能有效提高护理质量，使广大病人得到更温馨、更舒适的服务，才能真正提高护士的地位，使护理学科得到快速发展。

3. 通过分析各科室成本构成，寻找成本控制的有效途径　单项成本分析可发现不必要的开支，作为制定工作标准、简化工作程序或提高工作效率的参考。通过方法一和方法二计算得到的四个病区等级护理实际成本构成情况分别见图 6-18 和图 6-19：

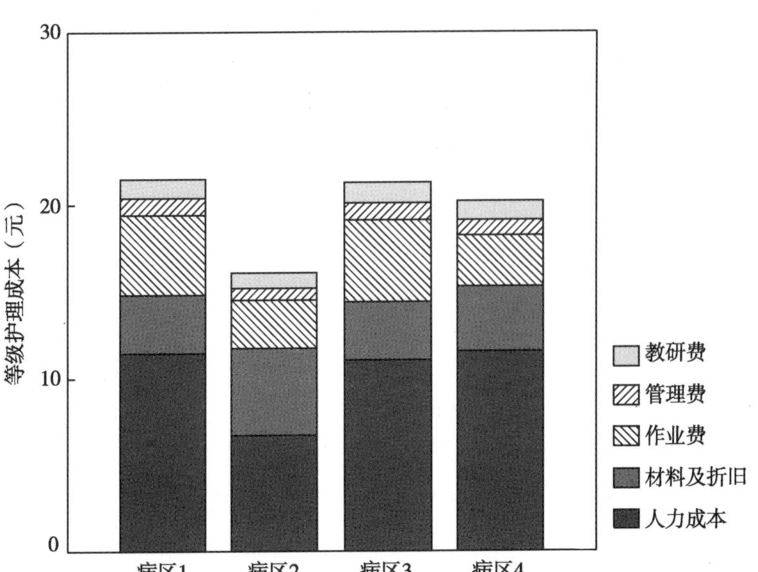

图6-18 四个病区等级护理成本构成分析（方法二）

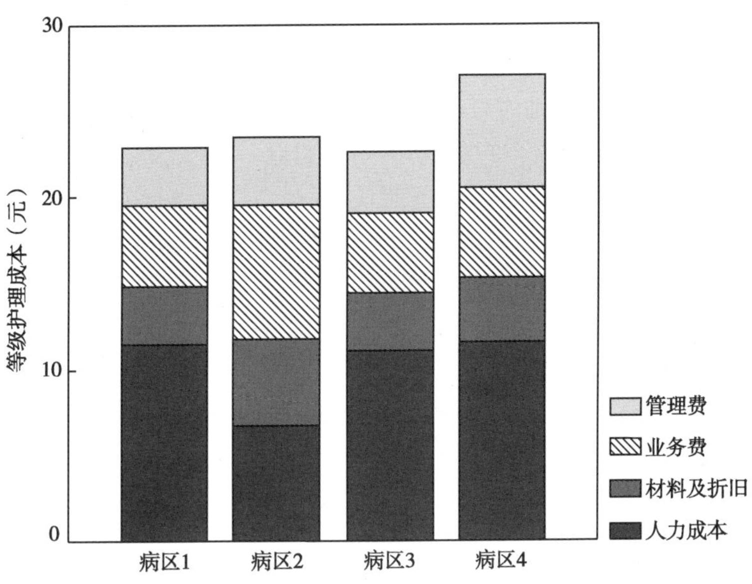

图6-19 四个科室等级护理成本构成比较（方法二）

从四个科室等级护理成本构成比较中可以看出：①1病区、3病区、4病区人力成本相似，2病区人力成本投入较低；说明2病区护理人员为病人提供直接服务的时间少，原因分析同第二部分讨论。②材料成本投入以3病区最多，2病区其次，1、4病区相近；说明3病区在基础护理上使用的材料较多，或次数较多，应考虑是否存在浪费现象，而材料耗费少的病区应考虑是否投入不足，一级护理的病人有没有及时更换床单被套和病员服、基础护理质量是否得到保证。③业务费2病区为最多，远高于其他三个病区；说明2病区在科室运营成本较高，是否是低耗品用量过大、科室复印等其他杂支过高，或考虑是否购进新仪器设备或维修保养费较高。在寻找 2 病区为何运营费较高的过程中发现，2 病区仪器折旧及营房维修二项费用大大高出其他三个科室，而其消毒供应费、办公费、报刊费亦较其他病区高，而水、电、动力、洗涤费等均低于其他科室，可以看出 2 病区新购进仪器设备占主要原因。

4. 管理成本分摊方法探讨　有数据表明，我国大中型医院的管理成本一般占医院总成本的 15% 以上，有的甚至占 25%，也有报道管理费用占业务总支出的 23.6%，且此比例居高不下。而欧美发达国家医院的管理成本只占总成本的 6%~8%，本课题根据医院财务报表情况，咨询医院管理人士，管理成本按医院总成本 20% 计算。在本课题等级护理项目研究中，分析管理成本分摊对一级护理影响低于 10%，但对二级护理和三级护理的影响较大，等级护理如何定价，应充分考虑管理成本的分摊问题。

成本费用分摊是指根据医院经济管理的需要，将间接成本费用在不同成本核算对象、不同科室或不同服务项目之间进行分配，以便使成本核算准确合理。间接费用先按一定的标准分配到科室再分配到病人床日。目前缺乏科学的医疗成本管理方法体系，各医院普遍实施的科室成本管理中，尚没有统一的操作方法，成本分摊也各不相同，管理费用分摊方法更是多种多样。

管理费用是等级护理成本核算的重要内容，同时又是一个棘手问题。由于医疗服务特殊性，使得各个成本项目核算各具特色，在众多医疗成本项目核算中管理费的核算是一个难点。首先，如何对管理费用进行科学分类，有的医院管理费仅指行政管理部门费用开支，有的医院管理费用指为医院管理所发生的所有费用，管理费内容繁多，进行科学合理的界定是必须首先解决的问题。其次，管理费核算方法多样，在医院会计核算中，有的管理费用直接计入当期损益，有的因数额较大、受益期长，在受益期内进行分摊，等级护理的管理费就有按人员分摊、按收入比例分摊、按成本分摊等多种形式。采用按人员分摊的方法，医院大型的医疗仪器检查收费较高，但因操作的人员较少，却承担较少的管理费，使得管理费的分摊不公平。若完全按收入比例分摊，会使得收费低的项目分摊少。例如等级护理收费涉及全体护理人员，包括了住院病人 24 小时的看护，但因目前收费较低，分摊的管理费用也较低，远远低于医院护理管理部门的成本，造成收费不合理。现行的护理成本计费，并未考虑护理等级或病人个体需求，且常包含有非护理工作。

本研究等级护理项目成本核算采用两种方法，在相同的人力成本和材料成本情况下进行等级护理成本核算。方法一采用间接成本按作业费比率分摊方法，方法二采用间接成本按成本比例分摊的方法，分别得出等级护理实际成本和标准成本参考值。方法一计算结果表明 2 病区等级护理成本较少，主要与 2 病区人力成本较低有关；其优点是较高收费项目可以分摊较多的管理成本，缺点是相同的科室水平上，护理成本投入不足分摊比例较小，造成不公平，如 2 病区因直接护理投入不到位，分摊的管理费用比其他 3 个科室均低。方法二计算结果表明，四个病区等级护理成本接近，这与实际情况即几个科室的护士数、工作量及收入水平相一致；其优点是较按科室运营费用准确地进行间接成本分摊。本研究中方法二采用按 2 倍收入比例分摊的方法，试图在寻找较为合理的管理费用分摊方法上做一些尝试。成本分摊表明，四个科室等级护理平均成本相接近，比较好地反映了管理费和业务费的分摊，但需要在了解科室业务收入情况基础上才能正确计算。另外，不同等级的病人要分摊同样的间接费用，例如病情较轻的三级护理病人一天只测了一次体温，仍要承担近 10 元的间接费用。本研究认为这一间接成本的存在是具有合理性的，因为病人处在一个提供治疗和护理的环境中，他随时能够得到护理人员的服务因而就应有这样一笔费用付出。当今西方发达国家企业普遍重视并开始采用的作业成本法，能否引入医院，用于护理成本核算，有待研究。

应当看到，我国医院管理成本的效益潜力巨大，是成本效益评估的重要内容之一。

5. 开展等级护理全成本核算的必要性　医院成本核算最小的单位应是医疗项目的成本核算，项目成本核算是医院最基本、最精细并且相对完全的一种成本测算方法。医疗服务项目成本构成复杂，且医院尚无完善的成本核算体系，因此，项目成本核算难度较大，必须按一定步骤循序渐进地进行。通过医疗项目成本核算，直接将成本分摊到具体的单个医疗项目上，使成本管理更具体，这是医院成本核算发展的最终目标。等级护理能否作为最小的成本核算单位，应仔细商讨。第一，目前，等级护理作为一个项目进行收费，而其本身又包含各个分项目，是否可以再分？第二，临床护理项目哪些属于收费项目，哪些属于不收费项目，是否对其要进行成本核算？由于服务项目的成本核算的方式不同、成本项目众多，需要根据不同的核算对象，采用相应的方法。本研究的核算方法，主要是在医疗服务项目核算方法的基础上，根据其他相关各种成本项目的特点，对等级护理项目进行核算。通过本课题研究，我们认为，基础护理项目种类较多，但构成并不复杂，涉及的材料和设备有限，按等级护理项目收费是较为可行的方法，便于临床操作管理，便于成本核算。护理成本分摊较为复杂，护理成本核算更需要在实际工作中反复论证、测试，不断总结经验，逐步展开。完全成本核算不仅要求成本数据完全、准确和及时，更要求核算的归集和分摊方法科学合理，只有在这样基础上实行完全成本核算，才能使成本指标准确地反映医院护理运营耗费和实际情况，有利于医院对护理成本的控制和考核。

6. 建立病人分类系统的必要性和迫切性　目前，等级护理项目成本核算和收费尚存在不足，直接护理和间接护理中还有许多不收费项目，造成护理成本核算的不完全和不准确，仍无法真正体现护理工作的价值。最为合理的方法是建立一个能够充分体现护理工作量的病人分类系统，将不同病人所需要的护理项目均包括在内，对不同技术难度的操作项目赋予不同的点数，通过点数累计，既可计算工作量，又能够进行成本核算。

护理学者自60年代以来对病人进行了大量研究，发展出以病人所需护理活动为标准的各种不同的“病人分类系统”，包括分类项目、每一类患者的特征、每类病人护理所需的时间和技能。“病人分类系统”从最初的依据患者对护理需求的评估进行分类，逐渐发展到强调预测某一特定时间内患者对护理的特异性需求程度及复杂性而将病人分类。大多数的“病人分类系统”是按患者对照护者的依赖程度，或照护者在照护患者时所花的时间及能力来确认，并加以归类，而后将之量化。“病人分类系统”主要经历了由原型分类到因素型分类，再到二者相结合的分类形式。原型分类法（Prototype）是一种主观的测量工具，它是以相似的护理项目为基础做分类。最早开始于1950年，Wright在1954年将病人按病情分为十分紧急、中度、轻度三等级；1961年，Conner将病人分为完全照顾、部分照顾、自我照顾三类；后来有人对此加以修改、发展，依病人身体、心理及社会功能之不同，将病人分为三、四、五、六不同等级。我国按分级护理标准将病人分成四类就属于原型分类法。著名的医院行政管理委员会量表即是此型的代表。

原型分类系统必须计算用在护理某一类别患者所花的平均时间，这可由每一位护理人员在护理各类患者时，将每一个护理项目所花费的时间计算出来，然后平均每一项目所花的时间而得。原型分类法是简单、易了解且省时的方法，但在评级的信度上较不一致。

因素分类法是一种客观的测量工具，它将与护理有关因素分为几个大范围，每个大范围内包括一些护理活动。如美国许多医院采用的GRASP患者分类法，将患者的护理需要分为七类：饮食、排泄、生命体征、呼吸治疗、给药、清洁、活动。GRASP分类系统依护理人员为患者工作量为点数来换算所需要的护理单位和每一单位患者所需的护理总时数，包括直接护理时数、间接护理时数、健康教育时间及未测量的护理时数等。GRASP可将病人护理上的需要转换为护理人员的需求量，同时还能将成本核算与病人分类系统结合，建立完整的成本核算系统。

运用科学方法动态地量化护理人员劳动和患者护理等级，进而更好地按实际工作量计算人力需求，配置护理人员，以最少的护理人力来获得高品质的护理，是当代护理管理的目标。美国护理界的专家一致认为实施病人分类系统是最好的方法。医院管理要跟上时代步伐。病人分类系统的匮乏是目前我国护理管理最迫切需要解决的问题，它对提高护理人力生产力，有效开展护理成本核算有十分重要的促进作用。

7. 我国护理成本研究的实践意义　我国护理成本研究的实践意义在于体现护理工作劳动价值，为制定护理收费标准提供依据。一方面，作为特殊商品形式的护理服务，在其提供过程中不仅消耗有形的卫生材料，还要有一定体力劳动和脑力劳动及无形劳动耗费。按价值规律这些劳动是有价值的，属于成本的内容。目前医院实行的是不全成本核算，没有完全体现出无形劳动耗费和脑力劳动价值。另一方面，医疗服务和护理服务由于服务方式不同，相对独立，并非从属关系；应把护理成本从医疗成本中分离出来，进行单独核算。只有真实地描述护理过程中劳动耗费发生的实际情况，在医院的经营过程中按护理服务对象或特定的承担者来归集服务费用，才能使护理服务的成本反映护理服务的价值，为制定护理收费标准提供依据，使护理成本得到合理补偿，使护理价值为全社会所承认。我国护理成本研究的实践意义还在于运用成本控制和成本效益分析，提高护理管理水平。

护理成本是医院重要的成本构成内容。详细定义护理成本的组成部分，有助于护理管理者确认不适当的工作模式，加以改进。护理成本的降低意味着对卫生人力、物力和财力资源的节约，意味着医院整体成本水平的降低。成本效益分析是评价护理管理成效的重要方法。如何利用有限的资源提供高质量的护理服务，合理配置护理人力，一直是当今护理管理者致力研究的课题。护理成本管理已经成为评价护理绩效、提高护理管理水平的重要标志。

五、小结

通过专家问卷，了解等级护理各项目的重要程度，及在调查上海市三级甲等医院等级护理情况的基础上，制定了等级护理应完成的27项具体护理操作。通过对长海医院外科四个病区等级护理项目时间及成本的调查与分析，应用成本核算的方法，结合2002年度财务和医疗情况，对四个病区等级护理成本进行了定量研究，并比较了护理人员在等级护理服务中的直接成本和间接成本投入，总结如下：

（一）主要结论

1. 现行护理收费标准低于等级护理实际成本　等级护理实际成本与标准成本存在较大差距，尤其是一级护理实际成本与收费严重背离；医院因不能得到合理补偿，在一定程度上影响了护理队伍的稳定及基础护理质量的提高。护理工作的价值和补偿问题应引起卫生管理人员和医院管理各级人员重视。本研究为卫生管理部门评价等级护理收费标准提供依据。

2. 临床实际工作中存在护理服务提供不足的现象　等级护理的直接时间低于标准的等级护理时间，同时也低于国外直接护理时间的有关研究结果。护理人员没有将主要时间投在病人的床边护理上，一是现有护理人力不能满足临床护理工作需要，二是工作程序有待改进。医院和卫生行政管理部门尚需加大护理投入力度；护理管理人员应寻找有效的途径，提高基础护理服务质量，保护病人利益。

3. 等级护理成本的重要组成部分是人力成本　等级护理间接成本分摊是成本核算的一个难点问题，对二级护理和三级护理的定价具有一定的影响。本研究提出的分摊方法对等级护理的收费价格制定有一定参考价值。

（二）建议

1. 提高护理收费标准，使护理成为收益中心而不是成本中心　改变医院管理者及病人对护理这一收益中心认识不足的现象。护理人员是医院最大的工作人员群体，人力资本投入占相当大的比例。国外卫生机构十分重视护理成本的研究，管理者对成本研究采取越来越积极态度。国内管理者也意识到护理是重要的成本中心，通过降低护理人力资本的投入，减少护理人员数量，控制聘用人员工资，降低护理人员的福利待遇，以求降低成本，但却未看到护理更是重要的收益中心。一味地降低护理成本，势必造成受聘人员素质下降、工作消极，使得护理质量滑坡，最终影响医院的效益。只有提高各级人员对护理工作的重视，提高病人对护理的需求，加大直接护理时间投入，才能从根本上改变和提高基础护理质量。

2. 建立医院护理成本中心，研制适合我国国情的病人分类系统　护理成本的核算与护理工作量的测量密不可分，直接护理时间和间接护理时间的确定、护理人力配置都与病人分类紧密相关。我国目前缺乏一个与成本核算相适应的、能够满足上述需要的病人分类系统，按病人对护理需求的多少进行分类，按点数计算护理时数。只有将护理成本核算与病人分类系统相结合、与医院信息系统和护理信息系统相结合，才能适应医院发展和卫生发展的需要，动态地掌握护理成本辩护，有效地进行人力资源调配，进行护理人力生产力测算，提高护理管理的效率和效益。

3. 制定有效的护理成本管理对策　我国护理成本研究起步较晚，成本管理手段存在缺陷，临床护理管理人员对成本管理停留在管钱、管物上，缺乏科学方法。有效的成本管理，一是编制护理预算（Budgeting），将有限的资源适当地分配给预期的或计划中的各项活动；二是提高护理人力生产力（Nursing Manpower Productivity），节约成本，提高病人得到的护理照顾的质量；三是进行护理成本—效益分析，分析护理投入成本与期望产出之间的关系，帮助管理者判定组织的花费所产生的收益是否大于基金的投资成本；四是开发应用护理管理信息系统，将病人的评估分类、护理人员的调配排班与成本核算结合起来，进行实时动态成本监测；五是开展护理服务的合理测算、护理效益的综合评价和护理市场的有效开发。

4. 建立科学化、规范化、标准化护理成本核算体系，全面、正确地核算和监督护理过程所发生的劳动耗费　由于护理服务对象受自然、社会、心理、病情等多种因素影响，护理项目会有不同，完成各护理项目所用时间也不同；加之各医院装备条件，人员技术水平、管理水平上的差别，因而护理耗费会因人、因时、因地而异，这在客观上给医院护理成本核算带来一定困难，尤其是护理人员的活劳动耗费不易精确计量。护理时数的标化、护理人力成本确定和护理耗材计算，护理成本的界定是目前必须进行的工作。

（刘玮琳　樊　帆　马秀君）

第七章　护理教育管理

第一节　护理教育管理概述

教育管理学作为一门科学开始于19世纪后期，它来自于人们教育管理实践经验的不断积累。经历了近百年的发展，直到1951年，教育管理学才被公认为是一门独立的学科。20世纪50年代后的教育管理学涉及许多行为科学，如政治学、经济学、法律学、社会学、心理学等等，使之更丰富、更具科学性。教育管理学，是管理学的一个分支，是建立在教育学和管理学基础上的一门交叉性的边缘学科，主要运用管理学和教育学的基本思想、理论和原理，以教育实践活动为对象，研究教育系统中的管理问题，揭示教育管理的一般规律。通常的教育管理学涉及创造和维护有效的学习环境，按不同需求进行课程设置和课程内容描述，监测和评价学校、教师和学生的行为这3个方面。临床护理教育管理的最终目标是提高临床护理教育质量。

一、临床护理教育的内容和意义

临床护理教育是培养不同层次护理人才的重要途径，医院内完整的临床护理教育体系应该包括：护理中专生、大专生、本科生、研究生教育，护士规范化培训，继续护理学教育，护理进修人员培训等内容。它不同于护理学院所承担的教学内容，它以临床课教学及临床实践教学为主，既有一定的理论性，更有实践性，并注重理论与实践的结合。结合临床护理实践开展教学工作，有利于护理质量的提高，有利于护理工作的规范化、程序化和标准化，有利于临床护理科研工作的开展和护理人才的培养。因此，确定各层次护理教育的目标和任务，针对其特点加强管理，使医院整体临床护理教育有序地融合于日常护理工作中，对保证临床教育的质量、促进临床护理水平不断向更高层次发展具有重要的现实意义。

二、国内护理教育的现状和改革

我国护理教育实行的是包括学校基础教育、毕业后教育、继续教育在内的连续统一的教育体系，自改革开放以来，在办学规模、教育层次上经历了历史性的飞跃。目前，我国的护理教育正由以中专为主体、单一层次的护理教育发展到以大专为主体、多层次的高等护理教育。

（一）我国护理教育现状

1. 护理教育体系

（1）护理教育体系的层次结构：新中国成立初期，我国的护理教育建立在中等医学教育体系中，并以“投资省、见效快、实用性强”的特点为医疗卫生机构培养了大批的护理人才，解决了当时人才短缺的问题。但随着医学模式的转变，中等护理教育发展水准已不能适应现代社会对护理人员素质的基本需求，因此现在国内大多地区已经取消了中等护理教育。1983 年天津医科大学率先招收护理本科生；1990 年 12 月北京医科大学被国务院学位委员会批准为护理专业硕士学位授予单位，并于 1992 年招收护理硕士研究生；2003 年上海第二军医大学经国务院学位委员会批准为护理专业博士学位授予单位；2011 年护理成为国家一级学科；2015 年，国内首位护理博士后被授予。这些均体现了我国护理教育正逐步发展成为包括专科、本科、硕士研究生和博士研究生护理教育在内的层次比较健全的高等护理教育体系。

（2）学制和学位：专科护理教育学制一般为 3 年，通常是 2 年的医学护理理论学习以及 1 年的临床实习；本科护理教育招收高中毕业生，学制为 4~5 年；护理硕士研究生招收对象主要是已获取医学相关专业本科毕业或具有同等学力者，学制一般为 2~3 年；护理博士研究生招收对象是已经获得硕士学位的护理人才，学制一般为 3 年。

（3）培养目标：各层次的护理教育的培养目标，构架了我国护理教育的基本结构：中专护理教育是培养一大批工作在各级医院的护理人员，为地方医院的建设与发展作出了突出贡献；大专护理教育注重实用型人才的培养，更加突出专科护理特色；本科护理教育的培养目标是培养较系统地掌握护理学基础理论、基本知识和基本技能，具有创新精神、独立解决问题能力和自我发展能力，具有护理管理、护理教学和护理科研的基本能力，能在医疗卫生、保健机构从事临床护理、预防保健工作的高级护理专业人才；护理硕士研究生教育的培养目标是培养具有从事科学研究、教学工作或独立担负专门技术工作能力的高级护理人才；护理博士研究生教育的培养目标是培养具有坚实宽厚的基础知识和系统精深的专门学科知识，具有独立从事科学研究和教学工作能力、能够在科学和专门技术领域内作出创造性成果的高级护理人才。

（4）开展护理在职人员培训：1986 年继续教育概念引进我国后，在卫生部、教育部的大力倡导下，继续教育逐步开展，自 1987 年起为在职护士开办了护理专业大专和本科自学考试和成人教育，1991 年发布了《继续医学教育暂行规定》，为大批护理人员开辟了多条学习的途径，另外经常开展各种学术研讨会及培训活动，提高了护理人员的素质。

2. 护理教育规模

（1）高、中等护理教育规模：目前，我国以本科和高职为主体的高等护理教育正在蓬勃发展。高等教育学生信息网提供的数据显示，截至 2012 年 9 月全国 31 个省市自治区（不包括港、澳、台地区）开设护理专业的院校（含独立院校）中，本科层次达到 220 所，高职（大专）层次达到 366 所。由于医疗卫生服务发展对护理人力资源、特别是对高等护理专业人才的更多需求，使高等护理专业人才培养呈现出前所未有的繁荣局面。

（2）高等护理专业招生规模呈现快速增长势头：1984 年 1 月，教育部联合卫生部在天津召开了全国高等护理专业座谈会。至 1998 年，全国高校开设高等护理学类专业覆盖 43 所医学院校，其中本科专业开设院校 18 所，硕士专业开设院校 7 所。到 1999 年，全国开设高等护理教育专业的院校已增加到100所，其中42所开设本科护理教育课程。至2002年底，本科教育院校已达102所，硕士研究生教育院校17所。根据教育部高教司统计，至2003年底，全国共有255所院校开设护理学专业教育，133所院校开设护理学本科教育，30所院校开设护理学研究生教育。2010年，我国护理中职院校881所，高职院校293所，本科院校208所。根据教育部数据统计，我国现有900多所中专护（卫）校，500多所本科（大专）院校开设护理专业，有超过60所高校开设了护理硕士点，20多所开设了护理博士点。

（3）高、中等护理教育规模与整个医学教育规模的比较：护理教育在不同层次医学教育中所占的比重差距较大。截至“十一五”末，我国注册护士总数达到205万，较2005年增长了52%，医院医护比例倒置问题逐步扭转。截至2013年底，我国每千常住人口拥有医疗卫生机构床位4.55张、执业（助理）医师2.06名、注册护士2.05名。但是注册护士中，大学本科及以上学历者占比仅为10%。且资源要素之间配置结构失衡，医护比仅为1∶1，护士配备严重不足。预计到2020年底，每千常住人口执业（助理）医师数达到2.5人，注册护士数达到3.14人，医护比达到1∶1.25。

3. 护理教育质量

（1）调整课程设置，突出专业特色：适应医学模式的发展，转变课程设置理念，调整课程设置结构。课程设置改革具体表现在：减少公共基础课和医学基础课，增加护理专业课；增加人文社会科学课程的比重；减少理论课学时，增加实践课学时；早期接触临床；增加选修课的比重。

（2）优化教学方法，改革教学手段：改变以教师为中心的灌输式教学方法，探索以学生为中心，积极启发、诱导学生的内在学习需求，充分发挥个人作用，培养学生发现问题、解决问题能力的教学方法。开展计算机辅助教学，研制与教学相匹配的课件，提高教学效果。

（3）护理教育师资素质的提高：由于国内从事高等护理教育的护理师资队伍整体水平参差不齐，教学比较传统，知识比较老化，年龄结构不合理，断层现象严重。根据护理教师目前的具体情况，对不同年龄组的护理教师进行了有目的、有计划的培养。采取送出培养与院内培养相结合，以点带面，提高教师整体素质。

（4）教材建设：近年来我国已有部分院校尝试用国外护理理论模式构建课程，尝试着摆脱生物医学模式的影响，从护理专业的角度出发，采用生物—心理—社会医学模式，强调疾病对患者生理、心理、社会生活带来的反应和影响以及围绕这些反应所进行的护理干预。如武汉HOPE护理学院、中国香港的护理本科院校等采用了生命周期课程模式，按照人的生命周期安排专业课程，体现了当前护理实践的变化。

4. 对外交流与合作　中国加入WTO后，国内外护理学院及护理同仁间交流与合作不断增多与深入，选派优秀青年教师出国进修、学习、访问，邀请国外护理专家来华访问、讲学，加强国际间联合办学与合作研究等，成为许多高等护理学院学习国外先进教学理念和经验、掌握护理理论和科研新动向、活跃学术气氛、提高学术水平以及谋求国际化发展的重要举措。

（二）我国护理教育的改革

1. 护理教育培养目标的确定　将高等护理教育目标概括定位于“培养具有现代护理知识的临床护理、护理教育、护理管理、护理科研人才”，使培养目标符合社会对护理人才的需求，并使培养目标具体化，易于评价。

2. 课程体系和专业特色的优化　现阶段，护理课程设置强调结合我国国情，设置以现代教育观、护理观为指导，拓宽专业口径，打破课程之间的壁垒，注意学科之间的综合分化，强化专业培养目标，顺应世界护理教育发展的总趋势的课程体系。各个学校优化课程体系，创立体现生物 - 心理 - 社会医学模式的以人为本的课程体系；注重学科知识结构的整体性，加强社会和人文学科建设；设置家庭护理、社区护理等特色课程。

3. 综合素质的培养　在素质培养上采用以技术应用能力和基本素质培养为主线，构建专业人才的知识、能力、素质结构，设计学生的知识、能力、素质结构。

4. 师资力量的加强　改变了过去我国护理师资力量薄弱、受过大专及以上教育的教师比例较低的情况，培养了一大批高学历的护理教育师资力量，并加强对现有护理师资教学能力的培训，采用送出去、请进来的方式开展师资交流，聘请国内外高级护理教师讲学，开专题报告会等，取长补短、更新知识、活跃学术思想，促进护理师资更好地胜任护理教学工作。通过研究生教育、临床进修、学术交流等多种方式，优化教师队伍的学历结构和知识结构，提高教师的实际工作能力。

三、美国护理教育体系和特点

（一）美国护理教育体系

1. 注册职业护理教育（Licensing Vocational Nurse Program，LVN）　注册职业护理教育开设在学院，招收高中毕业生或已在医院工作的护士助手。课程主要有急、慢性病的护理，学制为 1~1.5 年。学习结束后参加所在州的考试，通过 LVN 者成为助理护士，从事基本的护理服务，相当于我国的护理员层次。LVN 为从事护理行业工作的最基本的准入条件。

2. 注册护理教育（Diploma Nursing Program）　传统的注册护理教育以医院开设为主，但目前一般开设在学院，招收对象为高中毕业生或在医院工作的 LVN。课程主要是职业教育课程，学制一般为 2 年。毕业后参加州的注册护士考试，通过者成为注册护士（Registered Nurse，RN）。RN 具有独立为病人服务的能力。但近几十年来，此种教育模式已不能满足社会需要，故注册护理教育在美国的护理教育中所占的比例越来越小。

3. 大专护理教育（Associate Degree Nursing Program）　一般开设在当地的学院，学制 2~3 年，招收对象为高中生、LVN 或少量 RN。课程主要是文化课、护理专业课及专科护理课程。作为与学位教育相联系的教育层次，其学分可被本科教育认可。部分机构可颁发协士学位，即高中毕业后学生参加两年学制的协士学位教育，毕业生需参加州政府下设的注册护士委员会举行的统一考试，与学士学位一样，考试合格后成为注册护士。

4. 本科护理教育（Baccalaureate Nursing Program）　一般由大学开设，招收对象为高中毕业生或 RN，高中毕业生学制 4 年，RN 学生学制 2 年。课程设置有文化基础课、护理基础课、高级护理专业课等。毕业生需修满 128~132 个学分，毕业后可获护理学士学位。

5. 硕士学位护理教育（Master's Degree Nursing Program）　美国大学的护理系均设有硕士学位课程，招收对象为具有护理学士学位的 RN，或其他专业学士学位且具有护理学历的 RN，学制一般为 2 年。不同起点的学生所设置的课程不同，课程设置以加强训练和行政管理技巧及专业临床实践技能为重点，毕业生需修满 36~46 个学分，并通过综合口试和笔试，或一篇研究论文。此教育层次有两种类型的学位：理科硕士学位和护理学硕士学位。

6. 博士学位护理教育(Doctoral Nursing Program)　一般设在具有博士学位教学能力的大学里，招收对象主要为具有护理硕士学位的学生或获得与护理学有关的硕士学位且在护理领域做出杰出贡献的学生。其培养目标为培养高级护理、护理科研、护理管理人才及独立开业的专科护理师、健康咨询顾问等。完成护理博士学位教育需修满 90 个学分，学制一般为 2 年。有两种学位：护理哲学博士、临床护理博士。

7. 护理继续教育　美国护理学会认为，护理继续教育是保持护士个人工作能力、促进个人成长和业务水平提高的基本途径，因此，注册护士接受继续教育既是一种权利也是一种义务。为使每一位护士均有机会参加继续教育，美国办学采用多种形式，如集中办班、分散办班、自学等。护士参加继续教育均以业余为主，并由本人支付继续教育费用，课程结束后由主办单位颁发证明。

(二)美国护理教育的特点

1. 多层次、多规格、多类型的教育体系　美国是现代高等护理教育的发祥地。1924 年，美国耶鲁大学成立护理学院，并开设了第一个以大学为基础、以授予学士学位为目标的四年制护理本科专业教育，这是世界护理教育发展史上有重大历史意义的里程碑。自此以后，随着护理院系的普遍建立，护理教育逐步从职业培训向专业教育的方向发展。目前、美国已逐渐形成一套完善的教育体系，能为不同层次、不同需要的人提供护理教育。护理教育的办学机构有社区学院、四年制大学、综合性大学以及研究型大学，护理教育培养的人才从职业教育的临床应用型人才到本科、研究生教育培养的主要临床力量、临床专家、教育、管理和研究型人才，规格多样，从协士、学士、硕士到博士以及博士后，层次完善，由低向高发展，各层次互相衔接贯通，学生可以从一种学历转向更高一种学历的层次，畅通的升学渠道和合理的课程设计为学生提供了多种选择。

2. 教育理念明确，护理教育特色鲜明　护理教育理念是护理理念、教育理念和学校理念的综合。美国护理教育强调护理学科的独立性，重视动手能力的实践哲学，着重培养学生对知识的运动能力、批判性思维、团队合作精神以及对知识的拓展和创新能力。同时，美国各大护理院校都力求自己培养的学生与众不同，形成自己的鲜明特色。

3. 课程设置强调人文素养和综合能力　美国护理教育的中心理念是关爱，不同层次的培养目标均注重对学生护理能力和综合素养的培养。受医学模式转变的影响，美国护理教育的课程设置在 20 世纪 70~80 年代发生了根本变化，尤其表现在护理专业课程设置方面，在其护理专业课程设置上多以综合课程模式为主。同时，本着“缺乏人文和社会科学基础的学生在医学生活中往往会丧失智力挑战的能力和应答这种挑战的能力”的理念，其人文社会科学课程侧重于综合素质及能力的培养，体现出注重学生社会化内在素质的塑造和护理专业能力培养的教学思想。

新世纪美国高等护理教育课程发展表现出如下趋势：一是从侧重临床转向社区；二是从侧重护理管理疾病转向预防疾病；三是更强调以学生为主体的教学过程；四是加强对学生跨文化护理能力的培养；五是加强学生对人类整体本质的认识；六是重视学生在高新技术条件下工作能力的培养。

4. 完善的护理教育评估制度　美国护理教育评估分初评和再评两种。初评是对新建院校或教学计划进行首次评估，以确定其是否合格。再评是对通过初评的院校或教学计划进行继续评估，一般间隔 5~8 年评估 1 次。

美国国家护理联盟评估委员会(National League For Nursing Accrediting Commission, NLNAC)和美国高等护理教育委员会(Commission of Collegiate Nursing Education, CCNE)是美国权威的护理教育评估机构。1952年NLANC的成立标志着美国护理教育评估走向制度化和系统化,该机构负责对所有有资格提供护理文凭、执照、学位教育的护理院校进行评估,各护理院校是自愿申请参加认证。通过NLNAC评估认证的护理项目的毕业生才能参加全美护士注册考试。CCNE主要通过对本科和研究生层次的护理教育课程项目的评估和认证,促进教学质量的提高,促进以护理学院为基础的护理专业教育的持续发展,从而为提高公众健康水平服务。

5. 高等护理教育国际化的趋势 经济全球化推动了国际化医疗市场的发展,促进了国际性护理教育服务市场的发展。因此,美国等一些国家在护理人才培养目标中提出要注重对学生国际观念和国际活动能力的培养。在课程设置上为了适应国际化需求,提高了课程的国际化程度,开设世界文化、国际关系等课程。

四、护理教育的发展趋势

目前,经济全球化与教育全球化为我国的高等护理教育改革与发展,带来新的理念与新的机遇,对护理教育产生强烈冲击。高等护理教育应逐步实现与国际接轨,不断提高国际竞争力。同时,要适应社会市场经济的需要和国际护理发展的新形势,高等护理教育的培养目标及本质必须以促进学生身心和谐发展,适应社会需求并推动全球护理事业发展。

(一)更新教育理念,发展高等护理教育

众所周知,随着市场经济的不断发展,教育观念的转变和发展更加迅速,更加符合社会发展需要。现代高等本科教育,早已从为某个专业领域培养专门人才,转变为趋向培养具有多方位的较大发展潜力,能适应广泛社会需求的高素质的复合型人才。高等教育国际化、跨文化、全球化的教育理念在教学、科研和服务中越来越明显。高等护理教育人才培养,不仅要满足国内护理临床、科研、教学管理各个方面的需要,还要适应国际市场对护理人才的需求。

(二)多层次的培养体系,以需求为导向,优化培养目标

美国的护理教育之所以在20世纪走在世界前列,正是依赖高学历专业人才。我国护理教育要想迅速改变学科科学文化水平独立性不强的现状,当务之急是扩大高层次的护理教育,形成以高等护理教育为主流,不断地完善和提高大专、本科、硕士、博士及博士后的护理教育。同时需更加重视各层次间的衔接,强化学生的护理专业知识及临床技能,兼顾学生的未来发展及潜力的发挥,培养能符合社会护理需要的现代化的护理人才。

(三)优化课程体系,突出专业特色

高等教育课程改革的总方向是综合化、基础化和现代化,文理相互渗透、相互融合,是世界各国大学课程改革的一大趋势。目前,我国的护理教育正处于从生物医学模式向生物—心理—社会医学模式转变的时期,只有改革现有的课程内容,才能把基础、人文、护理知识有机地结合起来。在课程的改革上,中国协和医科大学护理学院作为护理教育改革的前沿院校,已进行了有效的尝试。该校按照培养目标所提出的知识、能力和素质要求,提出了以综合课程为主的护理专业课程体系,其基本的构成为公共和人文修养课程群、专业基

础课程群和专业课程群三部分。

为了使培养的学生在将来的护理工作岗位上能够全方位地与患者沟通，运用非技术因素提高护理工作的成效，那么在课程设置上就必须加大如医学心理学、医学伦理学、社会学、人际沟通学等人文课程所占比例，并重视在护理专业教育过程中渗透人文素质教育。

（四）改革教学方法，加强实践性教学

随着人们对健康、保健要求的迅速增长，导致护理实践复杂性日趋增加，为使学生在以后的工作中能应对这一挑战，必须加强学生能力的培养。课堂教学中，必须明确学生是学习的主体，改革传统的讲授式教学方法，增加创新教学法，鼓励学生在课堂上提问、讨论、质疑，训练学生思维，培养学生发现问题、解决问题的能力。克服教学手段单一和枯燥的课堂讲授，利用形象表演及图像、实物、幻灯、录像等多种教学媒体，讲解难以理解或者不易简化讲清的问题；掌握高新电教技术和临床先进诊疗设备的应用；设计和编制人机交互式的练习及考试模式，规范教学管理，获取最佳的教学效果。

（五）社区护理教育不断强化，满足社区卫生服务发展的需求

美国护理教育发展的趋势之一是从侧重临床转向侧重社区。开业护士的职责是帮助社区各个年龄的个人及家庭，为他们提供医疗护理信息，指导他们选择正确的生活方式。实践证明，开业护士提供的护理服务质量高、病人满意度高、花费低。目前，我国也在大力发展社区工作，随着医疗制度改革的不断深入，社区卫生服务机构也将得到进一步的发展。社区护理作为社区卫生服务的重要组成部分，也将成为我国护理教育的发展方向，现在各高校都在加强社区护理的理论及实践的教育，并开设了相关课程。

（六）加强师资队伍建设

随着护理教育的发展，护理教师应逐步过渡到由有硕士学位的人才能担任。对聘用教师进行岗前教育学及高等教育心理学理论培训，重视教师教学技能的培训和养成，组织教师学习现代教育技术。实行导师制，为护理教师尤其是新教师构建帮带队伍；开展师资交流，采用送出去、请进来的办法；加强与临床的联系，并倡导教师涉猎相关学科。

（七）完善继教制度，建立终身教育体系

加快建立并完善护士继续教育制度是高等护理教育改革中非常重要的一环，是提高护理人员素质，保证护理质量的一件大事，也是护理教育改革的一方面内容。

（八）拓宽护理教育途径，加强国际交流与合作

护理教育的开放性，不仅表现在办学过程中与社会实践相结合，社会医院参与培养过程，还体现在国内外各种教育形式之间的沟通与联系。新世纪，社会前进的步伐在加速，教育观念的转变和发展更加符合社会发展需要。目前，国际护理学术交流正在加强，国际合作的护理教育培训项目也在积极开展，合作双方共同提供各种水平的教育，资源共享，优势互补。护理教育与国内外社会生活的联系与融合，日益成为护理教育的潮流。

第二节　护理课程教育管理

随着护理教学改革的不断深入和护理教育目标的不断推进，临床护理人员承担临床护理大课班的量越来越大。临床护理课程管理逐渐成为护理教育管理的一部分。

一、护理课程的分类

（一）按护理课程的形式结构分类

1. 必修课　指学习护理专业的每个学生都必须学习的课程。

2. 选修课　指学习护理专业的学生，可以有选择地修习课程，它允许学生在完成必修课的前提下，在一定范围内选修若干直接或间接与专业培养目标有关的课程。

（二）按护理课程的内容结构分类

1. 理论课程　指护理课程中的大班课内容。

2. 见习课程　指护理课程中的见习课程。

二、护理课程的教学原则

教学原则是人们根据一定的教学目的和教学任务，在总结长期教学经验的基础上，经过理论提高而制定出来的指导教学实际工作的基本要求。教学原则是教学规律的反映，受护理教学目标的制约。

（一）科学性、思想性、艺术性相统一的原则

科学性是指传授的知识必须是准确无误的科学知识，能反映最先进的科学思想及理论体系。思想性是指护理教材内容的安排和教师的教学过程必须注重培养学生良好的思想品德，使学生树立正确的人生观和世界观。艺术性是指护理教学应遵循学生心理活动的规律，充分发挥教学的感染力，提高学生的学习兴趣。

制定护理教学课程时，应确保护理学科的专业特点，充分发挥科学知识的教育力量，并结合护理学科的专业特点培养学生的思想品德。同时，在护理课程的教授过程中，应研究教学艺术，提高教学效率。

（二）全面发展的原则

教学中对学生进行德、智、体、美全面发展的原则是现代护理教育所决定的。德育是教育者按照一定的社会要求，有目的、有计划地对受教育者的心理上施加影响，使之培养成教育者所期望的思想品德的教育。

（三）理论联系实际的原则

课堂理论教学是教学的主要形式，但是护理教育有明显的社会性、实践性、服务性的特点，要抓住教材重点联系实际，还要注意联系护理科学上的最新成就，通过一定的实践活动如实验、实习、见习、参观等有效的方法验证理论，加深知识的理解，运用已掌握的知识去分析问题、解决问题，培养学生优良道德品质、劳动观点、服务精神、思维能力，增长组织管理能力。

（四）专业性与综合性相结合的原则

护理课程的设置应将专业方向性教育与职业道德教育同步进行，并注重各门课程和各种教学活动的整体化效应，建立合理的知识结构和必备的能力结构。

（五）教学与科研相结合的原则

此原则是按照学生身心发展的特点和规律而提出的，是指将科学研究引入教学过程，使学生在学习护理知识的同时，掌握科学研究的基本方法，培养科学精神与科学态度，发展从事护理科学研究的能力，把学习的创造性、独立性与科学训练相结合。教学内容的选择

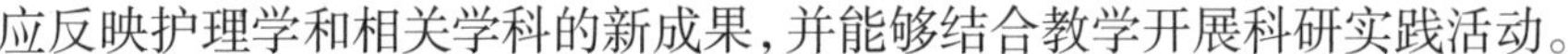

应反映护理学和相关学科的新成果，并能够结合教学开展科研实践活动。

（六）系统性和循序渐进相结合的原则

系统性与渐进教学，反映了科学的整体性、逻辑性，由简单到复杂，由浅入深，由易到难，必须逐步深化。在教学过程中，教学要求的难度和速度必须与学生的接受能力相适应，从多数学生考虑，确定授课内容的难度和速度，及时考虑学生潜在的发展水平，才能激发学生的智力活动，使之克服困难不断前进。在教学过程中，按学科的逻辑体系、认识发展、知识掌握的顺序进行，使学生在掌握基础知识、基本技能的基础上，形成系统、严密的逻辑思维能力。

（七）统一要求与因材施教相结合的原则

此原则反映的是护理课程既要坚持统一要求、严格要求学生，又要反映学生身心发展规律。在保证完成培养目标的前提下，掌握每个学生的特点，注意发挥每个学生的聪明才智，创造条件培养优秀人才。教学中，要正确对待个别差异，注意培养学习好的学生，对学习差的学生要有的放矢、因势利导。

（八）传授知识与发展智能相结合的原则

此原则反映了护理课程的制定注意了知识的规律性及教学方法，并根据护理学科、教学形式、教学阶段和对象的不同，提出了不同的要求。

（九）理解与巩固相结合的原则

在教师正确的指导下，发挥学生的自学能力、创造能力与独立工作能力。自学是提高学生的创造性与独立性的主要途径。使学生在理解的基础上牢固掌握所学知识与技能，培养学生运用知识去解决问题的能力。

（十）教师的主导作用和学生主体作用相结合的原则

教学过程应能够激发学生的求知欲，指导学生理解学习过程、掌握学习方法，并注重学生独立性和创新性的培养。

三、护理课程中思维的两大基本技能的培养

（一）解决问题能力的培养

护理教学的一个主要目标是在于提高学生解决问题的能力。一门课程的教学目标必须是使学生获得解决本学科问题的专业知识，同时还要有更长远的目标，即获得解决问题和推理的一般技能。

学生要解决某一方面的问题，除了必须掌握相关学科的专业知识外，还应该知道如何利用这些概念和知识去解决问题。

1. 解决问题的阶段　Howard1983年提出解决问题的过程包括以下几个阶段：①把问题组成编码输入工作记忆中；②搜索长期记忆，用以发现计划或实施系统；③执行实施系统；④评价结果。依据不同的问题此步骤可能成功，也可能不成功。每一次程序的运动就是一个循环，每次循环中一个实施系统得到检验，通过多次循环、反馈信息，直到找出一个能够达到解决问题目标的计划或实施系统。

2. 解决问题的条件　Gangue提出解决问题需要具备内在条件和外在条件。内在条件，即学习者应具备的条件是：①回忆以前学习到的有关原理；②具备用适当的方法整理语言信息的能力，例如：用图解的方法；③以前学习过有关认知的理论。学习情境中应具备的外

在条件是：老师能够用启发性的语言激励学生回忆以前学过的原理。

3. 解决问题在护理教育中的应用　Gangue 提出，对学生最有吸引力的问题是那些对学生来说十分新奇，而且又属于他们能力范围之内的问题。Barrows 和 Tamblyn1980 年建议把以问题为基础的学习作为教授医疗卫生健康学科的策略。他们把以问题为基础的学习定义为：是以理解和解决问题为主要目标的学习，并且能够在工作中得到体现。以问题为基础的学习不同于其他解决问题的学习，前者是在没有给学生任何信息之前就提出问题，而通常的传统方法是先给学生一些信息，然后再告诉学生如何用这些信息来解决问题。

以问题为基础的学习方法强调从问题着手，学生需要去探索哪些是他们所要知道的知识，并且能够应用这些知识去解决问题。这是一种探索式的学习方法，有助于激发学生的积极性。

以问题为基础的学习既适用于计算机辅助学习，也适用于模拟学习和个案研究等学习方法。护理教师可以为学生提供一些有关某个病人的资料，要求他们为病人做一份护理计划，然后把真实情景中为病人提供的护理与学生的护理计划进行比较，以评价学生计划的合理性和有效性。

（二）批判性思维能力的培养

1. 批判性思维概述

（1）批判性思维定义：批判性思维是 20 世纪 30 年代由德国法兰克福学派提出的。它是作为一种教育思维方式和教育价值观存在的，其本质是教育者对教育中司空见惯的现象及整个社会的文化系统应具有反思能力和建设性批判精神，同时包括培养学生批判性思维能力，鼓励学生参与批判性的讨论，对教材和教师的权威提出质疑。目前，教育界将批判性思维和解决问题并列为思维的两大基本技能。教育的重点已由课程内容转向课程目标，特别强调培养学生的批判性思维能力。学生学会分析、推理、评价、发展自己的观点，以便成为积极主动自信的学习者，进行毕业学习。

批判性思维是一个复杂抽象的概念。1990 年由美国哲学协会发起的 Delphi 研究项目邀请了 46 名来自美国和加拿大的批判性思维专家，给出了批判性思维的基本定义。批判性思维是一个目的性明确可自我校准的判断过程，包含了对判断依据的概念、证据、背景和方法的阐述、评估、分析、推理及解释说明。批判性思维是一个分析和判断该相信什么或该做什么的过程。

（2）批判性思维的组成：一个合格的批判性思考者必须同时拥有批判思维的认知技能和情感倾向。认知技能，是分析、阐述、评估、反思和纠正思想的能力，包括分析、搜索信息、逻辑推理、分辨是非、使用标准、预知和转化知识。情感倾向，是一个人惯有的思维方式，包括灵活性、求知欲、自信心、思想开明、自我反思、耿直、坚持不懈、创造力、直觉和情境结合。认知技能和情感倾向都是批判性思维不可缺少的组成部分。

（3）护理教育中批判性思维培养的必要性：批判性思维在护理实践中极为重要，护士的批判性思维水平直接影响其护理服务的质量。因此，护士应具备较高的批判性思维能力和积极的批判性思考意愿。Greenwood 认为，如果护理教育不能培养学生批判性的思考，那么护理学生将很难胜任之后复杂的护理工作。

在许多国家，批判性思维已被列为本科护理教育的重要培养项目之一。早在 20 世纪 80 年代，美国大学就要求开设批判性思维相关课程，且批判性思维被美国护理协会和美国国立护理认证委员会列为本科护理教育的毕业考核项目。英国护士及助产士理事会将批判性思维列为本科护理课程设置的重要指标。但我国护理院校中开设与批判性思维相关课程的比例还很低。因此，我国应借鉴国外护理教育中有关批判性思维培养的课程设置、批判性思维培养过程中的困境及批判性思维的教学方法，为有效地培养护生的批判性思维提供参考。

2. 批判性思维在护理教育中的应用　Carper 于 1978 年提出在护理学中，一种知识的代表形式包括经验、伦理、美学、个人知识，通过研究护理专家们解决问题的方式可以发现批判性思维的实施步骤，而且可以证明批判性思维技能确实与经验、伦理、美学和个人知识水平存在密切联系。

（1）应用前提：教育观念的变革应先于具体措施的教育改革。教育者包括教育行政干部及教师，均应看到批判性思维的重要性，这是开展批判性思维的前提。尤其是教育领导者更应意识到这种转变，并制定相应的政策，进行积极的推广。只有这样才能有效顺应批判性思维培养的特点，促进批判性思维的全面展开。

（2）教学方法：Mangena 等研究指出，参加小组讨论或角色扮演比上课或记笔记更有利于培养和发展学生的批判性思维。他们提倡激发学生主动思考和学习，因为学生的兴趣是学习批判性思维的基础。最近的研究表明，有助于培养学生的批判性思维的教学方法主要有问题导向学习法、反思法、概念图、访谈法等。

1）问题导向学习法（PBL）：问题导向学习法是目前在护理教育中最被广泛研究和运用的促进学生批判性思维的学习方法。这种学习法，以学生为中心，鼓励学生以小组为单位寻找特定问题的解决方案。国外许多护理和医学课程都已运用问题导向学习法，以提高学生的批判性思维、演绎推理、独立学习和人际交往的能力。

2）反思法：指的是学生将其参与过的活动，例如课堂阅读、临床实践、小组讨论等内容记录下来，并反思在这些活动中学习到的知识。反思性写作可以给予学生相对充分的时间以供他们不断总结和回顾所学知识，纠正学习中的误区和偏差，并将理论知识应用于实践。同时，护理教育者也可以通过学生的写作内容了解学生的想法和学习中遇到的困难，并给予学生恰当的建议。

3）概念图：是一种应用于护理或其他学科中的评估学生思维过程的学习方法。概念图是根据 Ausubel 的学习理论发展而来的，能够帮助学生理解复杂的概念，理清不同概念之间的关联和不同之处，从而达到对这些知识的长期记忆。简单来说，概念图是一个促进学生将新接触的知识与以往所学组织联系起来的知识网络，通过这种知识框架帮助学生实现从记忆知识到自我思考的转化。除此之外，概念图能够减少实践与理论知识之间的差距。

4）访谈法：访谈法是一种让学生自己走出课堂、走向社会、亲自实践体验的教学方法。实践访问交谈能有效地培养学生主动寻求问题、善于发现问题的能力，更重要的是能够帮助学生建立健康向上的职业道德观和价值观。最初，可由教师给学生规定访谈对象，逐步过渡到让学生自己确定访问对象。

（3）教学特点：批判性思维的培养没有固定模式，随着各学科目标及内容不同，教学方法也相应变动，并具有以下特点。

1）批判性思维的学习具有能动性：批判性思维是能动性的思维，要求学生主动参与教学的过程，而不是坐等他人告诉其应做什么、想什么。因而，在教学组织形式中，核心应放在如何调动学生的积极性、主动性上，使学生能动地运用自己的知识、才智来有效地参与教学、而不是教师的满堂灌。

2）批判性思维的学习具有实践性：批判性思维的培养不仅是知识的获得，更重要的是思维能力的获得，而这不是几节课所能达到的。因而，在学生理性认识之后，应将其融入到各门学科的学习中，在实践中不断强化。

3）情感态度培养的重要性：要培养一个具有良好批判性思维的人，在指导其学习批判性思维的认知技能的同时不能忽略对其情感倾向的培养。也正是学生的勤奋、探索、公正等品质，才会激励他们对批判性思维认知技能的完全掌握，而最终达到批判性思维培养的目的。

（4）教师角色特征

1）朋友的角色：师生之间更倾向于一种朋友关系，提倡双向交往这种信息互换、思想互通的人际交往类型，能使教师与学生之间直接发生相互影响，既能密切师生关系，又能协调彼此的活动，因而有助于在思维过程中，双方各观点的交流与理解，

2）指导者的角色：批判性思维往往导致各种不同的观点、意见，有时候还会出现一些模糊的、不正确的态度，教师不仅应对其表示容忍，还应鼓励学生多重角度思考问题，并培养起对不同思想观念的理解与尊重，这也符合在新的全球形势下对教学目标的重新理解。

3）示范者的角色：教师的劳动具有示范性的特点，因而教师首先应具备批判性思维的能力；其次，教师批判性思维的运用必须能让学生明显地感觉到。这样，学生就能看到应怎样进一步进行自觉或不自觉地模仿。如此反复，实际上就是理性认识与感性认识的不断深化。这不仅能激发学生学习的欲望，而且还大大促进了他们运用批判性思维的能力。

四、临床护理课程教学管理

（一）临床教学组织与准备

临床护理教研室根据学校教务部门下达的教学任务，负责教学工作的实施。承担每期教学任务的教员，应由教研室主任提名，填写《教学任务分配表》报教务部门批准。根据教学大纲、教学进度，拟定教学实施方案，并与教学助理共同安排课程表，上报教务部备案。

在保证有足够时间备课的前提下，临床兼职教员可不完全脱产准备。在教师讲新课、新教师初次担任课堂教学时，教研室应组织试讲，由教研室主任批准后方可正式授课。在教学过程中，教研室应根据教学大纲、教学制度及实施计划，通过集体备课、教学观摩、检查性听课、课后分析等方式，经常检查教学效果，进行教学法研究，撰写教学论文，及时总结交流经验，不断改进教学方法，提高教学质量与师资水平。

教研室必须健全教学档案，将历年来的教学实施计划与教学总结、教案、教材、考题、考试成绩、有关教学文件及教具等整理归案，作为永久性资料，供教学参考之用。此项工作由教学助理在教学组长监督下实施。开课前应召集师生见面会和课代表会，介绍教学组织、教师情况、本课程性质、难点与重点、对学员的要求、学习方法等，以指导学员学习。

教员必须以教学大纲为根据，以教材为基本内容，结合学生的具体情况，做到“四备”（备内容、备方法、备对象、备教具），写好教案。教案的内容包括对上课的提问或复习，本次

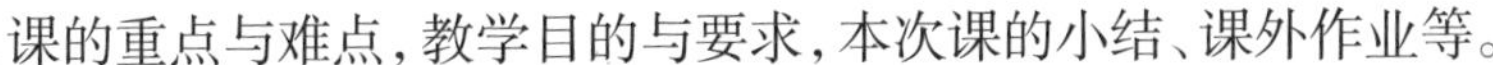

课的重点与难点，教学目的与要求，本次课的小结、课外作业等。

（二）教学实施

1. 课堂教授

（1）根据教学大纲所规定的基本要求，认真精选内容，力求做到目的明确、重点突出、概念准确、思路清晰、因人施教、语言生动、板书简明。要具有思想性、科学性和针对性，注意课程间的纵横联系。切忌罗列教材，照本宣科，枯燥无味。在讲授基本理论知识的同时，要加强各种能力的培养，重视教书育人。

（2）要恰当地运用图标、模型、实物示教、幻灯、电影、录像、投影等教学手段辅助教学。有条件的学科应增加专业外语授课内容。

（3）教研室应定期组织检查性和观摩性听课、课后分析，及时检查课堂效果，总结交流教学经验。

2. 见习带教

（1）临床见习课一般在病室、示教室、治疗室内进行，为了保证教学效果，一般以 10~15 名学员为一授课组。

（2）担任见习课的教员应该进行充分的备课，选择好恰当病例，做好示教前的一切准备工作。

（3）上见习课时，教育必须贯彻“精讲多练”的原则，针对见习内容，有的放矢地讲解，尽可能多地为学员提供练习机会。对见习的内容做到本学科教员之间、各科室之间统一目的要求、统一基本内容、统一基本操作。

3. 自学指导

（1）答疑：辅讲或主讲教员在学员独立思考的基础上，着重解决学员遇到的疑难问题，同时注意因材施教，启发诱导。

（2）个别辅导：教员对学习上有困难的学员，应帮助其分析原因，指导学习方法，交流学习信息，解答种种疑问。对于学有余力的优秀学员，可根据情况介绍参考资料，以扩大知识面，培养各种能力。

（3）学习方法指导：开课前，介绍本门课程的特点、学习方法及注意事项。课程学习中，结合评教、评学，及时指出学习中存在的主要问题，提高学习效果。课程结束后，及时总结经验。

（4）专题报告：通过组织学员参加病例讨论、专题讲座、床边示范，以培养兴趣、开阔眼界、增长知识，培养学员分析问题和解决问题的能力。

（5）阶段小结：为了发现教学中存在的问题，及时改进教学工作，应组织学员进行阶段小结，包括考察、民意测验等，开展评教、评学活动。

4. 复习、考查与考试　课程结束后，根据教学计划规定要进行考试。临床课考试成绩由理论考试成绩与见习成绩两部分组成，理论考试占 80%，见习占 20%。各科临床理论课讲授结束后，进行理论考试，见习成绩在各专科见习结束后，由该科带教教员，根据学员实际表现做出评分、理论成绩加上见习成绩作为学员该门课程终成绩。

（1）临床考试方法：一般采取笔试，必要时可增加口试。

（2）考试范围：限于教学大纲所规定范围，不另出复习考题。

（3）命题原则：根据教学大纲要求，考题要难易适中。既要考核学员的基本知识，又要考核学员分析、解决问题的能力，以及基本操作技术等。根据各门课程的特点，一般要求多选题50%、填空题10%、综合思考题20%，使考试成绩能够比较真实地反应学员的实际学习水平。

（4）命题方法：由教研室按照命题原则命题，命题教员不得参加辅导和答疑工作，试题经护理部审核批准后报教务部备案。

（5）考试实施：由教研室副主任护师以上人员担任主考教师，教学组其他人监考。考试要严格按照相关规定进行。

（6）成绩评定：考试结束后，教研室应根据拟定的标准答案和评分标准，组织教师集中评卷，进行考试分析，于两周内完成。考试成绩评定后，经教研室主任审定，分别报医教部、教务部归档。考试成绩若有疑问，可由学员大队汇总。经教务部、医教部同意后统一复查、不得擅自复查考卷。

（三）教学总结

教研室在完成临床课程教学任务后，应广泛征求学员意见进行教学总结。分析教学质量，总结教学经验，拟定改进措施。教研室要详细填写《教学工作量统计表》，记录学员对本教研室的评价，整理好教学文书和资料档案。课程结束后一个月内，将《教学工作量统计表》、总结材料和教学档案等有关资料报教务部备案。

第三节　博士、硕士、本科、专科护理教育管理

临床实习是护理专业教学过程的重要组成部分，是学员理论联系实际，在德、智、体、美全面提高的重要环节。通过实习，进一步培养学员热爱护理专业，树立全心全意为伤病员服务的思想，培养良好的护士素质；巩固基础理论、基本知识和基本技能；培养发现问题、分析问题和解决问题的实际工作能力，为毕业后担任护理工作及继续提高打下良好的基础。

一、组织形式

设立临床教学组织

由一名护理副院长负责教学工作，在护理部主任领导下成立学术组织，使医院和学校护理系互通信息，督促和检查教学计划的实施情况。同时，护理部选派1~2名专职教员，定期向护理学术组汇报临床教学计划的执行情况、学生表现、工作中存在的问题等，供护理学术组讨论，以不断改进临床教学管理方法和提高工作质量。

护理学术组的人员组成：①学校护理系负责临床教学的老师；②护理部负责教学的副主任；③临床各科专职教学老师。

1. 临床见习　临床见习可使课堂讲授的理论与实际工作紧密联系，加深理解，增强记忆，并使学生接触社会，体现互换关系，巩固专业思想。

2. 教学实习　通过教学实习，学生可以初步了解病房工作的特点与护理工作的内容、常见病的护理及常规工作程序。同时在实习过程中，培养学生热爱病人、热爱护理工作、尊敬师长的良好品德。

3. 生产实习　通过生产实习使学生更加热爱护理工作，熟练掌握基础护理理论及操作技术，了解专科护理及各班工作职责等，使之逐步获得独立工作的能力。

二、实习要求

(一)对学校的要求

学校应向学生进行素质教育，讲明实习目的及注意事项，使学生明确实习目的与重要性；备好学生实习手册，使学生了解手册内容，以便认真填写；在科室护士长与教学老师的会议上，校方介绍每个学生的表现、学习成绩、接受能力等，使院方掌握情况便于带教。

(二)对学生的要求

学生到院时必须着实习护士服，仪表端庄、整洁大方；注意自身素质的提高，文明礼貌，遵守纪律，尊敬老师，积极参加教学活动；对病人态度和蔼、体贴、热情；严格遵守医院与病房的规章制度，工作严肃认真，防止差错，杜绝事故；实习期间凡违反以上要求者，接收单位有权终止其生产实习。

(三)对实习医院的要求

对实习医院的要求主要有以下八点：①护理部必须重视教学工作，指派专人负责护理教学工作的具体实施；②召开科护士长、护士长、带教教员会议，讲明实习期限、实习要求，使各科室制定带教计划；③各科室应指定专人担任临床实习带教教员，并保持相对稳定。临床带教教员在护士长的指导下，按实习大纲要求制定带教计划，负责具体落实；④带教教员要对实习学员进行业务指导与训练，结合临床实际进行小讲课、床旁示范、护理查房等活动，使学员正确书写护理病例及各种护理文书，掌握基本专科常见疾病的护理，了解部分专科护理技术操作技巧。熟悉本科室护士日常各种程序、病房环境及各种治疗、护理设施的位置；⑤在带教中教员应言传身教，为人师表，并以一言一行加深学生对护士专业的认识，使其热爱本职工作，巩固专业思想，为病人解除痛苦；⑥在传授知识的同时要注意培养学生的工作责任感和独立工作能力，带教既要热情又要严格，使学员养成严谨的工作作风。坚持“放手不放眼”的原则，一切操作第一次应首先提问再示教，对学员书写的各种护理表格及记录须认真审查，不合格者应令其重写；⑦每轮实习结束时科室组织对学员进行理论和操作考试，填入学习手册，出科前一天，科室护士长和带教教员组织召开实习小组座谈会，由学员自我总结，教员做出评语，指出优、缺点；⑧教员在带教期间尽量不安排休假。

三、临床带教教员的培训

为了进一步加强临床护理师资队伍建设，更好地适应护理教学改革，胜任护理研究生、本科、大专 3 个层次的临床带教任务，护理部应定期举办临床师资培训，见表 7-1。培训内容包括采集病史、体格检查、书写整体护理病历、教学目标的制定与实施。培训结束后，对每位受训者进行考核，见表 7-2。考核合格者颁发临床带教上岗证书，以保证临床一线的带教质量。

表 7-1　临床护理师资培训内容及课程安排

日期	时间	授课内容	授课者
2015/12/15 （周二）	08:30~08:45	开幕式	
	08:45~10:15	把关爱镶嵌在学生的灵魂里	
	10:15~11:00	如何培养学生的能力	

续表

日期	时间	授课内容	授课者
	11：00~11：45	临床课程教学设计	
	14：30~15：30	问诊	
	15：00~17：30	问诊（教员指导下练习）	
2015/12/17（周四）	08：00~09：30	物理诊断录像	
	09：30~11：30	物理诊断示范	
	14：00~17：30	体格检查（教员指导下练习）	
2015/12/18（周五）	08：30~09：00	A级教员示范课	
	09：00~11：00	复习考试	
	14：00~17：30	考核（问诊＋体检）	

注：培训结束后进行考核，合格者颁发带教上岗证

表7-2　临床护理师资培训评价考核表

姓名：________　　科室：________　　病区：________

<table>
<tr><th>项目</th><th colspan="5">得分</th><th colspan="2">评分标准</th><th>备注</th></tr>
<tr><td colspan="6">病史采集（50分）________</td><td rowspan="3">仪态、语言：大方得体，口齿清楚，与患者沟通顺利</td><td rowspan="3">内容：突出重点，重要病史没有遗漏</td><td rowspan="3"></td></tr>
<tr><td>仪态、语言（10分）</td><td>10分□</td><td>8分□</td><td>6分□</td><td>4分□</td><td>1分□</td></tr>
<tr><td>内容（15分）</td><td>15分□</td><td>12分□</td><td>8分□</td><td>5分□</td><td>2分□</td></tr>
<tr><td>顺序（15分）</td><td>15分□</td><td>12分□</td><td>8分□</td><td>5分□</td><td>2分□</td><td rowspan="2">顺序：以时间为主线，条理清晰</td><td rowspan="2">技巧：善引导，合逻辑</td><td rowspan="2"></td></tr>
<tr><td>技巧（10分）</td><td>10分□</td><td>8分□</td><td>6分□</td><td>4分□</td><td>1分□</td></tr>
<tr><td colspan="6">体格检查（50分）________</td><td rowspan="2">爱伤观念：动作轻柔，注意细节</td><td rowspan="2">体检顺序：按正确的顺序进行，无原则性错误</td><td rowspan="2"></td></tr>
<tr><td>爱伤观念（10分）</td><td>10分□</td><td>8分□</td><td>6分□</td><td>4分□</td><td>1分□</td></tr>
<tr><td>体检顺序（10分）</td><td>10分□</td><td>8分□</td><td>6分□</td><td>4分□</td><td>1分□</td><td rowspan="3">检查内容：重要体检项目没有遗漏</td><td rowspan="3">操作手法：体检手法规范，轻重得当，重要体征无遗漏</td><td rowspan="3"></td></tr>
<tr><td>检查内容（15分）</td><td>15分□</td><td>12分□</td><td>8分□</td><td>5分□</td><td>2分□</td></tr>
<tr><td>操作手法（15分）</td><td>15分□</td><td>12分□</td><td>8分□</td><td>5分□</td><td>2分□</td></tr>
<tr><td>综合成绩</td><td colspan="5"></td><td colspan="3"></td></tr>
</table>

注：请在□处打√表示所得分数

考官签名________

年　　月　　日

四、临床实习中的教学活动

(一)教学查房

教学查房是临床实习教学计划的经常性工作之一。通过教学查房,使学员了解和掌握各种临床常见疾病的护理诊断、预期目标、护理措施,使理论知识与临床实际密切结合,按照护理程序要求,系统完成病人从入院到出院整个护理过程。

1. 查房内容

(1)选择专科典型病例,解决护理疑难问题,完善护理计划,明确护理重点。

(2)检查责任护士是否按护理程序落实该病人护理工作,护理诊断是否确切,护理措施是否有效。

(3)检查护理质量是否符合标准。

(4)结合具体病例和临床实际对护士、学员进行相关理论的提问与讲解,适时做相关操作的教学训练。

2. 查房程序

(1)听取责任护士汇报病史→主持者做相关体格检查。

(2)询问病史→评估分析病情与护理效果→查看病历。

(3)提出护理问题→指导性讨论与讲解→示范性操作→讲评与总结。

(4)提问。

(5)讲评与总结。

3. 查房准备

(1)责任组长指导责任护士选择典型病例,完成护理病历的书写,按护理程序落实各项护理措施,并告知病人查房时间,以取得配合。

(2)护士长在查房前1~2天通知病区护士和实习学员认真准备,以提高查房质量与效果。

(3)责任护士查房前做好临床治疗护理和病室、床单位的清洁整顿,告知陪护和探视人员离开病室,保持病区整洁、安静。

(4)责任护士备齐查房用物,包括病历车、护理病历、体格检查篮(放听诊器、血压计、叩诊锤、压舌板、棉签、皮尺、手电筒、消毒毛巾)。

4. 查房要求

(1)各病区教学查房做到定期进行,每月1次。由护士长或主管护师以上人员主持,本专科护士和临床实习学员参加。

(2)各级人员站立位置:主持人站立床头右侧,其右侧为责任组长或主管护师,责任护士站立床头左侧,护师站立床尾,护士站立病床右侧,学员站立病床左侧。

(3)仪表要求:护士着白色护士服、工作裤、白鞋;学员着蓝色护士服、工作裤、白鞋。护士与学员头发盘起,统一佩戴胸牌。

(4)查房时主持者对病人要热情亲切,了解病人的心理状态,避免有碍病人的语言和举止,做到看病历和检查病人相结合,注意倾听病人的主诉,认真解答病人的疑问和执行保护性医疗制度。

(5)查房时由责任护士汇报病情、护理诊断与措施,责任组长分析病情,提出需要解决的问题。

(6)查房时主持者对护士、学员应严格要求，有重点地进行考查性提问，护士与学员必须认真回答，并做床头笔记。对护理质量不符合要求、护理病历不合格以及违反常规制度者应严肃批评教育，限期改进。

(7)病区不得以任何理由侵占查房时间(抢救危重伤病员、突发事件例外)。

(8)查房时必须严肃认真，所有参加查房人员必须衣帽整洁、思想集中，不得交头接耳或随意进出，不得靠坐病员床铺。

(二)临床小讲课

临床小讲课是对理论课教学和临床实习教学的补充。在每一专科的实习中，科室应每周组织1次。讲课内容包括基础知识、专科知识、新技术、新业务、本学科的现状及国内外进展等。内科系统、外科系统、监护室系统科分别实行各片统一授课，由总带教负责具体安排，一个病区教员授课，本系统的实习学员全部参加听课。达到教学资源共享，教学水平共同提高的目的。临床小讲课也可以采取读书报告会、学术讨论会、病例讨论会等。

(三)护理病历书写

护理病历书写是临床护士的重要基本功之一。临床实习带教教员应按照《护理病历书写规定》要求，指导实习生逐步达到独立和熟练地完成新入院病历及制定护理计划，督促学生及时书写护理记录，要求达到：病历内容完整、准确、重点突出、条理分明、文字通顺、字迹清楚、整洁、无错别字；会选择适当的客观指标，能正确反映病情动态变化及处理结果，实习生必须书写整体护理病历(大病历)。带教教员对实习生书写的病历必须进行认真审查、修改，不合格的，应责令其重写，然后签字。

(四)实习总结

实习总结是检查实习工作、总结实习教学经验、改进实习教学方法和提高实习效果的手段之一。在每一轮、每一阶段的实习中，带教教员应针对学员实习情况进行小结，收集学员对实习教学工作的意见和建议，不断改进带教方法，提高带教质量。每轮实习结束后，科室应召开实习总结会，对实习阶段的教与学做出评价。带教教员要对实习学员情况进行如实评价，写出评语，填入实习手册，护士长审查签名。

五、教学计划

我国现行的护理教育手段的层次结构，按培养护理人才的等级高低可以分为护理研究生教育、护理本科生教育、护理大专教育三个层次，并逐步向以高等护理教育为主的方向发展。护理部应针对不同学历层次的实习生制定不同的教学计划。

(一)护理专科生实习计划(详见第六节案例分析)

(二)护理本科生实习计划

1. 实习时间分配　总实习时间为52周，其中内科16周、外科16周、妇产科3周、儿科2周、心电图2周、急诊科3周、手术室4周、重症监护室4周、撰写毕业论文2周。

2. 轮转实习中的几项具体要求

(1)实习基本技能和护理程序：第1~3周内主要学习护理基本技能(技术操作)，要求教员脱产带教并结合第二课堂参加急诊室战高温工作，强化技能训练，以提高技术操作水平。

同时，指定专门带教老师指导学员，熟悉护理程序应用及规范护理病历书写。

（2）实习整体护理：主要在内、外科各16周的轮转实习中完成。学员分管4~5张床位，在老师指导下，按护理程序对病人实施整体护理。

（3）书写护理病历：在内、外科8周的整体护理病区实习中，学员均应按“整体护理病历书写规范”书写护理病历4份（内、外各2份），须由带教老师修改并签名，上交备案，作为考核成绩，由内、外科总带教安排。

（4）实习晚夜班：在8周轮转科室内，学员应完成晚、夜班各2个（内、外各1个）。原则上在进入该病区的第4周即可安排。其他科室不作要求（特殊科室例外，如胸监、手术室、急诊、产房等）。

（5）参加查房与学习：凡有护理本科实习的科室都应安排学员参加每周科主任查房、所管病人的主治医生查房、每月护理教学查房、新业务新技术学习、病例讨论等。

（6）实习护士长管理：护士长管理实习1周，分别在整体护理病区实习时完成（内、外科各1周），并于排班上体现，具体由该病区护士长负责实施。

（7）学员查房与讲课：每位学员在毕业实习中完成独立主持教学查房2次（内、外科各1次）；独立完成小讲课2次（内、外科各1次）；独立完成健康教育、指导宣讲材料2份（内、外科各1份）。

（8）关于科研和毕业论文：各科室每周安排一个下午作为同学科研学习时间，学员在指导老师和带教老师的指导下，以小组为单位，可以选题、查资料进行综述；可以结合临床实践，进行病历分析、观察、调查研究、实验研究、收集和累积资料等。学员可自选科研课题，独立完成或合作完成；也可以在科研小组指导老师帮助下进行课题研究。论文类型不限。毕业时期结束前两周为撰写论文时间。每人必须上交论文一篇。

（9）考试、考核和考评：有关出科考试、考核和毕业实习结束前进行综合考评等一律按照教学大纲要求实施。

（10）实习计划：在护理部统一领导下，制定护理本科毕业实习计划和安排；各科室凡有学员轮转实习的应按实习大纲制定本科实习的具体内容和计划。

六、护理硕士研究生教育的管理

（一）培养目标

我国目前护理学硕士培养目标的界定还没有达成完全统一的共识，各院校都充分认识到对学生能力培养的重要性，但护理专业的特色不明显。因此，在未来的护理教育中，应明确突出护理专业特色的培养目标，并向多元化目标发展，培养出适合我国护理事业发展的护理人才。

（二）学习年限

目前，我国实施护理硕士教育的机构主要是各医科大学或综合大学的护理学院或护理系，招生对象主要是已获取医学相关专业本科毕业或具有同等学力者，经过国家统一入学考试合格后，择优录取，学制一般为2~3年。研究生在学习期间，修满规定学分，各门课程经考察或考核合格并达到规定分数，通过论文答辩，并经国家授权的硕士学位评定委员会的批准后，可授予硕士学位及硕士学历毕业证书。护理研究生教育事关培养一流创造性人才，是护理专业向更高层次发展的关键环节。

（三）培养内容与要求

1. 课程设置与学分分类　硕士生课程分为公共必修课、专业必修课、专业课、选修课及教学实践5类。研究生入学两周内，在导师指导下根据个各学科硕士研究生培养方案填写“研究生选课表”，见表7-3。选课表为一式3份，经导师签字同意后，1份导师留存，1份研究生留存，1份送研究生处备案。

表7-3　护理学硕士研究生选课表

课程类型	课程名称	学分	学时
公共必修课	英语	3.0	60
	中国特色社会主义理论与实践研究	2.0	40
	自然辩证法	1.0	30
	党的军事指导理论研究	1.0	30
	医学统计学	2.0	40
	体育	1.5	30
专业必修课（任选3学分）	护理科研方法	1.5	30
	护理理论	1.5	30
	临床护理新进展	1.5	30
选修课	MOOC选修课　1学分 其他选修课　7学分	8.0	160
专业课	30%面试+70%自学+考试	3.0	100
教学实践	带教+考核	3.0	–

2. 培养计划的制定　研究生入学3个月内，与导师共同商讨制定培养计划，见表7-4。培养计划一式3份，1份留教研室，1份存护理系，1份送研究生处备案。培养计划中应明确以下内容：

（1）明确课程学习总要求。

（2）明确教学及护理实践的培养。研究生必须参加一定的教学工作，一般安排在第三学期，培养计划中应对教学要求及时间安排提出具体要求。临床各学科的护理硕士研究生必须参加不少于6个月的临床实践工作，以培养和提高从事临床实践工作能力，计划中应当具体要求和安排。

（3）导师小组：导师小组一般由2~3人组成，组长为研究生导师。导师小组成员应由讲师、主管护师以上或相应职称者担任。导师对研究生培养的各个环节全面负责，导师小组其他成员根据各自特长进行分工。

（4）文献阅读指导及撰写综述，导师应及早给研究生指定课题研究方向，指导学生在课程学习阶段阅读文献、撰写综述、为课题研究做准备。

3. 学位论文　研究生的学位论文工作，是在研究生导师及导师小组指导下，独立完成某一科研课题，培养初步独立进行科研工作能力的过程，为保证论文质量，导师必须抓好以

表 7-4 研究生培养计划表

学年	序号	工作项目	主要内容与要求	完成时间	负责人及部门
1	1	入学注册培养	1. 按规定时间报到注册 2. 入学教育时召开会议，对培养工作提出具体要求 3. 填写课程学习选课表，开始课程学习	按入学通知要求，逾期2周者取消入学资格	研究生处、部、院、系、导师、研究生
1	2	制定培养计划	组成导师小组，填写“培养计划表”，一式3份，1份留科室、1份存部、院、系，1份送研究生处备案。导师与学生根据培养方案拟定每个人的培养计划，明确课程学习要求和选题方向	入学后3个月内	部、院、系、导师、研究生
1~2	3	学位课程学习	完成全部学位课程学习，课程由研究生处组织安排。专业课明确学习要求及学习方式，由导师及导师小组指导。专业课考试由部、院、系组织实施	入学后的1~1.5年中	研究生处、部、院、系、导师、研究生
1~2	4	中期考核	包括思想素质测评（研究生思想小结）、学位课程考试及开题报告3部分内容。考核由部、院、系组织实施	入学后的第3学期完成	部、院、系、导师、研究生
1~3	5	论文工作及各种实践环节培养	1. 独立完成论文研究，时间不少于1年 2. 导师定期检查，定期向导师小组汇报 3. 同时参加教学和医疗实践（临床学科、临床工作实践不少于半年）	贯穿于培养全过程。论文工作最迟在第6学期的3月份结束	部、院、系、导师、研究生
3	6	答辩申请与预答辩	1. 教研室组织预答辩，作出是否同意答辩的决定，若同意答辩，则提出答辩委员会名单和评阅人名单，报校学位评定委员会主席审批 2. 导师定稿，论文打印15份	答辩前3个月	教研室、导师、研究生
3	7	论文评阅与答辩	1. 论文全文送评阅人评阅（2人） 2. 论文全文送答辩委员会（3~5人） 3. 按答辩程序组织答辩（秘书于答辩前需将同行评议意见进行汇总）	答辩前1个月	部、院、系、答辩秘书
3	8	材料归档	答辩材料及论文形成过程中的一系列材料按学校规定分别归档	答辩后1周，学位授予前	研究生处、答辩秘书
3	9	学位授予	1. 分委员会审核（每年6月20日前结束） 2. 校学位评定委员会审批（每年7月第1周）	校学位评定委员会通过后3个月无争议者方可颁证	分委员会、校学位办

下环节。

(1)认真选题，做好开题工作：选题时应注意课题的科学性、先进性、应用性及可行性。

在第三学期结束前，导师应指导研究生向教研室或科室作开题报告，报告内容包括：①课题的来源、选题的依据及意义（包括科学意义和发展前景，国内外研究概况、发展趋势）；②研究内容和预期结果（包括具体内容、总体安排、进度和阶段完成指标）；③研究过程中可能遇到的问题及解决方案；④已具备的条件和经费使用计划。

开题报告的要求：①开题报告的时间应在第三学期初提出，最迟在第三学期末开题；②开题报告要在教研室或科室范围内进行，必要时请有关学科专家参加，广泛听取意见；③开题报告后，导师应督促研究生将与会者提出的意见进行整理，填写“研究生科研课题论证报告书”一式2份（1份留科室，1份存护理系）；课题计划一经批准，一般不再更改，若有特殊情况需要更换课题，必须重新进行开题，履行同样的审批手续。

(2)定期检查课题进展情况：导师应经常检查课题开展情况，查阅原始记录，导师小组定期与研究生一起分析，讨论研究结果，及时发现问题并予以解决。

(3)认真组织预答辩，严格论文答辩的组织工作

1)组织预答辩：护理硕士生用于论文工作的时间不得少于1年（不包括论文撰写），工作完成后用3个月左右的时间进行论文撰写，格式应根据中华人民共和国制定的国家标准，论文主要内容应包括：目录、前言、材料和方法、实验结果及数据处理、讨论、结论，附文献综述和主要参考文献（按文中出现的先后顺序），论文初稿交导师审改后提请教研室或科室安排预答辩。

2)正式定稿，打印复印：教研室或科室组织预答辩后，研究生对论文初稿进行修改和补充后，最后由导师正式审定完稿。论文要求立论正确、分析严谨、计算无误、统计处理可靠、文句精练、字迹工整、图标清晰。全文打印15份，论文封面全校统一格式由研究生处提供。

3)申请答辩：研究生在修满所规定的学分；英语通过CET六级考试；学位论文经教研室或科室组织预答辩审查通过；本人德、智、体符合研究生培养要求。达到上述要求者由导师提出报告，教研室方可向护理学位评定委员会提出答辩申请，并提交论文评阅人和答辩委员会成员的建议名单。

4)论文评阅人和答辩委员会的组成：各基层单位应严格按照学位条例暂行实施办法的规定，聘请两位论文评阅人和3~5名答辩委员会委员（聘请5位答辩委员会则论文评阅人可为答辩委员会的答辩委员，聘请3名答辩委员则评阅人不作为答辩委员），答辩委员及评阅人应具有副教授以上相当职称，校外专家不少于2名，导师不得作为答辩委员会成员。答辩委员会成员确定后，论文送给他们评阅的时间不能少于2周。

答辩委员会设秘书1人，一般由对课题较熟悉的讲师或主管护师以上人员担任，具体负责论文答辩的组织工作、答辩记录、材料的收集、整理与上交等工作。为便于保存，所有记录、材料及表格均应用钢笔填写，不得用圆珠笔。研究生提出答辩申请后，在答辩前不得以任何方式与答辩委员会成员接触，评阅意见在答辩前应对研究生保密。

5)组织答辩：答辩委员会应本着“坚持标准、严格要求、保证质量、公正合理”的方针针对学校规定的答辩程序进行答辩工作，发扬学术民主和实事求是的作风，以公开方式组织答辩，秘书做好详细记录。答辩委员会决议由答辩委员会讨论后做出，不能由秘书事先写

成交委员会签字。

（4）论文要求：①能体现研究生已掌握的宽广的基础理论和系统的专业知识，并能运用所学的理论知识；②论文应具有严谨的科学性，研究结果有一定的新见解；③论文的基本论点、结论应在学术上或国民经济建设中具有理论或实用价值。

七、护理博士研究生教育的管理

护理博士研究生教育是国际公认的护理高等教育的最高层次，其教育质量是衡量一个国家护理高等教育发达程度和发展水平及其潜力和前景的重要标志。我国高等护理教育发展相对滞后，护理博士研究生于 2004 年才正式开始，目前招收护理博士研究生的院校仅有 20 余所。由于博士教育还处于起步阶段，发展和完善护理博士研究生教育已成为必然趋势。

（一）培养目标

护理博士研究生的培养目标主要以培养研究型的护理师资为主，不同类型学位项目的课程结构与内容设置差异不大。随着护理学科及护理博士教育项目的发展与成熟，护理专家认为护理专业的发展需要两种类型的护理博士教育项目，但两种类型的护理博士教育项目培养目标应各有侧重。研究型护理博士教育应侧重于培养学生发现护理实践新理论、新知识的能力，其角色为护理研究者；而临床型护理博士教育应侧重于培养护理人员改进护理实践服务、推动卫生政策变革以及应用护理科研成果于护理实践的能力，使其成为能提供最高水平服务的护士。这两种培养类型应该同时存在，形成互补关系，共同为社会提供高素质的护理人才。

（二）课程设置及管理

从课程设置上看，研究型护理博士教育项目更注重科研能力的培养，要求学生要学习系统的护理学科理论知识、研究设计与方法及统计知识，能够进行独创性的学位论文设计与实施，通过答辩后方可获得学位；而实践型护理博士教育项目侧重培养学生进行循证护理、改善护理结局、推动临床护理及护理政策发展的能力，课程设置上要求学生通过临床相关课程的学习，完成一定的临床项目后方可授予学位。

（三）教学及学习方式

护理博士研究生教学方式较为灵活，除传统的课堂讲授以及研讨会等教学方式外，绝大多数院校还建立了网络平台供学生进行自我学习及远程教学。在学习方式上，学生可根据自身情况，选择全日制或非全日制护理博士课程学习。学习年限取决于学生自身及课题进展情况，一般为 3~6 年，但最长不得超过 10 年。

（四）发展趋势

1. 确保质量，规范办学　美国护理博士教育早期发展速度虽然缓慢，但却有效地保证了护理博士生的培养质量，也为后期护理博士研究生教育的改革和发展奠定了基础。这提示我们在护理博士教育的初始阶段，就应注重办学质量、规范办学，避免一哄而上，办学质量良莠不齐。要根据国家的有关规定和标准规范办学，保证我国护理博士教育的健康、高水平发展。

2. 加强优秀导师队伍的建设　优秀的导师队伍建设是研究生教育质量的首要保证，发展博士研究生教育的首要任务是建设一支高水平的导师队伍。基于我国护理学科发展现状，可以尝试利用多种途径和资源帮助发展我国的护理博士教育。例如：可以充分利用其他学科及国外护理学科的发展优势，通过聘请国内其他与护理专业发展方向密切相关学科的博士生导师或国外护理博士生导师，通过合作联合培养研究生，或是直接选送导师后备人才到国外攻读博士学位。

3. 科研能力与护理实践能力培养并重　目前，我国护理博士研究生教育的培养方式与医学专业培养方式相似，从学位类型上分为科学学位和专业学位，但目前仍以科学学位为主，即强调科研能力，相对忽视护理实践能力培养。但护理学科终究是一门实践性的学科，因此，护理研究生的培养，无论是科学学位研究生还是专业学位研究生，均应紧密围绕护理实践。

4. 建立灵活的教学方式　目前我国护理博士研究生教育以脱产攻读学位为主。为攻读学位，就必须远离工作岗位，甚至远离家人，这势必阻碍部分护理人员攻读学位的追求。美国护理博士教育中一些措施值得我们借鉴，如建立网络教育平台提供远程学习、提供特殊的在职护理博士教育、临床实践课根据学生需要就近选择实践医院等，以鼓励护理人员，尤其是临床护理人员攻读博士学位。

目前，我国护理博士研究生教育尚处于起步阶段，仍有很大的发展和完善的空间。以比较的眼光，分析和借鉴他国经验，为解决本国教育问题提供启示和借鉴，对促进我国护理博士研究生教育更快更好地发展意义尤为深远。

八、护理教学质量考评

将教学质量考评纳入全面护理质量考评体系，考评结果与科室奖金挂钩。每季度对教学质量考评结果在全院护士长会议上进行讲评（详见第六节案例分析）。

第四节　护士规范化培训教育管理

一、规范化培训

护士规范化培训（Nurse Standard Training）是指在完成护理专业院校基础学习后，接受规范的护理专业化培训。近年来，随着社会经济不断发展，群众卫生保健服务的需求不断增长，人们对健康的观念不断转变，这就要求护士具有更高的临床能力。规范化培训可有效提高新护士的工作能力，有利于护理服务水平的提升，对护理队伍的建设和护理人才的培养起着举足轻重的作用。本节以第二军医大学长海医院的护士规范化培训为例进行介绍。

（一）培训对象

已经取得《中华人民共和国护士执业证书》并经注册的护士，以及取得国家承认护理专业学历的见习期内的在岗护士（含聘用制护士）。

（二）培训目标

使经过规范化培训的对象，达到国家、军队规定的护士任职的基本条件。

（三）培训年限

1. 护理中专毕业者5年（有见习期1年者为6年）

第一阶段(第1年):严格基本护理技术操作训练,巩固基础理论知识,达到国家职业护士的合格标准。

第二阶段:(第2~3年):严格15项基本技术操作训练和专业理论学习,考试合格;进行部分专科护理技术操作。

第三阶段(第4~6年):深入学习和掌握基本专业理论知识和操作技能,运用护理程序为病人实施整体护理,了解国内外护理专业新进展,适时进行外语培训。

2. 护理大专毕业者3年、本科毕业者1年

主要进行临床护理基本技能及临床工作能力的培训。

(四)培训形式

规范化培训以临床实践为主,在职自学为主和科室训练为主,相应组织统一训练。

(五)培训内容与要求

1. 政治思想、职业道德　廉洁行医,服务热诚,工作严谨,团结协作,遵纪守法,具有良好的护士素质。

2. 临床实践

(1)每年按全勤规定的时间参加临床实践。

(2)完成规定的夜班数(≥80个/年)。

(3)能独立完成临床护理工作,有较强的观察、分析、判断、处置能力,工作计划性强。

3. 基本护理技术　在第二培训阶段完成护理基本技术操作考核,见表7-5。

表7-5　临床护士规范化培训计划——临床护士"三基三严"培训计划

	基本技术	基本理论	专科培训	外语
第一年	1. 铺床(科室考) 2. 心肺复苏 3. 无菌技术 4. 肌肉、皮下注射 5. 生命体征测量(科室考) 6. 静脉输液	1. 护理工作制度	1.《常规》本专科部分 2. 本科常见病护理 3. 临床工作能力考核	自学大学英语预备级
第二年	1. 静脉穿刺(科室考) 2. 静脉输血(科室考) 3. 皮试 4. 吸氧(科室考)	1.《常规》基础部分 2.《基础护理学》 3.《临床医学三基训练・护士分册》	1.《常规》专科部分 2. 本科常见病护理 3. 抢救及专科培训 4. 临床工作能力考核	自学大学英语一级
第三年	1. 鼻饲 2. 灌肠 3. 穿脱隔离衣(科室考) 4. 导尿 5. 吸痰(科室考)	同上	同上	自学大学英语二级
第四年		1. 护理心理学 2. 护理程序有关理论	同上	参加军队和地方职称晋升外语统一考试

续表

	基本技术	基本理论	专科培训	外语
第五年			同上	
第六年			同上	
考核部门	由护理部和病区共同考核	第1年，第4~6年由护理部统一考核；第2~3年由科室考核	由科室考核	

4. 基本理论知识　医德规范、规章制度、《中国人民解放军医疗护理技术操作常规》（有关护理部分）、《基础护理学》、《医学临床三基训练·护士分册》（基础知识部分）、《全国护士执业考试应试题集》、《护理心理学》以及护理程序的有关理论知识。

5. 专科理论与技能

（1）掌握《中国人民解放军医疗护理技术操作常规》、《上海市护理技术操作常规》中专科护理常规及常用专科护理技术操作。

（2）掌握本专科常见病的病因、临床表现、治疗原则，能运用护理程序对病人实施整体护理。

（3）掌握本专科常见急、重症的病因、临床表现、救治原则、护理措施。

（4）熟悉本专科常见药物和特殊治疗药物的药理作用、不良反应、用法及注意事项。

（5）熟悉本专科常见检验结果及临床意义，达到各专科培训要求。

6. 外语　通过自学初步掌握一门外语，借助字典阅读简单医用文章，每小时阅读单词不少于1000个。

7. 轮转培训　本科毕业后根据临床工作实际情况，实施轮转培训1年。ICU（CCU）培训3个月；普外科病房培训3个月；心内科培训3个月；急诊科培训2个月。完成一份护理科研课题设计，并完成一份文献综述或写一篇护理论文。

（六）考核办法与评分标准

1. 考核与评分

（1）政治思想、职业道德：每年考核1次（8月份）。发生严重差错、违章违纪、服务态度差，造成不良影响，扣当年2学分，发生一次差错扣1学分。发生医疗事故者，属一级的扣当年25学分，二级扣20学分，三级扣15学分。

（2）实践实践与夜班量：每年考核1次（8月份）。每少工作1个月扣1学分，最多扣5学分（正常休假、婚假、产假、公假不扣学分）。夜班数达到标准予5学分，达不到扣相应学分。

2. 其他学分

（1）中专毕业参加护士规范化培训满2年者，经批准可以参加护理专业大专学历考试，入校学习期间不记学分，但计算培训年限。参加大专层次护理专业函授学习的，理论部分的相同课程可以免修。

（2）培训周期内发表论文，取得科研成果，参加一、二类学分项目等，根据实际情况记相应继续教育学分，但不能替代规范化培训的学分。

（3）经过学年年度考核不合格者，应及时安排参加下一学年的培训。

（七）建立培训档案

规范化培训与考核期间，科室要及时认真填写《军队护士规范化培训手册》；护士完成规范化培训后，由护理部组织进行全面考核，综合评定，填写《军队护士规范化培训合格证书登记表》，合格者发给全军统一印制的《护士规范化培训合格证书》；获得规定学分是护士申请再次注册的基本条件；获得《护士规范化培训合格证书》将被作为晋升护师职务的必备条件之一。

二、护师以上人员培训

（一）护师培训

1. 通过培训使护师具备扎实的基本技能、熟练的专科技术，成为合格的专科护士。

2. 分期、分批有计划地完成护理大专学历教育。

3. 每月安排不同类型的培训项目，包括专题讲座、专项护理技术培训、临床师资培训讲座。

4. 每年必须取得 25 学分，未能完成继续教育学分，各周期考核不合格者，取消正常晋升主管护师资格，聘用护士解除聘用合同。

（二）主管护师培训

1. 通过培训使主管护师具备扎实的专科护理理论与技能，较强的处理护理疑难问题的能力，成为优秀的本专科学科带头人。

2. 分期、分批有计划完成护理本科护理教育。

3. 每年必须取得继续教育学分 30 学分。

4. 参与一项在研课题，每年发表论文 1 篇。

5. 每年承担 1 项继续教育项目（Ⅲ类）。

6. 承担护理专业大班课，负责临床带教。

（三）副主任护师以上人员培训

1. 通过培训使副主任护师以上人员具备扎实的专科护理理论与技能，较强的管理、教学、科研能力，成为本专科护理学科带头人。

2. 每年必须取得继续教育学分 30 分，定期选送国内、外培训。

3. 负责本病区或专科片的临床护理工作质量控制。

4. 有一项在研课题（主要负责人）。

5. 每年 1~2 篇见刊论文，负责 1~2 项继续教育项目。

6. 负责本科生、大专生的护理教材编写、课堂讲授及临床带教工作。

三、规范化培训分析评估法尝试

美国护士规范化培训工作较为领先，制定了护士规范化培训标准。该标准由护士局统一制定，各医院再根据具体情况制定出护士培训计划。如 Lott 通过收集地区性医院上岗培训资料以及文献搜索等方法，设定了一套护士上岗培训计划，运用于临床可提高护理人员对医院的满意度，使护理人员更有把握为患者提供安全的服务。我国学者也尝试将多种分析评估法运用于临床工作中。

(一)SWOT分析法

SWOT分析法最早于20世纪80年代初提出,是一种综合考虑企业内部条件和外部环境的各种因素,进行系统评价,从而选择最佳经营战略的方法。简而言之,该方法是对系统或机构的内部优势(Strength)和劣势(Weakness),外部机遇(Opportunity)和挑战(Threat)进行分析,然后寻求最佳的趋利避害的发展战略和策略,以充分利用发展机遇,见表7-6。该方法已经广泛应用于管理活动的许多领域,成为战略管理分析的重要工具。

表7-6　SWOT分析法

策略 内因 外因	优势(S) ①组织体系健全 ②制度完善可行 ③师资力量雄厚	劣势(W) ①培训对象素质参差不齐 ②欠缺明确的分层培训 ③思想重视不够 ④评价系统不完善
机遇(O) ①得到国家政策扶持 ②有利于全员素质的提高	SO策略 ①建立护士个人培训档案 ②成立护理人才库 ③提供更多的培训机会	WO策略 ①加强学习意识,调动积极性 ②制定分层培训计划 完善培训体系
挑战(T) ①缺乏规范化培训标准 ②护理人员培训需求增长	ST策略 ①探索、规范培训制度 ②提高规培老师的综合素质	WT策略 采取个性化培训

通过护士规范化培训的SWOT分析,制定4种策略模式:SO策略、WO策略、ST策略和WT策略。

1. SO策略　SO策略是发展企业内部优势与利用外部机会的战略。以护理事业发展规划为契机,逐级完善培训组织管理体系,成立护理人才库,不断挖掘出色的护士作为临床带教。建立护士个人培训档案,直观体现护士个人学习成长的历程。利用政策,向上级领导申请护士外出学习的机会,开拓眼界,吸取先进的专业理念和技术。

2. WO策略　WO策略是利用外部机会来弥补内部弱点,使企业改劣势而获取优势的战略。国外的继续护理学教育评价体系有过程评价、内容评价、结果评价、对患者和社会影响的评价,很多学者指出这是唯一有意义、有效的测量,因为它评价的是我们的服务对象对护理的满意度和护理行为变化的感知。只有健全的护士培训管理体系,才能保证培训的成效。所以,还需继续探索和改革培训评价体系,改变培训模式、考核形式。定期召开护士大会,组织学习心得交流、临床案例分析,不断加强年轻护士的学习意识,调动学习积极性,变被动学习为主动学习,提高自身学习管理能力。考虑制定分层培训制度及计划,根据不同的工作年限,制定不同的培训课程,提供必修课和选修课学习,每位规范化培训护士必须完成每年度的培训课程,并通过考核标准后方能进入下一轮培训。

3. ST策略　ST策略是指企业利用自身优势,回避或减轻外部威胁所造成的影响。目前国内尚未对护士的五年规范化培训制定统一标准,各医院可以相互学习取经,借鉴他人可取的做法,根据护理工作性质制定可行的培训制度,逐渐将培训规范化。随着护理教育水平的提高，新招聘护士的学历层次也有提高，他们对业务学习及综合素质的提高有着更高的需求。而医院现有的资深的临床带教多数为中专至大专学历，在一些人文社会科学方面缺乏先进性，所以护理部要加强分层级管理，对护士长和规范化培训老师进行多方面的培训，严格做好每季度的规范化培训老师考核，不断提高他们的综合素质，使他们在教学上从传统的经验型向专业化教师转变。

4. WT策略　WT策略是一种旨在减少内部弱点，回避外部环境威胁的防御性技术。规范化培训护士来自不同的毕业院校，他们所掌握的基础理论、基本技能、沟通能力、业务能力均有所不同。护理部可以在新护士上岗前进行综合素质摸底，指引规范化培训护士制定个人职业生涯规划。各科室临床带教老师根据每位规范化培训护士的自身情况，对他们采取有针对性地培训。护理部按阶段对培训护士进行评价，了解个人职业规划完成情况。

（二）360度评估反馈法

360度评估反馈，也称伞方位反馈评价、360度考核法或多源反馈评价，是指被考核人的上级、同级、下级、服务的客户和被考核人自己等全方位地对他进行评价，通过评论知晓各方面的意见，清除自己的长处和短处，来达到提高自己的目的。评估内容可能包括工作能力、人际关系、沟通技巧、行政能力和领导能力等。该方法是20世纪80年代产生的一种新的绩效评估方法，目前已经被《财富》1000强中的大多数企业所采用。通过用360度评估反馈法实现对护士规范化培训的有效考核，使得接受培训的护士参加培训的自觉性提高，依从性增强，使得护士长在培训教学中更加有规范性和计划性，使得护理部能够实时监控护士的规范化培训过程，确保了护士规范化培训计划的顺利进行，对培训效果有极大的提升作用。

第五节　继续护理学教育管理

继续护理学教育（Continuous Nursing Education，CNE）是指专业护理教育毕业后，以学习新理论、新知识、新技术和新方法为主的一种终身性护理教育。其主要目的是使护理技术人员保持高尚的医德医风的同时提高专业水平，紧跟护理前沿。

随着我国医学卫生事业的快速发展，临床护理工作的服务内涵发生着深刻变化。医护人员的知识更新周期日渐缩短，因此对在职护理人员进行继续教育对医院的整体医疗教学质量以及医院的发展起着至关重要的作用。而在职护士必须通过参加各种形式的继续教育，不断拓宽知识面、更新护理理论和实践知识，才能满足和适应现代护理工作。护士通过继续教育活动，可不断充实自己的专业知识和技能，并提高批判性思维能力，为以后出色的临床实践奠定基础。同时，继续教育也反映了自我导向学习能力的高低，佩尤职业健康委员会（Pew Health Professions Commission）将其列为21世纪保健专业人员21项能力之一。

一、组织管理

（一）对象

继续护理教育的对象是毕业后通过规范或非规范化的专业培训，具有护师及护师以上专业技术职务的正在从事护理专业技术工作的护理技术人员。参加继续护理学教育，既是广大护理技术人员享有的权利，又是应尽的义务。

(二)内容

继续护理学教育的内容要适应不同专科护理技术的实际需要。以现代护理技术发展中的新理论、新知识、新技术和新方法为重点进行护理专业继续教育。教学机构以及接受继续护理学教育的护理人员，在选择教学内容上应掌握分层次、分专业的原则，注重针对性、实用性和先进性。

在教学内容的选择上不能以教学单位、管理者或者医疗单位的主观判断为准则，而应该考虑社会和专业发展的需求以及不同地区、不同层次医院、不同层次护理人员的实际情况，结合单位和个人的教育目标和学习需求进行选择。

1. 体现新颖性　继续护理学教育内容应贴近国内外护理发展及医学发展动态，紧扣当前护理理论及临床的热点问题，注意适合不同专科护理需求，将教育内容定位于高起点、深层次、新进展上，如"以实证为基础的护理研究""计算机在护理中的应用""康复训练""社区护理网的建立""多媒体技术在护理领域的开发与应用"等方面，真正实现继续教育的"四新"和"三性"原则，满足广大护理人员的需求，达到继续教育的最终目的。

2. 加强针对性　继续护理学教育应遵循成人教育"补需"之宗旨，做到"干什么学什么，缺什么补什么"的原则，安排学习者急需的学习内容，在教学安排上坚持"3 个一致"，即教育的内容与护理人员的素质要求相一致，与护理工作特点相一致，与护理人员技术职称相一致，只有重视这 3 个一致，才能保证继续护理教育有较强的针对性，使继续护理教育内容直接为解决实际工作问题服务。

3. 增设教学内容　满足国家继续护理学教育有关规定，促进护理人员的专业发展，改进护理工作

(1)护理相关知识：以人为中心的整体护理模式，向护理人员提出了知识结构多元化的要求。护理是一种既有科学性又有艺术性的工作，仅有专业知识是不够的，还必须具有丰富的相关知识，如心理学、伦理学、社会学、人际关系学、民族学、宗教学、文学艺术等。美国继续护理学教育就非常重视伦理学。

(2)计算机知识和外语：现在计算机和外语的学习应纳入护士的岗位培训和持续性培训计划。计算机网络正在临床护理中的住院管理、医嘱处理、资料检索、费用查询、报表打印等方面发挥作用，并且广泛使用的医疗仪器，如监护仪、各种记录仪等都是由集成电路控制，没有计算机知识将无法很好地从事护理工作。而外语不仅是与来自不同国家和地区病人沟通的工具，又是和国外同行进行学术交流的必备手段。除此之外，在市场经济条件下，还要学习经济学知识，以随时帮助病人进行费用、效益评价，选择合理的治疗手段等。

(3)法律知识：在国家日益法制化的今天，尤其是随着举证倒置的提出，要求护理人员树立法制观念，用自己掌握的法律知识为病人服务，维护自己的职业尊严。因此应加强对护士的法制教育，认真组织学习《医疗事故处理条例》和《护士管理办法》，并用各种形式在护士中广泛开展普及法律知识教育，从根本上杜绝纠纷的发生，推动护理事业健康发展。

(4)专科护理知识：调查研究表明"在从事各类护理的总人数中，有 66.4% 的护理人员认为需要学习专科护理知识"，说明护理队伍中大多数人重视业务知识水平的提高。特别是急诊科、ICU 病房、外科等对继续教育非常重视，在这方面的研究比其他专科更多，例如急救护理继续教育的内容重点是：气管插管、胸外心脏按压、电除颤、院前急救技能

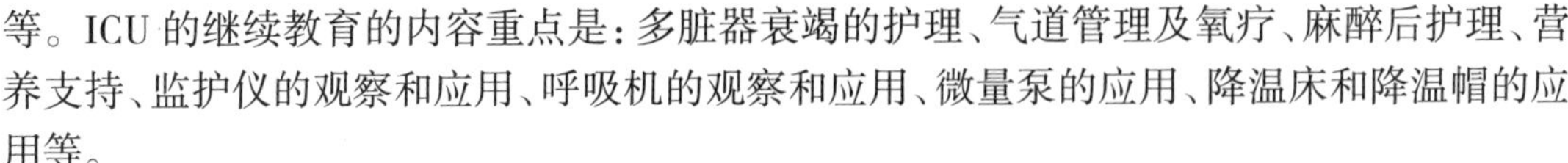

等。ICU 的继续教育的内容重点是：多脏器衰竭的护理、气道管理及氧疗、麻醉后护理、营养支持、监护仪的观察和应用、呼吸机的观察和应用、微量泵的应用、降温床和降温帽的应用等。

（5）专科护士培养：2005 年卫生部颁布了《中国护理事业发展规划纲要（2005—2010 年）》，提出建立和发展专科护士制度是提高护理专业技术水平和促进护理专业发展的重要方略。可见专科护士正接受着较专业化、规范化、标准化的培训。为了保证专科护士的质量，规范专科护士的培训教育，统一专科护士的管理，建议在制定护士法的同时制定专科护士管理办法，明确部门职责，完善再认证制度，保证专科护士持续发展。

（6）护理科研知识：提高护理科研水平是护理学科发展的重要标志之一。要想取得高水平的护理科研，必须具备有科学思维，从基本的科研方法做起，加强高层次护理人员的科研意识，提高其在护理实践中发现问题、分析问题、解决问题的能力。目前我国护理人员开展护理科研、护理新技术以及撰写论文能力较薄弱。有研究显示：护理人员对科研设计和论文写作知识需求率最高达 83.3%。因此，针对上述情况，举办有关护理科研设计、护理论文撰写、论文投稿指南等专题讲座是非常必要的。

（7）护士心理健康辅导：护士的心理健康水平明显低于全国成人常模。国内有研究报道护士的心理健康存在一定问题，心理健康状况不佳者占 12.3%~31.8%，另有调查显示 52.1% 护士认为自身存在心理健康问题。护士对日复一日超强度的工作产生了厌倦感、疲惫感，同时由于工作繁重，对家庭、孩子及父母的照顾不周，甚至力不从心，从而产生一系列生理、心理症状；另一方面护士自我成就感的心理需求得不到满足，导致心理失衡，心理健康状况变差，护士自身存在心理健康问题，这不利于提高护理专业人员的整体素质和护理质量，影响护理专业的发展，应重视护士自身的心理健康。

（三）组织形式

在医院继续医学领导小组、专业指导委员会、专家考评组和办公室的指导下，护理部成立继续护理学科组。

1. 学科组成员　护理部主任、教学助理、总护士长。

2. 具体分工　护理部负责高级职称护理人员继续护理学教育的实施工作；总护士长负责各片内主管护师继续护理学教育的实施工作；护士长负责各病区护师继续护理学教育的实施工作。

3. 任务　负责全院继续护理学教育项目及其主办单位和学分的审定，制定继续护理学教育发展计划。

4. 方法及形式　参加夜大学习、全国高等教育自学考试；选送优秀的护理人才到国内外先进的医院进修学习；定期举办护士新技术、新业务培训班，进行专业思想培训、专题讲座（基础护理、专科护理、护理管理、护理教育、理论教育、人文教育等），同时建立严格的管理及考核制度；远程教育。

二、学分要求

护师每年必须取得 25 学分，当年超过规定数的学分一般不能移至下一年。任职期至第 4 年修满规定学分，方可参加中级职称专业技术职务资格考试，至第 5 年修满规定学分，并通过资格考试，方可参加晋升主管护师职称评审。

主管护师、副主任护师、主任护师，每年必须取得30学分。未达到年度规定学分一次，职称缓评一年。任职期至第4年修满规定学分，方可参加一级职称专业技术资格考试。至第5年修满规定学分，其中军队一类和二类项目，或地方一类项目学分必须满10学分，方可参加晋升相应职称的评审。当年未获准晋升者，次年仍须修满30学分，以此类推。

三、计分时间及申报方法

（一）计分时间

当年11月1日至次年10月31日。

（二）申报方法

继续护理学教育项目实施分级管理，根据其内容、对象及审批权限分为三类。申请主办Ⅰ、Ⅱ类继续护理学教育项目的科室，于每年7月底之前填写项目申请表，报护理部审定。申请主办Ⅲ类继续护理学教育项目的科室，于每月的20日之前申报护理部审定，作为下一个月的继续护理学教育项目，由护理部统一向医教部教学办备案。

四、计分细则

（一）学分获取原则

1. 以本校、院办举办的军队和上海市继续护理教育学为主。

2. 以副高职称以上护理人员开展院内学术讲座、专题讨论会、专题讲习班、专题调研和疑难病例护理讨论会、多科室教学大查房等学术活动为主，每人每年至少主持其中一项学术活动。

3. 参加上海市护理学会举办的继续护理教育项目。

4. 如本市举办项目中专业未覆盖，必要时选择外省市举办的军内外领先的继续护理学教育一类项目，经科主任统一，护理部审批后方可外出，每年至多一次。

5. 夜班量：护师以上人员晚、夜班数达到标准，授予5学分，达不到扣相应学分。

（二）一类学分授予方法

参加者——按公布的学分授予。

主讲人——每学时3学分。

（三）二类学分计算方法

参加者——按公布的学分授予。

主讲者——每学时2学分。

（四）三类学分计算方法

1. 获各类科技（医疗、教学）成果奖　按一下类别计算学分：第一作者～第三作者（余类推）。

（1）国家自然科学奖、国家发明奖、国家科学技术进步奖

一等奖　　20、25、20学分

二等奖　　25、20、15学分

三等奖　　20、15、12学分

四等奖　　15、12、9学分

（2）军队、部委省市级

一等奖　　25、20、15学分

二等奖　　20、15、12学分

三等奖　　15、12、9学分

四等奖　　12、9、6学分

若同一项成果重复获奖，按最高学分；若不同项成果获奖，可累加授予学分。

2. 获各类科研项目基金　按以下类别计算学分：第一作者 ~ 第三作者（余类推）。

（1）国家级项目（合作项目计1/2学分）：12、10、8学分。

（2）军队、部委和省市基金：8、6、4学分。

（3）院内基金：4、2、1学分。

若同时获多项科研项目，可累加授予学分，但最高不超过25学分。

3. 在刊物上发表论文和综述　按以下类别计算学分，第一作者 ~ 第三作者（余类推）。

（1）国内刊物、具有国际标准刊号（ISSN）：10、9、8学分。

（2）国内统一刊号（CN）的刊物：8、7、6学分。

（3）省级刊物：6、5、4学分。

（4）地级以下刊物：4、3、2学分。

此项目所授予的学分数，最多不超过25学分。

4. 参加学术会议　第一作者 ~ 第三作者（余类推）。

（1）国际会议：8、7、6学分。

（2）全国会议：6、5、4学分。

（3）行政区级会议：5、4、3学分。

（4）省级会议：4、3、2学分。

在会上宣读论文者，按上述标准给分，书面交流和摘要等的作者，按下一级会议给分，仅列题者记1学分。

5. 出版医学著作或教材，每编写1000字授予1学分；发表医学译文1500汉字授予1学分；出国考察报告、国内专题调研报告，每篇授予6~12学分。

6. 出版国家级、军队级、省市级继续护理学教育项目的录像教材和幻灯片，录像教材A（讲授实录型）、B（讲授与资料编辑型）、C（形象素材编辑型）三类，成品放映时间每10分钟的长度，分别授予1、2、3学分。幻灯片每10张授予1学分。

7. 由国家卫计委、全军或省、自治区和直辖市继续医学教育委员会制定或指定的有关四新的自学资料、印象教材等，经考核按不同情况分别授予3、2、1学分。

8. 公派出国进修（含访问学者），时间在15天以上，每次授予学分最多不超过10学分。

9. 撰写综述并在科室或院系交流，每2000字授予1学分，但每年最多不超过5学分。

10. 由护理部、各片总护士长、病区护士长组织的学术报告、专题讲座、技术操作示教、手术示教、新技术推广等，必须在护理部备案，并统一向医教部申报，有计划、有安排、有告示。

主讲人——每次授予2学分。

参加者——每次授予0.5学分（累计最多不超过15学分）。

11. 疑难病历护理讨论会、多科室教学大查房必须事先组织申报、讨论时间地点要有告示。主讲人授予2学分，参加者每次授予0.5学分（最多不超过10学分）。

12. 完成带教任务的硕士研究生导师，每年分别授予7学分（参照研究生培养的有关规定）；完成进修生、研究生带教的直接带教老师，每年授予6学分。

13. 脱产参加教学工作的教员，考评合格，每人每年授予20学分。

14. 通过全国卫生系统外语水平考试（LPT）等外语水平测试，获得合格证书或合格成绩单，授予5学分。

15. 参加上海市护理学会各专科学会举办的专科学术讲座、学术年会及学术研讨会，由护理学会继续教育部授予学分。

主讲人——每3学时授予2学分。

参加者——每3学时授予0.5学分。

（五）学分登记

Ⅰ类、Ⅱ类学分由项目承办单位发放学分证明或直接登记于《军队继续医学教育学分登记证书》，交护理部审核。Ⅲ类学分由护理部登记，主管护师以上人员每年6月和12月交医教部教学办审核盖章。护师由护理部审核、盖章。

（六）进修护士管理

1. 进修护师的来源主要是总后统一分配的名额、教学协作区、教学基地、地方院校进修人员。

2. 进修生必须具备良好的政治和业务素质，身体健康，具有3年以上本专业实际工作经验的中专以上学历的护士，并取得卫计委颁发的护士执业证书。

3. 进修生由护理部审核，医教部统一计划，于每年的3月、9月各招收一次，进修期限为3~6个月。

4. 进修生报到后，由医教部、护理部集中培训一周后方可进入病区，着统一的蓝色工作服。

5. 各病区在进修生报到一周后，根据培训目标、要求和进修人员水平制定出进修生培训计划。

6. 各病区制定具备大专以上学历、临床经验丰富的护理人员担任进修生的带教工作。病区护士长指导、督促进修计划的落实。

7. 进修生不得随意更改进修计划，也不得任意延长进修时间。进修期间必须严格遵守医院的规章制度。

8. 进修结束后，护士长和带教教员对进修生的政治表现、学习态度、专业水平以及组织纪律等作出鉴定。经医教部审查后，寄一份给进修生的工作单位。

第六节 护理教育管理案例分析

——2015年护理本科生、大专生临床护理实习计划

（第二军医大学附属长海医院护理部）

2015年护理本科生、大专生临床实习自2015年3月开始（春季班2~3月，秋季班为5~7月）至2016年4~6月（春季班为1月），实习工作坚持“以人为本”的思想，突出“以病人为中心”的服务理念，强化“以实践能力为基础”的培养方式，达到“病人满意、学生满意、教员满意”的学习目标。具体计划如下。

一、组织体系

（一）实习领导小组

1. 组长　分管护理副院长
2. 副组长　护理部主任、临床护理教研室主任
3. 成员　总护士长

（二）实习计划执行网络结构

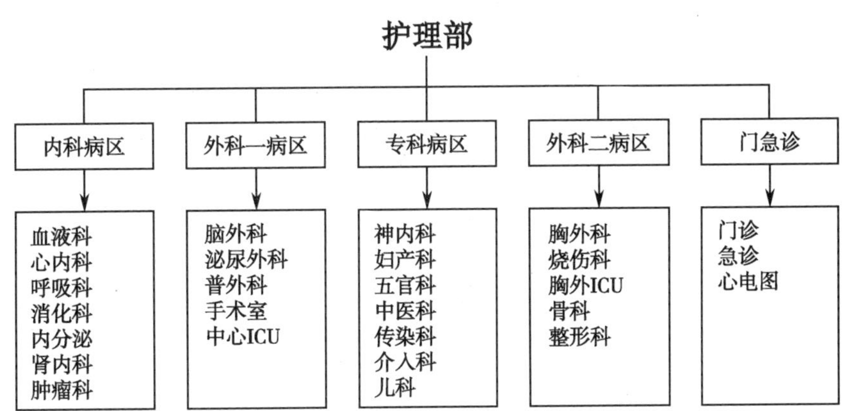

图7-1　临床实习管理网络结构图

二、实习期间分配及课时安排

（一）总实习时间为48周

（二）各实习科室安排

1. 基础护理实习4周。
2. 内科病区实习6周（整体护理）消化一病区、消化二病区、消化三病区、呼吸一病区、呼吸二病区、心内二病区、心内三病区、血液科病区、脑血管内科、神经内科。
3. 外科病区实习8周（整体护理）普一病区、普二病区、普二（二）病区、普三病区、普六病区、骨创伤病区、骨关节病区、骨脊柱病区、胸外一病区、胸外二病区、胸外三病区、神经外科、脑血管外科、泌尿外科一病区、泌尿外科二病区。
4. 其他病区（30周）胸外ICU/中心ICU（4周）、妇产科（4周）、急诊科（4周）、手术室（3周）/门诊（1周）、儿科（2周）、心电图（2周）、眼/耳鼻喉科/普四（2周）、传染科（2周）、中医/肿瘤/介入（2周）、整形/烧伤/烧伤ICU（2周）、内分泌/风免/肾内（2周）。

三、对病区的要求

1. 各片成立由总护士长负责、实习科室护士长参加的临床实习教学小组，负责督查本片内各科实习计划的落实、小讲课的安排等。
2. 各病区按实习大纲要求由护士长负责制定带教计划，负责计划的落实，达到教学大纲的目标要求。
3. 实习科室指定1、2名护师以上的专科护理骨干为科室总带教，负责教学计划的具体

实施，要求做到每周 2 个学时指导学生业务学习。可安排护理查房、病例讨论、护理操作示范、护理操作与理论考核等。大内科、大外科设总带教 1 名。总带教协助内外科总护士长计划与实施小讲课每周 1 次、教学查房每月 1 次。内容根据实习大纲内科系统、外科系统、专科护理要点。小讲课及业务学习时间安排在下午 16：00-17：00。

4. 每轮实习结束，科室组织负责进行理论和操作考试，考试成绩分别由科室存档和填入学员实习手册。出科前一天，病区护士长和科室总带教组织召开实习小组座谈会，总结实习期间的学员与教员取得的成绩与不足，提出进一步努力方向。

5. 查房与讲课：内外科实习整体护理的病区应安排学员参加主诊教授的查房以及每周科主任的大查房。每位学员完成健康教育专题讲座 2 次（内外科各 1 次）。

6. 实习轮转科室安排实习学员晚、夜班、两头班的值班任务时，夜间休息必须安排在科室值班室，确保学生安全。

四、对教员和学员的要求

（一）基础护理实习

基础护理实习时间 4 周，实习开始的第一轮进入内外科病区完成，实习内容：①生活护理：翻身、拍背、床上沐浴、床上洗头、床上洗脚、卧床病人饮食护理、大小便护理；②基础护理技术：口腔护理、会阴护理、生命体征的测量、铺床、吸氧、纳肛（开塞露、消炎痛栓、吲哚美辛等）、无菌技术、雾化、更换液体、安全器具的使用、巡视卡的应用；③物理诊断技术：病史收集、望触叩听的方法。

方法：学生排班全部为白班、两头班，科室指定一名总带教专人负责，实施示教 - 训练 - 考核。

（二）整体护理实习

在内外科完成整体护理实习，内科为 6 周、外科为 8 周，每位学员在带教教员的指导下，分管 4~8 张床位，按照护理程序要求系统完成病人从入院到出院整个护理全过程。完成 1 周晚夜班或两头班实习，了解护士的岗位职责与工作流程。

（三）护理病历书写

凡在整体护理病区实习的学员均应按照护理部“整体护理病历书写规范”或“病区示范病历”书写标准，书写所分管的每位病人的病历，完成一份大病历并上交护理部作为内外科理论考核的依据。

（四）护士长管理的实习

内外科整体护理实习期间，在护士长的指导下，每位学员进行为期 1 周的护理管理实习（内外科各 1 周），期间完成 1 次排班，组织 1 次集体健康教育或工休座谈会，组织 1 次教学查房或典型病例讨论。

（五）重症监护室实习

根据重症监护病人的生理、心理需求，学习重症监护患者的生活照护与病情观察，学习监护设备的使用与维护，由护士长制定带教教员进行“一对一”的带教负责制，并参与晚夜班实践。

（六）特殊科室实习

门诊、急诊、手术室、妇产科、小儿科、心电图室、眼耳鼻喉科、烧伤科、传染科、肿瘤科、中医科、介入科、内分泌、皮肤科、肾内科、普四科、传染科等特殊科室的实习按大纲要求，由护士长指定教员负责带教，了解该专科护理的主要特点。实习科室制定并负责出科考核，护理部教研督导组随机督查考核。

（七）制度要求

1. 学员必须遵守医院的各项规章制度，加强组织观念，服从护士长的安排，不准自行调班。请病假者需上交病假条至护理部，慢性病住院治疗或休息须经护理部同意方可实施；请事假者需出具所在学校证明函；实习期间病假超过1个月者应予补实习。

2. 实习中必须严格执行“三查七对”制度和其他护理操作常规，杜绝差错事故的发生，一旦发生差错缺点，必须立即向教员汇报，24h内向护士长汇报，由护士长向护理部汇报后酌情处理。

五、实习成绩评定

（一）实习学员成绩评定

由护理部教研委员会质量督导组对每位学员进行成绩评定，主要汇总以下几方面考核成绩：内外科整体护理交2份整体护理病历（内外科各1份），占30%；基础护理技术操作考核，占20%；所分管病人护理质量、病人对学生服务满意度占20%。

（二）实习科室带教质量评定

实习科室带教质量由护理部教研委员会质量督导组负责评估，评估成绩纳入科室护理质量考评项目。具体内容为：教学计划的制定落实，实习学生对分管病人实施整体护理的质量，病人对实习学员的满意度，学生对科室带教教员队伍的满意度。

六、临床护理教学质量督导组成员（略）

七、考核与评估附件

附件一、护理教学工作考评标准，见表7-7
附件二、实习学生对科室教员满意度调查表，见表7-8
附件三、科室教员对实习学生满意度调查表，见表7-9
附件四、住院患者对实习学生满意度调查表（略）
附件五、护理病历书写规范（略）
附件六、护理病历评估标准（略）
附件七、护理教学查房规范（略）
附件八、护理教学查房考评标准（略）
附件九、特、一级护理质量标准（略）
附件十、基础护理操作考核标准（测生命体征、铺床、无菌技术）（略）

××医院护理部
××××年××月

表 7-7 护理教学工作考评标准

项目	分值	考评内容	标准分	科室
教学计划	20分	1. 科室根据护理部教学计划和本专科实习大纲要求制定实习计划的内容	5分	
		2. 对科室内不同层次的实习人员分别制定相应的基础护理/整体护理临床实习计划，基础护理科室应制定具体的基础护理操作和理论计划	5分	
		3. 按计划实施各阶段实习内容，并对每名同学进行理论与操作考核	5分	
		4. 理论试卷批改存档，操作考核标准注明扣分点存档	5分	
带教师资	20分	1. 有明确的病区带教组长（护师及以上职称骨干）负责见习、实习、进修生的带教组织工作；带教教员经科室严格遴选，为护师或本专科工作3年以上骨干	5分	
		2. 有明确的带教教员队伍（要求专人带教，一带一或一带二，单独列出或记录在教学计划当中）	5分	
		3. 每个病区必须有至少一位骨干参加过临床护理师资培训并考核合格	5分	
		4. 有带教组长、带教教员的岗位职责和考评标准	5分	
教学内容	40分	1. 组织实习生、进修生参与小讲课、病例讨论或床旁示教，每周一次	5分	
		2. 内容能结合专科临床，理论联系实际，讲课记录存档（学员组织或主持的业务学习，应有教学组长或护士长评价）	5分	
		3. 学生熟悉并掌握业务学习内容（现场询问学生）	10分	
		4. 能合理组织学生进行教学查房或参加科室主诊教授/科主任查房，教学查房做到每月1次	5分	
		5. 查房记录能体现三级护理查房，即实习生回答提问、带教教员进行补充、护士长予以评价	5分	
		6. 学生实习作业（护理病历、小讲课、查房记录）存档整齐完整	10分	
教学管理	20分	1. 根据教学计划，认真落实完成科室教学内容	4分	
		2. 教学资料存放整齐、标识清楚，资料完整	4分	
		3. 学生作业有批改，有评价	4分	
		4. 客观、真实地落实教员与实习生的满意度互评	4分	
		5. 每季度总带教向护理部上交实习学员实习情况汇总（做成汇总表格式）	4分	

续表

项目	分值	考评内容	标准分	科室
教学科研	加分项，需有纸版记录	1. 本科生导师科室	0.5分	
		2. 获批教学课题	院级0.5分 校级1分 省部级2分	
		3. 有教学专利或主编/参编教学论著	2分	
		4. 核心期刊发表教学论文	1分	
总得分(100分)				

表 7-8　实习学生对科室教员满意度调查表

实习科室________　学校________　实习时间________至________

亲爱的同学：

您好！请您以客观、公正的态度，实事求是地在您认为恰当的栏目中打"√"，并且请您写出心目中的优秀带教教员，以及对科室带教工作的意见和建议。谢谢合作！

评价内容		非常满意(5分)	较满意(4分)	基本满意(3分)	较不满意(2分)	非常不满意(1分)
教学态度	1. 科室组建教学管理团队，有明确的总带教与带教教员					
	2. 带教教员热情耐心，认真回答学生问题					
	3. 带教教员以身作则，热心教学工作					
	4. 临床教员上班期间仪容端庄、衣冠整洁，举止言论符合教师身份					
	5. 引导、鼓励学生独立进行临床实践					
	6. 关心学生的思想、学习和生活，教学过程中能及时收集学生建议和意见					
教学内容	1. 根据实习大纲，制定并落实科室教学计划，符合大纲的基本要求，突出常见病、多发病及危重病的急救					
	2. 临床教学内容能将理论与临床有机结合					
	3. 教员备课充分					

续表

评价内容		非常满意（5分）	较满意（4分）	基本满意（3分）	较不满意（2分）	非常不满意（1分）
	4. 教学内容丰富，形式多样（查房、个案、讲课、示教、晨会提问等）					
教学方法	1. 带教教员严格按照护理操作规范进行示教					
	2. 带教教员做到放手不放眼，执行各项操作时能在旁及时给予指导					
	3. 运用多种教学方法（视频、多媒体、演示、实物等）增强教学效果					
	4. 指导学生落实个案护理及临床大病例的书写					
教学效果	1. 完成教学大纲要求，达到教学目的					
	2. 严格执行教学计划及教学周安排					
	3. 基础理论和技能概念清楚、正确					
	4. 重点、难点突出，讲解清晰明了、易于理解					
	5. 教员能够询问学生的学习需求，并将薄弱环节进行强化和巩固					
	6. 达到教学目标，掌握专科知识					
请写出你心目中的优秀带教教员（可写一人或多人，并请勾出该教员的优点或自己补充）:						
①科室：______ 姓名：______（态度好、理论强、操作好、沟通好、关心同学、耐心认真、______）						
②科室：______ 姓名：______（态度好、理论强、操作好、沟通好、关心同学、耐心认真、______）						
③科室：______ 姓名：______（态度好、理论强、操作好、沟通好、关心同学、耐心认真、______）						
请你提出对该科室带教工作的宝贵意见及建议：						

表 7-9 科室教员对实习学生满意度调查表

科室______ 实习时间______ 学校______ 学生姓名______

寄语：（护士长、总带教教员、具体带教教员三人评价）

请您以客观、公正的态度，实事求是地在下列表格中您认为恰当的栏目中打"√"；如该同学在实习期间有突出表现，请在相应空格中填写，并写出您心目中最满意的学员（1或2名）。

序号	考核内容	满意（10'）	较满意（8'）	基本满意（6'）	不满意（5'）
1	严格遵守医院各项规章制度				
2	学习态度认真，能自己主动发现问题，并寻找解决问题的方法				

续表

序号	考核内容	满意(10')	较满意(8')	基本满意(6')	不满意(5')
3	尊重教员，虚心请教				
4	严格执行查对、无菌、消毒隔离制度				
5	熟练掌握实习大纲中要求的各项护理操作与技术				
6	对患者有责任心、爱心、同情心，能吃苦耐劳，重视患者的基础护理				
7	能运用沟通技巧与患者进行有效的交流，建立良好的护患关系				
8	能给予患者正确、有效的健康教育和出院指导				
9	能与其他同学和睦相处、相互帮助				
10	您对该同学的总体印象				
总分					
突出表现					
优秀学员	仅限(1、2名)				

（胡文琳　李海燕）

第八章　护理科研管理

护理科研管理，是运用管理学的理论和方法对护理科研活动进行计划、实施及控制，以实现预定目标的组织协调活动。科研活动是通过一个个科研项目或课题的具体目标的完成来体现的，护理科研管理是开展护理科研的重要保障。通过对护理科研项目实行制度化和科学化的管理，保证科研计划圆满完成，出成果、出人才、出效益，提高竞争力。与其他学科一样，护理学也有许多问题需要解决，有许多经验需要总结，因此进行护理学科的科学研究具有十分重要的意义。护理人员应当在科研领域不断探索，不断完善护理理论体系，促进护理学科的持续发展。

第一节　护理科研的发展

一、护理科研的历史

（一）国外护理科研的历史

护理研究的历史起源于南丁格尔时代。她的经典作品《护理札记》（*Notes on Nursing*），强调护理人员在照顾病患时，需小心地进行观察。她相信透过观察，护理人员可以提供病患最好的照顾。南丁格尔早期就强调应该以系统性观察来取代过去尝试错误（trial-and-error）的方式，以提供适切的病患服务。这个观点为护理科学的演进埋下种子，使护理科学成为护理知识独特的主体。

20 世纪早期，发生两个重要事件，促成护理知识主体的成长，并确立护理是一门学科，它们对护理的发展与护理研究的方向产生非常重要的影响。而在这之前，透过南丁格尔在组织上的努力成果，护理只被当作是一种职业。这两个事件就是 1923 年的葛玛报告（Goldmark Report of 1923）以及 1948 年的布朗报告（Brown Report of 1948）。

葛玛报告是一份全面考察性的研究，用来决定护士应接受的最基本教育程度。当时，护理教育是在医院以“基础训练”的形式进行。这份报告建议公共卫生护士需要接受进一步的教育，而医院也必须为护理学生提供学习机会。在此研究基础之上，越来越多的护士接受到了高等学历的教育。随后，护理研究的重点转向了护生，包括其特点、存在的问题以及满足感。早期的护理研究很少受到基金资助，其中最早的是 Alice Malone，在 1936 年接受了来自 Sigma Theta Tau International 资助的 600 美元研究经费。

20 世纪 40 年代，由于在第二次世界大战期间对护士的高度需求，人们对护理教育研究的热情依然未减。在 1948 年，Brown EL 在关于专业护士的未来作用论著中，就明确指出护士忽视了护理科研和论文写作，她强调必须对护理科研进行支持，以提高专业工作水平。当时许多关于护士的角色以及态度、医院的环境、护患之间的关系等研究，均来自于 Brown 的研究报告。布朗报告是积极研究护理教育与服务议题的成果。这份报告将研究结果加以组合，以提供对护理照护的功能、角色、态度、工作环境、一般福利与病患间关系的建议。最后，这份报告促成护理学校的分级制度与评鉴。这两种结果激励护理管理者去发展适合的护理前期教育方法，并探讨护理服务的范围。同时，也促成发展报导研究发现的机制（如期刊）与建立机构来支持并指引护理研究的努力。同年，美国公共卫生部开始有了护理科研的规划，并于次年建立了“护理资源处，其目的在于提高护士素质和护理质量。尽管如此，在接下来几年内护理科研的发展并没有很大起色。直到 1955 年，护理处创立护理科研专项基金和研究院拨款方案，护理科研才得以广泛开展。此外，美国创办了《护理研究》杂志（Nursing Research），使得越来越多的护理研究者能够将自己的研究结果传播出去。

20 世纪 60 年代，一些护理高层管理者对于护理研究中缺乏与护理实践相关的研究表示担忧，以护理实践为导向的各种临床研究课题开始出现。在这一发展时期，研究领域主要涉及护士的作用，护理的程序和理论、护理教育等。此前，大多数护理科研是由行为科学家和系统工程师主持，大量的研究专款或基金并不是由护士获取，且很少有护士准备从事科研。1962 年，护理处为了资助高级护士的研究，创立科研研究生训练专款方案，以增加护理科学家的人数。在 1965 年，美国护士协会（American Nurse Association，ANA）开始召开全国性的科研年会，使科研者能够交流护理科研的经验和成果，并且成立了 ANA 护理科研委员会，积极从事护理科研活动。至此，美国护理结构和教育机构大力提倡护理科研，并取得了十分显著的成绩。不少由护士撰写的专著或者论文成为护理教育的教科书和参考资料，使护理学的理论框架、护理体系不断完善，并用于指导护理实践。

70 年代，为了满足不断增长的护理研究数量，许多杂志纷纷创刊，例如《高级护理科学》（Advances in Nursing Science）、《护理及健康研究》（Research in Nursing & Health）、《西方护理研究杂志》（Western Journal of Nursing Research）等。这一阶段最重要的特点是：护理研究的重点由护理教育以及护士自身转向提高患者照护的质量，这也标志着护士开始意识到应将研究结果应用到临床实践中以提高护理质量。

经历了缓慢的发展时期，欧洲各国在 1978 年成立了“欧洲护理研究工作组”，旨在建立欧洲国家的护理研究者之间的联系，发展并促进护理领域系统的合作。该工作组每两年组织一次护理大会，并提出促进护理研究发展的策略。

20 世纪 80 年代后，随着计算机技术的广泛应用，护理科研的发展进入了新的时期。1986 年，在美国国立卫生研究院（National Institute of Health，NIH）下设了国家护理研究中心（National Center for Nursing Research，NCNR），其目的在于促进并资助与病人护理相关的研究项目及培训项目。随着循证医学的不断发展，护士逐渐认识到研究结果的证据远比权威者的意见更加有力，它应该成为临床决策的基础。90 年代初，美国国家护理研究中心改称为国家护理研究院（National Institute of Nursing Research，NINR）。NINR 的建立提升了护理科研在医学研究中的地位，使护理研究成为医学健康相关领域研究中的主流之一。与此同时，受到资助的护理研究项目也越来越多。直至今日，护理科研依旧在快速发展，而护理研究所接受的资助也在不断增长。目前各国护理研究内容不同，但基本均涉及到疾病预防、健康促进、症状管理、老年护理、社区护理、健康及疾病的自我管理、终末期患者护理、将医疗成果应用到临床以及重塑健康系统等方面。

（二）我国护理科研的历史

我国的护理科研发展受到社会及历史因素的影响，起步较晚，初期发展较为缓慢，但近年来发展较迅速。我国的护理科研发展大致可分为如下几个时期：

1. 开创时期 这一时期成立了中国护士学会学术委员会，1954 年《中华护理杂志》创刊以来，护理研究的领域主要以技术革新和经验总结体会为主，同时涉及到护理教育方面的问题。

2. 恢复与提高时期 此期间研究内容和水平有了一定的发展，主要为：①健全护理教育体制：老一辈护理专家对护理教育的状况进行了调查，研究结果促成了 1985 年全国八所大学开始本科护理教育，随后高等护理教育在更多的高校继续发展。护理研究课程已纳入护理本科生教学计划，成为必修课。②护理理论方面的研究：80 年代开始实行“责任制护理”，并开始探讨护理程序的应用。后逐步引入了一些国外先进的护理理论，并于近几年在高校中逐步开设了研究生层次的护理理论课程，用于指导护理研究。但我国并没有自己特有的护理理论体系，多为借鉴国外的已有理论和模式。③专科护理研究以及护理器具革新等方面也有了一定的进展。

3. 加速发展时期 “八五”期间中华护理学会的工作重点转移到护理研究上来，在广泛开展学术交流的基础之上，结合临床和教学实际，积极开展科学研究，这极大地促进了护理事业的发展。目前，高等护理教育体系已经形成，1992 年开始硕士护理教育，到 2003 年已经发展到十多个硕士培养点，2004 年第二军医大学开始招收护理学博士生，开创了我国历史上第一个培养护理学博士的基地。硕士及博士护理教育培养了更高层次的护理科研人才。同时，护理研究成果、论著、论文以及各种书刊不断涌现。多年来全国各省市护理学会和杂志社都相继举办了多种形式的护理论文交流和论文写作讲习班，一些高校也针对护理领域的特定人群开展有针对性的护理科研学习班等，这些反映了我国护理研究工作的动态及护士队伍对科研工作的热情和积极参与，说明我国护理科研工作已有较好的发展态势，广大护士的科研意识在不断提高。

此外，为鼓励护理科技工作者奋发进取，促进护理学科发展，中华护理学会自 1993 年起设立了每 2 年评选一次的“护理科技进步奖”，以加速国内护理人才的培养和科技进步，提高护理质量，促进病人康复。2008 年，中华护理学会第 25 届理事会在原“护理科技进步奖”的基础上，根据科技部《社会力量设立科学技术奖管理办法》的文件精神，组织专家制定了《中华护理学会科技奖奖励办法》和《中华护理学会科技奖奖励办法细则》并上报中华人民共和国科技部。2009 年 3 月 6 日被科技部批准为“中华护理学会科技奖”。该奖项是中国护理学科最高奖，它的设立极大地鼓舞了国内护理科研工作者的热情，进一步提升国内护理科研的数量和质量。

但是，目前我国的护理科研水平和发达国家相比，仍有较大的差距。主要表现在：科研成果学术水平不高，科学性和创新性存在一定的差距；科研设计不够完善；研究方法简单，主要以回顾性研究、调查性研究为主。这与护理人员知识结构中缺乏科研知识和统计学知

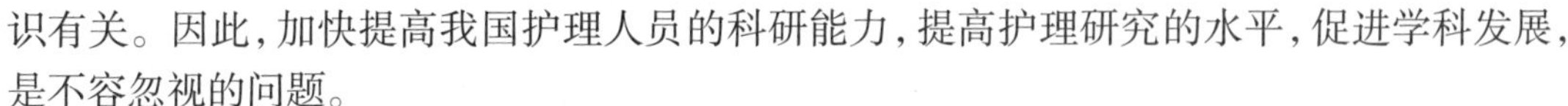

识有关。因此，加快提高我国护理人员的科研能力，提高护理研究的水平，促进学科发展，是不容忽视的问题。

二、护理科研的特点

护理学作为一级学科应有它自己的知识体系、职责范围和伦理道德要求，并在护理实践中不断得到完善。现阶段，护理学科存在许多需要解决的问题，通过系统地研究和评价护理问题，开展护理科研工作，能够改进护理工作，提高护理质量。护理科研的根本目的是促进现代科学技术向临床护理科研的广泛渗透和应用，提高护理人员的整体素质，推进护理学科的发展。护理科研除了具有一般学科研究特点之外，还具有护理科研自身的特点。

（一）以结合临床需要，解决临床实际问题为宗旨

护理工作的主要任务是为病人提供优质的护理服务。护理工作的改进主要是通过护理科学技术来完成的。由于疾病发生的原因及演变过程十分复杂，再加上医学模式的转变、护理模式及护理人物的变化，护理领域存在着大量亟待研究和解决的问题，危重病人监护、老年病人护理、社区护理、康复护理、护理教育等等，都是护理工作中的主要研究问题。由此可见，临床是护理科研的广阔天地，护理科研必须结合临床实际需要，以切实解决病人临床护理问题为宗旨。

（二）以保障病人安全为前提

护理科研的对象是人，人是最复杂的生物体，既有生物特性又有社会性，既有生理活动又有复杂的心理活动，还受到各种自然环境因素的影响。因此，在护理科研中，从一开始就应该充分考虑到研究对象的特殊性，把握好研究对象的每一个环节。同时，护理科研成果最终是要应用于人，促进人的疾病康复和健康，这就决定了护理科研的风险性。因此，护理科研应以保障人的生命安全为前提。

（三）以提高临床护理水平为最终目标

开展护理科研是为了探索护理学基本理论，找出科学依据，在逐步丰富理论的基础上形成我国自身的护理理论体系，为护理实践服务。通过科研工作不仅可以巩固和发展已有的理论知识，而且还可以扩大知识范围，提高思维能力和工作能力，从而促进护理工作不断向高级阶段发展，达到全面提升护理服务质量、提高临床护理水平的最终目标。

三、护理科研的任务

护理研究分为基础性研究和应用性研究，目前大部分护理研究内容着重于应用性研究。

（一）临床护理研究

主要包括针对临床护理问题、护理方法、专科技术、康复护理及家庭照护等方面的研究，涵盖诸多贴近临床工作的护理实践相关的内容，如急救护理、危重症护理，内镜新技术、新方法，中西医结合护理等。

（二）护理管理学研究

护理管理是护理学与管理学相结合的一门应用科学，先进的护理技术与先进的管理方法是促进护理管理发展的两大支柱。但先进的护理技术能否很好地应用于实际有赖于先进的护理管理手段。目前，护理管理正逐渐从经验管理转向应用现代管理科学理论、方法和

技术进行科学管理的方向发展，其研究内容十分丰富，包括有关护理行政管理、领导方式、护理人才流动与合作安排、护理人才培养与选择、人力资源利用与开发、工作绩效考核和护理质量控制与改进等方面的内容。

（三）护理理论研究

广义的护理理论是指护理学科知识体系，包括基础护理理论和专科护理理论两个方面。基础护理理论包含基础护理学、护理程序等在内的基础护理知识；专科护理理论包含专科护理新理论、新观点的研究，它是临床护理研究的重点。狭义的护理理论是指包括护理哲学、各种护理模式等方面的理论基础。

（四）护理心理学研究

护理心理学是护理学与心理学相结合而产生的一门学科，护理心理学的研究是运用心理学的理论和方法探讨人的心理规律与健康的关系，探索有效的心理护理方法与技巧。其研究对象主要是病人、病人家属及护理者。研究内容是三者的心理活动规律，即心理过程（认知过程、情感过程、意志过程等）、个性特征（兴趣、能力、气质、性格）及相关影响。例如，一些学者将心理测量引入心理护理范畴，使心理护理更加科学化、规范化，在护理心理学领域展现出广阔的应用前景。

（五）护理教育研究

护理教育研究的目的是培养适应现代化护理科学技术发展的人才，主要探讨护理教学的课程设置、教学方法、教学评估方法、人才培养模式、师资培养、护士在职教育和继续医学教育等方面的问题。护理教育研究可结合护理人员的岗前教育、毕业教育、继续教育及实习生实习教育等不同形式进行研究，对各种不同的教育质量进行评估，包括数量评估、资质评估和效益评估等。

第二节　护理科研管理的原则与意义

一、护理科研的原则

（一）基本伦理原则

临床护理科研的目的是为了维护和增进人类健康并造福于人类，因而护理科研不同于其他学科科研活动的关键在于，它总是直接或间接地为人的生命和健康利益服务，所以不管医学科研工作者是否意识到，整个护理学科研活动都会始终在人类道德的天平上接受道德检验。在临床护理研究中首先要注意保护病人的利益。由于病人是一个相对弱势的群体，在研究活动中需要给予特别的关注，在医疗活动中，病人享有生命权、健康权、身体权、保护隐私权、知情同意权等，这些权利在临床研究中同样需要得到尊重和保护。《赫尔辛基宣言》提出了临床实验需要遵循的最基本的4条原则：①参试者的人和尊严必须得到尊重和保护；②研究过程必须完整，临床研究必须在临床前期研究的基础上进行，其本身必须是科学、可行的；③必须将临床研究的有关事宜通告受试者；④只有受过训练及有经验的临床研究人员才有资格从事临床实验研究工作。

1. 有利无害原则　是指解除或减轻患者痛苦，治愈疾病或缓解症状，同时在经济上减少开支，尽可能避免疼痛与痛苦、损害与残疾甚至死亡的发生，使患者在生理和精神上受益。《赫尔辛基宣言》的核心思想之一是病人的生命权和健康权高于一切，在临床研究中不能以损害病人的利益为代价进行研究，即使这项研究在科学上有重要意义甚至有国家利益的需要。从大的方面来讲，临床护理研究的成果早日应用于临床，有利于护理学科的发展和人民健康水平的提高，与有利无害原则相一致。但是长期以来，由于临床护理科研缺乏系统的伦理学管理条例的实施，很多临床护理研究在实验前并没有严密实验设计、没有充分科学依据，从而导致在科研过程中损害病人利益的事例时有发生。这就要求临床护理科研工作者在进行以人为主体的护理科研时，应将有利无害原则作为准则，以研究结果对病人有利为主要准则。在临床研究中首先要注意保护病人的利益，保护病人的身体权及隐私权。病人的身体权是指病人对自身正常或非正常的肢体、器官、组织拥有支配权，研究者不经病人同意或亲属签字不能随意进行处理。在临床护理研究中病人的隐私应得到有效的保护，未经病人或亲属同意，不得随意公开病人的隐私。

2. 知情同意原则　是一切涉及人体研究活动和行为的伦理学基础，知情同意是一个完整的概念，但包含两层含义，即知情权和同意权。知情是同意或拒绝的前提，同意是知情的结果，即病人有权利知道研究者希望自己参加的是什么临床研究项目，了解与该研究有关的各种信息，并有权决定是同意参加还是拒绝参加该临床研究，并有随时中途退出临床研究的权利。人体实验最早的伦理法典《纽伦堡法典》的第一条就是受试者的知情同意原则，即接受实验者必须自愿同意参加，必须具有法律能力和自由选择的能力填写知情同意书，不受任何欺骗、胁迫、劝诱、恐吓或任何强迫手段的驱使。研究者有责任让受试者对实验的主题、时间、目的、方法、可能的伤害、不便、对健康或个人的影响有充足的认识和了解，以便受试者做出决定。

1964 年的《赫尔辛基宣言》对知情同意做了进一步、更细致的补充，如：①若断定某一新的治疗方法具有挽救生命、恢复健康或减轻痛苦的作用，应首先采用之。但在采用之前，应向患者解释清楚，征得患者的同意。对无行为能力的患者，必须事先取得法定代理人的同意；②必须对受试者说明该研究的性质、目的和危险性；③在患者尚未完全知情及表示同意之前，不可对其施行临床研究。若其为无行为能力者，则必须取得其法定代理人的同意；④受试者的同意须以书面为凭。知情同意原则体现在护理科研的过程中，就要求只要是涉及与病人有关的研究，研究者均应向准备参加研究的病人告知该研究的目的、方法、可能带来的不便，并注意根据病人的理解、判断能力采取通俗的语言，以确保病人真正理解并自愿确认其同意参加，并在书面的知情同意书上亲笔签名、注明日期，作为知情同意且自愿参加的证明文件。

知情同意书应以受试者容易理解的文字，详细描述其研究内容、可预见风险、预计利益、参与可能带来的益处、保密措施、对伤害的赔偿办法、和谁联系来解决研究过程中的疑问，并解释是自愿参与，以及在任何时候不提供任何理由的情况下，可以自主决定退出研究而不受惩罚。在描述预见风险、预计利益和参与可能带来益处的时候，研究者必须实事求是，不夸大收益，也不隐瞒风险，这样研究对象才能够在权衡风险、利益的基础上做出自己的决定。

3. 公平公正原则　是指在临床护理科研过程中，在研究对象的入选和排除及分组时应注意遵循的伦理原则，即在开展护理科研时，应注意受试者的入选和排除标准是否合适、公平。对于研究方案中的实验组和对照组最好能做到随机分组，使每位病人承受危害和享受利益的机会均等，对不需要设置空白对照组的研究绝对不允许设置空白对照组，否则是对空白对照组受试者的不公平和伤害。特别注意不要使研究的危害不公平过分集中在某些病人身上，在进行某些改进护理措施的有效性研究时，不能为了得到阳性结果而对实验组病人关怀备至，而对对照组病人不理不睬，从而人为造成实验误差。如在关于病人健康教育的研究中，将病人按有无健康教育进行分组研究是不妥当的。众所周知，进行健康教育是护士的基本职业要求，这样人为的剥夺一组病人享受健康教育权利的做法有违护士职业道德，同时也不符合整体护理要求。

4. 自主性原则　要求医务工作者尊重患者的自主性。一是要求医护人员在诊疗过程中为患者提供适量、正确、患者能够理解的相关信息，如果对患者缺乏必要的信息公开，那么自主性难以实现；二是患者必须具有一定的自主能力，对于丧失自主能力或缺乏自主能力的患者，其自主性通常由家属或者监护人代替。

（二）科研诚信

科研诚信，指科研工作者要实事求是，不欺骗，不弄虚作假，还要恪守科学价值准则、科学精神以及科学活动的行为规范。科研活动作为对未知规律和事物的探索，科学、规范地进行科研活动，对科学知识的获取和交流、科学研究对象的保护、科研成果的获得和转化使用等具有重要的意义。而科研诚信行为的缺失尤其是科研不端行为（伪造、篡改、剽窃等），对科学的进步与发展会产生负面的影响，不仅影响个人、单位、学术领域、国家科学家群体的声誉，更会影响到社会对科学和科学工作者的信任。科研不端行为的报道时有发生，侧面反映出了造成这一问题的诸多原因，如医护人员及教师科研压力过大、社会不良风气影响及存在浮躁心态、侥幸心理等。

随着科研诚信越来越受到社会和学术领域的重视，维护和促进护理科研诚信，促进护理科研的正常开展，已成为国内外护理学科领域的共识。近年来国内外在呼吁加强科学共同体科研诚信自律的同时，有关部门也相继制定了科研诚信守则或行为规范，对推动诚信建设起到了重要作用。为引导广大医学科研人员提高诚信意识，遵守诚信原则，养成良好科研行为习惯，国家卫生计生委员会和中医药管理局联合制订了《医学科研诚信和相关行为规范》（以下简称《规范》），以加强卫生计生领域的医学科研诚信行为规范和监管体制建设。

《规范》共五章，35 条，具体包括：总则、医学科研人员诚信行为规范、医学科研机构诚信规范、实施与监督、附则等五章。从医学科研人员、机构和管理部门的角度提出诚信行为规范和制度建设要求，突出正面引导功能。对于科研不端行为的处罚将按照有关法规执行。《规范》从科研方案设计、立项申请、开展研究、论文发表、奖励申报等各环节提出诚信行为规范要求，强调医学科研人员须遵守科研伦理原则，保护受试者，并进一步从医学研究样本采集、过程记录、不良事件处理等方面提出诚信行为规范。

《规范》制定的原则有以下三点：一是依法依规原则。《中华人民共和国科学技术进步法》等法律规定了科技人员要遵守科研诚信，尊重知识产权；国家要设立监督管理机制；建立学术诚信档案制度等。二是注重医学研究特殊性原则。医学研究与生命健康息息相关，需要坚持伦理原则，对受试者进行有效保护，制定具有可操作性的科研诚信规范。三是诚信行为规范与制度建设并举原则。在规范科研人员行为的同时，也要发挥机构、部门对诚信监管作用，明确职责，建立健全规章制度。

值得注意的是,《规范》中规定了医疗及医学教学相关机构要加强对科研诚信建设的领导、组织和管理,加强对科研人员培训,建立健全机构内部科研诚信监管制度,如:诚信信用管理制度、举报人保护制度、不端行为调查处理制度等。

有效的护理科研管理可以促进护理科研流程的规范化,对科研诚信实现有监管、促进和预防作用,提高科研质量。因此,作为护理管理者,应注重对护理人员尤其是从事护理科研人员科研诚信意识的提升,利用科室和医院例会,主动加强对科研诚信重要性的宣传和教育,坚决抵制科研不端行为,遏制科研失范行为,倡导负责任性研究。同时,应加强对科研规范、科研伦理原则的学习和宣传度,逐步提升其被知晓度,避免在不知情的情况下发生科研不端行为。医院和各科室应注重营造良好的学术科研氛围,提升护理人员科研诚信意识,促进护理科研者自觉践行良好的科研行为。对于因科研能力不足可能导致的科研不端行为或其他不当行为,应将提高科研人员的科研能力作为科研诚信建设的重要组成部分。医院和科室应重视提升护士科研意识,使其了解科研的重要性,多举办护理学术交流、选题、论文写作等专题讲座,多进行较系统的、规范的科研知识培训;引导护士主动了解国内外护理发展动态,护理科研选题的方向和趋势,及时总结自己的临床经验,并与科学知识相结合;以点带面,以面带科,全面推进临床护理科研的进程。

此外,还有学者建议在我国高等教育中应开设科研诚信类课程,同时教师应将诚信教育融入到专业课程教育之中,在进行科研培训时,应增设相关的科研诚信教育。

二、护理科研的意义

(一)指导临床护理实践

护理人员日常工作繁杂,忙于打针、发药、基础护理等,限制了临床护理应有职能的发挥。虽然伴随着现代医学的进步,护理模式已经发生了转变,但是临床护理的实际工作并没有发生实质的变化,具体表现如下:护理理念和概念落后,现代临床护理知识和技能掌握不足,临床医疗和护理的诊断、治疗、康复工作决策参与的程度不够以及科研意识与经验不足等。在科研活动中,护理人员可以加强医学基础课程、护理专业课程及公共基础课程的学习,强化理论知识与操作技能,更新知识体系,拓宽职业生涯的发展道路。

(二)推动护理学科发展

护理科研可以让护理人员认识到自身知识水平的不足之处,促进其加强进一步的学习,有更大的动力去参加科研培训、继续教育等活动。护理学科的建设从根本上来说是基于临床护理而言的,只有合理使用护理人员,完善梯队建设,充分发挥其才干,使其安于本职工作,护理科研正是满足护理骨干价值需要的重要举措之一。

(三)促进医院发展

一家医院的层次高低与否,与护理工作的正常运转息息相关。护理人员占据着医院员工总数的近一半,在医院中发挥着极其重要的作用。医院需要护理人员提高知识水平与职业技能来适应高科技的医疗、护理设备的使用,而不仅限于打针、发药等基础操作技术。护理实践水平的提升,能够对病人的疾病结局产生深远的积极影响,提高医院的综合竞争力。

第三节　护理科研的基本方法

一、量性研究

(一)量性研究概述

1. 概念　量性研究(Quantitative Research)是指规定收集资料的方法，通过数字资料来研究现象的因果关系。这种方法认为获得数字的研究可达到测量精确，能较客观地描述问题和现象，并用统计学方法分析资料和设对照组来避免研究中的偏差。现有的大部分研究都属于量性研究的范畴，目前医学与护理学杂志中所刊登的论文也大多属于此类。

2. 目的　量性研究的目的是预测和控制，这种方法是一种计量研究的方法，通过观察指标获得数字型资料，用来描述变量，检测变量间的关系，决定变量间的因果关系。量性研究一般只能解释所提出的研究问题变量之间的因果关系，验证理论或进一步发展某理论或模式。

3. 方法　常采用实验法、调查法和历史研究法。量性研究在课题确定后要有严谨完整的科研设计，对研究形成初步假设，并规定收集资料和数据分析的方法。

(二)量性研究的基本方法

量性研究的基本方法主要包括三大类：实验性研究、类实验性研究与非实验性研究。

1. 实验性研究

(1)概念：实验性研究(Experiment Study)又称干预性研究(Intervention study)，是研究者根据研究目的人为地给研究对象设置干预措施，按重复、对照、随机化原则控制干预措施以外的影响因素，总结干预措施的结果。该方法由于人为地控制研究因素，避免外来因素的干扰，其结果说服力强，可强有力地验证各类假设，但以人为研究对象时往往涉及医学伦理问题，在应用及推广上受到一定的限制。在护理研究中，常规护理措施、新的护理措施的研究与评价和最佳护理方法的选择均属于此范畴。

(2)特点

1)干预(Intervention)：干预又称实验因素、处理因素，是研究者根据不同研究目的施加给研究对象引起直接或间接效应的处理因素，该因素是研究者主观施加的各种外部干预，如物理因素的电、磁、射线、针刺、理疗等，化学因素的药物、毒物、激素等各种有机和无机的化学物质，生物因素的细菌、病毒、寄生虫等，心理因素的语言、暗示等；也可以是存在着的一种固有因素或不同季节、不同区域等的某种自然条件，例如调查冠心病的流行情况，其饮食习惯(高脂肪、高胆固醇饮食)就是一个固有因素。干预是实验性研究和非实验性研究的根本区别。

2)设立对照(Control)：在实验性研究中，除了干预对研究结果产生影响以外，还有一些非干预因素也会对结果产生影响。为了控制或消除实验中非干预因素的影响，可以根据施加因素的多少设置一个或多个对照组。设立对照时要求所比较的各组间除干预因素不同外，其他非干预因素应尽可能相同，从而能够正确评价干预效果。

合理的对照要求对照组与实验组的样本数尽可能相同，以获得最佳的统计学假设检验效能。对照的形式有多种，如同期随机对照、非随机同期对照、自身对照、交叉对照及历史对照等，可以依据研究目的和内容加以选择。

3）随机化（Randomization）：为了在选取样本和将研究对象分组时，避免来自研究者与研究对象两个方面主观因素的干扰使结果偏离真实值，采用特殊方法使总体或样本中每个个体发生某事件的概率均等。随机化是护理科研设计的重要研究方法和基本原则之一，包括随机抽样和随机分组两种形式。

随机抽样是指在抽样过程中，采用随机化方法，使总体符合研究者制定的研究对象的标准而被选中的研究对象，均有相同的机会进入实验组，最大限度地降低附加变量的影响，从而使样本更具有代表性，得出的结果更能够反映总体的客观情况。常用的随机抽样方法主要有简单随机抽样、分层抽样、系统抽样、整群抽样与多阶段抽样等。

随机分组是指为了提高组间的均衡性，减少非研究因素的干扰，在研究样本确定后，进一步采用随机的方法，使研究对象以同等的机会被分配进入实验组或对照组中。常用的随机分组方法主要包括简单随机化分组、区组随机化分组、分层随机化分组、分层区组随机化分组以及动态随机化分组等。

（3）意义：实验性研究能反映研究的科学性和客观性，能够准确地解释自变量和因变量之间的因果关系，是检验因果假设最有说服力的一种研究设计。

2. 类实验性研究

（1）概念：类实验性研究（Quasi-experimental Study）又称半实验研究，是指在研究中，研究者不能完全控制研究对象的分组，即设计内容一定有对研究对象的护理干预内容，但可能缺少随机分组或没有设立对照组，或两种设计内容都没有。在护理研究过程中无法严格地控制附加变量而不能采用实验性研究来回答因果关系时，最好采用类实验性研究。常用的类实验研究包括不对等对照组设计、自身前后对照设计及时间连续性设计等。

（2）特点：同样具备人为地施加因素的特点，即实验设计中有护理干预内容。类实验性研究与实验性研究的根本区别是，类实验性研究缺少实验性研究的另外两个特点——设立对照组和采用随机原则中的一个，或者二者均不具备。

（3）意义：类实性研究对因果关系的论述较弱，但能够说明一定的问题。由于不能很好地控制附加变量，因此可信度不如实验性研究。由于在实际对人的研究中，很难进行完全的实验性研究，特别是要达到随机分组比较困难，因此选择类实验性研究的可行性较高。

3. 非实验性研究

（1）概念：非实验性研究（Non-experimental Study）即流行病学中的观察性研究（Observational Study），它是指通过对研究对象在自然状态下根据特定的特征分组后进行观察、记录，并对结果进行描述和对比分析而得出结论。与实验性研究和类实验研究方法不同，此类研究方法的研究者没有（或未能）人为设置处理因素。由于这类研究常在自然的状态下进行，因此较为简便易行，适用于对所研究的问题了解不多或该研究问题情况较复杂时选用。本研究中包括描述性研究（包括简单描述性研究和比较描述性研究）、相关性研究、分析性研究（包括病例对照研究和队列研究）、评价性研究、工具研究、汇总分析、二手资料分析、专家函询及需求评估。

1）描述性研究（Descriptive Study）：描述性研究是指利用已有的资料或特殊调查的资料，按不同地区、不同时间以及不同人群特征分组，把疾病或健康状态和暴露因素的分布情况真实地描述出来。通过比较分析导致疾病或健康状态分布差异的可能原因，提出进一步的研究方向或防治策略的设想。是目前中国护理领域应用最多的一种方法，通过观察、记录和描述其状态、程度，以便从中发现规律，或确定可能的影响因素，用以回答“是什么”或“什么样”的问题。如“上海市护理人力资源配置现状研究”“军队非现役文职护士任职培训现状调查”等。

2）相关性研究（Correlational Study）：相关性研究即流行病学中的生态学研究（Ecological Study），是探索各个变量之间是否存在关系或存在什么样的关系的研究。这种研究方法同样没有任何人为的施加因素，与描述性研究不同之处在于要有几个明确的观察变量，以便回答所观察的变量间是否有关系，具有更多的“探索”原因的作用，可以为进一步研究提供研究思路。相关性研究包括比较研究和趋势研究。例如，“脊柱骨折手术后患者拔除尿管后首次排尿时间及其影响因素分析”，通过相关性研究初步确定变量之间的关系，能够为进一步形成脊柱骨折手术后患者的膀胱功能康复训练方案提供理论基础。

相关性研究可以利用病历资料和常规资料，节省人力、物力和时间，并在研究初期提供方向性信息。但是由于无法控制混杂因素的影响，容易产生偏倚，造成虚假联系；而且由于所收集信息多属于宏观数据，在评价疾病程度、时间关系、暴露水平等指标时准确性较低，结果的论证强度有限。

3）分析性研究（Comparative Study）：分析性研究又称为比较性研究，是指在自然状态下，对两种或两种以上不同事物、现象、行为或人群的异同进行比较的研究方法。分析性研究属于观察法，暴露不是人为干预和随机分配，而是在研究前已客观存在的，这是与实验性研究的重要区别；分析性研究必须设立对照组，这是与描述性研究的重要区别。根据其研究目的，可分为队列研究（属于前瞻性研究，观察目前存在差异的两组或以上的研究对象在自然状态下若干时间后的情况如何）和病例对照研究（属于回顾性研究，探寻造成目前差异的原因的研究）两种。

队列研究（Cohort Study）是将某一特定人群按是否暴露于某可疑因素或暴露程度分为不同的亚组，追踪观察两组或多组成员结局（如疾病）发生的情况，比较各组之间结局发生率的差异，从而判定这些因素与该结局之间有无因果关联及关联程度的一种观察性研究方法。队列研究的方向是纵向的、前瞻性的，即由因到果的研究方向。也就是说，在研究开始时有“因”存在，并无“果”发生，在“因”的作用下，直接观察“果”的发生。如果暴露组（或大剂量组）的率显著高于未暴露组（或小剂量组）的率，则可认为这种暴露与疾病存在联系，并在符合一些条件时有可能是因果联系。

病例对照研究（Case Control Study）又称回顾性研究，是以现在确诊的患有某特定疾病的病人作为病例，以不患有该病但具有可比性的个体作为对照，通过询问、实验室检查或复查病史，搜集既往各种可能的危险因素的暴露史，测量并比较病例组与对照组中各因素的暴露比例，经统计学检验，若两组差别有意义，则可认为因素与疾病之间存在着统计学上的关联。病例对照研究从因果关系的时间顺序来看，是从“果”查“因”的研究方法，也就是从已患病的病例中寻找过去可能与疾病有关的因素。

（2）特点：由于非实验性研究常在自然的状态下进行，因此较为简便易行，可以收集较多的信息，适用于对所研究的问题了解不多或该研究问题情况较复杂时选用，是护理研究中最常用的研究方法，但由于没有人为施加因素，也无法控制外变量的影响，因此对解释因果关系的参考价值不大。

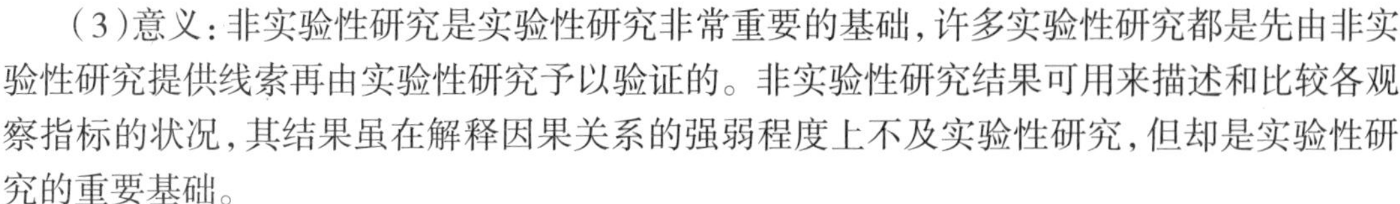

（3）意义：非实验性研究是实验性研究非常重要的基础，许多实验性研究都是先由非实验性研究提供线索再由实验性研究予以验证的。非实验性研究结果可用来描述和比较各观察指标的状况，其结果虽在解释因果关系的强弱程度上不及实验性研究，但却是实验性研究的重要基础。

（三）量性研究的基本步骤

科学研究是在现有知识的指导下，对尚未研究或未深入研究过的事物或问题进行研究的过程。护理研究步骤与医学或其他学科的研究步骤基本相同，包括：①提出问题和确立研究问题；②研究设计（确定研究对象和选择研究方法）；③预实验；④收集资料（原始数据的积累和处理）；⑤统计学分析；⑥撰写论文等。以上步骤之间界限不是分得很清楚，有些步骤常是同时或重复进行的。

1. 提出问题和形成假设

（1）选题：护理研究的选题大多数从护理经验和日常工作实践中发现问题，也可以从国家政策或国家的招标课题中选题，另外还可以从学术信息中选题。选题是研究工作的重要步骤，是一个值得重视的过程，平时需要积累，多看资料和多思考。选题的一般原则主要有：科学性、创新性、可行性和实用性。

（2）查阅文献：查阅文献和立题过程是相结合而伴随进行的，在一个研究课题开始之前，必须先了解与课题有关的信息，阅读文献目的是：了解关于研究课题的研究历史、现状、动态和水平；查看自己选题的内容有无与他人工作完全重复，以减少盲目性；可以启发自己的研究思路；寻找相关的理论依据。因此，从事科研工作必须要查看文献，并要带着问题查阅文献。选择阅读文献内容的方法，应以参考近几年发表的资料为主，与课题有密切关系的文章应细读，根据自己掌握的方法，通过各种文献检索工具，寻找需要的内容。

（3）假设的形成：假设是研究前对要研究的问题提出的预期目的，根据假设确定研究对象、方法和观察指标等。通过获得的实验结果来验证或否定假设，并对提出的问题进行解释和回答。假设是科学性和推测性的统一，常由理论推测而得，所以假设能提供研究方向、指导研究设计。不是所有的研究都需要提出明确的预期目的，如量性研究需要有研究设计，因此有假设提出，而描述性研究就不一定要有假设形成，质性研究在研究开始可能没有假设和研究设计，然而在研究完成时，可能会产生研究的预期性答案。

（4）陈述问题和理论框架：陈述所提出研究问题的背景和主要思路，说明立题依据和预期目的，根据研究相关的理论框架或概念框架，以指导课题的研究。在研究中理论的应用是很重要的，它影响着假设的形成、研究设计和结果分析，根据理论引导进行研究，所得结果也必然纳入理论框架中。理论是解释观察事物现象的依据，也起着指导研究方向的作用，使研究结果更具深度。

2. 科研设计主要内容

（1）研究对象（受试者）：因为科研资料来自研究对象，所以必须按规定的条件严格选择研究对象。选择研究对象时应注意以下三个方面：研究对象是否对处理因素敏感；研究对象是否对处理因素的反应稳定；研究对象要有严格的纳入标准（Inclusion Criteria）与排除标准（Exclusion Criteria）。

（2）随机分组：随机就是按照机遇原则来进行分组。目的是为排除干扰因素，使所有干扰因素能均分到实验组和对照组内，避免研究结果受研究者主观因素或其他误差的影响。

（3）设对照组：目的为排除与研究无关的外变量因素的影响，对照组和实验组能在尽可能相同的条件下进行观察，使结果具有可比性。

（4）观察指标：指标（观察项目）在研究中是用来反映研究目的的某些现象和测量标志，也是确定收集数据的途径。通过观察指标所取得的各项资料，可以从中分析出研究结果，如用身高、体重作为反映儿童发育状况的指标。

（5）确认变量：变量是研究工作中所遇到的各种变化因素。变异是普遍存在的生物特性，是可以观察和测量得到的。变量可分为自变量、因变量和无关变量。通过确认变量，可以分清主要变量及相关变量，帮助完善科研设计。

3. 预实验　预实验（Pilot Study）也称可行性研究或实验研究，指在正式开始研究工作前，为保证科研工作能按照设计内容顺利进行，先做的一些小规模的预实验，目的为熟悉和摸清研究条件，检查课题设计是否切合实际，有无需要修正的地方，及核实样本的估计是否合适等。凡是正式实验中所需应用的各种量表、仪器和工具等，应在预实验中进行初步试用、检测和操作，同时也可以了解到研究对象对研究方法和干预措施的反应，以便及时修改，使之能获得更佳的数据资料。预实验还可以对参加研究工作者进行培训，统一方法，减少误差，并能对完成本课题的工作量和人力安排做出更恰当的估计。预实验样本量可为科研设计总样本量的10%~20%。预实验也可用作对研究工作如自设调查表等信度和效度的测定。

4. 原始资料的收集和处理　通过各种测量、问卷、调查和观察等方法从研究对象处直接收集到的科研资料，称之为原始资料，也叫第一手资料。科研资料的记录必须可靠，不可自行更改并应完整保存。在原始资料整理后再进一步分析资料的价值和意义。通常研究中得到的资料可分为计量资料（定量资料）和计数资料（定性资料），介于其中的为等级资料（半定量资料）。统计学分析定量资料和定性资料时选用的检验方法和计算公式都不同。分析整理研究资料多用计算的方法，如用百分率、均数、标准差、标准误，还可用统计图和表格来归纳研究结果。

5. 科研数据的统计学分析　研究问题的目的在于认识客观规律。实验只在少数受试者身上（样本）进行，而结论却要推至研究对象的全体（总体）。由于生物变异性大，个体差异普遍存在，所以研究资料只有通过统计学方法来进行分析才能找出规律性的答案，得到有意义的结论。数据统计学方法是临床研究工作中必不可少的工具，其来源于概率统计学。概率论是数理统计的基础，统计分析的许多结论都是建立在概率大小的基础上。在科研工作中，根据各种公式计算求得 P 值（Probability）后，用以分析和判断研究结果，是具有科学性和常选用的方法。

6. 论文撰写　科研论文是科研工作的书面总结，也是科学的论证文章。研究论文是科研工作的一个重要组成部分，论文写作有一定格式要求，除立意要新，还要注意科学性，即实事求是，取材要可靠和真实，方法和结果要经得起重复验证。论文内容包括前言、资料来源和方法、结果及讨论等部分，用文字表达出研究者对课题的一系列思维过程，通过对研究结果进行充分讨论，由感性认识上升到理性认识。撰写论文是科研工作的最后一个步骤，没有写出论文，任何研究工作就不能称之为完成。

（四）循证护理研究

循证护理（Evidence-based Nursing，EBN）是随着循证医学的产生与发展而出现的。

1992 年，加拿大 MeMaster 大学的 David Sackett 等提出了循证医学的概念，并发表了其代表作 *How to Practice and Teach Evidence Based Medicine*。同年在英国，成立了世界上第 1 个 Cochrane 中心。1993 年又正式成立了 Cochrane 协作网。受循证医学思想的影响和启发，循证护理悄然兴起并得以迅速发展，尤其是在英国、加拿大和美国，遵循证据的观念被不少护士所接受，循证护理研究得以相继开展，循证护理实践在不断地被尝试。1996 年，英国的 York 大学成立了全球第一个循证护理中心（NHSCRD）。1998 年，英国创办了《循证护理》杂志。在我国，四川大学华西医院于 1999 年首先开始对护理人员进行循证实践的相关培训，并将循证护理的方法应用于临床实践。复旦大学护理学院于 2004 年 11 月成立国内第一个循证护理中心，致力于推广循证护理实践，进行证据转化、证据传播、证据应用，翻译并传播“最佳护理实践临床指南”，以推动我国临床护理实践的发展。

循证护理是护理人员在计划护理活动过程中，审慎地、明确地、明智地将科研结论与临床经验、患者愿望相结合，获取证据，作为临床护理决策依据的过程。它也是循证医学和循证保健必不可少的环节。循证护理模式包括四个连续的过程：循证问题（Evidence Triggered）、循证支持（Evidence Supported）、循证观察（Evidence Observed）、循证应用（Evidence Based）。这一模式针对在护理实践过程中发现的实践和理论问题，通过权威的资料来源收集实证资料，寻找最佳的护理行为，再用批判性的眼光来评价它能否取得最佳成效，或者是否需要进一步开展研究。

循证护理的开展主要包括 5 个具体步骤：

1. 寻找临床实践中的问题，并将其特定化（Focused）、结构化（Structured）；

2. 根据所提出的问题进行相关文献的系统综述（Systematic Review），以寻找来源于研究的外部证据（External Evidence from Research）；

3. 对科研证据的有效性（Validity）和推广性（Generalizability）进行审慎评审（Critical Appraisal）；

4. 将所获得的科研证据与临床专门知识和经验（Clinical Expertise）、病人需求（Patient's Preference）相结合，即将科研证据转化为临床证据，并根据临床证据作出符合病人需求的护理计划；

5. 实施该护理计划，并通过自评（Self-reflection）、同行评议（Peer Assessment）、评审（Audit）等方式监测临床证据的实施效果。

二、质性研究

（一）质性研究概述

1. 概念　质性研究（Qualitative Research）又称定性研究，是研究者凭借研究对象的主观资料和研究者进入当事人的处境中参与分析资料，找出人类生活过程中不同层次的共同特性和内涵，用文字描述报告结果。质性研究侧重于探讨现象的本质，发现新理论框架和模式，可以了解和解释一些量性研究不能解释的问题和现象。质性研究还为护理科研提供研究某些特殊群体的需求、现象和问题的方法，并提供相应的护理措施。

2. 目的　质性研究的目的在于描述和理解，是用系统的、互动的、主观的方法来描述生活经验和赋予一定的意义。强调对研究对象有重要意义的观点和事实，而不是对研究者有重要意义的结果。例如：对临终关怀进行研究的目的主要在于理解临终者的看法和观点，而不是护士或其他医务工作者所认为的临终前的需要。它探索现象的深度、丰富性和复杂性，指导护理实践，有助于护理理论的发展以建立护理知识。

3. 方法 研究者参与到自然情境之中，而非人工控制的实验环境，充分地收集资料，对社会现象进行整体性的探究，采用归纳而非演绎的思路来分析资料和形成理论，通过与研究对象的实际互动来理解他们的行为，常用方法包含但不限于个案研究、现象学研究、人种学研究、论述分析、访谈研究等。

（二）质性研究的基本方法

质性研究常采用面对面的个案互动的研究方式，研究者必须深入到研究对象的生活中，并且在保持现实的自然情况下，了解动态现象和各层面的背景，获取研究资料。研究方法常选用：

1. 个案研究（Case Study） 是针对个别事件、个体或个别单位深入调查和研究，系统地对其背景、现状、发展及结果进行详细描述，或者对其行为、态度及相关因素等运用一定的理论框架进行分析的方法。包括对一些特殊事例或有目的地进行某种实验的事例加以详细描述，以及对未知领域或新理论、新技术的深入分析。

2. 现象学研究（Phenomenological Approach） 是一种观察特定的现象，分析该现象中的内在成分和外在成分，把其中的重要要素提炼出来，并探讨各要素之间及各要素与周围情景之间关系的方法。

3. 扎根理论研究（Ground Theory Approach） 以社会学中的符号关联理论为基础，研究社会过程和社会结构以及社会发展和演化过程，寻找研究问题的影响因素和相关因素，资料一般从事实中来，理论从资料中形成。目的是对现实中的现象进行深入解释，并产生理论。

4. 人种学研究（Ethnographic Research） 是研究者本身亲自到实地去收集资料，并且周期性地去收集资料。通过实际参与人们自然情形下的生活、深入观察、深刻会谈并在档案或文史资料中查询资料，探讨一定时间内人们的生活方式或体验。目的是从所研究的文化群体中学习，以理解他们的价值观念、行为特征、习俗等，它可以促进对真相的认识。

5. 行动研究法（Action Research） 是一种由实践者自己实施的、在实践中进行的、旨在改进实践的研究方法。其目的是为了求善，而不是求真。实践者在研究中行动，在行动中研究，研究的目的是发现问题、实施对策、提高反思能力，并改进工作和生存环境。行动研究不局限于使用单一的研究方法，原则上行动研究可以使用量性或质性的研究方法，只要能够达到目的即可。评价行动研究和检验研究结果的标准是：行动者的意识和能力是否提高，问题是否得到解决，生存环境是否有所改善。

（三）质性研究的基本步骤

虽然质性研究有不同的方法，但其大致经历如下几个过程：确定研究问题、选择研究场所和对象、数据收集、资料分析、质性研究报告的撰写、研究结果可靠性分析等。

1. 确定研究问题 质性研究的选题可以是针对特定群体中存在的问题或理论性问题，也可以是对特定制度、事件或措施内容的分析。研究的问题既要具有足够的概括性，又要保留探索的空间，同时又必须有焦点，限制研究的范围。质性研究是一个不断聚焦的过程，因此随着研究的实施和研究者的不断反思，研究问题也会不断深入、明晰。在质性研究中，比较适合的问题一般包含“如何”或“什么”这类提问，而非量性研究中“是/否”的问题形式。

例如,“三级甲等综合性医院临床护理人员能级划分标准的依据是什么?”“护理大专生临床实习体验如何?”在对研究问题标书之后,研究者还需对表述中的重要概念进行界定,使这些概念在研究中具有可操作性。

2. 选择研究场所和对象　研究场所是研究实施的具体情境,不仅包括访谈或观察实施的具体地点,还包括研究对象所处的工作或生活环境。对研究场所的描述有助于读者了解研究所处的情景,加深对研究结果的理解。质性研究并不像量性研究那样需要严格的纳入和排除标准,研究对象的选取可以是同质的,即在研究者所要研究的问题方面具有相同的特征;也可以是异质的,即可以反向纳入与所要研究的问题特点完全相反的典型个案,以提供更多的信息。方法主要有方便选样、滚雪球选样和理论选样等。质性研究的样本量较小,一般为6~20人不等,纳入样本的截点为收集资料的信息达到饱和为止,即不再出现更多的信息。

3. 数据收集方法　质性研究中,研究者是研究工具,也往往是资料的收集者。因此掌握正确的资料收集技能,对产生正确、有效的研究结果至关重要。

质性研究资料的收集方法主要有三种:访谈法、观察法和证物法。访谈法是调查者直接与被调查者进行接触,提出问题并获得答案的过程。这种方法按照一定的调查摸底,依据访谈提纲,由访谈调查员面对面地询问与调研课题有关的当事人,从而获得资料。观察法是收集非语言行为资料的基本方法,通过文字记录、录音、录像等手段,将被研究者的日常活动记录下来作为研究的材料,通过对材料的分析得到研究者需要的答案。证物法是通过收集证物获得答案的过程,证物主要分为文字性证物和物质性证物,文字性证物如日记、书信、电子邮件、音像资料、档案材料等,物质性证物主要是各种人工制品。其他方法还有文献法、田野工作法、专家调查法、座谈调查法等。

4. 资料整理与分析　质性资料分析是一个十分复杂的过程,研究者通过对其所获取的庞杂的质性资料进行逐步提炼和浓缩,系统地寻找其中所包含的意义。质性研究中诸多方法的哲学基础和具体研究方法有所不同,但其中存在一些共性。

资料的整理与分析是一个反复循环的过程,这与量性研究中先收集资料,再进行整理和分析的特点完全不同。最常见的资料类型为文本,研究者在分析资料前需要将录音资料转化为文本,这一过程要注意一字不漏、及时转化和多处备份,转化的文本资料要使用预设的管理方案进行系统地档案管理,以方便研究者在研究过程中存储、取用及保护资料,避免文本资料的混乱。通过重复阅读文本或聆听录音磁带、使用备忘录等方法,对资料内容不断熟悉,在此基础上设计分类纲要,将文本进行简化,使其转化为更小段、更易管理和阅读。随后根据分类纲要进行编码,也就是在分类资料中寻找反映资料内涵的词语、词句或段落。这是一个对文本资料进行简化、提炼的过程,需要进行持续的比较和分析。将资料代码中所呈现出来的关系进行整合,得到抽象化的一个名词或概念,就是主题。确认主题的过程是循环往复的,在获得初步主题后,还需要返回到资料中去验证主题是否和文字资料相匹配。

5. 质性研究报告的撰写　质性研究报告的结构与一般研究报告所要求的程式基本一致,但与量性研究相比有以下三个特点:①质性研究报告形式可以较灵活,研究者可以根据自己收集资料的特性及写作对象不同而做出相应的选择;②由于资料以文字为主,而非数据,文章中往往包含许多引文和扩展的案例,因此报告的内容难以压缩;③质性研究报告更加注重可读性，尤其是对研究方法和结果的推论过程要有深入细致的描述，但同时应注意避免繁冗的陈述，而要突出研究问题、研究方法和研究结果之间的协调性和连贯性。

6. 研究结果的可信度　由于在质性研究中，研究者既是资料收集者，又是资料分析者，因此其分析结果的可信度存在争议。有学者提出了对质性研究“可信度”的评价指标：即可信性（Credibility）、可依靠性（Dependability）、可确认性（Confirmability）和可转换性（Transferability）。具体来说，常用以下几种方法：①长期沉浸，即投入足够的时间去收集资料以获得对研究人群的文化、语言、观点的深入接触，并检查错误和歪曲的信息；②合众法，运用多种研究对象、资料来源、方法和理论观点来收集资料，以减少单一方法产生的系统性偏差；③回访受访者，即研究者再次回到研究场所中对译码和解释进行再确认的过程；④反例分析，即寻找矛盾的证据或反面案例以判断分类或推论是否有误。如何取得可信的资料，是研究过程中运用资料收集策略的重点，研究者必须将整个研究过程与决策加以说明，说明如何在研究过程中取得可信的资料，以提供判断资料可信度的信息。

三、混合性研究

混合方法研究是继量性研究与质性研究范式之后的“第三种研究范式”。混合方法研究的优势在于它克服了一些由于单一方法而带来的问题，相比于其他研究方法论而言，具有更大的理论说服力和现实的可能性。但目前我国护理科研领域对混合方法研究的推介和认识非常有限。

2003 年，Creswell 定义混合方法研究为在一个独立的研究中，数据的搜集或分析既使用了量性研究，又使用了质性研究两种以上的方法，但偏重于某一种方法，数据搜集或分析可同时或循序进行，不同性质数据的整合会在研究过程的某一阶段或更多的阶段进行。

由于每一个研究都涉及到问题的类型、数据的收集方法、具体的研究方法、分析程序、相关哲学问题等，因此很多学者在评价方法、护理、公共卫生、教育等研究领域探索并揭示出混合方法研究的类型，在此简要介绍一种基于混合目的提出的设计类型，包括：①三角互证设计，即采用不同研究方法和设计来研究同一现象，以寻求结果的集中和证明；②互补设计，即对两种研究方法所得结果进行比较，以寻求详尽的解释、改进、例证或澄清问题；③创新设计，即在揭示矛盾和冲突中重构研究问题；④发展设计，即一种研究方法获得的结果成为另一种研究方法发展的基础；⑤扩展设计，即利用不同的研究方法为不同的研究成分寻求扩展研究的广度与范围。

混合研究作为一种新的研究范式，克服了使用单一方法而带来的具体问题，表现：①在同一框架内通过量性和质性分析技术，可以合并两种研究范式的优点，充分展示量性研究和质性研究的优点；②在一个研究中使用两种方法，能利用一种研究方法的优点克服另一种研究方法的弱点，形成交叉性优势；③研究者能根据研究问题选择研究方法和手段；④通过结果的集中和证实，可为研究结论提供更有力的证据；⑤避免或减少使用单一方法而可能忽略的洞察和理解；⑥可产生沟通理论与实践所需要的更加完全的知识；⑦能发现或检验某个扎根理论；⑧对所研究问题的回答更宽、更全面。

吸收其他学科的研究方法对提升护理研究质量和解决护理实践问题会有所帮助，而混合方法研究的多元研究方法思维可增加护理研究的设计和手段，改变和提高我国护理研究质量。混合方法研究涉及到多种方法的交叉与整合，既对研究者的研究素养提出了更高的标准，也反映了混合方法研究更适合有配备研究团队的综合性研究项目。然而，我国护理研究的管理体制和运行机制中存在着一些问题：①对研究项目参加人员限额过少，时间限定过短，经费资助力度不够；②护理研究缺乏系统性和完整性；③研究成果评价上存在重视论文发表的数量，忽视对护理实际问题解决能力和对实践的指导价值；④职称评定重视研究成果数量，忽视研究成果质量。这些都不利于研究团队组建和研究向广度、深度的发展，不利于提高我国护理研究水平。混合方法研究发展的同时，也将会挑战某些现行管理制度，但其在护理研究中仍有很大的发展空间，值得护理管理者和研究者进一步探讨。

第四节　护理科研管理

一、护理科研管理概述

护理科研管理是对护理领域的科学研究和技术活动的管理，具体地说，就是运用计划、组织、协调、管理等基本手段，有效地利用人、财、物、信息等要素，使其配合，发挥最高效率，达到最佳效果。要实现科研的高效管理，首先要有一个完善的组织机构以及保证目标实现的管理程序，并保证项目日常管理的实现。

（一）护理科研的组织机构

1. 护理科研委员会　是在分管院长及护理部主任领导下，负责护理科研管理的论证、评估预测、监督和指导工作。其主要任务包括：拟定和评议医院护理科研工作发展规划和年度计划；科研课题申报前的评审或咨询，提出改进的意见与建议；论证科研课题的科学性、先进性、实用性及可行性；参加科研课题的结题评审，鉴定科研成果；组织院内护理人员在职教育及科研学术交流活动。

一般来讲，一个较为完善的护理科研管理组织结构自上而下分为几个层次：分管院长 / 护理部主任 - 科研干事 - 院级护理学术委员会 - 各科护理科研小组 - 临床护理人员。护理部主任把握护理科研的发展方向，指导和监督科研工作的开展。科研干事负责各项管理制度的落实并组织全院护理科研工作的具体实施。院级护理学术委员会应由医院内学术造诣较高、才学出众、品德高尚的专家组成，不应仅局限于护理专家，可适当纳入其他学科专家，人数一般为 8~10 人。小组成员来自临床各个科室，可以包括研究生、本科生和大专生。院级护理学术委员会成员分别担任各自大科科研小组的组长。由此形成自上而下的连贯结构。

2. 伦理委员会（Ethics Committee）　是由医学专业人员、法律专家及非医务人员组成的独立组织，其职责为论证护理科研中的设计是否合乎道德，并为之提供公众保证，确保受试者的安全、健康和权益受到保护。在临床开展护理科研的过程中，凡是应用于人体的新技术、新材料、新方法等涉及伦理学的问题都应在经过伦理委员会审定后，严格按照国际上共同遵守相关守则及规定，经受试者同意后，计划周密地开展科研工作。

伦理委员会的职责及权限主要包括：要求研究人员提供知情同意书，或者根据研究人员的请求，批准免除知情同意程序；要求研究人员修改方案；要求研究人员终止或结束研究活动；对研究方案做出批准、不批准或者修改后再审查的决定。伦理委员做出的决定应当得到伦理委员会三分之二委员同意。

3. 课题组 每个科研课题项目，一般都是由课题组集体实施完成的。课题组实行课题主持人负责制，课题负责人是课题方案的设计者，课题实施的组织者、管理者，还是课题研究过程的指导者、监督者。课题组承担科研课题的研究和管理，其主要职责是：实施科研项目的计划管理，制订规章制度；根据课题任务专项分工，明确各成员责任，并提出工作质量要求；组织课题研究；进行经费预算和分配；定期上报课题研究进度与计划实施情况；资料整理归档，总结上报研究结果；对课题组进行工作小结，并提出奖惩建议。

（二）护理科研管理要素

护理科研管理的要素主要包括：科研人才、科研经费、时间和信息。创造科研条件是完成科研任务的基本保证，将护理科研管理的基本要素结合起来，通过科学的组织管理，才能够有效地发挥各自的作用，产生较大的效益。

1. 科研人才 人在管理活动中是最活跃的要素。提高护理人员对科研工作的重要性认识，注重在职教育提高科研素质，实行科研项目责任到人的举措，能够从不同方面促进科研工作的发展。科研人员的质量和数量是关系科研工作能否顺利开展并取得预期成果的首要条件，是衡量医院护理科研水平的重要标志。科研人才应具备较高的素质和较强的研究潜能、创新实践精神以及实现自我价值为目标的价值观。充分发挥各层次护理人员的不同特点，利用学有所长的护理专家的丰富经验，结合年轻骨干掌握的完善科研方法理论，能够形成一支紧密结合的护理科研团队，发挥各自的最大效能。而对于科研管理人员而言，必须运用系统论、控制论、信息论、决策论等现代管理的科学理论，综合采取决策、计划、协调、控制、奖励等科学方法和手段，以便有效实施科研计划、提供信息情报、组织学术交流、进行科技成果鉴定和推广。

2. 科研经费 科研经费是开展科研工作的基本保证，护理科研应引入竞争机制，对多项护理科研课题进行评审招标，对重点课题进行重点扶植，同时鼓励特色科室的科研活动，争取更高层次的护理课题。一些机构护理科研基础差、水平低、更需要领导予以重视，并给予一定的倾斜政策，优先拨给科研经费。对水平低的研究积极扶持指导，在评定时适当放宽政策，使护理人员形成踊跃参与的竞争局面。

3. 时间 管理活动都是在一定时间和空间进行的，正确认识时间，科学支配时间，是现代管理的重要内容之一。针对护理工作具有连续性、难集中的特点，合理安排科研活动时间，是保证多数课题组成员积极参与科研活动的有效方法。另外还可按固定时间进行科研活动，内容充实，形式多样，切实保证学习效果。

4. 信息 护理科研离不开医学信息，只有掌握大量信息，才能有立意新颖、质量高、科学严谨的研究。信息技术的普及为科研人员带来了极大的便利，网络及数据库资源丰富了护理科研人员的信息来源。此外，国内外不断增加的护理期刊各具特色，为科研人员提供了更多的信息参考依据。研究人员还应注重从其他不同的途径来获取信息，如临床工作中的护理记录、详细的医疗病历档案、以及一些先进的学术交流活动等，使自己的研究更具广度、深度及先进性。科研管理人员要定期举办医学文献网络信息检索技能培训，提高护理人员获取网络医学情报信息的能力；同时要注意提高护理人员外语和计算机操作水平，为更好地开展护理科研打下坚实的基础。

（三）护理科研的管理制度

护理科研管理是医院科学管理工作的一个组成部分，医院护理管理者不仅要组织开展全院性的科研工作，还应建立健全科研管理制度，保证护理科研工作顺利进行，使科研成果为护理工作现代化发挥其应有的作用。按照科研管理的工作流程，一般分为三个阶段：第一阶段为课题立项阶段，包括选题、申报、立项审批、经费预算等；第二阶段为课题进展阶段，主要是中期检查，包括阶段成果、完成情况、经费使用管理、年度拨款情况、课题变更等；第三阶段为项目结题阶段，包括结项、评估、鉴定材料等。护理科研的管理制度通常针对上述环节制定，主要包括：

1. 科研计划和科研建设管理制度　科研工作要有规划，科研设计应注意科研项目的先进性和实用性。基层制定计划应按直属关系上报批准；上级机构要认真审查，批准后要严格执行，无特殊情况不可更改。

2. 科研成果和推广使用制度　成果鉴定是以科研题目和成果水平而定。鉴定级别一般分为国家级、省部级、地市级和基层4个等级。由组织对科研成果的实用意义和学术水平做出评价，以确定是否推广使用。

3. 科研成果奖励制度　成果的奖励标准是根据成果水平和实用价值而定。鉴定奖励分精神、物质等形式。科研成果获奖后，须将科研人员的成就记入本人的技术档案中。应积极采取激励措施，对做出突出成绩的集体和个人给予奖励和晋升调资是调动科研积极性的有效措施，也是促进科技发展的需要和尊重知识、尊重价值规律的体现。

4. 科研管理制度　科研资料是科研人员劳动的结晶，是宝贵的科学财富，应有专人负责，妥善保管。原始资料是整理、分析、推理总结的依据。所有材料都应按要求书写，分类装订和登记存档。借阅要有手续，不可丢失或损坏。

5. 科研仪器的使用保管制度　在科研过程中需要使用的科研仪器，不管是一般或是精密仪器，都要有专人负责保管仪器的使用、维修和保养，都需要相应的管理规定。要做到物尽其用，发挥效能，不可损坏丢失。

6. 科研工作检查总结报告制度　科研计划确定实施之后，应根据科研题目和完成时间而规定检查的具体内容和具体时间，发现问题及时解决，以确保科研计划按时完成。科研任务完成之后，应写出总结报告，或申请鉴定，或申报成果，或总结推广应用，或撰写论文。

7. 学术交流制度　学术交流是推动科学发展，造就科学人才的重要条件。科研成果或学术论文要定期组织学术交流，召开报告会。经过论文答辩，民主评定，推荐优秀，并积极参加全国、全军、地区和专科性的学术交流活动。有条件的还可开展国际性学术交流，以更好地开阔视野，促进交流新的科学知识及研究成果。

二、主要的科研基金资助项目

近年来，越来越多的护理学者通过不懈努力，获得了各种科研基金项目，以支持科研课题顺利开展。护理科研人员可以通过申报国家级、省部级或地市级及基层项目的课题，来保障课题的资金支持。护理学是一门综合性学科，护理科技工作者应综合关注科技与人文社科类的基金项目。

（一）国家级

我国重要的科研资助机构主要包括：国家科技部、国家卫计委和国家教育部等。

1. 国家科技部资助项目　随着“十三五”规划编制工作的展开，科技部也部署了新的五年科技计划。国家重大科学研究计划“十三五”发展战略调研将面向国际重要科学前沿，更加注重顶层设计，注重计划间的协调整合，突出国家前瞻性部署和重点任务，针对纳米研究、量子调控研究、蛋白质研究、发育与生殖研究、干细胞研究和全球变化研究等6个前沿科学方向，进行系统总结和深入调研。“十三五”期间科技部主要资助项目包括：国家自然科学基金、国家科技重大专项、国家重点研发计划、技术创新引导计划以及基地和人才专项，此外还有公益性行业科研专项项目等。

（1）国家自然科学基金：国务院于1986年2月14日批准成立国家自然科学基金委员会。自然科学基金坚持支持基础研究，包含了研究类、人才类和环境条件类3个项目系列，其定位各有侧重，相辅相成，构成了科学基金目前的资助格局。其中，研究项目系列以获得基础研究创新成果为主要目的，着眼于统筹学科布局，突出重点领域，推动学科交叉，激励原始创新；人才项目系列立足于提高未来科技竞争力，着力支持青年学者独立主持科研项目，扶植基础研究薄弱地区的科研人才，培养领军人才，造就拔尖人才，培育创新团队；环境条件项目系列主要着眼于加强科研条件支撑，特别是加强对原创性科研仪器研制工作的支持，促进资源共享，引导社会资源投入基础研究，优化基础研究发展环境。

1）项目板块

①面上项目：面上项目是自然科学基金资助体系中的主要部分，支持从事基础研究的科学技术人员在科学基金资助范围内自主选题，开展创新性的科学研究，促进各学科均衡、协调和可持续发展。

面上项目申请人应当充分了解国内外相关研究领域发展现状与动态，能领导一个研究组开展创新研究工作；依托单位应当具备必要的实验研究条件；申请的项目有重要的科学意义和研究价值，理论依据充分，学术思想新颖，研究目标明确，研究内容具体，研究方案可行。面上项目合作研究单位不得超过2个，资助期限一般为4年。

近年来护理学科在面上项目中标的课题主要有：意外创伤者创伤早期认知加工机制及其心理干预模式的实证研究、乳腺癌自我管理的行为机制及移动医疗智能管理模式的实证研究、“医院-社区-家庭”三元联动的慢病连续照护模式的构建与三界面交互机制研究、医院护理结构与服务过程的机制建模和质量评价研究、护理单元工作负荷评价方法模型及应用研究、癌症患者护理专业性社会支持需求量表体系的构建、宁夏社区访视护理现状与访视护理质量评价构建的研究等。

②重点项目：重点项目是科学基金研究项目系列中的一个重要类型，支持从事基础研究的科学技术人员针对已有较好基础的研究方向或学科生长点开展深入、系统的创新性研究，促进学科发展，推动若干重要领域或科学前沿取得突破。

重点项目应当体现有限目标、有限规模、重点突出的原则，重视学科交叉与渗透，有效利用国家和部门现有重要科学研究基地的条件，积极开展实质性的国际合作与交流。重点项目一般由1个单位承担，确有必要时，合作研究单位不得超过2个，资助期限为5年。

③重大项目：重大项目面向国家经济建设、社会可持续发展和科技发展的重大需求，选择具有战略意义的关键科学问题，汇集创新力量，开展多学科综合研究和学科交叉研究，充分发挥导向和带动作用，进一步提升我国基础研究源头创新能力。

重大项目侧重支持在科学基金长期资助基础上产生的“生长点”，期望通过较高强度的支持，在解决关键科学问题方面取得较大突破。每个项目整体申请课题设置不超过5个，每个课题一般由1个单位承担，最多不超过2个，项目承担单位数合计不超过5个；项目主持

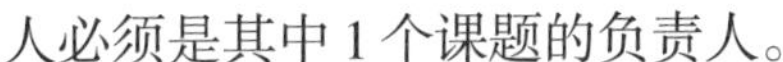

人必须是其中 1 个课题的负责人。

④重大研究计划项目：重大研究计划遵循“有限目标、稳定支持、集成升华、跨越发展”的总体思路，针对国家重大战略需求和重大科学前沿两类核心基础科学问题，结合我国具有基础和优势的领域进行重点部署，凝聚优势力量，形成具有相对统一目标或方向的项目群，并加强关键科学问题的深入研究和集成，以实现若干重点领域和重要方向的跨越发展。重大研究计划项目分为“培育项目”、“重点支持项目”和“集成项目”3 类。

⑤合作交流项目：科学基金国际（地区）合作研究与交流项目资助科学技术人员立足国际科学前沿，有效利用国际科技资源，本着平等合作、互利互惠、成果共享的原则开展实质性国际（地区）合作研究与学术交流，以提高我国科学研究水平和国际竞争能力。

目前，科学基金国际（地区）合作与交流项目资助体系包括重点国际（地区）合作研究项目、组织间国际（地区）合作与交流项目、外国青年学者研究基金项目和在华召开国际（地区）学术会议项目。

2）人才板块

①青年科学基金项目：是科学基金人才项目系列的重要类型，支持青年科学技术人员在科学基金资助范围内自主选题，开展基础研究工作，培养青年科学技术人员独立主持科研项目、进行创新研究的能力，激励青年科学技术人员的创新思维，培育基础研究后继人才。

青年科学基金项目申请、评审和管理机制与面上项目基本相同，重点评价申请人本人的创新潜力。青年科学基金项目的合作研究单位不得超过 2 个，资助期限为 3 年。

②国家杰出青年科学基金项目：支持在基础研究方面已取得突出成绩的青年学者自主选择研究方向开展创新研究，促进青年科学技术人才的成长，吸引海外人才，培养造就一批进入世界科技前沿的优秀学术带头人。

③地区科学基金项目：支持特定地区的部分依托单位的科学技术人员在科学基金资助范围内开展创新性的科学研究，培养和扶植该地区的科学技术人员，稳定和凝聚优秀人才，为区域创新体系建设与经济、社会发展服务。

地区科学基金项目申请、评审和管理机制与面上项目基本相同，其特点是在面上项目管理模式的基础上，促进区域基础研究人才的稳定和成长。地区科学基金项目的合作研究单位不得超过 2 个，资助期限为 4 年。

④创新研究群体项目：自 2000 年设立到 2014 年，已资助创新群体 381 个。创新群体项目支持优秀中青年科学家作为学术带头人和研究骨干，共同围绕一个重要研究方向合作开展创新研究，培养和造就在国际科学前沿占有一席之地的研究群体。

⑤海外及港澳学者合作研究基金项目：是科学基金人才项目系列的重要类型，为充分发挥海外及港澳科技资源优势，吸引海外及港澳优秀人才为国（内地）服务，自然科学基金委设立海外及港澳学者合作研究基金，资助海外及港澳 50 岁以下华人学者与国内（内地）合作者开展高水平的合作研究。

3）环境板块

①国家重大科研仪器研制项目（原国家重大科研仪器设备研制专项）：面向科学前沿和国家需求，以科学目标为导向，鼓励和培育具有原创性思想的探索性科研仪器研制，着力支持原创性重大科研仪器设备研制，为科学研究提供更新颖的手段和工具，以全面提升我国

的原始创新能力。

②联合基金项目：是由自然科学基金委与有关部门、地方政府和企业共同投入经费联合设立的，面向国家需求和科学重点发展方向，吸引全国范围内科研人员在相关扶持领域开展基础研究，解决关键科学问题，促进产学研合作，培养科学与技术人才，推动我国相关领域、行业（企业）或区域的自主创新能力的提升。

③数学天元基金：是为凝聚数学家集体智慧，探索符合数学特点和发展规律的资助方式，推动建设数学强国而设立的专项基金。

（2）国家科技重大专项：《国家中长期科学技术发展规划纲要（2006—2020年）》在重点领域中确定一批优先主题的同时，围绕国家目标，进一步突出重点，筛选出若干重大战略产品、关键共性技术或重大工程作为重大专项，充分发挥社会主义制度集中力量办大事的优势和市场机制的作用，力争取得突破，努力实现以科技发展的局部跃升带动生产力的跨越发展，并填补国家战略空白。

重大专项是为了实现国家目标，通过核心技术突破和资源集成，在一定时限内完成的重大战略产品、关键共性技术和重大工程，是我国科技发展的重中之重。《规划纲要》确定了包括重大新药创制、艾滋病和病毒性肝炎等重大传染病防治等在内的16个重大专项，涉及信息、生物等战略产业领域，能源资源环境和人民健康等重大紧迫问题，以及军民两用技术和国防技术。

（3）国家重点研发计划：2015年国务院颁发了《关于深化中央财政科技计划（专项、基金等）管理改革的方案》，文件明确要求，聚焦国家重大战略任务，遵循研发和创新活动的规律和特点，将国家重点基础研究发展计划、国家高技术研究发展计划、国家科技支撑计划、国际科技合作与交流专项、产业技术研究与开发资金、公益性行业科研专项等，整合形成国家重点研发计划。

国家重点研发计划面向事关国计民生需要长期演进的重大社会公益性研究，以及事关产业核心竞争力、整体自主创新能力和国家安全的重大科学问题、重大共性关键技术和产品、重大国际科技合作，按照重点专项的方式组织实施，加强跨部门、跨行业、跨区域研发布局和协同创新，为国民经济和社会发展主要领域提供持续性的支撑和引领。重点专项是国家重点研发计划组织实施的载体，是聚焦国家重大战略任务、围绕解决当前国家发展面临的瓶颈和突出问题、以目标为导向的重大项目群。

其中医疗领域相关的支持内容主要有：①人口健康发展的重点研发任务，包括重大疾病防控、疫苗研制、药物早期研发、中医药现代化、生殖健康、体外诊断、生物医用材料、移动医疗，重大化工产品生物制造，以及食品安全等方面的基础前沿研究、重大共性关键技术（产品）开发及应用示范；②面向国家战略需求的基础研究，包括纳米、干细胞、蛋白质、发育与生殖、量子调控和全球变化等方向的重大科学研究。

（4）技术创新引导计划：主要包括星火计划和火炬计划。星火计划主要针对农业发展，火炬计划主要针对服务行业和地方发展、支撑行业和地方重点产业发展的高新技术产业化及其环境建设项目。

（5）基地和人才专项：是针对“创新人才推进计划”而展开的。创新人才推进计划旨在通过创新体制机制、优化政策环境、强化保障措施，主要任务是设立科学家工作室；造就中青年科技创新领军人才；扶持科技创新创业人才；建设重点领域创新团队；建设创新人才培

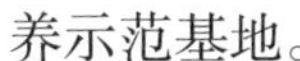

养示范基地。

2. 国家卫计委资助项目

（1）卫计委青年科学研究基金：用于资助全国医药卫生部门有创造精神和开拓能力的优秀青年科学工作者（不包括在读研究生）在国内开展基础和应用研究工作，在选题方面要求围绕解决防病和提高人口健康素质的关键性科学技术问题，且有一定的研究工作基础和科研工作训练，并具备深入开展研究工作的基本条件。

卫计委青年科学研究基金采取志愿申报，单位和专家推荐，同行评审，择优支持的原则。在条件基本相同的情况下，优先支持老、少、边、穷地区的青年科技工作者，优先支持交叉、边缘学科研究课题。

（2）卫生行业科研专项项目：是公益性行业科研专项中的一部分。财政部、科技部为贯彻落实《国家中长期科学和技术发展规划纲要（2006—2020年）》，于2006年新设立的中央财政专项，选择公益特点突出、行业科研任务较重的10个部门作为先行试点，包括农业部、水利部、气象局、林业局、环保局、海洋局、地震局、质检局、中医药局等。

就卫生领域而言，公益性行业科研专项经费重点支持《国家中长期科学和技术发展规划纲要（2006—2020年）》提出的有关卫生行业发展中所面临的共性科技问题研究，支持推动卫生行业持续性发展的培育性、实用性、应急性和科技基础性工作研究。2015年重点支持领域主要包括内科（肾脏病、内分泌、变态反应、消化病）、外科（普通外科、烧伤外科、整形外科）、护理学、口腔医学、急诊医学、地方病、热带病与媒介控制、营养学等共13个领域。

3. 国家教育部资助项目　包括博士培养基金、优秀青年教师资助计划、高等学校骨干教师资助计划、重点项目、重大项目、高等学校科技骨干教师资助计划、长江学者和创新团队发展计划、长江学者奖励计划、新世纪优秀人才支持计划、留学回国人员科研启动基金、霍英东教育基金等。

4. 国家社会科学基金项目（简称国家社科基金）　设立于1991年，由全国哲学社会科学规划办公室负责管理。国家社科基金的指导思想是坚持以重大现实问题为主攻方向，坚持基础研究和应用研究并重，构建哲学社会科学创新体系，发挥国家社科基金示范引导作用。它是我国在科学研究领域支持基础研究的主渠道，面向全国，重点资助具有良好研究条件、研究实力的高等院校和科研机构中的研究人员。

国家社科基金包括应用经济、图书馆情报与文献学、人口学、统计学、管理学等23个学科规划评审小组以及教育学、艺术学、军事学三个单列学科，已形成包括重大项目、年度项目、特别委托项目、后期资助项目、西部项目、中华学术外译项目等六个类别的立项资助体系。国家社会科学基金还注重扶植青年社科研究工作者和边远、民族地区的社会科学研究。

国家社科基金项目的选题，要以我国改革开放和社会主义现代化建设中的重大理论问题和实践问题作为主攻方向，积极探索有中国特色社会主义经济、政治、文化的发展规律，注重基础研究、新兴边缘交叉学科和跨学科综合研究，积极推进理论创新，支持具有重大价值的历史文化遗产的抢救和整理工作。就护理学科而言，交叉领域的研究可以作为申报的创新点，如护理管理学、护理经济学、护理信息学等方向的热点研究等。

国家社科基金设立重点项目、一般项目和青年项目，每年评审一次。成果形式为研究报告、论文、专著等，研究报告、论文的完成时限一般为1年，专著一般为2~3年。除重要的基础研究外，鼓励以研究报告、论文为项目的最终成果形式。

（二）其他科研项目

1. 省部级　省部级项目是指有国家各省级行政部门或国家部委等单位，根据国家科研计划下达的科研项目，所批准的资金来自国家计划财政。主要包括但不限于各省、直辖市设立的自然科学基金、科技计划项目、卫计委医学科研基金、省科委科研课题基金、省级学会等，申报人可在所在地的政府网站查询申报指南。

2. 地市级及院内科研项目　地市级项目申报课题主要来自科委、卫计委等的专项基金，医院院内科研项目主要由科研处负责筹划及申报的相关事宜。

3. 其他项目　除以上科研资助项目以外，还有一些其他项目，如：企事业委托项目、国际政府间科技合作项目、世界银行、美国国家科学基金、欧洲科学基金、美国中华医学基金会（如复旦大学的Nursing Doctoral Education and Research项目、Education on Diabetes项目）、海外相关的医学协会科研基金等。

三、护理科研计划管理

护理科研的基本程序是指一项研究课题从开始到终止所经历的步骤，大体经过选题、申请、实施、总结、鉴定、报奖及推广转化等几个基本程序。护理部根据目标，制定相应的科研规划和计划。护理部的规划和计划应参照国家或地方的规划和计划精神，结合本院的实际情况加以制定。除了制定相应的规划和计划外，计划管理的重点是课题计划，包括选题、申请、开题论证、实施、总结、验收等。

（一）选题

科学研究的过程就是提出问题和解决问题的过程，能否取得成果关键在于选题。据报道，我国科研项目重复率达60%，其中，完全重复率达40%。可见选题是最重要的环节，也是首要环节。抓住创新点，才能有效地避免低水平重复和人力、物力、财力的浪费。现今，国家和军队有关科研机构为了加强对科研工作的管理，采取市场竞争机制，对科研课题实行招标，进行择优录取，竞争十分激烈。因此，必须更加重视选题这一环节，使选题具有创新性、科学性和可行性。

1. 课题来源

（1）从临床实际工作中选题：在临床护理实际工作中，我们会遇到各种各样的问题，需要研究解决或改进，同时仍存在着大量的未知数需要进一步探索，因此我们从临床实际工作中遇到的难题、存在的未知数等方面入手，学会抓住这些问题、难题和现象，进行分析，追根求源，就能找出适合自己并值得研究的课题。例如，改进诊断治疗及护理的方法和途径，发现新的病种的临床表现特征，探讨某种疾病的治疗护理规律，总结专科护理、基础护理、护理教学、护理管理的经验等等，即便是误诊的教训、治疗或护理失败的原因等，也可以作为研究加以总结，撰写论文。实际上，临床专家教授查房时对病例的分析是一种很好的选题方法，由于这类选题直接来源于临床问题，有着非常强的针对性，所以具有较强的理论及应用价值，且容易推广应用，具有较好的社会、技术、经济效益。

（2）从学科交叉的边缘区和空白区选题：随着医学科学技术的飞速发展，一方面学科高度分化，学科越分越细，分支学科越来越多；另一方面，学科高度综合，一门学科往往包含

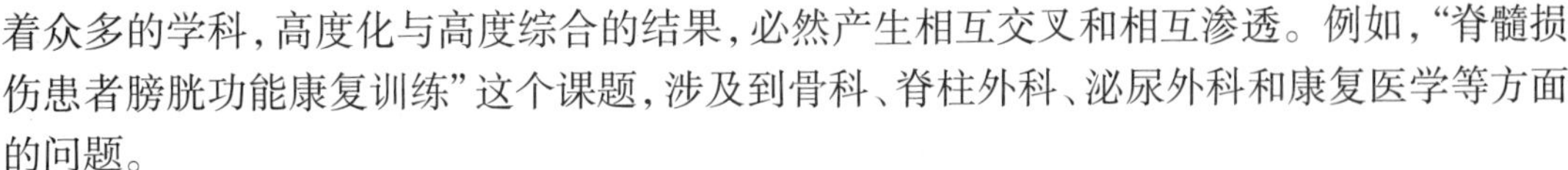

着众多的学科，高度化与高度综合的结果，必然产生相互交叉和相互渗透。例如，“脊髓损伤患者膀胱功能康复训练”这个课题，涉及到骨科、脊柱外科、泌尿外科和康复医学等方面的问题。

（3）根据科研招标项目指南选题：国家根据科技发展的需要，设立了自然科学基金、医药攻关项目等。这些科技管理部门为帮助科技人员选准选好研究课题，下达招标课题指南，在指南中比较详细地提供了一系列可供选择的基础研究、应用研究项目和课题。但必须指出的是，项目指南中所列出的项目或课题，都是比较宏观和笼统的，只是提出了一个选题的方向或范围。在立题时，要根据业务专长、单位的设备条件，认真考虑采用什么实验手段、选择哪些研究对象及指标，从哪一个角度、在哪一个水平上来讨论这个问题。例如，开展心理护理方面的研究，这是一个大的课题范围，作为个人选题，必须明确护理的对象是儿童患者、老年患者还是肿瘤患者等。只有确定了研究对象，才能制定研究的内容及指标等一系列的问题。

2. 选题原则　在护理工作中面临着许多问题需要研究，选题必须在结合临床需要、解决临床问题的基础上，最大限度地减少风险，增加探索的成功率。科研选题应遵循以下原则：

（1）需求性原则：是指科学与技术研究的选择应符合学科理论发展或技术创新发展或社会经济发展的需要，要注重科学与技术发展中的“热点”“难点”“前沿”“超前”等问题，这是科研选题的首要原则，它体现出了科研工作最终的目的性。基础性研究要从学科理论发展的需要出发，包括开拓科学领域的需要、更新科学理论的需要、改进科学方法的需要等。应用性研究要致力于解决国民经济发展和社会生活中所面临的实际科学技术问题，其任务在于把理论推进到应用的形式，要充分注意科研成果的经济效益、社会效果、对环境的影响等现实性问题。需要性原则也可理解为目的性原则，具有针对性、重要性、必要性、价值性等属性。

（2）创新性原则：是要求课题具有先进性、新颖性和突破性，科学和技术研究就是要解决前人没有解决或没有完全解决的问题，并预期能够产生创造性成果。创新性是科研的最根本特点，是科研工作的灵魂，其主要表现在三个方面，一是概念和理论上的创新；二是方法上的创新；三是应用上的创新（包括解决新的实际问题和开拓新的应用领域）。总之，科研工作中的创新不是仅指纯理论创新的狭义概念，而是广义概念，涵盖了许多方面，如新理论、新技术、新工艺、新方案、新管理、新服务、新应用、新市场等等。

（3）科学性原则：是指科研选题必须以科学事实、科学理论、技术原理等为依据，按客观规律办事，将选题置于当时的科技背景和社会发展时代之下，使之成为在科技上和实践上可以成立和可以探讨的问题，要持之有故、选之有理；同时，还要随着基础事实和背景理论的进步、变化而对选择的课题及其内容进行必要的调整，至少是局部调整和方案调整，否则就会失去科学性而陷入没有应答域的假问题。

（4）效益性原则：一是指选题过程中要根据具体情况单独或综合着眼于社会效益、经济效益、生态效益等；二是指科研工作所需的人力、物力、财力、时间应该合理分配和安排利用。虽然某些基础研究一时难以产生直接的经济效益，但从长远利益和整体利益的观点看，最终还是要反映到经济效益和社会效益上来。

（5）可行性原则：指选题应与自身的主、客观条件相适应。一是根据已经具备的条件；

二是根据经过努力可以创造具备的条件。要知道，符合需要的、有创新性和科学性的好的选题并非都是自己可以力所能及的，这一原则要求选题时不能胡思乱想、胡编乱诌，不能想当然，要慎重，要有理论和可行性依据，不可好高骛远地“开空头支票”。在主观方面，要分析科研力量的结构、各种人才的配置和研究人员的素质、能力、对科研课题的认识程度、研究兴趣等因素，要求科研人员务必具备科学判断科研形势和科学精神的能力和素质。在客观上，要充分考虑科研经费、实验设备、实验材料、情报资料、时间期限和外部环境、国家政策、学术交流等因素。如大的科研课题需要长期的努力，一时难以完成，可考虑分解为一系列小的子课题，分步分期实施完成或组织协调“发包”合作完成。一般来说，在条件有限的地区或单位，开展原创性的基础研究往往不具备人才、设施等基本条件，科研工作的层次应考虑主要放在应用性研究、开发性研究、推广性研究等方面。

（6）实用性：即科研课题要有一定的实用价值。鉴于我国护理科研目前的水平、规模和条件，在科研选题时应在不低估基础研究的重要意义的同时，更强调和重视解决护理实践中的实际问题，减轻病人痛苦，促进人类健康。当然，在讨论实用性的同时，要正确看待理论与实践、基础与应用、远期效果和近期效果、理论研究与总结经验的辩证关系。护理领域要研究的问题非常多，影响较大、问题较普遍、病人或护理人员最关注的问题往往都是意义较大，需要优先研究的。

3. 护理研究发展趋势和研究方向　护理研究仍然在持续快速的发展，并根据社会和健康需求的特点研究的发展方向也不断地调整更新。21 世纪护理研究的发展方向会在过去护理研究的基础上进一步拓展和完善，包括以下几个趋势：

（1）加强护理研究的科学性，实用性和准确性，注重生物生理的研究，进入临床护理实验性研究阶段，为护理科研活动提供科学的基础，提高护理研究的价值。

（2）促进循证护理研究，在计划护理活动过程中，审慎地、明确地、明智地将科研结论与临床经验结合，提高了护理质量，为临床护理实践和决策提供科学的依据，并为护理知识和护理技术的发展和完善提供具体而有实证的依据。

（3）加强护理评价研究，强调护理活动或者医疗活动的有效性和经济效益，在不影响医疗护理质量的前提下，研究如何利用有限的资源到达最满意的健康服务效果。

（4）注重环境与健康之间的研究，环境与人相互对立又相互制约，相互依存又相互转化。人在自然环境和社会环境相互作用的过程当中，环境对人的生理、心理、行为等方面产生积极或消极的影响，从而对健康产生影响。

（5）走出单一的护理研究领域，开展跨学科或者多学科的合作性研究。多学科的合作研究是整个研究领域的发展趋势。除了节约资源和人员外，可以帮助研究人员更好地从各个角度理解研究目标，并突出护理研究人员在健康研究领域中的地位和作用。

（6）利用网络和电子信息技术的优势，避开时间和空间的限制，加快护理研究成果的传播及转化，实现资源共享，为护理研究人员的互相交流和借鉴提供一个良好的环境。也可以借鉴他人的研究方法，在不同的社会环境，不同的群体和人种之间开展研究。

（7）运用多种研究方法，从单一的量性研究扩展到质性研究或混合法研究，利用不同的资源信息对研究目标有个全方位深层次的理解，减少单一研究方法的不足。实验性研究和非实验性研究齐头并进，提高护理研究的价值。不同国家、不同的护理研究机构根据自身的情况，都设有自己的研究重点。美国护理研究机构 2011 年提出的研究方向包括：健康促

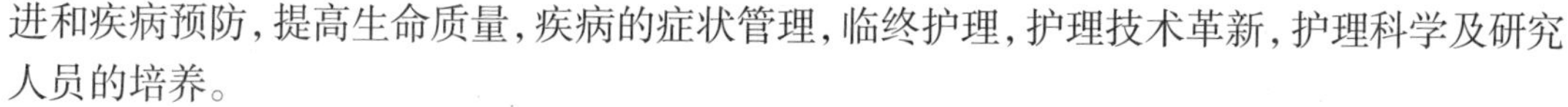

进和疾病预防，提高生命质量，疾病的症状管理，临终护理，护理技术革新，护理科学及研究人员的培养。

（二）申请

护理科研项目申请书（Research Proposal）是护理研究者将护理研究项目的计划或正在研究的项目计划以书面形式呈报主管或资助部门，以获得其在经济、设备和管理等方面支持的申请。一份高质量、竞争力强的申请书更有机会获取资助，因此，能否成功撰写护理科研项目申请书成为衡量护理科研工作者是否具有科研能力的关键因素之一。

科研课题确定以后，就要按照科研管理的要求，填写科研项目申报书，以便按计划开展研究工作。目前，申报科研课题的渠道很多，填写要求也各不相同。但申报书中通常需要重点书写的部分大致相同，主要包括：国内外研究综述、主要研究内容、主要创新点、先进性、研究方法和技术路线、主要技术指标、工作基础条件、可行性分析、预期研究成果、申请人简介等。

1. 国内外研究综述　国内外研究综述应在充分阅读有关文献之后，重点叙述本项课题国内外研究的现状、进展水平、发展趋势，以及与本项研究相比所具有的主要特点。对该项研究过去的研究情况，包括研究选用的材料、方法、设计方案、结论是否可靠，论证是否合乎逻辑，研究中存在哪些问题或不足应做出小结，并提出自己的看法，在此基础上提出本研究的立足点以及计划解决的问题等。如果对国内外研究情况不了解，说明申请者阅读文献不够广泛，研究的起点不高，难以搞出高水平的成果，甚至是低水平的重复。只有掌握了本项研究的进展和发展趋势，才能明确该课题是否是该专业范围的空白点，是否具有创新性。

2. 主要工作内容　即通过研究、计划要解决的问题，包括本项研究的目的构思和研究工作步骤等，这一部分集中体现了研究人员的设想，展示了研究工作的蓝图。对开展本项研究的必要性、实际应用价值和学术理论意义，预期达到的目的及成果水平，以及选择什么样的研究对象，采取什么样的处理因素，开展研究工作的步骤，对研究结果怎样做统计学处理等应作全面阐述。

3. 主要创新点、先进性　创新是科技发展的动力，任何研究贵在创新。将开展研究的新技术、新方法按照新的思路加以分析，加以延伸和发展，提出新概念、新原理、新理论，发明新技术、新方法，这是研究工作的价值所在。注意创新点应在充分查阅资料的基础上提出，合理利用查新。解决的关键科学问题即为最大创新，按目标分解加上意义则更好。创新不可过多，一般小于4条，因为创新点过多会失去真实性或被认为实施困难。

4. 研究方法和技术　在研究中采取的研究措施、方法和技术是达到研究目的的手段。对研究方法和技术的论述，是为了明确研究者通过采取什么措施和方法来完成这项研究。这在一定程度上反映了研究者的技术水平，要把所采用的调查方法、实验方法和治疗护理方法，以及主要的技术路线或工艺流程叙述清楚。另外，还要说明使用方法的科学性和可靠性。如果研究的方法和技术路线不科学，研究内容再好，也达不到目的。

5. 主要技术指标　结合研究设计所提出的问题，要确定观察哪些项目和测定哪些指标，并且要尽量做到使每个指标数量化。对通过测量得到哪些数据，才能使研究结果具有说服力，才能增强论证强度，应充分加以说明。

6. 工作基础条件　主要说明现有技术力量、设备条件、经费、研究基础、组织落实情况等。研究基础指与本项目相关的研究工作积累和已取得的成绩，书写时注意：①介绍与申请项目直接相关的研究结果。把课题组发表的有关文章搜集起来，找出与课题相关的论文。②预实验结果很重要，一定附上。③以往应用与申请项目有关的技术方法的经历。

7. 可行性分析　是指对技术路线的关键步骤、新的或关键的技术方法、实验中涉及的实验动物模型或干预模型的建立等技术问题以及对可能出现问题的解决措施及实施方案，做一可行性分析或自我评价。书写时注意阐明理论上可行，实验设计合理，重点放在研究方法和研究方案的可行性上。

8. 预期研究成果　重要的是学术上预期解决什么问题，得到什么技术成果或学术论点等。书写时注意要与预期目标呼应，成果要体现在论文或著作或专利中。

9. 申请人简介　包括申请人和项目组主要成员简介。书写时注意：学历、科研工作简历（不是工作经历和社会任职与荣誉等）；申请、主持、参加过的研究课题；曾获得的研究奖励；发表论文：先概括叙述（如总数、SCI 发表情况、引用情况等），再列代表著作目录。青年科学基金申请者还应注明学位论文名称及导师姓名与工作单位；一般要有 3 个人的简历；注意专业、技能、背景、论文的相互补充。

（三）实施

研究课题一经确定之后，应列入计划，并迅速组织实施。护理科研管理人员根据批准的"计划任务书"或"合同书"认真抓好组织、计划、措施的落实。

1. 确定人选，明确分工　课题一旦列入计划，就要选择课题负责人和课题组成员。课题负责人对课题的实施及完成负有全部责任，课题组成员应形成知识、年龄、学历、智力、职称结构合理的优化人才群体，才能有利于研究课题的顺利进行，有利于培养优秀的护理科研人才。

2. 实行经济核算，合理分配经费　课题确立后应做好科研经费预算。课题经费预算由课题负责人主持编制，包括整个课题所需的总预算和年度预算，在开题申请报告中提出并上报审核。经费分配应做到专款专用，计划开支，注意节约，避免浪费。

3. 定时检查，组织协作　在课题研究过程中，科研管理人员应定期组织研究人员汇报课题研究进展情况，以检查课题进度指标完成情况，有哪些重要进展，是否有重大突破，技术力量，仪器设备，经济开展等情况。对有可能取得重大成果的课题要加大投资，调整力量，及时组织协作。对于研究进展缓慢的课题，要及时查找原因，修改计划进度。对研究工作停滞不前属无法解决的问题，经报批后，撤销课题。

（四）结题与总结

课题总结是对研究工作全过程的技术分析和总结。可分为资料整理、统计分析、撰写论文三个步骤。在实施科研设计过程中必须定期检查，在项目和课题结束时必须及时整理资料、处理数据，并按照科技管理统计指标汇总各种统计数据，最终形成论文。

对于当年结题的项目，年底结题须进行全面的检查。及时提醒项目负责人，全面审视课题完成情况、实验结果以及成果的发表是否均已达到计划目标，实验记录是否完整，并检查已发表的相关成果基金标注情况，课题经费的支出情况等。对于没有按计划进行，半年内达不到结题要求的课题，检查组会提醒负责人提交项目的延期报告，督促其尽快完成课题。

在科研项目结题后，通过评价总结，除了完成研究的预期目的外，还可能提出新的研究课题，如此循环往复，推动护理学科技术进步。

(五)验收与评价

科研项目完成后即进入结题申报环节,如何评价一个项目产生的成果是否达到结题要求,又是否达到优秀级别,尚无科学统一的评价标准。一些项目资助单位仅仅要求科研项目在核心期刊发表一定数量的论文即可结题,这种较少指标与评价方式的做法难以体现出项目成果的真实质量。因此,规范评价指标,采用科学评价手段对项目结题质量进行科学评价可以有效解决目前项目验收存在的不足,更好地体现结题验收工作的公正、公平性。

对科研项目结题质量的评价主要是针对项目产生的成果以及实际成果与预期成果相符程度的评价。以护理科研项目为例,其项目成果的形式有:论文(含调查报告)、专著、专利等。其中以论文、专著较为常见。由于项目在申请结题时往往是刚刚完成了理论研究环节或预期的研究计划,来不及产生经济效益和社会效益,同样的推广运用同样需要时间,这些成果所产生的附加价值也主要是作为后期申请各类成果奖的重要支持,而对于刚完成的项目申请结题验收基本还来不及产生积极作用,故可在后续的申报成果奖过程中将其产生的经济效益和社会效益整理上报。

1. 论文质量评价　一般认为,论文的质量评价主要是评价其所发表的期刊等级,审查该期刊是否为中文核心期刊、中国科技论文统计源期刊,以及是否被国际知名检索工具如SCI、Medline等收录。核心期刊对评价论文有重要价值,但未必能体现其中每一篇的质量和价值,因此论文的质量评价还需要结合其所发表期刊的最新影响因子。收录在核心期刊目录的期刊未必就有同样的权威,因此结合期刊影响因子的评价更为合理。另外,护理科研论文可以分为论著、综述、短篇报道等形式,不同形式的论文其涉及的科研难度、篇幅和价值也有区别。总的来说,论文的主要评价指包括期刊收录情况、期刊影响因子、论文体裁等,各指标权重不同并需要进一步细分。

2. 学术专著的指标筛选与评价　专著的质量评价比较难,目前也无统一可行的评价办法,而能够反映图书情况的指标如出版社、印张或字数、发行量、获奖等并不能突出地反应一本图书的价值。例如,当前大多数出版社很少投资给作者出版图书,只要作者可以支付一定的费用,从国家级出版社到民间出版社都可以获得出版机会;印张也难以反映图书的价值,不能说字数多则价值高;印刷量则往往是一个模糊的数字,难以实际统计,也不能说明其发行范围的多少,现在很多图书也未见标注具体印刷量。对一个项目而言,在有限的时间内出版的学术专著,产生一定的社会效益需要较长的时间,获奖则是更后期的计划,在验收成果时可以忽略。因此,学术专著的评价指标由出版社等级、印张或字数组成,印刷量和获奖情况缺乏实际价值,可忽略不计。出版社应是由国家新闻出版局批准的合法出版社。

3. 专利的指标筛选与评价　专利主要有三类:发明、实用新型、外观设计。其中外观设计是外观保护,不是成果的实质保护,科技价值不足,应排除。根据政府对专利资助的标准,可将专利的评价分为:国内发明、国内实用新型、美日与欧盟国家发明、其他国家发明、美日与欧盟国家实用新型、其他国家实用新型。不同的专利资助标准也不同,其对应的权重也不同。

4. 结题成果与预期成果相符程度评价指标　项目所产生的成果一般早在立项申报书中(相当于项目合同)列出,实际产生的成果与合同成果应保持较高的相符程度,这对于项目的顺利结题验收非常重要,否则容易出现“跑题现象”。当然,项目在申请时的计划成果出于能够顺利结题的考虑，但良好的实际成果更利于后期申报各类成果奖和科技进步奖等，因此其取得的实际成果往往高于合同计划。实际成果与计划成果相符程度的检查主要是检查实际成果与计划成果在种类、数量上的差异。例如论文、专著的数量。一般而言，一个合格的项目结题成果应与计划成果形式与数量保持一致，优秀项目应高于原有计划。

四、护理科研经费的管理

（一）科研经费来源

科研经费包括纵向经费、横向经费、专项建设经费等。

纵向经费来自中标的纵向课题，主要是由国家和各级主管部门科研拨款。纵向科研经费实行预算管理，执行国家相关经费管理办法，严格按照项目主管部门批复的预算范围和开支比例规范使用科研经费。

横向科研经费是指各科室或个人经批准与国内其他单位形成的联合研究或委托研究课题经费，主要来自企业、事业单位。横向科研经费实行合同管理，必须按照项目合同书中约定的经费使用用途、范围和开支标准，执行国家和学校相关办法，合理、规范使用科研经费。科研经费预算经批准后一般不作调整。支出预算中的劳务费、专家咨询费和管理费预算不予调整，其他支出科目在不超过该科目核定预算10%或超过10%但调整金额不超过5万元的，经科研财务管理科审核确认，可以根据项目研究需要调整执行。确因项目研究目标、重大技术或主要研究内容调整而必须对项目经费预算进行调整，超过上述控制范围的，由项目负责人提出调整意见，经科研财务管理科审核后，按程序报主管部门批准。

专项经费指上级主管部门及医院投入的重点学科、特色专科及人才培养专项经费。其他还包括科研成果转让、专利课题推广实施等所获经费。

（二）科研经费使用原则

1. 政策性原则　整个研究过程自始到终必须严格执行国家的财政法规和财会政策，切实做到单独建账、单独核算、专款专用，防止任何不符合财务政策规定的行为，保证科研的财务活动正常进行。

2. 计划性原则　任何资金活动必须计划开支，按课题核算，保证合理使用经费。全面落实预算编制，项目承担单位和参与单位编制项目预算应当科学合理、实事求是。

3. 节约原则　在科研活动中，要最大限度地节省人力、物力和财力。在课题设计合理的前提下，对仪器购置和其他消耗性开支，要严格审核。提高设备的使用率和使用寿命，减少仪器设备的自然损耗，防止损坏丢失等。

4. 监督原则　财务部门和科技管理部门应制定必要的检查、监督制度，落实报告制度，按照要求和时限填报预算执行进度情况。要严格按照规定管理和使用项目资金，不得擅自调整，严禁扩大开支范围，调整支出标准。建立健全科研和财务管理相结合的内部控制制度，要积极配合监管工作。定期检查课题进展和经费使用情况，对那些申请了基金而不开展工作或工作确无成效的，应实行退款或中止其科研经费，对那些违反财务法规的，应追究其责任，并执行相应的处罚规定。规范项目资金管理，涉及调整事项，要严格按照规定程序报批，待批准后方可执行。

（三）经费开支范围

1. 科研业务费　包括测试、计算、分析费，动力、能源费，差旅费，调研和学术会议费，

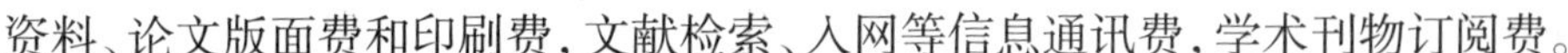

资料、论文版面费和印刷费，文献检索、入网等信息通讯费，学术刊物订阅费。

2. 实验材料费　包括原材料、试剂、药品等消耗品购置费，实验动物、植物的购置、种植、养殖费，标本、样品的采集加工费和包装运输费。

3. 仪器设备费　包括专用仪器设备购置、运输、安装费和修理费，自制专用仪器设备的材料、配件购置费和加工费。

4. 协作费　包括外单位协作承担自然科学基金项目部分研究实验工作的费用。

5. 国际合作与交流经费　是指用于与资助项目研究工作有直接关系的国际合作与交流费用。包括项目组人员出访及外国专家来访的部分费用，支出比例按相关上级部门经费管理办法执行，一般不超过资助经费的15%。

6. 劳务费　是指用于直接参加项目研究的研究生、博士后人员的劳务费用。支出比例按相关上级部门经费管理办法执行，一般不超过资助经费的15%。

7. 管理费　是指项目依托单位为组织和支持项目研究而支出的费用。包括项目执行中公用仪器设备、房屋用费等，管理费支出比例按相关上级部门经费管理办法执行，一般不超过资助经费的5%，协作单位不得重复提取。

（四）科研经费管理系统

医院作为医疗卫生行业的主体所承担的科研任务逐年增多，争取的科研经费更在大幅度增加，科研经费收入成为医院重要资金来源的同时，也以其项目多、金额大、科研经费收支频繁、验收逐年严格等特点成为了医院财务工作中的重中之重。许多医院科研经费的管理存在各种问题，如管理难度大、管理手段落后、管理效果不明显等。科研经费管理普遍存在手工操作，依赖自觉性使用；一些医院仍旧采用纸质管理的办法，使财务在审计调查时无法提供实际报销的明细数据；由于不清楚经费使用进度及合理分类项目开支，单纯依靠人工管理无法达到管理目的。

为了不断规范和完善科研经费财务管理体制，加强科研经费的成本核算、支出明细控制、过期或即将过期的资金监控，缩短科研人员报销周期，提高工作效率，一些医院开发了电子化的科研经费管理系统。例如，北京协和医院、解放军302医院、广州医学院第一附属医院、浙江大学医学院附属第一医院、绍兴市人民医院等，都设计研制出能够满足自身医院科研经费管理需求的信息化软件，各软件虽不相同，但大致包括以下功能：财务处录入、科研处查询、项目负责人查询。

加强科研经费信息化管理有利于对科研经费进行实时监督，提高科研资金使用效益，降低财务管理人员劳动强度，为科研管理部门和项目主持人提供及时、完整和准确的财务信息，实现项目进度管理与经费预算管理协调一致。

五、护理科研成果的管理

科技成果是生产力，科技成果的应用对推动社会发展、加速军队建设具有积极意义。自1978年全国科学大会以后，从国家到地方都逐步建立了科技成果奖励制度。科技成果是衡量一个国家、一个部门、单位乃至科技人员个人科技实力和水平的一个重要标志。目前，也常把科技成果作为检查、比较、衡量一个单位、某个个人工作实绩的尺度，在评选、晋职、调薪工作中常作为一个硬性指标。作为护理管理者，要把握时机，加强护理科研工作和科技成果管理，提高护理科研水平。

（一）科研成果的种类

护理科技成果按成果水平可分为三个层次三个等级，即国际级、国家级和省 / 军队级，领先级、先进级、水平级。按成果形态可分为有形成果（包括新护理器械、新制品、新材料等）和无形成果（包括实验研究报告、调查报告、护理科技论文、专著、设计方案、新实验方法、新工艺流程、应用软件等）。

按照成果研究性质可分为：①应用研究性成果，如“上海市三级综合性医院创伤骨科护理人员分层配置模型研究”、“非体外循环冠脉搭桥术病人术后监护期间临床路径的研究”等；②基础研究性成果，如“乳腺癌 HER-2 不同表达状态与个体化护理模式的相关性研究”等；③软科学成果，如“转化医学概述及其在护理领域的研究与思考”、“护理大专生临床实习体验的质性研究”等；④产品开发类成果，如“护理工作绩效综合评价体系的建立与实施”“手术室护士绩效考核的信息化管理”等。

（二）科技成果必须具备的条件

申报成果奖励的科研工作要具备以下条件：①新颖性，即在一定时间或空间范围内首创或前所未有，如地区内首创或国内首创；②先进性，即在一定时间或空间范围内超过已公开成果的最高水平；③实用性，即具有科学意义或经济价值和实用价值。

（三）科技成果管理的内容

成果管理内容较多，归纳起来大致有：成果鉴定、成果登记、申报奖励、材料建档、技术保密、推广应用、技术转让等几个方面，其中成果鉴定、登记、申报、推广四个方面是科技成果管理的重点。

1. 科技成果鉴定　科技成果鉴定是指有关科技行政管理机关聘请同行专家，按照规定的形式和程序，对科技成果进行审查和评价，并做出相应的结论。正确评价科学技术成果的水平，做好医药卫生成果的鉴定，是加强科技成果管理，促进科学成果的推广应用的首要环节。根据中华人民共和国国家科学技术委员会第 19 号令发布的《科学技术成果鉴定办法》规定，国家科委和省、自治区、直辖市科委以及国务院有关部门的科技成果管理机构是科技成果鉴定的具体组织单位，科技成果鉴定工作是主管科技工作的政府机关的行政行为。主持鉴定单位一般为完成单位的上级行政主管部门或其他有关单位，应注意不可委托科技成果完成单位对自己的科技成果主持鉴定。科技成果的鉴定工作应当坚持实事求是、科学民主、客观公正、注意质量、讲求实效的原则，确保科技成果鉴定工作的严肃性和科学性。

（1）申请成果鉴定的条件：主要包括：①研究课题全面完成科研合同、任务书或计划的各项要求；②技术资料完整，并符合科技档案管理部门的要求。包括设计、研究、实验、试制、应用效果等原始资料和报告，有关单位测试、验证、使用证明、生产技术图纸、工艺流程和工作小结，有关论文、专著等；③应用性科研成果必须经过实际验证并已推广应用，取得一定经济效益和社会效益；④理论成果发表（会议宣读）一年以后，得到同行的承认；⑤使用的实验动物必须合格；⑥经过查新检索，确认达到国际或国内（省内）领先水平；⑦课题的主要完成单位及主要完成者在名次排列上已达成一致意见，各参加单位已有书面认可意见，并加盖了单位公章。

凡具备鉴定条件的护理科研成果，按有关规定填报成果鉴定申请书，提交研究报告和有关技术资料，向组织鉴定的主管部门申请鉴定。

（2）鉴定形式：应根据成果的不同类型，采取不同方式组织鉴定，各种鉴定方式具有同等效力。

1）会议鉴定：由组织鉴定单位聘请同行专家，组成鉴定委员会（或小组），由鉴定委员会（或小组）对按规定提供的证明、技术资料、文件进行审查、评价，并作出结论。适用于涉及面广、必须通过现场鉴定才能评定其科技水平的成果。聘请专家的人数应控制在 5~13 人，与项目有直接关系的人员不得参加技术鉴定或评审，科技成果完成单位参加技术鉴定的人数不得超过总数的二分之一，高级职称的专家不得少于三分之二，组成专家组，确认 1 名主任委员，1~3 名副主任委员。科技成果鉴定一般由国家行政机关负责组织，由任务下达部门组织鉴定。研究课题完成以后，各级科研管理部门应于鉴定前一个月上报材料到科研处办理鉴定申请。

2）通信鉴定：又称函审。凡不需现场考察或实际测试，仅依靠技术报告和有关技术资料就能鉴定的科技成果，均可采用函审鉴定。由组织鉴定单位确定函聘同行专家名单，专家人数一般控制在 5~7 人，并确认其中一位任专家组长，由组织鉴定单位将该项成果的有关证明、技术资料、文件及《专家评审意见书》函送所聘专家，并请其在一定时期内反馈具有专家亲笔签名及加盖专家所在单位公章的评审意见书，反馈的评审意见书不得少于 5 份，若少于此数时，应增聘评审专家。

3）检测鉴定：由被鉴定单位委托专业检测机构按国家标准、行业标准或者有关技术指标对被鉴定的科技成果进行检验、测试，并出具附有检测人员签名和检测机构加盖公章的检测证明，由组织鉴定单位根据检测证明及计划任务书（或合同）、技术资料、文件进行全面评价，并依此填写入（鉴定证书），必要时再聘请 5~8 名同行专家参与，进行咨询和评议。

4）验收鉴定：由组织鉴定单位或委托下达任务的专业主管部门（或委托单位）主持，根据计划任务书（或委托合同书）或规定的验收标准和方法，必要时可视具体情况邀请 3~5 名同行专家参加，对被鉴定的科技成果进行全面的验收，并出具附有验收人员签名和验收单位加盖公章的验收合格证明，同时根据验收合格证明及有关技术资料由验收单位按照计划任务书（合同书）所规定的验收标准和方法进行测试、评价，并作出结论。

（3）鉴定流程：申请科研鉴定有一定的流程，以大型综合性医院为例，其流程一般如下，见图 8-1。

2. 科技成果奖励　科研成果奖励，是对科研活动和研究人员的科研能力的社会承认，是科研管理工作的一项重要任务。护理管理人员要加强成果意识，鼓励护理科研人员敢想敢干敢创新，协助科研人员搞好申请科技奖励的各项工作。申报科技成果奖励应由第一完成单位或个人按隶属关系申报，各级科技管理部门按“择优推荐、逐级申报”的原则办理。主要奖励有：

（1）国家级：科技成果的国家级奖励统归国家科学技术委员会管理。根据 1999 年 4 月 28 日国务院发布施行《国家科学技术奖励条例》，为了奖励在科学技术进步活动中做出突出贡献的公民、组织，调动科学技术工作者的积极性和创造性，加速科学技术事业的发展，提高综合国力，国务院设立了下列国家科学技术奖：

1）国家最高科学技术奖：在当代科学技术前沿取得重大突破或者在科学技术发展中有卓越建树，在科学技术创新、科学技术成果转化和高技术产业化中，创造巨大经济效益或者其社会效益在对促进经济、社会发展和保障国家安全方面作出特别重大的贡献。

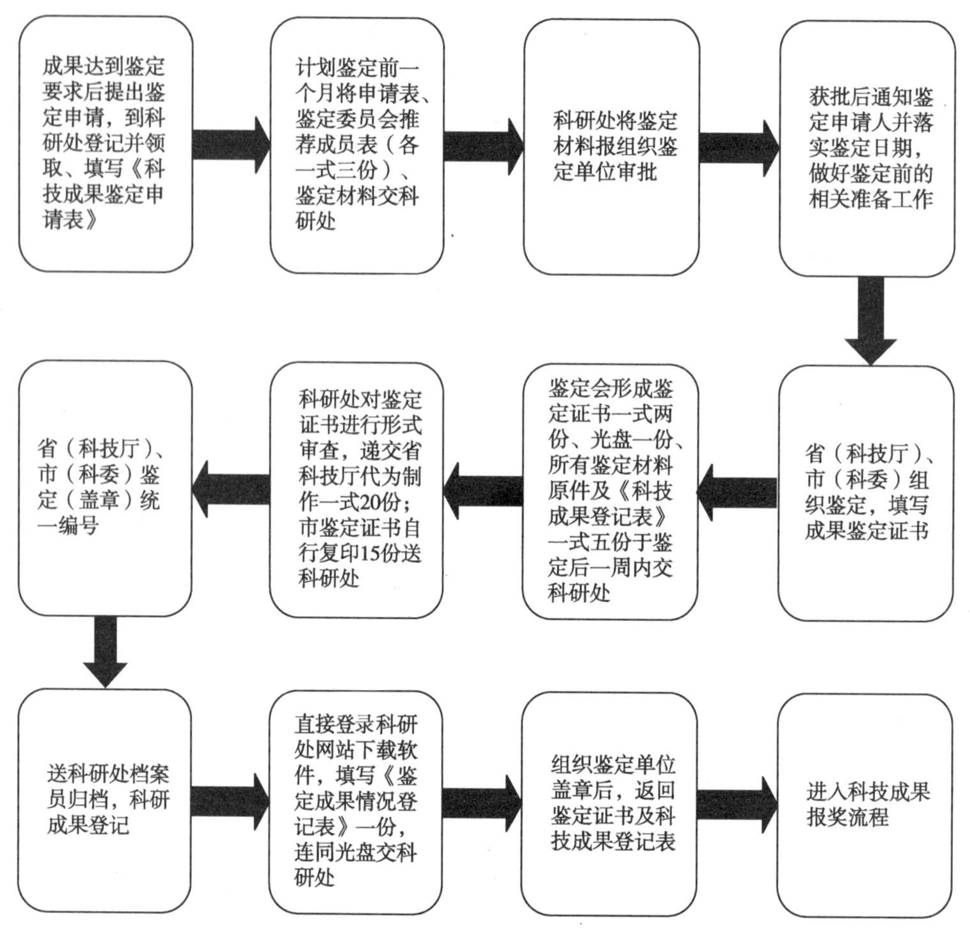

图8-1　大型综合性医院科研鉴定流程

2）国家自然科学奖：在自然科学基础研究和应用基础研究领域内所取得的发现，阐明自然现象、特性或规律的科研成果，在科学技术的发展中有重大意义，达到国际先进水平，为国内外同行所公认。每两年评审一次，限额申报，奖励等级为1~4等。

3）国家技术发明奖：利用自然规律首创的科学技术新成果，但不包括科学发现、科学理论和依赖个人的技能、技巧所实现的技术。它必须同时具备下列3个条件：①前人所没有的；②先进的；③经过实践证明可以应用的。该类成果可申请国家发明奖。每年评审一次，奖励等级为1~4等。

4）国家科学技术进步奖：在自然科学应用技术领域推动科学技术进步，提高经济效益和社会效益的创造性研究成果。包括：①应用于社会主义建设的新的科学技术成果；②推广、应用已有的科学技术成果；③在重大工程建设、重大设备研制和企业技术改造中，采用新技术；④引进、消化、吸收、开发、应用国外先进技术；⑤社会公益服务的技术基础工作（标准、计量、科技情报、科技档案等）；⑥为决策科学化、管理现代化而进行研究的软科学成果。该类成果可申报科技进步奖。科技进步奖分为国家级和省（部委）级。获得省（部委）二等以上科技进步奖励的项目方可申报国家科技进步奖和国家发明奖。每年评审一次，奖励等级为1~3等。

5)中华人民共和国国际科学技术合作奖：在双边或者多边国际科技合作中对中国科学技术事业做出重要贡献的外国科学家、工程技术人员、科技管理人员和科学技术研究、开发、管理等组织。

(2)军队级：包括科技进步奖和医疗成果奖。

1)科技进步奖：分一、二、三等奖三个级别。

2)医疗成果奖：分一、二、三等奖三个级别。主要奖励在临床工作中有突出贡献和突破性进展的医疗成果，如手术方式、消毒方式、诊断标准等。

(3)护理科技进步奖：于1993年开始由中华护理学会颁发，每两年评审一次，奖励等级为1~3等。

1)评选范围：从事护理工作的护理学会会员。

2)评选条件：主要包括以下几个要点：①热爱祖国、热爱护理专业，具有"献身、创新、求实、协作"的科学精神、优良的科学作风。②在护理工作实践中，勇于创新，已取得护理科研成果，并推广应用，取得较好的经济效益和社会效益。③所取得的成果在公开发表后被公认达到国内先进水平，对提高护理质量，促进病人康复，加速护理人才培养和科技进步有推动作用。

3)授奖名额：每两年评选一次，每届授一等奖5名，二等奖15名，三等奖30名。现在一些省、市也开始设立护理科技进步奖。

4)上报材料：推荐表1份；主要成果和成绩及证明材料1份；专家推荐表2份。

3.科研成果的推广应用　科研成果的推广应用包括两个方面，一是努力将本单位的成果推向医疗、护理第一线；二是引进、消化、吸收国内外已有的新成果，特别是应注意把高新技术成果引入护理工作和护理科研。如何将科研成果尽快转化为现实生产力，为提高医疗护理质量、保障人民健康服务是科研成果管理的重点和目标。设置对口的推广机构、选择适宜的推广项目、采取不同的推广方式、建立合理的推广机制等显得尤为重要。通过科研成果的推广应用，推动我国护理理论和技术水平的整体进步，是全体护理工作者的共同责任。推广医药科技成果，可以采取灵活多样的方式。科研成果推广应用常用的形式有：

(1)新闻形式：通过新闻媒体如新闻发布会、报刊、杂志、电视、等进行推广。

(2)展览形式：实物、图片、现场示教等。

(3)学术活动形式：学术会议、专题讲座、学习班、研究班、科技交流会、发表论文、出版专著等。

(4)贸易形式：技术转让、技术开发、技术咨询、技术服务、技术培训、技术承包、技术入股、各种科研生产横向联合等。

(5)计划形式：对国民经济影响较大的成果可以由各级经委安排将推广计划纳入国民经济计划。

(6)其他：除以上几种形式外，还可以采取优惠价格、分期付款、优质服务、送货上门等方式进行新器械、新仪器的推广。对一些前瞻性研究、理论性研究，如"中风预测咨询指导""急性心肌梗死及心肺复苏的现场抢救技术"等，最好汇编成防治手册，送到基层或社区保健部门及时推广，提高全民医疗、预防、保健水平。另外，还要依据《科技进步法》《药品管理法》等法律法规，以国家发展科技和经济的政策为导向，选择一些先进性、成熟性、实用性的研究成果进行推广。同时要合理处置知识产权，避免因推广无序、急功近利、以远低于成果自身价值的价格转让，造成成果隐性流失，或因盲目扩大推广范围，造成国家推广资金的浪费。

六、护理科研档案的管理

护理科研档案是在从事护理科学活动中形成的，并经过一定整理的，具有保存价值的文字、图表、数据、声像等各种形式和载体的历史记录。科研档案是医护人员在科研活动中形成的第一手资料，也是今后继续开展疾病防治、健康服务和科研活动的参考和依据。

（一）护理科研档案的特点

1. 专题突出，成套性强　科研活动规律性在于它是一个环节扣一个环节，所以它所形成的科研档案不是一堆杂乱而互无联系的文件材料，而是具有一定有机联系的文件组合体。医学研究一般都以一个专题为对象，每一专题都是一个完整的科研过程，所形成的档案也相应突出专题，形成的每一套科研文件材料都有着不可分割的有机联系。利用时多表现为成套利用，因此，分类时必须保持每个专题档案的完整，突出成套性，使之始终成为一个有机的整体。

2. 形成的周期较长且连续性强　由于展开的科研工作需要形成的周期较长，因此科研档案管理工作需要一个较长的周期性过程，且涉及的材料与内容较多、范围广阔、覆盖面深。为保持护理科研档案完整性不受科研周期和归档时间的影响，应采用分阶段法进行科研文件归档。

3. 学科综合性强，项目协作多　医学科研研究特点本身也决定了其学科综合性强、项目协作多的特点。随着大量创新科技不断应用于医学研究领域，护理学科也随着医学进步而不断发展，相应的医学科技创新也为护理科研的方向提供了更多的选择。交叉学科和边缘学科的出现使许多重大课题不是一个学科、一个专业所能完成，必须多学科综合研究、联合攻关。因此课题研究所形成的载体具有形式多样、数量大、综合性强的特性，故在分类时既要保持各个学科的相对独立性，又要保持专题的完整性。

4. 档案载体形式多样，数量大　由于护理科研本身是多学科多方法的综合研究，因此不同方法所获得的科研结果其载体材料和形式也多种多样，如载体材料包括纸质载体、磁盘记录载体、光盘记录载体、录音资料等，形式则可表现为文字材料、奖状、奖杯、证书等实物，这就导致科研项目研究形成的材料数量较大。

5. 专业性强且学科性突出　在护理科学研究中，科研工作常常是分专业进行的。例如在临床护理研究中内科、外科、儿科、妇产科泾渭分明；护理管理、护理教育、心理护理等方向的研究内容也迥然不同。一般的科研活动都是在这些专业范围内选取不同方向进行的。一个专业所完成的通常只是某一方面的研究，即科研专题中的一个完整的课题，甚至是某一专题的一部分，而科研档案是按各自的专业自然形成的。在护理科学研究中不同研究方向的科研工作有着各自不同的特点，因此，护理科研档案的分类应体现出专业性的特征。

（二）护理科研档案在护理管理中的作用

科研档案真实地记载了人们的科研思想、科研方法和科研经验，是广大科研人员劳动的结晶，在当今的信息时代，护理科研档案在医院的内部交流和社会服务功能方面发挥着积极的作用。护理科研档案作为科研工作的历史记录，具有较高的文献分析研究价值，能够为后续的科研工作提供大量的理论依据；同时能为护理管理者在进行科研管理、科研决策、科学研究、技术交流、著书立说、职称评聘、经验总结等方面提供正确的信息和依据，起到凭证和参考作用。

科研档案管理的目标具有系统性、完整性、规范性、安全性、时效性和真实性。而科研文档的系统、完整、规范则要建立在长期积累的基础上。做好科研档案工作，对科研成果的形成、申报、管理、开发有很大的关系，对科研的可持续性发展起着重大作用。通过科学化和规范化科研档案管理，我们可以总结经验，汲取教训，不断提高科研管理水平。

（三）护理科研档案的分类

科技档案可以分为计划档案、课题档案、科技经费档案、仪器设备档案、科技成果档案、科技人员档案、科技信息档案等。完整保存的护理科研档案为护理科研工作的评价提供了真实的资料，它包括历年来的护理科研课题、经费使用、发表论文情况、科研成果获奖情况、院外报奖的资料，科研学习及讲座的资料等。

1. 科研项目档案　科研项目材料档案是探索科研规律的实践活动的直接记录。主要包括：科研准备阶段中科研课题申请书、审批文件、任务书、项目计划书、委托书、开题报告、调研报告、方案论证和协议等材料；研究实验阶段中的各种载体的重要原始记录、实验报告、项目进展报告、计算材料、数据分析资料、专利申请的有关文件材料；总结鉴定验收阶段中的工作总结、科研报告、论文、专著、参加人员名单、技术鉴定材料、科研经费使用情况、成果和奖励申报中的成果和奖励申报材料及审批材料，这部分档案是科研档案存档的主体。

2. 科研文书档案　科研文书档案是科研管理活动的直接记录，包括科研发展、总结、学校制定和上级管理部门下发的科研管理文件和课题管理、成果管理等专项管理活动中形成的管理性科研文件材料。这部分档案是进行科学决策、计划、组织、控制等基本管理职能和有计划、有目的、有条不紊进行项目申报、成果评奖及科研管理经验总结的依据，也是科研档案的重要部分，对科研管理工作起到很好的指导作用。

3. 科研成果档案　主要包括科研年度统计表、科研人员公开发表的学术论文和编写的学术著作、获奖成果和证书、专利和技术转让资料等。科研成果的多少是衡量科研实力大小的依据之一，因此，科研成果档案的管理在科研管理中也占有重要位置。

（四）护理科研档案的规范化管理

1. 建立健全科学管理制度，理顺科研档案归档程序　科研档案是科研课题科技成果研究的全过程的反映，但又不仅仅局限于某一项科研课题、某一项成果，它是课题及成果之间、学科之间的综合反映，因而就形成了科研档案的四个特点：专业性、系统性、集体性和阶段性。为了规范科研档案管理工作，就必须遵循国务院发布的《科学技术档案工作条例》规定的“完整、明确、系统、安全和有效利用要求”归档。避免可能造成大量科研档案材料零散在外现象的出现。为此，必须把科研档案工作与计划管理、课题管理、成果管理等工作紧密结合起来，走实现科研工作与科研建档工作两者协调发展的道路，建立合理的归档程序，掌握科研档案管理工作的规律，保证高校科研档案的准确、完整、系统，最终使高校科研档案工作走上科学化、规范化的轨道，达到提高科研档案归档的质量和效率。

2. 加强重点、重大科研项目的档案管理　重大、重点项目及高级别获奖成果最能反映医疗机构或教育机构的科研能力。重点、重大科研项目的研究时间较长，往往有一些阶段性成果，每一阶段中肯定有技术进步和新的成果，这些档案材料是新技术、新创新的基础。

因此对重点、重大科研项目应从立项起就实行课题组预立卷归档，然后将每个阶段产生的技术进步、最新成果、新立项的子课题分年度补充到科研档案中去，以免遗漏。

3. 提高护理科研人员的科研档案归档意识　护理科研人员是科研档案形成的主体，科研人员档案意识的提高，将会使科研档案的管理走上规范化、科学化的良性循环轨道，将会使科研档案管理工作迈上一个新的台阶。因此，这也要求护理管理者采取多渠道多形式鼓励护理人员和学者积极学习《档案法》及科研档案管理的相关规定，例如在新员工入职时对员工进行档案知识培训，使新员工从入职时就牢固树立起档案归档意识。

4. 推广科研档案的开发利用　美国档案学家谢伦伯格认为："档案部门进行各种努力的目的，就是把有价值的文件保存下来，并使它可供利用。"因此，科研档案管理的工作要考虑其开发利用问题。目前的档案查阅仍停留在传统的人工层面上，游离于先进的信息技术之外，主要是靠手工翻阅档案目录，查阅起来既耽误时间，又浪费人力。尽管目前多数医疗机构及高校的科研档案已开始使用计算机等信息设备，但使用范围仍局限于文档目录数字化，档案利用的无纸化、电子化、网络化程度不高。这种档案管理工作的滞后，严重影响了科研档案的利用效率。因此，要充分利用和发挥档案网站及应用程序的作用，使相关网站和软件成为有效开发利用科研档案的窗口。

（五）科研项目管理系统

随着国家对医学科研工作重视程度的提高，科研资金的投入不断加大，公立医院的整体科研实力获得了显著提升。然而医院科研项目不断增多，科研资金来源多渠道、多层次的特殊性，使得科研经费的精细化管理变得异常复杂。面对日新月异的科研发展前景，现阶段的科研管理模式已不能满足发展的需要，逐渐显露出了弊端，主要表现在以下方面：①科研管理职能部门之间相互独立，资源信息不同步；②科研项目资金来源不同导致管理混乱；③缺乏对科研项目资金的全程监控与管理；④科研项目管理停留在手工纸质管理阶段，人工登记易遗留数据、手工传递过程差错率高、数据信息滞后是当前亟待解决的问题；⑤科研项目汇总信息和直观分析数据的缺乏，使得科研项目的管理效率较低；⑥此外，没有系统的科研项目信息电子档案，财务人员无法从财务层面对各科研项目的预算、执行、结题实行全程监控与管理，导致新《医院会计制度》要求的将"科研项目收入"明细科目按项目进行明细核算缺乏实际可操作性，等等。

因此，如何通过科研项目管理体系对项目进行更为规范、准确、便捷、有效、直观的管理，避免资金流失与浪费，使科研成果发挥最大作用，成为管理者迫切需要解决的问题。全球信息化水平的不断提高，为这一难题提供了一种解决方案。通过计算机和网络技术的有效结合，产生了科研项目管理系统（research project management system，RPMS）。

科研项目管理系统被广泛应用于有效实现组织目标，构建科研单位核心竞争力的重要理念、模式和技术，以项目中心为核心管理目标，为项目组提供更为规范化、科学化、精细化的引导和控制；同时结合信息中心、报表中心，为科研单位合理利用资源、应对内外部变化、达成理想目标提供高效、全面、精细的管理思路和管理方法。科研项目管理的管理功能划分为集成管理、范围管理、时间管理、费用管理、质量管理、人力资源管理、沟通管理、风险管理、采购管理9个知识领域。

该系统主要面对科研院所的各级领导、科研项目管理部门、课题负责人、课题参加科研人员，通过对进度、资源、经费、成果等全方位的管理，不但方便课题负责人对自己的项目全面管理，同时便于各级管理部门及时掌控科研院所内部所有项目的情况，将项目的各种信息结合在一起，自动为项目建立过程档案。

科研项目管理系统为国内科研院所的项目管理和整体管理之间架起一座桥梁，能够对每个项目的整个生命周期进行管理。通过统一的数据模型，提供了与项目相关活动的准确的各角度视图，使科研主管部门能够为项目分配合适的资源，确保项目执行并跟踪项目的成果，从而提升科研院所的科研能力及效率。近年来有学者对这一管理系统进行研究，开发出适合自身医院的科研项目信息管理系统，例如山东省千佛山医院 2012 年研制了一套医院科研项目管理系统，实现了项目处理过程中的项目申请、项目审批、项目实施记录、经费预算、经费下拨、经费支出记录、项目验收和档案入卷等功能，同时可以对科研项目管理工作中的历史数据进行查询和统计分析等工作。在护理科研管理应用信息化的管理系统，也能够大大提高护理科研管理人员的工作效率，同时方便科研人员自身对所负责科研项目的管理。

第五节　护理科研管理案例分析

——脊髓损伤患者膀胱功能康复训练方案的构建及实证研究

（樊　帆　中山大学孙逸仙纪念医院）

一、摘要

（一）研究目的

以循证医学为基础，回顾国内外膀胱功能康复训练的研究进展，采用病历回顾及质性访谈研究国内脊髓损伤（spinal cord injury，SCI）患者膀胱功能康复训练现状。在现况研究基础上，通过文献回顾、临床观察、专家会议等方法构建科学的、规范的脊髓患者膀胱功能康复训练方案，并将方案进行临床实证研究，完善康复训练方案，最终构建一套科学、有效的脊髓损伤患者膀胱功能康复训练方案，为护理人员为患者提供科学、规范、持续的膀胱功能康复措施，以降低患者泌尿系统并发症的发生率，促进患者膀胱功能的康复，提高脊髓损伤患者的生活质量。

（二）研究方法

1. 应用电子病历信息系统，使用整群抽样的方法收集 2010 年 1 月至 2014 年 7 月上海某两家三级综合性医院骨脊柱、康复科 100 例及某康复中心脊髓康复科 61 例脊髓损伤患者病例并进行描述性分析；便利抽样的方法选择 2014 年 4 月 ~5 月在上海市某三级综合性医院、三级骨科专科医院、二级康复中心的 13 名医护人员进行质性访谈，分析目前脊髓损伤患者膀胱功能康复训练现状。

2. 以循证护理理论为依据，通过文献回顾，推荐高级别的研究证据形成康复训练方案的草案，再使用专家会议法进行论证。

3. 采用类实验研究、便利抽样的方法，选取 2014 年 1 月至 6 月入住该中心脊髓损伤康复科的 15 名 SCI 患者作为对照组，选取 2014 年 7 月至 12 月入住的 SCI 患者 15 名作为干预组，启动 SCI 膀胱功能康复护理方案。膀胱功能训练效果、尿路感染发生率、住院天数、健

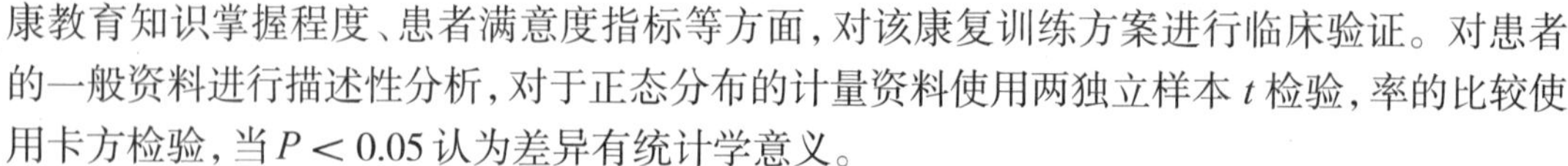

康教育知识掌握程度、患者满意度指标等方面，对该康复训练方案进行临床验证。对患者的一般资料进行描述性分析，对于正态分布的计量资料使用两独立样本 t 检验，率的比较使用卡方检验，当 $P < 0.05$ 认为差异有统计学意义。

（三）结果

1. 通过对上海某两家三级综合性医院骨脊柱、康复科 100 例及某康复中心脊髓康复科 61 例脊髓损伤患者病例进行回顾性分析，得出目前存在的问题是：三甲医院脊髓损伤术后的患者较少关注膀胱功能、三甲医院康复科 SCI 患者不重视膀胱功能康复、康复中心正在探索膀胱功能康复训练方法；通过质性访谈研究，得出了 6 个主题：膀胱功能康复理念缺乏、膀胱功能康复责任不明确、膀胱功能康复训练知识不了解、患者自护能力差、对间歇导尿存疑虑以及随访机制不完善。

2. 通过文献回顾研究，构建了 SCI 患者膀胱功能康复训练草案，其中包括膀胱功能管理分期、膀胱功能评估及诊断、膀胱功能分类、膀胱功能康复训练、药物治疗、常见并发症、长期随访、健康教育、膀胱功能康复训练效果评价等 9 个部分。经过专家会议法对草案的结构、项目及内容进行了讨论及修改，最终形成了 SCI 患者膀胱功能康复训练方案文本。

3. 比较方案组和对照组膀胱功能训练情况，实施方案组膀胱容量增加，住院天数降低，患者满意度提高，关于膀胱功能康复训练的健康知识掌握程度提高，差异有统计学意义（$P > 0.05$）；膀胱功能训练效果即达到平衡膀胱状态、尿路感染发生率差异虽没有统计学差异，但是实施膀胱功能康复训练方案后膀胱功能康复训练效果较之前提高了 26.67%，尿路感染率下降了 20%。

（四）结论

通过病历回顾分析及质性访谈研究分析了当前 SCI 患者膀胱功能康复训练的现况，在此基础上，以循证护理理论为依据通过文献回顾构建了 SCI 患者膀胱功能康复训练草案，最终专家会议修改并形成了康复训练文本，通过类实验研究进行方案的临床验证，在降低尿路感染发生率、缩短住院天数和改善膀胱功能、提高患者满意度及健康知识掌握程度方面显示出了较好的效果，基本符合方案设计的目的。

二、研究概括（略）

三、脊髓损伤患者膀胱功能康复训练现况研究（略）

四、脊髓损伤患者膀胱功能康复训练方案的构建

本研究在循证医学的指导下，构建 SCI 膀胱功能康复训练方案，指导护理人员开展 SCI 神经源性膀胱功能康复护理干预。研究的主要内容包括：①分析 SCI 膀胱功能康复与护理有关的指南，总结级别高的康复护理依据，确定 SCI 患者膀胱功能康复训练方案；②回顾与 SCI 膀胱功能康复护理有关的文献，尤其是系统评价、高质量的 RCT 文章，结合指南及临床工作经验制定出 SCI 膀胱功能康复训练方案的基本内容；③建立 SCI 膀胱功能康复训练方案的基本框架；④初拟 SCI 膀胱功能康复训练方案；⑤召开专家会议，讨论 SCI 膀胱功能康复训练方案的草案，并结合专家意见进行修改。本部分研究的技术路线，见图 8-2。

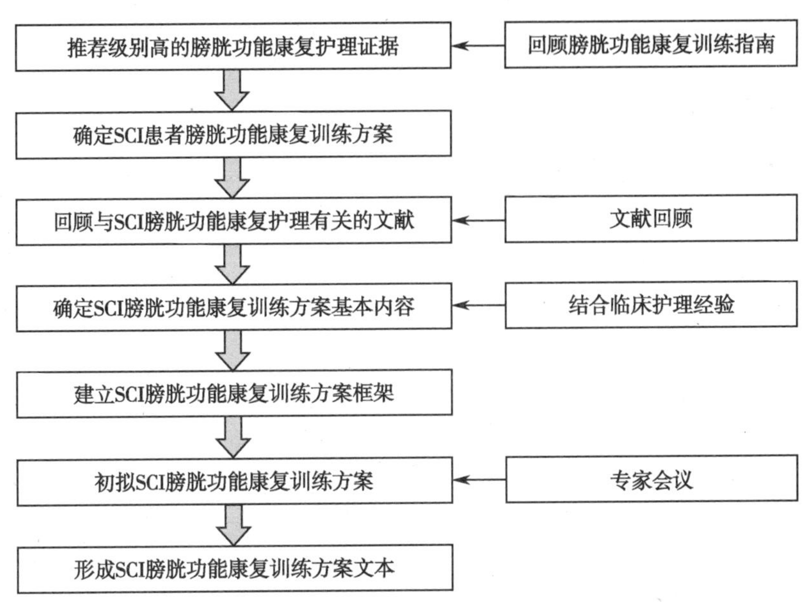

图8-2　SCI患者膀胱功能康复训练方案研究的技术路线

(一)脊髓损伤患者膀胱功能康复训练方案的构建

SCI患者膀胱功能康复训练方案的构建是以循证护理为基础，首先对SCI患者康复护理有关的循证护理指南进行分析，总结SCI膀胱功能康复护理级别高的证据，为构建SCI膀胱功能康复训练方案提供理论依据。再根据前期文献回顾的结果结合临床护理工作经验，构建出脊髓损伤患者膀胱功能康复训练方案的草案。

1.材料与方法

(1)检索与SCI膀胱功能康复有关的循证护理指南：本研究主要构建脊髓损伤(Spinal Cord Injury，SCI)、膀胱(Bladder)、下尿路(Lower Urinary Tract)、神经源性膀胱(Neurogenic Bladder)、诊断(Diagnosis)、管理(Management)，将以上关键词作为检索词，在"Ovid""Elsevier""SCI""Springer""万方数据库""中国知网""维普数据库"以及"国家指南资源中心(National Guideline Clearinghouse，NGC)"等检索SCI膀胱功能康复有关的指南。选取近10年发表的指南，共检索出相关指南7篇，分别是：①脊髓损伤患者泌尿系管理的推荐指南(A proposed guideline for the urological management of patients with spinal cord injury，2007)；②神经源性下尿路功能障碍的诊断和管理的临床指南(Clinical guidelines for the diagnosis and management of neurogenic lower urinary tract dysfunction，2014)；③成人脊髓损伤膀胱功能管理：为医疗人员提供的临床实践指南(Bladder management for adults with spinal cord injury：a clinical practice guideline for health-care providers，2006)；④神经源性尿失禁，神经源性下尿路功能障碍的管理(Urinary incontinence in neurological disease.Management of lower urinary tract dysfunction in neurological disease，2012)；⑤神经源性下尿路功能障碍指南(Guidelines on neurogenic lower urinary tract dysfunction，2003(revised 2011 Mar).NGC：008601)；⑥神经源性膀胱护理指南(2011年版)；⑦脊髓损伤患者泌尿系管理与临床康复指南(2013年版)。

(2)证据分级及证据推荐级别：检索到的循证指南对证据等级划分标准不同，三名研究者根据检索到的循证指南分别依据JBI证据分级方法及证据推荐级别(2010版)划分证据等级，见表 8-1、表 8-2，再一同商讨并最终确定证据等级。Ⅰ级证据为 A 级推荐，Ⅱ级证据、Ⅲ级证据为 B 级推荐，Ⅳ级为 C 级推荐。对于一致鉴定为 C 级的证据将其删除，只采纳鉴定为 A 级或 B 级的证据。

表 8-1 JBI 证据分级方法（2010 版）

证据等级	合理性 / 适宜性 / 临床意义	有效性	经济学依据
Ⅰ级证据	对研究的系统整合，有明确的结果	对高质量的 RCT 的 meta 分析，或高质量的大样本实验性设计研究（可信区间窄）	对多项重要干预的所有相关指标进行成本测量的系统整合，有临床敏感性分析
Ⅱ级证据	对研究的系统整合，有可信的结果	一项以上的 RCT，样本量小，可信区间宽，或类实验性设计研究	对多项重要干预的所有相关指标进行成本测量，有临床敏感性分析
Ⅲ级证据	a. 对描述文本 / 观点的系统整合，有可信的结果 b. 一项或多项高质量研究结果，未整合	a. 有对照的队列研究 b. 病历对照研究 c. 无对照的观察性研究	对多项重要干预的某些指标进行成本测量，无临床敏感性分析
Ⅳ级证据	专家意见		专家意见或给予经济学理论

表 8-2 JBI 证据推荐级别

推荐的等级	合理性 / 适宜性 / 临床意义 / 有效性
A 级推荐	证据有力支持，可以应用
B 级推荐	证据中度支持，考虑应用
C 级推荐	证据不支持

（3）文献回顾：将脊髓损伤（Spinal Cord Injury，SCI）、膀胱（Bladder）、下尿路（Lower Urinary Tract）、神经源性膀胱（Neurogenic Bladder）、诊断（Diagnosis）、管理（Management）作为检索词，在 “Ovid” “Elsevier” “SCI” “Springer” “万方数据库” “中国知网” “维普数据库” 等数据库检索相关文献，并分析评价文献等级，作为构建 SCI 患者膀胱功能康复训练方案的依据。

2. 研究结果 结合指南及文献回顾，经过证据等级评定，选择证据推荐等级在 A 级或 B 级的证据，确定 SCI 患者膀胱功能康复训练的基本内容，现将康复训练基本内容陈列如下。

（1）SCI 患者膀胱功能管理分期

1）急性期管理（Immediate Management）：包括急救复苏并持续几天，此期患者会采取留置导尿管（Indwelling Catheter，IDC）的处理方法。

2）早期管理（Early Management）：通常会持续两周，即损伤后 2 周，在这个时期在病情允许的情况下，可以拔除留置导尿管并开始清洁间歇导尿。

3）中期管理（Intermediate Management）：是从损伤后 2 周到伤后 12 周（约 3 个月），在此期讨论并尝试患者整体康复过程，并选择膀胱功能管理方法。

4)长期管理(Long-term Management):是指伤后12周以后,此期继续整体康复并进行膀胱功能康复管理。

(2)SCI患者膀胱功能评估及诊断

1)病史:脊髓损伤疾病史及泌尿系疾病史;

2)体格检查:全身体格检查尤其是神经系统、泌尿系统的检查。根据体格检查鉴定脊髓损伤患者损伤等级,采用ASIA残损分级标准,见表8-3;

表8-3 ASIA残损分级(2011版)

A=完全损伤。鞍区 S_4~S_5,无任何感觉或运动功能保留
B=不完全感觉损伤。神经平面以下包括鞍区 S_4~S_5,无运动但有感觉功能保留,且身体任何一侧运动平面以下无3个节段以上的运动功能保留。
C=不完全运动损伤。神经平面以下有运动功能保留,且单个神经损伤平面以下超过一半的关键肌肌力小于3级(0~2级)。
D=不完全运动损伤。神经平面以下有运动功能保留,且神经损伤平面以下至少有一半以上(一半或更多)的关键肌肌力大于或等于3级。
E=正常。使用ISNCSCI检查所有节段的感觉和运动功能均正常,且患者既往有神经功能障碍,则分级为E。既往无SCI者不能评为E级。

3)血液、尿液分析:通过血常规、尿常规检查,了解是否存在泌尿系感染等,并能间接反映肾功能状况;

4)尿液细菌培养及药敏试验:当存在泌尿系感染时需要做;

5)要求患者和(或)家属、照顾者记录患者的"排尿日记";

6)尿流动力学检查(脊髓损伤中心应常规开展影像尿动力学检查项目,SCI患者尽可能接受此项检查);

7)超声检查:肾脏、输尿管、膀胱和残余尿量(Residual Urine Volume);(残余尿量的测定可使用膀胱扫描仪,为B级推荐)

8)尿流率测定:推荐在做尿流动力学检查之前常规进行。推荐排尿后即刻通过导尿法或超声检查进行残余尿量测定,有助于评估膀胱排空功能;

9)评估危险因素:膀胱高压状态、膀胱输尿管反流、后尿道球形扩张、男性附属腺逆流等;

10)简易膀胱容量测定:可反映膀胱安全容量(膀胱内压力达40cmH_2O时膀胱容量)、膀胱顺应性。

(3)SCI患者膀胱功能分类

1)协调性痉挛性膀胱:临床表现为膀胱容量减少伴尿失禁。尿流动力学检查示膀胱容量小,逼尿肌收缩时括约肌反射性松弛,尿道阻力几乎为零,膀胱内尿液能够顺利排出,膀胱压力不高。

2)失协调性痉挛性膀胱:临床表现为膀胱容量减少,尿失禁伴尿潴留。膀胱压力高,尿液反流、肾功能受损以及泌尿系感染的发生率位于5类病人之首。尿流动力学检查示逼尿肌收缩时括约肌不能协调性扩张,膀胱内的尿液不能顺利排出,膀胱压力升高。

3)协调性弛缓性膀胱:临床表现为尿液大量潴留,排尿困难,容易在膀胱中繁殖细菌,多为脊髓休克期结束后的过渡期表现,有可能转变为痉挛性膀胱。尿流动力学检查示膀胱容量基本正常但膀胱内压力不高,膀胱平滑肌收缩无力,呈弛缓状态,压力低下,难以形成有效的兴奋电位。

4)失协调性弛缓性膀胱:临床表现为排尿困难,尿液潴留最为严重,即使挤压腹部也难以排尽尿液。有转变为其他类型膀胱的可能。尿流动力学检查示膀胱容量基本正常,膀胱内压力不高,但逼尿肌无反射伴括约肌活动不足且失协调。

5)近似生理性膀胱:临床表现为少量的尿失禁及尿潴留。尿流动力学检查示膀胱容量基本正常,膀胱内压力正常,仅表现为膀胱容量的减少及残余尿量的增加。

(4)SCI患者膀胱功能康复训练

1)非侵入性康复训练

①意念排尿法:适用于留置导尿的患者。夹管训练每次放尿前5min,患者卧于床上,指导其全身放松,让患者想象在一个安静、宽敞的卫生间,听着潺潺的流水声,准备排尿,并试图自己排尿,然后护理人员缓缓放尿。想象过程中,强调患者利用全部感觉。

②行为技巧

a. 习惯训练:是基于排尿规律安排患者如厕时间的方法,此方法不仅能提醒患者定时排尿,还可以保持患者会阴部皮肤清洁、干燥。应鼓励患者避免在安排时间以外排尿,但这在尿急时常会难以控制。

b. 延时排尿:对于由于膀胱逼尿肌过度活跃而产生尿急症状和反射性尿失禁的患者,可用此方法。治疗目标为形成3~4小时的排尿间隔,无尿失禁发生。

③反射性排尿:适用于脊髓损伤患者,需要患者手功能允许或照顾者愿意参与训练,以维持和改善反射性排尿;逼尿肌、括约肌功能协调,膀胱收缩容易触发,且收缩时压力在安全范围内,收缩时间足够,无尿失禁。

导尿前半小时,寻找刺激点,如轻轻叩击耻骨上区或大腿内侧上1/3,牵拉阴毛,挤压阴蒂(茎)或用手刺激肛门诱发膀胱反射性收缩。

④代偿性排尿训练:用于逼尿肌和括约肌均活动不足的患者。不推荐使用Crede按压法。

Valsalva屏气法:患者取坐位,身体前倾,屏气呼吸,增加腹压,向下用力做排便动作帮助尿液排出。

⑤盆底肌训练:适用于盆底肌尚有收缩功能的尿失禁患者。患者在不收缩下肢、腹部及臀部肌肉的情况下自主收缩盆底肌肉(会阴及肛门括约肌),每次收缩持续5~10s,重复10~20次/组,每天3~5次。

2)侵入性康复训练

①留置导尿:适用于损伤初期,或膀胱功能康复训练时出现有症状的尿路感染,或需要集中治疗大量输入液体时。脊髓休克期应开放留置尿管,当脊髓休克期过后才开始进行夹闭尿管训练。感染期间留置尿管不推荐进行夹管训练。留置导尿期间不推荐进行膀胱冲洗、不推荐使用预防尿路感染的抗生素。推荐使用尿液密闭引流系统,使用抗反流尿袋。

②间歇导尿:患者需足够的膀胱容量(膀胱容量＞150ml),规律饮水,保持尿量约1500~2000ml/d;病情稳定,不需要抢救、监护或输入大量的液体治疗。

a. 无菌间歇导尿：常作为拔除尿管后到患者自行实施清洁间歇导尿的过渡，由护理人员操作。推荐使用亲水性导尿管。不推荐使用石蜡油作为润滑剂。

b. 清洁间歇导尿：适用于不能自主排尿或自主排尿不充分（残余尿超过 80ml）的脊髓损伤、神志清楚并主动配合患者。如患者手功能良好能够采取自我清洁间歇导尿，如无法完成则由家属或护工协助进行清洁间歇导尿；推荐使用亲水性导尿管。不推荐使用石蜡油作为润滑剂。

（5）SCI 患者膀胱功能的药物治疗

1）M 受体阻断剂为常规推荐用药，主要包括托特罗定、索利那辛、奥昔布宁、盐酸曲司氯铵、盐酸丙哌维林等，M 受体阻断剂对于治疗神经源性逼尿肌过度活动具有肯定的长期疗效。推荐尽早且长期使用此类药物。M 受体阻断剂在减少神经源性逼尿肌过度活动的同时，有增加残余尿量的可能，患者须配合间歇导尿定时排空膀胱。最常用的药物为托特罗定与奥昔布宁。

2）α 受体抑制剂：可降低膀胱出口阻力，减少残余尿，施行前必须确保上尿路安全。

（6）SCI 患者膀胱功能康复训练常见并发症

1）泌尿系感染：泌尿系感染指微生物侵犯泌尿系统内的任何一种组织。症状性泌尿系感染是指出现发热、出汗、寒战、恶心和呕吐、肉眼脓尿、膀胱痉挛、腹痛或肋脊角叩痛等症状。以卫生部颁布的泌尿系感染的诊断标准作为诊断。SCI 患者泌尿系感染最常见的是尿路感染，而导尿管相关性尿路感染是 SCI 后泌尿系感染最常见的原因。

对于无症状性尿路感染应鼓励患者多饮水，保证尿量在 1500~2000ml/d 以上，多变换体位，可用 VC 或食醋等食物疗法酸化尿液；而对于有症状性尿路感染在使用抗生素之前应进行尿细菌学培养，对于发热患者（尤其寒战时）应及时留取血培养标本。SCI 患者应定期做尿常规检查，推荐急性期、早期患者每 1~2 天尿检 1 次，中期每周 1 次，康复期每月 1 次。

2）尿路损伤、出血：在间歇导尿训练时会发生，故留置导尿应选择合适的导尿管，操作应缓慢轻柔。推荐使用亲水性导尿管可降低尿路损伤及尿路出血。

3）泌尿系结石：通过鼓励早期活动，多饮水，勤排尿可预防；保证饮水量 2000~3000ml/d，保证尿量在 1500~2000ml/d 以上。

4）肾功能障碍：包括肾盂积水、尿液反流、肾功能衰竭等，应在膀胱压力达到 $40cmH_2O$ 之前排空膀胱，即在安全容量范围内排空膀胱。

（7）SCI 患者膀胱功能康复训练长期随访

1）随访目的：保持上、下尿路功能的安全和稳定，降低并发症发生的风险，通过控制危害上尿路功能的因素、对患者进行长期科学的护理和规律随访，以提高 SCI 患者的生活质量。

2）随访内容：病史、实验室检查（尿常规、尿培养）、肌酐清除率、泌尿系超声检查（主要记录肾功能、残余尿情况。上尿路功能正常的 SCI 患者每 6 个月进行 1 次泌尿系超声检查，对于异常者应每 3 个月或更短的时间检查 1 次）、尿动力学检查 / 简易膀胱容量测定（长期康复阶段应每年做 1 次，只有在没有条件做尿动力学情况下才做简易膀胱容量测定）。

（8）SCI 患者膀胱功能康复训练的健康教育：将 Delparte JJ 等学者研制的与膀胱功能康

复训练有关的部分转换成简体中文版本。主要包括避孕套导尿管管理、留置导尿管管理、男性间歇导尿管理、女性间歇导尿管理、间歇导尿方案管理及尿路感染管理等6项，并制成手册供患者使用。

（9）SCI患者膀胱功能康复训练的效果评价：经过膀胱功能康复训练，使SCI患者达到平衡膀胱状态。平衡膀胱是一种状态，包括：①低压储尿；②较大的膀胱容量；③尿失禁情况减少；④不留置导尿。经过训练达到平衡膀胱状态时，排尿方式为①反射+间歇导尿；②腹压+间歇导尿；③自主排尿+间歇导尿。④残余尿量< 80ml时不用间歇导尿。

3. SCI患者膀胱功能康复训练框架　根据基本内容得出SCI患者膀胱功能康复训练的框架，见图8-3。SCI膀胱功能康复训练的干预者为护理人员，设计骨科、泌尿外科及康复科护理人员。干预的目的是使患者规律排尿，降低泌尿系感染发生率，保护上尿路功能，提高患者的生活质量。目标是SCI患者经过膀胱功能康复训练能够达到平衡膀胱的状态。

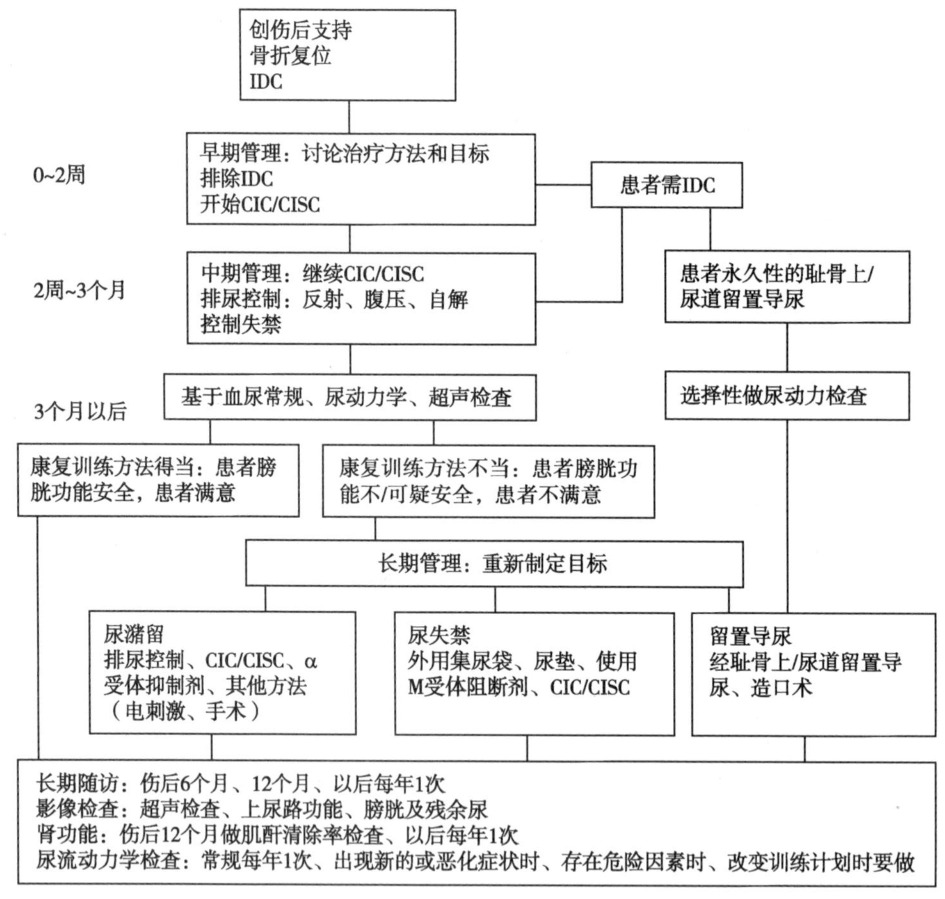

图8-3　SCI患者膀胱功能康复训练框架

IDC：indwelling catheter，留置导尿；

CIC：clean intermittent catheterization，清洁间歇导尿；

CISC：clean intermittent self-catheterization，自我清洁间歇导尿。

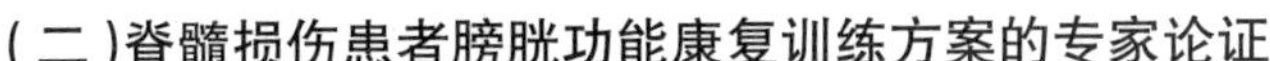

（二）脊髓损伤患者膀胱功能康复训练方案的专家论证

以循证护理理论为依据，进行文献回顾的基础上，形成了SCI患者膀胱功能康复训练方案的草案，召集SCI患者膀胱功能护理方面的专家召开专家会议对SCI患者膀胱功能康复训练方案草案进行论证，使膀胱功能康复训练方案更加符合我国护理现状，增加方案的实践性及可操作性。

1. 研究方法　专家会议法（Expert Meeting）是指根据规定的原则选定一定数量的专家，按照一定的方式组织专家会议，发挥专家集体的智能结构效应，对预测对象未来的发展趋势及状况作出判断的方法。“头脑风暴法”（Brain Storming）就是专家会议预测法的具体运用。邀请相关领域的专家召开专家会议，围绕SCI患者膀胱功能康复训练方案进行集体分析、讨论，在会议中专家们会相互交流并能够及时反馈，在较短的时间内能够得到富有成效的结果，弥补草案的不足。会议后将专家的意见综合分析，修改草案，形成SCI患者膀胱功能康复训练方案文本。

专家遴选标准为：①小组专家的代表面广泛，有从事骨科、泌尿外科、康复科的医疗专家、护理专家、管理专家等；②专家的权威程度高，本科及以上学历，中级职称及以上，从事骨科/泌尿外科/康复科工龄要在10年以上；③参加者的专业应力求与所论及的预测对象的问题一致。专业知识丰富、学术态度严谨。

参会的专家以10~15人为宜，会议时间以20~60分钟效果最佳，使专家在有限的时间内围绕SCI患者膀胱功能康复训练方案草案发表意见。召开会议时，课题组成员要激发专家讨论的热情，认真听取并记录专家的意见，对模糊的地方及时澄清，确保专家意见的准确性。会议主要讨论两个方面：①确定膀胱功能康复训练内容是否合适；②确定各项内容是否需要增减。

专家的权威程度大小对构建的膀胱功能康复训练方案的可靠性影响较大，每个专家都有自己擅长的方面，而不是每个方面都熟悉。所以将专家熟悉程度分为5个等级：很熟悉、较熟悉、一般熟悉、不太熟悉、很不熟悉，分别赋值1.0、0.8、0.6、0.4、0.2。判断依据分为：实践经验、理论知识、参考国内外资料、主观感觉等4类，依据程度分为大、中、小三个等级，分别赋不同的分值，见表8-4。

专家会议后整理专家会议中各专家的意见，经过分析综合后修改、补充、完善初拟的SCI患者膀胱功能康复训练方案的项目和内容，最终形成SCI患者膀胱功能康复训练方案文本。

表8-4　专家判断依据程度量化表

专家判断依据	专家自我评价的分值		
	大	中	小
实践经验	0.50	0.40	0.30
理论知识	0.30	0.20	0.10
参考国内外资料	0.10	0.10	0.05
主观感觉	0.1	0.1	0.05

2. 研究结果　参加本次专家会议的专家共有 12 人，其中 3 名（25%）男性，9 名（75%）女性；年龄 33~59 岁，平均 43.5 ± 9.01 岁；工作年限 11~39 年，平均工作年限 22.58 ± 10.39 年；学历分布：博士 4 人（33.3%），硕士 4 人（33.3%）、本科 4 人（33.3%）；职称分布：高级职称 6 人（50%），中级职称 6 人（50%）。专家的一般资料，见表 8-5。

表 8-5　专家一般资料

编号	性别	年龄	学历	工作年限	职称	专业方向
1	女	44	博士	23	副教授	康复护理、护理教育
2	女	45	博士	26	副主任护师	骨科护理、护理管理
3	女	33	本科	12	主管护师	骨科护理
4	女	51	本科	30	副主任护师	康复护理、护理管理
5	男	59	硕士	39	主任医师	泌尿外科、康复科
6	女	38	硕士	14	主治医师	骨科、康复科
7	女	35	本科	16	主管护师	骨科护理、康复护理
8	男	53	博士	31	副主任医师	泌尿外科
9	女	38	本科	19	主管护师	泌尿外科护理
10	男	36	博士	11	主治医师	骨科
11	女	55	硕士	39	主任护师	骨科护理、护理管理
12	女	35	硕士	11	主管护师	骨科护理

使用专家权威系数（Cr）表示专家权威程度。判断系数（Ca）与熟悉程度（Cs）均由专家自我评定，共同决定专家权威系数，计算公式为：Cr=（Ca+Cs）/2。一般认为专家权威系数≥ 0.7 为可接受信度，> 0.8 表示专家权威程度高。本次专家会议回收的专家调查表统计，计算与会专家判断依据自评综合的平均值，见表 8-6。对调查表中专家对所讨论内容的熟悉程度进行统计分析，见表 8-7。根据公式计算出专家权威系数为 0.93，表明参与专家会议的专家在关于 SCI 患者膀胱功能康复领域具有较高的权威性，专家会议的讨论结果具有很高的可信度。

表 8-6　专家判断依据自评结果

分值（Ca）	1	0.9	0.8
人数（M）	8	2	2

表 8-7　专家对所讨论内容的熟悉程度

分值（Cr）	1	0.8	0.6	0.4	0.2
人数（M）	8	3	1	0	0

Cr=（Ca+Cs）/2=（0.95+0.92）/2 ≈ 0.93

3. 专家对膀胱功能康复训练方案的意见结果

（1）关于康复训练措施的结构：根据 SCI 患者膀胱功能康复训练基本内容及框架所构建的草案共包含四部分：SCI 患者膀胱功能康复训练方案、SCI 患者膀胱功能康复训练记录单、SCI 患者膀胱功能康复训练技术以及 SCI 患者膀胱功能康复训练自我管理手册。前三部分实施者为护理人员，自我管理手册包含了 6 项常用的膀胱功能康复训练内容。专家会议中各专家对这四部分大体结构没有意见，同意方案的基本构成，但是专家对于各部分具体内容都进行了讨论，认为应该再增加随访记录部分，随访记录应该最为提醒患者及时回访及接触患者的不同的护理人员可以了解患者之前的随访情况。课题组采纳专家的意见，将随访记录增加在自我管理手册的最后，每次患者复查或随访时，患者及接待的医护人员可以及时记录。

（2）关于康复训练措施的项目及内容：对于本方案最核心的部分——SCI 患者膀胱功能康复训练方案，专家的讨论是最激烈的，细致到每个条目及每个项目。就大框架来说，专家建议增加健康教育的内容，每个时期的健康教育的侧重点是不同的，故应该在不同管理时期后面加上健康教育的内容。课题组采纳各专家的意见，分别在早期管理、中后期管理后面加上了健康教育的内容。早期管理的健康教育主要包括：疾病知识、膀胱功能早期康复知识、制定饮水计划、记录排尿日记、间歇导尿的方法及出院后健康教育知识；中后期管理的健康教育主要包括：药物管理、饮水计划、排尿日记、清洁间歇导尿的方法、定期检测、病情自我观察、随访等健康教育知识。

专家指出在早期管理的评估内容里面应陈述脊髓休克是否结束的标准，采纳专家的意见后增加“出现肛周反射及球 - 海绵体反射表示脊髓休克期结束”。因为早期管理处于疾病变化最不可预测的阶段，不是每个患者都可以早期进行间歇导尿的，故专家建议将早期管理方案分为两个部分，即留置导尿部分和间歇导尿部分，由于此期患者的各项功能都在恢复中，最好由护理人员先采用无菌间歇导尿，患者或家属学会后再施行清洁间歇导尿，课题组采纳专家的意见，将早期膀胱功能管理方案分为两步部分：留置导尿部分和间歇导尿部分。会议中有些专家建议把协调性弛缓性膀胱与失协调性弛缓性膀胱合并，但是由于两种膀胱类型不同，有不同之处，最终经过商讨还是将这两种类型的膀胱训练方案分开。

对于膀胱功能康复训练记录单部分，专家指出排尿日记记录单（患者、护士）、尿动力学检查记录单、简易尿动力学检查记录单均没有问题，专家对于膀胱功能评估单提出要增加“备注”一栏，如有特殊情况可以在备注栏中注明，课题组采纳专家意见并增加“备注”一栏。对于膀胱功能训练记录单，专家指出应该增加“膀胱冲洗”一栏，因为患者无论在医院还是康复医院，很多患者就诊的原因就是因为尿路感染，所以在护理人员在接触 SCI 膀胱功能障碍患者时，常常会遇到进行膀胱冲洗的患者。课题组采纳专家的意见并增加“膀胱冲洗”一栏。

关于膀胱功能康复训练护理技术，专家指出由于简易尿动力学（简易膀胱容量测定）应用较少，很多护理人员根本没有接触过更没有使用过，为了增加方案的实践性，专家建议将简易膀胱容量测定装置示意图，能够增加方案的可操作性。课题组采纳专家的意见增加了简易膀胱容量测定装置示意图。

专家对于中文简体汉化的膀胱功能康复自我管理手册指出该手册简单明了，图文并茂，应该在临床推广使用。但是因为间歇导尿已经在男性、女性间歇导尿自我管理手册里面包含了该部分内容，故建议将自我管理手册内容简化，去掉间歇导尿方案自我管理。课题组采纳专家的意见并将间歇导尿方案的自我管理部分删除并合并进男、女性间歇导尿的自我管理内容里。对于随访记录单，课题组在征求专家意见后，将随访记录单增加在膀胱功能康复训练自我管理手册的最后。

会后综合专家的意见，课题组经过分析并整理，修改了之前初拟的草案，形成了 SCI 患者膀胱功能康复训练方案的文本，现将文本汇总如下（表 8-8~ 表 8-15）。

表 8-8　SCI 患者膀胱功能康复训练方案

实施对象：SCI 有膀胱功能障碍患者；干预者：护理人员；

早期膀胱功能康复训练（伤后 2 周内）	目标	1. 在保证患者生命体征稳定的前提下，及时有效地排空膀胱； 2. 预防膀胱过度膨胀、泌尿系感染、结石形成以及尿道损伤。
	评估	1. 入院时膀胱功能，及时留置导尿，并给予清洁中段尿培养及尿常规检查； 2. 每 2 天测血尿常规，如有异常，进行细菌培养及细菌耐药性检验，评估是否发生尿路感染； 3. 评估是否度过脊髓休克期，进行夹管训练；出现肛周反射及球 - 海绵体反射表示脊髓休克期结束； 4. 评估患者饮水量、输液量、膀胱容量、残余尿量及病情，决定是否开始间歇导尿； 5. 尿流动力学 / 简易膀胱容量测定，评估患者膀胱安全容量、膀胱顺应性； 6. 超声检查：肾脏、输尿管、膀胱和残余尿量（可使用评估扫描仪测定残余尿量）
	留置导尿	1. 创伤早期及术后 3 天内，留置导尿患者因需要抢救、手术、大量输液，应持续开放尿管； 2. 留置导尿患者使用抗反流尿袋，每周更换一次； 3. 进行会阴部清洁，每天 2 次； 4. 不常规用膀胱冲洗，出现有症状性尿路感染时根据药敏试验结果使用抗生素、必要时膀胱冲洗、增加饮水量、使用消毒液进行会阴部护理； 5. 病情稳定后，为患者制定饮水计划。通过排尿日记评估患者饮水量、输液量及每小时尿量，根据评估结果定期开放尿管，每次放尿不超过 500ml，夜间开放导尿，训练膀胱顺应性及维持膀胱容量； 6. 每次开放尿管前 5min 进行意念排尿法训练； 7. 饮水量＞ 3000ml 或尿路感染症状较重需要静脉输液、膀胱冲洗的患者，需再次留置导尿且 24h 开放尿袋。留置导尿期间进行夹闭尿管训练，根据患者饮水量、输液量、每小时尿量及安全容量，定期开放尿管。
	间歇导尿	1. 患者病情稳定，无间歇导尿禁忌证，且输液量＜ 500ml/d 时，可开始间歇导尿； 2. 根据患者的输液量、膀胱容量、患者的饮水习惯，为患者制定合理的饮水计划。饮水量加输液量维持在 1500~2000ml/d，白天平均饮水，睡前 3h 尽量避免饮水； 3. 护理人员采用无菌间歇导尿，患者 / 家属学会后使用清洁间歇导尿，导尿次数 4~6 次 / 天，每次导尿量不超过患者膀胱安全容量，根据每次导尿量调整导尿时间和导尿次数； 4. 推荐使用亲水性导尿管，非亲水性导尿管应避免使用石蜡油润滑导尿管前端，可使用洗必泰或碘伏润滑；

续表

早期膀胱功能康复训练（伤后2周内）	记录	1. 术后监测并记录体温、引流尿液的量、颜色、性状； 2. 术后24h（或入住ICU期间）记录尿量及24h出入量； 3. 护士记录排尿日记表及膀胱功能评估单、训练记录单；教会患者 / 家属记录排尿日记； 4. 记录尿流动力学检查结果、简易膀胱容量测定结果
	健康教育	1. 疾病及膀胱功能康复知识的介绍； 2. 教会患者使用排尿日记单并准确记录； 3. 间歇导尿期间饮水、饮食教育。饮水计划：每天饮水2500~3000ml，于7：00~20：00平均分配饮水量，每次不超过400ml，睡前3h尽量避免饮水，规律饮水；避免食用利尿的食物； 4. 出院康复指导，定期随访。
中期（伤后2周~3个月）、长期（伤后3个月以后）膀胱功能康复训练	目标	1. 保护上尿路功能，尤其是肾脏功能，降低患者尿路感染的发生率； 2. 锻炼膀胱功能，提高患者自理能力 3. 到达平衡膀胱：①低压储尿；②较大的膀胱容量；③尿失禁情况减少，不影响患者的生活；④不留置导尿。排尿方式为：反射 / 腹压 / 自主排尿 + 间歇导尿，残余尿量 < 80ml时不用间歇导尿。
	评估	1. 尿动力学检查：评估膀胱功能，作为分类依据，动态显示膀胱功能变化，每月1次； 2. 简易膀胱容量测定：可反映膀胱安全容量及膀胱顺应性，用药期间每周测1次，如做尿动力学可不再做；在无条件做尿动力学检查的情况下可作为替代检查，但不能作为分类依据； 3. 血、尿常规：每周测1次，如有异常做尿培养及药敏试验，作为使用抗生素的依据； 4. 膀胱扫描仪：可由护理人员使用评估患者残余尿量；用药期间每天测2次，早晚各一次，连续测3周评估残余尿量的变化；残余尿 < 80ml，每两天导尿一次；残余尿80~100ml，每天间歇导尿一次；残余尿100~200ml，每天间歇导尿2次；残余尿 > 200ml，每天导4~6次； 5. 超声检查：评估肾脏、输尿管、膀胱情况 6. 尿失禁情况：男性使用外用集尿袋，女性使用尿垫，评估患者尿失禁情况
	协调痉挛性膀胱	临床表现：膀胱容量减少伴尿失禁。 尿流动力学检查示：膀胱容量小，逼尿肌收缩时括约肌反射性松弛，尿道阻力几乎为零，膀胱内尿液能够顺利排出，膀胱压力不高。 1. 男性使用外用集尿袋，女性使用成人尿片，注意皮肤护理； 2. 使用M受体阻断剂（如奥昔布宁、托特罗定等）改善膀胱功能及尿失禁情况； 3. 根据患者生活习惯、膀胱容量及尿失禁情况为患者制定饮水计划、导尿计划； 4. 对于T6以上高位脊髓损伤的患者，盆底肌尚有收缩功能的尿失禁患者，指导患者进行盆底肌训练；每次间歇导尿前教患者使用反射性排尿，低位损伤也可使用腹压排尿，严禁按压；

续表

中期(伤后2周~3个月)、长期(伤后3个月以后)膀胱功能康复训练	失协调性痉挛性膀胱	临床表现：膀胱容量减少，膀胱压力高，尿失禁伴尿潴留。 尿流动力学检查示：逼尿肌收缩时括约肌不能协调性扩张，膀胱内的尿液不能顺利排出，膀胱压力升高。 1. 早期且长期使用M受体阻断剂(奥昔布宁、托特罗定等)，可联合使用α受体抑制剂，改善膀胱容量、逼尿肌痉挛及尿失禁情况； 2. 膀胱容量< 200ml时，采用留置导尿，留置尿管期间夹管训练需在安全容量之前放尿； 3. 膀胱容量≥200ml时试拔管开始膀胱功能训练； 4. 制定饮水计划，根据患者生活习惯、饮水量、尿失禁情况及膀胱容量制定清洁间歇导尿频率及导尿次数；每次导尿前尿潴留量不能超过膀胱安全容量； 5. 盆底肌尚有收缩功能的尿失禁患者，指导患者进行盆底肌训练。严禁使用反射性排尿，严禁按压，严禁使用Valsalva屏气法； 6. 根据膀胱功能评估的改变情况及时膀胱功能康复训练计划；
	协调性弛缓性膀胱	临床表现：尿液大量潴留，排尿困难，有可能转变为痉挛性膀胱。尿流动力学检查示：膀胱容量基本正常但膀胱内压力不高，膀胱平滑肌收缩无力，呈弛缓状态，压力低下，难以形成有效的兴奋电位。 1. 尽早拔管开始清洁间歇导尿； 2. 制定饮水计划，根据患者膀胱容量、饮水量及生活习惯制定个性化清洁间歇导尿时间及次数； 3. 训练盆底肌功能，使用反射、腹压及Valsalva屏气法辅助排尿； 4. 根据膀胱功能的改变调整膀胱功能康复训练方案；
	失协调性弛缓性膀胱	临床表现：排尿困难，尿液潴留最为严重，即使挤压腹部也难以排尽尿液。是清洁间歇导尿的绝对适应证。有转变为其他类型膀胱的可能。尿流动力学检查示：膀胱容量基本正常，膀胱内压力不高，逼尿肌无反射伴括约肌活动不足且失协调。 1. 制定饮水计划，根据患者生活习惯、饮水量、尿失禁情况及膀胱容量制定清洁间歇导尿频率及次数；每次导尿量不能超过膀胱安全容量； 2. 训练盆底肌功能及Valsalva屏气法辅助排尿；指导反射性排尿的方法；指导使用腹压排尿； 3. 每次间歇导尿前热敷按摩下腹部，使用反射、屏气、腹压辅助排尿； 4. 根据膀胱功能的改变调整膀胱功能康复训练方案；
	近似生理性膀胱	临床表现：少量的尿失禁及尿潴留。 尿流动力学检查示：膀胱容量基本正常，膀胱内压力正常，仅表现为膀胱容量的减少及残余尿量的增加。 1. 培养患者养成良好的排尿习惯，如定时排尿，勿憋尿，每次尽量排尽尿液； 2. 若尿失禁情况影响生活可使用M受体阻断剂改善尿失禁情况； 3. 根据残余尿情况制定清洁间歇导尿计划； 4. 训练盆底肌功能；指导患者热敷、按摩下腹部，反射、增加腹压及Valsalva屏气法辅助排尿； 5. 根据膀胱功能的改变调整膀胱功能康复训练方案；

续表

中期（伤后2周~3个月）、长期（伤后3个月以后）膀胱功能康复训练	记录	1. 护士记录排尿日记表；教会患者/家属记录排尿日记； 2. 记录尿动力学检查/简易膀胱容量测定结果； 3. 记录膀胱功能评估单、训练单；
	健康教育	1. 药物管理：服用改善膀胱类的药物要早期长期服用，不可间断服药；介绍药物使用方法、副作用； 2. 排尿日记记录方法及作用； 3. 间歇导尿期间饮水、饮食教育。饮水计划：每天饮水2500~3000ml，于7：00~20：00平均分配饮水量，每次不超过400ml，睡前3h尽量避免饮水，规律饮水；避免食用利尿的食物：如西瓜、茶、咖啡等； 4. 清洁间歇导尿的自我管理； 5. 定期复查。
常见并发症及处理		1. 尿路损伤、出血：①操作时动作应轻柔；②选择合适的导尿管及润滑剂，每天间歇导尿次数≤6次；③如发生尿道损伤或假道形成，通常通过留置导尿（6周左右）可治愈； 2. 尿路感染：①只治疗有症状性尿路感染；②在间歇导尿开始阶段，应每周进行尿常规、尿培养，之后根据情况延长到2~4周/次；③选择软硬合适的导尿管以减少对尿道黏膜的机械性损伤和刺激；④合理安排间歇导尿的时间和频率，有效排空膀胱；⑤导尿前需将指甲剪短，保证每次导尿前洗干净双手，用清洁纸巾或毛巾擦干双手；⑥保持会阴部清洁，及时清洗会阴部分泌物；⑦保持患者个人及居家卫生； 3. 尿路结石：①进行早期活动；②经常变换体位，限制饮食中的钙含量以防结石形成；③治疗性站立和步行可以减少骨钙的丢失，故减少钙从泌尿系统的排泄；④在无禁忌的情况下多饮水，每天饮水量2000~3000ml；⑤保证每天尿量>1500ml。
随访		1. 神经源性膀胱患者需终生随访和坚持膀胱功能训练； 2. 随访时间：出院后3个月内，每月1次；3个月后每3个月1次；6个月后每半年1次； 3. 随访内容：是否正确执行间歇清洁导尿、饮水计划执行情况、排尿日记记录、残余尿量监测、并发症管理、坚持膀胱训练的情况，及时给予指导和调整； 4. 每年至少进行1次神经功能评估、膀胱肾脏超声检查和尿流动力学检查。
膀胱再训练方法	意念排尿法	1. 适应证：留置导尿患者。 2. 方法：夹管训练时每次放尿前5min，患者卧于床上，指导其全身放松，想象在一个安静、宽敞的卫生间，听着潺潺的流水声，准备排尿，并试图自己排尿，然后由护理人员缓缓放尿。想象的过程中应强调患者利用全部感觉。
	行为技巧	1. 习惯训练：是基于排尿规律安排患者排尿时间的方法，此方法不仅能提醒患者定时排尿，还可以保持患者会阴部皮肤清洁、干燥。应鼓励患者避免在安排时间以外排尿，但这在尿急时会难以控制。 2. 延时排尿：可用于因膀胱逼尿肌过度活跃而产生尿急症状和反射性尿失禁的患者。治疗目标为形成3~4小时的排尿间隔，无尿失禁发生。

续表

膀胱再训练方法	反射性排尿	1. 适应证：适用于脊髓损伤手功能良好或照顾者愿意参与训练的患者；逼尿肌、括约肌功能协调，膀胱收缩容易触发，且收缩时压力在安全范围内，收缩时间足够，无尿失禁。 2. 禁忌证：逼尿肌收缩不良伴非协调性排尿，膀胱内压力长时间高于 $40cmH_2O$；膀胱 - 输尿管反流；膀胱容量过小，复发性尿路感染持续存在。 3. 方法：导尿前半小时寻找刺激点，如轻叩击耻骨上区或大腿内侧上 1/3，牵拉阴毛，挤压阴蒂（茎）或用手刺激肛门诱发膀胱反射性收缩。 4. 注意事项：如在排尿时膀胱内压力明显增加，超过 $40cmH_2O$ 时间过长，须配合药物较低逼尿肌张力或弃用该方法。T6 平面以上的脊髓损伤患者在刺激时可出现自主神经异常反射，一旦发生应停用该方法。
	Valsalva 屏气法	1. 适应证：用于逼尿肌和括约肌均活动不足的患者。 2. 禁忌证：括约肌亢进，逼尿肌括约肌失调，膀胱出口梗阻，膀胱 - 输尿管反流，颅内高压，尿道异常，心率失常或心功能不全者。 3. 方法：患者取坐位，身体前倾，屏气呼吸，增加腹压，向下用力做排便动作帮助尿液排出。
	盆底肌训练	1. 适应证：盆底肌尚有收缩功能的尿失禁患者。 2. 方法：患者在不收缩下肢、腹部及臀部肌肉的情况下自主收缩盆底肌肉（会阴及肛门括约肌），每次收缩持续 5~10s，重复 10~20 次 / 组，每天 3~5 组。

表 8-9 排尿日记记录单（患者用）

排尿日记 姓名：								
日期	时间	饮水量	总排尿量	不同排尿方式的排尿量				
				自解	腹压	反射	失禁	导尿

续表

排尿日记 姓名：								
日期	时间	饮水量	总排尿量	不同排尿方式的排尿量				
				自解	腹压	反射	失禁	导尿
备注								

表 8-10　排尿日记记录表（护士用）

病区____　床号____　姓名________　性别____　年龄____　门诊 / 住院号______　入院日期________
诊断____

日期	年　　　月　　　日							
时间	进水量	自主排尿	腹压排尿	反射排尿	漏尿	间歇导尿	其他	签名
09：00								
10：00								
11：00								
12：00								

续表

日期	年　　月　　日							
时间	进水量	自主排尿	腹压排尿	反射排尿	漏尿	间歇导尿	其他	签名
13:00								
14:00								
15:00								
16:00								
17:00								
18:00								
19:00								
20:00								
21:00								
22:00								
23:00								
00:00								
01:00								
02:00								
03:00								
04:00								
05:00								
06:00								
07:00								
08:00								
总量								

注：1. 进水量包括水、汤、果汁、粥、麦片等所有饮品及静脉输液量；

2. "漏尿"：①尿湿裤子；②尿湿床单；③尿湿尿片；

3. "其他"：①尿中带血；②尿有臭味；③混浊；④有沉淀物；⑤插尿管有困难；⑥发热

表 8-11 尿流动力学检查结果登记

病区____ 床号____ 姓名________ 性别____ 年龄____ 门诊/住院号______ 入院日期__________
诊断____

检查时间：________年____月____日 □不详
充盈期膀胱感觉：
□正常 □增强 □减弱 □消失 □非特异 □不详
逼尿肌功能：
□正常 □神经性逼尿肌过度活动 □逼尿肌活动低下 □逼尿肌无收缩 □不详
充盈期顺应性：
降低($< 10ml/cmH_2O$) □是 □否 □不详
排尿期尿道功能：
□正常 □逼尿肌括约肌协同失调 □尿道括约肌持续性梗阻 □不适用 □不详
逼尿肌漏尿点压力____ cmH_2O □不适用 □不详
最大逼尿肌压力____ cmH_2O □不适用 □不详
膀胱容量____ml □不适用 □不详
残余尿量____ml □不适用 □不详

检查时间：________年____月____日 □不详
充盈期膀胱感觉：
□正常 □增强 □减弱 □消失 □非特异 □不详
逼尿肌功能：
□正常 □神经性逼尿肌过度活动 □逼尿肌活动低下 □逼尿肌无收缩 □不详
充盈期顺应性：
降低($< 10ml/cmH_2O$) □是 □否 □不详
排尿期尿道功能：
□正常 □逼尿肌括约肌协同失调 □尿道括约肌持续性梗阻 □不适用 □不详
逼尿肌漏尿点压力____ cmH_2O □不适用 □不详
最大逼尿肌压力____ cmH_2O □不适用 □不详
膀胱容量____ml □不适用 □不详
残余尿量____ml □不适用 □不详

检查时间：________年____月____日 □不详
充盈期膀胱感觉：
□正常 □增强 □减弱 □消失 □非特异 □不详
逼尿肌功能：
□正常 □神经性逼尿肌过度活动 □逼尿肌活动低下 □逼尿肌无收缩 □不详
充盈期顺应性：
降低($< 10ml/cmH_2O$) □是 □否 □不详
排尿期尿道功能：
□正常 □逼尿肌括约肌协同失调 □尿道括约肌持续性梗阻 □不适用 □不详
逼尿肌漏尿点压力____ cmH_2O □不适用 □不详
最大逼尿肌压力____ cmH_2O □不适用 □不详
膀胱容量____ml □不适用 □不详
残余尿量____ml □不适用 □不详

表 8-12 简易尿动力学测定表

病区____ 床号____ 姓名________ 性别____ 年龄____ 门诊/住院号______ 入院日期__________
诊断____

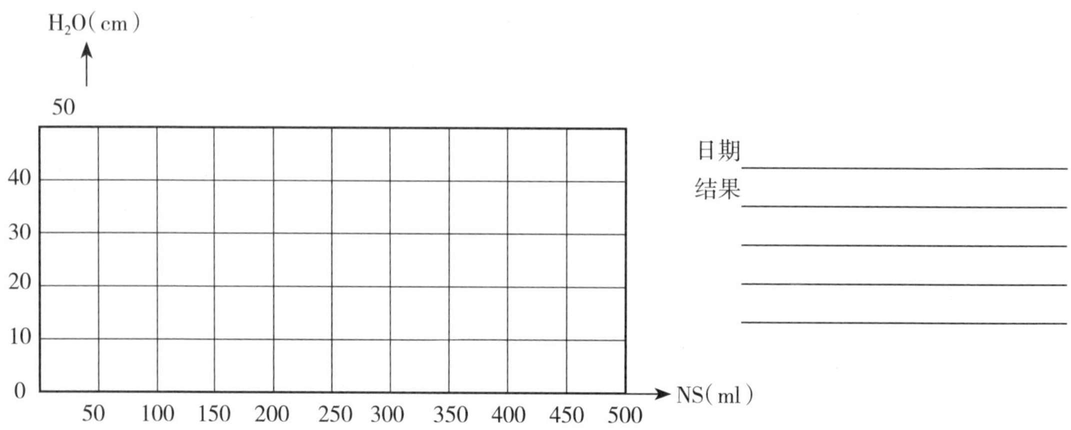

日期________________________
结果________________________
____
____
____

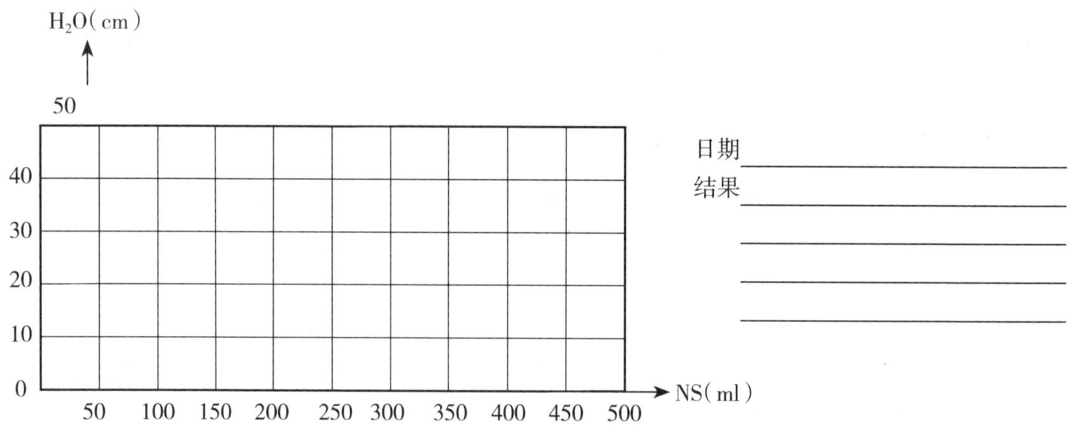

日期________________________
结果________________________
____
____
____

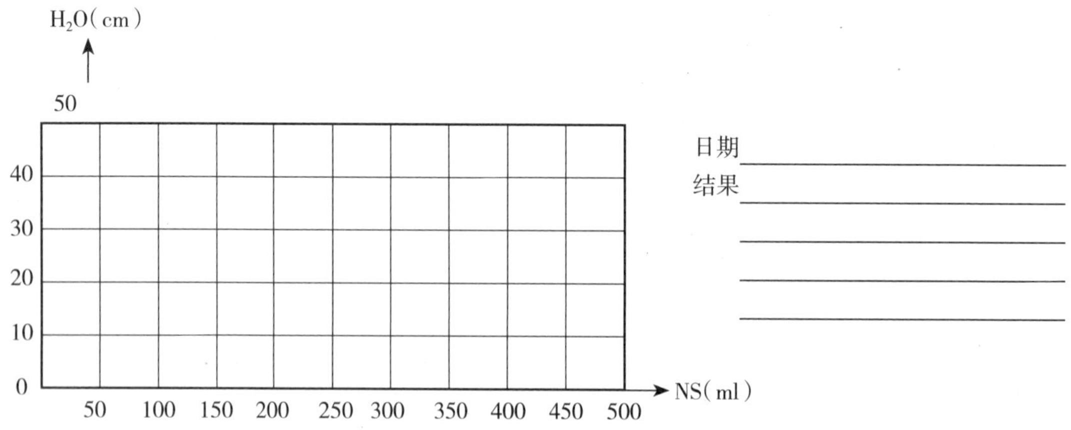

日期________________________
结果________________________
____
____
____

表 8-13　膀胱功能评估单

病区____　床号____　姓名________　性别____　年龄____　门诊 / 住院号____　入院日期____________　诊断____________________

日期	内容												备注	实施者签名	评价者签名
	每日饮水量	饮水时间	每日末次饮水时间	每日排尿（ml/ 次）	目前排尿方式	尿失禁情况	每次尿失禁量（ml）	膀胱感染情况（次 / 年）	膀胱感染处理方式	使用改善膀胱功能药物情况	残余尿量（ml）	膀胱容量（ml）			

每日饮水量：1. 500ml 以下　2. 500~1000ml　3. 1500~2000ml　4. 2000ml 以上　5. 不定量

饮水时间：1. 餐前　2. 餐后　3. 三餐之间　4. 不定时

目前排尿方式：1. 自解　2. 腹压排尿　3. 反射排尿　4. 留置导尿　5. 间歇导尿

尿失禁情况：1. 每天都有　2. 偶尔　3. 无

膀胱感染处理方式：1. 用药　2. 膀胱冲洗　3. 大量饮水　4. 未处理

使用改善膀胱功能药物情况：1. 有　2. 无

* 特殊情况可在备注栏内说明

表 8-14　膀胱功能训练记录单

病区____　床号____　姓名________　性别____　年龄____　门诊/住院号____　入院日期______________　诊断______________

项目 日期	膀胱容量(ml)	残余尿量(ml)	饮水计划		排尿点		尿量(ml)		膀胱冲洗	膀胱用药		尿液阳性检查指标	操作指导	指导效果	实施者签名	评价者签名
			时间	量	时间	方式	方式	量		名称	用法					

排尿点(方式):1. 自主排尿　2. 反射排尿　3. 腹压排尿　4. 间歇导尿　5. 漏尿

尿量(方式):1. 自主排尿　2. 反射排尿　3. 腹压排尿　4. 间歇导尿　5. 漏尿

操作指导(膀胱处理方式及导尿方法):1. 指导患者　2. 指导家属　3. 指导护工

指导效果(膀胱处理方式及导尿方法掌握程度):1. 患者熟练掌握　2. 家属熟练掌握　3. 护工熟练掌握　4. 患者基本掌握　5. 家属基本掌握　6. 护工基本掌握　7. 需继续指导患者　8. 需继续指导家属　9. 需继续指导护工

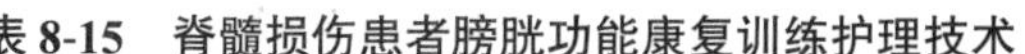

表 8-15 脊髓损伤患者膀胱功能康复训练护理技术

无菌间歇导尿	适应证	不能自主排尿或自主排尿不充分(残余尿超过 80ml)的脊髓损伤或其他神经性瘫痪，神志清楚并主动配合患者。
	禁忌证	尿道严重损失或感染，以及尿道内压疮；接受大量输液；全身感染或免疫力极度低下；有显著出血倾向；前列腺显著肥大或肿瘤。
	操作流程	1. 用物准备：一次性无菌导尿管、润滑剂(灭菌石蜡油)、一次性手套、碘伏棉签、量杯、有刻度尿壶、治疗及耗材记录单等； 2. 根据医嘱，按照个性化的膀胱训练计划，掌握患者的导尿次数和导尿点，实施导尿； 3. 备齐用物置于治疗车上，推至床边； 4. 做好核对解释工作，拉上帘子注意保护患者的隐私； 5. 间歇导尿程序：洗手→清洗会阴→碘伏消毒会阴部尿道口→润滑一次性无菌导尿管→轻轻插入导尿管→放出尿液→拔除尿管； 6. 导尿完毕，用量杯(或有刻度的尿壶)测量尿量，观察尿液的颜色、性质和量，并记录与膀胱训练记录单上； 7. 操作后整理用物，一次性医疗用品按医疗废物处理办法处理，放置于黄色垃圾袋的桶内。
	注意事项	1. 操作过程中注意无菌操作，导尿管不被污染，放尿时尿管引流口不可触及他处； 2. 认真做好记录，包括膀胱训练记录单和治疗及耗材记录单，记录具体、准备并签全名； 3. 患者自主导尿或者家属协助导尿的开始时间由专科护士评估后决定，患者自主导尿或家属协助导尿时，护士必须在旁督促和指导。
清洁间歇导尿	适应证	不能自主排尿或自主排尿不充分(残余尿超过 80ml)的脊髓损伤或其他神经性瘫痪，神志清楚并主动配合患者。
	禁忌证	尿道严重损失或感染，以及尿道内压疮；接受大量输液；全身感染或免疫力极度低下；有显著出血倾向；前列腺显著肥大或肿瘤。
	操作流程	1. 用物准备：一次性导尿管、石蜡油、清水、肥皂或洗手液； 2. 体位准备：卧位或坐位(自行导尿时最好采用坐位)； 3. 顺序：洗手→除裤→清水清洗会阴→润滑导尿管→轻轻插入导尿管→放出尿液→拔除尿管。
	间歇导尿调整	1. 患者必须制定定时定量的饮水、定时排尿的制度：①定时饮水目的：避免膀胱过度扩张及小便太少，并可使膀胱训练成有节律性充盈于排空，有利于反射性收缩功能的恢复；②制定原则：根据患者日常生活习惯：互相可接受的量；夏天适当多一点 1500~2000ml，冬天可以少一点，1500ml；③注意事项：A. 膀胱训练期间饮水量应限制在 1500~2000ml 之间，于 6：00~20：00 平均分配饮水量，每次不超过 400ml，入睡前 3h 尽量避免饮水；或早、中、晚各 400ml，上午 10 点、下午 4 点及晚 8 点各饮水 200ml(晚上 9 点以后尽量避免饮水，以免造成晚上小便过多)；或每小时 100~125ml 有规律的平均分配。B. 水量包括水、汤、果汁、粥、麦片、牛奶等所有饮品及静脉输液量，总量不超过 2000ml。C. 避免饮用咖啡、茶、酒精等利尿性饮料，避免摄入刺激性食物。④如口服抑制膀胱痉挛的药物时会出现口干等不良反应，应告知患者不要因此大量饮水，只需间断少量饮水，湿润口腔即可

续表

清洁间歇导尿		2. 间歇导尿时间的调整：刚开始间歇导尿时根据膀胱训练时的规律来施行，一般每4小时一次，随后每6小时一次或依据膀胱胀程度而定。 3. 间歇导尿频率的制定：①根据残余尿量：残余尿量＞300ml，应每4小时施行一次；残余尿量200~300ml，应每6小时施行一次；残余尿量为80~200ml，应每8小时施行一次；当残余尿量＜80ml时，停止间歇导尿。 4. 如完全不能自主排尿，间歇导尿频率根据饮水量、膀胱容量来制定导尿次数，一般不超过6次/天，每次导尿的尿液在膀胱安全容量范围内。
简易膀胱容量测定术	适应证	由于感染、压疮等原因无法进行尿流动力学检查的患者。
	测定装置的设计和制作	标有垂直刻度的玻璃管（简称压力表）高度80cm（测压时如遇膀胱痉挛压力可达到此高度），其0cm点有接头与Y形输液管连接（膀胱冲洗器即末端带Y形接头的输液管），Y形接口可与尿管、测压管、输液管相通。
	操作流程	1. 0.9%氯化钠注射液500ml加热至25~29℃（防止液体过冷引起膀胱痉挛）与测定装置垂直悬挂于输液架上，悬挂的高度为压力表上标尺的0cm点与膀胱最高点（平卧时，腹壁平面）在同一水平； 2. 患者平卧，开始自行解小便，同时辅以膀胱刺激诱导反射性排尿，至不能解出为止； 3. 撕开一次性导尿管尾端或将导尿管外包装剪成三截，打开石蜡油瓶盖，带一次性手套，消毒尿道口及周围，使用一次性导尿管蘸取石蜡油，润滑导尿管前端，插入尿道，尾端接尿壶，导出尿液并计量（此为第1次导尿量），留尿样检查尿常规，观察尿液的颜色、气味、有无沉渣、絮状物、结石等； 4. 将0.9%氯化钠注射液、输液器、压力表、尿管通过Y形接管相连（也可用三通接头连接），打开开关，让0.9%氯化钠注射液滴入膀胱，速度60~120滴/min，密切观察和记录每进入50ml时压力表上H_2O柱的刻度，并绘制膀胱储量与压力的曲线图。 5. 出现膀胱痉挛，可见压力表内H_2O柱波动并迅速上升，此时酌情减慢滴速； 6. 压力表H_2O柱达40cm H_2O时停止注入，导出膀胱内液体并计量（此为第2次导尿量），导尿完毕拔出导尿管； 7. 安置患者，整理用物并记录在简易尿动力记录单，消毒测压管道，使之处于清洁或无菌状态。

（三）讨论与小结

1. SCI患者膀胱功能康复训练方案的构建　本研究通过前期SCI患者病历回顾分析以及康复现况的执行访谈研究，得出目前SCI患者膀胱功能康复训练现况。在现况研究的基础上，通过文献回顾，尤其是通过对近10年国内外与SCI患者膀胱功能康复有关的指南、高级别的系统评价、Meta分析及RCT研究的分析，集合临床护理实践经验，初拟了SCI患者膀胱功能康复训练方案的草案。再召集SCI患者膀胱功能康复领域的专家召开专家会议，通过对方案的4部分内容进行讨论、分析及意见交流，最终确定了SCI患者膀胱功能康复训练方案的文本。

（1）以循证护理理论为基础构建的康复训练方案框架：循证护理相对于护理经验、护理惯例等这些未经证实的护理行为，更加强调经过研究证实的，有准确高质量数据，或有操作性或评价性的数据，或专家一致同意的，或经过经验证实的护理实践。研究发现与循证护理的定义认为基础科学、护理经验及专家意见均可视为证据不同的是，患者和医疗机构都更加倾向于基于有确切研究结果的证据才是最佳证据，能够降低患者成本，提高护理服务质量，进而提高患者满意度。循证实践以循证护理理论为基础，为护士提供用批判性的评估和科学证明的证据，提供优质的医疗服务，决定护理质量、结果的最佳决策方法，循证护理实践包含循证护理态度、知识及行为。循证护理理念是寻找最佳证据指导循证护理实践，国外也有研究显示在对癌症患者的疼痛管理上，有循证护理理论及行为护理人员能够为患者提供更好的服务，提高患者的满意度及生活质量。

故本研究使用循证护理理论为构建 SCI 患者膀胱功能康复训练方案的基础，将高质量的研究结果作为证据来源，例如国内外有关膀胱功能康复训练的指南、RCT 文章重点纳入，通过可检索的数据进行相关文献的检索，进行文献回顾分析，使用统一的质量评价标准对文献及各项证据进行评价，将证据等级为 A 级及 B 级的证据纳入 SCI 患者膀胱功能康复训练方案的基本内容中，保证所构建的方案具有科学性。经过文献回顾，构建出的方案基本内容，包括膀胱功能管理分期、膀胱功能评估及诊断、膀胱功能分类、膀胱功能康复训练、药物治疗、常见并发症、长期随访、健康教育、膀胱功能康复训练效果评价等 9 个部分，通过确定 SCI 患者膀胱功能康复训练方案的基本内容形成了膀胱功能康复训练的框架。

（2）结合临床经验构建的康复训练方案框架：循证护理实践也强调了实践的重要性，任何理论脱离实践将失去其效用。所以在构建 SCI 患者膀胱功能康复训练方案时必须结合临床，以增强方案的实践性及可操作性。

在前期病历回顾分析的基础上，得出目前三级综合医院骨科、康复科基本没有涉及 SCI 患者的膀胱功能康复。在质性访谈的研究中发现二级骨科专科医院也并未开展 SCI 患者的膀胱功能康复。然而上海市某康复中心却做得卓有成效，在降低尿路感染发生率及改善膀胱容量、减少患者残余尿等方面均有显著疗效。

研究者深入该康复中心的脊髓损伤康复科，参与 SCI 患者临床康复护理实践，运用观察法收集护理人员在护理 SCI 患者膀胱功能的经验，总结并进行分析，取其精华去其糟粕。该中心在 SCI 患者膀胱功能评估，尤其在尿流动力学检查上是值得借鉴的，每个 SCI 患者从入院到出院都有尿流动力学的动态评估，考虑到尿动力检查的程序烦琐及费用高昂，护理人员使用自制的简易膀胱容量测定装置测定患者膀胱安全容量及膀胱顺应性。也使用膀胱扫描仪测定残余尿量，膀胱扫描仪由护理人员直接操作，能够在床边施行，这样就能快速获得残余尿量的数据，在膀胱功能康复训练上，鼓励患者使用清洁间歇导尿，推荐患者使用亲水性导尿管，但是由于上海市并未把亲水性导尿管纳入医保范围，患者的使用情况并不佳。另外每个患者都制定了个性化的饮水计划及间歇导尿计划。在管理层面，该科室设置了膀胱功能康复护理的专科护士，该专科护士负责患者膀胱功能康复训练评估、监测及健康教育。但是该中心在膀胱功能分类、患者自我管理及随访方面并未开展，有些患者由于住院日的限制，出院时并未完全掌握清洁间歇导尿，大大影响了训练效果。

课题组将该中心 SCI 患者膀胱功能康复护理的经验纳入前期所确定的康复训练框架中，初拟出 SCI 患者膀胱功能康复训练草案，作为专家会议中专家讨论的依据。

(3)基于专家会议法构建的康复训练方案框架：在循证护理的定义中，专家的意见也是证据来源的一部分。所以专家的意见对构建科学性、实用性的SCI患者膀胱功能康复训练方案有很大意义，根据这个理念，召集膀胱功能康复领域的专家召开专家会议，将SCI患者膀胱功能康复训练方案的作为专家会议上讨论的内容。在专家的选择上，要选择具有代表性、权威性、专业性的专家，所以要选择临床经验丰富，同时具备扎实理论知识的专家，专家的遴选标准直接影响了专家的质量，本次专家会议中共有12名专家，涉及骨科及泌尿外科护理、康复护理、康复医疗、骨科医疗及泌尿外科医疗等领域的专家，专家的权威系数为0.93，说明专家对SCI患者膀胱功能康复训练的讨论是建立在丰富的临床经验和扎实的理论知识的基础上的。

确定好参会的专家名单后召开专家会议，将初拟的康复训练草案的4部分：膀胱功能康复训练方案、膀胱功能训练记录单、膀胱功能康复训练护理技术、自我管理手册等进行讨论。在专家会议中，专家们逐一讨论草案的内容，从草案的结构到草案中各项目及内容均进行了讨论。通过专家积极的发言，各专家发表不同的看法，会议上专家直接交流并相互交换意见，最后达成一致的意见。研究者通过总结分析专家会议中各专家的意见，对康复训练草案进行修改，最终形成SCI患者膀胱功能康复训练方案的文本。

2. SCI患者膀胱功能康复训练方案对临床实践的意义　通过大量的文献回顾分析，结合临床护理经验构建出SCI患者膀胱功能康复训练草案，再经过专家会议的论证，最终形成SCI患者膀胱功能康复训练方案的文本，该文本具有科学性和实用性。

方案的实施者为护理人员，实施对象为SCI膀胱功能障碍的患者，本方案从SCI患者损伤开始一直到后期康复均有涉及，涵盖了膀胱功能评估、分类、训练方法、药物管理、并发症管理、健康教育、效果评价、随访及自我管理等多方面。涉及了SCI患者的整个病程，涵盖了SCI膀胱功能康复的各个内容，力求为临床护理人员提供SCI患者膀胱功能康复的科学指导。使护理人员能够关注SCI患者的膀胱功能，并联合各科室、各医疗人员对膀胱功能障碍采取干预措施，为患者提供更好的膀胱功能康复护理，降低患者泌尿系的并发症，保护上尿路功能，提高患者的生活质量。

五、脊髓损伤患者膀胱功能康复训练方案的临床实证

通过前期病历回顾分析、质性访谈研究SCI患者膀胱功能康复训练现况，得出了目前SCI患者膀胱功能康复存在的问题及现状，再经过文献回顾，结合临床护理经验，构建了SCI患者膀胱功能康复训练方案的草案，经过专家会议论证修改后，形成了SCI患者膀胱功能康复训练方案的文本。该文本旨在指导临床护理人员对SCI膀胱功能障碍的患者开展膀胱功能康复护理，降低患者的尿路感染发生率，保护上尿路功能，提高护理质量，进而提高患者的生活质量。现通过对文本进行临床实证，验证该方案的可行性及临床实践性。

(一)资料与方法

1. 研究对象　由于该方案涉及SCI膀胱功能障碍患者整个阶段，但是患者就诊只是其治疗的某一阶段，故本方案很难连续跟踪护理膀胱功能障碍患者。只选取上海市某二甲康复中心脊髓损伤康复科作为方案实证机构。采用便利抽样选取2014年1月至6月入住该中心脊髓损伤康复科的SCI患者15名作为对照组，选取2014年7月至12月入住的SCI患者15名作为干预组。

研究对象的纳入标准：①脊髓损伤有膀胱功能障碍的患者，且入院之前从未接受过膀胱功能康复训练；②年龄≥ 18 岁且愿意参加本研究，并签署知情同意书；③上尿路功能良好。排除标准：①膀胱造瘘患者；②合并其他严重疾病的，影响膀胱功能康复训练的，如难治性压疮、心功能不全、肺部感染、脊髓肿瘤等；③存在不可控因素，中途退出研究的。

两组患者的一般资料比较，见表 8-16，经过比较两组患者的年龄、受伤时间、性别、文化程度、受伤部位、医疗付费方式、受伤原因等一般资料没有统计学差异（$P > 0.05$），说明两组患者具有可比性。

表 8-16　两组患者一般资料比较

项目		对照组（n=15）	干预组（n=15）	t/χ^2 值	P 值
年龄		39.80 ± 12.27	43.00 ± 16.90	−0.593	0.558
受伤时间（月）		6.20 ± 3.97	5.47 ± 4.438	0.447	0.637
性别	男	13	10	1.677	0.195
	女	2	5		
文化程度	大专及以上	4	3	0.710	0.701
	高中、中专	8	7		
	初中及以下	3	5		
受伤部位	颈椎	7	5	0.644	0.886
	胸椎	4	5		
	腰椎	2	2		
	马尾神经	2	3		
医疗付费方式	医保	13	14	0.370	0.543
	自费	2	1		
受伤原因	坠落 / 跌落伤	6	8	0.540	0.764
	车祸伤	4	3		
	其他	5	4		

2. 研究方法　采用便利抽样的方法，将 2014 年 1 月至 6 月入住该中心脊髓损伤康复科的 15 名 SCI 患者作为对照组，按照常规护理给予相关康复护理，具体的护理措施包括：①入院时尿流动力学检查或简易膀胱功能测定，评估膀胱功能；②如膀胱安全容量< 200ml 的患者使用改善膀胱功能的药物（如奥西布宁、托特罗定等），当患者膀胱容量改善后拔除尿管，制定饮水计划，进行间歇导尿训练，先由护理人员采用无菌间歇导尿，后经过健康教育使患者掌握清洁间歇导尿技术；③使用药物期间每两周评估膀胱功能，膀胱容量改善后每月评估膀胱功能；④如膀胱功能康复训练期间发生尿路感染，则重新留置导尿直至好转。

选取 2014 年 7 月至 12 月入住的 SCI 患者 15 名作为干预组，启动 SCI 膀胱功能康复护理方案，方案包括膀胱功能评估、膀胱功能分类、训练方法、改善膀胱功能药物的管理、常见并发症管理、健康教育、效果评价、随访及自我管理等内容，按照所构建的 SCI 患者膀胱功能康复训练方案对患者进行膀胱功能康复训练，同时使用各项记录单，健康教育后将自我管理手册交予患者，由责任护士采集患者信息，出院后定期打电话进行随访，由科室专科护士建立微信群可随时解答患者的问题。

3. 评价指标　通过比较两组的以下指标来评价所构建的膀胱功能康复训练方案。

（1）膀胱功能训练效果：达到平衡膀胱状态，即①低压储尿；②较大的膀胱容量；③尿失禁情况减少，不影响患者的生活；④不留置导尿。排尿方式为：反射 / 腹压 / 自主排尿 + 间歇导尿，残余尿量＜80ml 时不用间歇导尿。

（2）尿路感染发生率。

（3）住院天数。

（4）出院患者满意度：采用自制的脊髓损伤患者膀胱功能康复训练满意度调查表评价患者的满意度。

（5）患者健康教育知识掌握程度：根据自制的脊髓损伤患者膀胱功能康复训练健康知识掌握程度调查表。

4. 统计学方法　使用 SPSS 18.0 进行统计分析，资料符合正态分布采用平均数 ± 标准差、不符合则用中位数（P25，P75）描述，计量资料符合正态分布则采用两独立样本 t 检验，不符合则采用非参数检验，构成比资料采用 χ^2 检验，$P < 0.05$ 差异有统计学意义。

（二）研究结果

1. 膀胱功能训练效果比较

（1）平衡膀胱状态的比较：经过比较分析，使用康复训练方案组的患者达到平衡膀胱状态与对照组没有统计学差异（$P > 0.05$），但是没有使用方案之前膀胱功能康复训练成功的比例为 53.33%，使用康复训练方案之后训练成功的比例提高到了 80%，这对于 SCI 患者除了使用药物以外，由护理人员介入进行膀胱功能康复训练后，膀胱功能康复训练效果较之前提高了 26.67%。

表 8-17　两组患者平衡膀胱状态的比较

项目		对照组（n=15）	干预组（n=15）	χ^2 值	P 值
平衡膀胱状态	达到	8	12	2.400	0.121
	未达到	7	3		

（2）膀胱容量的比较：经过正态性检验，两组患者的膀胱容量分布符合正态分布，故采用两独立样本的 t 检验，见表 8-18。未使用方案组出院时膀胱容量平均为 289.91 ± 123.17ml，使用康复训练方案后出院时患者的膀胱容量为 365.07 ± 97.71ml，通过统计学分析，两组差异具有统计学意义（$P < 0.05$），表明使用膀胱功能康复训练方案后出院时患者的膀胱容量较没有使用方案大。

表 8-18　膀胱容量比较

项目	对照组（n=15）	干预组（n=15）	t 值	P 值
膀胱容量	289.91 ± 123.17	365.07 ± 97.71	−2.287	0.033*

注“*”：$P < 0.05$

（3）尿路感染发生率的比较：通过 χ^2 检验比较两组患者尿路感染发生率，发现两组患者尿路感染发生率没有统计学差异（$P>0.05$）。但是对照组尿路感染发生率为 26.67%，使用膀胱功能康复训练方案的干预组尿路感染发生率仅为 6.7%，说明由护理人员介入进行膀胱功能康复训练后，使用方案后，尿路感染率下降了 20%。

表 8-19 尿路感染发生率比较

项目		对照组（n=15）	干预组（n=15）	χ^2 值	P 值
尿路感染	感染	4	1	2.160	0.142
	未感染	11	14		

（4）住院天数的比较：经过正态性检验，两组患者的住院天数分布符合正态分布，故采用两独立样本的 t 检验，见表 8-20。对照组住院天数平均为 116.20 ± 27.90 天，使用康复训练方案后患者的住院天数为 94.73 ± 26.53 天。通过统计学分析，两组差异具有统计学意义（$P<0.05$），表明使用膀胱功能康复训练方案后患者的住院天数明显减少。

表 8-20 住院天数比较

项目	对照组（n=15）	干预组（n=15）	t 值	P 值
住院天数	116.20 ± 27.90	94.73 ± 26.53	2.564	0.017*

注“*”：$P<0.05$

2. 出院时患者满意度及健康知识掌握程度的比较

（1）患者满意度的比较：通过分析患者满意度调查表的各个条目，得出对护士的知识水平评价、对护士的沟通能力评价、膀胱功能康复训练注意事项的介绍、膀胱功能康复训练的效果等干预组较对照组均高，差异有统计学差异（$P<0.05$）；其中对护士指导膀胱功能训练的满意度、出院康复指导等两项干预组显著高于对照组，差异有统计学差异（$P<0.01$）。说明实施康复训练方案后患者的满意度提高。

表 8-21 患者满意度比较

内容	对照组				干预组				χ^2	P
	很满意	满意	一般	不满意	很满意	满意	一般	不满意		
1. 对医院环境的评价	7	6	2	0	8	7	1	0	0.445	0.800
2. 对病房安静整洁程度的评价	5	8	1	1	6	8	1	0	1.091	0.779
3. 入院时的接诊评价	8	3	2	1	9	3	1	1	0.392	0.942
4. 对护士的服务态度的评价	8	4	1	1	9	5	1	0	1.137	0.768

续表

内容	对照组				干预组				χ^2	P
	很满意	满意	一般	不满意	很满意	满意	一般	不满意		
5. 对护士的知识水平的评价*	4	5	5	1	12	3	0	0	10.500	0.015
6. 对护士技术水平的评价	7	5	3	0	9	5	1	0	1.250	0.535
7. 对护士的沟通能力评价*	5	5	5	0	10	5	0	0	6.667	0.036
8. 对医生服务态度的评价	8	3	3	1	9	3	2	1	0.259	0.968
9. 对医生技术水平的评价	9	3	2	1	10	2	2	1	0.253	0.969
10. 对用药指导的满意程度	13	2	0	0	14	1	0	0	0.370	0.543
11. 对护士指导膀胱功能康复训练的满意度**	2	13	0	0	14	1	0	0	19.286	0.000
12. 膀胱功能康复训练注意事项的介绍*	2	9	3	1	10	5	0	0	10.476	0.015
13. 医院收费的满意度	5	6	4	0	4	7	3	1	1.331	0.722
14. 检查是否及时的满意度*	8	2	5	0	10	4	1	0	3.556	0.169
15. 膀胱功能康复训练效果的评价*	5	5	5	0	12	2	1	0	6.835	0.033
16. 有疑问时医务人员能否及时解答处理	10	4	1	0	13	2	0	0	2.058	0.357
17. 出院后康复指导**	2	8	5	0	11	3	1	0	11.170	0.004

注："*"：$P < 0.05$；"**"：$P < 0.01$

（2）健康知识掌握程度的比较：通过比较分析患者对于膀胱功能康复训练健康知识的掌握程度，得出排尿日记记录、饮水计划的制定、尿路感染的预防方法、清洁间歇导尿的方法及注意事项等康复训练干预组较对照组高，差异有统计学意义（$P < 0.05$）；而膀胱类型的了解、出院后随访时间及内容等康复训练组明显高于对照组，差异有统计学意义（$P < 0.01$）。说明实施膀胱功能康复训练方案后患者对膀胱功能康复训练健康知识的掌握程度提高。

表 8-22　患者健康知识掌握程度比较

内容	对照组			干预组			χ^2	P
	熟悉	了解	不了解	熟悉	了解	不了解		
1. 各种检查前后的注意事项与配合	5	9	1	8	7	0	1.942	0.379
2. 所用药物的作用	4	11	0	9	6	0	3.394	0.094
3. 排尿日记的记录*	3	12	0	9	6	0	5.000	0.025
4. 饮水计划的制定*	2	13	0	8	7	0	5.400	0.020
5. 尿路感染的预防方法*	4	10	1	12	3	0	8.769	0.012
6. 膀胱类型的了解**	0	2	13	6	8	1	19.886	0.000
7. 清洁间歇导尿的方法及注意事项*	5	9	1	12	3	0	6.882	0.032
8. 饮食的注意事项	6	9	0	10	5	0	2.143	0.143
9. 出院后随访时间及内容**	3	5	7	9	6	0	10.091	0.006
10. 出院后各并发症预防的方法与重要性	3	11	1	8	6	1	3.743	0.154

注："*"：$P < 0.05$；"**"：$P < 0.01$

（三）讨论

1. SCI 患者膀胱功能康复训练方案的效果

（1）膀胱功能训练效果：通过前期研究形成了 SCI 患者膀胱功能康复训练方案的文本，仅对该文本的中长期膀胱功能康复训练进行了临床实证。经过对 15 例患者的干预得出膀胱容量显著增加，患者的住院天数显著减少，且差异有统计学意义（$P < 0.05$）。实施干预方案后，患者出院时的膀胱容量从对照组的 289.91 ± 123.17ml 增加到了干预组的 365.07 ± 97.71ml，膀胱容量约增加了 75.16ml。此处比较的膀胱容量为膀胱的安全容量，即膀胱内压力达到 $40cmH_2O$ 时膀胱的容量大小，患者的膀胱安全容量越大，膀胱内尿液反流入上尿路的概率越小，这也是为什么早期管理留置尿管强调夹管训练，间歇导尿时要求膀胱容量至少为 200ml 的原因；实施干预方案后，患者的住院天数由对照组的 116.20 ± 27.90 天降低到干预组的 94.73 ± 26.53 天，经过实施康复训练方案，患者的住院天数减少了 21.47 天，这对患者来说也意味着大大降低了住院费用，减少了家庭的经济负担，减轻了照顾者负担。

虽然对于出院时患者达到平衡膀胱状态及患者尿路感染发生率的改变没有统计学差

异，但是经过实施 SCI 患者膀胱功能康复训练效果的干预后，训练后达到平衡膀胱状态的成功率从 53.33% 提升到了 80%，训练成功率提高了 26.67%。这对于护理人员来说除了手术、电刺激其他措施，只由护理人员干预膀胱功能使患者训练成功率提高了 26.67%，尽管没有统计学差异，但也说明了在 SCI 患者膀胱能够康复训练中护理人员能发挥的作用，也许仅仅是我们多一点关注、多一点耐心、多一点教育，就能改变患者 SCI 患者膀胱功能训练的效果，改变患者以后的生活状态。

尿路感染发生率实施方案组与对照组虽没有统计学差异（$P > 0.05$），但是实施干预方案后患者尿路感染发生率从 26.67% 下降到了 6.7%，使用方案后尿路感染率降低了 20%。护理人员仅通过及时评估、监测、实施间歇导尿、评估再训练、健康教育等措施，独自制定 SCI 患者评估功能康复训练的方案，而不依赖于医疗团队，使患者的尿路感染发生率大大降低，这说明在膀胱功能康复中护理人员起到了至关重要的作用。数据仅能说明一个群体的状态，但是从中能看出，对于干预组的患者来说，对他个人来说训练后尿路感染发生率却能大大影响他个人的生活，不再成为困扰他的难题。

在实施干预时发现，很多患者在入院时已经损伤后 2 个月甚至更久，还是留置导尿处理膀胱功能障碍的问题，患者入院时均有不同程度的尿路感染，尿常规检查菌尿几乎为 100%，甚至有些患者引流管由于尿液中絮状物严重堵塞尿管，还有的患者由于入院时已经有肾积水的情况发生，导致无法入组进行膀胱功能康复训练。有学者研究发现 SCI 后留置导尿时间> 4 周的患者，其泌尿系感染发生率为 95%，膀胱容量将大大降低，建议 SCI 患者应早期拔管。国外学者也强调脊髓损伤后 48h 要开始进行间歇导尿，但是必须是病情稳定能够间歇导尿后方可开始。

（2）患者满意度及健康知识掌握程度：实施 SCI 患者膀胱功能康复训练方案，患者的满意度及对膀胱功能康复训练健康知识的掌握程度较有显著提高。在满意度调查中对护士的知识水平评价、对护士的沟通能力评价、膀胱功能康复训练注意事项的介绍、膀胱功能康复训练的效果等条目干预组较对照组均高（$P < 0.05$），而对护士指导膀胱功能训练的满意度、出院康复指导等两项干预组显著高于对照组（$P < 0.01$）。方案的实施者为护理人员，体现了护理人员的专业性及独立性，护理人员能够独立为患者提供关于膀胱功能康复训练的护理，并且能够显著改善患者的膀胱功能，故患者对护理人员的满意度也因其精心、科学的护理而提高。由于给每位患者均赠送了膀胱功能康复训练自我管理手册，使患者能够更加直观、更加详细的了解与膀胱功能康复训练有关的技术，手册中图文并茂，让不同文化程度患者都能够了解并使用，这也使患者的满意度大大提高。

实施膀胱功能康复训练方案的干预组患者关于膀胱功能康复训练健康知识的掌握程度明显提高。排尿日记记录、饮水计划的制定、尿路感染的预防方法、清洁间歇导尿的方法及注意事项等康复训练干预组较对照组高（$P < 0.05$），而膀胱类型的了解、出院后随访时间及内容等康复训练组明显高于对照组，（$P < 0.01$）。由于康复训练方案中着重强调了健康教育的重要性，故在实施干预前课题组的成员对科室的每个护理人员均进行了康复训练方案的使用方法及内容，每个护理人员都能够认真学习并掌握方案的内容，在 SCI 患者中实施时也非常注重与患者的沟通及健康教育方法，研究者与科室护理人员组成团队，每周对入组的患者用授课、小组讨论、个别交流的方法进行健康教育，每一步实施及实施的流程都会让患者清楚明白，故患者对于膀胱功能康复训练的健康知识掌握程度明显提高。

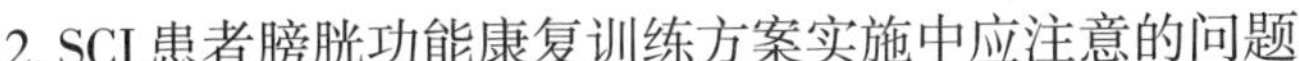

2. SCI 患者膀胱功能康复训练方案实施中应注意的问题

(1)完善护理人员膀胱功能康复训练知识：实施方案者为护理人员，在实施前护理人员必须对方案中的每个内容都要清楚了解并掌握，只有护理人员非常熟悉方案的内容才能准确根据方案对 SCI 患者进行膀胱功能康复训练。所以对护理人员进行关于方案的培训是非常有必要的，是保证康复训练方案正确、顺利实施的前提。而且在实施过程中，要及时与护理人员沟通，发现实施中的问题，及时调整。在方案实施的过程中，课题组成员会加强巩固护理人员关于康复训练方案的知识及内容。在实施过程中，课题组会拿 SCI 膀胱功能障碍患者的病例与护理人员共同学习分享，以及方案在病例中的应用情况，这是一个非常好的学习方法，能够使护理人员了解方案具体实践的方法。

方案是基于循证护理理论构建的，所以方案在实施过程中也是一个循证护理实践过程，循证护理时间是基于证据的实践过程，要求护理人员有熟练的护理技术、扎实的专业知识及良好的态度，这样才能充分发挥循证护理实践作用，提高患者的护理质量。在循证护理实践中要考虑护理人员的年龄分布及对康复知识的接受程度，因年资老的护理人员对新知识及变革的接受能力较低，而且年资低的护理人员有对老护士的顺从行为。所以为保证方案的科学正确实施，需做好护理人员的培训教育。

(2)实施方案要考虑患者的接受能力：由于 SCI 患者多数学历程度不高，而且年龄分布层次不同，最重要的是由于脊髓损伤给患者及其家庭带来了巨大的改变，所以脊髓损伤患者，尤其是损伤初期的青年患者，很难立刻接受现实，对康复训练也采取消极态度，所以不能对患者只采用单一的健康教育方式及方法。

影响患者膀胱功能康复训练效果最重要的因素是个体因素，即使方案再完美再具有实践性，如果患者拒绝接受或接受程度低，那么将会大大影响方案的实证效果。以往护理人员在患者刚入院和即将出院时会对患者灌输大量信息，而在患者住院期间往往很少对患者进行健康教育，而且在膀胱功能康复训练过程中没有很好地与患者沟通交流，使患者在膀胱功能康复中处于被动状态且比较盲目。而 SCI 患者膀胱功能康复训练方案是给予临床护理实践经验构建的，所以考虑到患者才是方案实施的对象，且膀胱功能康复训练对患者自护能力及学习能力要求较高，并且每个患者的膀胱功能情况也不同。所以在实施方案的过程中必须进行个性化的膀胱功能康复训练方案。

(3)实施方案要注重团队合作：虽然 SCI 患者膀胱功能康复训练方案的实施者为护理人员，但是由于其中很重要的一个内容是膀胱功能评估，需要尿流动力学检查作为膀胱功能分类的依据，而且如果患者的膀胱容量低于 200ml 无法实施清洁间歇导尿，需要药物来改善膀胱容量及尿失禁情况来为膀胱功能康复训练创造条件。所以在方案的实施过程中护理人员必须注重团队的合作意识，与患者的负责医生探讨患者膀胱功能康复训练的方案，征得主管医生的同意并共同协作，才能为患者提供更好的膀胱功能康复训练服务。在膀胱功能康复训练过程中如发生问题应及时寻求其他护理人员或者医生的帮助，共同为患者处理解决。

(四)结论

本研究构建的 SCI 患者膀胱能够康复训练方案在临床实证中得到了较好的效果，在增加患者膀胱容量、降低患者住院日方面起到了显著的效果($P < 0.05$)。也提高了患者膀胱功能康复训练的效果，降低了尿路感染的发生率，基本符合膀胱功能康复训练方案设计的

基本目的。膀胱功能康复训练不仅仅需要护理人员的干预，还需要医生等其他医疗人员的干预措施。经过康复训练方案在临床的实施，患者的满意度及关于膀胱功能康复训练健康知识的掌握程度均显著提高。说明 SCI 患者膀胱功能康复训练方案能够在临床推广应用，并且其对膀胱功能的改善效果显著。

关于 SCI 患者膀胱功能康复训练只是在患者的中长期膀胱功能管理中进行了实证研究，并未对损伤早期的患者进行实证，未来应早期介入并进行干预，需验证方案中关于早期膀胱功能康复训练的部分。同时我们得出需要在临床改进的环节：①需展开 SCI 患者膀胱功能康复护理的专科护士培养，及涉及膀胱功能康复的各医疗、科室团队的协作；②在干预前要明确影响膀胱功能康复训练效果的影响因素，进一步应研究在实证过程中影响因素的研究；③在 SCI 膀胱功能康复方面，应展开多中心、大规模的实证研究，涉及三级综合性医院骨科、泌尿外科、康复科，三级专科医院，康复中心及社区的 SCI 患者全程膀胱功能康复训练，增加 SCI 膀胱功能障碍患者样本量，提高方案的科学性及实践性。

（刘　莹　韦小梅）

第九章　护理信息管理

第一节　信 息 概 述

一、信息管理相关概念

(一)信息

信息(Information)的概念有广义和狭义之分。广义上泛指客观世界中反映事物特征及变化的语言、文字、符号、声像、图形、数据等,是最新变化的反映并经过传递而再现;狭义上指经过加工整理后,对于接受者具有某种使用价值的数据、信息、情报的总称。

(二)信息学

信息学(Informatics)是研究信息的获取、处理、传递、利用和控制的一般规律的一门新兴的综合性学科,它是以信息为主要研究对象,以信息的运动规律和应用方法为主要研究内容,以信息科学方法为主要研究方法,以计算机等技术为主要研究工具,以扩展人类的信息功能为主要目标的一门科学,又称信息科学(Information Science)。

(三)信息管理

信息管理(Information Management)指信息资源的管理,包括微观上对信息内容的管理,即信息的收集、组织、检索、加工、存储、控制、传递和利用的过程以及宏观上对信息机构和信息系统的管理。信息管理的实质就是对信息资源和人类信息活动的有目的、有意义的控制行为。

(四)信息系统

信息系统(Information System)指由人、计算机硬件、软件、网络和通讯设备、数据资源和规章制度组成的以处理信息流为目的的人机一体化系统。

20 世纪 80 年代,根据当时科学发展的需要,一些学者认为,信息科学的研究应该以信息论为基础,并与电子学、计算机、自动化技术、生物学、数学、物理学等科学相联系,从原来的通信领域广泛地将信息论渗入到自动控制、信息处理、系统工程、人工智能等领域,对信息本质,信息的获取、变换、传输、处理、利用和控制的一般规律做进一步研究,获得更确切的理解和更一般的理论和规律,设计和研制各种机器以便尽可能把人脑从自然力的束缚下解放出来,提高人类认识世界和改造世界的能力。

二、信息的特征和种类

（一）信息的特征

信息的特征是指信息区别于其他事物的本质属性。尽管各种信息的具体内容有所不同，但其基本特征具有共同之处。信息的特征包括以下几方面：

1. 真实性　信息必须要正确反映客观事实，因此信息具有客观性和真实性。不符合客观事实的信息是虚假信息，虚假信息往往给管理工作和管理决策带来严重的、甚至是致命的后果。因此，在管理中要充分重视信息的真实性。要检查、核实信息的真实性，避免虚假信息的产生。

2. 可识别性　信息是可以识别的，识别又可分为直接识别和间接识别，直接识别是指通过感官的识别，间接识别是指通过各种测试手段的识别。不同的信息源有不同的识别方法。因此，可以利用信息识别这一特性，采用结构式信息的方法，对信息进行自动识别和计算，完成信息的二次加工，实现复杂的信息统计功能。

3. 时效性　人们获取信息的目的在于利用，信息的效用与使用时间有着密切的关系。信息的价值随着时间的变化而变化，信息价值的实效周期分为升值期、峰值期、减值期和负值期4个阶段，信息在不同的阶段呈现不同的价值，这就是信息的时效性。在使用信息的过程中，要注意信息的及时性，滞后的信息往往已失去了使用价值，会导致错误的决策。

4. 可存储性　信息是可以通过各种方法存储的，信息的这一特征便于护理管理者对一定时间内的信息进行回顾调查与分析。随着时间的推移，需要较大容量的信息存储器来实现信息的存储。

5. 可扩充性　信息随着时间的变化，将不断扩充。在信息存储空间允许的情况下，信息可以不断扩充与增长，而且其扩充遵循一定的规律性，便于后续分析。

6. 可压缩性　人们对信息进行加工、整理、概括、归纳就可使之精练，从而浓缩。可以通过编程实现信息的可压缩性，为信息使用者提供所需要的呈现形式。

7. 可传递性　信息的可传递性是信息的本质特征。各个信息系统间可以共享同一信息，并且一个信息元素经传递，在不同系统内完善，最终形成多元信息，便于人们进行复杂的临床判断。并且，可以由患者携带，将自身的疾病诊治相关信息从一个医疗机构转移到另一个医疗机构，实现会诊功能。

8. 可转换性　信息是可以由一种形态转换成另一种形态。信息可因不同表达平台展现出不同的形态，或者借助不同的输出终端，以各异的形态呈现给人们。

（二）信息的种类

信息现象的复杂性及信息存在的广泛性，决定了信息的种类具有多样性。用不同的标准对信息进行分类，可以把信息划分为以下一些类型：

1. 按信息产生的来源分类

（1）自然信息：指自然界中各种非生命物体传播出来的种种信息，如天气变化、地壳运动和天体演化等；

（2）生物信息：指自然界中具有生长、发育和繁殖能力的各种动物、植物和微生物之间相互传递的种种信息；

（3）社会信息：指人与人之间交流的信息，既包括通过手势、身体、眼神所传达的非语

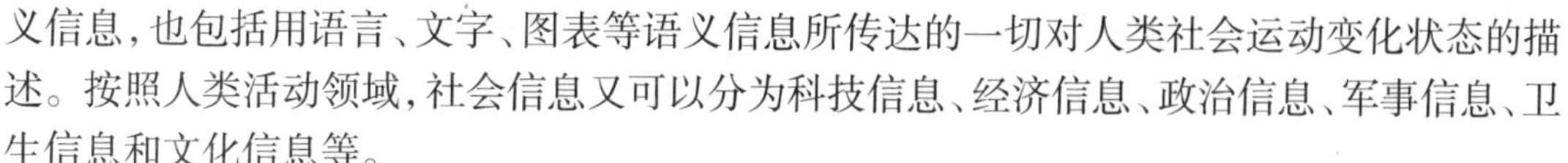

义信息，也包括用语言、文字、图表等语义信息所传达的一切对人类社会运动变化状态的描述。按照人类活动领域，社会信息又可以分为科技信息、经济信息、政治信息、军事信息、卫生信息和文化信息等。

2.按信息的表现形式分类

（1）文本信息：指用文字来记载和传达的信息，是信息的主要存在形态；

（2）声音信息：指人们用耳朵听到的信息，无线电、电话、录音机等都是人们用来处理声音信息的工具；

（3）图像信息：指人们用眼睛看到的信息，随着科技的发展，图像信息变得越来越重要；

（4）数据信息：指计算机能够生成和处理的所有事实、数字、文字和符号等。

第二节　医院信息管理

一、医院信息管理相关概念

（一）信息化

信息化（Informatization）广义上是指培养、发展以信息技术应用为代表的新生产力，并使之造福于社会的过程。信息化改变人们的生产、工作、学习、交往、生活和思维方式，使人类社会发生极其深刻的变化。

（二）医院信息管理

医院信息管理（Hospital Information Management）指在医院活动中围绕医疗服务而开展的医院信息资源进行计划、组织、领导和控制等活动，即通过信息为管理服务，把管理决策建立在信息的充分利用基础上。医院信息管理遵循信息的接收、存储、转化、传送和发布这样一种信息处理的一般过程。通过信息的管理为管理决策和临床决策服务。

医院信息管理有双重含义，即可以分别理解为“医院信息的管理”和“医院的信息管理”。前者只对医院信息进行的管理，包括信息的收集、处理、存储、传输、反馈等；后者指一种管理模式，指有别于传统经验管理的一种基于信息利用的管理模式。前者是后者的基础，后者是前者的目的和应用。

（三）医院信息系统

医院信息系统（Hospital Information System，HIS）指利用电子计算机和通讯设备，为医院所属各部门提供病人诊疗信息和行政管理信息的收集、处理、存储、传输、反馈的能力，并满足所有授权用户的功能需求。

（四）病案

病案（Medical Record）是记录病人的健康状况和疾病诊疗过程的文件，包括客观、完整、连续地对病人的病情变化、诊疗经过、治疗效果及最终转归的记录以及与之相关的具有法律意义的文书、单据等。病案可表现为文字形式，也可以是图表、图像、录音等其他形式。他们的载体可以是纸张、微缩胶片、磁盘、硬盘、光盘等。

（五）电子病案

电子病案（Electronic Medical Records，EMR）通常是指计算机化的病案（Computer-based Patient Record，CPR），它是基于一个特定系统的电子化病人记录。该系统使用户易于获得完整准确的数据，得到警示、提示及方便利用临床决策支持系统，并与医学知识发生联系等。电子病案的内容包含了纸质病案的所有信息，但它绝不只是利用计算机将纸质病案移植为电子载体，而是将纸质病案中文字的、图表的信息变为计算机能够识别和理解的格式化数据予以输入、存储、处理和查询。它不仅包括了静态的病案信息，还可以利用信息技术将文本、图像、声音结合起来，进行多媒体的信息综合处理。

（六）病案管理

病案管理（Medical Record Management）指对病案物理性质的管理，即对病案资料的回收、整理、装订、编号、归档和提供等工作程序。病案信息管理除了对病案的物理性质管理外，还包括对病案记录内容的深加工，从病案资料中提炼出有价值的信息，并进行科学的管理，如建立较为完善的索引系统，对病案中的有关资料分类加工、分析统计，对收集资料的质量进行监控，向医务人员、医院管理人员等提供高质量的卫生信息服务。病案信息管理是病案管理的更高阶段，是病案管理本质上的飞跃，它需要更高的技能，更好的工具和更复杂的加工方法。目前，我国已从病案管理阶段过渡到病案信息管理阶段。

二、医院信息管理

随着大数据时代的到来，医院医疗质量管理也将发展成为数字化质量管理。大到宏观管理决策、小到微观管理服务，数字化将渗透到医院管理的各个方面。它将给医院带来一场管理模式上的巨大而深刻的变革，并将为医院质量目标的实现提供最有力的支持和保障。如各种信息系统、监控系统能帮助管理者随时跟踪质量情况、发现质量问题、实施质量控制、进行质量评价，现在传统的终末质量评价与管理方式已经逐渐转向过程质量的实时控制；移动的医生、护士工作站将查房改为计算机化；远程医疗服务将覆盖区县医院；延伸至社区的医疗网络将有效缩短患者诊治时间，提高现有优势、核心医疗资源的享用率。因此始终要把信息化基础建设作为重要内容来抓，加大对网络、数据中心等基础设施的建设投入，合理布局，充分考虑信息平台的通用性、兼容性和标准化，确保信息系统具有较强的扩充能力和运行效率。

（一）医院信息系统

医院信息系统属于迄今世界上现存的企业级信息系统中最复杂的一类，这是医院本身的目标、任务和性质决定的。医院信息系统不仅仅是一个计算机软件，更是一个通过信息管理医院的系统工程。医院信息系统不能提供任何医疗服务或直接产生效益，医院信息系统能带来的是间接效益，即通过提高医院工作效率和质量，从而间接地为医院创造效益。

医院信息系统的发展过程从其内容、方式和规模上大体可分为 4 个阶段：单机单任务阶段、部门信息管理阶段、集成医院信息系统阶段和大规模一体化的医院信息系统阶段。从结构上来看，医院信息系统一般可分为 3 个层次，从低到高分别是：数据处理层、信息加工层、决策层。数据处理层负责特定对象的信息采集和输入；信息加工层主要负责信息的整理、汇总、分析，并决定信息的流向，是信息系统的技术中心；决策层则根据所传输过来的信息作出相应决策，反馈至原对象。医院信息系统的运用是医院科学管理的重要标志，伴随着计算机和网络技术的发展而发展。

医院信息系统在发达国家的发展很快，例如美国、日本等均走在前列，现在大型医院基本上都采用了医院信息系统来辅助医院管理。我国起步相对较晚，80 年代末才开始探索，

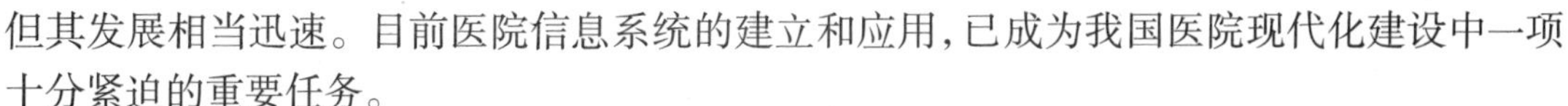

但其发展相当迅速。目前医院信息系统的建立和应用，已成为我国医院现代化建设中一项十分紧迫的重要任务。

1. 医院信息系统的作用

（1）优化工作流程，提高工作效率：医院信息系统的应用，改变了医院原有的手工作业方式，加快了医院内部的信息流动，提高了信息资源的利用率，减轻了医护人员的劳动强度，同时信息的正确性、完整性、连续性、共享性和传输速度都能得到很大的提高。例如住院病人的一般信息在其住院、出院、付费时，就可以及时通过网络传输到各相关部门。

（2）科学经营管理，提高经济效益：医院信息系统的应用，改变了医院过去在经营管理中由于各类信息不完善、不准确和不及时造成的病人费用漏、跑、错等现象和药品、物资的积压浪费现象，从而降低医疗成本，节约和充分利用卫生资源，提高医院的经济效益。

（3）加强过程控制，提高医疗护理质量：医院信息系统的应用，可以使医院管理者及时发现医疗护理过程中各环节的问题，及时采取相应的管理措施，将事后管理变成事前管理；同时医务人员由于在医疗护理过程中及时准确地掌握了诊疗信息，可以及时避免和处理可能引起的疏漏，并能有效地优化工作安排，提高医疗护理质量。

（4）增加医院透明度，提高医院信誉：医院信息系统的应用，一方面可以保证医院按标准收费，避免漏收、错收，同时也使医疗服务项目收费公开化，透明化，病人能及时、便捷、全面地进行费用查询，维护了病人的合法权益，增强了病人对医院的信任，提高了医院的信誉度。

（5）实现卫生资源共享，提高信息利用水平：数据共享是国家信息化的一条根本原则和重要目标，也是信息资源的重要特征，只有共享才能发展。医院信息系统的统一开发，可以避免重复建设，提高经济效益，可以增强网络数据的客观性和可比性，可以提高整体信息网络的效能，从而提高医院信息的利用水平，更好地为医院决策者服务。

2. 医院信息系统的内容　信息技术在医院管理和诊疗业务中应用广泛，归纳起来可以分为两类：一是支持医院的行政管理和事务处理业务，提高工作效率，辅助医院管理和决策，实现医院各类资源的精细化管理；二是支持医院的临床诊疗业务，收集和处理病人的临床医疗信息，提高医疗质量和效率，积累临床医学知识并提供临床咨询、辅助诊疗和临床决策，改善病人的服务质量。

随着医院信息化程度的提高，信息技术的应用已不局限在医院内部，而是扩展到了区域医疗、院前急救、院后随访、远程会议和家庭保障等医疗保障服务领域。

（1）管理信息系统（Management Information System，MIS）：管理信息系统的主要功能是支持医院的行政管理与事务处理业务，辅助医院管理，辅助高层领导决策，提高医院的工作效率，从而使医院能够以较少的投入获得更好的社会效益与经济效益，主要包括药品管理、设备管理、耗材管理、成本核算、财务管理、住院管理、门诊管理、急诊管理等子系统。

（2）临床信息系统（Clinical Information System，CIS）：临床信息系统的主要功能是给医务人员提供临床数据通讯支持，以使医务人员能够方便、及时、全面、准确地获得有关的病人数据，支持其临床决策工作。临床信息系统可以分为护理现场临床信息系统（Point-care，CIS，PC-CIS）和非护理现场临床信息系统（Non-point-care，CIS，NPC-CIS）：①护理现场临床信息系统：主要指信息的产生和应用都在护理现场（病人床边）的系统，包括各种临床科室的临床信息系统，如医生工作站、护士工作站、麻醉科信息系统、ICU 信息系统等；

②非护理现场临床信息系统：主要指相关检查科室的临床信息系统，如临床检验信息系统(Laboratory Information System，LIS)、医学图像档案管理和通信系统(Picture Achieving and Communications System，PACS)、放射科信息系统(Radiology Information System，RIS)。

临床信息系统是当医院信息系统发展最活跃的领域。下面仅对医学图像档案管理和通信系统和合理用药监测系统(Prescription Automatic Screening System，PASS)作简要介绍。PACS是专门为医学图像的管理而设计的，具有网络化、实时化以及远程运输的高清晰度和高准确性的特点，实现了医学影像全数字化采集、存储、处理和运输。PASS是供医生、药师、护士等医务人员从事医嘱及时性监测、药物信息查询、病人用药教育等临床药学工作的药物数据库软件系统。PASS将自动对用药医嘱进行合理用药监测，并自动显示发现潜在的不合理用药信息，提醒医生注意。同时，医生可使用PASS药物信息在线查询功能了解药物相关信息，结合临床调整医嘱，并最终将医嘱提交护士工作站执行。

(3)区域医疗信息网络(Regional Health Information Network，RHIN)：近几年，国内一些大医院和政府有关部门开始探索区域预料信息化，以实现在一定区域内医疗卫生机构间医疗保健信息的交换和共享。要实现这一目标，首先要建立跨医疗机构的信息交换平台。在此平台上，才能开发呼叫中心(Call Center)、远程医疗、医院社区间的双向转诊、分级医疗、信息发布等应用系统。例如上海长宁区的区域医疗信息网络系统，成功地实现了区域范围内医疗机构之间的诊疗信息、医学影像信息和健康档案信息的互通共享，为院际之间的调阅及领导决策分析提供支持。

(二)病案信息管理

1. 病案信息的作用　病案信息既是宝贵的医学资料又是法律依据，病案信息管理既为科研教学提供了原始信息资料，又为医疗质量控制提供了依据。病案信息作为一种重要资源，在以下几方面发挥着十分重要的作用。

(1)医疗方面：病案是临床实践的原始记录。它如实地记录了病人的病情变化、医务人员相应的处理措施及其结果和转归，是医务人员进一步诊疗护理的重要依据和出发点。事实上，一段时期的病案质量的好坏，也反映了医疗护理质量水平的高低。

(2)教学方面：病案的多样性使病案被誉为活教材，一份好的病案就是一本生动的教材，使后学者能够从中汲取经验和教训。

(3)科研方面：不同技术治疗同一疾病的优劣势比较；新技术和新药物的临床实际效果评价；临床医疗经验的总结归纳；疾病的发生发展规律探索，这些都需要从病案那里寻找坚实的科学依据。对病案资料的积累和合理利用，能够提高医学科研水平，促进医学科学的发展。

(4)医院管理方面：对病案的科学统计分析能够提供大量关于医务人员医疗质量、技术水平、服务态度和工作效率等方面的信息，管理人员则可以据此制订出有针对性的管理举措。

(5)医疗纠纷与法律方面：由于病案是病情和诊疗全过程的客观原始记录，有些医疗纠纷、伤残处理和诉讼案件等，都要以病案记录作为评议、处理或判明责任的根据，所以具有重要的法律作用。

2. 电子病案　电子病案最早的应用可追溯到20世纪70年代，荷兰和英国的社区医疗系统率先引进使用电子病案，它对于记录病人救治情况、支持诊断、治疗、改善疾病的统计

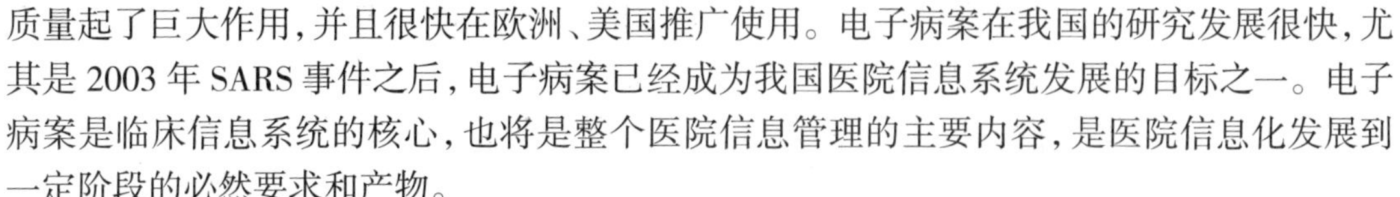

质量起了巨大作用，并且很快在欧洲、美国推广使用。电子病案在我国的研究发展很快，尤其是2003年SARS事件之后，电子病案已经成为我国医院信息系统发展的目标之一。电子病案是临床信息系统的核心，也将是整个医院信息管理的主要内容，是医院信息化发展到一定阶段的必然要求和产物。

电子病案具有资源丰富、内容规范、方便快捷、信息共享、使用方便、经济适用的特点，其发展目标主要是为了加速病人信息的流通，使病人信息方便易得，可以提供纸质病案无法提供的服务，从而起到提高工作效率和医疗质量的作用。当然，实行电子病案也存在着不少困难，例如病案资料由谁输入计算机；医护人员的计算机知识和技能是否能达到要求；软硬件设施建设等。此外，计算机病毒和其他一些技术上面的问题也会给病案在计算机上的存储和使用带来潜在的威胁。因此，真正意义上的电子病案功能实现将需要一个较长的发展过程。在一段时间内，电子病案还很难从内容上完全覆盖纸质病案。即使以后全面实行了电子病案，在计算机技术发展得更加完善，相关法律法规政策也已经完备之前，可能在相当长的时间内纸质病案也还需要继续同时存在。

（三）医院信息化建设

1. 医院信息化建设的内容

（1）拓展信息平台功能：着眼医院发展需求和信息化建设标准，完成好现有信息系统升级改造和医疗业务流程再造，健全通信网络体系、安全保障体系、标准规范体系、技术支撑体系，建立全员覆盖、全程控制、实时传输、指挥决策于一体的信息传输系统、精确化保障系统和智能化操作系统。

（2）加大信息资源整合利用，完善医院数据中心建设：在医疗上，实施患者诊疗全过程信息管理；在保健上，实施集预防、治疗、康复为一体的健康信息管理；在科研上，实施以循证医学信息为支撑的科技创新；在教学上，实施给予教学资源库的网络化教育；在医院运营上，实施对人流、物流、财流的精确指导、精细保障、精准服务。

（3）推进信息标准化：积极参加国家卫生信息化标准的研究和制定，围绕疾病诊疗规范、病种临床路径、电子病历功能规范等，推动信息采集、传输、存储、交换、共享、利用等标准建设，发布重大疾病诊疗数据国家标准，发挥数字化医院示范作用。

（4）促进数字化向智能化转变：积极推进医院的应急指挥中心建设，调整医院信息系统的基础架构，加强医疗、辅诊、保障、后勤等各方面信息系统的融合，着眼医院科学发展，积极推动医院管理更加人性化、自动化。

2. 医院信息化建设的意义　首先，医院面临社会发展、医药卫生体制改革的机遇与挑战；其次，医院要建立自己的核心竞争力，认真思考如何提高管理水平、经营效率和质量安全。创新和管理是医院信息化建设的基础，信息化是帮助医院有效创新和管理的一个重要途径，它可以实现新型管理模式、经营模式的调整，改变管理和工作流程，帮助医院提高医疗质量和工作效率。因此，医院信息化建设是医疗卫生发展的趋势。

医院信息化建设的意义包括：①深化“以患者为中心”的服务理念，加强医疗支撑和保障功能，做到“高效、便捷、安全、经济”；促进“优质护理服务”的开展，使临床护理达到“三贴近”的要求，改变患者就医的感受。②实现医疗质量和医疗安全管理的持续改进，实现患者满意度的持续改进，因为医疗质量始于患者的需求，止于患者的满意；实现医疗质量管理宗旨——预防为主、过程控制、解决缺陷的能力。

第三节 护理信息管理

一、护理信息管理概述

随着信息化建设迅速发展和医疗水平的不断提高,医院信息系统被广泛应用。护理信息管理是医院信息管理的一个重要组成部分,从门诊到病房、急诊室到手术室,从诊疗到检查,每个环节都包含着大量的护理工作,因而护理信息管理内容复杂,涉及范围广泛,加强护理信息管理是医疗质量的必要保障,因此科学化、信息化、高效化、自动化、系统化的护理信息管理体系的建立十分重要。

(一)护理信息管理相关概念

1. 护理信息(Nursing Information) 指在护理活动中产生的各种情报、消息、数据、指令、报告等,是护理管理中最活跃的因素。

2. 护理信息管理(Nursing Information Management) 是为了有效地开发和利用信息资源,以现代信息技术为手段,对医疗及护理资源的利用进行计划、组织、领导、控制和管理的实践活动。简单地说,护理信息管理就是对护理信息资源和信息活动的管理。

3. 护理信息系统(Nursing Information System, NIS) 是用于护理信息采集、存贮、传输与处理的系统,是医院信息系统的重要组成部分,是信息系统在护理工作中的应用体现。护理信息系统的建立和完善改变了传统的护理工作模式,对于贯彻"以病人为中心"的护理理念,提高病人满意度,促进护理管理的科学化、规范化具有重大意义。

(二)护理信息管理发展状况

1974 年,在瑞典斯德哥尔摩召开的首届医学信息会议(Medical Information Conference)上,由 5 名护士宣读了关于计算机在护理中应用的论文,标志着护理信息学专业活动的开始。1985 年,由 Hannah 提出,护理信息学是利用信息技术来实现护士在行使其角色过程中的患者护理、医院管理或教育培训等功能。护理信息学涵盖了以下方面:利用人工智能或决策系统来支持护理过程、利用基于计算机的排班软件来配置卫生人力资源、利用计算机进行健康教育,以及应用计算机辅助学习的护理教育、医院信息系统中的护理模块、采集护理相关信息指标来开展患者健康保健决策的研究。

1989 年 Graves 和 Corcoran 提出,护理信息学是计算机科学、信息科学、护理学的结合,帮助管理和对护理数据、信息和知识的处理,以支持护理实践和护理保健措施的落实。

2000 年,美国医学研究所和英国医学杂志根据调查报告指出,美国每年约有 10 万人因医疗差错丧失生命,这一结果令人震惊。然而早在 19 世纪 50 年代,南丁格尔就开始要求建立标准化临床记录,用以分析、评估、改进医疗流程和治疗结果。近年来,随着信息技术的飞速发展,国内、外医疗信息化建设日新月异,护理信息化作为医疗信息化建设中不可或缺的内容,越来越受到关注,医护人员希望通过护理信息技术的使用,减少差错、提高质量、降低成本、提高患者安全。

2001 年,美国护士协会(American Nurses Association)的专家委员会认为,护理信息学是一个融护理学、计算机学和信息学为一体的新兴交叉学科,它对数据、信息和护理实践知识

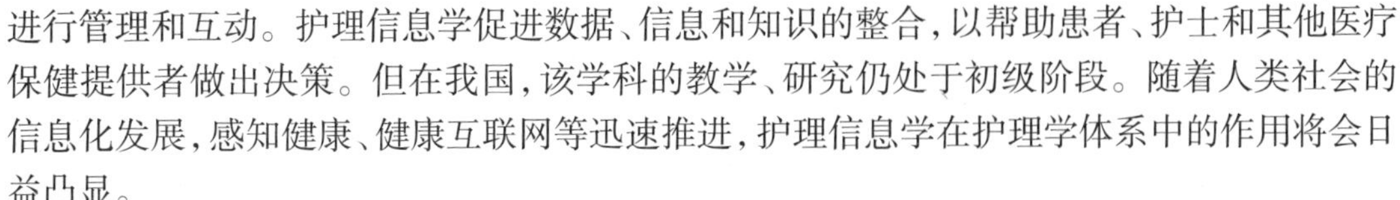

进行管理和互动。护理信息学促进数据、信息和知识的整合，以帮助患者、护士和其他医疗保健提供者做出决策。但在我国，该学科的教学、研究仍处于初级阶段。随着人类社会的信息化发展，感知健康、健康互联网等迅速推进，护理信息学在护理学体系中的作用将会日益凸显。

（三）护理信息的特点

1. 生物、心理、社会医学属性　护理信息大多与患者的健康有关，因此具有生物、心理、社会医学属性的特点，在人的生命过程中，始终变换着健康和疾病的状态，对于护理而言，其信息不仅包括护理对象的生物学信息（生理、病理），亦包括其心理、生活信息，并具有动态和延续性。

2. 准确性　虽然有些护理信息可以用客观的数据来表达，如病人出入院人数、护理人员出勤率、病人的血压及脉搏的变化等，但有些则来自护士的主观判断，如病人的神智和意识状况、心理状态等。这些护理信息直读性差，需要护理人员能准确地观察、敏锐地判断和综合地分析信息，准确的信息是合理护理的保障。

3. 相关性　护理信息就其使用来讲，大多是若干单个含义的信息相互关联，互为参照来表征的一种状态。如外科术后病人术后引流管的血性引流液多不能完全说明病人是术后出血，只有同时观察病人的临床表现，并参考血常规检查等信息，才能较为全面、真实地反映病人目前是否为术后出血。这种多个信息相互关联，共同表征一种状态的特点就是相关性。

4. 大量性和分散性　护理部门工作既有平行协作，又有上下级的行政管理与业务指导，因此涉及的部门多，信息量大，信息面广，种类繁多且分散。

（四）护理信息的分类

计算机在护理领域的广泛应用以来，在临床护理、护理管理、护理教学、培训、科研等方面均发挥了重要作用。医院护理信息种类繁多，主要分为护理业务信息、护理科技信息、护理教育信息和护理管理信息。

1. 护理业务信息　主要是来源于护理临床业务活动中的一些信息，这些信息与护理服务对象直接相关，如入院信息、转科信息、出院信息、病人一般信息、医嘱信息、护理文件书写资料信息等。

2. 护理科技信息　包括国内外护理新进展、新技术、护理科研成果、论文、著作、译文、学术活动情报、护理专业考察报告、护理专利、新仪器、新设备、各种疾病的护理常规、卫生宣教资料等。同时还包括院内护理科研计划、成果、论文、著作、译文、学术活动、护士的技术档案资料、护理技术资料、开展新业务新技术情况等。

3. 护理教育信息　主要包括教学计划、实习、见习安排、教学会议记录、进修生管理资料、继续教育计划、培训内容、业务学习资料、历次各级护士考试成绩及标准卷等。

4. 护理管理信息　护理管理信息是指在护理行政管理中产生的一些信息，这些信息往往与护理人员直接相关，如护理人员基本情况、护理人员配备情况、排班情况、出勤情况、考核评价情况、奖惩情况、护理管理制度、护理工作计划、护理会议记录、护理质量检验结果等。

（五）护理信息收集原则及方法

1. 护理信息收集的原则

（1）及时性：指负责执行信息收集的护理人员要有时间观念。护理工作，特别是对急、危、重症病人的处理，时效性是很强的，要求对信息迅速收集、加工、传输和反馈，这样才能保证病人的抢救和治疗。同时，对管理信息也必须把握时间性，如信息上报不及时，管理者就无法做出正确的决策，也就失去了管理的意义。

（2）准确性：即要求信息必须如实反映情况，否则就会贻误治疗和抢救工作。保证信息的质量，就要建立一些查对制度和抽查制度，明确信息的含义、制定信息填报的标准等。

（3）实用性：指收集的信息资料必须要有实用性，要符合实际工作需要，避免烦琐内容和资料的堆积。这就要求信息工作人员对收集来的护理信息进行加工处理、去粗取精、去伪存真、由表及里，运用科学的方法，找出问题的实质。这样的信息才能指导医务人员对病人做出全面正确的处理，作为治疗或领导正确决策的依据。

（4）通畅性：指对护理工作活动或管理活动产生的各种信息在流通过程中不断源、不梗阻，保证信息的上传下达。要保证信息的通畅性，就要有健全的规章制度和工作程序，有明确的岗位责任制，使信息的收集、加工、传输和反馈都能常规运行。

2. 护理信息收集和处理的方法

（1）人工处理：指信息的收集方法、加工、传递、存贮都是以人工书写、口头传递等方法进行。①口头方式：抢救病人时的口头医嘱和晨交班等都是以口头方式传递信息，是较常用的护理信息传递方式。它的特点是简单易行。口头传递信息虽然很快，但容易发生错误，且错误的责任有时难以追查。②文书传递：文书传递是护理信息最常用的传递方式。如交班报告、护理记录、规章制度等，这是比较传统的方式。优点是保留时间长，有据可查，缺点是信息的保存和查阅有诸多不便，资料重复收集和资料浪费现象普遍。③简单的计算工具：利用计算机作为护理信息中数据的处理，常用作统计工作量、计算质量评价成绩等。其局限在于无法将结果进行科学的分析，因此它已滞后于现代护理管理的发展。

（2）计算机处理：利用计算机处理信息，运算速度快，计算精确度高，且有大容量记忆功能和逻辑判断能力，是一种先进的信息管理方式。利用计算机进行信息管理可显著地节省护士人力并减轻护理工作负荷，改变以往护士手工抄写、处理文书的烦琐方法，使工作效率和护理工作质量有显著的提高。目前在护理管理中应用计算机管理系统的主要方面有：临床护理信息系统，主要用于处理医嘱，制定标准护理计划等；护理管理信息系统，主要用于护理质量管理，如护士注册处理系统；护理知识库信息系统，主要用于护理论文检索和护理诊断查询。

二、护理信息系统

现代护理管理正在经历着由定性管理向定量管理，经验型管理向科学化管理的发展过程，随着护理质量管理、人力资源管理、绩效评价等护理管理研究和改革的实施，引入现代化手段，将信息化融入护理管理对于提高管理成效起到至关重要的作用。应用计算机信息管理系统进行护理管理，对提高护理质量，促进护理管理的科学化、标准化、现代化将是一个飞跃。

（一）护理信息系统的内容及应用

1. 临床护理信息系统　与医院信息系统的发展历程相似，护理信息系统在 20 世纪 70 年代起步于管理信息系统，包括护理电子病历、检验条码、自动摆药、物流配送或气动物流、消毒供应追溯、医疗费用查询等系统。

（1）护理电子病历系统：包括医嘱核对、转抄和处理系统，体温单，入院评估，一般/危重伤患者护理记录单，护理风险评估，患者护理计划单，危重患者病情评估，患者跌倒、压疮、管道滑脱、深静脉血栓发生的风险评估等。监护单元的护理电子病历系统通过与监护仪有线或无线对接，还可以实现患者生命体征的自动采集与记录，便于护士评估与记录。手术患者护理病历系统，还可以通过条码扫描的方式，与消毒供应部门无菌物品发送、使用和库存相关联，实现无菌物品的信息自动化追溯，确保了医院感染管理的可控性。

2014年，随着国家卫计委对单病种临床路径的大力推行，护理电子病历系统还兼具临床路径相关护理信息的采集功能。随着移动医护查房系统的应用，护理电子病历系统还可以和手掌式PDA终端相关联，方便护士在床旁完成医嘱执行后处理和记录。

（2）检验条码系统：护士可以根据检验医嘱打印出含有患者身份信息、检验项目和标本采集注意事项的条码，贴在标本容器外盒或试管外，避免了人工转抄信息过程中出现的差错，而且打印出来的信息字迹清楚，便于各环节医护人员核对，不仅提高了工作效率，还增强了护理安全性。

（3）自动摆药系统：通过自动摆药系统的应用，可以提高发药准确率，减少人为差错；明确指示药品的服用方法，避免错服、漏服；避免药品污染，密封操作，清洁卫生；提高工作效率，快速满足住院患者的药物治疗需求；提高医院药品管理水平和用药安全，减少医患纠纷。

（4）物流配送或气动物流系统：医院气动管道物流传输系统是集合先进的现代通信技术、光机电一体化技术，将医院的各个部门，如门诊、医药、手术室、检验室、血库、医技科、住院部各个护士站、中心供应室，通过一条专用管道紧密地连接在一起，全面解决了医院物流自动配送问题。气动管道物流传输系统由空气压缩机、管道、管道换向器、风向切换器、计算机控制系统、系统控制软件、传送瓶等组成。以空气压缩机抽取及压缩空气为动力，在密闭的管道中自动传送物品。在医院对血液标本、病理标本、药品、血液制品、检查报告、单据等小型物品快捷、准确的传送，是后勤管理和服务的一项重要工作。

（5）消毒供应追溯系统：实现对消毒供应中心器械回收、清洗消毒、打包、灭菌、存储、发放和各科室使用环节的跟踪和管理达到可追溯；采用预约机制，使消毒供应中心与临床科室之间配合更加顺畅，交互流程更具可追溯性，提高灭菌物品使用的工作效率；使用报警机制，过期预警、提前提醒，并准确定位库存摆放位置，快速查找；针对已经发放的物品，发送警示通知，及时提醒回收过期或有质量问题的物品和医疗器械，建立无菌物品召回流程，减少大量物品需要被召回时的工作量及对临床工作的影响程度。

（6）医疗费用查询系统：可以实现住院费用实时清单自助查询。患者只需在触控一体机上输入身份编码，就能实时查询到住院费用及清单。避免了费用清单不能实时打印而造成的清单不能准确反映实时费用，引起患者费用清单核对不准，产生费用疑问；也避免了不能自助查询，需要护理人员解释与核查而产生的医疗纠纷。

2. 护理人力资源管理系统　基于办公自动化平台的护理人力资源管理，包括护理人员信息管理、护理人员培训、考核查询系统、基于人力资源库的护理人员调动、护理请假系统。

（1）系统功能

1）给护理管理者提供第一手客观数据，包括：人员信息；学历及学位；专业技术职务；执业证管理；专业技术资格报考等。

2）不同管理层级的子系统应设置相应的录入、修改、查询和统计分析功能，实现护理人力资源管理的信息化、标准化，提高护理管理质量和效率。

3）充分利用目前有限的卫生资源和护理人力资源，建立优质、高效、低耗、富有生机和活力的护理人力资源配置机制。

（2）系统组成及特点：护理人力资源动态调配软件系统，主要包括护理工作量、网上排班、数据查询和数据分析4个功能。基于医院护理人员信息管理系统，可实时显示所在科室护士的个人信息，迅速了解科室护理人员的年龄、教育、职称、职务结构等，并结合统计护理工作量计算科室护士人数，通过网上护士排班表动态显示护理人力资源。

1）护理工作量采集：根据临床实际护理工作量统计软件结果，结合科室护理工作量动态监测，系统开发人员将与护理工作有关的医嘱进行标记，各科室可根据需要统计任一时间段的医嘱量，护理部有权查看、统计全院各科的医嘱量，了解科室的工作强度。对各项护理操作所需要的时间进行定量统计分析，求出各项护理时间的平均数，作为各项护理所需要的时间标准。间接护理时间是根据科室工作量分为忙、一般、空三个等级，每个等级选择几个代表性科室，统计每个病区1周的间接护理工作时间，总间接护理工作时间除以患者总数为每个患者所摊到的间接护理时间。对各项护理操作所需要的时间进行定量统计分析，求出各项护理时间的平均数，作为各项护理所需要的时间标准。

2）预测护士人力并网上排班：各护理单元的护士长具有本科室人员设置和排班操作权限，进入排班系统，按照护理人员考勤归属和休假方案等进行排班，屏幕显示出本周或本月的排班表界面，用鼠标点击护士的姓名及相应的班次，即可生成网上排班表。科室护士姓名由护理人员信息管理系统自动提供，班次设置可根据医院实际工作建立班次数据库，内容涵盖全院护理统一班次及特殊科室的班次与各类假期。系统设置有自动排班、快速换班、人员调出、参数设置、排班汇总、查看班次等功能。系统对各类人员的使用权限进行了限制，本科室护士可进入所在科室系统查询、浏览排班，但无权限进行改动。护士人力计算及人员调配由与医院医嘱系统连接的公式自动生成，即病区需要护士数 = 平均每日护理总时数 /8 × 休假系数 × 机动系数。设置病区超负荷工作预警值，如护理工作量 > 20% 或超负荷工作时间持续1周，将出现预警标记，可及时提醒护理管理者。

3）数据查询功能：软件系统可生成系列统计量表，如全院护士人力资源汇总表、各科室护士个人档案信息表、全院护理班次类别一览表、全院护士出勤天数统计表、全院护士休假天数统计表等。通过这些统计表，可查看任意时间点护理人员在岗和未在岗（包括病假、事假、产假、休假等）情况，以统计某时间段科室人员的出勤和缺勤情况及各种班次的数目，如统计某护士某年、某月的出勤天数、休假天数、夜班数等。另外，也可查询护理人员调动日期及科室的变更情况。

4）数据分析功能：可对护士人力信息管理系统中的所有信息进行综合查询，也可将数据运用饼图、柱状图等多种分析方法进行信息自动整合分析，为护理管理者实施科学的人力资源动态调配提供依据。

3. 护理人员绩效考核系统　在护理部实施护理垂直管理的基础上，医院护士绩效考核由护理部统一实施，综合了工时测定、技术含量、劳动风险等要素，对护士工作内容进行工作量赋分或加权，建立护理工作量统计信息数据库，自动采集医院信息系统内客观指标，综合工作绩效、岗位风险、劳动强度、岗位职责等合理分配，最大限度地调动护理人员的积极性，淡化优势科室、非优势科室，避免护理人力资源向优势科室流动，体现公平、公正。

（1）系统功能

1）通过护理工作量统计软件，实现了护理绩效考核的标准化管理，为培训、薪酬、晋升、岗位人事决策提供科学依据，提高工作质量和组织效率，以及现代化的护理管理水平。

2）在护理绩效考核垂直管理的基础上，医院护理部可以综合考虑护理人员的工作量、工作质量、工作效益等因素，通过采集客观数据，实现护理人员绩效考核的信息化管理。

3）在统计工作量指标时，还应充分考虑不同治疗护理项目的技术含金量、难度和复杂程度，使绩效考核结果更加客观、公正，起到正向鼓励的良好管理效应。

（2）系统组成及特点：护理人员绩效考核系统的数据可按照指标体系的结构进行设计，一般包含工作量、工作质量、工作效率、工作难度、工作效益等一级指标。在此基础上扩展出二、三级指标。

1）工作数量指标：包括患者数量、手术例数、等级护理（反映基础护理工作量）和治疗类医嘱项目（将临床工作按照注射给药类、护理类、处置类和特殊科室护理项目等分类）。这些数据均可通过本系统与医嘱处理系统、医务统计系统、手术安排系统、电子病历系统的关联，实现自动调取。

2）工作质量指标：包括分级护理质量、护理文书质量、消毒隔离质量、病区管理质量、抢救物品完好率、业务考核质量、护理教学质量、出院患者满意度、护理投诉与护理差错等质量指标。母系统层面，由护理部管理人员根据病区月质量考评结果进行数据的录入；子系统层面，由病区护士长根据责任护士的工作质量评价结果进行相应的分值增、扣录入。

3）工作效率指标：包括占床日数（反映床位使用情况）、出科人数（含出院、转出、死亡，反映床位周转情况）等内容。

4）工作难度指标：为了体现护理工作的技术含金量与风险，该系统还需采集病例分型（非手术科室指标，分 D、C、B、A 4 类）、手术分类（手术科室指标，分为特大、大、中、小手术 4 类）。

5）工作效益指标：包括病区总收入和成本支出，此部分数据可由医院经管信息系统提供。

该系统可以通过信息化技术实现数据的自动采集，并在大样本调查研究的基础上测算出不同工作量项目的耗时权重，将时间指标换算成绩效考核指标。对于特殊科室，如儿科、产科、ICU 等个别项目权重的计算应区别于普通科室，如 ICU 特护的人力投入高于普通病房，其权重相应提高；婴幼儿静脉穿刺难度、复杂性和时间投入高于成年患者，在权重上应给予适当倾斜。

该系统按照预先设置的统计项目的属性定义，通过采集医嘱处理系统的指标，生成病区在指定日期范围内的工作量统计项目数据。结合护理部质量考评数据，以及来源于医务管理系统、手术安排系统、电子病历系统的工作效率数据，形成完整的临床护理工作量统计结果。此外，系统还可设计附加数据查询与打印（含占床日数、转出人数、手术分类数据和病例分型数据）、手术室工作量统计与打印、单病区或全院月分项统计指标查询与打印、全院绩效评分排名与打印、月单项指标、工作量总分、人均分对比曲线、全院单项目、质量评分比较与排行榜、全院主要护理效率指标分类对比统计与打印等功能，便于护理管理者进行周期性评价分析，指导针对性护理管理策略的制定。

4. 护理质量与安全管理系统　护理质量评价过程包括评价指标的确立、数据收集模型的建立、质量要素标准的执行、监控过程和结果的分析、优化流程提升品质五要素。护理质量与安全管理系统是采用信息技术，对护理敏感的结构、过程与结果性指标进行监控，以达到确保患者安全、提高患者对护理工作满意度和护士自身职业满意度的目的。

常用护理敏感性结构指标包括：综合护床比、普通病房护床比、特殊单元护床比、护患比、学历构成比、持证上岗率。常用结果性指标包括：患者满意度、护士满意度、不良事件发生率、给药错误率、压疮发生率、跌倒发生及伤害率、导管感染率、导管非计划拔管率等。

（1）患者满意度：指患者所期望的理想护理服务和其实际接受到的护理服务之间相符合的程度，包括疼痛管理、护理教育、护理服务、医院总体服务。国外常用的患者满意度测量工具包括荷兰 COPS 量表、LOPSS 患者满意度调查表、HCAHPS 医院顾客满意度调查表。医院对于患者满意度的目标值是 95%。出院时由责任护士发放满意度调查表、护理部每月向科室现场发放在院患者满意度、护理部派专人进行出院患者满意度随访。

（2）约束具使用：征得患者或家属同意的情况下在执行潜在的疼痛程序时，用于固定患者。一般情况下不建议使用。提高患者意识水平、生理功能，改善组织策略与环境能降低约束具使用率。计算公式为：约束具使用率（‰）=（使用约束具总天数 / 住院患者总天数）× 1000，目标是约束具的应用指征及记录合格率达 100%。数据资料可从医嘱系统中调用约束具使用患者的个数，并自动计算全院患者住院总天数。

（3）深静脉血栓：是一种具有潜在危险的血管性疾病，病程长、治疗困难、重在预防。深静脉血栓的预防在骨科卧床患者、昏迷患者，以及外科术后患者的护理中具有重要的临床意义。计算公式为：发病率（‰）=（发生深静脉血栓人数 / 住院患者总数）× 1000，数据资料可从不良事件报表、信息系统自动计算患者住院总天数得到。

此外，不同的专科也有护理敏感质量指标。例如，产科的新生儿窒息抢救成功率、产后出血抢救成功率、新生儿红臀发生率、产后（手术者拔除导尿管后）自行排尿时间、母乳喂养早吸吮开始时间等，也可以采用信息化手段采集病历中的数据来进行实时质控。

护理质量与安全管理系统包括：基于电子病历的重症查询与质量监控系统、护理质控网上压疮上报系统、护理不良事件、医疗隐患上报分析系统。基于电子病历的重症查询，有 4 种查询方式，常用预警查询方式，可用单项和多项组合式查询。①护理部每天查询出全院的重症患者数量和分布，便于及时到临床检查重症患者的护理质量，以及根据护理单元重症患者增减情况，及时进行人力调配。医院可在重症监护单元储备一定数量的专科护士，用于增援重症患者增多的护理单元，以保证重症护理质量。②各护理单元每天网上上报患者压疮情况，护理部及时查询，指导科室对压疮患者的护理。③护理不良事件和医疗隐患上报系统，及时发现由于护士的工作疏忽发生的护理缺陷。通过护士医嘱核对时发现并予以纠正的医生、检验、药剂等医疗相关人员发生的医疗隐患，以便及时发现，统计分析，相互借鉴，不断改进。

此外，护理质量与安全管理系统还有基于办公自动化（OA）系统的护理信息发布、护理管理一卡通应用、护理的摄像监控系统等模块，可以实现门禁管理、培训签到、个人用餐、车辆出入、图书馆、洗浴等管理。

5. 护理教学信息管理系统　护理教学信息管理系统可以实现临床科室与护理教学管理部门的互动，完成包括实习计划制订与发布、科室带教计划制订与上传、护理师资培训内容发布、培训成绩公布，实习生教学任务完成检查、带教老师与实习生的反馈意见、临床教学质量检查结果分析等在内的多项教学管理功能。还可以通过与护理院校搭建网络连接，来实现护理院校与医院护理部联系学生的实（见）习事宜，护理部定期将实习生在医院的实习情况和教学计划完成情况反馈给护理院校。

护理教学信息管理系统通常由6个子系统组成，即基本信息系统、带教管理系统、成绩管理系统、教学质量评价系统、带教量统计系统、系统管理。每个系统的特点如下。

（1）基本信息系统

1）个人信息：收集了实习生的个人基本信息，如学生姓名、性别、籍贯、出生年月、班级、进校时间、毕业离校时间、身高、特长等，并收录照片供招聘时参考。此外，定期关注实习生学习需求，如学生对科研、新技术、新业务等有兴趣，均可以发布需求，护理部可以根据情况组织集体理论授课、护理教学查房、技能操作示教等。

进入每个轮转科室前，护理部将临床教学登记表及临床护理技能操作表发给各护理单元教学组，由科室在网上登记学生实习情况。护理部根据其登记情况进行分析、汇总。

2）实习档案：指实习生在院实习期间的所有信息，即在学习过程中产生的数据，将其保存下来，为毕业鉴定提供依据，如轮转科室、轮转时间、完成护理技能操作名称、参加护理教学查房的名称、次数及学生出科考试成绩。在实习过程中，如果实习生有违规问题就填写入相应栏内。实习生档案主要包括工作表现、各项考评结果、科室鉴定、护理部鉴定等。科室考评结果由各科室带教老师通过计算机在网上输入，内容包括医德医风、工作态度、基本技能、组织纪律、护理教学查房、小讲课、健康教育、护理病历书写及出科成绩、实习鉴定。每个考核项目有评分细则，带教老师只需单击复选框即可为实习生评分，操作简单、方便。实现了实习评价的准确性、科学性、高效性，减轻了临床带教的工作量，提高了工作效率。

3）数据查询：可以满足对历届护理实习生信息的检索要求。检索主题词可以为实习生的学号、姓名等实现个别自动查询，也可以按照学校、来院时间、学历等实现功能性批量查询。为护理实习生管理提供了精确、快捷的资料，有利于护理人才的培养和使用。

（2）带教管理系统

1）实习制度：收录了医院各项规章制度及实习管理制度，供用户随时查阅。

2）教学计划：各科室可根据实习大纲及大专、本科、研究生等不同学历层次制订年度、季度、月份教学计划，内容有实习生在科室的实习时间、实习要求等。护理部可直接从网上查询，方便、快捷地对各科室带教情况进行督导管理。

3）师资队伍：收录了全院不同层次、不同资历带教教师的信息。定期分梯度进行业务知识、带教方法及技巧的培训，并将相关的多媒体资料在网上共享，便于带教教师反复进行系统学习。制订严格的准入标准、培养计划、考核标准、学生满意度测评，便于对带教教师进行选拔和考评。

4）带教管理：科室教学内容包括小讲课、健康教育、临床技能操作示教、教学查房、护理病例讨论等五大类，实现资源共享，每一类分若干内容，由实习生按照计划执行完成。该模块同时可以实现多媒体教学及整体护理网上教学的功能。系统管理者将护理教学光盘上的文件转换后导入本系统，各护理网站即可获得图文并茂的教学内容。学生可随时进行护理操作录像的浏览，从文字说明、音频解说和视频示范中，反复领会操作要点，掌握操作技能的重点、难点。整体护理教学训练系统可供实习生随时在网上选择患者资料，书写护理病历，书写完成后参阅标准护理病历，进行自查，从而提高护理文书的书写能力。带教教师也可随时在网上根据评估表对学生书写的病历进行评估，既可为学生提供规范化的病历书写训练，又可减轻临床教学任务。

（3）成绩管理系统：该系统可实现实习生考评网络化管理。包括成绩考核、成绩查询、成绩统计分析3个功能模块。系统建立实习生试题库，可运用计算机自动抽取试题，实现考试工作的自动化，自动阅卷及对分数的计算、统计和分析，并提供各种分类（按科室、学校、应往届等分类）实习成绩报表，每位考生的考试成绩可自动存入基本信息模块的实习档案中。并可对实习成绩进行统计分析，如进行不同科室实习生之间的成绩比较、不同学校实习生的成绩比较、同一学校各届实习生的成绩比较、医院各届实习生成绩比较等，能够直观、精确地评价实习效果，及时为临床带教管理提供准确的数据信息。

（4）教学质量评价系统：对临床教学信息管理指标进行量化，用户只需以点选的方式将数据录入系统，计算机即可自动对带教教师的教学质量进行综合分析。采用自行设计的调查量表，如实习学生对科室实习意见满意度调查表、科室教师对实习学生满意度调查表、住院患者对实习护士满意度调查表，调查学生对带教科室、带教教师的满意度情况及带教教师、住院患者对实习生的满意度，通过对带教教师的教学效果和学生的实习效果的双向评估及信息化的使用，使得临床带教质量评估更加客观、科学、准确，评价过程更加简便。

（5）带教工作量统计系统：可运用信息系统对医院、科室、各位带教教师每年对不同层次学生的带教工作量进行自动统计分析，得出直观图表，为带教管理提供精确、直观的资料。

（6）系统管理：设定护理部临床护理教研室、护士长、带教教师和实习生使用的四级用户的权限，使得管理信息安全、可靠，实现资源共享；字典库维护为软件使用者提供统一、规范的标准数据。

6. 专科护理管理信息系统　为了适应科室的特点，更好地推进科室医疗、护理信息化建设，方便医护人员日常工作，医院的许多特殊科室根据自身情况建立了相应的专科护理管理信息系统。

（1）手术室信息管理系统：手术室的护理工作专业技术要求高，整体性、协调性强，应急能力强，因此更注重细节。某些医院的手术室联合信息中心研制的手术管理操作软件及其系列应用软件（包括外科手术患者信息管理、手术患者信息、手术费用记录及查询和手术患者资料统计等四个模块）进行手术室系统化和统一化管理，明显提高了工作效率，优化了工作流程，减少了手术室护理差错事故的发生，完善了手术患者无菌物品的质量追溯，完善了手术室的信息化管理。

1）手术患者的信息管理

①患者身份识别和核对：采用二维条形码腕带、EDA技术，应用手术室移动护理信息管理系统（mobile operating room nursing information management system，MORNIMS），对手术患者进行有效的手术室护理信息管理。在患者办理住院手续时，由住院处统一打印患者的条码腕带。腕带上有患者的姓名、性别、年龄、住院号、入院时间及供扫描识别的二维条码。当手术患者被送至手术室后，巡回护士利用EDA扫描腕带，核对手术患者信息，包括患者姓名、性别、年龄、床号、住院号、手术名称、手术部位、手术医生及各种资料等，这是手术患者进入手术室后手术室护士首次与病房护士进行交接核对，EDA扫描腕带的时间就是患者

的准确入室时间。在对手术患者摆放体位前，巡回护士根据 EDA 显示的手术患者信息与手术知情同意书内容进行再次核对，并同时读出手术知情同意书上患者的姓名、手术名称及手术部位，与手术医生、麻醉医生一起进行最后一次核对，又称暂停制度（Time out），这也是手术患者进入手术室后第二次身份核对过程。通过此程序可以防止出现错误的手术患者、错误的手术名称和错误的手术部位，完全符合了医疗机构评审联合委员会的要求。

②用药核对：巡回护士用 EDA 扫描手术患者腕带条形码和抗生素药物标签，如果信息匹配，系统自动完成核对程序，给药后，护士在 EDA 上输入滴速并点击执行就完成了给药程序。如果信息有误，护士将无法执行给药医嘱，屏幕显示该药信息不符。信息不符有以下情况：患者对该药有过敏史或未做皮试；药物名称不符；药物浓度或剂量不符；给药时间不符；此药不属于该患者。如果术中需要临时使用其他药物，只需医生开出电子医嘱申请单，护士打印药物条形码后就可用同样方法立即执行医嘱。

③患者检查结果等信息的即时查询：护士可以在 EDA 上随时查询手术患者的各项检查检验结果。时间可以选择当天、近 3 天、近 1 周和近 1 个月，选项上有检验、检查和医嘱查询 3 个项目。护士根据需要选择相应功能键即可查询结果。在抢救手术患者时，该功能的优势最为突出，能够为抢救生命赢得宝贵的时间。

2）无菌物品的信息管理：无菌物品的信息管理主要包括手术器械的信息管理，它与手术患者的术后感染有直接联系。为了防止手术患者院内感染的发生，从根本上杜绝因手术器械等无菌物品的消毒灭菌、发放、使用等环节存在问题却不能确定相关责任人的现象，重点关注 5 个环节，在每个环节均录入相关信息，通过 EDA 扫描无菌物品包的条形码，对手术患者的无菌物品质量进行追溯。

①环节一：洗手护士将术后污染手术器械送到供应室进行交接，供应室护士使用 EDA 读取手术包上二维条形码标签信息，根据器械包显示的明细信息，核对实际接收的手术器械数目、种类，核对接收正确后点击确定，系统自动记录清点日期、时间和接收人员信息。②环节二：供应室护士将清洗后的器械进行分配包装，同时打印二维条码标签，该二维条码标签内已经记录包装人员的相关信息。③环节三：供应室消毒员用 EDA 读取待灭菌物品的条形码后装入灭菌锅进行灭菌，此时系统录入消毒灭菌人员的相关信息。④环节四：供应室无菌间工作人员将已灭菌的无菌物品通过 EDA 读取条形码后向手术室发放无菌物品，发放完毕后，手术室接收护士用 EDA 进行电子核对，核对正确后点击接收即完成了核对和接收工作。⑤环节五：当手术患者使用无菌器械包时，护士用 EDA 读取器械包上的条形码，直接读取该器械包的信息，巡回护士与器械护士清点器械、敷料和缝针的信息同时录入 MORNIMS，这就完成了无菌器械包与手术患者的直接关联功能。无菌物品通过上述 5 个环节的循环过程后，系统内已经详细记录了相关的信息内容，主要包括每个环节相关责任情况、每个无菌物品包的锅次、锅号、压力、温度和时间等，真正实现了环环相扣、责任到人，全程均可追溯。

3）术中护理记录、物品清点和护士工作统计管理：手术护理记录单在软件设计上分三大模块：即术前信息录入、术中信息录入和术后信息录入。手术患者的基本信息、手术间号、手术医生、巡回护士和器械护士等电脑里已有的信息不需重复录入。护士可根据手术进展情况，分别进入相应模块，及时更新相关信息。

MORNIMS 具备物品清点功能，EDA 刷取器械包条码后立即显示器械的数目和种类，护士根据电子清点单的内容逐项清点。当术中需要添加物品时，巡回护士点击添加键，选择缝针或敷料，并输入数字，即可完成添加内容，MORNIMS 系统内保留详细记录。手术结束后，巡回护士打印手术护理记录单和物品清点单并签名后存入病历。

MORNIMS 还具有统计护士工作量的功能。按照手术大小，每月分别统计每名护士参加手术的时间及各类手术例数。如果需要查看具体操作，也可以点击查询输液、输血及导尿等数据，所有数据均客观、实时、准确、有效，并永久保存。

4）数字化手术室：是手术室信息化建设的高级阶段，利用设备数字化功能，结合计算机技术，从硬件和软件上进行整合集成，使设备的使用功能更优化，更符合手术条件的需要，更适合现代手术的技术和手术室操作规定的要求。数字化手术室解决方案可以帮助医护人员在无菌区内通过一个触摸显示屏或在消毒区通过操作平台轻易控制手术室内的所有设备，并与医院内的信息网络连成一体，从而相互共享影像和数据，并通过视音频系统与外界进行交互式交流。数字化手术室符合自动化、智能化、人性化的特点，在国内尚处于技术研发与完善阶段，只有阶段性研发成果运用于手术室。随着技术的进步，手术室的数字化功能将越来越完善，数字化手术室将逐步取代传统手术室。数字化手术室是数字化医院发展的必然结果，医院大多建设有 HIS、LIS、PACS、RIS、EMR 等信息化系统，作为数字化医院的重要组成部分。作为医院信息交互及各种医疗设备最集中的手术室，各种新技术也随着医学领域的不断发展被运用到外科手术中，其数字化越来越受到重视。数字化手术室系统功能包括手术室工作站系统、手术观摩系统、直播/点播系统、视频后台管理系统。

数字化手术室建设的目标是将手术高清影像、高清术野视频信号、全景信号、专业医学成像设备（DSA、腔镜、显微镜、术中导航机器人、监护仪等）信号、术中术者语言信号等同步进行数字化集成和显示；整合医疗信息、建设数字化平台，方便手术医生在手术室调阅病人 HIS、PACS（含影像）、LIS 和 EMR；实现高清晰双向音/视频通信，将双方或多方的音视频进行共享，可以控制各方摄像机的角度和焦距；建立全面的手术转播授权鉴定机制；实现手术过程的视音频海量存储和管理，后期手术示教教材的制作；建立基于互联网浏览器的手术视音频互动教学网络体系；实现手术远程指导和视频学术会议；在上级医生办公室终端轻松实现手术室监管和指导；建立手术麻醉、手术管理及科室管理系统；建立面向术前、术中及术后的一整套系统解决方案。目标的实现也推进了手术室护理信息管理的完善及护理质量和效率的提高。

（2）重症医学科护理管理系统：重症医学科护理管理系统主要由 ICU 患者床位管理模块、移动临床护理模块、供应室质量追溯模块、ICU 临床监护信息模块、护理管理模块 5 部分组成，它的使用确保了医嘱的正确执行，提高了护理工作效率，降低了危重患者的中心静脉导管感染率和死亡率。同时，重症临床系统遵循“以病人为中心、服务于临床”的宗旨，通过与相关医疗仪器的设备集成，与医院信息系统的信息集合，实现重症病人信息的自动采集与共享，使医护人员从烦琐的病历书写中解放出来，集中精力关注病人的诊疗，将更多的时间用于分析、诊断。重症临床系统覆盖了重症监护相关的各个临床工作环节，实现重症病房的日常工作标准化、流程自动化；此外，真正实现了整体护理，即护理人员在床旁完成日常护理观察及记录工作，如导管维护、护理措施、各类观察项、记录工作，借助床边电脑的重症临床系统通过大量模板及勾选内容帮助护士快速完成录入。

重症监护科是一个集合专业知识、专业技术以及先进的监测和治疗设备为一体的医疗部门，由于ICU收治的多为危重病人，需要进行严密观察、及时有效的治疗和护理。在监护过程中需要使用呼吸机、监护仪、血气分析仪、血透机、精密输液器等仪器设备，这些仪器产生大量的信息数据及治疗、护理措施的记录给医护工作带来了很大负担。在传统方式下，ICU的护士需要对病人的体征参数及所采取的护理措施进行手记、笔描，形成重症病人专科护理记录单，这不仅给护士带来大量的工作，而且也很难保证数据的完整性和准确性。同时，ICU是一个比较特殊的医疗环境，医生需要随时了解病人的情况，特别是病人突然发生病情变化的时候，需要非常准确的记录当时病情变化时的生命体征，但往往会由于忙于抢救而出现记录不准确的情况。因而ICU对医疗护理信息的实时性、准确性要求更为紧迫和确切。

(3)孕产妇及新生儿资料信息管理系统：产科孕产妇及新生儿资料信息管理系统应用于孕妇无生育证分娩管理、新生儿管理(包括新生儿预防接种、疾病筛查、听力筛查、新生儿在产科的人数)，各种统计报表的生成及上报，系统的应用明显提高了护理工作质量、工作效率，提高了护理安全性。

(4)门急诊医疗信息管理系统

1)门急诊工作的特点：①就诊病人多，就诊时间随机，受季节、天气和社会因素等的影响，大型综合性医院的日门诊量均在数千人到上万人次，要求业务系统能高效稳定地运作。②就诊环节多，挂号、分诊、候诊、就诊、收费、取药、检查、检验、治疗、取报告等环节，要求系统流程以病人为中心，各环节的手续要简便实用，流程要顺畅。③就诊病人流动性大、医生排班变动频繁，对业务系统数据采集质量和操作快捷简易性要求高。④每周七天每天24h不间断服务，对业务系统的安全稳定性要求非常高。

2)急诊医疗信息管理的计算机辅助专家系统：用急诊软件统计分析、急诊抢救质量控制、急诊抢救流程、各病种急诊抢救护理和抢救培训五个模块，实现对急诊临床的系统管理，并对急诊统计数据进行处理和分析。该系统实用性强，优化急救临床路径，能满足急诊临床抢救的需要。

3)门诊医生工作站：以病人为中心，给医生提供一个集成化信息平台，协助医生完成日常的门诊医疗工作。医生通过门诊医生工作站获取病人各种医疗信息，处理门急诊电子病历、诊断、处方、检查、检验、治疗处置、门诊手术和卫生材料等工作，并通过质控环节提高医生的工作质量。近年来门诊医生工作站在医院信息数字化建设中不断改进，经历了由单机版到网络版、由以收费信息为核心到以病人就诊信息为核心、由局部业务到系统集成业务的发展过程。其意义已不在于取代纸质病历和处方，其核心价值体现在实现了医院信息的共享。

4)院前急救：作为急诊工作的一部分，是医疗和社会保障体系的重要组成部分，在急救医疗体系中占据重要地位，现代急救医学认为医疗急救运送过程中使用急救系统是院前急救的重要组成部分，要把病人急救车改造成为抢救危重病人的流动医院。院前急救系统可以将急救病患在救护车上急救过程中的生命体征、急救视频等传输到急救中心和接诊医院，让急诊医生提前了解病患状况，并为远程指导救护提供技术保障。院前急救系统实现了从院前到院内的监护信息的无缝连接，并使接诊医院提前做好接诊准备，夺取抢救时间。此外，预约挂号系统和智能化排队叫号系统也提高了门急诊护士的工作效率，有利于构建和谐有序的就诊环境。

5)门急诊输液护理信息管理软件：门、急诊输液工作量大，服务项目繁杂，病人流动性强，以前对每一位输液病人的登记、输液卡和输液瓶签的填写、输液时间的记录及病人收住入院的动态情况等护理信息记录均为手工书写。药物配伍有无禁忌也需从几百种注射药物配伍变化检索表中人工查找，由于病人多、时间紧、手工抄写字迹难以辨认，加之手工记录欠规范、易缺项、漏项、查找资料困难，护士工作量统计、护士工作量化评分管理等，大量的间接护理占去了护士的大部分时间。随着护理信息网络数字化管理技术的运用，门急诊输液护理信息管理软件得到研制和应用，对输液护理信息进行管理，即利用医院门、急诊收费处计算机收费时存储的病人用药信息，护士录入病人的收据号后，系统将自动下载该病人的基本资料和注射用药清单，护士再根据病人的注射单组合输液用药，如无配伍禁忌，系统自动生成、打印输液卡和瓶签。当病人输液结束后，护士按照输液卡中输液开始和结束的时间及执行者名单录入计算机，并记录病人去向（收住科室或离院），保存病人护理信息。同时，可自动查验注射药物配伍禁忌，护士在计算机上每组合一组输液药物时，系统对该组输液药物有无配伍禁忌自动查验，有配伍禁忌或其他要求时，系统自动提示："配伍有禁忌"或"先稀释再配伍"等警告或建议。并且对护理工作量化管理，系统设置护士工作量表和护理质量考核缺陷表，护士长将每名护士日工作量和护理缺陷录入表中相应位置，计算机将分类自动统计和汇总量化总积分。

（5）血液透析信息系统：血液透析信息系统的主干是由有限的局域网组成，包括数据库服务器和应用服务器，医生站及护士工作站。该系统改变了血液透析中心传统的手工管理落后局面，显著提高了医护人员的工作效率，降低了出错率。

透析系统综合运用了医学和计算机技术，实现了透析治疗过程的流程式管理以及对病人病情的实时监控，为医护人员及时诊断病情、制定优良的医疗方案提供了强有力的支持和帮助，极大地提高了工作效率并降低了成本。透析中心的数字化建设主要实现3项功能：整合不同品牌透析机的输出数据；整合透析液供给系统的输出数据；整合透析病人的信息，实现病人上机以及治疗过程的全程记录。

（6）社区护理信息化管理系统：随着我国老龄化和高龄化时代的到来，老年病、慢性病及妇女儿童保健问题等均成为社区护理工作者的工作重点和难点，而加强信息管理的计算机化、网络化、数据库化成为社区卫生服务现代化必不可少的基本条件。社区护理计算机信息化管理系统应用于社区护理各项目中，为社区患者提供家庭病床的建立、出诊、巡诊管理、双向转诊管理以及健康档案管理等，实现了社区卫生服务护理一体化管理，简化了患者就诊的烦琐程序，操作简单，信息汇总快捷安全，是管理技术信息化的重要工具，提高了社区护理质量和工作效率，增加了医护人员及患者的双满意度，提高了医疗服务质量。如需要建立家庭病床的患者，只要其家属在门诊办理挂号、付款等手续，然后提供患者信息给门诊医生，门诊医生将信息录入后，即可在家等待医生上门诊治；通过信息提醒功能，家庭病床科的医生护士可随时了解门诊传送来的信息，做好上门诊治的准备。系统的使用具有查询、输入、防错、用户管理和身份确认等功能，且数据安全性高，软件容易掌握，支持各类报表汇总、医嘱收费后台计费、费用明细账单打印，从而也提高了医疗服务质量。

（7）临床路径系统：临床路径以循证医学为依据，结合最新诊疗规范、诊治指南，依据各试点医院、各科室长期临床经验，针对某种疾病诊断制定出持续优化的最佳治疗方案。系统主要以阶段为管理单元。以科学实践为依据，将实际住院日按照阶段定义规则，智能排出路径治疗日程和护理日程。依据诊断结果，及时准确地为患者选择合适的诊疗路径。系统最大限度提高了患者的治疗效果，缩短了患者平均住院日，一定程度降低了患者的单元医疗费用。通过运用临床路径管理系统，实现了工作模式的转变。针对某一病种的监测和采集循证样本数据，系统辅助制定出一个有着严格工作顺序、准确时间要求的诊疗计划。能够与医院信息系统充分整合、实现信息交互的电子化临床路径，对提高医疗质量、降低医疗费用、加强质控管理等起到十分重要的作用。

1）临床路径系统组成

①路径诊断智能匹配系统：医生为住院患者录入诊断，系统智能匹配临床路径系统中吻合的或类似的诊断、医生可通过阅读路径标准住院流程，确定患者是否进入相应临床路径。

②路径医嘱选择请求系统：对于入路径的患者，医生可以根据患者的实际住院日，得到患者当前住院日中可以选择的医嘱记录清单，从清单中根据实际情况选择当日应该开立的医嘱项目。

③路径变异实时监控系统：在医生对路径中的医嘱进行开立、停止、作废、执行后，变异监控系统会启用并监测当前执行医嘱是否有不同于路径定义的医嘱内容而记录变异。

④患者住院日程调整系统：医生可根据患者实际住院治疗情况或医院自身的作息安排，通过患者住院日程调整系统来调整路径中患者的住院日程，将住院日程顺利推迟。

⑤数据挖掘分析系统：数据挖掘分析系统包含丰富的报表统计功能，具体包括患者入径人数统计表、出径结算分类费用一览表、出径指标一览表、出径药理分类费用一览表、出径统计分类费用一览表、科室入径患者变异一览表等。

⑥路径表单维护系统：通过路径表单维护系统，可以快速创建、维护路径表单。

2）临床路径系统应用的意义

①对管理者而言，通过实施标准化管理，对医疗质量实时控制，并不断改进医疗质量，有效控制医疗成本，合理整合医疗资源，减少无效支出，从而向质量效益型医疗管理模式转变，对有效数据的挖掘分析，为循证诊疗和护理提供了有力的数据保证。

②对医师而言，临床路径系统进行患者集中管理过程中，形成了大量临床诊疗知识库，方便医师挖掘分析学习临床诊疗知识，促进自身业务水平的提高。亦可规范临床诊疗流程，提高诊疗效果。

③对护理人员方面，可由临床路径预先得知对患者应提供哪些护理服务及预后指导，使护理活动更具规范性。

④对患者而言，可得到高质量的诊疗护理照顾、缩短住院日、减轻医疗费用负担、提高诊疗安全，同时诊疗费用能够清晰、透明呈现。

（二）护理信息管理系统的优势

1. 医嘱执行更快捷　当医生下完医嘱保存后，护士可以直接在系统中看到医嘱并及时执行，避免了护士奔波于病房、护士站及医生办公室，大大节约了时间和体力，降低了信息传递过程中的错误。

2. 费用查询更方便　住院病人最关心的就是每日的治疗费、检查费及当日的治疗项目，而护士烦琐的工作内容导致其不可能准确及时地告知患者，而查阅病历又耗时耗力，此时，护士只需点击鼠标就可给予患者想要的答复。这大大提高了病人对医护工作者的满意度和信任度。

3. 生命体征录入更及时 运用NIS对生命体征的录入更准确及时有效，生命体征是病人病情变化最直接的反应，也是护理工作最基本的部分，体温单电子化后医生对病人的病情变化掌握更及时，查阅更方便，处理病情更迅速。而手工绘制体温单，大大增加了护理工作的强度，有悖于当前“以人为本，将护士还给患者”的护理理念，同时也避免了重复录入。

4. 护理文书书写更规范 NIS结束了护士手工抄写的时代，手工抄写存在字迹辨认、漏填、错填、格式混乱及语言不通等弊端，运用NIS可以规范文书书写格式及内容、专业词汇的统一运用、护理记录的填写顺序等，且打印出的治疗卡、检查单等字迹清楚，一目了然。避免了因一处填写错误重新填写整篇，为护士节省了时间，提高护理质量。

5. 节约资源 临床工作中，NIS的应用使护士所有需要记录和查对的内容可以在计算机上实现，使得医嘱执行和护理记录书写更加方便、快速、准确、有效，不仅做到了资源共享，还有效地节约了纸张，降低了科室的纸张费用支出，优化资源利用度。

三、护理信息化的意义

（一）有利于护理队伍的建设和合理分配

利用网络信息化，对全院护士能快速有效地组建、分配，分工合理，各科室老、中、青护士相结合，高、中、初级职称相搭配；护理部能及时掌握各科护士长排班信息及各护士的工作动态，通过各科的语言提示系统来垂直领导各科护理工作。有了统一的全面的领导，才能有利于护理队伍的整体建设和合理分配管理。另外在新护士的招聘方面，网络信息化管理带来双向选择的渠道，新护士可以通过护理网络信息化管理了解该医院的护理情况，护理部也可从联系电话或护理邮箱中收到应聘护士的简介等，就可快速、有效地了解新护士的基本情况，有利于护理队伍建设。

（二）有利于促进科学决策，提高护理管理效率

护理信息化将信息技术、计算机技术和网络技术引入到护理工作中，应用护理管理信息系统来执行护理管理的各个环节，可优化管理流程，提高管理效率。首先，护理管理信息系统提供了信息存储、检索、获取和利用的一整套机制，使管理者能及时获取信息，掌握实际情况，为科学决策提供依据。其次，护理管理信息系统嵌入了日常的管理工作流程，护士排班、病案管理、质量控制、绩效考核等复杂烦琐的工作都可使用系统辅助完成，可以减少失误，极大地提高了管理效率。

（三）有利于实现护理工作的现代化、科学化和标准化

在医院网络信息化管理中，护理管理是其重要组成部分，而护理管理中的护理信息包括护理工作量、护理质量控制、护理物品供应、医嘱处理、差错分析、护理排班信息及以各科室护理站应用的最多的护理语言提示系统，语言提示系统可按时语言提示各位在班护士准确地、及时地为患者进行治疗与护理，此外，还有试行的电子护理交班，等等。实施护理信息化管理后可有效地降低差错发生，提高了护理工作效率，使护理工作标准化、现代化和科学化，也使护理跟上当代飞速发展的脚步，翻开护理工作的新篇章，为护理的内涵增添新的活力。例如，常规护理操作的标准化，可通过网络信息化管理中护理质量控制栏目输入，图文并茂，使护士达到规范标准化操作的目的。

（四）有利于提高护理服务质量和患者满意度

临床护理信息系统包括了护理工作的众多流程环节，涵盖了患者入院到出院的整个过

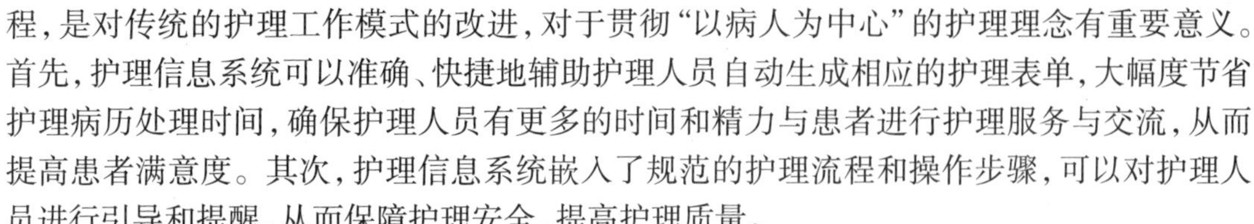

程，是对传统的护理工作模式的改进，对于贯彻“以病人为中心”的护理理念有重要意义。首先，护理信息系统可以准确、快捷地辅助护理人员自动生成相应的护理表单，大幅度节省护理病历处理时间，确保护理人员有更多的时间和精力与患者进行护理服务与交流，从而提高患者满意度。其次，护理信息系统嵌入了规范的护理流程和操作步骤，可以对护理人员进行引导和提醒，从而保障护理安全，提高护理质量。

（五）有利于提高护理专业的科技含量，丰富护理理论

在护理网络信息化系统管理中，有护理教育及科研成果交流栏目，可以学习目前先进的护理理论，发表专业学术论文，护士们可以互相交流、学习和应用新的护理科研成果。大力鼓励护士们在护理的学习与实践中总结经验教训，表达自己的观点，把实践中学到的新东西上升到理论，再由理论指导更多的实践，不断提高护士知识水平，与国际、国内先进的护理模式相适应，提高护士的护理本领。例如整体护理模式的开展、优质化护理服务的临床应用，都极大地提高了住院患者的信任度和满意率，从护理网络信息化系统的友情链接可以很快地查出诸多的护理期刊，很快捷地查阅文献和网上发表的专业学术论文，提高护理专业的科技含量，丰富了护理理论，真正意义上提高了护理内涵。

（六）有利于拓宽护理领域的横向联系，开阔护理服务的范围

在信息化管理系统中通过及时报道国际国内大事及公共卫生突发事件的应急处理，护士能尽早了解并与医院其他部门相协调，积极参与全社会的护理服务。如社区的护理、健康教育、预防保健等，扩展了护理内涵范围；再如与医疗上临床路径相适应的临床路径护理服务，极大地丰富了护理内涵范畴；也可以通过网络信息化管理系统开展护理网上会诊，跨科护理服务，解决护理中的疑难问题。通过网络信息化管理系统相互联系，请有关护理专家进行实际考查和护理会诊，解决本科内不能解决的疑难护理问题，拓宽了护理服务的范围。

（七）有利于提高护士的全面素质

可开展文化交流，使护士的业余生活丰富多彩，增加多方面信息交流，调节护士心情，使之放松心身，增强修养的同时使护士达到劳逸结合，保存体力，充满生机与活力，这样就更有利于做好护理工作。自身修养的提高也是提高护理内涵的必备条件。信息时代护士要学习与健康人的信息交流．也要学习与患者的信息交流，如在院患者的心理护理、出院患者的健康随访、护理科普知识交流，等等，在不断的学习中全面提高自身素质，以适应时代的召唤。

四、护理信息系统的发展趋势

近年来，护理信息系统的发展方向包括护理专家系统、远程护理系统和医院社区护理一体化管理信息系统等。

（一）护理专家系统

护理专家系统是利用储存在计算机内某一特定领域内的专家知识，来解决现实问题的计算机系统。建立最佳护理资源库（Best Practice Databases），为临床一线提供解决问题的方法，实现以知识为基础的护理环境，为循证护理（Evidence-based Nursing）的开展、护理的科学研究及护理学科的发展带来了机遇。随着护士执业范围的不断扩展、内涵的不断丰富，在以“病人为中心”的医学模式的指引下可以开发护理专家系统，应用专家丰富的经验和知识，解决临床护理、护理管理中的疑难问题，以提高护理质量，促进学科的发展。

（二）远程护理系统

远程护理系统是利用远程通讯技术、计算机多媒体技术以及信息技术来传输医学信息以进行诊断和治疗、护理和教学的一门应用学科。NIS 通过与网络的有机结合，使在线学习（E-learning）、仿真医学模拟训练（Simulated E-health Delivery system，SEHDS）等成为现实，为护理人员带来了更多的学习机会，真正实现了以需求为导向的学习（Learning on Demand，LOD），提升了护理人员的素质，促进了护理学科的发展。远程护理系统的开展有利于缩小地区之间护理发展水平的差距，缩小由于地区差异造成的护理人员发展机遇和水平的不平衡，实现护理资源的合理化配置。近年来远程护理教育的蓬勃发展，更是降低了教育成本，优化了教育资源，促进了全体护理人员素质的提高。

（三）医院社区护理一体化管理信息系统

该模式的提出是对建立在传统医院护理模式基础上的护理信息系统的挑战。如何利用计算机和网络技术建立适合医院社区一体化管理新模式的信息系统是今后管理者需要解决的重要问题。

五、护理管理信息化建设的现状和解决措施

（一）护理信息化建设主要存在的问题

1. 护理人员对护理信息系统的认识不足、操作错误　护理人员由于受自身知识水平的限制，对信息系统的认识不足，只能在护理管理信息系统中进行医嘱输入与费用收取，对其他功能掌握贫乏，无法充分利用护理管理信息系统，这样致使护理人员不仅没有提高工作效率，反而增加了工作量，无法高效的利用护理管理信息系统进行工作。

2. 信息共享困难　在医院的护理管理信息系统中，各功能区处于独立，无法进行信息的共享与交互，在门诊系统、医生工作系统以及护士工作系统中，如果输入不一致，就会导致患者的病历与电脑上的信息出现差异，系统出现混乱，必须要将患者的信息重新输入，这样不仅没有提高工作效率，反而影响工作进展。

3. 信息录入错误的情况发生　由于医院护理人员的信息技术水平较低，无法很好地掌握护理管理信息系统，在操作的时候，如果不小心就会出现错误，将患者的信息录入错误，有时甚至会将患者的用药量以及用药时间录入错误，最终耽误患者的治疗，出现严重后果。

4. 信息执行发生错误　现今的护理管理信息化管理中，一切医嘱录入的流程都由护理人员来完成，没有医生的核对审查，护理人员又过分的相信系统，很少对电子医嘱本进行检查，发生了错误也无法察觉。

5. 收费发生差错　由于在护理信息系统中没有权限设定，导致了任何护理人员都可以进入系统，护理人员对收费的具体项目不是很熟悉，在进行收费金额录入时，容易发生错误，或是由于护理人员操作不细心，对一些临时的收费情况没有及时地录入，发生一些不必要的麻烦，对医院产生一些不良影响。

6. 电脑网络出现故障　由于受到技术水平的限制，医院的计算机硬件不是很到位，经常容易发生损坏，医院网络的不稳定会导致网络时常发生瘫痪，使护理管理信息系统无法工作，护理人员无法在护理管理信息系统中找到患者的医嘱信息，以及用药情况，从而耽误患者的治疗。

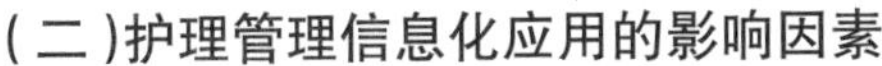

（二）护理管理信息化应用的影响因素

1. 医院领导对护理管理信息化的认识及重视程度不够　医院领导对护理管理的重视程度不够，主要精力都放在医疗管理中，导致了医疗管理信息化发展较快，而护理管理信息化建设很缓慢，并且对提高医院护理人员的工作效率与质量的认识和重视不够，导致医院护理管理信息化建设的投入不够，无法提高医院护理管理工作的效率。

2. 护理制度建设落后　在现今各大医院，由于护理制度不够完善，护理管理信息化建设缺少顶层设计，护理的标准不规范，最终导致了护理人员对护理管理信息系统的应用不是很明确，无法充分发挥其作用。

3. 护理业务的复杂性和特殊性　护理管理信息系统涉及的内容比较冗杂，护理人员将各种信息以文本形式录入系统的时候，录入的文本格式不够规范，计算机不能很好地进行识别，计算机只能识别一些文本格式比较规范的信息，无法对另外的录入信息进行处理，使得效率比较低。

4. 软件开发适用性不强　软件公司在为医院开发软件时，对医院的护理业务不是很了解，只是了解护理的一些基本内容，使得做出的软件只有一些简单的功能，涉及到的护理功能不够全面，促使护理人员在使用软件时产生一些麻烦。另外，软件公司开发完后，由于没有与医院护理人员进行很好的沟通，导致医院护理人员对软件功能不熟悉，无法有效地进行操作管理。

5. 护理人员计算机水平低　由于医院护理人员的计算机水平不专业，很多人对护理管理信息化系统的了解不全面，从而无法很好地使用护理管理信息化系统。

（三）解决措施

1. 更新管理观念，强化信息意识　要提高医院领导对护理管理信息化建设的重视度，加强对医院护理管理的信息化建设。另外，医院护理人员是医院护理管理信息系统的主要使用者，所以护理人员的责任感与能力都会影响护理管理信息系统的使用效率，所以要增强护理人员对护理管理信息系统的使用能力，从而提高日常护理工作效率。

2. 加强人才培训　医院要加强护理人员的计算机使用能力，要有专业的计算机人员，来对护理人员进行讲解培训，将护理管理信息系统的功能全面地介绍给护理人员，以防在平时的操作中由于操作不当而引发一些错误。

3. 建立健全护理制度　护理规范制度是护理管理信息化系统建设的前提，所以医院要制定相关的护理管理制度，要明确地规定出护理管理信息化系统的管理内容以及使用准则，要规定出系统各方面的正确使用流程，由护理人员依据规章制度进行护理管理信息系统的使用，从而更好地进行日常的护理工作，提高护理效率。

4. 定期对护理管理信息化系统进行维护　医院技术人员要定期对护理管理信息化系统进行维护更新，及时地对系统故障进行处理，以防止系统出现故障，而造成不良影响。另外，护理管理信息系统维护更新后，技术人员要及时地与护理人员进行沟通，告知护理人员系统更新的功能以及一些数据的处理方式，使护理人员能够迅速了解新系统的功能与使用方法，以保证日常护理管理工作的正常运作。

5. 开发全面、高效的软件　在与软件公司合作开发护理管理信息系统软件的过程中，要加强与软件公司的沟通，并且要由计算机水平高的专业护理人员在一旁进行协助，告知医院护理管理的具体内容，其软件涉及的功能一定要全，不能有遗漏。事后，医院护理人员要与软件技术人员进行沟通，避免因操作不当而引发管理事故。

综上所述，计算机已在护理临床实践中得到广泛应用，提高了护理服务质量和工作效率，促进护理管理的科学化、标准化、现代化。目前，国内缺乏统一的信息录入标准，软件开发水平参差不齐，扩展性差，缺乏信息的共享和交换，加之我国医院类型和管理模式的差别，NIS 的应用有待进一步提高。因此，护理信息系统的开发方向应转向临床护理信息系统，护理计算机软件的开发与应用要加强标准化与合理化，要加大对护理管理者对信息数据利用能力的教育，加强对护理人员的培训，从而促进我国护理信息管理的发展。

（曹　洁　徐丽华）

第十章　护理文化与法规

第一节　文化及护理文化概述

一、文化的概念

“文化”一词，中国古来有之。最早见于《周礼》“观乎人文以化成天下”。西方的文化“culture”一词最早来源于拉丁文“colore”，原意是指耕种、加工、照料和栽培。

对于文化这一概念，使用十分广泛，不仅不同学科和实际运用的不同场合其意义有所差异，就是同一学科的不同学派或个人对其的解释也有所区别。大多数的人类学家认为，“文化对行为产生深厚、持久的影响，其中许多是在无意识的情况下形成的，并且超出了个人的意识控制”。对于文化一词的定义，本书中介绍以下几种：

《辞海》中定义：从广义来说，文化是指人类在社会历史发展过程中所创造的物质文明和精神文明的总和。从狭义来说，文化指社会的意识形态，以及与之相适应的制度和组织机构。它是在某一特定群体或社会的生活中形成的，并为其成员所共有的生存方式的总和。文化就是生活，是一种文明所形成的生活方式与行为方式，其内涵极为丰富，包括语言、知识、艺术、价值观、信念与信仰、风俗习惯、道德风尚、生活态度、行为准则、法律与法规等各个方面，以及相应的物质表现形式。

人类学角度定义：一种时间依赖性的行为反应，源于大脑对社会和宗教形式的反应，具有智慧与艺术的表现形式，受到内外环境及先天因素的影响。价值、信念、准则和习惯为同一文化背景的人们所共享，形成特定的文化形式，指导其思维、行为及生存，并具有继承性。文化这一概念是针对群体而言的，即便是同一群体中的不同个体，也会存在不同的文化信仰和行为。

美国人类学家克鲁伯和克鲁克洪指出，文化存在于各种内隐和外显的模式之中借助符号的运用得以学习与传播，并构成人类群体的特殊成就。文化的基本要素是通过历史衍生和选择得到的传统思想观念和价值，其中价值观最重要。法国斯特劳斯定义文化是一组行为模式，在一定时期流行于一定人群，易与其他人群的行为模式相区别，并且显示出清楚的不连续性。

社会学角度定义：英国爱德华・泰勒的重要贡献之一是给文化下的定义，这一定义虽是上个世纪作的，但是至今仍有较多人能接受：文化是一个复合体，包括知识、信仰、艺术、道德、法律、风俗以及人类在社会中所获得的一切能力和习惯。他强调文化的精神因素。美国学者 Light 认为文化是一系列影响一群人的情感、思维及行为的传统与规则。

文化是人的创造力、人的社会属性，是知识、规范与价值的体系，是社会传承的内在机制。文化的发展显示出人对自然控制的程度、人自身的发展水平与社会的基本面貌，与人们在社会活动中个性的发展是一致的。

由于病人的反应受到文化的影响，因此护士应当理解文化如何影响人类的行为，并了解文化所发挥的功能，以便在临床工作中更好地观察和评估病人。可以说，文化是护士不可缺少的一部分知识。具有相同文化背景的人群能够达到高效的沟通，然而来自不同文化背景的人群在交流的过程中会遇到各种各样的问题。在社交互动过程中，至少有三分之二的交流是通过非语言的方式来进行的，例如：手势、发声方式、人与人之间的空间距离等。即使护士和病人使用同一种语言，如果二者不能够理解彼此的文化，那么他们在相当大的程度上误解对方所传达的信息。对于护士来说，学习不同文化的存在形态及特征对提供更优质的护理服务有着深远的影响和价值。

二、文化的特征

文化在漫长的历史变迁中，形成了自身的特征，主要包括以下几点：

（一）文化的可习得性

文化是可以通过群体之间持续的接触或观察及加入群体活动的方式来习得的。人出生以后，在家庭、学校、社会环境中不断地学习，学习过去传统的观念和新的现代观念。如中国人用筷子吃饭并不是与生俱来的，而是出生后在生活环境中学会的；孝顺父母、友爱兄弟、尊敬师长、尊老爱幼等文化价值观，都是人们在后天社会化过程中学习并逐渐养成的。

当一个人已有的文化习惯与其所处的环境存在较大的差异时，就会无所适从，甚至整个的心理平衡和价值判断标准完全丧失。个人从固有的文化环境中移居到一个新的文化环境中所产生的文化上的不适应称为文化冲击（Culture Shock）。文化冲击的过程一般经过如下的几个阶段：蜜月期、沮丧（或敌意）期、恢复调整期及适应期。文化冲击可以是多方面的，从气候、饮食、语言、服饰，直至行为举止、人口密度、政治经济环境等等，既有身体的因素，更多的是精神因素。

（二）个体差异性

尽管文化是社会成员共有的，但必须注意的是：并不是所有人对“共有文化”的接受都会一致。在任何人类社会中，至少在男女性别角色之间就有区别，有些男人不必考虑的事情而妇女则必须关心，反之亦然。这是最简单清楚的例子。再如任何社会都不要求儿童像成人那样举止，反之也不要求成人像儿童那样举止，这说明年龄差异对“文化接受”的影响。职业团体由于复杂的劳动分工、人群分等而成为不同的阶级，他们在社会中存在时以其“特定”的行为模式遵守规则、习俗、习惯、信仰，等等，即：以不同的“文化”行事为人，完成其对种族繁衍和社会发展必须承担的“使命”，更毋庸置疑。

拉德克利夫・布朗认为：一个社会的每种习俗与信仰都有其特殊的功能，这种功能有利于维持这个社会的结构。在一个社会中，只有做到各部分“习俗、信仰”有序部署，社会的延存才有可能。

（三）民族性

文化的民族性是指一个民族的人们在共同的地理范围、心理基础、经济生活的基础上形成的，为这个民族群体普遍认同的，并与其他民族相区别的文化。它从人们的生产工具、生活用品，到行为方式、道德规范，再到风俗习惯、价值观念等，包括了物质的、制度的、行为的、精神的各个方面的内容，是一个有机的统一体。从横向看，文化的民族性体现在民族成员的社会生活中，他们的行为方式、思维方式、价值观念等无不镌刻着文化的印记。从纵向看，文化的民族性体现一个民族的文化传统。随着时代的发展，社会实践的需要，将那些符合民族实际和心理需要的文化形成传统并被继承下来，影响着人们的生活。

一定形态的文化都存在于一定的民族范围内，如中国的筷子、日本的和服、欧洲的刀叉。我国汉族和其他少数民族在生产劳动、饮食起居、穿着打扮、娱乐喜庆、信仰等各方面也都有其特有的风格。

（四）持续变化性

随着不断接触到新的理念和信仰，人们对于文化的认知是持续变化的，这一变化又称为文化变迁（Culture Change）。由于通讯方式及交通运输带来的便利，人与人之间的距离大大缩短，使得文化变迁以前所未有的速度发展。例如，美国是一个移民国家，来自一些发展中国家的移民能够很快地调整自己的文化观念，融入到新的社会环境中。反之，这些移民将固有的文化带入到美国，同样也使得美国的文化产生一些变化。

（五）多样性

2001 年，联合国教科文组织发表的《世界文化多样性宣言》这样定义文化多样性（Cultural Diversity）："文化多样性——人类的共同遗产文化在不同的时代和不同的地方具有各种不同的表现形式。这种多样性的具体表现是构成人类的各群体和各社会的特性所具有的独特性和多样化。文化多样性是交流、革新和创作的源泉，对人类来讲就像生物多样性对维持生物平衡那样必不可少。从这个意义上讲，文化多样性是人类的共同遗产，应当从当代人和子孙后代的利益考虑予以承认和肯定。"

当不同的文化理念和群体共同存在的时候，社会能够从文化的多样性中获益。当某一种文化居于领导地位时，人们生活的各个方面就会受到不平等的影响，这可能会产生极大而深远的社会压力。社会中的权力差异（Power Differences）是造成生活中诸多不公平待遇及医疗资源分配不均衡的主要原因之一。

文化差异对健康的定义、治疗方案的制定有着重要影响。疾病、保健及健康这些概念都是总体文化中的一部分。文化多样性的相关知识和技能能够巩固医疗卫生服务系统。多种文化能够为医务人员的服务及治疗方法提供备择的方案。在文化这一组织概念中，护士应当明白：①不同文化群体是如何理解生命过程的；②不同文化群体如何定义健康和疾病；③不同文化群体如何进行保健；④不同文化群体认为疾病的病因是什么；⑤照顾者如何治愈及护理不同文化群体中的人；⑥护士自身的文化背景如何影响其提供的护理服务。护士要注意考虑特殊的文化因素如何影响病人，要认识到评估病人时应注意个体间内在的文化差异。

（六）适应性

文化是可以适应的。在一定的群体中有独特的环境习俗、信仰追求，人从一出生就逐步适应这样的环境，如果周围环境发生了变化，人就需要改变自己，去适应新的环境，即文化不是一成不变的，当个体的生活方式或者观念发生改变时，文化的内容也随之改变。人们在自己世界里为了生活而做出的个体决定中，一些决定将在总体上成为社会适应种类的部分。这个过程中个体决定导致群体适应，并反过来引导文化，并使文化不断进化。

（七）整体性

文化是一种系统的互动方式，能够整体地解释个人的行为和发生的事件。这一整体性的特征与护理中的整体、个性化及安全的护理理念是一致的。在这一点上，文化与护理都将人看作一个整体，关注人或群体的全面背景。

（八）创新性

文化的创新性是文化发展的内在动力，它植根于人们的社会实践活动，并随着实践内容的改变而融入新的内容，产生出新文化。文化的创新不仅仅是文化内容的丰富，而且包括整个文化系统的变迁，是文化内部矛盾运动的结果。一方面，它是继承传统、重塑传统的过程。这一过程并不是一蹴而就的，由于文化具有一定的稳定性，在一般情况下它是适应社会发展的。随着人们社会实践纵深发展，文化会或急或缓地剔除阻碍社会发展的因素，融入新的内容，以适应时代的变化。另一方面，文化的创新性体现在吸收和借鉴外来文化的有利因素上。文化并不凝固于某一地区或某一民族，人们社会交往的扩展，带来了文化交流范围的扩大，这样文化就突破其生长的环境，向更广阔的范围传播。文化交流是文化创新性的实现途径之一，本土文化与外来文化的交流与碰撞会进一步推动文化创新。面对外来文化，取其精华、去其糟粕是文化创新性的生动体现。

三、与文化相关的概念

（一）主流文化

主流文化（Dominant Culture）顾名思义就是在一定族群中占主导地位的文化，是被大多数人认同的价值观，采取的行为方式。这一概念是相对于亚文化而言。主流文化与亚文化可以随着群体范围发生变化而改变。

（二）亚文化

亚文化（Subculture）是指在主流文化或综合文化的背景下，属于某一区域或某个集体所特有的观念和生活方式，一种亚文化不仅包含着与主流文化相通的价值与观念，也有属于自己的独特的价值与观念。人们对同一种亚文化的认同可能比自身原有的文化更为强烈。

在西方文化中，护理使得照顾者这一角色成为典范，护士反映出主导群体的许多价值观。例如：他们坚守职业道德，将工作视为一种特殊的报酬；他们常常会为将来的计划做出许多努力，付出很多时间；他们对如何利用时间十分敏感等。护士还在许多情形中被当作一个亚群体，例如：护士对于病人和公众的权威性、护士的着装、护士的语言、护士的行为等。

（三）文化同化

文化同化（Cultural Assimilation）在社会学上是指个人或团体，被融入非原本，但具社会支配地位的民族传统文化的过程。被同化者通常是外地来的移民或少数民族。文化同化的规律是先进的同化落后的。比如我国古代的北方少数民族在军事上征服了汉族，但文化上却被汉文化给同化了。

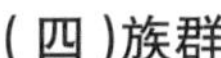

（四）族群

族群（Ethnic Group）是指一群人认为彼此共享了相同的祖先、血缘、外貌、历史、文化、习俗、语言、地域、宗教、生活习惯与国家体验等，因此形成一个共同的群体。族群含义在20世纪后有转变，从原来以少数民族或少数族裔的意思，到后来以文化特征区分，而最新的看法则认为族群是社会过程后产生的结果。因此，族群可能是基于历史、文化、语言、地域、宗教、血缘祖先认同、行为、生物/外貌特征而形成"一群"与其他有所区别的群体。族群可以从国家、语言、民族、宗教、地域等方面来划分。

四、护理文化

文化渗透到每个社会成员的全部生活，它影响我们生活的所有方面，要求每个成员做出应对和选择，而当个体从一个环境转到另一环境时将面临大量文化因素的挑战。不能够有效地顺应和适应者，则会产生疾病状态。人类对健康与疾病的反应是建立在根植于个人文化中的价值观、信念及实践基础之上的。护理职业的基础重点在于理解人类的健康和疾病的反应，而文化在某种意义上可以说是人类的第二本性，这也必将导致护理对文化的关注。

（一）护理文化

护理文化是护理环境当中的一部分。护理文化系统有其独特的特征，它是护理人员通用的一种语言、一种规范和惯例。Holland 指出，护理学科发展出其特有的知识体系是为了将一般的家庭照顾与医院中的专业护理相区分开。根据这一观点，护士关注自身文化中的传统，能够帮助护士更好地理解护理文化传统的发展历程及维系原因。

对护理文化的定义多种多样，本书中采用李传丽在1998年提出的护理文化定义。护理文化的起源是基于人们对文化及其属性、范畴、功能、价值的认识，是护理组织在护理工作环境中，逐渐形成的共同价值观、基本信念、行为准则、自身形象以及与之相对应的制度载体的总和，它反映和代表了护士思想、共同的价值标准、伦理道德和行为准则以及文化素质。是在一定的文化基础上形成的具有护理专业自身特征的一种群体文化，是全体护理人员在实践中创造出来的物质成果和精神成果的集中表现。

（二）文化对护理的影响

文化能够影响护士和服务对象之间的互动过程。护理工作要求护士重视尊重个人差异，充分考虑个人的价值信仰、生活方式、行为习惯等。在护理领域中，文化作为一个大的结构整体，主要影响着病人、护理人员、组织等几个方面。

1. 病人的文化需求及影响　Matzo 认为文化是共享的、用来指导与他人沟通的指示系统，并且提供病人及其家庭以安全感、整体感及归属感。因此判断病人的行为不仅需要根据自身的标准，也需要根据病人的独特背景及文化信仰。Salimbene 认为个体是通过文化这个过滤器来观察周围世界。文化决定人们对于健康与疾病的定义，也塑造病人或照顾者的需求及期望。它可以影响病人对个性化护理的要求及反应。

2. 护理人员的文化影响　护士自身的社会化过程会影响治疗性的措施方法，习得某些与职业信念不一致的信念习惯等。但职业社会化所形成的价值观可以在个人习得价值观的基础之上改变修正个人的价值观。它可以影响护理人员的护理行为，从而影响就医者的护理效果。

3. 组织的文化影响　在文化这一概念当中，组织机构被称为亚文化系统，例如医院医疗服务系统、甚至更小如病房科室。其具有传承的价值观、信念等，可以影响就医的环境、就医者的心情。

（三）护理文化功能

护理的文化功能不仅体现其外在的文化形象，更多地体现在文化管理上，它主要有导向、凝聚、协调、激励、规范、陶冶、同化、稳定的功能，这些功能更接近于一种群体的、相互的、多向性的流通。其中包含着群体性的共同信念、理想、目标、宗旨，具有异常强大的向心力，可以微妙地将每一个个体聚集在一起，凭借认同、协作、归属的心理活动，强化自豪感和使命感；同时，在品德、方法、习惯上产生的群体特点，为每一个人提供了与之相适应的心理精神环境。这种环境是一种无形的规范，可以对每一位护理工作者、每一个护理过程发挥影响，使护理工作者的心身得到陶冶，形成愉悦、轻松、鼓舞的良好工作氛围，从而使置身于其中的个体产生一种安全感，便于发挥最大的工作效率与效能。

（四）护理文化建设

优秀的管理团队必然重视优秀的护理文化建设在护理管理中的应用。在护理文化建设中，护理文化能力的建设引起学者们的更多关注。

1. 文化能力　文化能力（Cultural Competence），也被称为文化胜任力，可被认为是一种对文化背景的意识、理解和欣赏能力。对于文化能力的描述多种多样：Abrums 等认为，文化能力是从不同于自身的文化中形成假设、知识、意义的动态过程。Velde 等认为，文化能力是指系统、机构或专业人员的一系列合适的行为、态度及制度，并能在跨文化的情境中有效工作。Burchum 认为，明确的定义并不适合该概念，而特征属性更能描述这一概念。这些特征属性可认为是结构成分，包括认知、知识、技能、理解、敏感性、互动、精通等。Rew 等则认为，文化能力是 4 个方面的有机组合，即文化认知、敏感性、知识、技能，分别对应情感、态度、认知、行为 4 种维度。1995 年美国护理学会提出，文化能力是能提高跨文化交流和有效合适地与他人互动的知识、态度、技能的复杂整合体。Campinha-Bacote 则提出了文化能力模式（Cultural Competency Model），并认为文化能力是护理人员经过不断努力后，在不同文化背景下与病人及其家庭、社区有效工作的过程。

文化能力一词常用于护理教育中，强调在为病人提供护理时考虑到病人不同的文化背景因素的技能与能力。Leininger 首先在护理学科中提出了“文化能力”这一概念，并将其应用于多元文化护理（Transcultural Nursing）的理论中。一些护理文化胜任力（Culturally Competent Nursing）的理论逐步得到发展，并成为护士基本的胜任力要素。本书中将在下一节重点介绍多元文化护理这一概念。就本质而言，文化能力是一系列能够使得护士增加其对于同一文化内及不同文化间文化差异的理解与鉴别能力的学习技能及人际之间的技巧。现有的文化能力观点主要聚焦在个人的实践与技能方面。一个组织的氛围或对其成员的预期能够在很大程度上潜移默化地影响个人的文化能力。

2. 文化能力模式　Campinha-Bacote 的文化能力模式的形成经过了不同时期的发展，见图 10-1、图 10-2、图 10-3，其主要包括以下要素：文化意识（Culture Awareness）、文化知识（Culture Knowledge）、文化技能（Culture Skills）、文化交往（Culture Encounter）及文化渴望（Culture Desire）。这些要素相互统一，使个人持续不断地发展，最终具备文化能力。每一个要素都是以文化及文化多样性的本质为基础，并且更为关注个人的变化及行为，淡化社会因素的作用。

Campinha-Bacote 文化能力模式的发展过程：

护理文化能力模式

文化意识
文化敏感性
文化偏倚

文化知识
文化世界观
理论&概念框架

文化技能
文化评估工具

文化交往
文化暴露
文化实践

文化能力

Campinha-Bacote(1991)

图10-1　1991年提出的文化能力模式

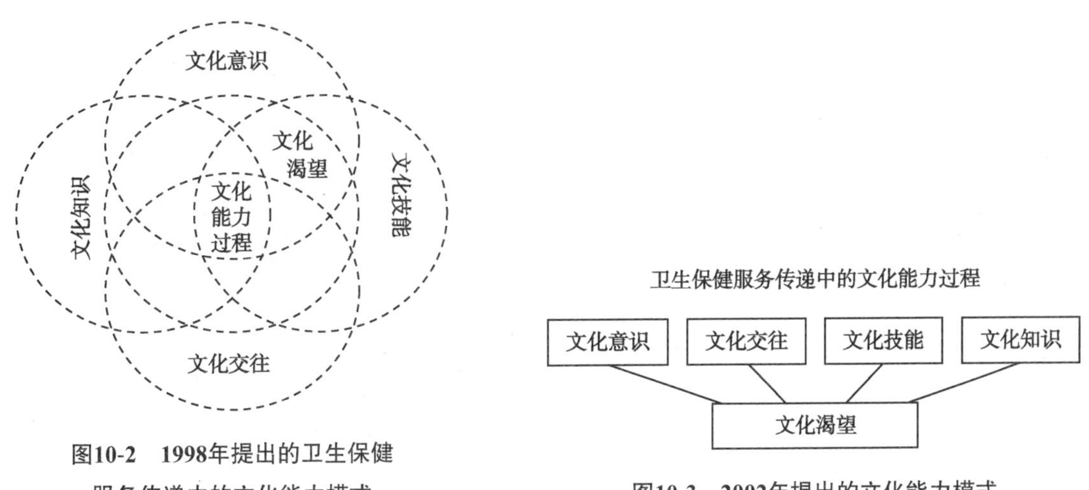

图10-2　1998年提出的卫生保健服务传递中的文化能力模式

图10-3　2002年提出的文化能力模式

文化意识的形成是发展文化能力的第一步，是指护士能尊重、欣赏并敏感对待患者的文化背景下的价值观、信念、生活方式、时间、解决问题的策略及方法，这种意识包括护士自我监视自身的文化及对自身想法与行为的影响。它不仅需要考察个人对其他文化的信念，还要对其他文化的价值观、生活方式等加以理解与领会。个人必须清楚地意识到自身对于某一文化的偏见和认知偏差，以及因此造成的行为上的影响，从而将这些偏见加以否定和消除。

文化知识，是个人积极地寻求不同文化、不同种族的文化特征及世界观，并在这一过程中获得知识的过程。作为文化知识中的重要组成部分，护士需要掌握的知识主要包括不同人群间的体格差异、生物差异及生理差异。一般的护理教材与文献中主要关注人种与民族之间的差异。文化知识是反映文化能力的重要指标。

文化技能，是指收集病人健康史中的相关文化背景信息，并为病人进行文化背景评估，提出相应问题的过程。这一定义认为，一系列个人生活中的真实信息能够揭示出其文化背景。文化背景的评估是对个人、团体及社会的文化信仰、价值观和实践方式来进行系统化的评估和考察，用以明确其特定需求及护理方案。文化技能是提高文化能力的重要方法。

文化交往，是指不同文化背景的护士与病人之间的互动过程。应当注意的是，文化交往强调护士与病人来自不同的文化背景，通过直接接触交流，护士能够慢慢改变对某种文化的看法，避免偏见。文化交往能够反映出个体在特定场合下适应不同文化以进行言语及非言语的沟通能力。Campinha-Bacote 认为，文化互动是文化能力模式的核心组成部分，通过文化互动可以有效地增加护士对文化知识的理解。对许多护士来说面对文化交往是很困难的，他们可能在与病人的互动过程中感觉尴尬或者局促。尽管有时他们的出发点是好的，但病人可能会认为他们的行为冒犯了自己。因此，文化交往的过程同样要求医务人员在互动过程中具备并使用一些技巧。文化交往是增加文化照护能力的有效方式。

文化渴望，指的是护士希望投入到文化意识、文化知识、文化技能和文化交往过程中的动力，亦是激发护士进入文化能力发展过程的关键。文化渴望是文化能力的精神建构，是护士应用文化能力的动力，是参与到文化护理中去的热情。为了理解他人的文化背景，护士必须用开放的态度聆听病人的诉求。作为文化能力的一部分，它反映出护士对病人世界观的关注。Baker 指出，通过医务人员与病人之间的对话，能够促使彼此文化背景的互相理解，同时也能够转变和丰富彼此的视角。文化渴望是文化能力学习的内在动力。

（五）护理文化能力的评价

评估护理人员的文化能力是护理文化能力研究的重点内容，因此国内外学者对文化能力的测评工具研制进行了全面深入的探讨。国外对文化能力评价工具的研究较早，早在 1987 年，Bernal 和 Froma 就开发出了“文化自我效能评估测试量表”（Cultural Self-efficacy Scales）。Jeffreys 认为多元文化差异的全球化将会成为 21 世纪的主流，实施多元文化护理是多维度的，包括知识、技能、行为及情感的整合，并进一步研究出“跨文化自我效能工具”（Transcultural Self-efficacy Tool，TSET）作为诊断性工具来测量评估学生的多元文化护理自我效能感。Campinha-Bacote 在文化照护能力模式理论的基础上研制出了“文化能力过程评估量表”（Inventory for Assessing the Process of Culture Competence，IAPCC），并对其进行修订（Inventory for Assessing the Process of Culture Competence Among Healthcare Professionals-revised，IAPCC-R）；该量表主要用于测量提供医疗护理服务的工作人员所具备的文化能力水平，从健康的寻求行为、健康与疾病的认知、应变能力和对疾病的诊治四个部分进行评定。Shoa-Jen 和 Roger Watson 于 2012 年在 Campinha-Bacote 的文化照护能力理论模式基础之上，综合了 Jeffreys 等学者的相关理论研制出了“护士文化能力评估量表”（Nurse Cultural Competence Scale，NCCS），量表分别从文化意识、文化知识、文化敏感性、文化技能等方面进行提问。

国内关于文化能力评估工具的研究尚在起步阶段。霍苗根据护理人员文化照护能力的定义，综合应用布鲁姆和加涅的学习结果目标分类理论，将文化照护能力界定为文化照护意识、文化照护知识和文化照护技能三个维度，建立了“护理人员文化照护能力测评工具”。葛云云根据所界定的护理专业大学生文化敏感性的概念，研制了“护理专业大学生文化敏感性测量工具”，该量表由文化意识、文化理解、文化互动、教育背景四个维度构成。马丽莉基于 Campinha-Bacote 的文化照护能力模式理论及其修订的文化能力量表（IAPCC-R），结合 Leininger 的多元文化理论及实践，构建了针对临床护士的“临床护理人员文化能力量表”，主要包含七个维度：文化互动、文化实践、文化意识、文化渴望、文化技能、文化经历、文化知识。

（六）基于病人角度的护理文化评估

现有的文化背景评估的工具和指南有很多，这些工具能够帮助护理人员有效地获得病人的重要信息。Giger 和 David Hizar 于 1998 年完善形成了多元文化评估模型（Transcultural Assessment Model），提供了一种较为简单实用的方法。这一模型适用于医疗卫生的不同行业不同领域，已经在美国许多护理高校的文化背景评估课程中得到广泛应用。作者们也对这一模型在多次再版的专著中进行了详细介绍。这一模型提出，护士在为病人进行文化背景评估时应从以下六个方面展开：交流沟通、空间、社交取向、时间、环境掌控以及生理差异。下图是对这一模型的概念图说明，能够较为直观地展现多元文化评估模型的各个要素。该模型的可操作性强，能够方便护理人员应用于临床实践。

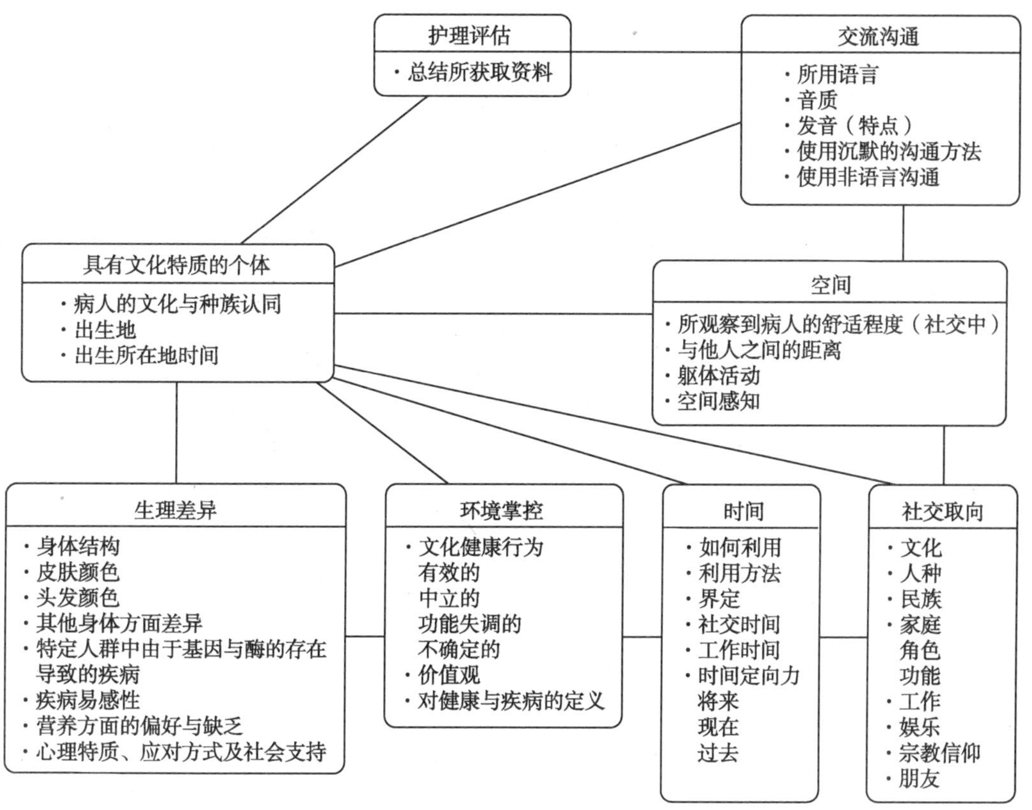

图10-4　Giger和David Hizar的多元文化评估模型

此外，还有学者从不同的角度提出为病人进行文化评估的要点。Leininger 指出评估应收集有关社会结构及世界观的知识和信息，其他信息还包括语言、环境背景、技术因素、宗教、哲学、家庭、人际关系、社会结构、文化价值观、信仰、经济状况、教育水平等。Matzo 认为应了解病人文化领域包括：种族民族、交流、时间空间、社会结构、工作、健康信念实践、营养、生物学变量、性生殖方面、宗教精神信仰、死亡观等 11 个方面。Alexander 提出文化评估主要成分包括民族、种族、语言交流能力、宗教、健康疾病行为、治疗信念、营养、家庭、生活方式习惯等。Andrews 和 Boyle 在 1995 年发表“跨文化护理评估指导”一文，指出对于文化背景应包括 13 个方面，即：文化联系、价值观倾向、文化许可与禁忌、沟通、健康信念与实践、营养、社会文化的观点、文化支持的社会组织结构、教育背景、宗教信仰联系、疾病发生的文化影响、生物文化差异、发展观点。Purnell 在其文化能力模式中认为有 12 项文化领域与健康相关：居住地、交流、家庭角色与组织、工作因素、生物文化生态系统、高危行为、营养、生育抚养方式、死亡仪式、精神信仰、健康照护行为、健康照护实践者。

第二节　多元文化护理

多元文化护理是护理文化的重要组成部分，它是指护士按照不同护理对象的世界观、价值观、宗教信仰、生活习惯等采取不同的护理方式，满足不同文化背景下的健康护理需求，强调护士如何在文化层面与病人进行互动。对于很多病人来说，文化背景是使其成为独特个体的重要原因。当病人面对疾病时，他们的文化能够影响到情感方面的应对方式，乃至影响其如何选择能够使自身满意的医疗团队。

一、多元文化护理的必要性

（一）多元文化护理理论体系的总体特征

护理学是一门边缘学科，是以医学、社会科学、自然科学等领域的知识为基础而发展起来的一门综合性应用科学，它具有多元文化的特征。具体表现在：第一，护理学研究的对象从纯粹的自然向人的整体、生活的环境、文化背景等综合因素转变；第二，护理学的知识体系包含了社会科学、自然科学、人文科学等内容，这些知识相互渗透、共同促进发展，使得护理学的体系更具有内涵。第三，护理学是随着社会的发展而发展的，科技的进步、人类的和谐相处都能使护理学理论更完善。

（二）多元文化护理理念是文化特征的客观需求

文化对人的思维和行动具有很强的支配力，人们习惯于自己的文化方式，一般对外界强加的行为会表现出顽强的抵抗力。在护理中不应该有“文化强迫”现象，护理人员应该尊重患者的价值观、生活习俗、宗教信仰等，不能强加另一种文化给他们。“文化强迫”会直接导致患者不配合医护人员的工作，让他们产生抵触的情绪，影响患者的治愈。

（三）护理对象的多元化

我国是个地域广多民族的国家，不同民族在自身发展的过程中形成不同的文化体系，加之文化背景的不同，服务对象的文化准则、信仰、生活习俗乃至语系有相当大的差异，产生不同的民族文化习俗、宗教信仰、饮食习惯、方言等。例如，藏族信奉神灵、信奉佛教，愿将一生所得财富供奉神灵以求庇护；生病时相信心诚则病愈；崇尚死后进行“天葬”，由喇嘛诵经以求升天。现代护理工作者必须掌握多元文化的理论知识，研究和分析不同文化背景的护理要求、健康疾病观念、信仰方式和行为方式，以便向病人提供多层次、多体系、全方位、高水平、有意义和有效的护理工作。在为病人提供照护时，护士充分尊重病人的宗教信仰与民族习惯，理解其宗教行为。

随着全球化和社会经济的迅猛发展，国际交往日益密切，多元文化融合的需求在医疗领域也愈发凸显。在我国的大中型城市及东部沿海城市聚集着越来越多的来自不同国家、不同地区、不同民族及不同文化背景的病人，护理人员越来越多地处在多元文化的情景当中。理解并尊重不同文化背景下的健康理念，为病人提供多元文化护理已成为趋势。

护士在护理实践中会遇到各种各样的病人。病人的文化背景不同，他们的教育程度、人生经历、宗教信仰、价值观、生活习惯等方面的差异，会导致对健康与生命的不同认识，对疾病与死亡的不同理解，对悲伤的不同表现形式及对护理的不同需求。因此为了给病人提供更优质的护理，护士必须能够适应病人的文化需求。护士可以评估病人有无特定的文化需求，通过了解病人的文化需求，能够在允许的条件下将这些需求更好地融入护理计划中。如果病人的文化需求不能够得到满足，护士应主动询问病人是否还有其他的替代方案需要护士来完成，以增加病人的舒适度。

（四）护理涉及的工作多样化

医学模式开始从单纯的生物医学模式逐渐地向生物—心理—社会医学模式转变。这种转变既是医学科学进步的产物，又是社会与医学、人类卫生保健需求与医学科学研究相互作用的特定文化表现形式。现代医学模式和健康理念的提出使护理的工作内容由单一的疾病护理转向全面的整体护理，护士在护理工作中的服务对象是完整的个体，而并非疾病或护理治疗。因此，生物—心理—社会医学模式要求护士更多关注人的文化因素，除了不断更新专业知识，对新技术和新方法及时学习之外，还要涉猎相关的人际关系学和人文社会科学知识，才能更好地履行自己的神圣职责。为病人提供多元文化护理，可以帮助护士更全面深入地了解病人，以便尽可能地为其提供最好的照护。

另外，护理的职能范畴包括治疗、预防、保健、康复，这就赋予护士教育、管理、研究等多种角色，从而要求护士文化知识的全面性、多元性。

在工作场所方面，传统护理工作都是在医院病房进行，但随着社会的发展，护理工作已走向社会、学校、单位、小区甚至到每个家庭。现在的医院不仅仅是一个治疗疾病的机构，同时医院也提供一些健康咨询、健康保健知识培训、心理辅导等服务。

（五）临床护理种类多元化

中国是一个具有五千年文化历史的国家，自古以来的传统医学发展积淀了深厚的底蕴，对护理学有着深远的影响，在与现代西方医学相融合的基础上表现诸多形式：西医护理、中医护理和中西医结合护理等临床护理类型，临床护理类型的多元性也充分体现了现代与传统、东方与西方的文化兼容性。

二、多元文化护理理论

为了帮助护理人员更好地适应护理对象的多元文化需求，护理专家们进行了不懈的探索。M.Leininger认为，多元文化护理的目标是拓展护理的文化内涵，使护理专业理论与实践，包括护理观念、护理计划和护理日常活动等，都以文化为基础，并指出多元文化护理将是今后护理理论与实践最重要的领域之一。美国Larry指出多元文化护理能全面系统地评估个人及家庭在不同文化背景下需求的“组织性概念框架”（Organising Framework），护士可以据此框架分析病人需求，从而加强与病人的沟通与协作。随着我国对护理文化研究的不断深入，多元文化护理作为其中的一个重要组成部分，正在得到越来越多的关注。

（一）多元文化护理理论概述

Leininger的多元文化护理理论又被译为跨文化护理理论，这一理论是基于她对文化和护理的潜在关系的研究，通过创造性思维和对自己过去作为护理专业人员的经历总结，以及对人类学的相关知识的洞悉而提出的。这一理论的前提是：各种文化下的人们不仅能认识并说明他们所经历和所感知的护理照护，并且能将这些体验和感知与他们的健康信念和实际情况联系起来，文化照护即从这些照护的文化中产生并发展。该理论的目的是发现、分析和解释基于不同或相同文化基础上的照护因素，对个体或群体的健康、疾病或死亡的影响，以促进和提高护理实践水平。理论的目标是应用研究结果为不同或相同文化背景下的人们提供与其文化一致的、安全的和有益的照护。

（二）多元文化护理理论的主要概念

Leininger 多元文化护理理论的中心是"文化"，许多新概念是围绕护理照顾提出来的，如：文化照护、文化照护差异性、文化照护共同性、世界观、环境因素、民间照护系统、专业照护系统、文化与社会结构、文化照护的保存 / 维持、文化照护的调整或协商、文化照护的重塑或重建、与文化一致的照护、文化休克、文化强加，等等。在 Leininger 看来，所有的文化是具有专业性和民间性双重属性的保健服务。护理是一个多元文化照顾的专业，可以为各种不同文化的个人或是某些群体提供护理照顾，可以帮助有特殊文化需求的对象治疗各种疾病，也可以帮助这些对象维持身体健康或者达到一个较为满意的健康状态，还可以改变和接受新的、不同型态的生活方式。从这个角度可以说明，各个概念是相辅相成、密切联系、相互影响的。

（三）多元文化护理理论的框架结构

该理论的主要特点是提出并强调了文化与照顾和护理的关系。为了表达、解释和支撑多元文化护理理论及其各部分之间关系，Leininger 发展了一个整体的、全面的概念框架——"日升模式"（Sunrise Model），见图 10-5。这一框架结构目的是帮助护理人员研究和理解不同文化背景下，理论的组成部分是如何影响个体、家庭、群体和社会的健康及对其所提供的照护。

该模式分为四个层次：第一层为世界观、文化与社会结构层，是针对特定的个人了解其世界观以及社会体系的相关因素，第二层为服务对象层，是对个体了解特别含义、表达方式和有关信息。第三层为保健系统层，指护理工作者需要了解各保健系统的特征和照护特点；第四层为护理照护行动和决策层。这四个层次中，第一层表达最抽象，第四层表达最具体，前三层为实施与文化一致的护理照护提供了知识基础。

1. 世界观、文化与社会结构层　这一层是"日升模式"的最顶层，Leininger 认为不同的世界观、文化和社会结构对护理照护的形式、观念和意义也不同。该层的构成因素有：

（1）文化价值观和生活方式（Cultural Values and Lifeways）：指基于一定的文化和社会结构基础上形成的对各种文化现象和文化行为的看法和态度，以及日常生活所遵循的、稳定的活动方式。

（2）亲属关系和社会因素（Kinship and Social Factors）：指基于文化信念、价值观和长期生活方式基础上的家庭血缘关系和社会相互作用因素。

（3）宗教和哲学因素（Religion and Philosophical Factors）：指能指导个体或群体的思想和行动向更好的方面发展，或改善其生活方式的信仰和实践。

（4）政策和法律因素（Political and Legal Factors）：指规范或影响个体或群体的行动、决策和行为的权威和权利。

（5）经济因素（Economic Factors）：指对人有价值的或为人所需要的产品、配给物和可用于流通的材料和消费品等。

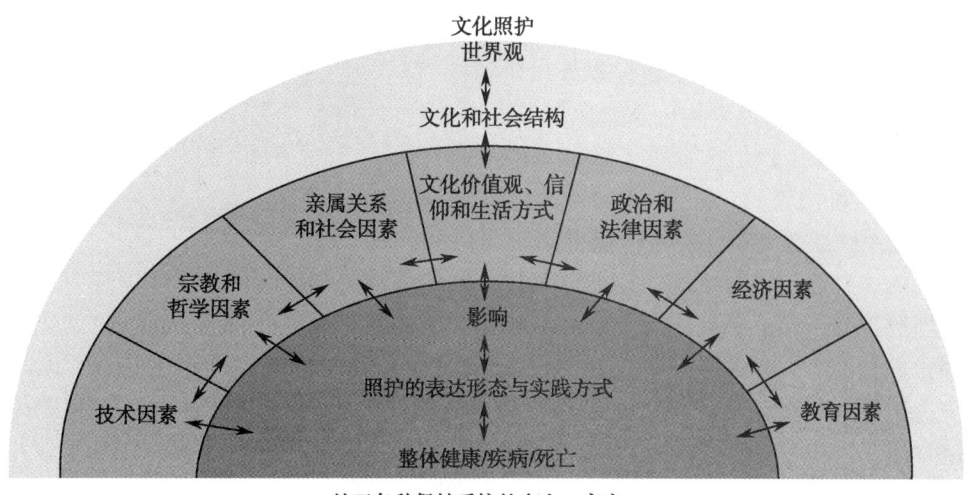

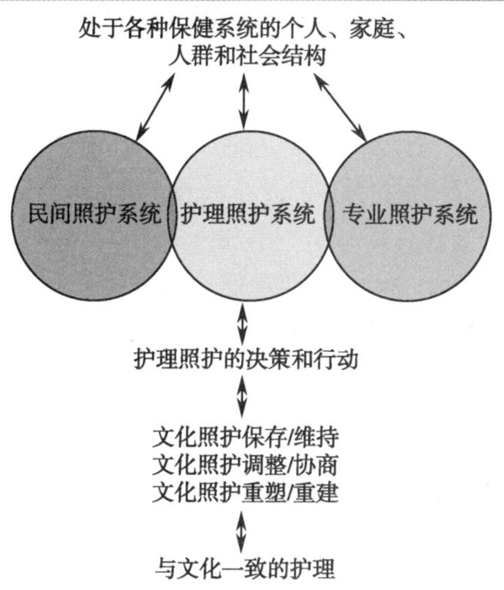

图10-5　Leininger的"日升模式"(Sunrise Model)

(6)技术因素(Technological Factors):指用于为人提供服务的电动的、机械的或物理的物体。

(7)教育因素(Educational Factors):指通过正规的或非正规形式学习或获得的关于特定或不同主题领域的知识。

以上因素是形成具有文化意义的照护的价值观、照护的信念和照护实践的基础,可影响照护的实践形式与表达,进而影响个体和群体的健康。Leininger 指出,世界观、文化与社会结构层将人们从 3 个角度探讨和研究照护的本质、意义和属性:①宏观角度主要研究跨文化的世界观、社会结构因素和照护现象;②中观角度研究特定文化下的价值观、社会结构和这一文化的人群的照护的复杂因素;③微观角度研究某种文化内的特定个体的价值观、社会结构因素及照护方面的特征。

"日升模式"的第一层内容表明,人类照护与其背景、信仰、价值观和实践方式息息相关。照护者应当重视患者的观点、经验及主诉,而不是将自己的观点强加于患者,即要注意避免“文化强加”。虽然“日升模式”没有将服饰、外貌、身体状况等特点罗列出来，也没有直接描述性别、民族、年龄、社会地位等人口学特征，但认为这些因素均包含在文化和社会结构因素之内，所有这些因素均可影响照护的表达、照护的信念与实践方式。

2. 服务对象层　该层次提供了特定文化背景的人们（包含各种不同保健系统中个人、家庭、群体、社区机构等）有关照护和健康的型态、特定意义及表达方式。

3. 保健系统层　此层包括 3 个保健系统，即民间照护系统、专业照护系统和护理照护系统。该层的信息包括每一系统的特征以及每一系统独特的照护特色。这些信息有利于鉴别文化护理照护的不同点和共同点。Leininger 认为某些服务对象可能会隐瞒一些文化和社会结构因素的信息，不愿意与护理人员共同分享，而文化照护的观点往往会隐含于民间照护系统中。护理人员要注意捕捉这些信息并将民间照护系统、专业照护系统和护理照护系统有机结合起来，才能为服务对象提供高质量的护理。

4. 护理照护行动和决策层　该层包括文化照护的保存 / 维持（Cultural Care Preservation/ Maintenance）、文化照护的调整 / 协商（Cultural Care Accommodation/Negotiation）和文化照护的重塑 / 重建（Cultural Care Repatterning/Reconstruction）3 种照护模式。文化照护的保存 / 维持是指用支持、帮助和促进康复的专业行动和手段，帮助特殊文化的护理对象保持或维持他们的健康、从疾病中康复或面对死亡。文化照护的调整 / 协商是指用支持、帮助和促进康复的专业行动和手段，帮助特殊文化的对象调整、适应，以达到良好的健康状态或面对死亡。文化照护重塑 / 重建是指用支持、帮助和促进康复的专业行动和手段，帮助护理对象将其生活方式改变为新的、更有益健康并令人满意的生活型态。根据“日升模式”，护理照护在这一层得以实施，基于服务对象的护理行动和决策在此层展开，与文化一致的照护得以发展。

Leininger 的“日升模式”不是模式，而是对其理论构成成分的一种描述，是建立在“让太阳进入研究者的心灵”（Letting the sun enter the research’ s mind）以发现与文化价值观和文化照护有关的未知的照护因素观点上，她希望随着日升模式的应用，一些宝贵的、意想不到的、在传统护理中未被护士和医疗服务人员应用的、以及目前护士还未知的护理知识将会被挖掘出来。

这四层内容相辅相成，相互影响。总之，该模式旨在帮助理解理论中的各个成分在一种文化里，如何影响人们的健康状态以及按需求提供给他们健康照顾的。

5. Leininger 的多元文化护理理论与护理程序　“日升模式”和护理程序基本是一致的，两者都是描述解决问题的程序，服务对象也都是护理照护的接收者，只是“日升模式”强调护士要具备有关文化的知识，理解服务对象的文化。因为护士在进入一个新的场所，接触一个陌生的护理对象或特殊文化群体时，会因为不了解对方文化而不知所措，即引起文化休克或将自己的文化价值观、信念有意或无意地强加于他人，即造成文化强加。这些文化现象在西方健康照护实践中尤为明显，根据“日升模式”应用护理程序可以避免以上问题的发生。

（1）评估：首先评估“日升模式”的第一层，即服务对象所属文化、社会结构和世界观。具体内容包括：①服务对象的语言、环境背景、技术、宗教、哲学、亲属关系、文化价值观和信仰、政治和法律、经济和教育等；②这些对服务对象的健康和照护表达形态与实践方式的影响，进而明确服务对象所能接纳的照护方式、照护表达与照护含义。

第二层评估主要是了解服务对象方面的资料。服务对象可以为个人、家庭、群体与社会机构。评估服务对象的健康状况以及对照护的期望，对照护方式、照护含义的理解等。

由于服务对象要受其所处的照护系统的影响，因此第三层评估主要是评估民间照护系统、专业照护系统和护理照护系统的价值观、照护信念和照护实践。

为保证评估的正确性和有效性，Leininger 还制定了护士应用“日升模式”进行文化评估的基本原则及评估的步骤以供参考。

1）文化评估的基本原则：评估开始前复习“日升模式”以便明确评估的内容和范围；分析自己所属文化的特点和优势；发现和保持对自己文化偏见的清醒认识；对被评估者表示真诚的兴趣，本着向服务对象学习和尊重的态度进行评估；向个人、家庭或团体解释和说明所进行文化和生活方式的评估是为了帮助服务对象；评估过程中注意性别的差异、交流方式、特殊语言术语、人际关系、空间和物质的利用以及其他服务对象可能会分享的其他方面的内容；注意服务对象可能是属于亚文化或特殊的群体，如无家可归者、艾滋病患者、滥用药物者、同性恋者、聋哑患者、智力低下者以及其他特殊人群等；根据“日升模式”所描述的内容逐一进行评估，要用整体的观点看待服务对象的世界观和环境背景。

2）文化评估的步骤：第一步记录所见到的、听到的以及观察到的服务对象的一些情况，包括服饰和外貌、身体状况特点、语言、行为、习惯、态度及文化特点；第二步倾听并了解服务对象的文化价值观、信仰和服务对象的环境背景下与照护和健康相关的实践活动。注意民间照护实践和专业护理实践；第三步确认并记录所看到的、听到的和感受到的服务对象重复出现的形态和事件；第四步综合前三步所获得的信息，确定照护的主题和模式；第五步形成由服务对象和护士共同参与和决定的、与服务对象文化一致的护理照护计划。

Leininger 的文化评估原则和步骤为临床护理人员的实践提供了理论指导，将其与其他已有的多元文化评估工具或模型相结合，能够为病人提供更全面更个性化的文化护理。

（2）诊断：相当于“日升模式”的第三层，即在第三层的评估过程中也就做出了护理诊断。鉴别和找出评估对象所处文化和其他文化在照护方面的共同点和不同点，发现其中不能达到服务对象文化期望的方面，便可以确立护理诊断。

（3）计划和实施：相当于“日升模式”的第四层，在制定护理计划时应考虑服务对象在文化上能否接受，然后采用 3 种不同的文化照护模式进行护理，即文化照护的保存 / 维持、文化照护的调整 / 协调，文化照护的重塑 / 重建，给予服务对象与其文化背景相一致的护理和照护，最大限度地满足服务对象的需求。

（4）评价：Leininger 未提到如何进行评价，但其对采取何种照护行为才能满足各种文化个体和群体的需求进行了不少研究，实际上也相当于评价。在护理实践中，可以按照护理程序的评价进行。

三、多元护理文化的应用

（一）临床和社区护理中的应用

1. 在国外临床实践的应用　在 20 世纪 90 年代之前，很少有人认识到人类学与护理学之间的联系。而在此期间，多元文化护理的文章也由于一直未能应用于临床或社区护理实践而被拒绝刊登。直至90年代以后，随着护理人员自身文化以及护理对象文化构成的日益复杂和多样，跨文化护理理论才开始在临床和社区内广泛开展。例如近些年，基于跨文化护理理论在临床实践应用范围的拓展，对于癌症病人知情权的多元文化差异、不同文化背景的艾滋病病人在疾病不同阶段生活质量的研究、以及阿尔兹海默症病人生活质量的多元文化护理等世界范围内的研究热点问题都有报道。

2. 在我国临床实践中的应用　通过在临床中对理论的初步应用，护理人员逐渐认识到与文化一致的护理能够更好地被患者所接受，患者的就诊率、满意率也相应提高，并能够最大限度地利用有限的资源以提高整体健康水平。跨文化护理的实践报道也逐渐增多，例如在临床护理中，有关于精神科首次住院病人文化休克现象、多元文化护理理论对临终关怀实践的启示、"日升模式"评估有宗教信仰患者护理真实体验等相关文献的报道。在护患沟通过程中的运用主要体现在，对影响沟通因素的评估要充分，分析不同文化背景的病人的护理要求，避免因文化差异而造成护患关系紧张或护患纠纷。跨文化护理理论强调医护人员在对病人实施干预措施时，必须符合服务对象自身的价值观、信念信仰以及生活实践方式。面对越来越多的对外交流，针对于不同文化背景的理论实践也得到初步的开展，例如：多元文化护理在骨科外籍患者护理中的应用、多元文化护理在外籍中风患者中的应用、对外籍肺结核病人的多元文化护理，等等。

（二）护理教育中的应用

多元文化教育是对呈现某一文化的人类群体的受教育者进行相关于其他人类群体的文化教育活动，通过教育层面的努力，使受教育者理解跨文化冲突，以建构和谐的跨文化社会，促进整个人类社会的发展。

1. 在国外护理教育中的应用　多元文化护理理论在国外护理教育中的应用已经十分广泛。美国、加拿大等国家早在20世纪中期就有关于多元文化护理教育研究的调查报告，早期主要是Leininger在其任教的学校中将文化与比较性照护纳入了护理本科的课程设置中。在此基础上，美国教育学家提出要重视不同文化的学生需求，采用多元文化的护理教育理论。1977年，美国犹他大学建立了世界上第一个多元文化护理的硕士和博士项目，并开始培养多元文化护理的硕士和博士。随着医疗费用增高、人们健康意识增强、美国外来移民增多，给予服务对象整体的、全面的、高质量的护理照护势在必行，了解服务对象的文化知识、进行多元文化护理相关课程的培训已成为社会的需求。至20世纪80年代后期，美国共有4所大学开设了多元文化护理硕士与博士课程，加拿大、澳大利亚等多个国家开设了多元文化护理的课程或应用多元文化护理的相关概念进行课程的改革。目前，Leininger的多元护理理论不但引起了世界护理教育界的高度重视，甚至有来自世界各地的学生到美国亲自向Leininger学习多元文化护理理论。尽管如此，Leininger仍呼吁护理教育中应增设更多的多元文化护理课程和培训项目，以满足各国对多元文化护理的需求。

国外多项研究已将多元文化护理理论很好的应用到护理教学中：Jacqui在文献回顾中提到，多元文化护理教育既丰富了护理专业学生的文化内涵，又促进他们的职业道德认同。随着新的文化和语言的引入，美国阿拉巴马州的护士学校为加强不同语言背景护生的交流，实施了跨文化护理教育。Lim经过对护理本科生的调查发现，专业老师只有更多地关注多元文化护理及相关理论，才能使护生更好地面对临床，提高自我效能。

2. 在我国护理教育中的应用　1995 年 7 月，我国召开了首届“多元文化护理透视”国际研讨会，正式将“多元文化护理”这一概念引入我国。二十年来，随着我国对外交流日益频繁，护理对象日趋复杂，整体护理不断深化，多元文化护理这一新的护理理念也在我国护理界有了初步的发展。但从我国目前的实际情况来看，对这一理念的重视和教学投入仍十分有限：国内鲜有高校开展多元文化护理的课程设置和教学内容，针对护理教育这一角度的论文数量亦为数不多，另外全国统编的全日制护理本科教材中少有多元文化护理的专章论述。

有研究表明，现阶段我国护士多元文化护理知识不能适应患者多元化需求的矛盾越来越突出，临床十分缺乏能够适应多元化需求的护理人才。另外，我国的护理教育以往在课程设置上过多关注基础医学教育，而轻视对人文知识的要求，与国际先进的护理教育相比有较大差距。在教育理念、教学内容、教学方法等方面与现代国际护理的要求不相符合。多种原因造成的文化护理能力薄弱，是制约临床护理人员提供多元文化护理服务的瓶颈。多元文化护理教育作为培养和提高护理人员文化能力的关键，在国内未见明显的教育教学效果。因此，为了适应社会发展的需求，护理教育要积极应对多元文化护理，研究多元文化护理理论，探讨护理教育对策，大力开展多元文化教育，倡导文化多元化，启迪护理人员优化文化心态，正确评价各种文化的优势所在以及文化差异，提高驾驭文化能力。

（三）护理研究中的应用

Leininger 在跨文化护理理论的基础上创立了人种学这一研究的方法，为质性研究的人种学研究奠定了基础。人种学护理研究方法是在自然情境下采用多种资料收集方法，对护理现象进行整体性探究，采用归纳法分析资料和形成理论。通过与研究对象互动对其行为及意义建构获得解释性理解。应用实例包括：对居澳华裔及国内的癌症及精神病人与亲属的健康状况进行研究，采用质性研究方法提出改善身心状况的对策。此外，Leininger 还制定了“Leininger 人种学护理观察—参与—反思步骤”、“Leininger 人种学护理研究方法质性资料分析步骤”、“Leininger 人种学护理研究方法步骤”等一系列量表，已在世界范围内得到广泛应用。还有一些在该理论指导下开发出的其他量表，如前文所述的文化护理能力相关量表等。

（四）护理管理中的应用

医院的护理团队都是由具有不同文化背景的护士组成的，护理人员个人的文化背景、价值观等方面的差异，可导致其在工作态度、工作方式、个人需求等方面的多样性。实行多元文化管理的目的在于帮助管理者在不同形态的文化氛围中设计出切实可行的组织结构和管理机制，在管理活动中运用多元文化护理理论，满足不同文化背景护理人员的需求，最大限度地调动他们的工作热情，最合理地配置护理人力资源，最大限度地挖掘和利用护理人力资源的潜力和价值，从而最大化地提高综合护理质量。近年来，护理人员的国际化人才流动趋势向护理管理人员提出更高的要求，从医院服务的理念上看，如何运用多元文化知识进行护理人力资源管理，成为护理管理者面临的新挑战。护理管理者的理论基础和管理观念需要更新，管理方法和手段要进一步改进，组织有效的跨文化培训和沟通，并结合其他的管理理论，形成一套适合护理专业特点的一套新的管理理念，更好地指导临床护理管理工作。

（五）多元文化护理应用于护理实践中存在的问题

1. 多元文化护理理论还需完善　其一，多元文化护理理论现阶段在我国还只是一个理想状态下的护理理念，在与临床实践的结合上还存在一定的局限性，还需要在临床实践中完善自己的理论体系。其二，多元文化护理的理论所倡导的一种整体护理观念，同时包含了心理护理的层面，但这样也使得很多护理工作者会简单地把多元文化护理当作对病患进行心理护理。即使是在各种文献中，很多研究者也会将心理护理作为多元文化护理的另一种表述。然而这两者并不属于同一学科或者研究范围，多元文化更加强调的是针对不同文化背景、宗教背景等对病患进行个性化的整体护理的概念。其三，尽管在少数重视多元文化护理的医院中开展了相应的护理实践，但是我国目前还没有一个完善的评价护理工作质量机制来评价多元文化护理的临床应用。有了健全的评价机制，该理论才能真正地被运用到临床护理中。因此，在开展多元文化护理理论教育的同时，对临床实践的评价机制也应该被及时制定出来。

2. 多元文化护理理论在学校教学中重视程度不高　目前开设多元文化护理理论相关课程的高校较少，其中开设了该理论授课的学校也很少引入案例分析，使得理论与实践之间的差距较大，降低了学生在学习过程中的兴趣及重视度。另外，对这一护理理念较为熟悉的高校教师比例不高，大部分护理教育工作者在教学中并不能真正地将多元文化护理理论融入到专业教学中。

3. 多元文化护理理论在临床护理中的普及程度不高　与多元文化护理的课程在学校重视度不高一样，该理论在我国的临床护理中的普及程度并不理想。仅有一些重视护理工作的医院引进了该理论到临床护理中，而大多数二甲乃至部分三甲医院并不十分重视多元文化护理。这也是有一定原因的，比如在地市一级的医院，护士能护理到涉外病人或来自其他地区病人的机会很少；我国民族同化现象严重，即使各民族之间存在差异，但在多年的文化同化下，很多习俗已经被削弱，在临床护理时，这些差异也就不存在，这也导致了护理工作者接纳该理论需要一定的时间。因此，宣传和开展该护理模式的任务任重而道远，尤其是帮助护理工作者在多个方面建立多元文化护理的思维显得尤为重要。

第三节　与护理管理相关的法律法规

一、卫生法体系

（一）卫生法的概念

卫生一词，在我国古代主要是指“养生”，有“护卫生命”之意。现代意义上的卫生是指个人、群体的生活卫生和生产卫生的总和。它是指为维护人体健康、预防和医治疾病、改善和创造合乎生理要求的生产环境、生活环境而进行的一切个人和群体的社会活动。这一活动包括优生优育、预防、保健、医疗和康复等环节。

卫生法，是指由国家制定或认可，并由国家强制力保证实施的、旨在调整保护人体健康活动中形成的各种社会关系的法律规范的总和。卫生法有广义和狭义之分。狭义的卫生法，仅指由全国人民代表大会及其常务委员会制定的各种卫生法律。广义的卫生法，不仅包括狭义的卫生法，还包括被授权的其他国家机关制定颁布的从属于卫生法律的在其所辖

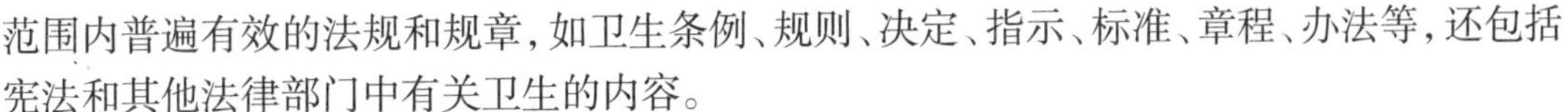

范围内普遍有效的法规和规章，如卫生条例、规则、决定、指示、标准、章程、办法等，还包括宪法和其他法律部门中有关卫生的内容。

（二）卫生法的渊源

从卫生法律规范制定的主体及其制定的规范性卫生法律文件的适用范围为标准，卫生立法可分为国家卫生立法和地方卫生立法。全国人大及其常委会制定卫生法律、国务院制定卫生行政法规、国务院有关部门制定部门卫生规章的活动，由于它们制定的卫生法律规范在全国范围内有效，称为国家卫生立法；而地方立法机关（如地方人大及其常委会）制定地方性卫生法规以及地方人民政府制定地方卫生行政规章的活动，则称为地方卫生立法。不同层级的国家机关所制定的具有不同法律效力的规范性卫生法律文件构成了我国卫生法的主要渊源。

（三）卫生法的特征

1. 以保护公民健康权为根本宗旨　健康权是指人的机体组织和生理功能的安全受到法律保护的权利。公民健康权是公民人身权的一种，是一项最基本的权利。我国是社会主义国家，公民的健康受到国家和社会的高度重视。我国宪法第21条对此做出明确规定，另外在药品管理法、食品卫生法、国境卫生检疫法、传染病防治法等法规中，都将保护人体健康列入总则作为立法宗旨，其他的卫生法规也都体现了这种精神。即说明，保护公民健康权是卫生法的根本宗旨，是其他法律部门所不具备的。因此，它是卫生法最基本的特征，也是识别卫生法的一个根本标识。

2. 综合性和多样性　保护公民的健康权利涉及到诸多方面的社会因素，包括生态环境的维护和改善、资源的开发和利用、疾病的预防和治疗、社会保健事业的发展、公民健康权和其他权利的关系，以及因卫生问题而产生的复杂的人际关系。这就决定了卫生法的调整对象较为复杂，调整的社会关系具有多层次、多形式、综合性的特点。就法源体系来讲，卫生法的法律体系基于宪法，又涵盖了卫生法律、卫生行政法规、地方性卫生法规等，另外其组成部分中还有其他部门法律如行政法、经济法、民法、劳动法、刑法等有关卫生的法律规范内容。就调节手段来讲，卫生法采用纵向的行政手段调整卫生行政管理活动中产生的社会关系，又采用横向的契约手段调整卫生服务活动中的契约法律关系。

3. 科学性和技术规范性　卫生法的基本内容是依据生物学、医学、卫生学、药物学、生物化学等自然科学的基本原理和研究成果制定的，而卫生立法又保障和推动了现代医药卫生科学的进步和发展，卫生法与现代科学技术的紧密结合，体现出其科学性。同时卫生法保护的是人体健康这一特定的对象，因此需要运用自然科学措施与现代科学技术手段，这就必然要将大量的技术规范囊括其中。卫生法将直接关系到公民生命健康安全的科学工作方法、程序、操作规程，卫生标准确定下来，成为技术规范，把遵守技术法规确定为法律义务，使公民的健康权得到保障。例如，为了保证护理治疗的顺利进行，制定出许多护理常规。

4. 社会共同性　卫生法的任务是改善人们生产和生活环境的卫生条件，以保护人体健康，促进经济发展，这是全人类和全社会根本利益所在。卫生问题已成为当今人类面临的共同问题，近年来不断出现的SARS病毒、H7N9禽流感疫情、埃博拉肆虐以及MERS爆发，等等，使得各国对全球卫生更加关注。许多国家也在这一背景下不断健全本国的卫生法律相关政策，加强国际交流与合作，以便能更好地互相借鉴，使卫生法不断完善。另外，

WHO 等国际组织制定出许多国际卫生协议、条例和公约，成为国际社会共同遵守的通则，从而推动了国际卫生法的发展，这些都体现了卫生法的社会共同性。

（四）卫生法的基本原则

立法基本原则是立法主体据以进行立法活动的重要准绳，是立法指导思想在立法实践中的重要体现，它反映了立法主体在把立法指导思想与立法实践结合的过程中特别注意什么，是执政者立法意识和立法制度的重要反映。

1. 保护公民身体健康的原则 每个公民依法享有改善卫生条件、获得基本医疗保健的权利，以增进身体健康、延长寿命、提高生命质量。在我国，人民群众是国家的主人，开展卫生保健工作必须从全体公民出发，保护人体健康，使人人享有卫生保健。这是我国卫生事业的立场，也是我国卫生法的基本原则之一。

我国宪法规定了医药卫生事业的性质、任务及活动原则，作为国家根本大法保障了人人享有卫生保健的权利，并成为卫生法立法的基础。所有的卫生法也都从各个方面体现了宪法保护公民健康的原则。另外，国家不断出台的各种卫生制度和设置的卫生机构也反映出保护公民身体健康的重要性和重视度。

我国的医疗卫生体制正处于不断的变革中，国家和政府不断探索实施新的卫生制度及法规，目的就在于使卫生工作更好地保护人体健康，服务于大众，逐步满足社会对医疗卫生保健日益提高的需要。

2. 预防为主的原则 对待疾病首先从预防着手，主动地与疾病作斗争，以达到减少疾病和消灭疾病的目的。预防为主的原则并非不重视治疗，而是无病防病，有病治病，防治结合，立足于防。实践证明，预防为主的方针对于控制疾病的发生和流行，保护和增进人体健康，具有投资少、效益高的特点。它能够降低疾病的发病率，促进人体健康，保障人们正常的生产、工作及生活，避免由于疾病状态带来的经济损失，减轻疾病带来的生理及心理上的痛苦。

随着社会的发展和人们物质生活水平的提高，各种慢性疾病的发病呈现逐年攀升的态势，而“三级预防”这一概念正是在这一背景下产生的一种理念。它是指以人群为对象，以健康为目标，以消除影响健康的危险因素为主要内容，以促进健康、保护健康、恢复健康为目的的公共卫生策略与措施，主要针对慢性疾病发生、发展或恶化的不同阶段分别采取病因预防、三早预防和临床预防三种预防措施。我国卫生法中也从相应的三个层次上体现出了预防为主的方针，即：①改善自然和社会环境，保持和增进健康，抵制和减少病因的刺激，防止疾病的发生；②对疾病做到早期发现、早期诊断、早期治疗，控制疾病的发展和蔓延；③进行有效的治疗和抢救，减轻病人的痛苦，挽救病人的生命，促进病人的康复。

3. 动员全社会参与的原则 卫生工作必须做到政府领导，部门配合，社会支持，群众参与，使卫生事业成为全民的事业。卫生事业的发展在整个经济和社会的发展中具有不可取代的特殊作用，应当受到全社会的重视。这一原则要求：①中央和各级地方政府都要把大力发展卫生事业列入国家和地方的经济和社会发展总体规划，加强对卫生事业的宏观管理，各级政府要领导卫生工作；积极协调本地区中各卫生相关部门的关系；为本地区卫生建设提供必要的经济支持，并随着地区的财力水平增加相应的份额。②卫生行政部门作为政府主管卫生工作的职能部门，要认真组织实施卫生工作，加强对医疗卫生单位的管理，对社会事实卫生监督执法，依法行政；政府其他部门应积极配合卫生相关部门的工作，履行相应的

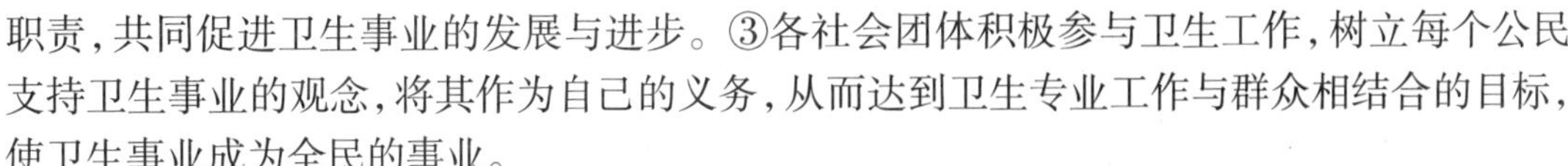

职责，共同促进卫生事业的发展与进步。③各社会团体积极参与卫生工作，树立每个公民支持卫生事业的观念，将其作为自己的义务，从而达到卫生专业工作与群众相结合的目标，使卫生事业成为全民的事业。

4. 依靠科技进步的原则　生命科学是卫生事业的技术核心，其日新月异的发展使人类对自身生命现象和疾病本质的认识不断地更新。实践证明，卫生事业的发展，健康目标的实现，归根结底依赖于科学技术的发展。卫生法依据当代科技发展水平和我国的国情，为提高人民的健康水平，将依靠科技进步作为其原则之一，是适应时代特征、合乎卫生发展趋势的。

5. 国家卫生监督的原则　卫生监督是指，卫生行政部门或国家授权的卫生职能部门对辖区内的有关单位和个人执行国家颁布的卫生法令、条例和标准情况进行的监察督导。实行这一原则，必须把专业性监督与社会监督、群众监督紧密结合，严格依法办事，同一切违反卫生法的现象作斗争，以保证良好的社会卫生环境。这对保证符合卫生要求的生产和生活条件，保护人体健康，有着重要的作用。

6. 奖励与惩罚相结合的原则　卫生法与其他法律一样，其一个重要特点是强制性，对于违法者，依法追究相应的法律责任，给予法律制裁。但我国的卫生法不只是消极地惩罚违法和犯罪，同时对认真执行卫生法规、保护生产和生活环境卫生、防病治病、保护人体健康做出成绩和贡献的单位及个人，给予精神上的表扬及物质上的奖励。这充分体现了我国卫生法的社会主义性质。

（五）卫生法的内容

在形式上，卫生法是由宪法、法律、行政性法规等众多的法律文件所构成，是卫生法律规范的总和。在卫生领域，需要卫生法调整的范围十分广泛、内容十分繁杂。卫生特别是医疗卫生事项烦琐多变，与卫生有关的法律法规甚多而又修改频繁，这都使卫生法难以在目前对卫生问题做出统一的规定、制定一部统一的卫生法。因此，卫生法作为行政法的一个分支，应属于宪法之下的，以若干单项法、众多行政法规、地方性法规和政府规章等所构成的相对独立的一套法律体系。

从 20 世纪 70、80 年代起，卫生法律规范的不断增多，为卫生法律体系框架的构建提供了必要基础和前提。1999 年中国卫生法学会对卫生立法框架的研究，将卫生法律规范分为八类，即：卫生资源管理法类、公共卫生法类、健康权益保护法类、生命科学有关卫生法类、传统医药法类、相关部门法类、国际卫生法规类和其他类。2009 年 3 月 17 日《中央、国务院关于深化医药卫生体制改革的意见》明确提出“建设覆盖城乡居民的公共卫生服务体系、医疗服务体系、医疗保障体系、药品供应保障体系，形成四位一体的基本医疗卫生制度。”这一目标的提出为构建我国卫生立法框架、完善我国卫生法律体系框架指明了方向。

卫生法的内容从卫生行政组织、卫生行政管理、卫生行政监督、医院管理、医护资格、计划生育、母婴保健、卫生行政执法、卫生类学校的设置等都作了规定，其大体上可以划分如下：

1. 公共卫生与疾病防治　主要包括公共卫生的规定（如食品卫生法，公共场所卫生管理条例，突发公共卫生事件应急条例，放射性同位素工作卫生防护管理办法等）；卫生防疫规定（如国境卫生检疫法，计划免疫工作条例，全国卫生防疫站工作条例等）；疾病防治的规定（如职业病防治法，传染病防治法，关于办理妨害预防、控制突发传染病疫情等灾害的刑事案件具体应用法等）；卫生标准。

2. 医政管理　主要包括医院管理的规定（如医院工作制度，综合医院组织编制原则等）；医疗事故处理办法的规定。

3. 药政管理　主要有药品管理法，包括新药审批办法、新生物制品审批办法、麻醉药品管理办法、药品广告管理办法、医院制剂工作条例、麻醉药品和精神药品管理条例、医疗机构制备正电子类放射性药品管理规定、进口药品管理办法等。

4. 妇幼卫生与计划生育　主要包括妇幼卫生的规定（如妇幼卫生工作条例，母婴保健法实施办法，孕产期保健质量标准和要求，托儿所、幼儿园卫生保健制度等）；计划生育的规定［如计划生育技术管理工作条例，人口和计划生育行政执法监督规定（试行），流动人口计划生育办法等］。

5. 中医和中西医结合　主要包括中医医院管理的规定（如关于印发中医药健康管理服务规范的通知，国家中医药管理局规范性文件管理办法，中西医结合医院工作指南（2011 年版），国家中医药管理局关于加强中医护理工作的意见等）；中医、中西医结合人员的管理规定［如中医住院医师规范化培训管理办法，出国中医药类专业技术人员资格认定管理办法（试行）等］；中医、中西医结合科研工作的规定（国家中医临床研究基地业务建设科研专项管理办法，中医药行业科研专项项目管理暂行办法等）。

6. 医学教育和科学技术　主要包括医学教育的规定（如教育部、卫计委关于实施临床医学教育综合改革的若干意见，卫计委继续医学教育“十一五”规划，高等医药院校教学研究室工作条例等）；医学科研管理规定（如医药卫生科学研究计划管理试行办法，卫计委关于医药卫生科学技术体制改革的意见，卫计委关于加速卫生科学技术进步的意见等）。

7. 人事管理　主要包括技术职称管理的规定（如卫计委关于卫生专业技术人员资格认定工作的意见，卫生技术人员职称及晋升条例等）；人员编制的规定（如全国中医医院组织机构及人员编制标准，卫计委关于部机关各司局主要职责、内设机构和人员编制的通知等）。

8. 卫生计划财务　主要包括医疗费用的规定（如关于加强医疗机构价格管理控制医药费用不合理增长的通知，加强公费医疗管理的通知等）；基建和物资的管理规定（如卫计委关于进一步扩大直属事业单位财务、基建、物资自主权的几项规定，卫计委关于部属单位调拨物资设备的几项规定，综合医院建筑标准等）。

9. 外事　主要是卫生外事活动的管理规定［如卫计委、国家中医药局关于开展全国卫生外事工作先进集体、先进个人评选活动的通知，卫计委关于援外医疗工作人员管理办法（试行），援外出国人员生活待遇管理办法等］。

（六）卫生法的作用

卫生法作为我国行政法的一个分支，除了具有我国行政法的一般作用外，还具有其自身的作用，主要表现在以下几点：

1. 通过卫生立法确保国家卫生政策的有效实施　一般地说，国家政策和国家法律在本质上是一致的，但政策和法律毕竟又有区别：首先，政策和法律是由国家两个不同的部门制定的，政策是由国家行政机关制定的，法律是国家立法机关制定的。其次，政策不一定对全体公民有约束力，法律则对全体社会成员都有约束力。再次，政策一般比较原则、灵活、多变，具有一般号召力；而法律则比较具体、稳定，对全体社会成员的行为具有严格的规定性，具有普遍约束力。另外，政策的实施主要靠号召、宣传、教育来落实，而法律则主要靠国家的强制力来保证实施。正是由于政策和法律的上述区别，因而只要实际需要和条件成熟，政策就会上升为国家法律。

卫生法的制定，使国家的卫生政策具体化、法律化、制度化，成为具有相对稳定性、国家强制性与规范性的法律条文，以保护公民的健康权利。卫生法是党和国家的卫生政策的集中体现，是上升为国家意志的法律规范，它是由国家强制力保证实施的。因此，一切违反卫生法的行为将依法受到一定的惩处，追究法律责任，这就有力地保证了国家卫生政策的有效实施。

2. 通过卫生立法实现卫生行政管理的有序化、科学化　卫生行政立法在卫生行政管理方面的作用，主要表现在它规定了卫生行政机关管理卫生、医疗、医药、卫生检疫等方面的义务或职责，以及与其职责相适应的职权。以保证卫生行政管理坚持依法履行（义务）职责、行使职权，真正做到有序化、科学化。任何国家要想对卫生事业进行有效的服务与管理，就必须把国家的卫生行政管理置于牢固的法制化的基础上，使卫生行政机关转变职能、发挥作用。

3. 保护人体健康，促进经济发展　进行社会主义现代化建设，必须同时搞好卫生工作。一直以来，我国现代化建设的不断发展带来的各种问题日益凸显，工业废物、化学农药、生活废弃物、食品污染等严重影响着我国国民的健康。另外，近年来不断爆发的各种传染病疫情，也给人们带来了不同程度上的恐慌与担忧。在采取行政、经济、技术和教育等措施的同时，还用采取强有力的法律手段，才能更好地应对国民面对的健康危害。生产的发展，离不开健全体魄和优良智能的人。卫生法的实施保护了人的健康，也就是保护了生产力。全体公民有了清洁适宜的环境，有了舒畅的心情和健康的身体，就能在生产建设中发挥积极性和创造精神，促进经济的发展。

4. 促进医学科学的发展　医学的存在是卫生立法的基础，卫生法是保证和促进医学发展的重要手段。随着新的科学技术不断被应用到医学领域中来，医学的新发展，新的价值观念、经济观念动摇了某些传统伦理道德观念，新病种的出现也给卫生立法提出了新的课题。医学发展中出现的法律问题如果得不到解决，势必会阻碍医学的发展。但另一方面，新技术应用于医学发展也带来了种种社会、伦理、法律问题。一些国家对此进行探讨并制订了相关的法律，我国也在对此进行研究，以确保医学技术受人类控制，保证新技术不被滥用，而是用来造福人类。可以看到，卫生法正在为医学科学的发展创造良好的社会条件和物质条件。

二、护理法

护理法是由国家制定的，用以规范护理活动（如护理教育、护士注册和护理服务等）及调整这些活动而产生的各种社会关系的法律规范的总称。

护理法调整的对象人群是护士。我国《护士条例》中对护士的定义为：指经执业注册取得护士执业证书，依照本条例规定从事护理活动，履行保护生命、减轻痛苦、增进健康职责的卫生技术人员。护士是卫生队伍的重要组成部分，在实际工作中，护士与病人接触时间最多，关系最密切，在卫生工作中起着至关重要的作用。

2002 年 9 月 1 日《医疗事故处理条例》的执行，2002 年 4 月 1 日最高人民法院在《关于民事诉讼证据的若干规定》中对医疗纠纷的审理实行举证责任倒置的实施，需要护士不但具有高度的责任心、高水平的技术与高质量的服务，更应具备一定的法律理念。护理人员被认为是保护患者医疗安全、防止医疗差错各个环节中的最后一道防线，护士的基本法律素养培养，对于卫生事业发展来说显得尤为重要。

（一）护理立法的发展

护理立法（Nursing Legislation）始于20世纪初，各国为了消除当时护理工作的混乱现象，保证医疗护理质量，保证护理向专业化方向发展，先后颁布了适合本国政治、经济、文化特点的护理法。

1. 国际护理立法的发展　1903年，美国的北卡罗来那州、纽约州、新泽西州、弗吉尼亚州率先颁布了《护士执业法》。1919年，英国颁布了第一部护理法。随后，荷兰、意大利、美国、加拿大、波兰等国也相继颁布了护理法或护士法。日本于1948年正式颁布了护士法。

1947年国际护士委员会出版了一系列有关护理立法的专著。1953年世界卫生组织发表了第一份有关护理立法的研究报告。1968年国际护士委员会特别成立了一个专家委员会，制定了护理立法史上划时代的文件——《系统制定护理法规的参考指导大纲》，为各国制定护理法必须涉及的内容提供了权威性的指导。

2. 我国护理立法的发展　我国于1993年3月26日颁布了《中华人民共和国护士管理办法》，并于1994年1月1日起正式实施，其主要包括总则、考试、注册、执业、罚则及附则六个部分。2008年1月23日颁布了《护士条例》，于5月12日起正式实施。为适应人民群众不断增长的健康需求和经济社会发展对护理事业发展的新要求，根据“十二五”时期卫生事业发展和深化医药卫生体制改革的总体规划，以及《医药卫生中长期人才发展规划（2011—2020年）》，国家卫计委制定了《中国护理事业发展规划纲要（2010—2015年）》。其他先后颁布过的一系列卫生法令、指示、暂行规定、办法等，其中有些内容也涉及到了护理领域。

香港地区有专门的护士管理局，前称护士管理委员会。护士管理委员会在1931年《护士注册条例》首次制定时被命名。1997年《护士注册（修订）条例》将护士管理委员会改名为护士管理局，并扩大其代表性，鼓励护士更积极参与业界事务。最新的《香港护士伦理及专业守则》于2015年制定并实施，旨在就护士专业的基本道德要求及责任提供指引，说明护理专业的主要核心价值，并在作出有关护理实践及职业操守标准的决定时提供参照依据。为了促进优质护理服务的推进，香港护士管理局还制定出一系列的《优良护理实务指引》，主要包括：给药法、善终服务、健康评估、健康促进、感染控制、知情同意、护理记录及使用约束物品。香港护士管理局通过建立及执行注册制度，订定指引以及监察执业护士的专业操守，保证香港护理服务的质素能切合不断转变的社会对医护服务的需求。

台湾地区现行的《护理人员法》是于2014年8月20日修订的，其主要包含总则、执业、护理机构的设置及管理、业务与责任、惩处、公会及附则共七章内容，与我国大陆现行的《护士条例》较为接近。此外，台湾地区出台的其他相关护理法规主要包括：《实习护士实施要点》、《护理机构分类设置标准》、《护理人员法实施细则》、《医事人员执业登记及继续教育办法》、《护理伦理规范》、《专科护理师分科及甄审办法》、《内科外科专科护理师继续教育课程及积点审定作业要点》等。台湾最高级别的护理协会称为“护理师护士公会联合会”（Taiwan

Union of Nurses Association，TUNA）。其下属10个委员会中包括专门负责护理相关政策法规的“护政医疗法制委员会”，主要职责包括：①探讨护理相关政策法规及现行制度，拟具建议提供有关机关参办。②对有关机关函嘱查明事项或护理执业争议事件，提供解释及咨询。③参与相关会议，争取护理人员权益。

（二）护理法规的分类及内容

护理法是由国家、地方以及专业团体等颁布的，它包含了护理教育和护理服务等诸多方面。从入学的护生到从事专科护理实践的护士，从在校培训到任职后的规范化培训、继续教育，从护理教育、医院护理到护理专业团体等均有涉及，不同的内容或程序有不同的护理法规及不同的制定和颁布者。各国现行的护理法规，基本上可以分为以下几大类；第一类，是国家主管部门通过立法机构制定的法律法令。可以是国家卫生法的一个部分，也可以是根据国家卫生基本法制定的护理专业法。第二类，是根据卫生法，由政府或地方主管当局制定的法规。第三类，是政府授权各专业团体自行制定的有关会员资格的认可标准和护理实践的规定、章程、条例等。除上述三类以外，如劳动法、教育法、职业安全法，乃至医院本身所制定的规章制度，对护理实践也具有重要影响。

护理法的基本内容，主要包括总纲、护理教育、护士注册、护理服务等四大部分。总纲部分阐明护理法的法律地位、护理立法的基本目标、立法程序的规定，护理的定义、护理工作的宗旨与人类健康的关系及其社会价值等。护理教育部分，包括教育种类、教育宗旨、专业设置、编制标准、审批程序、注册和取消注册的标准和程序等，也包括对要求入学的护生的条件、护校学制、课程设置，乃至课时安排计划，考试程序以及护校一整套科学评估的规定等。护士注册部分包括有关注册种类、注册机构、本国或非本国护理人员申请注册的标准和程序，授予从事护理服务的资格或准予注册的标准等详细规定。护理服务部分，包括护理人员的分类命名，各类护理人员的职责范围、权利义务、管理系统以及各项专业工作规范、各类护理人员应达标准的专业能力、护理服务的伦理学问题等，还包括对违反这些规定的护理人员进行处理的程序和标准等。

（三）护理立法的原则

1. 体现宪法权威的最高原则　宪法是国家的根本大法，在法律方面，它有着至高无上的权威，护理法的制定必须在国家宪法的总则下进行，不允许有任何与其相抵之处。护理法规也不能与国家已经颁布的其他任何法律条款有任何冲突。

2. 符合本国护理实际的原则　护理法的制定，一方面要借鉴和吸收发达国家的护理立法经验，确立一些先进目标；另一方面，也要从本国的文化背景、政治、经济状况出发，兼顾全国不同地区护理发展水平，确立更加切实可行的条款。假若脱离本国实际，势必难以实施，这不仅失去了立法的先进性和科学性，同时也失去了立法的有效性。

3. 反映现代护理观的原则　近几十年来，护理学从护理教育到护理服务，从护理道德到护理行为，从护理诊断到护理计划的实施、评估，乃至护理咨询、护理管理等已形成较为完整的理论体系。只有经过正规培训且检验合格的护理人员，才有资格从事实际护理服务工作。护理法应能反映护理专业的这种垄断性、技术性和义务性特点，以增强护理人员的责任感，提高社会效益的合法性。

4. 显示法律特征的原则　护理法与其他法律一样，应具有强制性、公正性和稳定性的特征，故制订条款的措辞必须准确精辟、科学而又通俗易懂。

5. 注重国际化趋势的原则 当今世界，科学、文化、经济的飞速发展势必导致法制上的共同性，一国法律已不可能在本国法律中孤立地长期存在。所以，制定护理法必须站在世界法治文明的高度，注重国际化趋势，使各项条款尽量适应国际上的要求，并应具有一定的科学性和前瞻性。如随着社会需求的增加和护理服务范围的扩大，社区初级卫生保健护士日益增多，这就需要对护士的种类、职责范围等赋予新的规定。

6. 维护正常护理活动的原则 通过立法创造一个适合护理活动发展需要的社会环境，鼓励和组织护理人员依法开展护理活动，为社会护理需要服务；依法监督、制裁和禁止非法护理活动；打击违法护理行为，保障人民的生命健康权利。

（四）护理立法的基本步骤

护理立法从酝酿到颁布实施都要经过一个严肃的立法程序，一般分下列五个步骤：

1. 依法建立起草委员会 护理法起草委员会是由国家或卫生主管部门负责组建并通过指派、宣布、授权而具有立法机构权威性的职能机构。护理立法起草委员会的成员一般由护理专家、卫生行政管理人员、司法工作者组成，一般为非常设机构。其成员要有高素质、高资历，具有高度代表性，是唯一具备护理法条文解释权的法定代表。

2. 确定护理立法目标 护理起草委员会成立后的第一使命，是确定护理法立法的目标，即明确护理法条文应该涉及的范围，其内容应以符合本国现状，又尽可能与国际惯例相适应为基本准则。

3. 起草法律文件 起草过程一般按照集体讨论拟定与分工起草相结合的办法进行。汇总草案初稿后，提交相关的组织或会议审议后方能定为“试行草案”。

4. 审议和通过 护理法规草案的审议一般分两种渠道进行，即按法律草案部分和具体教育培训及服务实践法规部分分别审议。前者的审议，在我国一般要经过地方乃至全国人民代表大会举手通过，后者一般由政府主管部门审批同意。通过后的法律草案全文即可由政府颁布试行。

5. 评价、修订与重订 护理法规的实施大多分为试行或正式施行两个阶段。试行期一般为2~3年，在试行期结束前，国家授权起草委员会通过全面收集对试行过程中所反映的意见，作进一步修订，再提交立法机构和政府主管部门审议通过或批准，最后由政府宣布施行。

（五）护理立法的意义

1. 维护护士的合法权利 通过立法，使护理人员的地位、作用和职责范围具有明确的法律依据。护士在履行法定的职责时，其权利受到法律的保护、国家的支持和人民的尊重，任何人都不可随意侵犯和剥夺。护士执业权利的法律保护，增强了护理人员对护理专业的崇高使命感和安全感，激励护理人员充分发挥自己的最佳才干，尽职尽责的为公众的健康服务。

2. 维护护理对象的合法权益 护理法向护理人员和公众展示了护理执业的各项法律条款，规定了执业准入标准、执业活动范围和行为规范；强化护理人员的执业功能，不断提高护理人员的执业技术水平和护理道德水准；最大限度地维护护理对象的合法权利。例如，护理法规定了护理人员必须无条件地保障公民的生命健康权利，以高度责任心为患者服务；无法律许可，不得以任何借口拒绝护理患者或抢救患者；在医疗缺陷发生后，不得弄虚作假、伪造护理文书及其他证据材料等；对违反护理准则的行为，患者有权依据有关条款依法追究护理人员的法律责任。

3. 促进护理教育和护理学科的发展 护理法为护理专业技术人员的培养和毕业后的继续教育制定了法制化的规范和标准，从而保证了护理人员接受正规的护理学历教育和继续护理学教育的权利和义务，使其通过不断的学习和接受培训，始终保持高水准的执业技能，以促进护理教育和护理学科向现代化、科学化、标准化的方向发展。

4. 促进护理管理的法制化进程，提高护理质量，保障护理安全 护理法集中了先进的法律思想和护理理念，对护理制度、护理执业活动和护理行为，通过立法的形式进行强制性规范，使之做到有法可依、有章可循、违法必究，将护理管理纳人法制化的轨道，保证护理工作的连续性、稳定性、有效性和安全性，防范医疗缺陷和护理风险，提高护理质量，促进护理学科的发展。

（六）我国与护理管理相关的法律、法规和政策

1.《护士条例》 此条例于 2008 年 1 月 23 日国务院第 206 次常务会议通过，并于 2008 年 5 月 12 日开始实施（以下简称《条例》）。《护士条例》是在原卫生部 1993 年 3 月 26 日发布的《护士管理办法》的基础上修订而成的。条例共 6 章 35 条，包括总则、执业注册、权利和义务、医疗卫生机构的职责、法律职责和附则 6 个部分。其要解决的主要问题有：

（1）依法加强护士队伍建设：《条例》规定："国务院有关部门、县级以上地方人民政府及其有关部门以及乡（镇）人民政府应当采取措施，改善护士的工作条件，保障护士待遇，加强护士队伍建设，促进护理事业健康发展。"

实际上，我国党和政府历来重视护理事业的健康发展，对护士和护理工作曾多次给予高度评价。近年来，为鼓励广大护士在临床一线护理岗位工作，国家先后实施了一系列提高护士待遇的政策。如护士除按规定享有工龄津贴外，还享有护士工龄津贴；1988 年护士工资在原有标准上提高 10%；2006 年人事部、财政部在《事业单位工作人员收入分配制度改革实施办法》中，明确护士岗位工资标准提高 10%；为表彰长期从事护理工作的护士，卫计委对从事护理工作满三十年的护士颁发荣誉证书和证章等。

《条例》将政府加强护士队伍建设的责任上升到了法律层面，充分体现了国家对护理事业发展的重视和支持。

（2）依法保障护士的合法权益：《条例》提出："护士人格尊严、人身安全不受侵犯。护士依法履行职责，受法律保护。"据相关调查，近年来护士权益和人身安全受到侵害的事件频频发生。一些医院在聘用合同制护士过程中，存在随意性过大、待遇偏低等问题，侵害了护士的劳动权益。而《条例》明确规定了护士应享有获取工资报酬、享受福利待遇、参加社会保险的权利；享有与护理工作相适应的卫生防护、医疗保健服务的权利；享有获得相应专业技术职务、职称及参加培训、学术研究的权利；享有对医疗卫生机构和卫生主管部门的工作提出意见和建议的权利等。

（3）依法建立护士准入制度：《条例》规定，护士执业应当经执业注册取得护士执业证书。需要提醒的是，《条例》对申请护士执业注册做出明确的条件要求，即必须完成相应的学历教育。如"在中等职业学校、高等学校完成国务院教育主管部门和国务院卫生主管部门规定的普通全日制 3 年以上护理、助产专业课程学习，包括在教学、综合医院完成 8 个月以上护理临床实习，并取得相应学历证书，同时须通过卫计委组织的护士执业资格考试。

我国目前已由单一层次的中等护理教育，逐步转向中专、大专、本科、硕士研究生等多层次护理教育体系。尽管高等护理教育规模近年发展较快，年招生量已超过护理专业年招生总量的30%，但中等护理教育在护士的培养中仍发挥着重要的作用。因此，《条例》将护士培养的最低教育层次仍定为中等专业教育，并要求必须要包含8个月以上在教学医院、综合医院的护理临床实习。这是护理专业实践性、操作性强的特点所决定的，否则将影响护理工作的质量。

（4）规范护士执业行为：《条例》明确规定了护士的执业行为，如应遵守法律法规和诊疗技术规范；发现患者病情危急立即通知医师；抢救垂危患者先实施必要的紧急救护；发现违规的医嘱及时向开具医嘱的医师提出等。《条例》还要求护士应尊重、关心、爱护患者，保护患者的隐私，并有参与公共卫生和疾病预防控制的义务。

（5）明确了医疗机构的保障责任：针对目前医疗机构重医轻护，临床护士数量配备不足，以及在合同制护士同工不同酬等问题，《条例》规定了医疗卫生机构保障护士权益的责任。主要有：医疗卫生机构应执行国家规定的护士工资、福利待遇政策，为护士足额缴纳社会保险，并提供有效的卫生防护措施和医疗保健措施。对在艰苦边远地区工作，或者从事直接接触有毒有害物质、有感染传染病危险工作的护士，应按照国家有关规定给予津贴。医疗卫生机构配备护士，数量不得低于国家规定的标准。对医疗机构不履行职责的行为，《条例》设定了相应的处罚条款。

2.《中华人民共和国护士管理办法》　此条例为中华人民共和国卫生部部长令第31号公布，自1994年1月1日起实施。《中华人民共和国护士管理办法》旨在维护护士的合法权益，规范护理行为，促进护理事业发展，保障医疗安全和人身健康。它明确指出：要发展护理事业，促进护理学科发展，护士的劳动受全社会的尊重，护士的执业权利受到法律保护，任何单位和个人不得侵犯。《中华人民共和国护士管理办法》规定了护士的执业资格、法定的权利和义务、医疗卫生机构在护士管理中的职责以及相应的法律责任等。执业护士违反了医疗护理规章制度和技术规范，或拒不履行护士义务者，由卫生行政部门视情节予以警告、责令改正、终止注册甚至取消注册。非法阻挠护士依法执业或侵犯护士人身权利的，由护士所在单位提请公安机关予以治安行政处罚；情节严重、触犯法律者，提交司法机关依法追究其刑事责任。

3.《医疗事故处理条例》　此条例国务院于2002年4月4日颁布，自2002年9月1日起施行。《医疗事故处理条例》是处理医疗事故的卫生法律依据。条例对我国医疗事故的认定标准、有效预防和正确处置做出了正确的法律规定。

按照《医疗事故处理条例》规定：医疗事故的定义是指医疗机构及其医务人员在医疗过程中，违反医疗卫生管理法律、行政法规、部门规章和诊疗护理规范、常规，过失造成病人人身损害的事故。其主要内容有：第一章，总则包含了立法的宗旨和依据；医疗事故的概念；处理医疗事故的原则；医疗事故分级的内容。第二章，主要规定了医疗机构及其医务人员在医疗活动中应遵守的法律、行政法规、部门规章、规范等；规定了医疗机构对医务人员进行培训和教育；设立医疗服务质量监控部门或防范医疗事故发生的规定；提出了病历资料书写、保管、复印、封存及相关证据保存的具体要求；规定了发生医疗事故或者医疗事故争议的报告制度；规定了尸体存放、处理和尸检的具体时限和要求。第三章，医疗事故的技术鉴定，是条例的重要部分，共15条。主要包括医疗事故技术鉴定程序的启动方式；医疗事故技术鉴定机构的设置；建立承担医疗事故技术鉴定工作的专家库及专家库人员的条件；

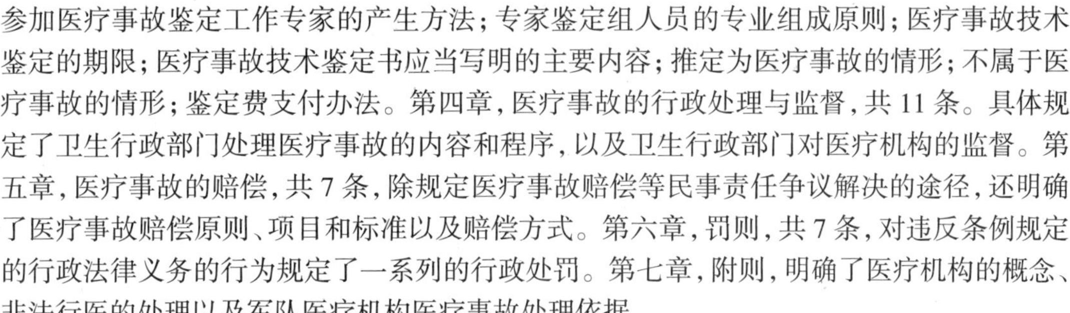
参加医疗事故鉴定工作专家的产生方法；专家鉴定组人员的专业组成原则；医疗事故技术鉴定的期限；医疗事故技术鉴定书应当写明的主要内容；推定为医疗事故的情形；不属于医疗事故的情形；鉴定费支付办法。第四章，医疗事故的行政处理与监督，共 11 条。具体规定了卫生行政部门处理医疗事故的内容和程序，以及卫生行政部门对医疗机构的监督。第五章，医疗事故的赔偿，共 7 条，除规定医疗事故赔偿等民事责任争议解决的途径，还明确了医疗事故赔偿原则、项目和标准以及赔偿方式。第六章，罚则，共 7 条，对违反条例规定的行政法律义务的行为规定了一系列的行政处罚。第七章，附则，明确了医疗机构的概念、非法行医的处理以及军队医疗机构医疗事故处理依据。

4.《医疗机构管理条例》 国务院于 1994 年 8 月 29 日颁布此条例，自 1994 年 9 月 1 日起施行。《医疗机构管理条例》是我国医疗机构管理法律体系的主干，是纲领性法规。它明确规定了我国医疗机构管理的基本内容，医疗机构必须遵守的规范，以及违反有关规定的法律责任。目前，国家卫计委已制定和发布与《医疗机构管理条例》相配套的规章和规范性文件，有《医疗机构管理条例实施细则》《医疗机构设置规划指导原则》《医疗机构基本标准》《医疗机构监督管理行政处罚程序》《医疗机构评审办法》《医疗机构评审标准》《医疗机构评审委员会章程》和《医疗机构诊疗科目》《中外合资、合作医疗机构管理办法》《医疗机构评价指南（试行）》等。

5.《医院废物处理条例》 此条例国务院于 2003 年 6 月 16 日颁布，自 2003 年 6 月 16 日起施行。医疗废物（Medical Waste）是指医疗卫生机构在医疗、预防、保健以及其他相关活动中产生的具有直接或者间接感染性、毒性以及其他危害性的废物。这一条例旨在加强医疗废物的安全管理，防止疾病传播，保护环境，保障人体健康。其主要内容有：医疗废物的概念；医疗废物的存放、转移和集中处置要求；医疗机构对医疗废物的管理要求；卫生行政部门的监督管理职责；以及未执行本条例的法律责任。

6.《医院感染管理规范（试行）》 卫生部于 1994 年 10 月 12 日颁布此规范。《医院感染管理规范（试行）》旨在加强医院感染管理，有效预防和控制医院感染，保障医疗安全，提高医疗质量。其明确规定了医院感染管理组织与职责；确定了医院感染知识培训的具体要求；医院感染检测的内容和要求；门诊、急诊、治疗室、产房、ICU、手术室、血液净化室、消毒供应室、口腔科、内镜室、检验科、营养室等重点科室部门的医院感染管理要求；明确了医疗污物的处理方法。

7. 其他医疗护理相关政策法规　主要包括：《传染病防治法》《侵权责任法》《献血法》《医疗责任保险法》《医院感染管理办法》《临床输血技术规范》《医患法律关系》《医务人员医德规范及实施办法》《消毒管理办法》《病例书写基本规范》《一次性使用无菌医疗器械监督管理办法》《医患双方的权利和义务》、《举证责任倒置》，等等。

8. 国际相关护理法律知识 《国际护士会伦理法典》《美国护士学会护士守则》等。

第四节　护理管理中的法律问题

一、护理职业道德与护士行为规范

护理职业道德是护理社会价值和护士理想价值的具体体现，它与护士的职业劳动紧密结合。形成高尚的护理职业风范，对指导护理专业的道德发展方向，调节护患关系，促进医疗卫生战线的精神文明建设，造福于人民的健康事业具有深远的意义。

（一）职业道德的基本概念

道德是一种社会意识形态，是以善恶为评价标准，通过舆论、传统习惯和内心信念来维系、调整人们的行为规范的总和。

所谓职业道德，是指人们在从事正当职业、履行职责的过程中，应当遵守的行为准则。职业道德是共产主义道德和一般社会道德在职业生活中的具体体现。

护理职业道德，是在一般社会道德基础上，根据护理专业的性质、任务，以及护理岗位对人类健康所承担的社会义务和责任，对护理工作者提出的护理职业道德标准和护士行为规范；是护士用于指导自己言行，调整护士与病人、护士与集体、护士与社会之间关系；判断自己和他人在医疗、护理、预防保健、护理管理、护理科研等实践过程中行为是非、善恶、荣辱和褒贬的标准。

（二）护理职业道德的基本内容

1. 对护理职业价值的正确认识　这是对道德理论的认知，形成道德观念的基础，也是理解和掌握道德规范的前提。

2. 职业道德情感　以纯洁、诚挚的情怀爱护生命，处理职业关系，评价职业行为的善恶、是非。

3. 职业道德意志　在履行道德义务过程中，自觉克服困难，有排除障碍的毅力和能力。

4. 职业道德信念　有发自内心的履行“救死扶伤，实行革命人道主义”的真诚信念和道德责任感。

5. 良好的职业行为和习惯

（三）护士职业行为规范

1. 热爱本职、忠于职守、对工作极端负责，对患者极端热忱。
2. 满足病人生理、心理、安全、求和、爱美的需要，使之处于最佳心理状态。
3. 尊重病人权利，平等待人，做病人利益的维护者。
4. 审慎守密，不泄露医疗秘密和病人的隐私。
5. 求实进取，对技术精益求精。
6. 对同事以诚相待，互敬互让，通力合作。
7. 举止端庄，文明礼貌，遵纪守章，助人为乐。
8. 廉洁奉公，不接受病人馈赠，不言过其实，不弄虚作假。
9. 爱护公物，勤俭节约。
10. 以奉献为本，自尊自爱，自信自强。

二、护士资格考试与注册

国际护士会认为，护士是指完成了基本的护理教育课程，并经考试或考核合格，有相关护理工作执照在其工作的护理领域具有一定权威性的护理人员，一般来讲从事护理工作的人员应具有两个基本的条件：一是具有良好的身体和心理素质；二是具有扎实的护理理论知识和实际操作技能。《护士条例》规定了执业护士注册的四个条件：第一，具有完全的民事行为能力，这是从法律意义上最基本的要求，一个没有完全民事行为能力的人，不可能对社会、对他人、对本人负责。第二，在中等职业学校或高等学校完成了规定的普通全日制3年以上的护理、助产专业课程学习并完成8个月以上护理临床实习，取得相应的学历证书。这项规定强调执业护士不仅要接受过一定的学历教育，而且必须有较长时间的（8个月）临床实习，积累一定的护理实践经验，掌握实际操作技能，以便顺利履行护理职责，为患者服务。第三，通过国务院卫生主管部门组织的护士执业资格考试，也就是说要通过全国统一的护士执业资格考试。第四，符合国家规定的健康标准，这也是一项最基本的要求。这四个条件非常明确，也十分严格，是执业护士必须具备的。具备了这四个条件就可以申请注册执业护士了。

为了保证护理质量及公众的就医安全，国家实行了严格的护士执业资格考试制度和护士执业许可制度。护士执业考试合格即取得护士执业的基本资格，但取得护士执业资格的人，还不是法律意义上的护士。按《护士条例》的规定应当向省一级卫生主管部门提出执业注册申请。由省级卫生主管部门办理护士执业注册登记发给护士执业证书。注册是卫生行政机关行使许可权，对执业护士资格进行审查和管理的一种有效形式，取得护士执业资格的人经过注册，便成为法律意义上的护士，享有护士的权利，应履行护士的义务。

三、护士的职业权利和义务

法律上的权利是指公民或者法人依法行使的权能与享受的权益。权利与义务相辅相成，不可分离。护士的权利与义务是基于护士特定的职业性质而产生和存在的。因此，它具有在护理活动中产生并由法律规范所规定的特征。护士的权利和义务是统一的。

（一）护士的职业权利

为了保证护士安心工作，鼓励人们从事护理工作，满足人民群众对护理服务的需求，条例强调了政府的职责，规定：国务院有关部门、县级以上地方人民政府及其有关部门以及乡（镇）人民政府应当采取措施，改善护士的工作条件，保障护士待遇，加强护士队伍建设，促进护理事业健康发展。

1. 执业护士享有按照国家规定获取工资报酬，享有福利待遇，参加社会保险的权利。《条例》中规定："护士执业，有按照国家有关规定获取工资报酬、享受福利待遇、参加社会保险的权利。任何单位或者个人不得克扣护士工资，降低或者取消护士福利等待遇"。工资福利待遇是执业护士最基本的权利，也是宪法对公民权利规定的具体体现。在现代社会，人们付出了劳动，理所当然应当获得劳动报酬，享受国家规定的福利和社会保障。有了劳动报酬，人们才能生存，才能维系人生最基本的需要，可以说取得劳动报酬权是生存权的延伸。

2. 执业护士有获得与其所从事护理工作相适应的卫生防护、医疗保健服务的权利，享有职业保护的权利。因为执业护士长期与病人打交道，遭受细菌、病毒、药品侵袭感染的机会比常人多得多，病房环境对护士生理上的不良影响也不容低估。因此，护士享有职业保护是天经地义的，是保护执业护士人身权利的需要。对于工作在艰苦边远地区的护士，或者从事直接接触有毒有害物质、有感染传染病危险工作的护士，除依照相关法律法规接受职业健康监护，其所在的医疗卫生机构还应按照国家有关规定给予津贴。患职业病的护理人员还有权利依照相关的法律及行政法规获取一定的赔偿。

3. 执业护士有参加学术团体，从事学术研究交流，评定技术职务、职称的权利。这项权利是不断提高护士队伍业务水平的需要，同时有利促进鼓励护理人员不断学习，参加学术交流，更新知识，从而推动护理事业的整体发展。

4. 执业护士有参加专业培训、从事学术研究和交流、参加行业协会和专业学术团体的权利。护理的发展是伴随着医学的发展而不断进步的，先进的医学学科发展也需要高层次的护理实践与之伴行。医疗卫生机构有义务为医务人员创造在职培训继续教育的条件。培训既是护士的权利也是护士的义务，为了避免医疗机构出于压缩和减少医院开支的考虑而不给护士提供培训的机会，或者仅给予有限的机会，《条例》中明确规定了医疗卫生机构在护士培训中的义务。

5. 执业护士有获得疾病诊疗、护理相关信息的权利，并可以对医疗卫生工作提出意见和建议。这是做好护理工作的前提条件和自身要求，也是对护理人员的职业尊重。

6. 关于护士的表彰、奖励，《条例》规定：国务院有关部门对在护理工作中做出杰出贡献的护士，应当授予全国卫生系统先进工作者荣誉称号或者颁发白求恩奖章，受到表彰、奖励的护士享受省部级劳动模范、先进工作者待遇；对长期从事护理工作的护士应当颁发荣誉证书。县级以上地方人民政府及其有关部门对本行政区域内做出突出贡献的护士，按照省、自治区、直辖市人民政府的有关规定给予表彰、奖励。

护士的职业权利还远不止这些，如对病人的监护权、健康教育管理权等，但为了能够保证其正常行使护士职责，完成护理使命，条例所规定的劳动报酬权、职业保护权、学术研究交流培训权、对疾病诊疗护理的知情权等是完全必须的，也是最基本的。这样的规定既可以使其正确行使职业权利而不滥用，又有利于取得医疗单位、患者和社会的理解、支持和监督，既为护理人员创造了一个良好的职业环境，保护了他们的基本权利，又有利于推进护理事业水平的提高和健康发展，赋予了护士神圣的社会责任和崇高的职业使命。所有从事护理工作的人员都应正确行使自己的权利，认真履行神圣的社会责任。

（二）护士的法律职业义务

权利和义务往往是相辅相成，互为条件的。国家法律赋予了执业护士一些重要特殊的职业权利，同样国家法律也会规定执业护士承担必要的义务。义务是个人对社会和他人应履行的责任，所以义务往往同使命、职责具有同等的意义。这里讨论的护士的义务主要是指执业护士的职业义务。

1. 依法执业义务　执业护士应当遵守法律、法规、规章和诊疗技术规范的规定，这是护士执业的根本准则，即合法性原则。这一原则涵盖了护士执业的基本要求，包含了护士执业过程中应当遵守的大量具体规范和应当履行的大量义务。通过法律、法规、规章和诊疗技术规范的约束，护士履行对患者、患者家属以及社会的义务。如，严格地按照规范进行护理操作；为患者提供良好的环境，确保其舒适和安全；主动征求患者及家属的意见，及时改进工作中的不足；认真执行医嘱，注重与医生之间相互沟通；积极开展健康教育，指导人们建立正确的卫生观念和培养健康行为，唤起民众对健康的重视，促进地区或国家健康保障机制的建立和完善。

2. 紧急处置义务　执业护士在执业活动中发现患者病情危急时，要执行两项工作，一是要及时将病人病情变化的情况立即通知医师，以便医师从医学上对病人的病情作出准确判断，提出更为专业的处置方案；二是要在紧急情况下力所能及地处置病人，缓解病人的病

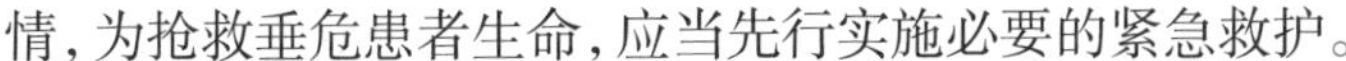

情，为抢救垂危患者生命，应当先行实施必要的紧急救护。

3. 问题医嘱报告义务　《条例》中规定：执业护士发现医嘱违反法律、法规、规章或者诊疗技术规范规定的，应当及时向开具医嘱的医师提出；必要时，应当向该医师所在科室的负责人或者医疗卫生机构负责医疗服务管理的人员报告。在临床护理实践中，有很多护理工作需要按照医生的处方及医嘱进行，如遵医嘱对病人应用各种药物，使用呼吸机等，这是护士的依赖性功能之一。医嘱是护士对病人实施观察评估和治疗的法律依据，应准确及时地执行医嘱，随意篡改医嘱或无故不执行医嘱均属违法，如发现医嘱有错误应马上指出，若医生执意坚持医嘱，则应报告有关负责人。这是护士的责任，也是护士的义务，对病人负责，呵护生命是护士的天职。

4. 尊重关爱病人，保护病人隐私　执业护士应当尊重、关心、爱护患者，保护患者的隐私。这实质上是对患者人格和权利的尊重，有利于与患者建立相互信任、以诚相待的护患关系。每个护理工作者都应努力用自己热情真挚的工作态度和严谨认真的护理服务为患者带来愉快和幸福，在临床护理中，建立良好的护患关系，给患者全面的身心护理，尊重其人格、尊严、信仰及价值观。为治疗、检查护理的需要，坦诚的与病人沟通，但应尽量使自己与病人的交往仅限于职业范围，严格保守病人的个人隐私，防止产生不必要的道德或法律问题。

5. 参与公共卫生和疾病预防控制工作的义务　《条例》规定：发生自然灾害、公共卫生事件等严重威胁公众生命健康的突发事件，执业护士应当服从县级以上人民政府卫生主管部门或者所在医疗卫生机构的安排，参加医疗救护。现代护理学理论告诉我们健康是人类共同追求的目标，护理的目标是使每个人达到最大限度的健康，这是一个崇高的目标，一旦社会上出现了自然灾害，公共卫生突发事件医护人员理所当然应当为实现自己崇高的职业目标而努力奋斗，投身于紧急的医疗救护之中，像南丁格尔那样，像 SARS 发生时的中国医护工作者那样，用自己的实际行动，为人民的健康，为护理事业的发展做出自己应有的贡献。

此外，为了加强对护士执业行为的监督管理，促进护理行为的规范，条例要求县级以上地方人民政府卫生主管部门建立本行政区域的护士执业良好记录和不良记录，并将该记录记入护士执业信息系统。护士执业良好记录包括护士受到的表彰、奖励以及完成政府指令性任务的情况等内容；护士执业不良记录包括护士因违反条例以及其他法律、法规、规章或者诊疗技术规范的规定受到行政处罚、处分的情况等内容。

四、医疗卫生机构的职责

目前，护士都是在一定的医疗卫生机构中执业，护士义务的履行需要医疗卫生机构直接进行监督，护士权利的实现有赖于医疗卫生机构提供物质保障。据此，条例设专章规定了医疗卫生机构三方面的职责：

（一）按照卫计委的要求配备护士

护士配备是否合理，直接关系到医院的工作质量，更直接影响到护理质量、患者安全。因此，条例规定，医疗卫生机构配备护士的数量不得低于卫计委规定的护士配备标准。条例施行前，尚未达到护士配备标准的医疗卫生机构，应当按照卫计委规定的实施步骤，自条例施行之日起 3 年内达到护士配备标准。

（二）保障护士合法权益

为护士提供卫生防护用品，并采取有效的卫生防护措施和医疗保健措施；应当执行国家有关工资、福利待遇等规定，按照国家有关规定为在本机构从事护理工作的护士足额缴纳社会保险费用；对在艰苦边远地区工作，或者从事直接接触有毒有害物质、有感染传染病危险工作的护士，所在医疗卫生机构应当按照国家有关规定给予津贴；应当制定、实施本机构护士在职培训计划，并保证护士接受培训；根据临床专科护理发展和专科护理岗位的需要，开展对护士的专科护理培训。

（三）加强护士管理

按照卫计委的规定，设置专门机构或者配备专（兼）职人员负责护理管理工作；不得允许未取得护士执业证书的人员、未依照条例规定办理执业地点变更手续的护士以及护士执业注册有效期届满未延续执业注册的护士在本机构从事诊疗技术规范规定的护理活动；在教学、综合医院进行护理临床实习的人员应当在护士指导下开展有关工作。建立护士岗位责任制并进行监督检查。护士因不履行职责或者违反职业道德受到投诉的，其所在医疗卫生机构应当进行调查；经查证属实的，医疗卫生机构应当对护士做出处理，并将调查处理情况告知投诉人。

五、依法执业问题

法是国家制定或认可的，以国家强制力保证实施的，在其统辖范围内对其所有社会成员具有约束力的行为规范。行为规范有多种，包括法律、政策、纪律、道德和契约规范等，但这些行为规范并不具有同等的地位和效力。法的主要特征为社会共同性、强制性、公正性、稳定性。随着法制的健全，人们法制观念日益增强，医疗护理工作中碰到的纠纷与法律问题越来越多；另外，我国护理立法已被列为国家法制建设的重要内容，这些对护理管理从法学方面又提出了许多新问题。每个合格的护理人员不仅应该熟知国家法律条文，而且更应明白在自己实际工作中与法律有关的潜在性问题，以便自觉地遵纪守法，必要时保护自己的一切合法权益，维护法律的尊严。这些潜在性问题中，常见的有：

（一）侵权行为与犯罪

侵权行为是指医护人员对病人的权利进行侵害导致病人利益受损的行为，主要涉及侵犯人身权和财产权。侵权行为是违反法律的行为，情节严重者要承担刑事责任。前者是指对某人或许多人人身或财产权利不应有的侵犯，后者是指一切触犯刑法的行为。有时在同一护理活动中，侵权行为可与犯罪同时发生，侵权行为可不构成犯罪，但犯罪必定包含着被害者合法权益严重被侵犯。

1. 侵犯人身权

（1）侵犯自由权：自由权是指以身体的动静举止和内心意志不受非法干预为内容的人格。病人的自由权受宪法保护，护士执业时，应重视病人的自由权，保证病人的自由权。例如：在住院期间病人禁止大声喧哗、按时作息、按医嘱服药是应该的，但护理人员在护理过程中以治疗需要的名义非法拘禁、剥夺或限制病人的人身自由、侵犯宗教信仰自由、强制病人接受自己的思想观念、变更原有的生活方式，都是侵犯病人的自由权。

（2）侵犯生命健康权：生命健康权是自然及其器官乃至整体的功能利益为内容的人格权。健康的内容即指器官及系统的安全动作和功能的正常发挥，包括生理健康和心理健康。

无论哪一方面的侵害都构成对公民健康的侵害。一般来说，护理人员在侵犯被护理者身体权的同时也侵犯了他的生理健康，但也存在仅仅侵犯心理健康的非法行为，如以谩骂、诋毁和其他心理手段侵犯病人的心理健康。

（3）侵犯隐私权：隐私权的概念国内外尚无统一看法，也可称为私生活信息权或私人的信息权，一般是指生活的秘密，其内容包括对隐私事件隐而不宣的权利和隐私事实给予决定权的实现权。病人入院以后，由于治疗的需要，护理人员往往知道病人的许多隐私，对于这些隐私，护士要依照《护士条例》规定"护理人员在执业中得悉就医者的隐私，不得泄露，但法律另有规定的除外"。如性病病人的姓名和病情是否愿意说出来，这是他（她）的个人隐私权，如果护士对他（她）进行逼迫，"不然就不给你治疗和护理"，这就形成了侵权。

（4）侵犯身体权：身体权是指公民个人对器官、肢体和其他组织的支配权。任何人对别人的器官、肢体及其他组织加以侵害都属于侵犯身体权的非法行为。护理过程中最常见的侵害身体权的方式是护理人员违反正确的操作程序和错误使用医疗仪器给病人身体造成损害，如错误使用物理治疗仪器造成被护理者的肢体受损。

（5）其他侵权行为：包括私拆病人的信件，散布损害病人名誉的言论，即侵犯病人的通信自由权和名誉权（名誉权的侵害以侮辱、诽谤为主要方式）；医院侵犯病人的肖像权如拍照、录像等（公民有权禁止他人非法制作自己的肖像，有权禁止他人非法使用自己的肖像）。

2. 侵犯财产权　财产权是以财产为客体的权利，对财产的所有权加以依法占有和使用自己的财产，并收取利益。如果护理人员不法侵害被护理者财产的所有权、占有权、使用权和利益权等，则侵犯了被护理者的财产权。例如：在抢救神志不清的病人时，将其身上佩戴的首饰和财物占为已有；对智力障碍病人使用诱骗手段骗得其财物；对病人财物借而不还等都构成侵犯财产权。

（二）失职行为与渎职罪

前者指不履行职责，因主观上一时疏忽或遗忘而造成客观上的过失行为。就护理工作而言，过失可导致两种后果：失职行为的错误损害了患者的某些心理满足、生活利益和恢复健康的进程，而并未造成法律上的损害，可能造成侵权行为，但并不犯罪；若因责任心不强、失职而致残、致死，护理人员就要负法律责任，因为已经构成过失犯罪或渎职罪。例如，护士因疏忽大意而错给一位未做过青霉素皮试的病人注射了青霉素，若该病人幸好对青霉素不过敏，那么，该护士只是犯了失职过错，构成一般护理差错。假若该病人恰恰对青霉素过敏，引起过敏性休克致死，则造成了护理事故，需追究该护士法律责任，她可能被判渎职罪。

1. 护理差错　凡在护理工作中因责任心不强，粗心大意，不按规章制度办事或技术水平低而发生差错，对病人产生直接或间接影响，但未造成严重不良后果者，称为差错。如：

（1）错抄、漏抄医嘱，而影响病人治疗者。

（2）错服、多服、漏服药（包括未服药到口），按给药时间拖后或提前超过2小时者。

（3）漏做药物过敏试验或做过敏试验后，未及时观察结果，又重做者。错做或漏做滴眼药、滴鼻药，及冷、热敷等临床处置者。

（4）发生Ⅱ度压疮、Ⅱ度烫伤，经短期治疗痊愈，未造成不良后果者。

(5)误发或漏发各种治疗饮食，对病情有一定影响者；手术病人应禁食而未禁食，以致拖延手术时间者。

(6)各种检查、手术中因漏做皮肤准备或备皮划破多处，而影响手术及检查者。

(7)抢救时执行医嘱不及时，以致影响治疗而未造成不良后果者。

(8)损坏血液、脑脊液、胸水、腹水等重要标本或未按要求留取、及时送验，以致影响检查结果者。

(9)由于手术器械、敷料等准备不全，以致延误手术时间，但未造成不良后果者。手术标本丢失或未及时送验，增加病人痛苦，影响诊断者。

(10)供应室发错器械包或包内遗漏主要器械，影响检查、治疗者；发放灭菌已过期的器械或器械清洗、灭菌不彻底，培养有细菌生长，但未造成严重后果者。

2. 护理事故　凡在护理工作中，由于不负责任，不遵守规章制度和技术操作规程，作风粗暴或业务不熟悉而给病人带来严重痛苦，造成残疾或死亡等不良后果者，称为事故。

(1)事故等级分类

1)由于护理人员的过失，直接造成病人死亡者。

2)促使病人死亡或造成残疾者。

3)造成轻度残疾或严重痛苦者。

(2)责任事故范围

1)护理人员工作不负责任。交接班不认真，观察病情不细致，病情变化发现不及时，以致失去抢救机会，造成严重不良后果者。

2)不认真执行查对制度而打错针，发错药，输错血液；护理不周到，发生严重烫伤或Ⅲ度压疮，昏迷躁动病人或无陪伴的小儿坠床，造成严重不良后果者。

3)对疑难问题，不请示汇报、主观臆断，擅自盲目处理，造成严重不良后果者。

4)延误供应抢救物资、药品，供应未灭菌的器械、敷料、药品，或因无菌操作不严而发生感染，造成严重不良后果者。

5)不掌握医疗原则，滥用麻醉药品，造成严重不良后果者。

6)手术室护士点错纱布、器械，因而遗留在体腔或伤口内，造成严重不良后果者。

(3)技术事故范围：凡确因设备条件所限或技术水平低或经验不足而导致上述不良后果者。

(三)临床护理记录

临床护理记录，它们不仅是检查衡量护理质量的重要资料，也是医生观察诊疗效果、调整治疗方案的重要依据。由于法律的完善，举证倒置的实施，护士在日常工作中的各种护理文书书写变得尤为重要，所有的护理操作都应在护理文件中表现出来，且要求更加专业。真实、准确、专业的护理文书是护士执业中整体素质的体现。护理记录单的书写必须遵循科学性、真实性、及时性、完整性的原则，要求记录及时、准确、字迹清楚，不得涂改、虚填漏写，不得有笔误、错别字。抢救中的口头医嘱应提醒医生在6小时内及时补写，护士签全名和时间。护士记录的这些文件充分体现了病人的病情发展、变化，不认真记录，或漏记、错记等均可能导致误诊、误治、引起医疗纠纷，临床护理记录在法律上的重要性，还表现在记录本身也能成为法庭上的证据，若与病人发生了医疗纠纷或与某些刑事犯罪有关，此时的护理记录则成为判断医疗纠纷性质的重要依据，或成为侦破某些刑事案件的重要线索。因

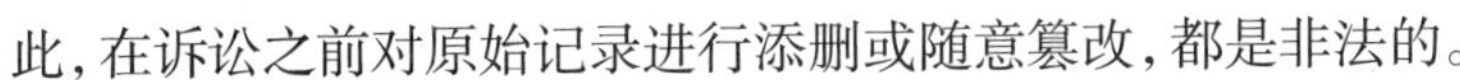

此，在诉讼之前对原始记录进行添删或随意篡改，都是非法的。

（四）执行医嘱

医嘱通常是护理人员对病人施行诊断和治疗措施的依据。一般情况下，护理人员应一丝不苟地执行医嘱，随意篡改或无故不执行医嘱都属于违规行为。但如发现医嘱有明显的错误，护理人员有权拒绝执行，并向医生提出质疑和申辩；反之，若明知该医嘱可能给病人造成损害，酿成严重后果，仍照旧执行，护理人员将与医生共同承担所引起的法律责任。

（五）收礼与受贿

病人康复或得到了护理人员的精心护理后，出于感激的心理而自愿向护理人员馈赠少量纪念性礼品，原则上不属于贿赂范畴，但若护理人员主动向病人索要巨额红包、物品，则是犯了索贿罪。

（六）麻醉药品与物品管理

麻醉药品主要指的是哌替啶（杜冷丁）、吗啡类药物。临床上只用于晚期癌症或术后镇痛等。护理人员若利用自己的权力将这些药品提供给一些不法分子倒卖或吸毒者自用，则这些行为事实上已构成了参与贩毒、吸毒罪。因此，护理管理者应严格抓好这类药品管理制度的贯彻执行；并经常向有条件接触这类药品的护理人员进行法律教育。

另外，护理人员还负责保管、使用各种贵重药品、医疗用品、办公用品等，绝不允许利用职务之便，将这些物品占为己有。如占为己有，情节严重者，可被起诉犯盗窃公共财产罪。

（七）护生的法律身份

护生是学生，她只能在执业护士的严密监督和指导下，为病人实施护理。如果在执业护士的指导下，护生因操作不当给病人造成损害，那么她可以不负法律责任。但如果未经带教护士批准，擅自独立操作造成了病人的损害，那么她同样也要承担法律责任，病人有权利要她做出经济赔偿。所以，护生进入临床实习前，应该明确自己法定的职责范围。

六、执业安全问题

（一）职业暴露

护士的工作长期暴露在各种危险因素当中，各种物理、化学、生物的损伤威胁着护士的职业安全。同时工作量大、工作时间不规律、社会地位不高、医院重视程度不够等因素不仅对护士的身体造成影响。也给其心理造成不良影响，烦躁、焦虑、压抑、抑郁均不断在护理行业中被提起。

1. 物理因损伤

（1）锐器损伤：据报道，国内职业针刺伤发生率达 80.6%，其中 74.5% 为污染针头所刺伤。从中可以看出，大部分护士都曾被锐器损伤，并且是被污染的锐器损伤。频繁地接触病人的体液、血液，使护理人员长期暴露于被感染的危险当中。锐器伤中携带的病原微生物侵入，是传播血源性疾病的主要途径，针刺伤可传播 20 多种血源性传染病，有 80%~90% 的健康医务人员患传染病为针刺伤所致，其中危害最大的是 HBV、HCV、HIV。与锐器损伤相关的护理操作，如药物抽吸、注射、抽血都存在极大的危险；同时护理人员工作量大、操作的不规范，比如不垫纱布徒手掰安瓿瓶、操作时不戴手套、注射结束后回套针帽，等等，都大大增加了损伤的概率。

（2）仪器设备的危害：随着医学的发展和进步，许多先进的仪器设备进入医院，为医护工作提供了方便，提高了病人诊断和治疗技术，然而长期与仪器相伴，对护士的危害也不容小觑。

1）电损伤的发生率增加，设备的广泛应用，尤其是外科病房、手术室、急症室、ICU、CCU等科室先进仪器的应用大大增加了护理人员电击伤、电灼伤的概率。

2）噪声的污染同样对护士有着严重的损伤，噪音主要来源于机器声、器械的碰撞及仪器、设备移动的声音。据测，各类报警噪音在53~73dB，呼吸机在65dB，长时间暴露于90dB以上的噪音环境中，容易引起各种症状，如内分泌、心血管和听觉系统的生理变化，疲劳、烦躁、头痛和听力下降等。

3）各种射线的存在对护理人员的损伤不亚于锐器伤，高科技的医疗仪器广泛应用于外科手术中，极大地提高了手术的准确率，然而手术室的护理人员均受不同程度的电离辐射（X线、γ射线）与非电离辐射（激光）危害，小量多次接触射线可因蓄积而对人体造成损害，如自主神经功能紊乱、造血功能低下、晶状体混浊，甚至诱发肿瘤。

（3）粉尘吸入：手术室敷料、棉球、手工给橡胶手套涂滑石粉等粉尘极易被吸入呼吸道，日积月累可造成呼吸系统损伤。

2. 化学损伤

（1）消毒灭菌剂的使用：各种消毒灭菌剂在临床上应用广泛，无论是皮肤接触还是其弥散在空气中都会对护士造成危害。临床常用空气消毒剂、可重复利用的手术器械、一次性物品的初步处理等均要使用各种化学消毒液，常用含氯消毒液、戊二醛、甲醛、稀氨溶液、环氧乙烷、碘等挥发性化学制剂。长期吸入或直接接触戊二醛容易引起眼灼伤、头痛、皮肤过敏、结膜炎及鼻窦炎、肺炎、流感样症状、荨麻疹和手部棕褐色素沉着等症状，甲醛可以刺激黏膜引起哮喘的发生，大量吸入容易引起肺水肿，还可能致癌、致突变等，含氯的消毒液对身体的侵害也应引起重视。

（2）抗肿瘤药物的使用：随着科技的进步，医学的发展，抗肿瘤的药物日益增多，护士在配药的时候空气中难免有细小微粒的弥散。肿瘤药物不仅对肿瘤细胞有杀伤作用，对正常细胞同样有着巨大的威胁，护士防护措施不到位，长期吸入毒性微粒，通过皮肤和呼吸道进入体内，引起毒性损伤，并且对孕前和孕期护士的伤害极大，引起不孕、流产、胎儿畸形等。

（3）麻醉药物的使用：长期暴露在微量麻醉气体的污染环境中，麻醉气体对于手术室护士有不良的生育结局，引起自发性流产、胎儿畸形和生育能力降低等，对护士的听力、记忆力、理解力、读数字能力以及操作能力等也产生影响，如安氟醚长期吸入可造成肝脏损害。

3. 生物损伤　常见的有细菌、病毒、真菌或寄生虫等引起的感染和通过与传染病人的直接或间接接触而致护士感染，主要包括乙型肝炎病毒、丙型肝炎病毒、人类免疫缺陷病毒、结核杆菌、流感病毒等。国外报道，呼吸道医院感染中，医生结核感染占28%，实验室医生占19%，护士占45%（含注册、实习和助理护士）。

4. 职业相关疾病

（1）与职业相关的生理疾病：由于护士的工作特点，长期站立工作，极易导致下肢静脉曲张；持续低头操作引起颈椎病、颈椎畸形；工作不定时、饮食无规律引起睡眠紊乱、胃肠

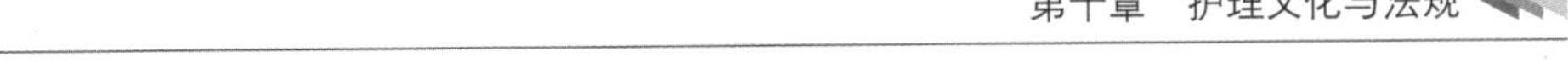

道机能失调导致神经衰弱、胃炎、胃溃疡的发生，等等。

（2）与职业相关的心理疾病：由于我国特殊的情况导致护理人员相对短缺。工作繁重，经常要倒班，服务的人群都是不健康人群，特殊时期护患关系紧张，社会人群不能正确估计现状而对护理人员期望过高，加上经期、孕期、哺乳期等特殊生理时期等因素导致护士群体心理亚健康现状严重，护士工作疲劳、睡眠不好、内分泌失调工作质量下降。以上诸多原因造成我国护士的离职率呈缓慢上升的趋势。据统计，临床护士有情绪疲溃感的占 59.2%，无成就感占 53.2%，明显高于国内常规模式（33%）。

（二）相应的防护措施

1. 政府和医院的重视　政府对医护人员的职业安全问题越来越重视，《护士条例》第十三条中明确指出，护士执业有获得与其所从事的护理工作相适应的卫生防护、医疗保健服务的权利。从事直接接触有毒有害物质、有感染传染病危险工作的护士，有依照有关法律、行政法规的规定接受职业健康监护的权利；患职业病的，有依照有关法律、行政法规的规定获得赔偿的权利。与此同时，各级医院也在这个大环境下越来越考虑到护士的职业安全防护问题。

2. 增强防护意识　无论是护士还是在校护生，提高其防护意识，从思想上对其予以高度重视是十分必要的。因其涉及基础医学、临床医学和消毒学等多个学科，应加强护理人员在职教育，加大免疫注射等相关知识的科普力度，增强护理人员的监测、控制、危险因素评估和自身防护意识，养成良好习惯，各种操作前后、上下班、穿脱工作衣前后，均应认真洗手、消毒。凡有可能接触患者血液、体液等分泌物时，均应戴手套进行操作，接触锐利物品时提高防范意识，不可存在侥幸心理。

3. 医院各种危险因素的防护　医院及护理管理人员需要规范护士的操作，提供足够且有效的器具设施，将护士工作的危险性降到最低。

（1）锐器损伤的防护

建议以下操作：①初始处理：促使伤口处血液流出；用肥皂和热水清洗伤口；用碘酊消毒后用密封敷料包裹伤口；②进一步处理：误伤者 2 日内注射破伤风抗毒素；确认污染 HBV 阳性，误伤者又无免疫力，则应在误伤后 24 小时接受乙肝免疫球蛋白，未接种乙肝疫苗则应同时注射第一针。接受过乙肝疫苗则应确认其抗体水平，不足的则应补充注射；③确认污染 HIV 阳性，应立即运用一些如 AZT 等抗病毒制剂或联合用一些蛋白酶抑制剂，以降低感染率；④根据不同传染病最长的潜伏期，确定对伤者追踪观察时间；⑤主动免疫是预防锐器伤害最经济、最有效的措施，定期接种各种疫苗同样是增加防护的一项措施。

（2）其他物理和化学损伤的防护：有辐射要加穿铅衣，佩戴眼镜，戴铅脖套及铅帽，孕期护士避免安排参加造影、透视等含有放射线的工作。对于陈旧的机器设备及时更新换代，以增加护理人员用电安全，同时减少噪声污染，增进手术过程中工作中的舒适感。配制消毒液以及浸泡污染的器械时，应了解消毒剂的理化性质，戴口罩和手套，皮肤有破损时加戴双层手套，定时通风换气，医院建立中心配药室，设置层流装置，积极防护。

（3）与职业相关的生理心理疾病防护：社会各界应倡导尊重护士、爱护护士。管理人员合理安排工作时间，减轻护士的工作量，同时教会护士适宜的减压发泄方式，使护士学会自我调节；营造良好的工作环境，培养护士在工作之余的兴趣爱好，在共同分享中增进同事间的融洽相处；及时发放各种防护器具，等等。

（三）增强防护教育

护士执业安全防护教育应该定时在医院中开展，使护理人员了解工作的危险因素，学会如何利用医院提供的各项措施趋利避害，以及学会如何进行自我防护。防护教育不仅要在医院开展，也应该在医学院校切实落实和展开，使护生循序渐进，避免其心理恐惧，慌乱出错，在实习期间掌握简单的处理方法；另外院方也应对护生的损伤给予足够的重视，简单损伤不应斥责，需耐心教导，否则发生严重伤害时学生可能会因此而隐瞒带教老师造成严重后果。只有卫生行政部门、医疗机构及学术团体组织积极开展不同形式、不同内容、不同层面的医务人员职业安全防护知识培训，提高护士职业安全防护的意识和知识水平，才能有效地降低护士在工作的各种损伤，使护士的生理和心理状况都提升到一个相对健康的水平和状态，真正地提高护理质量，更好地完成各项护理工作，在良性循环下，不断地提升医院的形象和质量，为病人提供更优质的服务。

（四）护患关系与护患纠纷

所谓的护患关系（Nurse-patient Relationship）是指护士与患者之间在提供和接受护理服务过程中，自然地形成一种帮助与被帮助的人际关系。护患关系是护理工作过程中，最基本、最重要和最活跃的一种社会关系，注重护患关系的健康有序发展，不仅对现代化的护理活动，而且对整个医疗卫生事业都有着非常重大的影响。护患关系是医患关系的一个重要组成部分，全体护理人员与医生一起为患者提供医疗护理服务，护患关系从病人就诊即建立，直至出院后才告完结，因此，可以说护患关系贯穿于整个医疗活动的全过程。

1. 影响护患关系的因素　当代中国护患关系问题形成的原因是多方面的，具体包括卫生管理制度、政府投入、社会保障、法律适用等诸多外在因素，也有护患双方主体自身的原因。概而言之，其原因可以概括为两个方面，一方面，是外部环境的影响和制约；另一方面则是内在主体素养的局限性。

（1）外部环境的影响和制约：一方面，医护人员面对的共性环境影响。自 20 世纪 80 年代开始，在全国范围内进行了大规模的医疗服务体制改革，虽然取得了一些进展，但还存在不少深层次的问题。主要体现在国家财政对医疗卫生投入不足，医疗保险制度不健全，医院管理的缺陷等诸多方面，这些管理体制方面的问题最终在医疗机构实施医疗服务的过程中显现出来，医疗机构及医护人员最终成为矛盾的焦点，成为被指责的对象。

另一方面，护理人员同时面对着其自身工作特有的环境影响。受传统“重医轻护”观念的影响，医院对护理工作不够重视，将护理服务范畴仅仅定位在执行医嘱方面，不重视对护理人员的配置和培养。主要体现在：护理人力资源配置不足，护理人员继续教育的缺乏。此外，护士作为治疗护理措施的实施者，直接应对患者及家属方面的压力。医疗机构与患者间契约关系形成的场所以医院为主，而与就诊患者尤其是住院患者接触最多的是护士，护士处于为患者提供服务的最前沿，若干治疗护理措施都是由护士具体实施的，实施过程中，护士与患者接触最为密切。护士与患者密切接触，在护患关系形成方面是双刃剑。与患者密切接触，就拥有更多的交流机会。做得好，增加与患者的情感联系，增加相互理解；但也由于密切接触，工作的缺陷也暴露无遗，这就意味着护士一言一行都会对服务对象产生影响，同时也是受患者及家属“监督”最多的角色。在医患关系日益紧张的今天，站在最前沿的护士则如履薄冰。

（2）内在主体素养的局限性：就护理人员本身而言，存在着护理专业素质和人文素养的淡化，主要表现在：基础护理工作不到位，护士的技术水平不能满足患者要求，护士职业道德素养的淡漠，护士缺乏良好的沟通能力，护士法律意识薄弱，不会运用法律保护自己及病人的合法权益，护士缺乏“人文关怀”的服务理念等。

就患者方面而言，患方对常规治疗护理风险的认识不足，同时表现为对法律的不信任与维权过度。部分患者，由于对医疗护理工作的特殊性认识不足，将市场经济活动中人与人的关系转加到医患关系、护患关系中。还有个别患者不履行义务或利用现有体质中存在的一些漏洞夸大纠纷之中存在的问题。

2. 护患问题的消解途径

（1）强化政府职能，维护护患合法权益：政府层面，需要加大政府财政投入，完善医疗服务体制；完善卫生法律法规，维护护患双方合法权益；健全医疗保险机制，拓宽护患问题消解渠道；合理配置护理人力资源，加强对护理管理的监管。

（2）营造“和谐护患”社会态势，弘扬尊重护士的传统美德：营造社会积极态势，弘扬尊护传统美德，一是要切实提高护士的社会地位，切实保护护理人员的合法权益，维护其身心健康；二是要改变“重医轻护”的观念，对护理劳动价值给予合理补偿。

发挥护士协会功能，规范护士执业行为。护士协会是由护士个体自愿形成的、非政府组织的非赢利组织。护士协会的建立可以促进护士对护士自身价值的反思，促进护士在职业中自觉遵守生命伦理的基本原则，恪守护士职业道德规范，将为患者提高满意的护理服务视为己任，而非迫于行政干预的压力。这种由内而外的道德要求，有助于规范护士的执业行为，更进一步提高护理服务的品质。

扩大传媒正面引导，认同护士优良品质。媒体与医院都有责任将正确、科学的医疗信息传递给公众。医院应该好好地借助媒体的力量，通过对护理人员的正面宣传，将护理人员的奉献精神、敬业精神加以宣扬，形成尊重医学科学、尊重医疗护理人员的风气，对护士群体的道德品质给予认同，使护患关系得以和谐发展，为和谐医院、和谐社会的建立营造良好的氛围。

（3）推进护理人性化管理，提高护理服务质量：在医院管理及护理管理层面，应注重加强医院文化建设，促进护患关系和谐发展；推进护理人性化管理，提高护士的职业满意度；重视护士继续教育，提高护理团队服务水平；应用激励机制，激发护士护理服务潜能；强化危机管理，维护患者生命健康权利。另外，要加强在职护士的法律教育，如聘请律师为医护人员讲授法律知识，引导护士学法、懂法、知法。

（4）提高护理人员自身素质，防范护患纠纷

1）加强法律意识：在临床护理实践过程中，护士常常只注意患者的健康问题，而忽视潜在的法律问题。护士应主动学习执业相关的各种卫生法律法规，在护理活动中应形成法律意识；能够自觉尊重患者隐私，并转化为一种自觉的行动，深刻认识到保护患者隐私既是职业道德要求，又是法律要求和应尽的义务。在治疗护理时，注意遮盖患者的隐私部位，尤其在导尿、灌肠等特殊操作中，都应该拉上吊帘，没有吊帘的用屏风遮挡，或采取让陪护及其他能行走的患者暂时离开房间等措施，使患者有一个相对封闭的空间，以尽量减少或不暴露患者的隐私部位，使患者就医时不再尴尬，人格的尊严受到尊重，这样有利于建立和谐的护患关系，减少护患纠纷的发生。

2）转变服务理念，改善服务态度：信任和谐的护患关系是护患双方良好行为的基础，是

减少护患纠纷的有效措施。患者入院时护士主动问好，礼貌地称呼患者，称谓恰当，并作自我介绍，同时告知患者病房设备的使用、饮食安排、探视陪护制度、自身物品保管等，对患者提出的问题要耐心细致地给予解答，不能因为一时的工作忙而忽视了入院患者的接待。对患者要一视同仁，做到急患者所急，想患者所想，千方百计为患者解除痛苦，时时处处体现出对患者的关爱、同情和理解，如病情变化时及时联系医生，做出相应的处理；术后疼痛要及时对患者的疼痛进行评估，依据评估结果向医生汇报并遵医嘱给予止痛剂，而不是让病人持续忍受疼痛的折磨。

3）加强护患沟通，建立良好的护患关系：关心体贴患者，鼓励患者提出内心所忧虑的事情，如在进行某项治疗或手术时，要用通俗易懂、清晰准确的语言向患者说明治疗或手术的注意事项、可能出现的并发症和意外，使其在心理上有所准备；又如在诊疗过程中，当患者叙述病痛时，护理人员要耐心倾听，诚恳友善地向其点头表示对患者既理解又同情，不应随意打断患者的谈话，不可表现出厌烦情绪，更不能说“你怎么没完没了，唠唠叨叨”等语言，损伤其自尊心，引起患者的不满，甚至导致护患纠纷。

4）加强责任心和技术水平：在护理过程中，如果护理人员因责任心不强，疏忽大意，或违反操作规程或技术水平欠缺而给患者带来心身的伤害，都会造成患者不满和投诉，如没有严格执行查对制度，发错药、打错针等。因此护理人员要加强工作责任心，平时要加强技术操作训练，以提高技术水平；工作中严谨、细致，严格执行各项规章制度，对新分配护士加强业务培训，使培训做到经常化、制度化，鼓励低学历护士通过自学考试、函授等形式提升学历层次；一年内的新护士实行专人带教，培养他们的服务意识、慎独精神和操作技能，并通过考试合格方可独立上岗。

5）加强消毒隔离意识：医院是患者集中的场所，也是病原微生物聚集的场所，如果护理人员在进行各项治疗操作时，不严格执行消毒、灭菌、隔离制度，不遵守无菌技术操作规程，很容易将这些病原微生物带入患者体内，如给患者导尿时，不严格遵守无菌操作技术，很容易引发尿路感染。这不仅影响患者的身心健康、增加患者的痛苦，同时还给患者的家庭造成严重的经济损失，从而引发护患纠纷。因此护理人员在进行各项治疗操作时应严格执行消毒隔离制度，如气管切开患者吸痰时，必须注意戴好口罩、帽子、无菌手套及严格的气管套管消毒，操作前后严格洗手。

6）加强语言修养：在临床工作中有个别护理人员缺乏自我保护意识，说话随便、草率，如在产程观察过程中，产妇在被检查后问胎儿情况怎么样，若回答“保证好”“没事”“放心”等，产妇及其家属都会把这些不能反应客观实际的语言牢记在心，以后一旦出现母婴异常情况或改变分娩方式，都会引起他们的不满，并以此作为投诉依据，引发医疗纠纷。因此护理人员在回答问题时一定要注意语言的审慎性，要实事求是、恰如其分地回答。如当产妇及家属问及产程进展时，医护人员应回答“目前情况还比较平稳”“不过分娩是一个复杂、多变的过程”“要看以后的进展”等语言，而绝不能信口开河、草率回答，给医疗纠纷埋下隐患。

（五）职业保险与法律判决

职业保险是指从业者通过定期向保险公司交纳保险费，使其一旦在职业保险范围内突然发生责任事故时，由保险公司承担对受损害者的赔偿。目前世界上大多数国家的护士几乎都参加这种职业责任保险，其目的在于：

1. 保险公司可在政策范围内为其提供法定代理人，以避免其受法庭审判的影响或减轻法庭的判决。

2. 保险公司可在败诉以后为其支付巨额赔偿金，使其不至于因此而造成经济上的损失。

3. 因受损害者能得到及时合适的经济补偿，而减轻自己在道义上的负罪感，较快达到心理平衡。

因此，参加职业保险可被认为是对护理人员自身利益的一种保护，它虽然并不摆脱护理人员在护理纠纷或事故中的法律责任，但实际上却可在一定程度上抵消其为该责任所要付出的代价。

同时，在职业范围内，护理人员对他的病人负有道义上的责任，决不能因护理的错误而造成病人经济损失。参加职业保险也可以为病人提供这样一种保护。医院作为护理人员的法人代表，对护理人员所发生的任何护理损害行为，也应负有赔偿责任。当病人控告护士，法庭作出判决时，若医院出面承受这个判决，则对护士的判决常常可以减轻，甚至可以免除。因此，医院也应参加保险，可使护理人员的职业责任保险效能大为增强。

（刘　莹）

参考文献

[1] 哈罗德 · 孔茨，海因茨 · 韦里克. 管理学——国际化与领导力的视角 [M]. 北京：中国人民大学出版社，2014：235-258.

[2] 托马斯 · 贝特曼，斯特科 · 斯内尔. 管理学 [M]. 北京：中国人民大学出版社，2014：75-96.

[3] 彭俊. 管理学概论 [M]. 北京：北京人民大学出版社，2014：56-73.

[4] 叶文琴. 护理管理 [M]. 上海：复旦大学出版社，2015：21-43，199-207.

[5] 左月燃. 卫生人力资源管理发展趋势及对护理管理的启示 [J]. 护理管理杂志，2003，3(1)：4-6.

[6] 谢红. 护理学科未来发展的思考 [J]. 中华护理杂志，2011，46(5)：527-528.

[7] 叶志弘. 完善护理管理机制促进专科护士发展 [J]. 中国护理管理，2011，11(9)：8-9.

[8] 中国护理事业发展规划纲要(2005—2010 年)[J]. 中华护理杂志，2005，40(10)：721-723.

[9] 中国护理事业发展规划纲要(2011—2015 年)[J]. 中华护理杂志，2012，47(3)：286-288.

[10] 叶文琴，杜萍. 上海市护理人力资源配置与人才需求研究 [J]. 中国护理管理，2006，6(11)14-18.

[11] 陆小英，叶文琴，张玲娟. 护理人力资源配置的研究进展 [J]. 护理管理杂志，2008，8(1)：25-26.

[12] 高玲玲，张英华，张俊娥. 优化护理人力资源配置提高护理质量 [J]. 中国护理管理，2009，9(2)：46-48.

[13] 刘华平，巩玉秀，么莉. 护士人力资源现状分析和配置标准研究 [J]. 中国护理管理，2005，15(4)：22-25.

[14] 郭燕红. 合理配置护理人力保障护理工作质量 [J]. 中国护理管理，2003，13(1)：44-45.

[15] 任小英，王桂兰，喻姣花，等. 大型综合性医院临床护理人员工作量调查与编制测算 [J]. 护理研究，2003，17(4A)：415-416.

[16] 杜萍，叶文琴. 医院护理人力资源配置现状与对策 [J]. 中国卫生资源，2006，9(5)：202-203.

[17] 杜萍，叶文琴，张玲娟. 医院护理人力资源配置方法的研究现状 [J]. 解放军护理杂志，2007，24(6)：47-48.

[18] 杨翔宇，成翼娟. 我国护理人力资源配置不足现状及原因分析 [J]. 护理管理杂志，2004，4(10)：16-18.

[19] 张丽娜，李继平. 国内医院护理人力资源配置现状分析 [J]. 护理学报，2010，17(3A)：15-17.

[20] 石兰萍，韩祺，王小花，等. 护理人力资源配置方法研究进展 [J]. 护理研究，2005，19(4 上旬)：573-574.

[21] 蔡虻，孙红，冷婧，等. 基于自理能力和疾病严重度的病人分类方法研究 [J]，中华护理杂志，2008，43(6)：490-492.

[22] 顾芸，马友欢，梁丽君. 分层次按职上岗管理模式的应用现状及发展对策 [J]. 护理研究，2007，21(9)：2449-2451.

[23] 刘翠，曹洁，叶文琴. 我国护理人员分层使用现状及对策 [J]. 护理研究，2010，24(9 中旬)：2355-2357.

[24] 叶文琴，曹洁，徐筱萍，等. 大型综合性医院监护室护理人员分层配置模型的研究 [J]. 中国护理管理，2010，10(12)24-26.

[25] 张莉莉，张澜，秦江梅. 护理人力资源配置方法研究进展 [J]. 护理学杂志，2008，23(18)：75-78.

[26] 池淑宁. 护理人力资源配置的现状及进展 [J]. 护理管理杂志，2006，6(11)：20-22.

[27] 豆银霞，侯蔚蔚，杨培常. 我国护理人力资源配置的现状及对策 [J]. 中国实用神经疾病杂志，2011，14(11)：93-95.

[28] 张爱琴，方颖，曹凤，等. 护理人力资源配置和使用中的问题及对策 [J]. 解放军护理杂志，2009，26(6B)：60-61.

[29] 潘爱红. 我国护理人力资源配置现状及研究进展 [J]. 齐齐哈尔医学院学报，2010，31(10)：1617-1618.

[30] 徐剑鸥，顾则娟，张镇静，等. 护理流程设计原则的研究 [J]. 护理管理杂志，2010，10(6)：381-385.

[31] 曾玲. 护理流程管理在护理质量管理中的应用效果分析 [J]. 吉林医学，2012，33(9)：1998.

[32] 程文姚，张小青，韩炜. 护理流程再造在护理管理中的实施与效果评价 [J]. 中华现代护理学杂志，2009，6(4)：353-354.

[33] 杨辉，范艳敏. 临床护理工作量测量方法研究 [J]. 护理研究，2008，22(4 中旬)：941-942.

[34] 胥小芳，张海燕. 工时测量法在我国护理人力资源配置中的应用现状 [J]. 中国护理管理，2010，10(6)：71-74.

[35] 顾慧琴，黄丽华. 临床护理工作量测量方法的研究进展 [J]. 护理与康复，2012，11(9)：829-831.

[36] 赵光红，阮满真. 三级甲等综合医院护理工作量测量项目的框架构建 [J]. 护理学杂志，2008，23(19 综合版)：4-6.

[37] 刘凯，许翠萍，杨雪莹，等. 我国临床护理工作量测量方法研究进展 [J]. 中国护理管理，2011，11(12)：51-53.

[38] 陈进霞，李国宏. 护理工作量测量方法研究进展 [J]. 现代医学，2012，40(3)：368-370.

[39] 胡成文. 我国分级护理决策主体的研究状况 [J]. 中华护理杂志，2011，11(46)：1139-1141.

[40] 曹洁，张玲娟，叶文琴. 上海市 3 所大型综合性医院监护病房护理依赖性患者分类研究 [J]. 中国护理管理，2011，11(9)：25-28.

[41] 郑碧霞，李丹卉，陈红，等. 病人分类量表的信度与效度研究 [J]. 中国护理管理，2011，11(4)：35-37.

[42] 陈爱萍，齐晓玖，赵芹芹. 护理实践量表的信效度研究 [J]. 中华护理杂志，2010，45(4)：358-359.

[43] 黄春平，刘彦慧，年庆婷，等. 护士结构性授权测评工具中文版信效度研究 [J]. 中华护理杂志，2011，46(12)：1213-1215.

[44] 冯志英，张黎明，王建荣，等. 对聘用护理人员实施分层次管理的方法与体会 [J]. 护理管理杂志，2008，8(12)：32-33.

[45] 徐丽华. 护士分层级使用及专业能力进阶 [J]. 中国护理管理，2008，8(6)：10-13.

[46] 叶曼，赵丽萍，李乐之，等. 根据实际护理工作量合理配置护理人力资源 [J]. 护理研究，2011，25(12 中旬)：3270-3272.

[47] 霍炎，尚少梅. 护理工作量测量的影响因素 [J]. 护理学杂志，2009，22(4 外科版)：72-74.

[48] 陈海燕，贺意辉，叶凤珍，等. 广州市某三级甲等医院护理人力资源配置模型的构建 [J]. 护理学报，2011，18(12B)：25-28.

[49] 林虎. 医院重点学科建设与人才培养 [J]. 中国临床实用医学，2009，3(1)：113-114.

[50] 宋莉. 制定卫生人力发展规划促进人力资源管理工作 [J]. 中国医院管理，2008，28(10)：61-62.

[51] 沈伟珍，武桂英，龚幼龙．社区卫生服务中心人才规划的制定与实施 [J]．中华医院管理杂志，2007，23(4)：235-236．

[52] 方小衡，李正直．卫生事业管理学 [M]．北京：科学出版社，2008：237-254．

[53] 王琳，陶红，刘晓红．国外护士留职研究进展及其对我国的启示 [J]．解放军护理杂志，2008，25(4B)：31-33．

[54] 李秋萍，蒋玉宇，林毅．护理专业国际护理方向人才培养模式的探讨 [J]．中华护理教育，2010，7(9)：396-398．

[55] 赵永乐．人才选拔理论与方法 [J]．中国人才(上半月)，2007，(6)：66-68．

[56] 付国锋，夏东．人才选拔的原则与方法 [J]．人才资源开发，2009，(9)：33-34．

[57] 陈莉萍．护士实行 ICU 轮转培训的方法与效果 [J]．护理管理杂志，2010，10(2)：136-137．

[58] 陶艳玲，黄小红，管玉梅，等．临床护士通科培养的实施与效果探讨 [J]．护理管理杂志，2011，11(6)：430-432．

[59] 吕菲，范秀珍，孟珠，等．护生一般自我效能感与自尊及人际容纳的相关性研究 [J]．护理学杂志，2011，26(2)：62-64．

[60] 邵小珍，官锐园，徐围英．急诊护士焦虑与人格特征的相关性研究 [J]．中国实用护理杂志，2007，23(4)：68-69．

[61] 廖全全，叶良玉，张友惠．通科护士培训制在急诊科新上岗护士培训中的应用 [J]．中华现代护理杂志，2009，15(15)：1468-1469．

[62] 朱京慈．发展我国临床专科护理师需要解决的问题 [J]．护理研究，2005，19(11A)：2257-2258．

[63] Tipliski V M. Parting at the crossroads：the emergence of education for psychiatric nursing in three Canadian provinces，1909-1955[J]. Can Bull Med Hist，2004，21(2)：253-279.

[64] 陶然．我国专科护理人才发展现状及展望 [J]．中国护理管理，2010，10(12)：73-75．

[65] 吴瑛，肖树芹．美国专科护理对我国护理专业发展的启示 [J]．中华护理教育，2008，5(5)：280-282．

[66] 王晓杰，沈宁．我国 Clinical Nurse Specialist 的培养及相关问题研究 [J]．护理研究，2007，21(12B)：3197-3201．

[67] 章雅青．护理学科的发展与思考 [J]．上海交通大学学报(医学版)，2011，6(31)：693-695．

[68] Rbara S，Wang FK. The Development of advanced nursing practice globally[J]. J Nurs Scholarsh，2008，40(3)：204-211.

[69] 中华人民共和国卫生部(2005)．中国护理事业发展规划纲要(2005-2010 年)[S]，北京：卫生部办公厅．

[70] 凌健，夏海鸥，贾守梅．上海市护理管理者对专科护理实践评价的质性研究 [J]．护理管理杂志，2012，12(7)：506-507．

[71] 刘云，田付丽，霍孝蓉，等．专科护士的使用与管理 [J]．中国护理管理，2011，11(9)：15-17．

[72] 金永哲，李明今．专科护理人才培养模式和课程体系的构建 [J]．延边大学医学学报，2011，34(2)：143-145．

[73] 周立，陆叶．对设置专科护士的调查与思考 [J]．解放军护理杂志．2008，25(1B)：24-25，64．

[74] 刘世晴，霍孝蓉，莫永珍．江苏省糖尿病专科护士培训的实践 [J]．中国护理管理，2008，8(2)：35-37．

[75] 刘艳荣，郑守华，郝雅梅．我院开设专科护士护理门诊的做法与体会 [J]．护理管理杂志，2010，10(9)：668-669．

[76] 敖秀兰．安徽省临床专科护士工作与管理现状调查与分析 [J]．护理管理杂志，2010，10(6)：410-411．

[77] 马慧，姜安丽. 中国南丁格尔奖获得者的社会学特征分析[J]. 护理学报，2008，15(1)：13.

[78] 李华，黄惠根，钟华荪. 专科护士管理实践[J]. 中国护理管理，2011，11(12)：69-71.

[79] 李华，李亚洁，余桂芳. 糖尿病专科护士工作模式的探讨[J]. 中华护理杂志，2008，43(9)：852- 853.

[80] 冯金娥，杨丽黎，叶志弘，等. 美国护理专业化发展回顾及对我国护理发展的启示[J]. 中华护理杂志. 2007，42(6)：502-504.

[81] 尹诗，姜东久. 我国专科护士培养模式综述[J]. 护理学杂志，2012，27(7)：95-97.

[82] 吴燕. 眼科专科护士专业化培训模式的探讨[J]. 护理管理杂志，2010，12(10)：872-873.

[83] 桑宝珍，戚荟，荣丽娟，等. 院前急救专科护士培养模式的研究与实践[J]. 护士进修杂志，2010，25(2)：308-310.

[84] 吕小林，朱亚梅，赵奕华，等. 血液净化护理专科护士培训实践与体会[J]. 南京医科大学学报，2010，12(4)：310-312.

[85] 陈素兰，陈丽媛. 手术室专科护士培养的现状及展望[J]. 解放军护理杂志，2010，27(9A)：1319-1321.

[86] Margaret A, Fonder BS, Gerald S, et a1. Treating the chronic wound: A practical approach to the care of nonhealing wounds and wound care dressings[J]. J Am Acad Dermatol, 2008, 58(2): 185-206.

[87] Lagana G, Anderson EH. Moisture dressings: the new standard in wound care[J]. JNP, 2010, 6(5): 366-370.

[88] Oremann M H, Judith A. Outcomes research: An essential component of the advanced nursing practice[J]. AdvNurs Prac, 2002, 16(3): 140-144.

[89] 郭燕红. 探讨和建立专科护士制度提高护理专业技术水平[J]. 中华护理杂志，2004，39(12)：952.

[90] 石镁虹，蒋艳，卢昌碧，等. ICU专科护士培养模式研究及实践[J]. 华西医学，2011，2(1)：107-109.

[91] 王建荣，王玉玲，马燕兰. 军队重症监护专科护士培训模式的构建与实践[J]. 解放军护理志，2009，26(9)：60-62.

[92] 王海燕，吴静，李玲玲. 提高急诊ICU低年资护士专业水平的途径[J]. 中国护理管理，2007，7(9)：47-49.

[93] 张萍，蒋雪妹，周玲玲. ICU护理质量评价指标的研究[J]. 解放军护理杂志，2009，5(26)：28-29.

[94] 钟爱民. ICU护士分层培训的方法及效果[J]. 护理实践与研究，2008，5(7)：20-22.

[95] 陈妙霞，王雪华，马盈盈. ICU专科护士的使用与管理[J]. 中国护理管理，2011，9(11)：18-20.

[96] 朱丹，周莉. 手术室护理学[M]. 北京：人民卫生出版社，2008：130-145.

[97] 戴红霞，林爱贞，刘新莲. 国内外手术室专科护士的培养现状[J]. 护士进修杂志，2009，24(5)：415-418.

[98] 吴桂芬，周学颖，姜晓薇. 手术室专科护士培养的体会[J]. 吉林医学，2011，32(22)：4711-4712.

[99] 张静，杨彬，孙绍琼. 手术室专科护士的培训体会[J]. 西南军医，2009，11(3)：562-563.

[100] 朱新青，陈照坤，梁雁芳. 平衡计分卡在护理人员绩效考评中的应用[J]. 中国护理管理，2008，8(1)：62-63.

[101] 王青丽，向克兰，夏秋江，等. 我国急诊专科护士培训现状与展望[J]. 护理管理杂志，2009，9(12)：36-37，45.

[102] 黄丽君. 急诊室专科护士的素质培训[J]. 护理研究，2007，21(3)：821.

[103] 王玉梅，熊文燕，张春艳. 急诊专科护士培养模式探讨与研究[J]. 吉林医学，2011，32(16)：3363-3364.

[104] 黄中英，覃惠英. 肿瘤专科护士管理的实践与思考[J]. 中国护理管理，2011，11(9)：20-22.

[105] 梅金姣，向维聂，何宗池. 高层次护理人才培养的困惑与对策[J]. 中华医学教育杂志，2010，30(2)：187-188.

[106] 秦怀金，王锦倩. 我国护理教育现状及发展趋势[J]. 中国护理管理，2001，1(2)：7-10.

[107] 杨桂英. 急诊科护理管理体会[J]. 吉林医学，2010，31(17)：2746-2747.

[108] 饶艳，黄丽华. 护士长绩效考核的研究进展[J]. 护理学杂志，2011，26(7)：93-95.

[109] 陈莉莉. 对护理人员应用分层考核的初探[J]. 天津护理，2010，18(3)：154-155.

[110] 杨敏. 美国专科护士培训模式的研究及对我国的启示[D]. 重庆：重庆医科大学，2009.

[111] 贾力品. 邯郸市市区社区护理人才资源现状调查与分析[D]. 河北：河北医科大学，2011.

[112] 赵永乐. 人力资源管理概论[M]. 上海：上海交通大学出版社，2010：189-213.

[113] 王琪延，王保林. 企业人力资源管理[M]. 北京：中国市场出版社，2010：58-89.

[114] 梁铭会，章笠中，许美芳. 国际医院评审实战必读，信息化解读JCI评审捷径[M]. 杭州：浙江大学出版社，2010：60-97.

[115] 钟朝嵩. 品管圈实践法[M]. 宁波：宁波出版社. 2011：103-135.

[116] 张幸国. 医院品管圈活动实战与技巧[M]. 杭州：浙江大学出版社，2010：157-186.

[117] 温秀贤，蒋文春. 护理质量成效管理[M]. 成都：西南交通大学出版社，2013：166-192.

[118] 李加宁. ISO9000标准与护理质量建设[J]. 中华护理杂志，2001，36(9)：683-685.

[119] 马晓华. ISO9000在护理质量保证体系的应用探讨[J]. 中华护理杂志，2001，36(9)：44-46.

[120] 李玮. ISO9001标准在护理质量管理中的运用[J]. 护理管理杂志，2004，4(1)：24-25.

[121] 王群. 从新的医院评审标准看现代护理质量管理理念[J]. 中华护理杂志，2004，39(11)：839-841.

[122] 刘亚平，杨媛苹，刘正英. 对ISO9000质量管理体系中不合格项目的质量控制方法与效果[J]. 护理管理杂志，2007，7(8)：27-29.

[123] 蓝惠兰. 分层管理方法在综合ICU的应用与效果[J]. 中华护理杂志，2008，43(12)：1129-1131.

[124] 施雁. 护理质量管理实效性研究[J]. 中华护理杂志，2006，41(5)：443-444.

[125] 王晓霞. 护理质量长效管理机制的构建与启示[J]. 解放军护理杂志，2011，28(11)：59-60.

[126] 陈锋，崔琳，鲁玲，等. 护理综合目标管理体系的构建[J]. 中国护理管理，2005，15(6)：32-34.

[127] 郑建萍，吴欣娟. 加强护理风险管理，促进护理质量提升[J]. 护理管理杂志，2004，4(8)：27-28.

[128] 施雁. 六西格玛在护理质量管理中的应用[J]. 上海护理，2006，6(5)：20-22.

[129] 郭琼，王敏，李文慧，等. 问题管理模式在护理质量管理中的运用[J]. 护理管理杂志，2010，10(3)：221-222.

[130] 夏雪中. 新形势下护理质量管理模式与方法进展概述[J]. 中国护理管理，2004，4(2)：39-40.

[131] 叶志弘，凯瑞 · 凯布伦. 运用护理程序进行护理质量管理[J]. 中华护理杂志，1998，33(2)：32-34.

[132] 汪欢. 专科护理质量评价指标研究进展[J]. 护理研究，2013，27(10)：3205-3206.

[133] 杨明莹. 古启启. "6S"管理在提高护理质量管理中的实践与应用[J]. 护理管理，2009，7(1)：54-56.

[134] Alan Pearson，胡雁. 循证护理的实践模式[J]. 护士进修杂志，2009，24(14). 1251-1254

[135] 曹娜娜. 绩效定义的探索性研究[J]. 山东省青年管理干部学院学报：青年工作论坛，2009，(4)：107-109.

[136] 张光进，邵东杰. 绩效内涵新解与考评方法选择[J]. 商业研究，2013，55(3)：65-69.

[137] 袁颖. 绩效管理的发展及应用研究[D]. 青岛：中国海洋大学，2004.

[138] 常慧芬. 绩效管理发展及制度设计研究[D]. 北京：华北电力大学，2006.

[139] 左群英. 行为科学管理理论与高校师德建设[J]. 教育与职业，2013，(9)：76-78.

[140] 陆铁军. 信息论视角下的成人教育管理[J]. 科技风，2013，(22)：238.

[141] 万百五. 管理控制论：回顾、展望与评述 [J]. 控制理论与应用，2012，29(11)：1377-1387.

[142] 赵强. 成本收益理论下我国依法罪的研究 [D]. 银川：宁夏大学，2012.

[143] 郭马兵. 激励理论评述 [J]. 首都经济贸易大学学报，2002，4(6)：37-40.

[144] 谢红. 现代护理绩效管理的理念与方法 [J]. 中国护理管理，2013，13(7)：1-3.

[145] 李国红. 医院绩效管理的研究 [D]. 上海：复旦大学，2003.

[146] 宋敏，侯淑肖. 国内外护理绩效管理现状及其启示 [J]. 中国护理管理，2013，13(7)：4-6.

[147] 南锐伶，白庆琳，陈桂兰，等. 国内护理绩效管理的研究进展 [J]. 护理管理杂志，2015，15(1)：41-43.

[148] 阳东升，张维明，刘忠，等. 信息时代的体系——概念与定义 [J]. 国防科技，2009，30(3)：18-26.

[149] 杜宣达. 浅谈企业人力资源绩效管理体系的构建 [J]. 价值工程，2013，32(2)：122-123.

[150] 白兰，邬燕斌. 绩效管理在护理管理中的应用 [J]. 中国社区医师：医学专业，2013，15(1)：400.

[151] 岳利群. 目标管理法在疗养院护理管理中的应用研究 [J]. 中国疗养医学，2013，22(6)：502-503.

[152] 谢艳红，徐玖平. 战略绩效考核工具——平衡计分卡(BSC)[J]. 商业研究，2005，317(9)：141-143.

[153] 钱萍，杨艳，吴晓蓉，等. 平衡计分卡在护理绩效管理中应用的研究进展 [J]. 中华现代护理杂志，2014，20(13)：1600-1602.

[154] 陆闻艳. 360 度绩效评价研究 [J]. 价值工程，2005，24(9)：85-87.

[155] 叶志弘. 护士 360 度绩效考核体系的实施 [J]. 中国护理管理，2013，13(7)：10-12.

[156] 管健，陈香芝. 国内护理岗位管理及绩效考核现状 [J]. 中国保健营养旬刊，2014，5(中)：2997-2998.

[157] 尚晓娣. 护士绩效考核研究现状及启示 [J]. 天津护理，2013，21(3)：273-274.

[158] 高蓓蕾，李秋洁，洪素. 临床护士绩效考核指标体系的研究现状 [J]. 护理学杂志，2014，29(3)：92-94.

[159] 高展志. 激励机制在护理管理中的应用 [J]. 基层医学论坛，2012，16(36)：4888-4889.

[160] 蒋红，丁强，汪志明，等. 完善激励机制调动护士积极性 [J]. 中国护理管理，2011，11(10)：13-14.

[161] 叶文琴，孙琳，刘玮琳，等. 护士奖金分配制度改革的研究与探讨 [J]. 国际护理学杂志，2004，23(4)：186-190.

[162] 马丽萍，郭亚萍，蔡德芳，等. 护士奖金分配改革的做法与体会 [J]. 护理管理杂志，2005，5(4)：44-45.

[163] 黄东明. 蜂采馆经营管理——概念与实务 [J]. 蜜蜂杂志，2007，27(1)：14-15.

[164] 白芳. 企业经营管理和谐性分析 [D]. 西安：陕西科技大学，2007.

[165] 刘玮琳. 三级甲等医院外科等级护理实际成本及标准成本研究 [D]. 上海：第二军医大学，2003.

[166] 曼昆. 经济学原理：微观经济学分册 [M]. 4 版. 北京：北京大学出版社，2006：367-392.

[167] 袁艳玲. 我国护理经济效益存在问题的分析与对策 [J]. 解放军护理杂志，2008，25(4B)：66-68.

[168] 卢秀美，许淑莲. 现代护理实务全书 [M]. 深圳：海天出版社，1998：883.

[169] 保罗 · J · 费尔德斯坦. 卫生保健经济学 [M]. 北京：经济科学出版社，1998：12.

[170] Cyril F, Chang S, Susan K, Et A1. Economics Of Nursing[M]. USA: A Davis Company Philadelphia, 2000: 10.

[171] Kane RL, Shamliyan TA, Mueller C, Et Al. The Association Of Registered Nurse Staffing Levels And Patient Outcomes: Systematic Review And Meta-Analysis[J]. Medical Care. 2007, 45(12): 1195-1204.

[172] Linda HA. Economics Of Nursing[J]. Policy Polit Nurs Pract. 2008, 9(2): 73-79.

[173] Landon BE, Normand SL, Lessler A, Et Al. Quality Of Care For The Treatment Of Acute Medical Conditions In US Hospitals[J]. Archives Of Internal Medicine. 2006, 166(22): 2511-2517.

[174] 谢红. 护理经济学 [J]. 护士进修杂志，2009，24(23)：2114-2117.

[175] 田文华，刘保海. 卫生经济分析[M]. 上海：复旦大学出版社，2008：129-158.

[176] 谢红. 护理经济学[J]. 护士进修杂志，2009，24(19)：1731-1733.

[177] 戴慧珊，施雁，毛雅芬. 护理经济学研究进展[J]. 中华现代护理杂志，2009，15(24)：2456-2458.

[178] 史瑞芬，陈瑜. 我国护理经济管理的问题分析及发展对策[J]. 护理学杂志，2004，19(9)：44-46.

[179] 刘则扬. 国外护理经济研究对我国护理经济管理的启示[J]. 护理管理杂志，2002，2(2)：13-15.

[180] 陈月娥. 我国护理成本核算研究的现状及思考[J]. 护理与康复，2010，9(2)：109-111.

[181] 刘雪莲. 等级护理项目实际成本核算研究——以上海市某三级乙等医院为例[D]. 上海：复旦大学，2007.

[182] 刘锦丹. 上海市区家庭护理成本核算的研究[D]. 上海：第二军医大学，2010.

[183] 刘玮琳，叶文琴. 护理成本研究的现状和趋势[J]. 中华护理杂志，2004，39(1)：52-55.

[184] 许志玉，俞维农. 护理成本控制的探讨[J]. 护士进修杂志，2007，22(7)：597-598.

[185] 许云. 预算管理研究：历史、本质与预算松弛[D]. 厦门：厦门大学，2006.

[186] 刘俊茹. 企业预算管理历史分析及未来展望[D]. 厦门：厦门大学，2006.

[187] 董为民. 我国绩效预算改革研究[D]. 厦门：厦门大学，2007.

[188] 黄人健，李秀华. 护理学高级教程[M]. 北京：人民军医出版社，2014：33-46.

[189] 黄梅，夏和先，陈素秦. 美国高等护理教育的特点及对我国的启示[J]. 护理实践与研究，2012，9(17)：84-85.

[190] 李小妹，高睿. 我国护理学本科教育概述[J]. 中华护理教育，2015，12(7)：490-495.

[191] 李淑花，商临萍. 我国护理学硕士研究生教育培养现状[J]. 护理研究，2009，23(3A)：582-584.

[192] 劳冰磊. 护理教育改革探究. 中外医疗，2010，29(14)：135-136.

[193] 黄梅，夏和先，陈素琴. 美国高等护理教育的特点及对我国的启示[J]. 护理实践与研究，2012，9(17)：84-85.

[194] 夏世萍，程宏琼. 从医学模式转变谈继续护理学教育[J]. 国际护理杂志，2007，26(8)：872-874.

[195] 郝艳青，孙静. 层次分析法在构建继续护理学教育效果评价指标体系中的应用[J]. 护理研究，2014，28(6)：2034-2037.

[196] 王红，杨赛，卢慧芳. 护士继续教育的影响因素及管理建议[J]. 护理实践与研究，2011，8(24)：111-112.

[197] 郝艳青，张敏. 国内外继续护理学教育的研究现状[J]. 中华护理教育，2012，9(6)：277-279.

[198] 李森，徐国英，张海燕. 护理人员继续护理学教育需求的研究进展[J]. 护理管理杂志，2011，11(7)：499-500.

[199] 姜小鹰，刘敦. 临床护士规范化培训现状与需求分析[J]. 中国护理管理，2012，12(1)：50-52.

[200] 谷水，贾明艳，骆金铠. 借鉴住院医师规范化培训模式，建立护士规范化培训体系[J]. 中国护理管理，2015，15(2)：133-134.

[201] 杨红叶. 护士规范化培训现状分析[J]. 临床医学，2010，23(4)：1350-1352.

[202] 黄晓晖，朱小燕，郑义春. SWOT分析法在护士规范化培训中的运用[J]. 当代护士，2014，2(下旬版)：180-182.

[203] 申瑶，曹君玲，郭素梅. 360度评估反馈法在护士规范化培训考核中的应用[J]. 中国社区医师，2013，15(24)：124-125.

[204] 罗林枝，徐辉，徐苓，等. 科研经费的计算机网络化管理系统结构与应用[J]. 中华医学科研管理杂志，

2006，19（2）：91-93.

[205] 李庆虹，李进，许文涛，等. 基于工作流理念的科研经费信息化管理[J]. 解放军医院管理杂志，2011，18（3）：232-233.

[206] 曹剑峰，苏晓英，王勋英，等. 网络化科研经费管理系统的建立与应用[J]. 中医药管理杂志，2011，19（10）：962-963.

[207] 郭娜. 综合医院的护理科研管理[J]. 护理研究：中旬版，2009，23（4）：1019-1020.

[208] 席淑华，周立，于冬梅，等. 规范护理科研管理的实践与体会[J]. 中华护理杂志，2004，39（8）：606-607.

[209] 肖春秀. 从管理的五要素浅析我国临床护理科研管理的缺陷及对策[J]. 中国护理管理，2006，6（5）：29-31.

[210] 李冰. 国际护理科研的发展与研究趋势[J]. 护理实践与研究，2014，11（12）：21-23.

[211] 李希明，李婧，邓大军. 护理科研的选题与科研基金的申报[J]. 护理管理杂志，2006，6（9）：42-43.

[212] 席淑华，周立. 护理科研基金课题的管理方法及应用[J]. 中华护理杂志，2006，41（7）：634-635.

[213] 齐艳. 混合方法研究及对我国护理研究的启示[J]. 护士进修杂志，2010，25（16）：1457-1460.

[214] 陈瑞安. 科研档案管理在学科建设发展中的作用[J]. 医院管理论坛，2010，27（12）：38-40.

[215] 陈翠华，金从凯. 科研经费管理系统建设与实施方案[J]. 中国医药导报，2012，9（32）：150-152.

[216] 赵书敏. 临床护理科研中的伦理学问题分析及对策[J]. 护理研究：中旬版，2011，25（7）：1787-1789.

[217] 白琳茹. 浅议加强医院科研档案规范化管理[J]. 继续医学教育，2011，25（6）：3-7.

[218] 曹剑峰，苏晓英，王勋英，等. 网络化科研经费管理系统的建立与应用[J]. 中医药管理杂志，2011，19（10）：962-963.

[219] 夏春红. 我国非实验性护理研究发展状况分析[J]. 中国护理管理，2010，10（9）：31-35.

[220] 周毅斌. 医学科研档案特点及其作用[J]. 广州医药，2010，41（2）：72-74.

[221] 阮鹏. 医院科研项目结题验收评价方案研究[J]. 中国医院，2012，16（3）：46-49.

[222] 任蔚虹，王惠琴. 创建科研信息平台促进护理科研发展[J]. 中华护理杂志，2007，42（4）：339-341.

[223] 颜巧元，刘义兰，段文，等. 对我国现行护理科技成果鉴定的思考与建议[J]. 护理管理杂志，2011，11（9）：609-611.

[224] 刘美满. 临床护士科研诚信意识调查及影响因素研究[D]. 山西：山西医科大学，2013.

[225] 孙瑞敏. 临床护士护理科研能力培训内容的构建及评价[D]. 郑州：河南大学，2014.

[226] 袁宏艳. 临床护理人员科研能力及相关因素的调查研究[D]. 武汉：华中科技大学，2011.

[227] 叶文琴，朱建英. 现代医院护理管理学[M]. 上海：复旦大学出版社，2004：159-191，269-273.

[228] 李铮，刘宇. 护理学研究方法[M]. 北京：人民卫生出版社，2012：388-391.

[229] 李继平. 护理管理学[M]. 3版. 北京：人民卫生出版社，2012：36-59.

[230] 曹世华. 护理信息学[M]. 杭州：浙江大学出版社，2012：112-133.

[231] 肖倩，季美华，吴瑛，等. 1991年至2012年我国护理信息学相关研究的文献计量学分析[J]. 中国实用护理杂志，2013，29（34）：71-73.

[232] 王再超，沈绍武，毛树松. 从国外护理信息学看我国该学科的发展及对策[J]. 医学信息学杂志，2012，33（5）：7-12.

[233] 刘立捷，施盛莹. 高等护理教育中开设《护理信息学》的可行性分析[J]. 南方医科大学学报，2009，29（11）：2353-2354.

[234] 桑宝珍，荣丽娟，李玉燕. 构建护理信息化体系提升护理管理水平 [J]. 中国护理管理，2009，9(3)：39-41.

[235] 张红，贾琦，姚荷英，等. 护理文化概念及建设的研究进展 [J]. 护理管理杂志，2010，10(9)：646-648.

[236] 胡韵，奚静. 护理组织文化与护士核心能力相关性研究 [J]. 护理研究：中旬版，2014，28(12)：4375-4378.

[237] 陈芬荣，吴荣，陈建杨，等. 护理文化及其在护理管理中的应用 [J]. 护理研究，2009，23(32)：2915-2917.

[238] 宋磊雁. 多元文化护理的价值和意义 [J]. 护理管理杂志，2010，10(6)：415-417.

[239] 刘兢. 多元文化护理的必要性与要求 [J]. 吉林医学，2011，32(31)：6729-6730.

[240] 孙娜，郭海燕，彭幼清. 多元文化护理在 ICU 患者文化休克中的应用 [J]. 齐鲁护理杂志：下旬刊，2012，(12)：43-44.

[241] 杨芳. 多元文化护理在骨科外籍患者护理中的应用 [J]. 中华现代护理杂志，2013，(26)：3266-3267.

[242] 章越松. 多元文化维度下的跨文化护理及其价值意蕴 [J]. 中国医学伦理学，2005，18(4)：91-92.

[243] 马伟光. 护理发展趋势——多元文化护理 [J]. 护士进修杂志，2005，20(3)：244-245.

[244] 魏颖. 护理工作中提升多元文化理念的必要性与途径 [J]. 吉林医学，2011，32(19)：4041-4042.

[245] 蒋海兰. 护理教育应对多元文化护理的对策 [J]. 中华现代护理杂志，2006，(17)：1648-1649.

[246] 张秋实. 跨文化护理理论的应用现状 [J]. 护理研究：下旬版，2012，26(1)：195-197.

[247] 王凌，谈宏琼，杨妮，等. 跨文化护理理论在外籍乳腺癌患者围术期护理中的应用 [J]. 护理学杂志：外科版，2014，29(4)：41-43.

[248] 张晓莉，彭幼清，俞海平，等. 我国多元文化护理教育进展 [J]. 中国全科医学，2010，13(z1)：133-135.

[249] 姜金霞，彭幼清. 我国多元文化护理临床实践进展 [J]. 护理研究：下旬版，2012，26(5)：1347-1349.

[250] 姜安丽. 护理理论 [M]. 北京：人民卫生出版社，2009：257-272.

[251] Grey DP, Thomas DJ. Critical reflections on culture in nursing[J]. Journal of Cultural Diversity, 2006, 13(2): 76-82.

[252] Yap TL, Kennerly SM, Flint EP. Nursing culture assessment tool(NCAT): Empirical validation for use in long-term care[J]. International Journal of Nursing Sciences, 2014, 1(3): 241-249.

[253] Suominen T, Kovasin M, Ketola O. Nursing culture-some viewpoints[J]. Journal of Advanced Nursing, 1997, 25(1): 186-190.

[254] Craven RF, Hirnle CJ, Jensen S. Fundamentals of Nursing[M]. Philadelphia: Lippincott Williams & Wilkins, 2013: 58-73.